AF325751

LA
GRANDE CHIRVRGIE

DE

GVY DE CHAVLIAC

CHIRVRGIEN, MAISTRE EN MÉDECINE DE L'UNIUERSITÉ DE MONTPELLIER

COMPOSÉE EN L'AN 1363

REVUE ET COLLATIONNÉE SUR LES MANUSCRITS ET IMPRIMÉS LATINS ET FRANÇAIS
ORNÉE DE GRAVURES

AVEC DES NOTES, UNE INTRODUCTION SUR LE MOYEN AGE
SUR LA VIE ET LES ŒUVRES DE GUY DE CHAULIAC
UN GLOSSAIRE ET UNE TABLE ALPHABÉTIQUE

PAR

E. NICAISE

PROFESSEUR AGRÉGÉ A LA FACULTÉ DE MÉDECINE DE PARIS
CHIRURGIEN DE L'HÔPITAL LAËNNEC
ANCIEN MEMBRE DU CONSEIL DE SURVEILLANCE DE L'ASSISTANCE PUBLIQUE

> Les sciences sont faites par additions, n'estant
> possible qu'un mesme commence et acheve.
> Nous sommes comme enfans au col d'un géant :
> car nous pouvons voir tout ce que voit le géant, et
> quelque peu davantage.
>
> GVY DE CHAVLIAC. — *Prologue.*

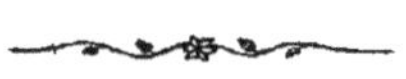

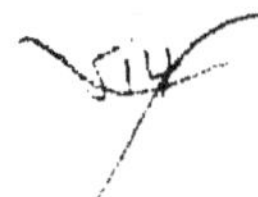

PARIS
ANCIENNE LIBRAIRIE GERMER BAILLIÈRE ET Cⁱᵉ
FÉLIX ALCAN, ÉDITEUR
108, BOULEVARD SAINT-GERMAIN, 108

—

1890

à M. Renan, membre de l'Institut
Hommage de profond respect
Nicaise

GVY DE CHAVLIAC

1363

319

R...
Z.
55?

COULOMMIERS. — IMPRIMERIE PAUL BRODARD.

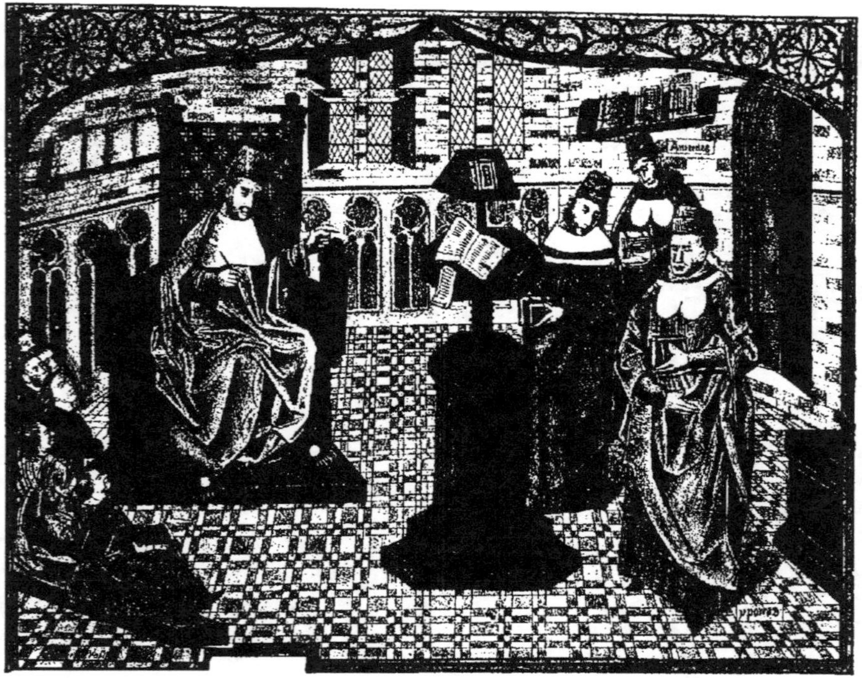

MINIATURE 1. — UNE SALLE DE COURS AUX XIVᵉ ET XVᵉ SIÈCLES.

Reproduction d'une miniature placée en tête de *la Chirurgie* de Guy de Chauliac. — Ms. lat. 6966 de la Bibl. nat., fol. 1 : ms. du XVᵉ s.

LA
GRANDE CHIRVRGIE

DE

GVY DE CHAVLIAC

CHIRVRGIEN, MAISTRE EN MÉDECINE DE L'VNIVERSITÉ DE MONTPELLIER

COMPOSÉE EN L'AN 1363

REVUE ET COLLATIONNÉE SUR LES MANUSCRITS ET IMPRIMÉS LATINS ET FRANÇAIS
ORNÉE DE GRAVURES

AVEC DES NOTES, UNE INTRODUCTION SUR LE MOYEN AGE
SUR LA VIE ET LES ŒUVRES DE GUY DE CHAULIAC
UN GLOSSAIRE ET UNE TABLE ALPHABÉTIQUE

PAR

E. NICAISE

PROFESSEUR AGRÉGÉ A LA FACULTÉ DE MÉDECINE DE PARIS
CHIRURGIEN DE L'HÔPITAL LAENNEC
ANCIEN MEMBRE DU CONSEIL DE SURVEILLANCE DE L'ASSISTANCE PUBLIQUE

> Les sciences sont faites par additions, n'estant
> possible qu'un mesme commence et acheve.
> Nous sommes comme enfans au col d'un géant :
> car nous pouvons voir tout ce que voit le géant, et
> quelque peu davantage.
>
> GVY DE CHAVLIAC. — *Prologue.*

PARIS

ANCIENNE LIBRAIRIE GERMER BAILLIÈRE ET Cie
FÉLIX ALCAN, ÉDITEUR
108, BOULEVARD SAINT-GERMAIN, 108

—

1890 .

Tous droits réservés.

A

L'ILLUSTRE FACULTÉ DE MÉDECINE

DE MONTPELLIER

Guy de Chauliac est le premier Chirurgien célèbre qui appartienne à l'Université de Montpellier; il est le véritable Fondateur de la Chirurgie didactique, et jusqu'au xviiie siècle, sa *Grande Chirurgie* a été le code officiel de l'enseignement de cette partie de la Médecine. Son œuvre mérite encore aujourd'hui d'attirer l'attention des Médecins et des Chirurgiens, c'est pourquoi j'en publie une nouvelle édition, et la Dédicace en revient de droit, comme en 1363, à la Faculté de Médecine dont Guy s'enorgueillissait d'être l'élève.

En l'honneur de la célébration de la Fête nationale du sixième Centenaire de l'Université de Montpellier, je renouvelle donc l'Hommage fait, il y a plus de cinq cents ans, par Guy de Chauliac, à sa chère Eschole de Montpellier, qui a toujours été une des gloires de la Patrie Française.

E. NICAISE,

Professeur agrégé à la Faculté de Médecine de Paris.

PRÉFACE

Les sciences sont faites par additions,
n'estant possible qu'un mesme commence
et acheve.

Nous sommes comme enfans au col d'un
géant : car nous pouvons voir tout ce que
voit le géant, et quelque peu davantage.

GUY DE CHAULIAC (*Prologue*).

L'histoire de la chirurgie est intimement liée à celle de la médecine ;
pendant longtemps, ces deux parties de l'art de guérir ont été confondues, et dans l'antiquité et le moyen âge, les principaux chirurgiens
étaient des médecins. Le chirurgien doit donc être médecin, au moins
quant aux doctrines et à la pathologie générale ; et c'est ainsi, qu'à
certaines époques, la chirurgie a pu contribuer aux progrès de la
médecine, en démontrant, par la pratique, la valeur de doctrines médicales délaissées ou contestées. Il en fut ainsi, au moyen âge, et c'est
ce qui se produit encore de nos jours ; il y a donc intérêt à mettre
les deux époques en présence.

A aucune période de son histoire, la chirurgie n'a été aussi brillante
dans ses résultats, ni aussi hardie dans ses entreprises qu'à l'époque
actuelle. Cette puissance de la thérapeutique chirurgicale, conduite avec
un esprit prudent, est un grand bienfait pour l'humanité. Elle a eu d'autres conséquences ; les succès obtenus par l'application de la méthode
antiseptique ont servi de point d'appui à l'extension des doctrines
microbiennes, qui ont peu à peu pénétré dans toutes les parties de la
médecine. La chirurgie a joué à notre époque un rôle analogue à
celui qu'elle a eu au moyen âge, alors que l'on était en pleine période
scolastique, et que la logique d'Aristote dominait dans les écoles ; tout
était enserré dans des syllogismes ; les médecins, qui n'avaient pas alors
le secours de la physiologie et de l'anatomie pathologique, subissaient

l'influence de la doctrine régnante ; tandis que les chirurgiens, en prise journalière avec des faits évidents, étaient contraints de sortir du cadre des syllogismes, et ne se trouvaient plus d'accord avec les conclusions de la scolastique. Leurs ouvrages sont les premiers qui renferment quelque critique, et qui réagissent contre l'abandon de la méthode d'observation ; et parmi eux, le principal à signaler est celui du plus grand chirurgien du moyen âge, de GUY DE CHAULIAC, qui publie sa *Chirurgie* en 1363.

Pour bien explorer le moyen âge, un des meilleurs procédés était de choisir son auteur principal, de reproduire ses œuvres, et d'en faire une étude aussi complète que possible, en y rattachant l'histoire des doctrines médicales régnantes, celle de l'enseignement et des livres dans lesquels on puisait. C'est celui que j'ai essayé de suivre.

Guy de Chauliac était un érudit, et un praticien qui ne dédaignait aucune des parties de son art. Son esprit était libre et indépendant, son jugement droit. Il ne cède pas trop à l'astrologie et il résiste aux pratiques superstitieuses de l'époque. En pleine scolastique, il s'appuie, comme il le dit lui-même, sur le propos d'Aristote, disciple de Platon, « amicus est Plato, sed magis est amica veritas ». Son livre a, par places, un véritable cachet d'originalité, et cependant Guy ne dit jamais qu'il a fait une chose le premier. Ce chirurgien du xıvᵉ siècle est partisan de la réunion par première intention, il recommande le pansement sec, et le traitement des plaies par les desséchants (vins, baumes, etc.) ; mais la chirurgie est timide, ou plutôt prudente, à cette époque, où l'on ne connaît pas l'anatomie, et il se passera encore des siècles, avant qu'elle devienne plus active.

La *Chirurgie* de Guy de Chauliac est le premier livre didactique de cette science, et elle a servi à son enseignement jusqu'au xvıııᵉ siècle. Voici, du reste, comment Malgaigne s'exprime à son sujet, dans sa remarquable Introduction aux Œuvres d'Ambroise Paré : « Je ne crains pas de le dire, Hippocrate seul excepté, il n'est pas un seul traité de chirurgie, grec, latin ou arabe, que je mette au-dessus, ou même au niveau de ce magnifique ouvrage, la *Chirurgie* de Guy de Chauliac. »

Ce maître, qui mérite le titre de FONDATEUR DE LA CHIRURGIE DIDACTIQUE, est un de ceux dont le souvenir doit être perpétué.

Cette grande mémoire ne risquait pas d'être laissée dans l'oubli, à une

époque où une chaire d'Histoire de la Médecine a été instaurée à la
Faculté de Paris, où le savant professeur Laboulbène signale à la
curiosité des élèves, des maîtres dont on ne connaissait plus guère que
le nom, et où nous voyons paraître des traductions nouvelles d'Hippocrate, de Celse, de Paul d'Égine, d'Albucasis, d'A. Paré [1], etc.

Le vaste projet que Malgaigne avait conçu se réalise peu à peu; il voulait, « pour chaque grande époque de l'art, reproduire en entier, soit
avec les textes originaux, soit par des traductions fidèles, les écrivains
les plus remarquables, en y rattachant dans des notes, ou dans des
introductions spéciales, les observations et les doctrines des auteurs de
second ordre ». La *Bibliothèque du Chirurgien* se complète; mais la
chirurgie du moyen âge n'y est pas représentée, et elle a droit à y figurer.
Toutes ces raisons m'ont conduit à publier une nouvelle édition de la
Chirurgie de Guy de Chauliac. L'on pourra avoir ainsi, en un petit
nombre de volumes, une histoire exacte de cette partie de la médecine.
Ce qui fait reculer, quand on veut aborder cette étude, c'est que l'on
se trouve en présence de véritables bibliothèques, et que l'on ne sait
par où commencer. « Car, comme dit Guy, chacun ne peut avoir tous
livres, et quand il les aurait, il s'ennuierait à les lire entièrement, et
serait chose divine de retenir tout en mémoire. »

Il y a longtemps que Guy de Chauliac m'attirait, mais j'hésitais à
entreprendre un si long voyage chez nos ancêtres; maintenant qu'il est
accompli, je dirai qu'il a été pour moi des plus intéressants et des
plus utiles. Par ces études l'horizon s'agrandit. « Quand on s'est pénétré
de la science contemporaine, dit Littré, alors il est temps de se tourner
vers la science passée; rien ne fortifie plus le jugement que cette comparaison, l'impartialité de l'esprit s'y développe, l'incertitude des sys-
tèmes s'y manifeste, l'autorité des faits s'y confirme, et l'on découvre
dans l'ensemble un enseignement philosophique qui est en soi une leçon;
en d'autres termes, on apprend à connaître, à comprendre, à juger. »
(Littré, *OEuvres d'Hippocrate*, t. I, p. 477.)

---

1. Pétrequin. — *La Chirurgie d'Hippocrate*. Paris, 1877-78, 2 vol.
Védrenes. — *Traité de médecine de Celse*. Paris, Masson, 1876.
Briau. — *Chirurgie de Paul d'Egine*. Paris, Masson, 1855.
L. Leclerc. — *La chirurgie d'Albucasis*. Paris, J.-B. Baillière, 1861.
Malgaigne. — *OEuvres complètes d'A. Paré*. Paris, J.-B. Baillière, 3 vol. 1840-41.

Je crois avec Littré qu'il est nécessaire de bien connaître son époque, avant d'essayer de juger les époques passées. Je me suis toujours efforcé de me tenir au courant de la science. Autant qu'aucun autre, j'ai été mêlé au mouvement d'évolution de la chirurgie contemporaine : à la Faculté, dans la Presse médicale [1], dans les Hôpitaux, au Conseil de surveillance de l'Assistance publique, je me suis trouvé aux prises chaque jour avec les idées et avec les faits, dans le domaine chirurgical.

Dans une nouvelle édition de la *Grande Chirurgie* de Guy de Chauliac, je devais d'abord présenter un texte aussi exact et aussi complet que possible, j'espère ne m'être pas trop éloigné du but, grâce au collationnement minutieux que j'ai fait, entre les principaux textes latins et français, des manuscrits et des imprimés. Au texte de Guy, j'ai joint un résumé des doctrines médicales régnantes, et l'indication des livres où l'on pouvait étudier. Ceci m'a conduit à une étude de l'histoire beaucoup plus étendue que je ne l'avais pensé, son résumé forme une partie de l'*Introduction* de ce livre.

J'ai rapporté mes recherches à l'ouvrage de Guy de Chauliac, et j'ai passé en revue tous les auteurs et tous les livres qui y sont cités, en les classant d'après les écoles d'où ils sont sortis, et j'ai insisté sur les doctrines de Galien, qui régnaient à la fin du moyen âge.

Arrivé au xive siècle, j'en ai fait une étude à part, plus complète, me proposant de montrer ce qu'étaient à cette époque et les doctrines médicales, et l'enseignement, et les titres médicaux et la pratique de la chirurgie. Je me suis appuyé autant que possible sur des documents; j'ai recherché la date de la traduction en latin des manuscrits grecs et arabes; j'ai recherché les bulles des papes et les pièces que possèdent les archives locales des pays où Guy a séjourné. Je pense être arrivé à des conclusions assez précises sur ces différents points.

---

1. En 1877, grâce à l'appui de nos maîtres éminents, MM. les professeurs Charcot, Chauveau, Ollier, Parrot et Verneuil, mon savant collègue et ami M. le Dr Lépine, aujourd'hui professeur de clinique médicale à la Faculté de Lyon, et moi, nous avons fondé la *Revue mensuelle de médecine et de chirurgie*. Nous étions venus sans doute au moment psychologique, car le journal réussit, et en 1881 nous dûmes le diviser en *Revue de médecine* et *Revue de chirurgie*. MM. Ollier et Verneuil devinrent les Directeurs de la nouvelle *Revue de chirurgie*, et mon collègue et ami, M. Terrier, chirurgien aussi érudit qu'habile, voulut bien partager avec moi la charge de rédacteur en chef.

Sans doute, j'ai reproduit des erreurs, et d'autres ont pu se glisser dans les questions que j'ai le plus étudiées; mais il s'agit d'une époque encore pleine d'inconnu, et je prie le lecteur de vouloir bien excuser les points faibles.

J'ai tenté une *Biographie de Guy de Chauliac*, qui n'avait pas encore été faite, chacun ayant seulement reproduit ce qui se trouve dans sa *Chirurgie*, et j'ai eu la bonne fortune de trouver des documents inédits. Par la *Bibliographie de ses œuvres*, j'ai mis en évidence le rôle considérable qu'il a joué.

A la fin du volume, j'ai donné un *glossaire*, pour faciliter l'intelligence du texte, en établissant la concordance avec les termes actuels, de termes nombreux qui n'ont plus cours aujourd'hui, ou dont le sens a changé. J'ai fait une liste complète des *substances médicamenteuses* et des *instruments* cités dans la *Chirurgie* de Guy.

Dans le cours du livre, j'ai reproduit sept miniatures, provenant des manuscrits de la *Grande Chirurgie*; elles offrent un intérêt historique par les scènes qu'elles représentent et par les costumes; elles ont été fidèlement dessinées par M. Profit.

Pour réunir tous les documents qui m'étaient nécessaires, je me suis adressé à toutes les Bibliothèques universitaires d'Europe et j'ai moi-même fait des recherches dans celles de Paris, d'Avignon, Lyon et Montpellier; en Italie, dans celles de Bologne, de Florence, de Rome et du Vatican, et dans le musée de Naples.

Dans toutes ces recherches, j'ai rencontré beaucoup d'assistance, et c'est grâce à ce concours d'hommes, chez qui la science est égale à la bienveillance et à la confraternité, que j'ai pu mener à bien mon entreprise. Je ne puis remercier chacun en particulier, mais je prie les savants qui dirigent les bibliothèques de vouloir bien agréer tous mes remerciements; je dois m'adresser spécialement aux conservateurs des manuscrits et des imprimés de notre merveilleuse Bibliothèque nationale, et aux bibliothécaires de la Faculté de médecine de Paris.

M. G. Guigue, archiviste en chef du département du Rhône, m'a donné généreusement des documents précieux sur la vie de Guy de Chauliac, et m'a secondé activement dans les recherches faites dans les Archives de la ville de Lyon; je lui adresse tous mes remerciements. Je dois aussi beaucoup à M. André, archiviste du département de la Lozère, qui a bien voulu participer à mes travaux, et m'a envoyé des pièces également intéressantes. Je dois aussi à M. Bayle, d'Avignon, dont les recherches sur la médecine et les médecins à Avignon m'ont été très utiles. — Le concours de M. le Dr Saint-Lager, de Lyon, savant botaniste, m'a rendu possible l'exposé de la matière médicale du moyen âge, travail que je n'eusse osé publier sans sa revision.

Enfin bien souvent je me suis trouvé arrêté par des difficultés de traduction des textes latins, ou par des difficultés d'interprétation ; alors je me suis adressé à M. Person, docteur ès lettres, professeur au lycée Condorcet, dont l'assistance dévouée m'a été très précieuse.

J'exprime toute ma reconnaissance à M. le Ministre de l'Instruction publique, à M. Liard, Directeur de l'enseignement supérieur, et à M. Delisle, Administrateur général de la Bibliothèque nationale, qui ont bien voulu mettre à ma disposition les manuscrits qui m'étaient nécessaires, et m'autoriser à reproduire les miniatures dont ils étaient ornés.

En terminant, j'adresse mes remerciements cordiaux à mon éditeur, M. Félix Alcan, qui a entouré cet ouvrage de soins tout particuliers et a voulu qu'il fût digne du Chirurgien du moyen âge.

J'ai dédié cette nouvelle édition de la Grande Chirurgie à la Faculté de médecine de Montpellier, à l'occasion du sixième centenaire de l'Université, voulant renouveler l'hommage que Guy avait fait de son livre à ses premiers maîtres, il y a 527 ans.

E. Nicaise.

INTRODUCTION

I. — LE MOYEN AGE

DANS SES RAPPORTS AVEC LES SCIENCES

Les sciences sont plus ou moins influencées par les grands événements politiques, aussi pour suivre avec plus de sûreté la marche de l'une d'elles dans son développement à travers les siècles, il est nécessaire de se la représenter au milieu du cadre politique et social dans lequel elle évolue. Cependant il n'y a pas lieu de donner un résumé de l'histoire politique du moyen âge, mais seulement de rappeler les principaux faits qui le divisent en périodes distinctes, pendant lesquelles la médecine a présenté des caractères particuliers.

Le moyen âge est ce long espace de temps, de onze siècles environ, qui s'étend depuis la chute de l'empire romain jusqu'à la prise de Constantinople. On peut le diviser en quatre périodes : la première, *période des invasions*, s'étend depuis la fin du v⁰ siècle, jusqu'à la fin du ix⁰.

La seconde, *période féodale* et des croisades, s'étend du traité de Verdun à la fin du xii⁰ siècle.

La troisième, formée par le xiii⁰ siècle seul, marque le commencement de l'ère moderne; la civilisation se ressaisit et marche de nouveau vers le progrès; on peut appeler cette période, celle de la *Pré-Renaissance*.

La quatrième période a le même caractère que la troisième, mais avec moins d'éclat, elle conduit vers la Renaissance et la Réforme. Les xiii⁰, xiv⁰ et xv⁰ siècles pourraient ne former qu'une période.

Les trois grandes phases du moyen âge, les invasions, la féodalité et les croisades, et la pré-renaissance, présentent entre elles les différences les plus grandes, à quelque point de vue qu'on se place : il est donc nécessaire de les examiner séparément.

Première période (v⁰-ix⁰ s.).

C'est la *période des invasions* et de l'*instabilité des royaumes*. En 395, à la mort de Théodose, l'empire romain est partagé entre ses deux fils; l'empire d'Occident, dont le siège restait à Rome, continua à vivre pendant quatre-vingt et un ans, jusqu'en 476 ; l'empire d'Orient, dont le siège fut à Byzance ou Constantinople, dura mille cinquante-huit ans, jusqu'en 1453.

A la fin du ve siècle, la Gaule envahie de tous côtés est partagée entre les Visigoths, les Burgundes et les Francs. Ceux-ci, sous la conduite de Clovis (481-510), se rendent maîtres de la plus grande partie du territoire.

Pendant tout le vi^e siècle, elle continue à être le siège d'invasions et de guerres intestines ; au viie, il y eut une période moins barbare sous Dagobert (628-638), avec lequel les Francs mérovingiens arrivèrent à leur apogée.

Au milieu du viiie siècle, en 752, la dynastie mérovingienne est remplacée par les Carlovingiens, et Pépin le Bref, soutenu par le pape, est nommé roi. En 754, après avoir battu les Lombards en Italie, il abandonne au pape, Étienne II, les territoires qu'il leur enlève : c'est l'origine du pouvoir temporel.

Sous Charlemagne (771-814), fils de Pépin, il y eut une première renaissance littéraire ; le *grec* n'était pas encore tout à fait oublié en Occident. Mais cette lueur ne dura pas. Cependant, après lui, l'ignorance ne fut plus aussi profonde que du ve au ixe siècle.

Notons que c'est sous Pépin et Charlemagne que s'introduisit en France l'usage de compter les années à partir de la naissance de Jésus-Christ. Long-temps on fit commencer l'année au 1er mars, ou au 1er janvier, à Noël (25 décembre), ou à l'Annonciation (25 mars), enfin à Pâques. Ce dernier usage prévalut de Hugues Capet (987-996) à Charles IX (1560-1574).

Pendant que la civilisation déclinait en Occident, elle s'élevait en Orient. L'*empire des Arabes* commence avec Mahomet, en 622, la première année de l'hégire. Ils étendent rapidement leurs conquêtes et, en 750, ils sont les maîtres du nord de l'Afrique, de l'Espagne et de la Septimanie jusqu'au Rhône. Au viiie siècle, la civilisation arabe commence à se développer, les khalifats de Bagdad et de Cordoue (755) sont fondés ; Haroun-al-Rachid (786-809), le contemporain de Charlemagne, protège les lettres et les arts.

L'on sait peu de chose sur l'état de la médecine en Occident pendant cette première période ; des écoles romaines auraient subsisté jusqu'au milieu du viie siècle ; quelques villes avaient institué une organisation médicale, particulièrement chez les Lombards ; des moines étudiaient la médecine, et Charlemagne avait favorisé l'établissement d'écoles dans les monastères et les cathédrales. Nous reviendrons du reste sur ce sujet (p xxx et xl).

Ce qui marque surtout cette époque, ce sont les débuts de l'*École de Salerne*, et de la *Renaissance arabe*, qui datent du ixe siècle.

Deuxième période (x^e-xiie s.).

Elle s'étend du traité de Verdun (843) à l'avènement de Philippe-Auguste (1180), et dure plus de trois siècles. C'est la *période féodale*.

Charles le Chauve (840-877) signe le traité de Verdun ; à sa mort, les fiefs héréditaires couvrent presque toute la France ; la féodalité est constituée. Il n'y a plus que des seigneurs et des serfs; les coutumes remplacent les codes romains ou barbares. Au début, les seigneurs féodaux protégèrent le pays, contre les invasions des Sarrasins au sud, et des nouveaux barbares, les Normands, au nord et à l'ouest; mais ils ne tardèrent pas à guerroyer les uns contre les autres et à opprimer les contrées où ils avaient établi leurs châteaux forts. Au x° siècle, cette société nouvelle est à son état d'organisation complète.

Les derniers Carlovingiens n'eurent plus aucune autorité, les seigneurs féodaux étaient les maîtres. En 987, la dynastie des Capétiens remplaça celle des Carlovingiens.

A la fin du xi° siècle, commencent les croisades : la première eut lieu en 1095; mais c'est le xii° qui est le véritable *siècle des croisades* : les principales se firent en 1147 et en 1189. — C'est sous Louis VI (1108-1137) que commence la lutte entre la royauté et la féodalité, et que le pouvoir royal fait de grands progrès.

Les croisades eurent pour résultat d'amener un rapprochement entre les personnes qui formaient les échelons de la hiérarchie féodale, depuis le serf jusqu'au seigneur; le commerce et l'industrie se développèrent; il y eut surtout un grand mouvement d'idées; dans le xii° siècle, les populations des villes et des campagnes commencent à s'agiter. Les communes, que l'Eglise avait organisées en paroisses, tendent à s'affranchir. Dans les villes, une aristocratie bourgeoise se forme; on retrouve dans certaines villes du Midi, un sénat, des consuls, en souvenir de l'organisation romaine. Les artisans se réunissent en *corporations*.

Les noms de famille commencent à être adoptés. Aux noms de baptême et aux surnoms, presque seuls usités et peu variés, de sorte que beaucoup de personnes portaient le même (à une cour plénière tenue en 1171 près de Bayeux, il se trouva 110 seigneurs du nom de Guillaume), on joignit un nom de terre, de profession, pour distinguer les familles; ce nom devint héréditaire, le nom de baptême restant personnel.

Pendant cette période, la civilisation arabe arrive à son apogée (p. xxxiii), ses écoles acquièrent une grande renommée et il en sort des ouvrages considérables qui, traduits en latin dès la fin du xi° siècle et surtout pendant le xii° siècle, vont influencer et vivifier les écoles d'Occident, où Salerne seule a brillé d'un grand éclat; Bologne, dont les écoles remontent à 1119, commence à s'élever.

Mais partout la médecine était en progrès, le nombre des laïques qui la pratiquaient devenait plus grand; dans plusieurs villes, les médecins s'étaient réunis en corporation et avaient auprès d'eux des apprentis. C'est ainsi qu'au xii° siècle l'enseignement libre des petites écoles de Montpellier acquit une grande notoriété, comme nous le verrons plus loin; il en était de même à Paris, etc. Au siècle suivant, il suffira de donner à ces écoles une organisation commune, pour avoir les Universités.

Troisième période (XIII° s.).

LA PRÉ-RENAISSANCE.

Le mouvement d'agitation et d'émancipation des esprits, qui avait commencé au XII° siècle, s'accentue au XIII°. L'on veut échapper aux exactions, aux injustices, à l'insécurité de la féodalité ; les croisades ont donné une vive impulsion à ce mouvement d'idées, la vulgarisation des traductions arabes de Constantin au XI° siècle, et celles de Gérard de Crémone au XII° leur donnèrent un corps.

Le XIII° siècle est le grand siècle du moyen âge ; c'est celui de Philippe-Auguste et de saint Louis.

Philippe-Auguste (1180-1233) fonde les *Archives*, et donne des statuts aux écoles de Paris en 1215. Vers 1250, ces écoles prennent le nom d'*Université*.

Louis IX (saint Louis, 1226-1270) est le héros du moyen âge. A Paris, il bâtit l'*Hospice des Quinze-Vingts* et la *Sainte-Chapelle* ; son confesseur, Robert de Sorbon, fonda la congrégation des pauvres maîtres étudiants en théologie qui devint la *Sorbonne*.

Philippe III (1270-1285) réunit le comtat Venaissin au domaine royal, mais il l'abandonna ensuite aux papes avec Avignon : ce qui permit à la papauté de s'installer dans cette ville, au XIV° siècle.

Dans les arts, l'architecture gothique triomphe magnifiquement : on élève la Sainte-Chapelle, les cathédrales de Paris, Reims, Rouen, Strasbourg, Amiens.

Dans les lettres et dans les sciences, la Renaissance de l'Occident commence. Depuis la chute de l'empire romain, les lambeaux de science qui subsistaient étaient surtout dans les mains du clergé, et il n'en faisait guère profiter que ses membres. Mais au XIII° siècle les écoles laïques se multiplièrent, le champ des études s'étendit, les littératures nationales commencèrent[1]. Aux écoles qui existaient auprès des abbayes, s'ajoutent celles qui se fondent dans les grandes villes, comme Paris, Angers, Montpellier, Orléans, Toulouse, etc. Les corporations, que nous avons vues naître au XII° siècle, s'organisent plus complètement, et comme les livres sont rares, l'*enseignement oral* doit satisfaire au besoin de savoir qui s'éveille chez beaucoup. Si beaucoup veulent apprendre, beaucoup aussi veulent enseigner. Dans le midi de la France, les juifs, plus instruits, jouent un rôle important.

Ces écoles isolées sont réunies par l'Église, qui les organise en Universités.

Au XIII° siècle, sont fondées les Universités de Paris (1200), Oxford (1206), Valence (1209), Naples (1224), Padoue (1228), Toulouse (1229), Cambridge (1229), Salamanque (1239), Rome (1245), Coïmbre (1279), Montpellier (1289), Lisbonne (1290). Au XIV° siècle nous avons les Universités de : Avignon (1303),

---

1. En France, on a la *Chanson de Roland* (1080), les *Chroniques* de Villehardouin (1210) et de Joinville (1309) ; en Italie, celles du Florentin Latini (1220-1294), la *Divine Comédie* de Dante (1265-1321), le peintre Giotto (1276-1330), Villani (1276-1336), tous de Florence ; en Allemagne, on a le poème des *Niebelungen*, etc.

Orléans (1305), Grenoble (1339), Pise (1343), Valladolid (1346), Prague (1348), Florence (1349), Pavie (1360), Angers (1364), Cracovie (1364), Orange (1365), Vienne (1365), Genève (1368), Cologne (1385), Heidelberg (1386), Palerme (1394).

On enseignait dans les Universités la théologie, le décret ou le droit canon, les arts et la médecine. La Faculté des arts comprenait le trivium (grammaire, rhétorique et philosophie), et le quadrivium (arithmétique, géométrie, musique, astronomie). Une Université pouvait n'être formée que par une Faculté, comme le fut au début celle de Montpellier, qui ne comprenait que la médecine.

Toutes les Universités étaient placées sous la juridiction de l'Église, qui était le pouvoir central le plus puissant, et la plupart de leurs membres étaient clercs; dans toutes, l'enseignement se faisait en latin. Avant leur institution, l'enseignement était libre et surtout professionnel; dans l'Université, il fut déterminé par des bulles; les livres à lire et à commenter furent choisis par l'autorité ecclésiastique, l'enseignement perdit son caractère pratique, il devint exclusivement traditionnel et dogmatique.

La méthode adoptée dans l'enseignement ne permettait guère le développement de l'originalité individuelle. On suivait aveuglément la philosophie d'Aristote, vulgarisée par les traductions des auteurs arabes, qui l'avaient mal comprise, ou plutôt réduite, en délaissant le point de départ du philosophe, qui était l'observation; la science ne fut plus que l'art de raisonner; cette méthode et cette philosophie constituèrent la *scolastique*. Celle-ci eut pour la médecine les conséquences les plus fâcheuses; car on prit le plus souvent comme point de départ, non pas l'observation de la nature, mais les textes anciens; c'était rester dans l'immobilité. Néanmoins la médecine fit quelques progrès, car les médecins venaient d'entrer en possession des livres des auteurs grecs, qui avaient été pour la plupart ignorés des deux premières périodes du moyen âge. L'école de Bologne est à son apogée (p. XLII).

La chirurgie semble avoir fait plus de progrès que la médecine. Les chirurgiens seuls, dit Daremberg, aux XIIe, XIIIe et XIVe siècles, échappent presque partout aux conséquences de la scolastique. Pétrarque avait soutenu la même opinion dans ses lettres, il plaçait les chirurgiens de son temps au-dessus des médecins.

La médecine était gênée dans ses progrès, non seulement par la *scolastique*, mais aussi par l'*astrologie*, dont l'influence se fit sentir jusqu'au XVIIe siècle, après avoir eu son apogée au XVIe. Les *Alchimistes* étaient nombreux et aussi les *Sorciers*. — Il en résultait que la pratique de la médecine et de la chirurgie était constamment aux prises avec une *médecine populaire*, en laquelle le peuple et les princes avaient tous également une confiance superstitieuse.

Quatrième période (XIVe et XVe s.).

Cette période pourrait être rattachée à la troisième, car le mouvement d'émancipation du XIIIe siècle se continue dans les XIVe et XVe, jusqu'à l'avènement de la Renaissance et de la Réforme. Le XIIIe siècle est plus brillant,

et n'est pas troublé par les calamités du xiv°. Mais celui-ci est loin d'être,
comme on l'a dit, un siècle d'ignorance et d'abaissement. S'il n'apparaît
pas beaucoup de génies, le nombre de ceux qui travaillent est considérable ;
des Universités sont fondées ; Villani publie ses *Chroniques*, Boccace le *Déca-*
méron ; il paraît plusieurs ouvrages importants de médecine et de chirurgie.
Il y a des manifestations d'indépendance chez le peuple et les bourgeois.
Wiclef (1324-1387) veut le retour à l'Évangile, il est surnommé l'*Étoile*
du matin de la Réforme ; Jean Huss continue son œuvre et est brûlé à
Constance, en 1415. Gerson (1363-1429) combat le relâchement de la disci-
pline dans le clergé, et formule un des premiers les doctrines de l'Église gallicane ; on lui attribue l'*Imitation de Jésus-Christ*. Ces faits montrent l'état de
fermentation du xiv° siècle : ce sont les commencements de la civilisation
moderne. Le désir de s'instruire était donc aussi grand au xiv° siècle qu'au xiii° ;
on recherchait avidement les manuscrits dans les bibliothèques des couvents ;
on trouvait un grand nombre d'ouvrages latins sur la théologie, des manuscrits des auteurs profanes latins, mais peu de travaux importants sur la
médecine. Mais tous ces efforts ont été masqués en partie par les grands
événements de ce siècle.

A Rome, la papauté est affaiblie ; en France, elle est en lutte avec la royauté.
« La punition d'un moine passait alors les forces de l'autorité royale », disent
les auteurs de l'*Hist. littér.* de la France. Sous Philippe le Bel (1285-1314),
Clément V vient se réfugier à Avignon ; sept papes y résident de 1309 à 1376.

En 1337, commence la guerre de Cent ans entre la France et l'Angleterre.
Philippe VI est battu à Crécy en 1346, où le roi Jean de Bohême est tué ; en
1356 le roi Jean de France est fait prisonnier à Poitiers. Le pays est ravagé
par les Anglais et par les grandes compagnies ; la peste de 1348 est terrible. —
En 1360 le traité de Brétigny est désastreux pour la France. Le pays se relève
un peu sous Charles V ; mais Charles VI devient fou en 1392, et reste sur le
trône jusqu'en 1422.

Le commencement du xv° siècle ressemble au xiv°. Charles VII n'est que le
roi de Bourges ; les Anglais prennent Rouen en 1419, et assiègent Orléans en
1428. Mais le patriotisme s'éveillait ; dans tout le royaume, on voulait la fin du
pillage, de la longue guerre que faisait à la France la « malvoisine », et,
lorsque Jeanne d'Arc parut, elle donna un corps aux aspirations du peuple
et on la suivit.

La seconde moitié du xv° siècle est marquée par des événements considérables : la prise de Constantinople par les Turcs, en 1453, chasse en Italie des
savants grecs qui arrivent avec leur science et leurs livres. D'autres manuscrits
grecs sont découverts, cette langue est étudiée. Déjà en 1393, Chrysolore,
savant d'origine grecque, envoyé de Constantinople en Italie comme ambassa-
deur, cédant aux supplications des lettrés, leur enseigne le grec. Parmi ses
élèves, Guérin de Vérone, Aurispa et Fidelphe vont en Grèce et en rapportent
des manuscrits, vers 1423 et 1427.

Ce siècle voit l'invention de l'imprimerie, et l'emploi de la poudre à canon ;
Christophe Colomb découvre l'Amérique ; à la fin du siècle, les guerres d'Italie
sous Charles VIII précèdent la Renaissance.

Louis XI fonde des Universités et aussi des écoles de médecine. Il établit les Postes en 1461, mais elles ne servent d'abord qu'au roi et au pape ; en 1506, elles sont mises au service du public. L'Université de Paris avait déjà établi des relais sur les grandes routes du royaume, pour faciliter la correspondance de ses étudiants avec leur famille [1].

L'emploi de la poudre à canon a amené de grands changements, non seulement dans les guerres, mais aussi dans la pratique de la chirurgie ; cette influence ne se fait pas sentir dans le xiv⁰ siècle, Guy de Chauliac ne parle pas des plaies par armes à feu ; le premier auteur qui en traite est Brunswig en 1497, puis Jean de Vigo, qui fait son livre en 1514.

La première mention que l'on trouve en France de la poudre à canon est de 1338, au siège de Puiguillaume (Du Cange). Mariano prétend que les Maures qui défendaient Algésiras se servirent du canon en 1343 ; en 1346, les Anglais se seraient servis de bombardes à Crécy ; en Italie, comme en Espagne, le canon aurait été connu au xiv⁰ siècle. Mais il servait surtout contre les fortifications. C'est au xv⁰ siècle que *l'arquebuse* apparaît. Le religieux de Saint-Denis, qui a écrit l'histoire de Charles VI, rapporte à l'an 1414 le premier usage en France des armes à feu portatives, chargées avec des balles de plomb (Malg., p. LXIX).

L'Église pendant le moyen âge.

Pendant toute cette période le rôle de l'Église fut prépondérant, malgré des fluctuations diverses ; son influence se fit sentir continuellement sur les lettres et l'enseignement, dont elle eut à peu près le monopole.

---

1. Ajoutons quelques mots sur le *calendrier du moyen âge* et la notation de l'heure.

Pendant le moyen âge on s'est servi du *calendrier Julien*, fait sous Jules César, dans lequel l'année est comptée comme ayant 365 jours et 6 heures, tandis que *l'année solaire* est de 365 jours 5 heures 48' 51" 6'''; on lui avait donc donné en trop 11' 9". *L'année civile* ne comptait même que 365 jours, mais on lui ajoutait tous les quatre ans un jour complémentaire, afin de compenser les 6 heures retranchées chaque année. Le calendrier Julien fut suivi jusqu'à l'année 1582. A cette époque, les 11' 9" comptées en trop à l'année civile, faisaient un total de 10 jours, dont l'année civile était en avance sur l'année solaire. Pour rétablir le rapport exact, Grégoire XIII retrancha ces dix jours et décida que le 5 octobre de l'année 1582 serait considéré comme le 15. En outre il établit qu'à l'avenir on retrancherait trois jours bissextiles dans l'espace de 400 ans, et que cette suppression porterait sur les années séculaires dont le chiffre ne serait pas divisible par 400 ; ainsi l'an 1800 n'est pas bissextile, l'an 2000 le sera. — La réforme grégorienne fut adoptée dans la plupart des pays, mais à des dates différentes ; la Russie ne l'a pas adoptée. — Aujourd'hui, la différence entre *l'ancien* et le *nouveau style* est de douze jours. Les dates données dans l'ouvrage de Guy ou dans les pièces justificatives sont comptées d'après l'ancien style.

Notation de l'heure. — Dans l'antiquité et jusqu'au xiv⁰ siècle, le jour était subdivisé en douze heures, à partir du lever du soleil ; on notait six heures à midi, et douze heures au coucher du soleil ; la nuit était également divisée en douze heures. Dans ce système, la durée de l'heure variait selon le temps que le soleil restait au-dessus de l'horizon.

Le temps se mesurait au moyen des cadrans solaires, des sabliers et des clepsydres.

Jean de Dondis, dit Degli orologj, fit au xiv⁰ siècle une horloge mécanique pour Padoue, sa patrie. En France, la première horloge à poids fut installée sous Charles V. Les premières montres datent de la fin du xvi⁰ siècle.

Le christianisme apparut en Gaule vers le milieu du IIe siècle; c'est Lyon qui eut la première église. Constantin (306-337) aurait déclaré le clergé et les médecins libres d'impôts; il dota l'Église et lui permit de recevoir des donations. Alors la puissance temporelle du clergé suivit les progrès de sa puissance morale, et déjà à la fin du IVe siècle des villes se plaçaient sous l'autorité de l'évêque.

Des monastères se fondent au IIIe siècle. Saint Antoine pratique la vie cénobitique en Orient, saint Martin l'introduit en Occident, et fonde en 360 le monastère de Ligugé, près de Poitiers; au VIe siècle il y avait déjà 238 abbayes. Vers 530, saint Benoît de Nursia rédige pour les moines du mont Cassin des statuts qui furent adoptés, pour tous les ordres monastiques de l'Occident, au concile d'Aix-la-Chapelle en 817. La règle impose le défrichement du sol, la lecture et la *copie des manuscrits* et les *soins aux malades*. Un peu de vie littéraire se conserve donc dans les monastères; ils sont le refuge des livres.

Dans ces époques d'invasions, de meurtres et de pillage, la vie du cloître était recherchée et enviée, non seulement par ceux qui avaient la foi, mais aussi par ceux qui voulaient étudier, et par ceux qui recherchaient surtout la sécurité. Déjà, en 373, l'empereur Valens ordonnait d'arracher à leurs retraites les hommes qui, sous prétexte de religion, se mêlent aux congrégations de moines.

Au IXe siècle, la monarchie pontificale est affirmée et l'Église suit l'exemple des seigneurs; elle fonde une féodalité ecclésiastique; elle arrive ainsi à posséder en France et en Angleterre, plus du cinquième des terres, en Allemagne, près du tiers. Depuis longtemps elle avait organisé les provinces ecclésiastiques ou diocèses, ceux-ci étaient divisés en communautés rurales ou paroisses. Les terreurs de l'an mil augmentèrent sa puissance. Les monastères se multiplient : 702 se fondent en France au XIIe siècle, 287 au XIIIe. Des écoles sont installées dans les abbayes. L'Église, au XIIIe siècle, crée les ordres mendiants, tout dévoués au pape, les franciscains, les dominicains, auxquels appartient Albert le Grand (1222-1289), les carmes et les augustins.

Elle organise en Universités les petites écoles libres qui existaient dans des grandes villes.

Au commencement du XVIe siècle, a lieu la Réforme de Luther et de Calvin. L'imprimerie vulgarisait toutes les idées. L'Église introduit alors dans son sein de grandes modifications. Elle crée une troisième inquisition, en 1542, celle de l'*Index*, aucun ouvrage ancien ou moderne ne peut être imprimé qu'avec la permission des inquisiteurs. En 1540, la compagnie de Jésus avait été instituée.

Nous connaissons le rôle considérable joué par l'Église dans l'enseignement et la médecine aux XIIIe et XIVe siècles; on est moins bien renseigné sur ce qui concerne les siècles précédents, pendant lesquels il n'y eut pas en Occident, sauf à Salerne, de grande école médicale.

Mais quand les couvents eurent été organisés, quand au VIe siècle saint Benoît eut posé les bases de leurs statuts, quelques moines étudièrent la médecine. Il y eut dans chaque couvent, comme cela existe encore aujourd'hui, un moine qui donnait à ses frères des soins médicaux; d'après les statuts, il en devait aussi aux étrangers et aux pauvres, qui venaient à l'hôtellerie ou à l'infirmerie du couvent; il fut bientôt amené à s'occuper des malades de toute la région. Ce moyen d'influence ne fut pas négligé, et le rôle des moines médecins augmenta. Ils eurent des apprentis, et, dans plusieurs monastères, fondèrent de petites écoles, dites d'abbayes ou de cathédrales. Charlemagne les encouragea et chercha à les développer. Des abbés, des évêques étudièrent et pratiquèrent la médecine; jusqu'au XIIe siècle, les moines et les clercs l'emportaient de beaucoup sur les praticiens laïques; quelques-uns étaient instruits.

Ils pratiquaient non seulement la médecine, mais aussi la chirurgie; les conciles s'en préoccupèrent, et ceux de Reims en 1125, et de Latran en 1139 apportèrent des entraves à cette coutume. Le concile de Tours, en 1163, leur défendit de verser le sang, de pratiquer la chirurgie (ecclesia abhorret a sanguine). Du reste, au XIIe siècle, les laïques tendaient à reprendre plus d'importance; mais aux XIIIe et XIVe siècles, l'Église plaça sous sa juridiction les écoles qu'ils avaient fondées dans les grands centres, comme à Montpellier.

Jusqu'ici nous voyons les moines, les clercs pratiquer la médecine, mais nous ne constatons pas qu'ils aient fait faire des progrès à cette science. Leur instruction était peu développée en général, ils ne savaient pas le grec, et les livres grecs qui pouvaient être dans les couvents, n'étaient pas traduits en latin. Ils étudiaient dans des formulaires grossiers, des abrégés, dans des livres de l'époque néo-latine. On n'a pas démontré qu'ils ont étudié dans des livres sérieux, qu'ils les ont copiés et vulgarisés. Cependant les bibliothèques des couvents renfermaient de nombreux livres, les richesses s'accumulaient dans ces refuges privilégiés et sacrés, et les manuscrits faisaient partie des richesses; mais ils y étaient seulement conservés. Et en cela les monastères ont rendu un immense service, car sans eux nombre de livres précieux auraient disparu. Mais tous ne gardaient pas toujours les livres avec soin [1].

Pendant la plus grande partie du moyen âge, les manuscrits furent faits presque exclusivement dans les monastères, et cela jusqu'au XIIIe siècle. Les livres copiés étaient d'abord tous les livres de liturgie, les missels, les livres d'heures, des livres de théologie, des formulaires de médecine, etc. Mais faisait-on des copies des grands auteurs profanes latins, des livres importants de la médecine? On n'a pas, avons-nous dit déjà, de renseignements suffisants sur ces points; les données fournies par Daremberg ne sont pas assez précises.

---

1. « Benvenuto d'Imola rapporte que Boccace visitant le monastère du mont Cassin, désira voir la bibliothèque. Il la trouva sans portes, l'herbe croissant par les fenêtres, les livres couverts de poussière; il ouvrit au hasard divers volumes qu'il reconnut pour appartenir à des ouvrages anciens et en langues étrangères; mais aux uns des cahiers avaient été enlevés, des marges rognées aux autres. Les moines pour gagner deux ou trois sous ratissaient les pages pour en faire des psautiers pour les enfants, ou coupaient les marges pour y écrire des prières, qu'ils vendaient aux femmes. » (Malg., p. XLVII.)

Le Poggio, élève de Chrysolore, retrouve dans le monastère de Saint-Gall un Quintilien sain et entier; mais il ajoute : « Les livres n'étaient pas dans une bibliothèque, comme l'aurait voulu leur dignité, mais dans un affreux et obscur cachot au fond d'une tour, où l'on n'aurait pas mis des condamnés à mort. » — Muratori, *Script. rerum Ital.*, t. XX, p. 161, 164 et suiv. (Malg., p. CVIII).

II. — LA MÉDECINE ET LA CHIRURGIE

AVANT LE XIVᵉ SIÈCLE

Doctrines médicales. — Auteurs cités par Guy; leurs livres.

Dans les notes qui vont suivre, j'exposerai brièvement les doctrines médicales de l'antiquité qui seules régnaient au moyen âge, et qui influencent encore la médecine moderne.

J'ajouterai de courtes notices sur les auteurs cités par Guy de Chauliac, sans faire la biographie de chacun d'eux. J'indiquerai autant que possible l'époque à laquelle leurs travaux, écrits, pour la plupart, en grec ou en arabe, ont été traduits en latin. L'histoire de chaque manuscrit est le principal critérium que nous ayons pour juger de la marche de la médecine, à travers les siècles du moyen âge.

Ainsi, l'on écrit que Galien domina la médecine depuis le temps où il florissait, jusqu'au delà de la Renaissance; or pendant sept siècles, ses livres n'ont pu être étudiés. En effet, après la chute de l'empire romain, les médecins grecs quittèrent l'Occident, la langue grecque était inconnue de ceux qui restaient, elle était ignorée aussi dans les monastères; d'un autre côté, les premières traductions latines, de livres complets de Galien, sont du XIᵉ et du XIIᵉ siècle, il en résulte donc que depuis la fin du Vᵉ siècle jusqu'au XIIᵉ, pendant sept siècles, la médecine de Galien ne fut pas connue en Occident, dans son ensemble du moins.

Pour arriver à des notions exactes sur la médecine au moyen âge, outre l'histoire des manuscrits et la date de leur traduction, nous avons les bulles des papes sur les Universités, et les documents des archives locales.

Guy de Chauliac, dans sa *Chirurgie*, a nommé plus de cent auteurs différents; ses citations atteignent, en total, le chiffre de 3 300 environ, d'après Joubert.

A. — *La médecine avant le moyen âge.*

1° D'HIPPOCRATE A GALIEN.

C'est chez les auteurs grecs qu'il faut chercher les origines des doctrines médicales du moyen âge.

La médecine grecque fut d'abord étroitement unie à la philosophie, et pendant longtemps les philosophes eurent de l'influence sur ses destinées.

Pythagore, qui vivait au vie siècle avant Jésus-Christ, le siècle des sept sages de la Grèce, a établi la *théorie des quatre éléments*, qui sont constitutifs de tous les corps. Ces éléments sont la terre, le feu, l'air et l'eau [1].

Empédocle (ve s. av. J.-C.) admit les quatre éléments de Pythagore, mais il y ajouta des qualités : le froid et le chaud représentent l'air et le feu, le sec et l'humide représentent la terre et l'eau.

Au temps de Périclès (ve s. av. J.-C.), les philosophes étaient les seuls savants, ceux qui étudiaient la médecine étaient rangés parmi les empiriques. Hippocrate se plaça entre les deux, il sépara complètement la médecine de la philosophie, en même temps qu'il chercha à faire progresser chacune de ces sciences par l'autre. Il élargit le γνῶθι σεαυτόν de Socrate (470-400 av. J.-C.), et il établit des lois dans l'étude de la médecine.

Aussi, Galien regarde-t-il Hippocrate, non seulement comme le législateur de la médecine, mais aussi comme celui de la philosophie et des sciences. Il ouvrit la route à Platon, à Aristote et à Théophraste, dont l'influence fut si grande sur les différentes branches du savoir humain : Aristote a dominé la médecine et la philosophie pendant le moyen âge; après la Renaissance il a cédé le premier rang à Platon. Il est donc nécessaire de dire quelques mots des doctrines de ces deux philosophes, puisque leur reflet se retrouve dans la plupart des écrits médicaux.

PLATON, surnommé le divin Platon, élève de Socrate et contemporain d'Hippocrate, naquit à Athènes en 430 et mourut en 348 av. J.-C.; il fonda dans sa ville natale une école qui reçut le nom d'*Académie*.

Platon croyait à l'immortalité de l'âme, à la métempsycose, à l'existence de Dieu et admettait les *idées innées*, qui seules avaient une existence réelle et absolue. Dans sa philosophie, les idées résident en Dieu qui est leur substance commune, elles sont perçues par une faculté supérieure, par la raison, ou peut-être elles sont des réminiscences d'une vie antérieure. — En morale, on doit s'efforcer de réaliser l'*idéal* du bien, et par là de ressembler à Dieu. — Il admettait aussi les quatre éléments de Pythagore, que nous retrouverons en médecine, jusqu'après la Renaissance.

Pendant le moyen âge, la philosophie de Platon fut délaissée au profit de celle d'Aristote. Cependant Guy le qualifie de « Plato eximius », mais quand il dit « le Philosophe », sans citer un nom, il s'agit d'Aristote, que l'on désignait ainsi à cette époque.

ARISTOTE (384-322 av. J.-C.), le prince des philosophes, fut l'élève de Platon; son école prit le nom de *Lycée*; on l'appelait encore *École péripatéticienne* (περίπατος, promenade), de ce que le cours se faisait en se promenant dans le Lycée. Il fut le précepteur d'Alexandre le Grand.

Aristote rejette la doctrine de l'idéal, et celle des idées innées, professées

---

1. Les quatre éléments se retrouvent dans ce fait, qui avait frappé les anciens : quand on brûle du bois il se produit de la flamme (feu), de la fumée (gaz, air), de l'eau, des cendres (terre).

par Platon. Toute réalité réside dans les objets individuels; et les points de
vue sous lesquels ces objets peuvent être envisagés se réduisent aux suivants : les éléments dont chaque chose est composée, sa nature intime ou
son essence, sa cause, et le but ou la fin vers lequel elle tend : d'où la
distinction des quatre principes, la matière, la forme, la cause efficiente et le
principe final; principes qui doivent se retrouver partout. Il présente Dieu
comme la fin ou le but du monde, comme le centre auquel tout aspire.

Quant aux *idées innées*, il les combat ainsi : les sens, c'est-à-dire l'*observation*, doivent fournir à l'intelligence les matériaux nécessaires à celle-ci pour
établir les principes généraux, et cela au moyen de la logique qui met en
œuvre le raisonnement déductif ou syllogisme. Il avait ainsi la prétention de
tout déduire, par le raisonnement, d'un petit nombre de principes.

Au moyen âge, on délaissa son point de départ, qui était l'observation, et on
s'abandonna aux arguties de la dialectique, en mettant en œuvre toutes les
subtilités de la logique : c'était la *scolastique*. On introduisit ainsi dans la
médecine et une méthode et une philosophie qui eurent les plus fâcheuses
conséquences sur ses progrès.

Comme tous les savants de son temps, Aristote admet les quatre éléments et
leurs quatre qualités. Il divise les parties des animaux en : 1º parties simples,
qui ne peuvent être divisées qu'en parties semblables à elles-mêmes, ce sont
les parties similaires, liquides, solides, os, chairs, nerfs ou tendons; — 2º en
parties composées ou dissimilaires, elles constituent les principaux organes
et les membres.

C'est aux Arabes et aux Grecs émigrés de Constantinople qu'est due la
connaissance, et la propagation en Occident, des ouvrages d'Aristote, dont
l'*Organon* seul était connu depuis longtemps (l'*Organon* est composé des
différents traités de logique). Au xiiiᵉ siècle, une bulle du pape les proscrivit,
Albert le Grand fit lever l'interdit.

Aristote est cité plus de 60 fois par Guy; celui-ci dans ses descriptions suit
les principes et la méthode du « Philosophe », et renvoie à plusieurs de ses
ouvrages : l'*Organon*, *des Animaux*, *de la Génération des Animaux*, *de l'Ame*,
des Problèmes, *de la Métaphysique*, *des Météores*.

Hippocrate (460-377 av. J.-C.) est du siècle de Périclès, il est contemporain
de Socrate. Dans les livres hippocratiques, on ne trouve pas une doctrine
médicale toujours identique; ce qui domine cependant, c'est le système des
quatre éléments et des quatre humeurs (sang, bile, pituite et atrabile). Hippocrate a établi la doctrine de la fluxion et celle des crises [1]. Il est moins
systématique et logicien que Galien, mais il s'appuie davantage sur l'observation. Sa méthode est meilleure et plus sûre [2].

---

1. Il a créé la *diététique*. C'est à son époque qu'il faut faire remonter la place considérable qu'occupait le régime alimentaire dans la médecine ancienne et dans celle du moyen
âge. Il en donne les règles dans son *Traité sur le régime dans les maladies aiguës*.

2. Hippocrate fut en relations avec Démocrite, philosophe grec du vᵉ siècle av. J.-C.,
des ouvrages duquel il ne reste que des fragments. Ce philosophe riait de tout, dit-on, et
ses concitoyens le croyant fou avaient demandé à Hippocrate de lui rendre visite. Diogène
Laërce raconte qu'Hippocrate vint accompagné d'une jeune fille que Démocrite salua de

Plusieurs de ses œuvres ont été traduites du grec en arabe au ixe siècle, et de l'arabe en latin aux xie et xiie siècles, par Constantin et Gérard de Cremone. Mais ce n'est pas lui qui régna sur la médecine arabe, ni sur celle d'Occident au moyen âge; le sceptre fut tenu par Galien, dont le prestige ne diminua qu'après la Renaissance.

Hippocrate a écrit plusieurs livres de chirurgie, qui au moyen âge n'étaient pas traduits en latin, et Guy ne les a pas connus. Il fait à ce sujet une réflexion qui est à remarquer (p. 13) : « Mais je croy que pour la bonne ordonnance des livres de Galien, les livres d'Hippocrate et de plusieurs autres ont été mis en arrière. » Ces traités, avec les commentaires de Galien, ne furent publiés qu'assez avant dans le xvie siècle. — On doit à Pétrequin, de Lyon, une excellente traduction des livres de chirurgie d'Hippocrate (*la Chirurgie d'Hippocrate*, Paris, 1877-78, 2 vol.).

Guy cite Hippocrate 120 fois, à propos des *Aphorismes*, des *Pronostics*, du *Régime des maladies aiguës* et du livre des *Signes de la mort soudaine*.

Hippocrate meurt au commencement du ive siècle av. J.-C.; après lui le sceptre de la médecine passe de Grèce en Égypte, où les Ptolémée, qui sont d'origine grecque, fondent, vers 320 av. J.-C., l'École et la Bibliothèque d'Alexandrie, elles durèrent jusqu'en l'an 641 de notre ère. Mais l'École d'Alexandrie ne conserva pas la suprématie pendant toute cette période; au i^{er} siècle de l'ère chrétienne elle dut s'incliner devant Rome, où les médecins grecs devinrent prépondérants, après Asclépiade.

Les seuls médecins alexandrins cités par Guy sont Ptolémée, Héraclide et deux des Apollonius; mais il n'a eu en sa possession aucun des ouvrages qui ont été écrits entre l'époque d'Hippocrate et celle de Galien; ceux qu'il cite, c'est d'après Galien surtout.

Ptolémée est un médecin alexandrin du iiie siècle av. J.-C.. Guy cite de lui (p. 589) le *Centiloquium*?

Héraclide (de Tarente), médecin alexandrin, vivait dans le iiie ou le iie siècle av. J.-C.; il a écrit des *Commentaires sur Hippocrate*; il est cité souvent par Celse et Galien; il ne reste que quelques fragments de ses ouvrages.

Apollonius (d'Antioche), iie siècle av. J.-C.; Galien lui attribue des livres intitulés : *des Médicaments aisés à préparer ou à trouver*. Ces livres ont été aussi attribués à Dioscoride (voy. p. 442-443, 451).

D'Apollonius l'Érasistratéen, Oribase a conservé un fragment qui est publié dans ses œuvres.

Viennent maintenant quelques médecins de Rome qui ont précédé Galien.

Asclépiade, de Bithynie, exerça la médecine à Rome, dans le i^{er} siècle après J.-C. Il ne reste que quelques fragments de ses écrits, recueillis par Gumpert.

Dioscoride, d'Anazarbe, médecin grec, a commencé à écrire sous le règne de Néron (54-68); son œuvre capitale est son *Traité de matière médicale*, dans lequel les Grecs, les Latins et les Arabes ont puisé (il a été traduit en arabe

---

la qualité de « vierge », mais l'ayant rencontrée le lendemain, il lui dit : « Bonjour, femme ». (A. D.) — Cette anecdote a été depuis considérée comme apocryphe. — Démocrite prétendait que le gonflement du cou était un signe de conception.

au ixe s.). Ce livre est resté classique jusqu'au xviie siècle; mais n'ayant été traduit en latin que fort tard, il ne fut pas étudié directement au moyen âge. Guy ne l'a pas connu.

On attribue à Dioscoride le περὶ εὐπορίστων, *de Medicaminibus facile parabilibus, Remèdes faciles à se procurer*; nous avons vu plus haut que Galien désigne Apollonius comme auteur de ce même livre.

DAMOCRATE, médecin grec, dont le nom, d'après Pline, serait Democrates. Il exerça à Rome et composa vers l'an 65 plusieurs ouvrages de matière médicale, cités par Galien.

ARCHIGÈNE, d'Apamée, exerça à Rome de 98 à 115. — Galien cite plusieurs fois ses ouvrages, dont il ne reste que des fragments; il a été traduit en arabe au ixe s.

Parmi les médecins de Rome, il en est un que malheureusement le moyen âge ne paraît pas avoir connu, et que Guy ne cite pas; cependant c'est ici le lieu d'en dire quelques mots.

Celse vivait à Rome, du temps d'Auguste et de Tibère (de 28 av. J.-C. à 37 ap. J.-C.). Son traité *de Re medica* est le livre de médecine le plus important et le plus sérieux qui ait été écrit en latin. Il est précieux, car il donne un résumé des ouvrages de médecine et de chirurgie des hippocratistes et des alexandrins, écrits depuis Hippocrate jusqu'à l'an 30 ou 40 avant notre ère, c'est-à-dire pendant plus de trois siècles, ouvrages qui ont presque tous disparu; il montre l'importance de la grande école d'Alexandrie.

Ce livre eut une destinée singulière : Galien ne le cite pas, ce qui est inexplicable, quoi qu'on en ait dit. Peut-être était-il déjà perdu ou caché, comme le furent les livres d'Aristote, qui n'ont été publiés qu'au temps de Cicéron et de Sylla (137-78), après avoir été retrouvés par Apellicon. Celse reste inconnu pendant le moyen âge, les auteurs de cette époque n'en parlent pas; cependant d'après Petit Radel (Malg., p. cix), on le trouve avec son prénom « Cornélius », dans Isidore de Séville mort en 636, et dans Jean de Salisbury qui vivait en 1176; d'après Gerbert, prélat du xiie siècle, qui fut pape sous le nom de Sylvestre II, le livre de Celse était conservé et lu dans les couvents. — Le manuscrit I de la Bibliothèque Médicis à Florence, qui reproduit l'ouvrage de Celse, date du commencement du xiie siècle, et le ms. n° V, qui le reproduit également, a été écrit à Florence même l'an 1427. Celse n'en a pas moins été inconnu des auteurs du moyen âge. Ce n'est que vers 1443 que Thomas de Sarzane (pape sous le nom de Nicolas V) en retrouva, dans l'église Saint-Ambroise à Milan, un exemplaire qui fut rendu public. Dès que cet ouvrage eut été imprimé, son succès fut immense.

Il y a plusieurs éditions françaises de Celse, celle de Ninnin, publiée en 1753, celle de Fouquier et Ratier, publiée en 1824, et qui d'après Védrènes est un plagiat de la traduction de Ninnin, enfin la précieuse édition latine et française du Dr Védrènes (*Traité de médecine de Celse*, Paris, Masson, 1876). Le traducteur y a joint la représentation des instruments de chirurgie trouvés à Herculanum et à Pompéi, qui sont à peu près de l'époque de Celse, ces villes ayant été détruites l'an 79 de notre ère.

2° GALIEN.

GALIEN, médecin grec, exerça à Rome; il naquit à Pergame en l'an 131 et mourut entre 201 et 210. Plus de cinq siècles séparent Hippocrate et Galien. — Le nombre des ouvrages écrits par ce dernier est considérable (voy. Hahn, *Dict. encyclop. des sc. méd.*); parmi eux, il ne se trouve pas de livre de chirurgie, mais, comme dit Guy, « il a escrit plusieurs livres auxquels il a meslé beaucoup de la chirurgie et spécialement le livre des *Tumeurs contre nature*, etc. »

Galien a été traduit en arabe et de l'arabe en latin au xiie siècle, par Gerard de Crémone. Guy eut à sa disposition deux traductions latines, l'une faite sur l'arabe, l'autre faite sur le grec, par Nicolas de Reggio, au xive siècle, d'après des manuscrits envoyés à Robert, roi de Sicile, par l'empereur Andronic. Il le cite 890 fois environ et a extrait de ses œuvres à peu près tout ce qui concerne la chirurgie; Peyrilhe,·dans son *Histoire de la chirurgie* (t. II, p. 507-699), où il résume ce que Galien a dit sur cette science, n'a eu qu'à prendre, pour guide de ses recherches, les citations de Guy de Chauliac. Les ouvrages de Galien nommés par Guy de Chauliac sont au nombre de trente et un. Plusieurs ont reçu, des traducteurs, des titres différents, ce qui peut être cause de confusion. Je donne la liste de ces trente et un livres, en suivant l'énumération chronologique qu'en a faite Hahn; j'y ajoute les divers titres donnés par les traducteurs, et ceux qui se trouvent dans Guy de Chauliac.

I. *De sectis* ad eos qui introducuntur (apologie des dogmatiques contre les empiriques et les méthodistes), que Guy appelle par erreur l'*Introductoire de médecine*, nom qui appartient à l'*ars medica*. C'est à tort, dit Leclerc (t. I, p. 46), que Casiri a traduit le titre de ce livre par : *De differentiis febrium*. — II. *De constitutione artis medicæ*; Guy l'appelle (p. 16) *De constitutione artis dogmaticæ*. — III. *De elementis* secundum Hippocratem libri II. — IV. *De Temperamentis* libri III. Constantin a traduit par *De complexione*. — V. *De atra bile*; Guy dit (p. 81), *de cholera nigra*. — VI. *De inæquali temperie*. Guy dit (p. 80), *De inæquali distemperantia*; *de l'intempérature inégale*. — VII. *De bono habitu*; *De euchymia*, dit Guy. — VIII. *De facultatibus naturalibus* libri III : *Des facultés* ou *vertus naturelles* (Défense des qualités élémentaires contre Érasistrate et Asclépiade); traduit par Daremberg. — IX. *De anatomicis administrationibus* libri IX (comprend 15 volumes; nous ne possédons plus que les huit premiers et le commencement du neuvième; les livres perdus existent dans une édition arabe de la bibliothèque de Bodley à Oxford). — X. *De motu musculorum* libri II; traduit par Daremberg. — XI. *De usu partium corporis humani* libri XVII : *De l'utilité* ou *Usage des parties*, traduit par Daremberg. — XII. *De locis affectis* libri VI (ouvrage capital sur les maladies locales et le diagnostic). Constantin lui donne le titre : *De interioribus membris* (Leclerc, t. I, p. 47). Guy dit quelquefois *des Lieux affectés, affligés, des Maux internes* ou *des Maladies des organes internes*. Traduit par Daremberg. — XIII. *De differentiis febrium* libri II. — XIV. *De diebus criticis* libri III. — XV. *De plenitudine, de la multitude* ou *pléthore* ou *plénitude*. — XVI. *De tumoribus præter naturam*. — XVII. *De simplicium medicamentorum temperamentis et facultatibus* libri XI. *Des simples médicaments*. — XVIII. *Ars medica* (τέχνη ἰατρική); *ars parva* des arabistes (exposition sommaire de tout le système de Galien), c'est le *Traité de l'art médical*. C'est probablement à Constantin qu'on doit le mot *Microtechni*, de Techni, adopté par les arabistes. Honein a écrit une *Introduction à l'art* de Galien qui fut traduite (Leclerc, t. I, p. 46). — XIX. *Des Maladies et des accidents* (symptômes). Sous ce titre (Leclerc, t. I, p. 47) sont réunis les traités suivants qui se succèdent, mais sont distincts : *De differentiis morborum, de causis morborum, de symptomatum differentiis libri III, de causis symptomatum* (Guy, p. 64). — XX. *De compositione medicamentorum secundum locos* libri X; le *Miamir* des Arabes. — XXI. *De compositione medicamentorum secundum genera* libri VII; le *Catageni* des Arabes. — XXII. *Methodo medendi* libri XIV, ou *De methodo medendi.* Constantin lui a donné le titre de *Megatechni, de l'art de guérir*; appelé par Guy, *de la Méthode, de la Thérapeutique.* — XXIII. *Ad Glauconem de medendi methodo* libri II, *de la Thérapeutique à Glaucon.* Traduit par Daremberg. — XXIV. *De sanitate tuenda* libri VI. C'est le *De regimento sanorum* de Constantin; *de l'entretien* ou *de la conservation de santé, de l'Engin de santé, De custodia sanitatis,* Guy, p. 578. C'est par erreur que Guy dit (p. 29) que les Arabes donnent le titre d'*Engin de santé* au VIe livre de la *Thérapeutique.* — XXV. *De alimentorum facultatibus* libri III.

Guy cite encore *De pharmacis contra Asclipiadicos et Erasistraticos* (p. 576), *De usu pharmacorum* (p. 576), *De voce et de motibus liquidis* (p. 49), *De subtiliante diæta* (p. 122), puis des *Commentaires de Galien* sur plusieurs livres d'Hippocrate, sur les *Epidémies,* sur les *Aphorismes* et sur les *Pronostics.*

Galien adopta et systématisa les idées d'Hippocrate sur les éléments et les humeurs et en forma un corps de doctrine, « ce que Hippocrate a semé, Galien comme bon laboureur l'a cultivé et augmenté », dit Guy de Chauliac. Mais il laissait de côté la méthode expérimentale et les données de l'observation, de sorte qu'avec son système, la médecine ne pouvait faire de progrès. Elle resta dans la voie où il l'avait mise, jusqu'au moment où les doctrines d'Hippocrate et l'observation de la nature reprirent le dessus, et remplacèrent la discussion des textes et la scolastique. Galien régna donc en maître, sauf du vi^e au xiiie siècle [1]; aussi pour comprendre les ouvrages de la dernière partie du moyen âge, est-il indispensable de connaître ses doctrines sur les éléments, les humeurs, les tempéraments et les maladies.

Guy, que l'on a placé à tort parmi les arabistes, est un galéniste, il se sert des Arabes pour compléter ou contrôler Galien, mais ses doctrines médicales sont celles du médecin de Pergame; toutefois il donne plus d'importance que lui à l'observation.

Doctrines médicales de Galien.

Galien, s'appuyant sur les livres hippocratiques, a systématisé les théories de Pythagore et d'Empédocle sur les *quatre éléments*, le feu, l'air, l'eau et la terre; sur les quatre qualités de ces éléments, le chaud, le froid, l'humide et le sec; sur les *quatre humeurs*, le sang, la pituite, la bile jaune et la bile noire.

La *santé* et l'*euchémie* résultent d'un juste équilibre des qualités des humeurs; les *tempéraments*, qui ne sont plus la santé parfaite, mais qui ne sont pas l'état

---

1. Eusèbe, évêque de Césarée, se plaint, en 313, qu'on rende à Galien les mêmes honneurs qu'à la divinité.

pathologique, résultent de la prédominance de telle ou telle humeur; les *mala-dies* résultent de la prédominance exagérée ou des modifications des humeurs.

Les corps étant constitués par les quatre éléments, leurs qualités dépendent de celles de ces éléments, et varient selon que leur mélange est dans une harmonie parfaite ou imparfaite. La qualité des corps n'est donc pas unique, elle participe des qualités de chacun des éléments constituants, entre certains desquels il y a opposition de qualité. Ainsi l'eau est froide et humide, la terre est froide et sèche, l'air est chaud et humide, le feu est chaud et sec.

« De cette association de qualités semblables et de qualités contraires, résultent certaines règles dans l'accord ou dans l'opposition des éléments, et l'on voit, par exemple, qu'il suffit de combiner deux éléments pour mettre en présence nécessairement deux qualités opposées, puisqu'aucun des quatre n'est identique en qualités avec un quelconque des trois autres. Telle est la doctrine des oppositions dans sa simplicité : c'en est assez, dit Dechambre, pour faire pressentir ce qui arrivera quand on déduira des qualités élémentaires, l'action fonctionnelle normale ou les déviations pathologiques de l'organisme humain. »

C'est en appliquant aux *humeurs* la théorie des éléments que Galien établit ses doctrines médicales. Comme les solides, les quatre humeurs sont formées par la mixtion des quatre éléments, et leur empruntent leurs qualités à des degrés divers (sécheresse, humidité, chaleur, froideur), selon l'accord ou l'opposition des éléments.

Toute maladie est engendrée par une des humeurs, ou par plusieurs réunies. Les apostèmes, les tumeurs contre nature, les fièvres putrides sont amenés par des humeurs putréfiées et corrompues. Les plaies, les fractures, les ulcères guérissent par l'action des humeurs qui nourrissent la partie offensée. C'est pourquoi *dans le traitement des apostèmes ou des plaies, on est souvent obligé, pour obtenir la guérison, de modifier le sang (c'est-à-dire la masse sanguinaire constituée par les quatre humeurs), selon qu'il pèche en quantité ou en qualité.* La saignée corrige la quantité, la purgation ôte la mauvaise qualité.

L'humeur est dite *naturelle,* quand elle est ce qu'elle doit être pour l'état de santé parfaite et l'entretien du corps; elle est *innaturelle* ou *contre nature* dans des conditions inverses.

Dans les humeurs naturelles, il faut distinguer celle qui sert à la nourriture, au nourrissement du corps, et celle qui ne sert pas à la nutrition, mais à un autre usage, et est un excrément de l'humeur naturelle nourrissante, qui est le sang. Le sang est contenu dans les veines et les artères.

Comment comprenait-on le mode de *génération du sang?* Les aliments sont attirés dans l'estomac par la vertu attractive, et là sont retenus par la vertu coctrice, et convertis en chyle. Le produit de la digestion pénètre dans l'intestin grêle, où il est sucé et attiré par les veines mésaraïques qui le conduisent à la veine porte, dans laquelle il subit une légère modification, puis il est envoyé au foie, qui par sa chaleur et sa vertu spéciale le transforme en sang. Dans cette opération du foie, sont faites toutes les humeurs naturelles, tant propres à nourrir, que non propres.

Le sang est l'humeur qui doit nourrir, mais il ne peut le faire qu'après avoir été purgé de deux sortes d'excréments, dont l'un est attiré par la vésicule du fiel, c'est la bile jaune, l'autre par la rate, c'est la bile noire. Ces deux humeurs sont naturelles, mais ne servent pas à la nutrition.

Le sang ainsi purgé est porté à toutes les parties du corps pour leur nourrissement, toutefois il n'est pas simple, car on y peut trouver encore les quatre humeurs, c'est-à-dire le sang proprement dit, le phlegme, la bile et l'atrabile, mais elles sont dans une proportion harmonique, tempérée, celle qui convient à la santé; si cette proportion n'existe pas, il y a maladie.

Le phlegme est un sang imparfait, qui peut devenir du sang par le fait de la chaleur naturelle du corps; c'est pour cela que la nature n'a destiné aucun lieu spécial pour le séparer du sang, comme la bile et l'atrabile.

Chaque humeur, étant formée par les quatre éléments, est dite être de la nature de l'élément qui est surabondant ou prépondérant dans sa composition.

Dans le *sang*, l'*air* est surabondant, le sang est donc chaud et humide comme l'air, il nourrit principalement les parties musculeuses, est distribué par les veines et artères et donne la chaleur à tout le corps.

Dans la *bile jaune* (χολή, cholere), le *feu* est surabondant, la bile est chaude et sèche comme le feu; elle excite la vertu expultrice des intestins, et nourrit les parties qui approchent le plus près de son naturel.

Dans l'*atrabile*, la *bile noire* (μέλαινα χολή, mélancholie), la *terre* est surabondante; l'atrabile est froide et sèche comme la terre, elle excite l'appétit et nourrit la rate, et toute autre partie qui lui est semblable en température, comme les os.

Dans la *pituite* (φλέγμα, phlegme), l'*eau* est surabondante; la pituite est froide et humide comme l'eau, elle nourrit le cerveau et toutes les parties froides et humides, elle modère le sang et aide le mouvement des articulations.

Je le répète, c'est le parfait mélange de ces humeurs, de leurs qualités, qui constitue la santé, c'est leur mélange inégal et la prédominance innaturelle de l'une d'elles ou de plusieurs qui constitue la maladie.

D'après l'école dogmatique de Galien, les qualités de chaque corps dépendent de l'élément prédominant dans sa constitution. Beaugrand et Hahn ont donné, dans le *Traité élémentaire d'hygiène* de Becquerel, un tableau des qualités de certaines choses, que nous reproduisons ici, car il aide à comprendre les applications de la Théorie dogmatique.

1. Quand l'air est prédominant, les qualités dominantes sont l'humide et le chaud, c'est ce que l'on observe dans les climats tempérés, le printemps, le sang, l'enfant, le tempérament sanguin, les maladies sanguines.

2. Avec la prédominance du feu, c'est le chaud et le sec qui dominent, comme dans les climats chauds et secs, l'été, la bile, la jeunesse, le tempérament bilieux, les maladies bilieuses.

3. Avec la terre, c'est le sec et le froid, comme dans les climats secs et froids, l'automne, l'atrabile, l'âge viril, le tempérament mélancolique, les maladies cachectiques.

4. Avec l'eau, c'est le froid et l'humide, comme dans les climats froids et humides, l'hiver, la pituite, la vieillesse, le tempérament pituiteux, les maladies catarrhales.

Il n'est pas difficile, écrivait Dechambre en 1886, de reconnaître la trace de ces vues dans ce qui se dit encore aujourd'hui sur les constitutions médicales, les maladies saisonnières et les maladies climatériques ; sur le tempérament bilieux des hommes du Sud, et le tempérament lymphatique des hommes du Nord ; sur les affections bilieuses de l'été et des climats chauds ; sur les affections catarrhales de l'hiver et des climats froids ; etc.

« Aux qualifications de sec et d'humide, rattachez, dit Michel Lévy, par une interprétation sincère de la pensée de Galien, les phénomènes de sécrétions plus ou moins actives des surfaces tégumentaires, etc. ; cela fait, au lieu d'hypothèse, vous reconnaissez, dans les tempéraments admis par le médecin de Pergame, des types d'organisation qui se sont souvent présentés à nos observations. »

Comme Aristote, Galien divise les parties des animaux en parties simples, *similaires*, et en parties *composées*, instrumentales, organiques (organes, membres).

D'après Galien, répétons-nous, la santé dépend de l'harmonie des quatre humeurs ; alors *elles se tempèrent les unes les autres*, il y a équilibre parfait entre les éléments et leurs qualités. Mais en réalité l'harmonie parfaite est rare, et les mélanges imparfaits constituent les *tempéraments*. Il y a *quatre tempéraments simples*, les *tempéraments sanguin, phlegmatique, bilieux, mélancholique* et *quatre tempéraments composés*, suivant la prédominance de l'une ou de l'autre des qualités élémentaires, le froid, le chaud, etc. En outre des *tempéraments généraux*, Galien admet des *tempéraments particuliers* pour les organes, le cerveau, par exemple, est chaud ou froid, sec ou humide.

Le tempérament, que dans l'école dogmatique l'on appelle encore *complexion*, est donc un mélange, une harmonie, un accord des quatre qualités élémentaires, chaleur, froideur, humidité, siccité, lesquelles sont entre elles directement contraires. Cette harmonie est encore nommée par les Grecs, *crase*, *euchémie*, et le corps qui la possède est dit *tempéré*, il est d'un *tempérament tempéré*. La *tempérie*, c'est l'état d'un corps tempéré ; au lieu de tempérie, on se sert quelquefois de l'expression de *température*, de *tempérament* (voy. p. 638).

A côté du tempérament tempéré, il y a le *tempérament intempéré*, dans lequel l'harmonie entre les qualités du corps cesse ; le corps est dit intempéré ; on a alors l'*intempérie*, l'*intempérature*.

La prédominance des humeurs varie selon l'âge, la saison, le climat, etc. Le sang est plus abondant au printemps et dans l'adolescence ; la bile, en été et chez les adultes.

La théorie dogmatique s'inquiète beaucoup de toutes les conditions qui régissent le corps de l'homme ; celles-ci sont comprises dans les *choses dites naturelles, non naturelles* et leurs *annexes* et dans les *choses contre nature* (voy. p. 9).

On entend par *choses naturelles* celles qui composent notre nature, il y en a sept : les éléments, les tempéraments, les humeurs, les membres ou parties, les vertus ou facultés, les opérations ou fonctions et les esprits ; ces choses naturelles représentent l'*anatomie* et la *physiologie* [1].

---

1. La *vertu* ou *faculté* est une cause efficiente dépendant du tempérament de la partie et faisant quelque action. L'*action* ou *fonction* ou *opération* est un mouvement actif pro-

Les *choses non naturelles*, qui constituent l'*hygiène*, sont celles, qui, bien ordonnées, conservent la santé, et qui la détruisent lorsqu'elles ne sont pas prises avec ordre. Il y en a six : l'air, le boire et le manger, le mouvement et le repos, le dormir et le veiller, l'excrétion et la rétention, et les passions ou affections de l'âme.

Les choses *annexes aux non naturelles* sont cinq : le temps ou la saison de l'année, la région, le coït, l'état ou la condition des personnes (la profession), le bain et la coutume (les habitudes).

Par les *choses contre nature* qui constituent la *pathologie*, on entend celles qui détruisent la disposition naturelle des corps, elles sont trois : les maladies, les causes et les signes.

La *cause de la maladie* est un trouble contre nature qui précède et fait la maladie; elle est divisée en *externe* et *interne*. L'*interne* est subdivisée en antécédente et conjointe. L'*antécédente* est celle qui précède la maladie; la *conjointe* fait immédiatement et actuellement la maladie. De toutes ces causes, les unes sont nées avec nous, les autres sont venues depuis notre naissance.

« Le chirurgien, dit Guy, est informé des intentions curatives, par les indications prises des choses contre nature, premièrement, et conséquemment des choses naturelles, non naturelles et de leurs annexes. »

L'indication méthodique est une conduite ou voie sûre pour parvenir à quelque intention, qui guide et conduit le chirurgien à conserver, préserver ou guérir. Or il y a plusieurs espèces d'indications, comme dit Guy; la première est des choses contre nature, puis viennent celles des choses naturelles, non naturelles et leurs annexes.

Le manquement aux choses dites non naturelles, à l'hygiène, amène les maladies. Elles se manifestent dans les *solides similaires*, en ce qu'ils pèchent par le défaut d'harmonie de leurs qualités élémentaires, par des *intempéries*, tantôt simples (chaudes, sèches, etc.), tantôt composées deux à deux (chaudes et humides, etc.).

Quant aux *humeurs*, elles sont altérées par excès, par diminution, ou bien dans leur composition : ces altérations sont aussi des *intempéries*. Les vices de composition, de *crase*, appartiennent aux humeurs autres que le sang et constituent les *cacochymies* (κακός, mauvais, χυμός, suc), et *acrimonies*, etc.

La plupart des maladies, disons-nous, dépendent primitivement ou secondairement de l'excès, de la diminution ou de l'altération des quatre humeurs fondamentales.

L'excès constitue la *pléthore*, celle-ci est sanguine, ou bilieuse, pituitaire, atrabilaire; la *vraie pléthore* est la sanguine, celle-ci n'altère pas la qualité des autres humeurs, tandis que les pléthores bilieuses, pituiteuses ou atrabilaires, infectent tous les liquides et jusqu'au sang, qui peut produire alors la *cacochymie* générale.

La bile, la pituite, l'atrabile peuvent être altérées aussi dans leur composition,

venant de la faculté. L'*esprit* est une substance subtile, aérée, transparente et luisante, faite de la partie du sang la plus légère et la plus ténue. L'esprit est ordinairement fait triple, animal, vital et naturel.

dans leur *crase*, elles ont alors trop de feu, d'humidité, etc. Elles deviennent plus chaudes, salées, acides, âcres, s'échauffent, fermentent, corrompent le sang. Ces altérations humorales prennent le nom de *putridités*.

L'inflammation est due à l'introduction du sang dans des parties qui n'en contenaient pas normalement. Elle est phlegmoneuse, si le sang s'introduit seul ; pneumatique, œdémateuse, érysipélateuse, squirrheuse, si le pneuma, la pituite, la bile ou l'atrabile viennent s'y joindre.

Les indications de la thérapeutique étaient en rapport avec ces doctrines. On se proposait d'atténuer les humeurs, ou de les délayer, de les épaissir, les rafraîchir, les échauffer, les purifier, les évacuer ; il y avait deux médications principales, l'une pour purifier les humeurs et les ramener à leur crase, l'autre pour évacuer les humeurs viciées ou surabondantes.

Pour répondre aux indications multiples des altérations humorales, il fallait employer des médicaments multiples aussi. Galien s'est laissé entraîner à une thérapeutique empirique, aveugle et surchargée. Son précepte fondamental est de combattre la maladie par ses contraires, et d'aider la nature en dirigeant ses efforts utiles, en les imitant.

Il faut déterminer d'abord la *nature de la maladie* ; ensuite corrigez les intempéries (chaudes, froides, etc.) par des médications opposées, par des moyens qui abattent l'excitation, rafraîchissent, calment, tempèrent. Relâchez les tissus ou les pores, resserrez-les au besoin. Commencez par les remèdes les plus doux ; dans les maladies compliquées, attaquez d'abord l'élément principal. Éloignez les causes qui entretiennent le mal ou l'aggravent, et les matières qui surchargent les voies digestives ; l'air sera pur, la température convenable.

Les symptômes ne fournissent d'indications spéciales que lorsqu'ils annoncent une affection, qui fait courir un danger pressant. L'état des forces règle la dose de la médication, etc.

Galien, avons-nous dit, obéit aux goûts de son époque pour les médicaments composés, les formules bizarres. Il classe les médicaments d'après leurs qualités élémentaires. Telle substance échauffe, humecte, par le sec ou l'humidité qu'elle contient, et *ces qualités se révèlent par leur saveur, leur odeur*, etc. Le chaud rend les corps salés, le sec les rend amers.

Les effets des remèdes sont primitifs ou consécutifs, dit L. Boyer dans son excellente analyse de la doctrine de Galien, que nous avons utilisée, ainsi que les travaux de Dechambre, Hahn, Brochin, etc.

« 1° Les *effets primitifs* se montrent avec une rapidité variable. Le feu échauffe sur-le-champ, le castoréum après un certain temps. Ces effets leur sont naturels ou accidentels, suivant qu'ils tiennent à leur essence ou à une circonstance particulière ; l'eau est froide naturellement, chaude par accident. L'eau est d'un tempérament froid et humide ; le vinaigre, froid avec un mélange de chaleur dû à son âcreté. Toutes ces distinctions, celles des propriétés *en acte* et *en puissance*, dérivent, dit Boyer, de l'aristotélisme.

« Les *qualités des remèdes ont quatre degrés* (voy. p. 638). La chicorée est froide au premier degré ; le poivre est chaud en puissance et au quatrième degré ; la ciguë, froide en puissance ; le feu (cautère actuel) est chaud actuellement ; les caustiques sont chauds en puissance (caustiques potentiels).

« Des combinaisons savantes peuvent donner aux médicaments convenablement unis des modes d'action très variés. — Il est des corps qui agissent par toute leur *substance* sans se prêter à l'analyse; tels sont les spécifiques, certains poisons, les antidotes, les purgatifs.

« 2° Les *effets consécutifs* succèdent aux précédents, se lient avec eux et sont très divers. Par eux, les pores sont ouverts ou resserrés, les tissus tendus et durcis, ou relâchés et assouplis, les humeurs modifiées, les coctions, les maturations, les crises préparées, les évacuations et les éruptions critiques aidées ou opérées; il y a des remèdes suppuratifs, expectorants, sédatifs, etc. Plusieurs remèdes ont une action élective sur des organes, des humeurs. »

Telles sont les doctrines de Galien, que nous retrouvons dans les auteurs du moyen âge, dès le xiiie siècle, dès que les traductions arabes eurent fait connaître ses travaux; on les retrouve encore après la Renaissance, dans A. Paré, et les nombreux auteurs qui se sont inspirés de Guy de Chauliac.

J'y ai insisté, parce que leur connaissance est nécessaire à l'intelligence du livre de notre auteur, et à celle de tous les auteurs dont nous avons parlé plus haut; ceci permettra de saisir les idées qui sont cachées dans les mots et les phrases, quelquefois obscures, des écrits du moyen âge; car, quand on lit les Anciens, il ne se faut soucier des noms, pourvu seulement que la chose soit bien entendue (Guy).

Galien eut plus d'influence en médecine qu'en chirurgie, sur laquelle il n'a pas écrit un livre spécial; mais il se proposait de le faire, car il la pratiquait, et il avait été, dans sa jeunesse, chirurgien de la caserne des gladiateurs de Pergame. Marc-Antoine Sévérinus lui reproche d'avoir eu une pratique timide, qui l'empêchait souvent de conseiller ou d'entreprendre des cures qui demandaient l'intervention de la main; il retarda ainsi les progrès de la chirurgie. Celle-ci était en décadence de son temps, et elle y restera longtemps encore.

B. — *La médecine au moyen âge.*

1° Première période du moyen age.

Après Galien, la période constitutive de la médecine touche à sa fin, dit Daremberg, on cesse de faire des progrès, la période de conservation, ou plutôt d'immobilité, commence. Cependant la médecine garde quelque activité jusque vers la fin du ve siècle. Pendant cette période, il reste encore trois centres d'instruction, Rome, Alexandrie et Athènes; mais dès la division de l'empire, à la fin du ive siècle, les médecins et les savants quittent l'Italie en grand nombre et vont en Orient.

En Occident, des auteurs latins ont écrit sur la médecine, vers la fin du ive siècle et au ve; ils sont les intermédiaires entre les Grecs et les Néo-Latins. Leurs ouvrages contiennent surtout des recettes médicales et des formules superstitieuses qui ont donné naissance à la plupart des *Réceptaires* chrétiens du moyen âge (Daremberg, t. I, p. 246).

Daremberg croit à la perpétuité de la tradition médicale, durant la première période du moyen âge, il dit que des livres latins de médecine ont été rédigés, compilés ou traduits, entre le Ier et le VIIe siècle, d'après des livres grecs, et que les invasions des Barbares ne furent pas aussi destructives de toute étude et de tout enseignement, qu'on affecte de le croire. Des écoles romaines, qui ont servi de modèles aux écoles palatines des rois mérovingiens et carlovingiens, ont subsisté jusqu'au milieu du VIIe siècle ; à côté de ces deux espèces d'écoles se sont élevées des écoles ecclésiastiques, sous la direction des évêques, qui eurent leur siège dans les cloîtres ou dans les églises. Le *Code lombard* prouve également que l'on s'occupait de l'organisation et de la pratique de la médecine.

Les rois mérovingiens et carlovingiens eurent leurs archiâtres. Charlemagne fonda des écoles palatines, de cathédrales et de monastères, où dès 805 on enseignait la médecine ; mais après lui, disent la plupart des auteurs, ces ten-tatives ne furent pas continuées. A cela Daremberg répond : Un manuscrit de Milan prouve qu'à Ravenne, à la fin du VIIIe siècle, on faisait des leçons publiques sur Hippocrate et Galien ; au VIIIe siècle, à Saint-Gall, on transcrivait des manus-crits de médecine ; l'abbaye du Mont Cassin, celle d'Einsiedeln, la bibliothèque de Berne, en renferment qui remontent aux VIIIe (peut-être VIIe). IXe, X^e, XIe siècles. Daremberg et de Renzi ont relevé, dans diverses archives, des noms de méde-cins du VIIIe au XIIIe siècle, et la plupart laïques, « ce qui prouve que la médecine n'était pas alors à peu près exclusivement entre les mains des clercs, ainsi qu'on l'a prétendu..., elle était au moins partagée entre les laïques et les clercs. »

— Dès le VIe siècle, et sans doute avant, certains ouvrages d'Hippocrate, de Galien, de Soranus ont été *traduits* en latin. Vers cette époque on constate de véritables ateliers de traduction. Cassiodore (480-575 ?), premier ministre de Théodoric, roi des Goths, se retira dans un monastère de la Calabre, et fit copier par les moines des manuscrits de l'antiquité : mais s'agit-il de manus-crits de médecine et quels étaient-ils? A Paris, on a des manuscrits du VIIe siècle qui renferment des traductions d'Oribase en lettres onciales, des manuscrits du IXe de traductions assez libres d'Hippocrate, de Galien, d'Alexandre de Tralles, etc. De tout ceci, Daremberg conclut que dans les royaumes barbares qui ont remplacé l'empire romain, on n'a jamais manqué ni de médecins, ni de médecine, ni d'enseignement médical. Il va plus loin, car il écrit : « L'anti-quité classique (grecque) est reliée à la Renaissance du XIIIe siècle, par les écoles latines qui remplacent les écoles grecques, par les traductions latines qui succèdent aux originaux grecs, et par l'intervention puissante des monas-tères. »

Ce sont là autant de points qui ont besoin d'être encore éclaircis, pour ce qui est du moins de l'existence d'écoles sérieuses, et de la reproduction de manuscrits sérieux, et non de recueils de formules, de *Réceptaires*, ou de gros-siers abrégés. Il serait nécessaire de connaître les titres et le contenu des manuscrits dont parle Daremberg. Ne dit-on pas que dans les monastères on ne savait pas le grec? Dans ces conditions, comme nous l'avons déjà écrit (p. XVII), on doit réserver la question du rôle des monastères; ont-ils traduits et copiés des mss. grecs et latins, et quels sont ces mss.; ou n'ont-ils été que des conservateurs des livres, ce qui serait aussi un immense service rendu?

Quant à l'empire de Byzance, du vIII^e au xIV^e siècle, il est en décadence et ne fait progresser en rien la médecine.

Ceci nous conduit jusqu'à l'École de Salerne (voy. p. xL), qui fut à l'origine une des écoles néo-latines, dont nous venons de parler. — Les recherches de Daremberg, que nous venons de résumer, quoique incomplètes, jettent un jour nouveau sur la lacune qui existait dans l'histoire de la médecine en Occident, entre la chute de l'empire romain et le développement de l'École de Salerne, c'est-à-dire pendant la première période du moyen àge.

Au point de vue chirurgical, entre Galien et l'École de Salerne, nous n'avons à citer qu'Oribase (IVe s.), Aetius (VIe s.), Alexandre de Tralles (VIe s.) et Paul d'Egine (VIIe s.). Oribase, Philagrius, Alexandre de Tralles et Paul d'Égine (ses *Pandectes*) ont été traduits en arabe au IXe s. Guy ne connut ni Oribase, ni Aetius qui n'étaient pas traduits en latin. Aetius, inconnu au XIVe et au XVe siècle, fut retrouvé par lambeaux au XVIe siècle.

Guy cite PHILAGRIUS, médecin grec de la seconde moitié du IVe siècle, qui s'était occupé de l'opération des anévrysmes, pour lesquels Antyllus avait au IIIe siècle proposé l'ouverture du sac.

ALEXANDRE (de Tralles), cité sept fois, est un médecin grec du VIe siècle, qui exerce à Rome; on n'a rien de lui sur la chirurgie; il a été traduit avant le IXe siècle (Daremberg); la Bibliothèque nationale a un manuscrit de cette date. Pour d'autres auteurs, Alexandre ne paraît avoir été traduit qu'après l'époque de Guy de Chauliac, qui le cite probablement d'après Paul d'Égine. Alexandre a écrit : *Practica iatros*, etc., et *De arte medica* libri XII, le douzième livre est sur la *Pratique et méthode de guérir la goutte*.

ISIDORE, de Séville, naquit dans le IIe s., il mourut vers 636, et était évêque; il écrivit un ouvrage en 20 vol., sous le titre de *Encyclopedia* ou *Origines*; 4 vol. ont trait à la médecine. — Imprimé en 3 vol. dans *Corpus grammaticorum latinorum veterum* de Lieudemann, F. Otto, Leipzig, 1833.

PAUL D'ÉGINE, médecin grec, du VIIe siècle, étudie à Alexandrie. Il a écrit sept livres; le sixième est entièrement chirurgical et a été seul dans les mains de Guy. C'est un compilateur précieux, qui donne un abrégé et des fragments de ses prédécesseurs. Son ouvrage ferme l'ère de la médecine grecque classique.

L'œuvre de Paul d'Égine est très importante, car il expose l'état de la chirurgie à son époque, et fait connaître les progrès accomplis depuis Hippocrate et Galien. Il a été traduit en arabe, au IXe siècle probablement, et de l'arabe en latin, du moins le sixième livre, ainsi que Guy nous l'apprend. Honein a traduit en arabe les *Pandectes* de Paul d'Égine. Après Guy, le sixième livre de Paul d'Égine est de nouveau perdu; il n'est retrouvé que vers le milieu du XVe siècle (Malg.).

La *Chirurgie* de Paul a été traduite en français par Pierre Tolet (Lyon, 1539, in-12) et par Daléchamp. — Briau en a donné une nouvelle traduction, avec le texte grec en regard (Paris, Masson, 1855).

Avant de continuer l'étude de la médecine en Occident, voyons ce qu'elle devient chez les Arabes.

2° La médecine arabe.

La médecine arabe est mieux connue depuis les travaux de L. Leclerc [1] (dont nous résumons les recherches), et elle est appréciée avec plus de justesse. Les Arabes n'ont pas été seulement des compilateurs, ils étudièrent et ils eurent de l'originalité. Ils s'assimilèrent les sciences des chrétiens avec enthousiasme et rapidité, et pendant cinq ou six siècles furent à la tête de la civilisation, puis ils transmirent les sciences à l'Occident.

Au commencement du vii° siècle, la médecine tenait encore une grande place à l'École d'Alexandrie, avant l'invasion des Arabes. Les médecins de l'École avaient pris pour base de l'enseignement un recueil de seize livres, choisis parmi les œuvres de Galien. Leclerc indique quels ils sont. Après la conquête, après l'incendie de la Bibliothèque, les Arabes reconstituèrent l'enseignement avec ces mêmes livres de Galien, dont la plupart furent traduits en arabe par Honein (ils ont été traduits en hébreu en 1322). Mais bientôt les Arabes veulent pénétrer plus avant dans la science grecque, et leurs efforts sont tels que le ix° siècle est, dit Leclerc, une époque unique dans les annales de l'humanité. A la fin du viii° siècle, ils ne possédaient en médecine que la traduction des *Pandectes* d'Ahroun ou Aaron, et des livres d'alchimie; avant la fin du ix°, ils seront en possession de toute la science de la Grèce, et compteront parmi eux des savants de premier ordre. Bagdad attire les savants de la Perse et de l'Inde. Le ix° siècle est une époque de Renaissance.

C'est par les médecins nestoriens que les lettres grecques s'établirent dans l'Asie moyenne; ils formaient l'école de Djoudisabour, où l'on enseignait probablement en syriaque (en médecine, les Syriens furent les initiateurs des Arabes). Aussi les premières traductions furent-elles faites d'abord du grec en syriaque, avant de l'être en arabe. Mais quand les khalifes eurent fait apporter à Bagdad les livres de la Grèce, des traducteurs, au courant de la langue grecque, transcrivirent directement en arabe. Leclerc considère les traductions arabes comme ayant une plus grande valeur, et une plus grande exactitude, que celle qu'on leur a accordée jusqu'aujourd'hui. Il porte le nombre des traducteurs à une centaine, parmi lesquels Honein tient le premier rang.

Les Arabes ont traduit les œuvres des philosophes, une partie de celles de Platon, d'Aristote, qui, dit Munk, « fut considéré par eux comme le philosophe par excellence, et qui exerça une véritable dictature pour tout ce qui concerne les formes du raisonnement et de la méthode ».

En médecine, ils traduisirent Hippocrate (*Aphorismes, Épidémies, Pronostics, le Régime dans les maladies aiguës*), Dioscoride, qui avec Hippocrate et Galien fut des plus populaires parmi eux (ses cinq livres font, avec les *Simples* de Galien, la base de leur matière médicale, mais ils y ajoutèrent beaucoup); — Rufus d'Éphèse; — Archigène; — Galien (les Arabes l'appelaient l'*éminent Galien*); — Oribase; — Philagrius; — Alexandre de Tralles; — Paul d'Égine,

1. Lucien Leclerc, *Histoire de la médecine arabe*. Exposé complet des traductions du grec. Les sciences en Orient, leur transmission à l'Occident par les traductions latines. (2 vol. Paris, E. Leroux, 1876.)

NICAISE. — Guy de Chauliac.

ses *Pandectes de médecine* ont été traduites par Honein, etc.; son VI° livre est mis à contribution par Albucasis, qui ne cite pas l'auteur (c'est, dit Leclerc, une habitude assez commune chez les Arabes).

Ce IX° siècle, dont nous ne séparons pas les règnes d'El Mansour et de Haroun Errachid le contemporain de Charlemagne, est un des plus grands siècles dont l'histoire nous ait conservé le souvenir (Leclerc, t. I, p. 322). Il est grand, non seulement par son élévation relative, au milieu de la décadence contemporaine de l'Europe, mais aussi par la grandeur des résultats. L'admiration qu'il inspire sera plus vive encore si l'on jette un coup d'œil sur ce qui se passait en Occident. « Une invasion s'y était faite aussi chez des peuples d'une intelligence cultivée, mais une invasion de barbares, étrangers aux choses de l'esprit, persistant à les dédaigner et à les abandonner aux peuples vaincus. »

Entre tous les conquérants du monde romain, les Arabes seuls avaient l'heureux privilège d'une culture intellectuelle. Prenant pour maîtres leurs vaincus, ils se montrent les dignes héritiers de la science grecque. La culture scientifique des Arabes se continue pendant quatre siècles, et ne faiblit qu'à la suite des grandes commotions qui bouleversent l'Asie.

Le moyen âge doit donc beaucoup aux Arabes. Effacez les Arabes de l'histoire, a dit Libri, et la renaissance des lettres sera retardée de plusieurs siècles en Europe. « Les Arabes, a encore dit Humboldt, font reculer en partie la barbarie, qui déjà, depuis deux siècles, a couvert l'Europe ébranlée par les invasions des peuples; ils remontent aux sources éternelles de la philosophie grecque; ils ne se bornent pas à sauvegarder le trésor des connaissances acquises, ils l'agrandissent et ouvrent de nouvelles voies à l'étude de la nature. »

Au XII° siècle, les Croisades apportèrent le trouble en Orient, sans cependant interrompre, dans ces contrées, la culture de la science, qui devait être au XIII° siècle plus féconde encore que par le passé. L'Europe s'agitait pour échapper à la barbarie, et après avoir armé contre les Arabes, pendant deux siècles, elle vint chercher chez eux les ressources scientifiques qui lui manquaient.

Au X° siècle, la supériorité des Arabes andalous, et l'importance des écoles de Cordoue, conduit Gerbert à vulgariser quelques ouvrages de leur science, ce qui lui fait une grande renommée.

Au XI° siècle, Constantin l'Africain (1015-1087) fait quelques traductions de l'arabe en latin. Mais il tait le nom des auteurs arabes traduits, et les ouvrages paraissent sous son nom. Néanmoins il provoque en Europe un commencement de renaissance médicale, et il occupe une place importante dans l'histoire de la médecine au moyen âge. Il passa la seconde partie de sa vie au couvent du Mont Cassin, en Italie, et florissait vers 1072.

Avant les croisades, des Juifs venus des écoles d'Orient ont commencé à se répandre en Occident, et par leurs connaissances plus étendues que celles des moines et des médecins laïques, ils préparèrent la réputation de la médecine arabe; ils firent des traductions de l'arabe, tel Ferraguth (le *Continent*). Chassés d'Andalousie au début des croisades, ils se réfugièrent en Languedoc. Arnaud de Villeneuve est un des derniers qui font des traductions latines de l'arabe.

Au xiiᵉ siècle, Raymond, archevêque de Tolède, fait traduire en latin le *Traité de l'âme* d'Avicenne. Tolède devient le rendez-vous des hommes qui veulent s'instruire. Gérard de Crémone (1114-1187) y séjourne pendant plus d'un demi-siècle, et y fait plus de soixante-dix traductions.

D'après Leclerc, les traductions de Tolède sont inférieures à celles de Bagdad, et le latin des traductions des Arabes est inférieur à celui de la Renaissance.

Plus tard, les études arabes s'éteignent en Espagne. Mais d'autres foyers s'étaient allumés dans le midi de la France. Les Juifs continuent à traduire de l'arabe en hébreu et de cette langue en latin : c'est une nouvelle source d'instruction pour le moyen âge.

Tel est le résumé des principales circonstances qui mettent en évidence la transmission à l'Occident, de la médecine grecque et de la médecine arabe, transmission commencée par les Juifs, et par Gerbert, développée surtout par Constantin et par Gérard de Crémone, et à laquelle les Juifs continuent à prendre une part importante aux xiiᵉ et xiiiᵉ s. C'est ainsi que l'on eut en latin des traductions des auteurs suivants (Leclerc, t. II, p. 485) :

Parmi les Grecs : Hippocrate, *Aphorismes*, avec le commentaire de Galien, par Constantin; *Pronostics*, avec le commentaire de Galien, par Gérard de Crémone; *Régime des maladies aiguës*, avec le commentaire de Galien, par Gérard de Crémone; — Aristote; — Galien.

Parmi les Arabes : Sérapion l'ancien, — Mesué l'ancien, — Razès, — Isaac (Ishay ben Soleiman el israïly), — Albucasis, — Ali ben el Abbas, — Avicenne, — Canamusali, — Jesu Hali, — Avenzoar, — Ali ben Rodhouan, — Averroès.

Leclerc n'a pas trouvé moins de 300 traductions de l'arabe en latin. Ces documents, répandus en Europe dans le xiiᵉ et le xiiiᵉ siècle, favorisèrent (Leclerc dit provoquèrent) l'élan scientifique du xiiiᵉ siècle. La médecine grecque est représentée par 4 ouvrages d'Hippocrate et 25 de Galien; 90 traductions concernent la médecine. Une dizaine de traductions sur 300 ont passé par l'hébreu, avant d'être traduites en latin.

Guy de Chauliac a possédé les principaux des auteurs arabes; il cite Sérapion, Mesué, Razès, Haly-Abbas, Albucasis, Avicenne, Jésu Ali, Ali Rodoam, Canamusali, Avenzoar, Averroès, Rabbi-Moïse, etc. ; sur un total de 3300 citations environ, sa *Chirurgie* en renferme 1400 des auteurs arabes.

Sérapion. Ce nom a été porté par plusieurs médecins, deux surtout nous intéressent.

Sérapion l'ancien (Leclerc, t. I, p. 113) est du ixᵉ siècle, il a été aussi désigné sous le nom de *Janus Damascenus*, et une édition de ses œuvres a été faite sous ce titre par Albanus Torinus. Sérapion a écrit un petit traité, le *Kounnach* ou *Pandectes*, en VII livres. Il a été traduit en latin par Gérard de Crémone, sous le titre de *Breviarium*, et plus tard par Alpago, sous le titre de *Practica*. Hirsch dit que les *Pandectes* ont aussi été traduites, sous le nom de *aggregator Breviarium*. Guy cite quelquefois Jean Damascène ou Damascène seul. On a publié sous le nom de Janus Damascenus, des *Aphorismes*, que Leclerc rapporte à Mesué l'ancien.

Sérapion le jeune est placé par Leclerc au XIIIᵉ siècle; on a de lui un *Traité des médicaments simples*, qui a été traduit en latin, sur la fin du XIIIᵉ siècle, par le juif Abraham et Simon de Gênes.

HONEIN (809-873), le Johannitius (Joannice) des documents latins, cité par Guy sous ce nom, a fait de très nombreuses traductions du grec en arabe; son *Introduction au Microtechni* de Galien a été traduite en latin sous le titre de *Isagoge Johannitii*.

JEAN MESUÉ ou *Mesué l'ancien* (777-857) : Leclerc signale surtout ses *Selecta artis medicae*, qu'il considère, avec Würstenfeld, comme répondant aux *Aphorismes de Janus Damascenus*.

MESUÉ LE JEUNE est du XIᵉ siècle; il a écrit sur les médicaments, et ses ouvrages ont eu une très grande réputation au moyen âge; on ignore quand et par qui fut faite leur traduction latine. Sa *Pratique médicale* est demeurée incomplète.

Guy de Chauliac cite HEBEN MESUÉ plus de 60 fois et renvoie à son *Antidotaire*.

RAZÈS (cité plus de 160 fois) naquit en Perse, au commencement de la seconde moitié du IXᵉ siècle; il étudia à Bagdad, et mourut vers 932. C'est le premier grand médecin arabe, il est en même temps encyclopédiste. Le plus considérable et le plus important de ses ouvrages est le *Haouy* ou *Continent*. C'est un vaste répertoire de la médecine ancienne et moderne, sans prétention dogmatique; il y ajoute les résultats de son expérience. L'ouvrage est divisé en vingt-deux livres. Le *Haouy* fut traduit en latin au XIIIᵉ siècle par Ferraguth, sous le nom de *Continent*. Joubert en disant, d'après Guy [1], que le *Continent* s'appelait encore *Elham, Elhandi, Elhangi*, a voulu parler du *Haouy*.

Après le *Continent*, l'ouvrage le plus connu de Razès est le *Mansoury*, dédié à *El Mansour*, qui est divisé en dix livres; le septième traite de la chirurgie. Cet ouvrage est moins étendu et moins important que le *Continent*, il embrasse la généralité de la médecine. La chirurgie y est mieux étudiée que dans le *Continent*. Le *Mansoury* fut traduit en latin par Gérard de Crémone. Le neuvième des livres à El Mansour aurait été encore très en honneur au XVIIᵉ siècle, à la Faculté de Louvain. Guy cite aussi, de Razès, le *Livre des divisions* et le *Traité des jointures*.

HALY-ABBAS (cité 150 fois), médecin persan du Xᵉ siècle, meurt vers 994. Son ouvrage, le *Kamel* ou *Maleky, Livre royal*, est un traité complet de la médecine, et n'est plus un simple inventaire comme le *Continent*; les faits y sont bien coordonnés. Ce livre eut une grande vogue jusqu'au *Canon* d'Avicenne, qui a du reste adopté l'ordre suivi par Haly-Abbas dans la description des maladies.

Constantin, sur la fin du XIᵉ siècle, traduisit le *Maleky* en latin, mais en dissimulant le nom de l'auteur; sa traduction parut sous le nom de *Pantegni*. En 1127, Étienne d'Antioche fit une nouvelle traduction latine du *Maleky*, sous le titre de *Regalis dispositio* : c'est la traduction citée par Guy. Leclerc semble préférer l'édition de Constantin. Guy cite encore la *Théorique* d'Haly-Abbas.

---

1. Guy dit (p. 13) que le *Continent* est nommé *Helham* en Arabie.

Isaac, cité par Guy, est probablement Ishay ben Soleiman el israïly (Leclerc), dit Isaak Judœus, médecin israélite de Perse, qui vécut du milieu du xe siècle au milieu du xie (?). Il a été oculiste, et a écrit sur les fièvres, etc.

Albucasis, Aboul Cassem, est cité plus de 200 fois par Guy, sous le nom d'Albucasis et sous celui de *Azaram, Azaran, Galaf.* On lui a aussi donné les noms de Bucasis, Bulchasim, Azaragi, etc. L'*Albumazar* de Guy (p. 572) pourrait bien être encore Albucasis.

Il vécut à Cordoue au xe siècle et mourut vers 1013. Il a écrit une véritable encyclopédie médicale, qui forme trente livres et porte le nom de *Tesrif.*

Le *Tesrif* entier a été traduit de bonne heure en latin, sous le titre d'*Alsaharavius* ou *Açaravius*; la traduction en est très mauvaise, dit Leclerc. Il a été aussi publié en hébreu, dans les traductions de Chem Tob; le titre est traduit par *Chimouch,* qui répond au latin *Servitor.*

Au xiie siècle, à Tolède, Gérard de Crémone traduisit en latin la *Chirurgie* d'Albucasis, qui forme le trentième livre du *Tesrif.* Au milieu du xiiie siècle, Chem Tob traduisit la même *Chirurgie en hébreu.*

Dans sa *Chirurgie,* Albucasis renvoie à ce qu'il appelle la *Division des maladies,* qui n'est autre que les livres de la *Théorie* et de la *Pratique,* qui forment les deux premiers du *Tesrif.*

Le livre XXVIII ou *Liber servitoris,* qui est la *Préparation des médicaments simples,* a été traduit en latin, vers la fin du xiiie siècle, par le juif Abraham et Simon de Gênes (sous l'impulsion du roi Alfonse, qui faisait faire alors beaucoup de traductions de l'arabe).

Les livres d'Albucasis consacrés à la thérapeutique ont aussi été traduits à part; ainsi Guy de Chauliac, au xive siècle, cite l'*Antidotaire* et le *Grand Antidotaire,* où il est question surtout des médicaments composés, qui occupent 23 livres sur 30 du *Tesrif.* C'est à eux que revient, dit Leclerc, le titre de *Liber servitoris,* plutôt qu'à la *Description des médicaments simples.*

Le *Tesrif* a été exploité par plusieurs médecins du moyen âge; au temps de Schenck en 1609, il en existait encore deux exemplaires connus; il y en a peut-être encore un en Angleterre (Leclerc).

La *Chirurgie* d'Albucasis a une grande importance; c'est la première fois que la chirurgie reçoit une formule aussi scientifique; la représentation des instruments, que l'on trouve pour la première fois aussi dans un livre de chirurgie, a été une innovation heureuse et utile. Mais le fond du Traité d'Albucasis est le VIe livre de Paul d'Égine, qu'il ne cite pas. Roger de Parme et Guillaume de Salicet ont fait de même avec Albucasis. Ce livre a contribué beaucoup aux progrès de la chirurgie au moyen âge; nous avons vu le cas qu'en faisait Guy de Chauliac. La *Chirurgie* d'Albucasis est divisée en trois parties : l'une traite de la cautérisation, l'autre de la médecine opératoire et des instruments tranchants, la troisième des luxations et des fractures. Channing en a publié une édition, avec le texte arabe et une traduction latine en regard (Oxonii, 1778); il donne une reproduction des dessins grossiers et schématiques d'Albucasis. En 1861, Leclerc en a fait paraître une traduction française, avec des planches qui donnent le schéma des instruments (Paris, J.-B. Baillière).

Avicenne (cité 660 fois), surnommé le *Prince de la science*, est le plus grand médecin arabe du xi⁰ siècle; il mourut à Hamdam en l'année 1036, à l'âge de cinquante-huit ans. Il était médecin et philosophe, et a laissé des ouvrages sur ces deux sciences. Il a écrit sur la médecine un traité complet, ordonné avec méthode, dans lequel il embrasse toute la science médicale; ce traité s'appelle le *Canon*, mot d'origine grecque qui signifie la *Règle*. Le *Canon* est divisé en cinq parties; il est fait avec plus d'ordre que le *Continent* de Razès; il est plus développé, moins concis que le *Maleky*, et lui est supérieur (Leclerc) dans ses exposés théoriques.

Guy cite encore, d'Avicenne, l'*Anatomie des muscles* (p. 35) et le livre *des Naturels* (p. 466). — Le *Canon* fut traduit en latin à la fin du xii⁰ siècle par Gérard de Crémone et par Alpagus. D'après Malgaigne, Arnaud de Villeneuve aurait traduit en latin quelques livres ignorés d'Avicenne.

Avicenne a eu sur la médecine une influence plus grande que Razès, et cette influence s'est fait sentir en Europe pendant cinq siècles. Elle était accrue par le succès qu'obtenaient les œuvres philosophiques du même auteur dans les écoles du moyen âge, qui, depuis le commencement du xiii⁰ siècle, en possédaient la traduction.

Au xvii⁰ siècle, à Louvain, on ordonne encore la lecture du *Canon*; Guerner Rolfinck l'explique à Iéna, Plempius en publie un commentaire en 1658. Sur la miniature du xv⁰ siècle, reproduite en tête de ce volume, le traité d'Avicenne se trouve particulièrement reproduit, parmi ceux des livres que l'on doit commenter.

Jesu Ali (ou Ali ben issa, Issa ben Ali), que Guy cite plus de 60 fois, sous le nom de Jésus, Jésu Hali, Jésus, fils de Haly, est un médecin persan, qui mourut après l'année 1010. Il s'occupa des maladies des yeux; son livre, le *Tedkirat el Kahhâlin* ou *Mémorial des oculistes*, fut universellement admis à l'exclusion de tout autre; il est au-dessus de la monographie connue sous le nom de Canamusali (Leclerc). L'auteur s'appuie sur Galien et Honein, il cite Paul d'Égine et Criton. Son livre se divise en trois parties : 1° la description de l'œil; 2° les maladies qui sont appréciables aux sens; 3° les maladies qui ne sont pas appréciables aux sens. La partie pratique est supérieure à la partie théorique. Le *Mémorial des oculistes* fut traduit de bonne heure en latin, on ne sait par qui, et publié sous le titre : *De cognitione infirmitatum oculorum et curatione eorum* [1].

Ali Rodoam, ou Haly Rodoan, Ali ben Rodhouan, cité quelquefois par Guy, est un médecin égyptien, qui naît vers la fin du x⁰ siècle et meurt en 1061; il est à la fois philosophe et médecin, mais de moindre valeur. Guy lui attribue à tort le *Techni*, voulant citer le *Pantegni* d'Haly-Abbas (p. 18, p. 599).

Canamusali, Acanamose ou Acanamosal, de Baldach, est un célèbre oculiste égyptien du xi⁰ siècle, cité plusieurs fois par Guy. Leclerc croit que le nom de Canamusali représente Omar ben Ali el Mously. Il a fait l'opération de la cataracte par succion et s'en est cru l'inventeur; mais Salah Eddin, oculiste du xiii⁰ siècle, cite Tsabet ben Corra, qui est antérieur à Canamusali, comme

---

1. Ce traité est publié dans l'édition latine de Venise, 1499, à la suite des *Chirurgies* de Guy de Chauliac, Brunus, etc., et remplit 32 pages.

rejetant le procédé de la succion. La monographie de Canamusali est publiée dans l'édition de Venise, de 1499, à la suite de celle de Jesu Hali, et remplit quatorze pages.

Avenzoar (cité 21 fois) est un médecin arabe du xii° siècle, qui vécut surtout à Séville et mourut en 1162; son principal ouvrage de médecine est le *Teissir*, qu'il dédie à Averroës, son élève. Il suit les auteurs grecs et arabes, mais s'inspire aussi de son expérience. C'est un médecin, qui est, comme Razès, d'idées indépendantes, mais il dédaigne les opérations et la préparation des médicaments. C'est un des grands noms arabes, et il doit être placé à côté de Razès et Avicenne; il fut surnommé *le Glorieux*.

Leclerc dit que la traduction du *Teissir* se fit de l'hébreu en latin, en 1280. D'après Malgaigne, il a été traduit par Jean de Campanie, et en 1285 par Paravicini, assisté du juif Jacob.

Averroes (cité 20 fois) est le plus grand nom de l'époque musulmane; il vécut à Cordoue de 1126 à 1198; il était médecin et philosophe, élève d'Avenzoar.

En médecine, il compose le *Colliget*, dans lequel il traite des généralités et qui répond au premier livre du *Canon* d'Avicenne; quant à l'histoire de chaque maladie, il renvoie au *Teissir* de son maître Avenzoar, qu'il proclame le plus grand médecin depuis Galien. M. Renan croit que la traduction latine du *Colliget* est du milieu du xiii° siècle; Leclerc pense qu'elle a été faite de l'arabe. On l'attribue à Armengaud (Armangadus); elle fut revue par Alpagus. Armengaud était un médecin de Montpellier; il fut attaché à Philippe le Bel, et vécut sur la fin du xiii° siècle.

Averroës est plus connu comme philosophe que comme médecin, il fut le grand commentateur d'Aristote, on l'a surnommé le *Commentateur par excellence*, le *Docteur subtil*; c'est lui probablement que Guy désigne encore sous le nom de *Commentateur nouveau*. Il devint une sorte d'Antéchrist (Leclerc), son influence fut immense; ses œuvres philosophiques, ses commentaires, traduits de l'arabe en latin, au commencement du xiii° siècle, par Michel Scot, arrivèrent en Occident au moment où la scolastique était à son apogée. A Padoue on fonda une école où les doctrines d'Averroës furent enseignées jusqu'au milieu du xvii° siècle.

M. Renan, dans son ouvrage sur Averroës et l'averroïsme, a dégagé exactement la personnalité du grand philosophe.

Rabbi Moïse ou Rabbi Moses, *Maïmonide* (Leclerc), Rambam, est plus connu comme philosophe et théologien talmudiste que comme médecin. C'est, dit Leclerc, un des principaux noms du judaïsme. Il naquit à Cordoue en 1135, et habita l'Égypte où il mourut en 1204. Il a écrit des *Aphorismes de médecine* qui ont été traduits en latin sous le nom de *Regimen sanitatis*. Guy cite Rabbi Moïse un certain nombre de fois.

Le docteur Rabbinowicz a publié en 1865 le *Traité des poisons* de Maimonide.

Pendant le moyen âge, la civilisation arabe a donc produit des ouvrages de médecine qui s'imposèrent dans la littérature scientifique, et servirent à l'enseignement des générations suivantes.

3° L'École de Salerne.

En Occident, malgré les écoles néo-latines, et celles des abbayes, et quelques livres (p. x, xxx), un seul point lumineux s'élève, c'est Salerne. Les origines de cette école ne sont pas connues. Daremberg, qui avec de Renzi en a fait une étude spéciale, est disposé à la rattacher aux écoles grecques. Celles-ci avaient été florissantes dans l'Italie du Sud et en Gaule, et quand la connaissance de la langue grecque disparut de tout l'Occident, il semble qu'elle a trouvé un refuge dans le sud de l'Italie. C'est là qu'au xive siècle, Nicolas de Reggio fait une traduction de Galien, du grec en latin. Néanmoins on ne connaissait pas le grec à Salerne.

Le nom de Salerne domine pendant plusieurs siècles, et les ouvrages salernitains entrent à peu près pour moitié, avec les anciennes traductions et compilations néo-latines, dans l'enseignement médical de l'Italie, de la Gaule, de l'Angleterre, de l'Allemagne et même de l'Espagne. Jusqu'à Constantin, la médecine salernitaine, comme la médecine du reste de l'Occident, est *néo-latine*; selon Daremberg, elle aurait été *gréco-latine*.

On peut distinguer deux périodes dans la littérature médicale de Salerne, la première représentée surtout par Gariopontus (1040), procède des traductions néo-latines. où dominent celles des auteurs méthodiques; dans la deuxième période (seconde moitié du xie s. et les deux premiers tiers du xiie) l'humorisme reprend en grande partie le dessus, avec Trotula, Cophon, les Platearius, etc. Ces auteurs, qui parlent assez souvent en leur propre nom, ne connaissent pas encore les Arabes (peut-être en ont-ils quelques échos par les médecins juifs). Mais. d'après Daremberg, ils ont des traductions de divers ouvrages de Galien (il en a compté 16, ce sont peut-être les 16 livres de l'école d'Alexandrie, p. xxxiii), d'Hippocrate (*Aphorismes, Pronostics, Épidémies*), d'Alexandre de Tralles, de Paul, traductions faites sans doute (?), dit-il, du viie au xie s. A Salerne, il y a des médecins laïques, et des clercs qui donnent l'enseignement médical et sont en même temps revêtus de dignités ecclésiastiques; il y a des sages-femmes jurées.

Mais Salerne est célèbre avant Gariopontus; au milieu du ixe siècle les médecins salernitains sont déjà cités, au xe la réputation de Salerne est établie; c'est du milieu de ce siècle que datent les textes relatifs à l'*Ecole* et à la *ville médicale* de Salerne. L'école est plus méthodiste [1] que dogmatiste, avons-nous dit, et ne change de doctrine qu'après les traductions de Constantin l'Africain, dans la seconde moitié du xie siècle. Parmi les médecins de cette première période, nous avons cité Gariopontus, qui florissait vers l'an 1040. Il a écrit le *Passionnarium*, qui est surtout un recueil de thérapeutique. Cet auteur joue un grand rôle en nous faisant connaitre ce qu'était la médecine

---

1. Les *méthodistes*, contrairement à Hippocrate et à Galien, rejettent tout *dogme* sur l'essence des corps, proscrivent toute recherche des causes premières, des causes cachées, des phénomènes organiques, et prétendent expliquer toutes les maladies par le resserrement (strictum) et le relâchement (laxum).

néo-latine à l'école de Salerne, avant l'introduction des livres arabes (de Renzi). C'est à la fin du xie siècle que se place l'événement important des traductions de l'arabe faites par Constantin l'Africain, 1015-1087. Elles ont étendu le champ des études, très limité alors, par suite de l'ignorance du grec et la pénurie des traductions latines; on n'avait pas de traduction des écrits de Galien (Leclerc). Ce fait s'accorde avec l'opinion de Daremberg, insistant sur le peu d'influence qu'a eu Galien dans la première partie du moyen âge. D'un autre côté, nous avons vu plus haut (p. xxx) que Daremberg déclare qu'il y eut à cette époque des traductions latines, succédant aux originaux grecques, et que la médecine ne fut pas alors si arriérée qu'on le croit généralement; mais il s'agissait de traductions libres, de fragments. Il dit, par contre, que la plupart des Receptaires chrétiens du moyen âge n'étaient que des recueils de recettes et de formules superstitieuses. Ceci établit une distinction entre la valeur relative de l'école de Salerne et le peu d'importance des écoles ecclésiastiques et laïques, depuis les premiers temps du moyen âge jusqu'au xiie siècle. Mais sur un sujet aussi difficile, il faut encore attendre la découverte de nouveaux documents et de nouveaux manuscrits, avant d'émettre une opinion définitive.

Constantin fit ses traductions et écrits au Mont-Cassin. Parmi ses ouvrages Leclerc cite : le *Pantegni*, qui est la traduction du *Maleky* d'Ali-Abbas; le *Viatique*, traduction de Ebn Eddjezzar; le *Traité des urines* et celui *des fièvres* d'Isaac; le *Commentaire des aphorismes d'Hippocrate par Galien* [1]. Les traductions de Constantin modifièrent, avons-nous dit, les doctrines de l'école de Salerne : au méthodisme se joignit le galénisme, l'humorisme. Salerne devint alors la *cité Hippocratique.*

Parmi les médecins du xiie siècle de l'école de Salerne, Guy cite (11 fois) Nicolas, ou Niccolo, dit *Praepositus*, et aussi mais à tort, Nicolas d'Alexandrie. Il enseigna à l'école de Salerne, dont il devint le doyen (praepositus). Il a écrit, probablement au commencement du xiie siècle, un *Antidotaire* qui a joui d'une grande réputation pendant le moyen âge. On y trouve cités des Grecs, des Latins, et des Salernitains, mais pas un seul Arabe; ce livre fut plus répandu que l'*Antidotaire* de Myrespus, qui était plus considérable.

L'*Antidotaire* de Nicolas a été commenté par Mathæus Platearius, qui florissait entre 1130 et 1150; on attribue à ce Platearius, dit *Circa instans* (p. 583), un traité de matière médicale : *De simplici medicina liber, inscriptus circa instans.*

Au xiie siècle, en 1134, Roger II organise officiellement l'école de Salerne, jusque-là indépendante. En 1224, l'empereur Frédéric II complète cette organisation.

---

1. Liste des écrits de Constantin donnés dans l'édition de Bâle (1536-39, in-fol.) : Part. I : 1° *De morborum cognitione* libri VII a capite ad pedes usque. — 2° *De remediorum et aegritudinum cognitione* (liber aureus). — 3° *De urinis.* — 4° *De stomachi affectionibus naturalibus et praeter naturam.* — 5° *De victus ratione variorum morborum.* — 6° *De melancholia* lib. II. — 7° *De coitu.* — 8° *De animæ et spiritus discrimine.* — 9° *De incantatione et adjuratione.* Epistola. — 10° *De mulierum morbis.* — 11° *De chirurgia* (Phlebotomie, artériotomie, scarification, guérison des fractures, etc.). — 12° *De gradibus simplicium medicamentorum.* — Part. II. 1° *De communibus locis* lib. X, ad desiderium abbat. Montis Cassini. — 2° *De humana natura.* — 3° *De elephantia.* — 4° *De remediis ex animalibus.*

C'est à l'école de Salerne qu'appartient le plus ancien des chirurgiens italiens, ROGER, Ruggiero, dit aussi *Roger de Parme*, qui florissait vers l'année 1230. Il a écrit un *Traité de chirurgie*, la Rogerine, dans lequel il préconise les médicaments plus que l'action chirurgicale; Guy le cite plus de 90 fois. La *Chirurgie* de Roger est imprimée dans l'édition de Venise de 1499, sous le titre de *Practica magistri Rogerii*; elle occupe 48 pages.

ROLAND, ou Rolando, disciple de Roger, serait né à Parme et aurait séjourné à Bologne, mais il appartient à l'école de Salerne. Il aurait écrit sa *Chirurgie* vers 1264, on l'appelle la Rolandine; il y reproduit la *Chirurgie* de Roger. Elle se trouve dans l'édition de Venise, 1499, avec le titre de *Libellus de cyrurgia*; elle remplit 24 pages.

Les QUATRE MAÎTRES, que Guy cite assez souvent (25 fois), appartiennent aussi à l'école de Salerne; ils ont fait un *Commentaire sur Roger* qui a été publié par Daremberg [1].

A l'école de Salerne se rattache encore JAMIER, que Guy cite près de 40 fois, et dont il dit (p. 14) : « Puis est trouvé Jamier, qui a fait quelque chirurgie brutale, à laquelle il a meslé plusieurs fadeizes, toutesfois en beaucoup de choses il a suivy Rogier. »

A partir du xiiᵉ s., l'école de Salerne décline et ne produit plus de travaux scientifiques : elle subsiste seulement. En 1748, la Faculté de médecine de Paris l'aurait encore consultée, au sujet du différend qui existait toujours entre les médecins et les chirurgiens. Ce n'est que le 29 novembre 1811 qu'elle a cessé d'exister officiellement.

4° L'ÉCOLE DE BOLOGNE.

Des écoles s'étaient fondées dans la haute Italie; celle de Ravenne avait été célèbre aux viiiᵉ et ixᵉ siècles; plus tard Padoue, Bologne rivalisent avec Salerne. On cite à Bologne au xiiᵉ siècle, dit Daremberg, 31 médecins praticiens ou professeurs; au xiiiᵉ siècle, 47. A ce moment, Bologne l'emporte sur ses rivales; au xivᵉ, elle partage la prépondérance avec Montpellier et Paris, et nous verrons Guy étudier dans ces trois écoles.

Au xiiiᵉ et au xivᵉ siècle, la chirurgie fut étudiée par plusieurs auteurs recommandables. Les ouvrages de cette époque dénotent un milieu scientifique assez élevé, car on retrouve dans chacun d'eux beaucoup de connaissances semblables; aussi ne doit-on pas considérer l'œuvre de Guy de Chauliac, comme une œuvre à part, originale en tous points. Seulement elle dépasse les autres de beaucoup; le livre de Guy est plus complet, plus méthodique, il a plus d'originalité et d'esprit critique, ses citations sont nombreuses et sûres. C'est grâce à ces qualités que ce livre donne exactement l'état de la science chirurgicale au moyen âge.

1. Daremberg, *Glossulæ quatuor magistrorum super chirurgiam Rogerii et Rolandi.* Neapoli, 1854, 1 vol. in-8.

Parmi les maîtres de l'école de Bologne notre auteur cite les suivants.

Hugues de Lucques (contemporain de Roland) doit être regardé comme le chef de cette école; c'était un praticien de valeur, le premier chirurgien que puisse citer avec honneur l'Europe moderne, dit Malgaigne. Il mourut vers 1258. On n'a pas de livre de lui, mais il est connu par l'ouvrage de Théodoric, son élève.

Brunus (cité 50 fois) écrit sa *Chirurgie* en 1252, à Padoue : c'est un livre d'érudition, dans lequel il cite Hippocrate et Galien surtout, puis les Arabes. Il a écrit aussi une *Petite Chirurgie*; toutes les deux sont publiées dans l'édition de Venise, 1499; la *Cyrurgia magna* occupe 36 pages, la *Cyrurgia minor*, 6 pages. — Brunus serait le père de Dinus del Garbo (p. XLVI).

Théodoric, célèbre chirurgien de l'école de Bologne (cité 85 fois); écrit sa *Chirurgie* après 1264; il fait connaître la doctrine de Hugues, son maître, et aurait copié Brunus; il cite aussi Roger et Roland. Sa *Chirurgie* est publiée également dans l'édition de Venise, 1499, et remplit 74 pages.

Guillaume de Salicet (cité 70 fois) a écrit sa *Chirurgie* en 1275, à Bologne et à Vérone, il était médecin et clerc, et devint le premier chirurgien du xiii⁰ siècle; sa *Chirurgie* est plus complète que celle de ses prédécesseurs, mais beaucoup moins que celle de Guy : il s'appuie sur Galien et les Arabes : il a écrit sur les maladies des femmes. Malgaigne le considère comme plus habile, mais moins instruit que Guy de Chauliac. — Son livre a été traduit en français par Nicolas Prévot, médecin (Lyon, 1492, in-4. — Paris, 1506, 1596, in-4).

Thaddée ou Taddeo, le Bolognais (1215-1295), enseigna à Bologne; il eut une grande réputation et introduisit la scolastique à l'école de cette ville. Guy le cite quelquefois.

Les autres auteurs cités par Guy appartiennent à des écoles différentes, nous les citerons par ordre chronologique.

Jean de Saint-Amand, prévôt des chanoines de Mons, en Puelle, est un médecin du xiii⁰ siècle, cité plusieurs fois par Guy; il aurait été « clerc du roi », auprès de saint Louis. Il a commenté, et traduit sans doute, l'*Antidotaire de Nicolas Myrepse* (que Guy appelle l'*Antidotaire de Nicolas*). Myrespus ou Nicolas d'Alexandrie était un médecin grec du xiii⁰ siècle. Dans son *Antidotaire* il paraît s'être inspiré de celui de Nicolas Præpositus, de Salerne, écrit au xii⁰ siècle. D'après Chéreau, le *Commentaire de Jean de Saint-Amand* fut imposé par la Faculté de médecine de Paris à tous les apothicaires du royaume (?), ce fut le premier Codex, qui dura jusqu'en 1649. Guy (p. 601) parle aussi des *Auréoles* de Jean de Saint-Amand.

Cet auteur fit un autre ouvrage, il composa avec les œuvres de Galien, ses *Abreviationes* ou *Concordantiae*, ouvrage qui fut augmenté plus tard par Jean de Saint-Flour, que Guy appelle quelquefois le *compagnon des Concordances*, le *compagnon de Saint-Flour*.

Gilbert l'Anglais est un médecin qui florissait en Angleterre dans la seconde moitié du xiii⁰ siècle; il a attaqué les moines empiriques de son temps, qui exploitaient la crédulité publique. — Son livre a pour titre : *Compendium medicinae tam morborum universalium quam particularium*; il met en évidence l'inconvénient de l'application de la scolastique à la théorie et à la pratique de la médecine. L'auteur suivrait bien, dit-il, les pratiques hippocratiques, s'il ne craignait de passer pour un original. — Guy cite Gilbert et *la Gilbertine*.

PIERRE D'ESPAGNE, l'Espagnol, ou plutôt Pierre de Portugal, naquit à Lisbonne au commencement du XIII° siècle. Il étudia la médecine à Paris et à Montpellier, devint pape sous le nom de Jean XXI en 1276 et mourut en 1277. On a de lui un *Thesaurus pauperum*. On attribue aussi un *Trésor des pauvres* à Arnaud de Villeneuve; il s'agit peut-être d'une traduction française de celui de Pierre d'Espagne.

LANFRANC, cité plus de cent fois par Guy, est un chirurgien italien qui en 1295 importe à Paris la science italienne; il écrit sa *Petite Chirurgie* à Lyon, et sa GRANDE CHIRURGIE à Paris en 1296. Il est élève de Guillaume de Salicet. Son livre montre plus d'érudition que celui de Guillaume, mais il est écrit sans beaucoup d'ordre. Il est supérieur aux chirurgiens qui l'ont précédé et doit être placé après Guy de Chauliac. Ses œuvres sont publiées dans l'édition de Venise, 1499; la *Cirurgia parva* occupe 10 pages, la *Cyrurgia magna*, 92 pages.

ANSERIN OU ANSELMUS DE JANUA, *Anserin de la Porte*, que Guy cite quelquefois, pourrait bien être SIMON DE GÊNES (Simon de Janua, Januensis. Gênes était aussi désignée par le nom de Janua Ligurum, porte du pays des Ligures). — Guy cite encore un Jean, neveu d'Anselme.

Simon de Gênes (1270-1303?) fut médecin du pape Nicolas IV. Son livre, *Synonyma medicinae* seu *Clavis Sanationis*, est un recueil alphabétique de médicaments simples, tirés des écrivains grecs, arabes et latins.

Mais la pratique chirurgicale est en décadence. Brunus laissait aux barbiers les scarifications et la saignée; du temps de Lanfranc, ils appliquent les sangsues et les cautères, et Lanfranc lui-même n'opère ni l'ouverture du ventre dans l'ascite, ni la cataracte, ni les hernies, ni la pierre.

5° MÉDECINS DU XIV° SIÈCLE CITÉS PAR GUY DE CHAULIAC.

ARNAUD DE VILLENEUVE vécut à la fin du XIII° siècle et au commencement du XIV°; les limites de sa vie et ses écrits sont incertains; les documents connus s'accordent à montrer qu'il est mort entre 1309 et 1313. Il paraît avoir été à Montpellier pendant quelque temps; il y était en 1289, lors de l'installation définitive de l'Université; en 1309 il est cité dans la bulle de Clément V, du 8 septembre. Ce fut un médecin de grand renom; il écrivit beaucoup, sur de nombreux sujets; l'exposé de ses œuvres imprimées se trouve dans l'*Histoire littéraire de la France* (t. XXVIII, 1881, p. 26, etc.). Il découvrit l'*esprit-de-vin*, que d'autres attribuent à Razès, et reconnut qu'il était propre à se charger du goût et de l'odeur de tous les végétaux, de là les esprits composés et les eaux spiritueuses, qui furent bientôt employés en médecine. Guy parle du pansement des plaies avec l'eau ardente d'Arnaud.

On a publié une *Anatomie de Mundini* annotée par Arnaud de Villeneuve (voy. p. 26, au *Traité d'anatomie*); mais comme l'on croit que Mundini n'a écrit son *Anatomie* qu'en 1315, Arnaud n'a pu l'annoter, puisqu'il est mort avant 1313. Peut-être s'est-on servi du nom d'Arnaud, dans l'intérêt du livre, comme cela se faisait alors quelquefois.

On lui attribue aussi la *Practica summaria seu regimen ad instantiam domini papae Clementis* (il s'agissait du pape Clément V, 1305-1316). On le désigne encore comme l'auteur de l'*École de Salerne*, en vers latins, mais la plupart des auteurs l'attribuent à Jean le Milanais, qui la composa vers l'an 1100. Le *Trésor des pauvres* est considéré comme étant plutôt de Pierre d'Espagne que d'Arnaud (voy. p. XLIV). Guy cite quelquefois Arnaud de Villeneuve, d'après son livre : *De considerationibus operis medicinae.*

PIERRE D'ALBANO, né à Albano près Padoue en 1250, meurt en 1316; il apprit le grec à Constantinople, étudia la médecine et la philosophie, et enseigna la médecine à Padoue dès 1303. Guy le cite quelquefois et le nomme le *Conciliateur*. Pierre écrivit, entre autres ouvrages, le *Conciliator differentiorum philosophorum et praecipue medicorum.*

HENRI DE MONDEVILLE, que Guy cite près de cent fois, sous le nom de Henri d'Hermondaville, fut élève de Jean Pitard et chirurgien de Philippe le Bel. Il fit probablement ses études en Italie, et était professeur d'anatomie à Montpellier en 1304. On le trouve à Paris en 1306, où il commença sa *Chirurgie*, dont les deux premiers livres ne furent terminées qu'en 1312, selon Pagel; il mourut entre 1317 et 1320, avant de l'avoir terminée.

Henri de Mondeville a été étudié par Chereau, par Corlieu et par le Dr L. Pagel, de Berlin, qui a publié son *Anatomie* en 1889, et qui, en ce moment, reproduit toute l'œuvre de Henri de Mondeville, en rétablissant le texte latin authentique de l'auteur, après avoir collationné les manuscrits des bibliothèques de Paris et de Berlin. M. Pagel fait là une œuvre utile.

Henri de Mondeville est le plus ancien des auteurs français qui aient écrit sur la chirurgie, car Lanfranc était Italien. Dans son livre, Henri de Mondeville donne l'indication des sources auxquelles il a puisé, ce qui ne se faisait guère à son époque. Pagel en fait un grand éloge, et dit qu'en ce qui concerne l'expérience, les idées et les progrès réalisés, il est sur le même plan que Guillaume de Saliect, Lanfranc et même Guy de Chauliac, qui a montré toute l'estime qu'il avait pour Henri de Mondeville. On peut s'étonner qu'un pareil livre n'ait pas encore été publié, ce qu'on doit attribuer surtout, avec Chereau et Pagel, à ce qu'il n'était pas terminé [1].

GORDON, Bernard de Gordon, cité 30 fois, fut professeur à Montpellier pendant vingt ans et écrivit sa *Pratique*, nommée *Lilium medicinae*, en 1322. C'est le meilleur des livres de médecine écrits jusqu'alors en Occident; il parle d'un brayer à cercle métallique pour les hernies et aussi des bericles. Le *Lilium medi-*

---

1. Chereau, 1862. *Henri de Mondeville* (*Mém. de la Soc. des Antiquaires de Normandie,* 1862, t. 25).

Corlieu, 1889. *Les manuscrits d'Henri de Mondeville* (Acad. de méd.. 24 septembre; *France méd.*, 26 sept., p. 1332).

Léopold Pagel, 1889. *Die anatomie des Heinrich von Mondeville.* Berlin, G. Reimer.

L. Pagel, 1890. *Die chirurgie des Heinrich von Mondeville* (Hermondaville), nach dem Berliner und drei Pariser Codices zum ersten Male herausgegeben (*Arch. für klin. Chirur.*, XL vol., p. 253, etc. Berlin).

cinae a été traduit du latin en français en 1377, et imprimé à Lyon en 1495. Voici ce que dit l'explicit de la traduction française : « Cy finist la Pratique... laquelle fut accomplie en la noble estude de Montpellier, après qu'il (Gordon) eust leu l'espace de XX ans, l'an mil CCC et XXII, et translaté de latin en françois à Rome l'an mil CCCLXXVII, et imprimé à Lyon l'an mil CCCCXCV, le dernier jour d'aoust. »

Mundini fut professeur d'anatomie à Bologne, et est considéré comme le restaurateur de l'anatomie en Occident; il mourut vers 1326. Il écrivit vers 1315 un court *Traité d'anatomie*, qui est plutôt une splanchnologie. Ce livre eut un grand succès. Quoique Mundini eût ouvert des cadavres, ses descriptions ressemblent à celles de Galien, et il donne encore cinq lobes au foie, par exemple, comme Guy. On se demande à quoi servent les yeux, mais ne nous étonnons pas trop, car derrière l'*œil rétinien* nous avons tous un *œil cérébral* qui commande, et au xix° siècle, on pourrait signaler des erreurs anatomiques aussi grossières.

Dino del Garbo, de Florence, cité près de 40 fois par Guy, qui l'appelle Dinus ou Dynus de Florence, naquit à la fin du xiii° siècle et mourut en 1327. Il suivit à Bologne les leçons de Taddée et jouit d'une certaine célébrité. Il eut un fils qui fut également célèbre et mourut jeune encore à Florence, en 1370.

Bertruccius mourut en 1347? Il enseigna l'anatomie à Bologne, après Mundini, et eut pour élève Guy de Chauliac (voy. p. 30), qui le cite assez souvent. Daremberg dit qu'il a décrit la sonde uréthrale percée dans toute sa longueur et munie, à l'intérieur, d'une tige de fer, ou d'un gros fil, ou de laine (voy. Guy, p. 544).

Albert de Bologne, cité quelquefois par Guy, serait peut-être Alberto Zancari, qui, au dire d'Antoine Bumaldi, était un médecin renommé de la première moitié du xiv° siècle. Cellarier, s'appuyant sur l'ouvrage de Garzonius, croit qu'il fut professeur à Bologne et que c'est lui que Guy désigne comme son maître en chirurgie ; il mourut vers 1348.

Jean de Gaddesden, Jean l'Anglais, florissait à Oxford vers 1320, et serait mort vers 1350. Il a étudié la médecine à Montpellier sous Gordon, et la chirurgie à Paris avec Henri de Mondeville; il était clerc et pratiquait la chirurgie ; il a écrit la *Rosa medicinae*, Rosa anglica [1], dont Guy dit (p. 14) : « Finalement s'est eslevée une fade Rose anglaise, qui m'a été envoyée et je l'ai veüe. J'avois creu de trouver en elle suavité d'odeur, j'ay trouvé les fables de l'Espagnol, de Gilbert et Theodoric. » Malgaigne ajoute qu'il copie Gordon et Henri de Mondeville.

Dondi ou de Dondis (Jacques) (1298-1359), surnommé l'*Aggregator*, à cause du grand nombre de remèdes qu'il a compilés, naquit à Padoue. Son fils, *Jean de Dondi*, fut lecteur de médecine à Florence en 1368, et inventa une horloge.

Nicolas de Reggio était professeur à l'Université de Naples, de 1317 à 1345 ; il fit un grand nombre de traductions du grec en latin, par ordre des princes

---

1. *Rosa anglica*, quatuor libris distincta : de morbis particularibus, de febribus, de chirurgia, de pharmacopea. Ticini, 1492, in-fol.

d'Anjou, de Charles II et du roi Robert. Il donna une traduction nouvelle de Galien, que Guy eut en sa possession.

RAYMOND DE MOLIÈRES fut chancelier de l'Université de Montpellier en 1334. Guy l'appelle plusieurs fois son maître.

CHALIN DE VINARIO (Raymond) : est-ce le même que Raimond Rinald de Vinario, lequel Marini compte parmi les médecins de Clément VI (1346-1352)? Il a fait sur les pestes du XIVe siècle un traité qui a été publié par Dalechamp.

PIERRE DE DYE se donne le titre de médecin chirurgien du roi Jean, qu'il suivait à la guerre.

JEAN D'ALAIS, contemporain d'Arnaud de Villeneuve, fut en même temps que lui à Montpellier; il vécut très vieux et aurait été encore médecin de Clément VI à Avignon [1]. C'est lui que l'abbé de Sades, dans ses *Mémoires sur Pétrarque*, considère comme étant le *vieil édenté des montagnes*, dont parle Pétrarque, dans ses lettres d'invectives contre les médecins : qualification qu'on avait considérée comme s'adressant à Guy de Chauliac, mais celui-ci avait à peu près le même âge que Pétrarque, et ce que l'on sait de lui ne le représente guère comme susceptible d'une pareille querelle avec le poète (p. LXXXIV).

JEAN DE PARME, que Guy appelle « mon compagnon en Avignon », fut médecin des papes Clément VI et Innocent VI, à Avignon; il a écrit une *Practica*.

BIENVENU ou Benevenutus a écrit sur les maladies des yeux. Son livre fut imprimé et existe à la Bibliothèque nationale; cette édition est sans date et d'environ 1474, d'après Panzer; le nom de l'auteur est Benevenutus Grassus Hierosolimitanus; il paraît appartenir à la nation juive, et avoir exercé à Salerne et à Montpellier (Daremberg, *Hist.*, t. I, p. 302).

ÉTIENNE ARNAUD, de Montpellier, a écrit : *Isagoge in Hippocratis et Galeni physiologiae partem anatomicam* (Paris, 1587, in-12).

JEAN JACQUES (Joannes Jacobus), que Guy appelle son compagnon, enseignait encore la médecine à Montpellier vers 1364. Il a laissé deux ouvrages : *Thesaurium medicinae* et *De peste*.

Guy cite encore comme chirurgiens opérateurs (chirurgi operantes) de son temps : maistre NICOLAS CATALAN, à Toulouse; maistre BONET, fils de Lanfranc, à Montpellier; maistre PEREGRIN et MERCADANT, à Bologne; maistre PIERRE DE L'ARGENTIÈRE, à Paris; PIERRE DE BONANT, à Lyon; PIERRE D'ARLES (Petrus de Arelata, qu'il ne faut pas confondre avec Pierre de Argelata). Il cite JACQUES, qui fut l'apothicaire de plusieurs papes.

Aux ouvrages déjà indiqués par Guy, nous avons à ajouter (p. 13) *les Vies et les mœurs des philosophes*, qui sont peut-être *les Vies des philosophes et des médecins*, de Léon l'Africain, dont parle Leclerc (t. I, p. 338).

Enfin, Guy cite un certain nombre d'autres auteurs : Alcoatin, Americ ou Aymeric d'Alais, maître André, Jean neveu d'Anselme, Beraud ou Bernard de Metz, Criton, David, Jean de Crepatis, Jordan, Macrobe, Odet de Lyon, maître Paul, Pierre d'Orlhac.

---

1. Après avoir été celui de Clément V en 1307 (Marini).

LISTE DES AUTEURS CITÉS PAR GUY DE CHAULIAC

ET DONT LES OUVRAGES SONT INDIQUÉS CI-DESSUS [1]

Acanamose	12	Henri de Mondeville	68
Albert de Bologne	4	Héraclide Tarentin	1
Albucasis	175	Hermès	1
Albumazar	2	Hippocrate	120
Alcoatin	28	Hugues de Lucques	1
Alexandre	7	Jacques apothicaire	1
Un Alexandrin commentateur des		Jamier	36
Sectes	3	Jean Damascène	3
Aymeric d'Alais	7	Jean de Crepatis	1
Maistre André	1	Jean de Saint-Amand	8
Anserin de la Porte (Simon de		Jean de Parme	1
Gênes ?)	6	Jean Jacques	2
Apollonius	3	Jean, neveu d'Anselme	2
Archigène	6	Joannice (Johannitius)	2
Aristote	62	Jésus, fils de Haly	62
Arnaud	8	Jordan	2
Asclépiade	1	Isaac	1
Avenzoar	21	Lanfranc	102
Averroès	29	Macrobe	1
Avicenne	661	Mercadant	1
Bienvenu	1	Mondini	6
Bernard de Metz	1	Nicolas Catalan	1
Bertrucius	14	Nicolas præpositus	11
Bonet, fils de Lanfranc	1	Odet de Lyon	1
Brun	49	Ovide	1
Platearius	1	Maistre Paul	2
Commentateur nouveau (Averroès?)	9	Paul Æginette	10
Jean de Saint-Flour	6	Philagrius	1
Pierre d'Albano	5	Pierre de l'Argentière	4
Criton	1	Pierre d'Arelata	3
David	1	Pierre de Bonant	15
Damocrate	1	Pierre de Dye	1
Démocrite	1	Pierre d'Espagne	6
Dioscoride	2	Pierre d'Orlhac	3
Dino del Garbo	36	Platon	2
Dondi	1	Ptolémée	1
Etienne Arnaud	2	Les quatre maitres	25
Gaddesden	2	Rabbi Moyse	12
Galien	890	Raymond de Molières	3
Gilbert	2	Razès	161
Gordon	26	Roger	92
Guillaume de Salicet	68	Roland	4
Halyabbas	149	Serapion	9
Haly Rodoan	5	Thadée Bolognais	4
Heben Mesue	61	Théodoric	85

1. Cette liste, avec le nombre approximatif des citations de chaque auteur, est faite d'après celle de l'édition de Joubert.

III. — ESSAI SUR LA MÉDECINE ET LA CHIRURGIE
AU XIVe SIÈCLE

A cette époque, il y avait en Occident trois grands foyers scientifiques : Bologne, Montpellier et Paris.

Bologne jouissait encore d'une grande renommée au commencement du xive siècle, mais bientôt, malgré l'éclat de l'enseignement de Mundini, elle ne tarda pas à se dépeupler, et sa décadence ne fut pas arrêtée, par la défense qu'elle fit, en 1334, à tout écolier, d'emporter des livres de la ville sans une autorisation formelle, sous peine de confiscation de ces livres et d'autres graves châtiments. « Trente ans plus tard, Pétrarque pleurait sur cette antique splendeur dont il ne restait plus de traces. » (Malgaigne, p. xlvii.) Salerne était une chose antique (Pétrarque). Il restait Montpellier et Paris.

1° *Université de Montpellier.*

Montpellier était favorisée par sa situation; pendant que le reste de l'Europe était dans la barbarie, le voisinage de l'Espagne l'avait fait profiter de la civilisation des Arabes. Ceux-ci, dès 750, étaient maîtres de la Septimanie jusqu'au Rhône; la victoire remportée sur eux à Poitiers, en 732, par Charles Martel, les avait empêchés de s'étendre davantage vers le nord. Ils restèrent en Espagne, et fondèrent le khalifat de Cordoue en 755. En 860, la formation du royaume de Navarre sépare le Midi de la France du pays conquis par les Maures; en 1035, ce royaume se démembra, et alors se forma au sud des Pyrénées le royaume d'Aragon, qui étendit son influence sur les îles Baléares, le Roussillon et, en particulier, sur la ville de Montpellier, laquelle n'a été réunie à la France qu'en 1349, par Philippe le Bel. Depuis l'an 1204, elle était sous la domination des rois d'Aragon et de Majorque. Quant aux Maures, ils ne sont définitivement chassés de l'Espagne qu'en 1492, par la prise de Grenade; ils avaient occupé l'Espagne pendant près de huit siècles.

En réalité, dès le ixe siècle, le Midi de la France fut séparé des Arabes, dont la renaissance à ce moment ne faisait que commencer. Ceci explique pourquoi Leclerc a pu dire (t. I, p. 440) que l'on avait beaucoup plus de monuments de la médecine arabe, de provenance orientale que de provenance espagnole; néanmoins il en vint par les Pyrénées, pendant les longs siècles de l'occupation musulmane.

Une autre circonstance favorable pour Montpellier fut la présence dans le Midi d'un grand nombre de Juifs, qui, en même temps qu'ils fuyaient les persécutions dont ils étaient l'objet de la part des Arabes et des Espagnols, étaient attirés dans cette région par l'expansion qu'y avait pris le commerce. Parmi eux, se trouvaient des médecins lettrés qui, connaissant la langue arabe, avaient une instruction médicale plus élevée que celle des médecins du Nord, privés, jusqu'au xiie siècle, des traductions latines des auteurs grecs et arabes [1].

De nombreux documents du moyen âge s'accordent pour établir le rôle considérable joué par les médecins juifs dans le Midi de la France, rôle qui n'a pas diminué pendant le séjour des papes à Avignon, car ils furent souvent protégés par les pontifes. Plusieurs fois cependant, des arrêtés d'expulsion furent pris contre eux, et l'on interdit aux chrétiens d'avoir recours aux médecins de leur nation (concile d'Aix, 1338); mais ces attaques n'étaient pas de longue durée. On peut attribuer la persistance de leur influence, à l'étendue plus grande de leurs connaissances et à leur activité; des villes et des princes les recherchaient.

M. Bayle, dans *les Médecins d'Avignon au moyen âge*, montre combien leur rôle était important dans cette ville. M. Vidal, de Perpignan, dans un travail également intéressant [2], consacre un chapitre aux médecins juifs et aux livres nombreux qu'ils possédaient (p. 72). Beaucoup venaient d'Espagne et avaient étudié à Cordoue. D'après une ordonnance de Ferdinand Ier, roi d'Aragon, du 23 juillet 1415 : « Aucun juif mâle ou femelle ne pourra exercer la médecine ou la chirurgie, ni la pharmacie, à l'égard des chrétiens. » (Vidal, p. 63.)

Il existe encore un grand nombre de manuscrits médicaux en hébreu, et beaucoup ont été faits dans les villes du Midi de la France [3].

Pendant la dernière période du moyen âge, la culture intellectuelle était plus développée dans cette région que dans d'autres provinces.

M. Vidal donne le titre des livres médicaux trouvés dans les inventaires du xive siècle; ils sont nombreux, et ce sont pour la plupart des traductions en latin ou en catalan. Cette dernière langue était commune alors à la Catalogne, au Roussillon et au royaume de Majorque. On remarque dans ces inventaires, des traductions en catalan des *chirurgies* de Guy de Chauliac, de Lanfranc, Théodoric, Roger, des quatre maîtres et de Guillaume de Salicet. Leur nombre montre combien la médecine et la chirurgie étaient cultivées, non seulement par les Juifs, mais par les nationaux. Montpellier était au milieu de ce foyer, et en constituait le centre le plus éclairé.

---

1. Renan, *Les rabbins français au* xive *siècle* (in *Hist. littéraire de la France*, t. **XXVII**, p. 431-753).

2. Pierre Vidal, 1888. *Les Juifs des anciens comtés de Roussillon et de Cerdagne*. Paris, Durlaches, p. 60, etc.

3. La Bibliothèque nationale de Paris possède plus de 110 volumes de manuscrits hébreux qui traitent de la médecine, et renferment des ouvrages d'Hippocrate, de Galien, des auteurs arabes, des livres des médecins et des chirurgiens d'Italie et de France. Quelques-uns sont des écrits originaux, dus à des médecins juifs. La plupart sont des traductions faites souvent du latin, d'autres, de l'arabe; mais il n'y en a pas qui soient translatées directement du grec en hébreu. Plusieurs de ces manuscrits ont été faits à Béziers, à Carcassonne, à Lunel, etc.

Il faut ajouter que la présence des papes à Avignon, attira dans le Midi de la France et à Montpellier, un grand nombre d'étrangers et de savants, et que l'Université de cette ville eut part aux faveurs des papes.

Dès le xiie siècle, l'enseignement de la médecine jouissait à Montpellier d'une grande réputation [1]; à cette époque il n'y avait pas de Faculté, de monopole, l'enseignement était libre et donné dans des écoles particulières et concurrentes; chaque maître avait ses élèves qui le payaient. En janvier 1180-81, le comte de Montpellier, Guillem VIII, reconnaît libéralement, à tout médecin indigène ou étranger, le droit d'enseigner.

Le nombre des maîtres et des élèves augmenta, et quarante ans après, on voulut préciser, dit Germain, la nature et les limites de leurs devoirs réciproques. En 1220, le cardinal Conrad donne des statuts aux écoles médicales libres de Montpellier, et les place sous la juridiction de l'évêque. « Depuis longues années, dit-il, la profession de la science médicale a brillé et fleuri avec une gloire insigne à Montpellier, d'où elle a répandu, sur les diverses parties du monde, la salutaire abondance et la vivifiante multiplicité de ses fruits [2]. »

Ces statuts ne fondent pas une école unique, une Faculté, ils laissent encore subsister les écoles particulières, qui sont seulement réunies en *association*, en *Université*, et ont dès lors un règlement commun. Cette sorte de charte fut confirmée en 1239, par un légat de Grégoire IX, et en 1258, par le pape Alexandre VI; elle a fait autorité pendant longtemps.

L'*Université de médecine*, ainsi s'appelait l'ensemble des écoles particulières libres, délivrait trois diplômes, de plus en plus élevés, ceux de *bachelier*, de *licencié* et de *maître*; mais il n'était pas nécessaire d'obtenir les trois diplômes pour avoir le droit d'exercer la médecine, les deux premiers suffisaient. Chaque ville avait une organisation médicale spéciale, et donnait un permis, ou une licence d'exercer, après quelque examen sommaire, ainsi que nous le verrons plus loin. Mais le médecin qui sortait d'une Université, ne fût-il que bachelier ou licencié en médecine, avait des avantages sur les autres et obtenait des privilèges. Les maîtres en médecine, dont le nombre était restreint, devenaient les médecins des papes, des rois, des princes, des dignitaires de l'Église, et avaient le droit d'exercer *urbi et orbi*.

Le premier grade à conquérir à l'Université de médecine de Montpellier était donc celui de *Bachelier*. Pour l'obtenir, il fallait avoir suivi pendant trois ans et demi les cours de médecine de Montpellier, ou de quelque autre Université en renom. On pouvait néanmoins être présenté par un maître, au bout de deux ans et demi d'études, si l'on était *maître ès arts* de Paris. Il fallait aussi

---

1. Jaffé, dans sa dissertation : *De arte medica saeculi* xii (Berol., 1853, in-8°), cite un texte de Montpellier de 1137. (*Rev. thérap. du Midi*, Montpel., 1855.) — « Saint Bernard parle, dans une de ses lettres, d'un archevêque de Lyon qui, allant à Rome, en 1153, tomba malade à Saint-Gilles, et se rendit à Montpellier, où « il dépensa avec les médecins ce qu'il avait et ce qu'il n'avait pas ». (Bayle, p. 78.)

2. Germain, in *Cartulaire de l'Univers. de Montpel.*, t. I, p. 18. Montpellier, Ricard, 1890. — C'est dans les travaux de Germain, et dans le premier volume du Cartulaire de l'Université de Montpellier, publié en 1890, à propos du sixième centenaire de l'Université, que j'ai trouvé la plupart des documents qui m'ont servi.

s'être livré à la pratique, hors de la ville de Montpellier, pendant six mois; en outre, le candidat devait être capable de *lire* dans les écoles. Car le bachelier, une fois nommé, pouvait être chargé de compléter l'enseignement du professeur, en lisant et commentant un auteur désigné. Au moment de la réception à ce grade, l'étudiant jurait de n'exercer la médecine, ni dans la ville, ni dans les faubourgs de Montpellier, avant d'avoir obtenu la licence. Mais comme un peu de pratique lui était indispensable pour arriver à ce dernier grade, il était obligé de se placer sous la direction d'un médecin expérimenté.

Le bachelier qui sollicitait la *Licence*, était présenté par un maître, comme pour l'obtention du baccalauréat, et il devait auparavant avoir *lu*, dans l'école d'un des maîtres qui faisaient partie de l'*Université de médecine*, un livre authentique de théorie, et un autre livre de pratique.

En 1309, l'aspirant à la licence devait justifier de six années d'études médicales. Le licencié prenait l'engagement de ne pas quitter Montpellier, sans y avoir fait son début comme *Maître*, et de *lire* pendant deux ans, sauf dispense accordée par l'évêque de Maguelonne.

La constitution universitaire de Nicolas IV, du 16 octobre 1289, ne reconnaît plus le droit de conférer les grades qu'aux maîtres d'une seule école, qui donne en même temps un enseignement officiel, la *Faculté de médecine* est fondée. A côté d'elle, les écoles particulières peuvent continuer à donner l'enseignement, mais non les grades. La Faculté de médecine devient une des parties de la nouvelle Université, dite l'*Ecole de Montpellier*.

Quel était l'enseignement à la Faculté de médecine de Montpellier? Le plus ancien document est une bulle du pape Clément V, du 8 septembre 1309 [1]. Le pontife après avoir consulté « ses physiciens et chapelains, maistres Guillerme de Prixia et Jean d'Alest, et aussi maître Arnaud de Villeneuve, physicien, décida que chaque bachelier qui voudra devenir maître dans la *Faculté de médecine de l'Ecole de Montpellier*, devra avoir et étudier les livres suivants de Galien : *De complexionibus, De malicia complexionis diverse, De simplici medicina, De morbo et accidenti, De crisi et criticis diebus, De ingenio sanitatis*, et ceux d'Avicenne, ou à leur place ceux de Razès, de Constantin et d'Isaac; puis il expliquera deux livres commentés et un troisième non commenté (*duos comentatos et unum non comentatum*) du *Techni* et des *Pronostics*, ou des *Aphorismes* d'Hippocrate, ou de son *Régime* (dans les maladies aiguës), ou de l'*Isagoge* de Johannitius (Honein), des *Fièvres* d'Isaac, de l'*Antidotaire* de Razès ».

En 1340, les statuts de la Faculté de médecine de Montpellier [2] sont revus et précisés, mais la bulle de 1309 sert toujours de base. Les livres que les maîtres doivent lire sont les suivants : « Primus *Canonis* totus, Liber *de Morbo et accidenti* et *Differentiis Febrium*, Liber *de Crisi et criticis diebus* et *de Malicia complexionis diverse*, Liber *de Simplicibus medicinis* et *de Complexionibus*, Liber *Aphorismi*, cum *Regimine acutorum* vel *de Pronosticis*, Liber *de Juvamentis membrorum* et *de Interioribus*, Liber *de Ingenio* et *ad Glauconem*, *Quartus*

---

1. Cartulaire de l'Univ. de Montp., 1890, t. I, p. 219.
2. *Cartul.*, 1890, t. I, 340, 347, 368.

Canonis, quoad duas primas, seu cum Johannicio *de Pulsibus* et *Urinis* Theophili, *Tegni* cum *Pronosticis* et *Regimine acutorum*, Liber *de Regimine sanitatis* et *de Virtutibus naturalibus*. »

Les maîtres pourront encore « lire » les livres *de Febribus* et *Dictis Universalibus* d'Isaac, ou le troisième ou le quatrième fen du *quatrième Canon* d'Avicenne, ou les autres deux fen du même Canon, ou du *troisième Canon*, ou d'*autres livres* de Galien.

On remarque que dans cet enseignement officiel, il n'y a pas de place pour l'anatomie et la chirurgie.

A propos de l'*anatomie*, les statuts de 1340 disent que le chancelier veillera à ce que tous les deux ans on fasse l'anatomie corporelle. En 1376, les médecins obtiennent du duc Louis d'Anjou l'autorisation d'opérer sur le cadavre des criminels suppliciés ; on disséqua plus tôt à Montpellier qu'à Paris.

La chirurgie continua sans doute à être enseignée en dehors de la Faculté, par des chirurgiens libres, comme ceux qui faisaient partie des premières écoles particulières de Montpellier. Guy de Chauliac, tout en prenant les grades universitaires, jusqu'à la maîtrise en médecine, a étudié la chirurgie à Montpellier, avec un de ces chirurgiens peut-être. De son temps, il y avait encore des maîtres en médecine qui étudiaient et enseignaient la chirurgie ; aussi son maître a-t-il pu être Raymond de Molières, qui, quoique maître en médecine et attaché à l'Université, a pu enseigner librement la chirurgie. Il y avait encore à Montpellier des juifs qui pratiquaient la chirurgie avec succès.

La tolérance que l'Université de Montpellier montrait envers les chirurgiens libres ne dura pas ; quand les papes eurent quitté Avignon, elle interdit à ses membres la pratique de la chirurgie. Il y avait déjà cinquante ans que la Faculté de Paris avait imposé la même interdiction aux siens (Malg.).

L'établissement d'un enseignement chirurgical officiel est bien en germe dans les lettres de Charles VI du 3 juin 1399 (Germain), ce n'est qu'en 1597 que cet enseignement deviendra effectif. En 1490, selon Symphorien Champier, la Faculté institua un cours de chirurgie, pour les barbiers seulement, qui fut confié à un chancelier. Les premiers professeurs furent Griffus et Jean Falcon. Mais l'Université ne permettait pas de professer en français, et les barbiers n'entendaient pas le latin ; alors le professeur lisait le texte en latin, et le commentait ensuite en langage barbare, demi-latin, demi-français. Ceci nous a donné le commentaire de Guy de Chauliac par Jean Falcon (V. nº 28, etc., p. CXXXVI.) Un brevet du 31 mars 1490, cité par Germain, reçoit le candidat *Barbitonsor cirurgicus* ; il avait double fonction, chirurgie et barberie.

C'est seulement en 1597, avons-nous dit, que Henri IV créa à Montpellier une chaire, pour enseigner la chirurgie et la pharmacie aux membres de l'Université.

En résumé, au xivᵉ siècle, la Faculté de médecine ne décernait pas de grade spécial en chirurgie, le titre universitaire de *maître en chirurgie* n'existait pas.

Il y avait des chirurgiens pratiquants ou enseignants, quelques-uns étaient clercs et maîtres en médecine, comme Guy de Chauliac, mais ils disparurent après l'interdiction de la Faculté ; la plupart étaient des laïques et sans maîtrise universitaire ; parmi eux se trouvaient les juifs qui avaient étudié dans les auteurs arabes.

A côté des chirurgiens, il y avait les *Barbiers*, dont Guy confirme l'existence en corporation, au xive siècle. Ils ont voulu faire remonter la constitution de leur corporation à l'année 1088; Malgaigne croit que cette prétention n'est pas fondée. D'après Germain, ce n'est qu'en 1252 que furent établis leurs statuts. Mais il était simplement question de tondre et de raser les malades et les blessés. Du temps de Guy, les barbiers faisaient d'autres opérations, et il blâme les médecins chirurgiens de dédaigner les petites opérations, même l'arrachement des dents. Au xve siècle, les barbiers de Montpellier, à leur tour, trouvent cette opération indigne d'eux et l'abandonnent à des *arracheurs de dents*, opérant sous leurs yeux. Nous avons vu qu'en 1490 la Faculté a consenti à leur faire un cours de chirurgie, et que c'est seulement en 1597 qu'elle a institué un cours de chirurgie pour ses propres étudiants.

2° *Université de Paris.*

Les origines de la Faculté de médecine de Paris sont incertaines, elles ne remontent pas aux écoles palatines de Charlemagne, ni au xe ou au xie siècle, comme le voulaient Jacques Mentel et Gabrielle Naudé. Il est probable qu'au début la médecine a été enseignée, à Paris, comme dans d'autres grands centres, à Montpellier par exemple, dans des écoles libres, fondées par des médecins ou des chirurgiens; puis sont venues des écoles d'abbayes ou de cathédrales, et les deux ont subsisté ensemble. « C'est, du reste, dit Daremberg, la condition de tous les instituts fondés ou transformés pendant la première partie du moyen âge. » Seulement ici, le terme d'institut est exagéré, il s'agit le plus souvent d'écoles composées d'un maître et d'apprentis. Dès le commencement du xiie siècle, d'après Hazon [1], l'officialité défend l'exercice de la médecine à quiconque n'a pas été approuvé par les maîtres de cet art; en 1332, la même officialité confirme l'arrêt pris un siècle auparavant.

D'après l'*Histoire littéraire* [2], il n'y eut pas de cours public de médecine à Paris avant 1160; jusque-là la médecine aurait été le monopole des moines et des juifs. Un concordat, du 23 mars 1268, fait figurer des médecins, sous le nom de *physici*, comme formant une *corporation* distincte.

Dans ce qui précède, il s'agit non d'une Faculté de médecine, mais d'une corporation des médecins de Paris, dont plusieurs probablement avaient des apprentis et des compagnons, comme à Montpellier.

Ce qui est certain, c'est que Paris, au commencement du xiiie siècle, avait des écoles nombreuses où l'on enseignait la théologie, le droit, les arts, etc. En 1215, sous Philippe-Auguste, Robert de Courçon, légat d'Innocent III, leur donne leurs premiers statuts, comme le fait le cardinal Conrad, cinq ans plus tard à Montpellier; vers 1250, les Études de Paris prennent le nom d'Université. D'abord, la médecine est comprise dans la Faculté des arts, dont elle se sépare vers 1280, au dire de Chomel. Ch. Jourdain cite des documents qui établiraient que la Faculté de médecine existait en 1261, ou au moins en 1268.

---

1. Hazon J.-A., *Éloge historique de la Faculté de méd. de Paris.* Paris, 1773, in-4°.
2. *Histoire littéraire de la France*, t. XXIV, p. 469.

La Faculté était donc fondée dans la seconde moitié du XIIIe siècle, et elle était ecclésiastique; les régents ne pouvaient se marier; « tout homme marié, tant que sa femme vivra, ne sera point régent » (Chomel, p. 160, et Malg., p. XLV). Ce n'est qu'en 1452, que le cardinal d'Estouteville dispensa les régents de l'obligation du célibat. La Faculté resta toutefois encore sous la juridiction du chef de l'Église, jusqu'en 1595, sous Henri IV.

La Faculté conférait les grades, mais, au début, elle n'avait ni écoles, ni lieux de réunion fixes; on se réunissait dans les églises, chez le doyen. En 1472, elle s'installe rue de la Bûcherie.

En 1348, la Faculté avait rédigé une consultation sur la grande peste qui venait d'envahir la France; c'est un document intéressant (V. p. 168).

En 1352, le roi Jean Ier rend, contre ceux qui pratiquent la médecine sans avoir le titre de maître ou licencié de Paris ou d'une autre Étude générale, un édit, qui renseigne sur l'organisation de la Faculté et sur la pratique médicale. Il est rapporté dans l'ouvrage de Jourdain [1].

Il n'existe aucune analogie entre la Faculté d'aujourd'hui et l'ancienne. Celle-ci était composée de l'ensemble des maîtres créés dans son sein, et jusqu'en 1634, *deux* d'entre eux seulement faisaient des cours, et ils ne restaient en fonction que pendant deux ans.

L'un traitait des *choses naturelles* et des *choses non naturelles*, c'est-à-dire de l'anatomie et de la physiologie, de l'hygiène et de la diététique; l'autre, des *choses contre nature*, c'est-à-dire de la pathologie, de la matière médicale et de la thérapeutique. Le maître parlait *ex cathedra*, il était assisté de *bacheliers*, qui faisaient des *lectures*.

En 1634, la Faculté crée un *cours de chirurgie* en latin pour ses seuls étudiants; il y avait trente-sept ans que Montpellier possédait cette chaire.

Au début, l'*anatomie* n'était pas enseignée, mais, après le XIVe siècle, trois à cinq fois par an, on disséquait un cadavre de pendu. L'anatomie d'un cadavre était alors une fête scientifique qui durait sept jours; à Bologne, nous apprend Guy, la cérémonie durait quatre jours, et cela fut jusqu'à la fin du XVIIe siècle. C'est une séance de ce genre que représente la miniature reproduite page 25. L'étudiant ne recevait pas non plus de *Leçons pratiques* au lit du malade, il n'y avait pas de clinique officielle, et cela dura, à Paris, jusqu'à la fin du XVIIIe siècle. Pour suppléer à ce manque d'enseignement, l'étudiant s'attachait à un médecin ou à un chirurgien, barbier ou chirurgien de Saint-Côme, de même qu'avant la constitution des Facultés.

---

1. Litterae Johannis I, Francorum regis, quibus ex insinuatione *decani et magistrorum Facultatis medicinae Universitatis Parisiensis*, rex edicit, quod nullus, *cujuscumque sexus* vel conditionis existat, in civitate Parisiensi et suburbiis Parisiensibus, aliquam medicinam alterativam medicinamque laxativam, sirupum electuarium: pilulus laxativus, clysteria qualiacumque, etc., de utero faciat seu fieri consulat, ministrare ve audeat, nec officium medici qualiter cumque exerceat, nisi in dita scientia medicinae Parisiis, vel alibi in *generali studio magister* vel *licentiatus* existat. Datum Parisiis, anno domini 1352, mense decembri. (Index, n° DCXLV.)

Jourdain, *Histoire de l'Université de Paris aux XVIIe et XVIIIe siècles.* Paris, 1866, 2 v. in-fol. Le premier vol. a pour titre : *Index chronologicus chartarum pertinentium ad historiam Universitatis Parisiensis ab ejus originibus ad finem decani sexti seculi.*

Quels étaient les *livres en usage* à la Faculté de Paris, aux xiii° et xiv° siècles? D'après Chomel[1], les auteurs étudiés au xiii° siècle étaient « Hippocrates, les *Aphorismes*, le livre de *la Diète*, le traité *des Maladies aiguës*, le livre des *Pronostics.* — Johannitius (Honein), *Introduction à l'art abrégé de Galien.* — Philarète, livre sur *le Pouls.* — Isaac, le *Viaticum*, le livre *des Fièvres*, les *Diètes universelles*, les *Diètes particulières*; le *Traité des urines.* — Théophile, *Traité du pouls et des urines.* — Gilles de Corbeil, *Traité sur les urines et les différences du pouls.*

« Tels étaient les livres qu'on expliquait dans les cours; et l'on faisait prêter serment aux bacheliers de n'en point expliquer d'autres, et sur ceux-là mêmes de ne se servir que des explications et des commentaires approuvés et permis par la Faculté. Il n'y avait encore rien de changé à cet égard en 1350. »

On y ajouta, plus tard, les traités d'Avicenne, Razès, Averrhoès, Albucasis, ceux qu'on découvrait d'Hippocrate et de Galien, à mesure qu'on en avait des copies. L'enseignement a été donné avec ces livres jusqu'à Fernel (1496-1558).

Les *Commentaires de la Faculté de médecine de Paris*, registres manuscrits qui vont de 1395 à 1786, nous indiquent (t. I, p. 2) la composition de la bibliothèque de la Faculté en 1395. Voici la liste des ouvrages qu'elle contenait; nous la devons à M. le Docteur Corlieu; il l'avait reproduite dans son histoire de la Faculté de Paris[2].

1° Pierre Desvollées, en 1395, a déclaré avoir reçu :

« .... Item, *Abreviationes synonimorum* Januensis. Item, *Tractatum de tiriaca.* Item, translationem carpinatam ex quinto lib. — *Colliget* Averrois..... Item, *Expositiones antiquas super partes Avicenne*, in papiro. — Item 2um et 3um *Canonem* Avicenne, in eodem volumine. — Item, *Concordancias* Johannis de Sancto Amando..... Item, librum Hebe Mesue, *de Simplicibus medicinis*, cum *practica* ejusdem. — Item, *Antidotarium clarificatum* (de Myrepse). — Item, unum volumen magnum, in quo continentur *plures libri Galeni.....* Item, magister Guillelmus Boucherii habet *Concordancias* Petri de Sancto Floro, *Antidotarium* Albucasis, et totum *Continens* Razis in duobus voluminibus... »

Nous avons vu que la Faculté de Paris n'avait pas d'enseignement pour la chirurgie; cependant à la fin du xiii° siècle, il y eut quelques chirurgiens clercs et maîtres en médecine, au moment où Lanfranc vint à Paris et fut sollicité de faire des cours de chirurgie; on connaît Pitard et Henri de Mondeville. Mais dès les premiers temps du xiv° siècle, la Faculté de Paris revint à son intolérance primitive à l'égard de la chirurgie, et, en 1350, elle défendit à ses bacheliers d'exercer la chirurgie manuelle.

La Faculté a donc, pendant quelque temps seulement, des chirurgiens médecins; mais deux autres corporations pratiquent la chirurgie, les *barbiers*, que l'on retrouve partout, et les *chirurgiens de Saint-Côme*, qui sont une confrérie spéciale à Paris. Au xiv° siècle, leur importance est encore peu considérable,

---

1. Chomel, 1762. *Essai historique sur la médecine en France.* Paris, in-12, p. 117, 124 et 150. Malgs. in *A. Paré*, t. I, p. xlii.
2. Corlieu, 1877. *L'ancienne Faculté de Paris.* Paris, A. Delahaye, p. 148.

ils s'installent; la lutte entre la Faculté, les chirurgiens et les barbiers commence au début du xvᵉ siècle.

Quoi qu'il en soit, il y avait à Paris, dès le xiiiᵉ siècle, des chirurgiens libres, qui, après un arrêt du prévôt de Paris de 1254 ou 1258, s'organisent en confrérie. En 1268, ils prêtent serment devant l'official, et une charte de Philippe le Bel, de 1311, établit les droits des *maîtres chirurgiens* de Paris; ils se recrutent eux-mêmes. En 1355, la corporation est de neuf membres. En 1370, les statuts sont revisés; la corporation comprend des *maîtres*, des *licenciés*, des *bacheliers*, mais il n'y a encore, ni école, ni collège. C'est en 1533 qu'on trouve mentionné, dit Malgaigne, le *Collège des chirurgiens de Paris*, dans une ordonnance du roi. L'enseignement du *Collège de chirurgie* s'est constitué plus tard; les phases par lesquelles il a passé ont été exposées dans un travail intéressant, dû au Docteur Corlieu [1].

A côté des chirurgiens, sont les *barbiers* [2], qui font quelques opérations de petite chirurgie et cherchent à agrandir leur domaine; leur indépendance est confirmée par Charles V, en 1371. Le 11 janvier 1494, la Faculté, en lutte avec les chirurgiens de Saint-Côme, a bien voulu permettre « quod *barbitonsores* haberent unum de magistris Facultatis qui legeret... Guidonem seu alias auctores... verbis familiaribus et gallicis. » (*Commentaires de la Fac. de méd.*, t. III, et Corlieu, in *Collège de chir.*, p. 2.)

La lutte entre la Faculté, les chirurgiens et les barbiers a continué pendant quatre siècles; au xviiᵉ, en 1656, les chirurgiens et les barbiers furent réunis, pendant un moment du moins [3]. Quant au Collège de chirurgie et à la Faculté, ils restèrent séparés jusqu'à la suppression de toutes les universités et associations, en 1793.

3° *Enseignement médical au* xivᵉ *siècle et titres médicaux.*

Nous pouvons dès maintenant résumer ce qu'étaient l'*enseignement médical officiel au* xivᵉ *siècle*, et les *titres conférés par les universités*.

Jusqu'au xiiiᵉ siècle, il n'y a pas d'organisation générale de l'enseignement de la médecine, il est libre, chaque ville l'organise suivant ses besoins. Aux écoles grecques et aux écoles romaines, succèdent les écoles néo-latines, auxquelles l'école de Salerne appartient, à ses débuts. Puis des monastères se fondent, plusieurs établissent de petites écoles, dites écoles d'abbayes, de monastères, de cathédrales. Charlemagne augmente l'importance de quelques-unes, il crée des écoles palatines. Il existe aussi quelques écoles laïques. Au xiiᵉ siècle, l'esprit de corporation s'éveille, et les *physici*, comme les autres artisans, s'unissent entre eux. Des hommes instruits donnent un enseignement

---

1. Corlieu, *l'Enseignement au collège de chirurgie* depuis son origine jusqu'à la Révolution française. Paris, J.-B. Baillière, 1890.

2. Jusqu'au xviiᵉ s., les enseignes des barbiers devaient être en étain (un plat à barbe en métal blanc), pour se distinguer de celles des chirurgiens qui étaient en métal jaune (en laiton) (Brau de Saint-Pol Lias, *Rev. scientif.*, 1890, p. 143).

3. Corlieu, 1877. *L'ancienne faculté de médecine de Paris*, p. 173. *Commentaires de la Faculté*, XIV, p. 241.

dont la renommée s'étend; les municipalités les secondent, des écoles importantes se fondent. Alors l'Église intervient, elle leur accorde quelques privilèges, mais les place sous sa juridiction. A Montpellier, les écoles particulières sont respectées d'abord, l'Église leur donne seulement un règlement commun. Plus tard elle enlève aux diverses écoles le droit de conférer des grades; ce privilège est réservé à une seule école, qui devient la Faculté de médecine, dont presque tous les membres, sinon tous, sont *clercs*.

C'est au xiii° siècle, que se fait cette grande réforme de la fondation des Universités, dans lesquelles prend place une Faculté de médecine; elles sont toutes sous la juridiction de l'Église.

Les grades, qui étaient donnés auparavant par les écoles libres, les corporations, et les autorités municipales, sont donnés par les Universités. Cependant des écoles laïques continuent à subsister, et les municipalités donnent encore des licences d'exercer la médecine ou la chirurgie, d'autant plus que les Facultés ne forment pas un nombre suffisant de médecins, que les études y sont longues et coûteuses, que l'enseignement ne s'y fait qu'en latin, et que certaines parties de la médecine, comme la chirurgie, sont encore en dehors de l'enseignement. Nous verrons, tout à l'heure, comment se faisait le recrutement des médecins, en dehors des Universités, en prenant pour exemple ce qui se passait dans une ville importante.

En ce moment voyons quels sont les *titres médicaux conférés par les Facultés*. Ce sont quelques lignes qui m'ont demandé beaucoup de recherches; mais après avoir consulté les manuscrits, les bulles des papes, les documents des Universités de Montpellier et de Paris, les conclusions paraissent assez nettes.

Pour ce qui est du terme *Université*, il est à remarquer qu'au xiii° siècle, il est toujours suivi d'un complément, on dit *Universitas magistrorum* ou *Universitas scholarum*; c'est ainsi qu'en 1220, le cardinal Conrad institue à Montpellier l'*Université des écoles de médecine*. Plus tard on a sous-entendu le second mot, et l'on a dit *Universitas* seul. Mais dans leurs bulles, les papes n'emploient pas ce mot, et pour désigner l'ensemble, l'université des corps enseignants, ils se servent de l'expression *studium, studium parisiense*, par exemple. Le pape Clément V, dans sa bulle du 8 septembre 1309, dit : « Le bachelier qui voudra devenir maître dans la *Faculté de médecine de l'Étude de Montpellier* devra... »

Quant aux *titres médicaux universitaires*, ils sont indiqués d'une façon précise par les bulles des papes. Les universités conféraient trois grades, ceux de *bachelier*, de *licencié* et de *maître*; il n'y avait pas d'autres grades, ni d'autres titres.

Le titre de *docteur en médecine* n'est pas encore employé dans les Facultés de médecine, mais il existe dans les Facultés de droit; le *docteur en droit* répond au *maître en médecine*. Déjà quelques auteurs, et quelques chancelleries municipales se servent du mot docteur, pour exprimer le maître en médecine, particulièrement en Italie[1], et Guy de Chauliac, dans sa *Chirurgie*,

---

1. D'après Daremberg, le titre de Docteur est employé à Salerne au xii° siècle, en même temps que celui de Maître. (*Hist. des Sc. méd.*, t. I, p. 264.)

se sert quelquefois de cette expression; mais le plus souvent il emploie celle
de Physicus ou Medicus.

A la Faculté de médecine de Paris, c'est en 1413, sous le décanat de Robert
de Saint-Germain, que l'on trouve pour la première fois l'expression de docteur
au lieu de celle de maître (Corlieu).

Les mots *Physicus* et *Medicus* sont employés indifféremment pour désigner
les médecins praticiens, qu'ils viennent d'une université, ou qu'ils aient été
admis à pratiquer par leur corporation ou par une municipalité; mais ces mots
n'ont rien d'universitaire, ils sont de langage courant, parlé ou écrit, comme
aujourd'hui le mot *médecin*, qui n'est pas non plus universitaire; il en est de
même du mot *chirurgicus*, chirurgien [1].

Guy de Chauliac est qualifié, dans les documents officiels qui le concernent,
dans les bulles ou autres, de physicus.

Dans le Midi de la France, au xivᵉ siècle, les médecins étaient désignés non
seulement par l'expression de « physici », physiciens, mais encore par celle
de *meges*, ou melges (Vidal). Canappe, dans sa traduction du *Prologue*, dit « à
vous, *Messeigneurs les meiges* de Montpellier, de Boulongue, etc. » C'était une
expression populaire qui, d'abord synonyme de physicien, est restée plus tard la
qualification des charlatans, et persiste encore de nos jours dans certaines
contrées, en Suisse par exemple, avec cette dernière signification. C'est à tort
que Peyrilhe prétend abaisser l'origine médicale de Guy de Chauliac, parce
que dans quelques manuscrits le mot mège est employé pour celui de medicus
ou physicus.

Pour les chirurgiens, il n'y avait pas, au xivᵉ siècle, de titre universitaire. Un
petit nombre, comme Guy, étaient clercs et maîtres en médecine, mais cette
classe de praticiens ne tarda pas à disparaître complètement.

Nous avons vu que beaucoup de médecins, de *physici*, ne sortaient pas des
universités; il en était de même de tous les chirurgiens, et de la corporation
spéciale des chirurgiens de Saint-Côme, à Paris, et de celle des barbiers.

En outre, une foule de spécialistes intervenaient dans le traitement de telle
ou telle maladie médicale ou chirurgicale; le dentiste, le medicator aurium
(Guy), etc. — Puis il y avait les chirurgiens périodeutes, les *coureurs*, comme
dit Guy, qui pratiquaient une opération déterminée, la taille, la hernie, etc.

Parmi cette foule de praticiens, les uns opéraient sans licence, les autres
étaient autorisés, et devaient subir quelque examen. C'est de ces derniers dont nous allons nous occuper maintenant. Nous avons trouvé sur ce
sujet de précieux documents dans une brochure, *les Médecins d'Avignon au
moyen âge* [2], due à un lettré, curieux de l'histoire de sa ville natale,
M. Bayle, qui a eu l'obligeance de m'aider dans les recherches que j'ai faites
à Avignon.

---

1. Le mot *physique* employé pour représenter la médecine est d'origne ancienne. La
physique était une partie de la philosophie d'Aristote, elle comprenait non seulement
l'étude du corps, mais encore celle des divers phénomènes de l'air, de la terre et des
eaux. La médecine faisait elle-même partie de la physique, et l'on comprend pourquoi
les médecins étaient désignés sous le nom de physiciens, il en est du reste encore de
même, à notre époque, en Angleterre.

2. *Les médecins d'Avignon au moyen âge*, par G. Bayle. Avignon, Seguin, 1882.

Avant l'institution des Universités, les villes, avons-nous dit, avaient pris certaines précautions pour *s'assurer de l'aptitude de ceux qui voulaient pratiquer la médecine*. C'est ainsi que Charles II d'Anjou, par une lettre du mois de juin 1297, mande aux sénéchaux de Provence, à propos de la ville d'Avignon, que les médecins ne puissent pratiquer sans être au préalable examinés par le conseil et la Cour royale [1], à qui il appartient aussi d'interdire aux médecins l'exercice de leur profession.

Un article d'un règlement fait à Avignon, par le viguier et les juges de Saint-Pierre, au commencement du xv° siècle, donne des indications sur les fonctions des *barbiers* et des *chirurgiens* de cette époque :

« Art. 103. Des barbiers et chirurgiens.

« Tout barbier et chirurgien doit déclarer au greffe des enquêtes de la Cour temporelle, les blessures, meurtrissures, ruptures des os, déchirures des membres, qu'il aura été appelé à traiter, le jour même où ses soins auront été demandés, sous la peine de 40 livres, dont le dénonciateur aura le quart.

« Et qu'aucun barbier et chirurgien qui n'aura pas dans l'année, prêté serment, n'ose exercer la profession dans cette ville, avant qu'il n'ait prêté le serment d'usage devant la Cour temporelle, sous la peine de 40 livres [2]. »

Après l'institution des Universités, comme l'enseignement de la chirurgie ne s'y faisait pas, au début, les villes durent continuer à constituer des jurys spéciaux pour s'assurer de l'aptitude de ceux qui voulaient la pratiquer.

Voici, par exemple, les conditions à remplir pour obtenir une licence de chirurgien à Avignon.

Le 10 août 1460, le viguier d'Avignon délègue, pour examiner Salomon de Vetri, de la nation juive, qui demande à pouvoir exercer, à Avignon, la chirurgie qu'il étudie depuis plusieurs années dans cette ville, délègue Michel Piaudi, maître ès arts et licencié en médecine, physicien et médecin [3] du légat du Saint-Siège à Avignon, et Guillaume et Anquithilli, barbier chirurgien et maître juré dans la ville d'Avignon, à cause de son habileté dans l'art de la chirurgie.

« Le 21 du même mois, en présence de maître Estienne Posieux, notaire public et sieur Clavaire, de la Cour temporelle, et des témoins soussignés, maîtres Michel, physicien, et Guillaume, chirurgien, examinèrent en une seule séance non interrompue, le susdit Salomon Mossé de Vétri, sur l'art de chirurgie, et rendirent compte de cet examen au viguier dans un rapport écrit et signé par eux, dont la teneur suit :-

« En vertu de la commission à nous donnée par magnifique seigneur messire de Montdragon, viguier de la ville d'Avignon, nous avons examiné soi-

---

1. Le Conseil de la ville et la Cour temporelle de Saint-Pierre. (Bayle, p. 34. Arch. municip., boîte 3.)

2. Arch. municip., boîte 11, pièce 15. *Generales preconisationes fieri solitæ per curiam temporalem civitatis presentis Avinionis.* Bayle, *loc. cit.*, p. 35.

3. Voici un physicien et médecin du légat, qui exerce auprès d'un dignitaire, étant seulement licencié et maître ès arts, ce qui était déjà un titre considérable. Le titre de licencié suffisait pour pratiquer la médecine; on ne l'obtenait d'ailleurs à Montpellier qu'après six années d'étude.

gneusement Salomon Mossé de Vétri, juif de nation, tant sur la théorie que sur la pratique de l'art chirurgical, selon la doctrine et les canons anciens et modernes, et nous affirmons lui avoir reconnu une aptitude suffisante, spécialement dans la théorie, qui est la directrice de la pratique. — C'est pourquoi nous le déclarons apte à pratiquer toutes les opérations chirurgicales sur le corps humain, conformément aux principes de l'art chirurgical. Toutefois comme la chirurgie est le remède extrême de la médecine, selon la doctrine de Johannin [1] et d'Avicenne (section IV du livre Iᵉʳ, chap. Iᵉʳ), et qu'il présuppose l'emploi des tisanes et surtout de la diète, qui d'après les canons conviennent aux malades dans un grand nombre de cas, pour mettre sa responsabilité à couvert, quand son intervention sera nécessaire, il devra s'adjoindre un médecin, qui l'aidera de ses conseils. »

Le rapport est approuvé par le viguier, qui donne ensuite à maitre Salomon l'autorisation d'exercer l'art de la chirurgie à Avignon et partout ailleurs.

« Alors le seigneur Viguier ayant vu, lu, entendu et compris le rapport des dits sieurs Michel, physicien, et Guillaume, maître chirurgien, attendu que la demande de Salomon Mossé de Vétri lui paraissait juste, etc., concéda et attribua au dit Mossé la faculté d'exercer l'art de la chirurgie dans la ville d'Avignon et ailleurs, et le requit de prêter serment, la main posée sur le livre de la loi de Moïse, écrit en hébreu, de pratiquer le dit art fidèlement et légalement, sans tromperie et sans fraude. De quoi le dit Mossé de Vétri demanda qu'il lui fût permis de faire dresser un ou plusieurs titres authentiques par moi notaire public sous-signé [2]. »

« Fait à Avignon dans le palais de la cour temporelle, près les archives de la Trésorerie de la dite cour, etc. »

Plusieurs bulles des papes avaient décrété l'institution d'une Faculté de médecine à l'Université d'Avignon, mais elles restèrent sans effet. La première bulle est de Boniface VIII en 1303; le 13 novembre 1441, l'évêque d'Avignon, dans un nouveau règlement de l'Université, s'occupe des maîtres en médecine; le 11 janvier 1459, Pie II attribue trois régents à la Faculté de médecine; malgré tout, celle-ci ne s'organise pas, et le conseil de la ville d'Avignon essaye de pourvoir à l'enseignement de la médecine en appelant des médecins étrangers. En 1467, le conseil accorda 100 écus d'honoraires annuels à un *physicien* arrivé depuis peu [3].

« En 1480, le conseil eut à délibérer sur la demande suivante :

« A vous nos seigneurs Consuls de cette ville d'Avignon, expose humblement maître Guillaume Imberti, *maitre ès arts* et *bachelier en médecine de Montpellrie*, que, quoiqu'il y ait ici une Université avec une faculté de médecine, l'étude et l'exercice de cette science, toute nécessaire qu'elle soit, sont entièrement négligées, ce qui lui donne lieu d'offrir à la ville d'y enseigner la physique et la philosophie aux conditions ci-après : 1º Il sera agrégé au corps des médecins, en la même forme et sous le même titre qu'il a été approuvé dans

---

1. Johannitius, c'est Honein.
2. *Minute* de Mᵉ Antoine Bonaud, notaire de la ville d'Avignon. Bayle, p. 39.
3. Délibération du 13 octobre 1467. Bayle, p. 43.

l'Université de Montpellier ; 2° il jouira de tous les privilèges dont doivent jouir
M. le primicier et MM. les maîtres, licenciés, bacheliers et étudiants ;

« Il fera ses leçons à une heure et à 2 heures après midi, au cas que maître
Pierre Robini, doyen, et maître Jean Guillermi, professeur de cette université,
veuillent faire les leurs à 8 et à 9 heures du matin, etc... »

« Ce Jean Guillermi était lui-même un professeur à titre temporaire ; le Conseil de la ville l'avait fait venir de Montpellier et avait passé avec lui un engagement de trois ans, aux honoraires de 100 florins par an. Maître Guillaume
Imberti fut gagé aux mêmes conditions [1]. »

Les documents que je viens de rapporter montrent quelle était l'organisation
régulière de la médecine, dans une ville d'importance, au moyen âge ; cette
organisation dépendait des autorités de la ville. — A quelques variantes près,
c'est probablement ce qui se passait ailleurs.

A côté des médecins et chirurgiens réguliers, dont nous venons de parler,
se trouvent ceux qui pratiquent la médecine ou la chirurgie, sans licence ni
grade universitaire, et auxquels on laissait parfois la liberté d'agir, ainsi que le
prouve ce curieux document cité par M. Bayle (p. 41) :

« Le 12 octobre 1441, par devant maître Gilles Rastelli, notaire à Avignon,
comparaissent maître Guido Rastelli, *broquier* [2], Pierre de la Thouroye, ser-
gent de la Cour temporelle, et sa femme Catherine. Celle-ci est affligée d'une
grave infirmité du sein, et par acte authentique, maître Guido s'engage à la
guérir radicalement, avec l'aide de Dieu. De leur côté, Pierre de la Thouroye
et sa femme promettent de lui payer une somme de 12 florins, après guérison
dûment constatée par des médecins et autres personnes compétentes [3]. »

Les *barbiers* pratiquaient aussi la chirurgie à Avignon ; ce fait est attesté
par des actes notariés (contrats d'association, testaments, inventaires). Bayle
cite le spécimen suivant : « Dans son testament du 17 juillet 1452 (*minute*
de G. Rastelli), dame Léonarde Pachaude, veuve de maître Mangin Guérin,
barbitonsor, habitante d'Avignon, lègue à maître Pierre Theurot, *barbitonsor*,
de Châlons-sur-Saône, aussi domicilié à Avignon, en reconnaissance du
service qu'il lui rend tous les jours dans sa maladie et des dépenses qu'il
fait pour elle, tous les ustensiles d'une boutique de barbier, tels que bassin,
marmites, miroirs, lavabos, pierre à aiguiser, roues, fioles, braséros, caisses,
archebancs (bancs à coffre), chaises, rasoirs, ciseaux, peignoirs, *livres de
chirurgie*, et généralement tout ce qui appartient à la dite *boutique de barbier
et de chirurgien.* »

Les irréguliers de la médecine étaient du reste nombreux à Avignon ; un
règlement du pape Grégoire XIII, du 21 novembre 1577, nous fait connaître
les noms qu'ils prenaient au xvi° siècle, et qu'ils avaient probablement depuis
longtemps.

Art. 9 de ce règlement : « Nemo, nisi doctor hujus vel alterius celebris
academiæ, intra civitatem Avenionis medicam facultatem profiteatur artemve

1. Délibération du 8 mai 1840. Bayle, p. 44.
2. Broquerius, fabricant de brocs, seaux et autres objets de boissellerie.
3. *Min.* de G. Rastelli. Ann. 1441-1442, p. 46.

exercito, et proinde *pharmacopolae, chirurgi, myropolae, tonsores, aliptes, renunctores, obstetrices*, omnesque empirici a medicina facienda prohibentur [1]. »

Des femmes médecins. — Aux praticiens que nous venons de citer, il faut ajouter les femmes, dont un grand nombre exerçaient la médecine ou la chirurgie, ou vendaient des médicaments. Beaugrand a donné de l'histoire des femmes médecins un bon résumé.

Dès les temps les plus reculés, les femmes étaient réputées pour leur savoir en médecine ; dans l'antiquité, les Égyptiens et les Hébreux avaient des sages-femmes. Chez les Grecs, les accouchements et certaines pratiques médicales étaient confiés à des femmes ; les livres hippocratiques font mention de femmes médecins. Chez les Romains, l'exercice de la médecine dut prendre, entre leurs mains, une extension assez grande ; Pline et Galien donnent les noms d'un certain nombre de *praticiennes*.

Au moyen âge, les femmes continuent à exercer la médecine. Albucasis, à propos du traitement des calculs de la vessie chez la femme, dit [2] : « Il faut recourir à une *femme entendue en médecine*, mais on en trouve peu. » Avicenne cite une femme médecin, à propos des maladies des yeux.

A l'école de Salerne les femmes jouèrent un rôle considérable, les *matronae* ou *mulieres salernitanae* jouissaient d'une grande renommée. Le plus ancien auteur qui en parle est Orderic Vital, bénédictin qui écrivit une histoire ecclésiastique dans la première moitié du xiie siècle. La plus célèbre de ces femmes fut Trotula de Ruggiero. J. et Mathieu Platearius, et d'autres, citent des femmes de Salerne. Elles soignaient non seulement les maladies propres aux

---

1. *Pharmacopolae*, vendeurs de drogues, charlatans.

Myropolae, de μυροπώλης, marchands de parfums.

Tonsores, barbiers ou plutôt tondeurs d'animaux, qui guérissaient *au secret*.

Aliptes, ceux qui frottent les baigneurs d'huile, de graisse ou de parfums ; ils formèrent les *barbiers étuvistes*.

Renunctores, les renoueurs, les rhabilleurs.

Obstetrices, les accoucheuses, les matrones.

De tous temps d'ailleurs on a pris, et inutilement, des mesures contre les charlatans. Je reproduis ici un curieux document qui se trouve dans le manuscrit anglais de la *Chirurgie* de Guy, à la Bibliothèque nationale. Il est sur la troisième feuille de garde de la fin, collé à la reliure intérieure. C'est une ordonnance de Henri V, de 1420, et dont les *rotuli* ni les *acta perliamenti*, publiés en Angleterre, ne semblent faire aucune mention, dit P. Paris, qui a déjà reproduit ce document dans *les Manuscrits français*, t. III, 1840, p. 348.

« Hec est copia extracta de Rotulis domini regis, anno domini millesimo CCCC. XX. A°. R. H. V. IXe.

« Item por outer les meschieves et periles qui longement ont contenuez dedeus le roialme entre les gentz par my ceux qu'ot usez l'arts e le pratik de fisik et surgerie, pretendants soy bien et sufficiaument apris de mesme les arts où de vérité n'ont pas ésté à grande decert à le people, si est ordenez et assentés en cest parlement que les sires du consill du roy pué le temps esteants aient pooir par autorité de mesme le parlement de faire et mettre tielle ordenancie et punissement envers tieulx personnes que désore en avant verront eutremetler et user la practik desdits arts et ne sont uy liables ne approuvez en ycelles comme appent à mesmes les artz, c'est assavoir ceulx de Phisik et les universitez et les surgeons entre les mestrez de cel art, et ceo come semblera as ditz sieurs le plus covenable et necessaire en le cas selonc leur bon advis et discrécions por la sureté de le people. »

2. Trad. Leclerc, p. 156.

femmes, mais aussi celles de l'homme; elles préparaient les médicaments.
comme les médecins le faisaient du reste souvent à cette époque. Quelques-
unes de leurs recettes.étaient des pratiques superstitieuses avec une sorte
d'incantation, mais elles n'étaient pas plus crédules que beaucoup de médecins. D'après l'ouvrage de Trotula (*De mulierum passionibus*), des femmes
arabes auraient aussi exercé la médecine à Salerne.

Les femmes continuèrent à pratiquer la médecine en Italie, et l'on a conservé les noms de quelques-unes qui arrivèrent à une grande réputation; on
en cite encore au xve siècle.

En France, on n'en connaît aucune qui se soit distinguée; mais elles pouvaient exercer la médecine, en certaines villes du moins, à la condition de
passer un examen devant les maîtres jurés. Un édit de 1311 [1], en même temps
qu'il interdit aux femmes non autorisées la pratique de la chirurgie, leur
reconnaît le droit d'exercer, si elles ont subi un examen devant les maîtres
chirurgiens jurés de la corporation de Paris. — Un édit du roi Jean (avril 1352)
reproduit les mêmes expressions [2]. — Du Bouley [3] rapporte un autre édit du
même roi, également de l'année 1352, et rendu sur les plaintes de la Faculté
de Paris, dans lequel il est encore question de femmes médecins.

« Il y avait donc alors des femmes exerçant la chirurgie, des chirurgiennes,
avec un titre légal, et des médicastres qui, sans connaissances spéciales, s'im-
misçaient dans la pratique. »

Guy de Chauliac parle aussi des femmes qui pratiquaient la chirurgie, elles
forment la cinquième et dernière secte des opérateurs de son temps (p. 16),
« secta mulierum et multorum idiotarum », qui remettent les malades de toutes
maladies aux seuls saints, se fondant sur cela : le Seigneur me l'a donnée
ainsi qu'il lui a plu, le Seigneur me l'ôtera quand il lui plaira. Le nom du Seigneur soit béni. Amen.

Au xvie siècle, d'après le témoignage de Pasquier, l'exercice de la médecine par les femmes a presque entièrement disparu, le nombre des femmes
médecins devient de plus en plus rare dans les siècles suivants, à mesure
qu'on se rapproche de l'époque contemporaine; « l'on trouve bien encore quelques savantes qu'un penchant particulier entraîne vers l'étude des sciences
naturelles et même de la médecine, mais bien peu de praticiennes. »

De nos jours, l'étude de la médecine par les femmes reprend faveur, dans
certains pays surtout.

Quant aux femmes qui se destinent particulièrement aux accouchements,

1. « Edicto praesenti statuimus ut in villa et vicecomitatu prædictis, *nullus chirurgus,
nulla ve chirurga* artem chirugiæ seu opus quomodolibet exercere praesumat, seu se
immiscere eidem publice vel occulte in quacunque juridictione, seu terra, nisi per magis-
tros cyrurgicos juratos morantes Parisius... prius examinati fuerint diligenter et approbati
in ipsa arte, etc. » (*Dict. encyclop.*, iie série, t. V, p. 599.)

2. Pasquier, *Rech. de l'hist. de France*, l. IX, c. 30, Amst., 1723, t. II, p. 955. — *Dict.
encyclop.*, iie série, t. V, p. 599.

3. « Audita supplici invocatione Decani et Magistrorum Facultatis medicinae Universitatis Parisiensis, afferentium quod quamplurimi *utriusque sexus, mulieres que aliquae* et
vetulae venientes ad villam Parisiensem gratia practicandi, etc. » (Du Bouley, *Histoire de
l'Univ.*, t. IV, p. 672.)

aux *sages-femmes*, jusqu'au xviiᵉ siècle, elles s'instruisent en assistant une matrone, et, quelquefois, par la lecture. Au xviiᵉ siècle, des cours sont faits pour elles à Paris, par la Faculté de médecine et le Collège de Chirurgie.

4° *Des doctrines médicales au XIVᵉ siècle.*

Il est difficile d'exposer d'une façon précise les doctrines médicales du xivᵉ siècle. C'est une période de transition, la curiosité s'éveille dans les esprits, la scolastique ne les domine pas tous. Mais il reste chez la plupart des préjugés nombreux : des hommes supérieurs, comme Arnaud de Villeneuve et Gordon, conservent des idées superstitieuses, la foi en l'astrologie, aux talismans, etc. L'on est disposé à donner une interprétation mystique aux phénomènes du monde visible, que l'on croit subordonnés à l'action directe d'un monde invisible ou sidéral. C'est un mélange singulier qui surprend, mais que cependant l'on retrouve à toutes les époques. Ce mélange d'idées justes, élevées, de bon sens et de superstitions, de critique et de scolastique, se rencontre dans les œuvres des principaux médecins de ce siècle, dans les maîtres de l'école de Montpellier.

Des fondements solides manquaient encore à la médecine, l'anatomie n'était pas cultivée, et n'était connue grossièrement que de quelques-uns, la physiologie était réduite à quelques vagues notions; l'anatomie pathologique ne devait naître qu'à la fin du xvᵉ siècle, avec Antoine Benivieni, de Florence. Cependant la médecine est allée très loin, et par l'étude des auteurs anciens, et par l'observation des symptômes, elle est arrivée à des résultats, à des conceptions, qui étonnent, et que les travaux des siècles suivants ont souvent confirmés.

Le médecin ou le chirurgien du xivᵉ siècle, tel que le veulent les esprits les plus élevés de ce temps, doit avoir des connaissances étendues. Il ne suffit pas qu' « il sache les principes de médecine. Et avec ce il est bienséant qu'il sache quelque peu des autres arts. Si les médecins, dit Guy, en s'appuyant sur Galien, n'avaient à faire de la géométrie, ni de l'astronomie, ni de la dialectique, ni d'aucune autre bonne doctrine, promptement les cuiretiers, charpentiers, maréchaux et autres, accoureraient à la médecine et se feraient médecins. » (P. 18.) Le médecin doit connaître les différentes branches de la *Physique* d'Aristote (p. LIX), et c'est pour cela qu'on lui donna le nom de *physicus, physicien*.

Les doctrines médicales du xivᵉ siècle sont surtout celles des Arabes, lesquels se sont inspirés de Galien; Honein (Johannitius), Avicenne, Averroès sont dans presque toutes les mains. « La médecine arabe, dit Astruc, était en grande faveur à l'école de Montpellier. Elle ne l'était pas moins dans les autres universités; Ermengaut Blasius, médecin de Philippe le Bel, avait ajouté ses commentaires à ceux d'Averroès sur les *Cantica* d'Avicenne. Il se vantait de deviner les maladies au seul aspect du malade; c'est ce qu'on appelait *l'art sphénique* [1]. » Jean de Dondi, Jean de Parme suivaient les doctrines des Arabes, et Pétrarque le leur reproche vivement.

---

1. Σφεδανός, prompt, agile ?

Mais tous ne se laissaient pas entraîner, et Guy était de ce nombre ; nous verrons (p. xcix) par l'exposé des principes qui le guidaient, qu'il était galéniste, et galéniste hippocratique, car il donne une place considérable à l'expérience et à l'observation. J'ai exposé plus haut celles des doctrines de Galien qui faisaient foi au moyen âge et que Guy professait.

Les médecins instruits de ce temps voulaient faire une *hygiène* et une *thérapeutique pathogéniques* ; ils étaient dominés par des vues générales sur les humeurs, leurs altérations et leur influence sur l'organisme, et ils en déduisaient le choix des médicaments. Ainsi Jean de Dondi, ami de Pétrarque, lui défend six choses, à un moment où sa santé était mauvaise : l'usage des chairs salées, du poisson salé, des herbes crues, le jeûne, l'eau pure en boisson, les fruits, et il insiste sur son interdiction (Bayle, p. 85-88). On peut croire qu'il était guidé par une vue systématique, à une époque où deux maladies comme la peste et la lèpre prédominaient. La doctrine microbienne nous amène aujourd'hui aux mêmes prescriptions que celles de Jean de Dondi.

Je ne puis croire non plus que ce soit un empirisme grossier qui ait conduit les médecins du moyen âge à ce qu'on appelait alors le *jugement des urines*. Sans doute ce moyen fut exploité par les charlatans, comme il l'est encore aujourd'hui, mais les anciens avaient reconnu l'importance qu'avait l'examen des urines. Au xive siècle, le jugement des urines était considéré comme une nécessité, ainsi que le prouve le document suivant : La ville de Collioure, qui dès le xiiie siècle avait un hôpital, s'attacha en 1372 un médecin public, maître Albert del Puig, avec le titre de *Physic* (Vidal, p. 62), par un traité, dans lequel le médecin s'engageait à examiner les malades par les moyens d'observation médicale en usage, et parmi eux était spécifié l'examen des urines.

Quesnay, qui n'était pas rigoureux sur le choix des documents dont il se servait, dans ses *Recherches critiques et historiques sur l'origine de la chirurgie en France*, cite un prétendu arrêt de Henri II ordonnant aux médecins de goûter les excréments des malades ; mais c'est plutôt à Molière qu'à un ministre de la justice qu'il faudrait attribuer la rédaction de cet arrêt [1].

Au xive siècle l'*astrologie*, ou l'art prétendu de prévoir l'avenir d'après l'inspection des astres, tient une place importante en médecine [2], son rôle augmentera encore aux xvie et xviie siècles. Non seulement, l'influence des astres est admise par le populaire, mais aussi par les grands et les rois, et par les hommes lettrés ; elle avait pour elle l'autorité de saint Thomas d'Aquin, et Gerson disait : « Cette science est vraie, mais elle est dégénérée, qu'on travaille à la rétablir. » Chacun lui sacrifie, plus ou moins. (J'ai parlé aux pages

1. Quesnay, p. 57 : « Rien n'est plus singulier que le règlement qu'on attribue à Henri II. Nous trouvons ces mots dans l'Arrêt 209 : que sur les plaintes des héritiers des personnes décédées par la faute des médecins, il en sera informé et rendu justice, comme de tous autres homicides, et seront les médecins mercenaires tenus de goûter les excrémens de leurs patiens, et leur impartir toute autre sollicitude ; autrement seront réputés avoir été cause de leur mort et décès. »

2. Consulter à la Bibl. nat. le manuscrit français n° 1357, in-f°, en papier, du xve siècle, et de plusieurs mains. Il renferme des notices recueillies sur les médecins astrolognes, par Symon de Phares, au temps de Charles VIII, et se rapportant aux xie, xiie, xiiie, xive et xve siècles, jusqu'en 1494.

559, 566, de l'influence des constellations du zodiaque, des jours égyptiacs
et des jours heureux et malheureux, etc.)

La Faculté de Montpellier enseigne l'astrologie ; Gordon, dans son *Lilium
medicinae*, recommande de consulter toujours l'adéquation des planètes pour
le traitement des maladies, d'avoir un bon calendrier des lunaisons, et des
conjonctions astronomiques, de connaître les aspects et les complexions des
étoiles. C'était surtout lorsqu'il s'agissait de la saignée et des purgations que
l'on ne pouvait éviter de renseigner son malade sur ce que disaient les astres.
« Sous l'influence des constellations et celle de toutes les parties de l'univers,
dit Gordon, l'heure où l'homme est conçu détermine les linéaments et la
configuration de son corps ; et de l'influence dominante au moment de sa naissance, dépendra toute la conduite morale de sa vie. » Gordon dit encore que les
maladies chroniques sont gouvernées par le cours du soleil, et les maladies
aiguës par celui de la lune.

Guy admet aussi dans une certaine mesure l'influence des astres, par
exemple, pour expliquer la peste de 1348. — Il a fait un traité d'astrologie et il
dit au médecin qui le lit, qu'*il doit être quelque peu astrologue* (p. 566). Mais
il est loin d'Arnaud de Villeneuve et de Gordon. Quant à la sorcellerie [1] (qui aux
xvie et xviie siècles devait faire tant de victimes en Europe), et à la magie [2], aux
charmes, aux incantations [3], il ne croit guère à leur influence. Cependant,
pour préserver des calculs, il rappelle (p. 537) le conseil que donne Hermès,
de porter une ceinture de veau marin ou de lion, sur laquelle est gravée en or
très pur l'image d'un lion, quand le soleil est au signe du lion, la lune ne
regardant pas Saturne et se départant de lui. — Il semble que l'on faisait
alors à Avignon un grand usage de ces ceintures, car elles sont portées au
Tarif de la gabelle, sous la rubrique *Mercerie*.

Gilbert l'Anglais conseillait, pour vaincre la stérilité et l'impuissance, de
s'attacher au cou un parchemin sur lequel on aurait écrit, avec du suc de
grande consoude, les mots suivants : *Dixit Dominus, Crescite,* ҮТШШОГН ; *et
multiplicamini,* ТАВЕСНАУ, *et replete terram,* АМАТН.

Gordon conseille, dans l'épilepsie, de répéter, à l'oreille du malade, trois
fois de suite ces trois vers :

> Gaspard fert myrrham, thus Melchior, Balthazar aurum ;
> Haec tria qui secum portabit nomina regum,
> Solvitur a morbo, Christi pietate, caduco.

1. *Sorcellerie.* Le sorcier est celui qui passe pour avoir fait un pacte avec le diable, à
l'effet d'opérer des maléfices, et pour aller au sabbat.

2. *Magie.* C'est l'art prétendu de produire des effets contre l'ordre de la nature.

3. *Oraison médicale.* — Deus perdet te †, Deus destinet te †, et in finem eveliet te † ;
emigrabit de tabernaculo † et radicem tuam de terra viventium †. In nomine Patris et
Filii et Spiritus sancti, Amen.

Sanctus Nichasius, Martir ac miles, habuit glandulas in collo et corpore suo et impe-
travit ad Dominum nostrum Jesum Christum ut quicumque hunc nomen Nichasius super
se portaverit glandule non noabunt † fiat † fiat † fiat † sancta Maria †, sancte Johannes †
sancte Sebastiane † sancte Roche † sancte Blasi † sancte Catherina † omnes sancti et
sancte Dei intercedite pro nobis ad Dominum nostrum Jhesum Christum ut non noceunt
glandule. Amen. † Christus regnat †...

(*Bibl. de la ville de Lyon*, mss. 1076, ff. 56-58. — G. Guigue, *Poëme sur la grande peste
de 1348*, par O. de La Haye, Lyon, 1888, p. xvii.)

Ces exemples suffisent pour montrer ce qu'était alors l'astrologie, et combien la foi en elle et aux talismans était répandue.

Je terminerai ce qui a trait à ce sujet, en rapportant l'appréciation de E. Bégin, chirurgien militaire de grand mérite, sur la manière dont Guy de Chauliac interprétait l'astrologie. Ce passage est extrait d'un ouvrage inédit sur A. Paré, j'en dois la copie à l'obligeance de M. le baron Larrey. « L'influence des charmes, des incantations, lui semblait inadmissible; mais il ne repoussait point d'une manière aussi formelle les indications de l'astrologie. Et de fait, on ne saurait disconvenir qu'il y ait dans les mouvements des corps célestes, relativement à la terre, une action réelle, dont les êtres animés ressentent l'influence, et qu'en dégageant la question des superstitieuses croyances d'autrefois, un esprit judicieux comme l'était celui de Chauliac pouvait trouver certaines indications utiles. »

Alchimie. — A côté de l'astrologie, de la magie, de la sorcellerie, auxquelles on cherchait à faire jouer un rôle dans le traitement des maladies, il y avait encore l'*alchimie*, qui était pratiquée par des savants comme Arnaud de Villeneuve, et par une foule d'ignorants qui prenaient la qualification d'alchimistes pour exploiter la crédulité publique. En 1311 on trouve déjà des charlatans désignés dans une ordonnance de Philippe le Bel, sous le titre d'*arquemistes* ou *alquemistes*; mais ils sont surtout nombreux au xv° siècle.

L'alchimie était la chimie des temps anciens et du moyen âge, mais, au lieu d'avoir pour but l'étude de la composition des corps, elle cherchait la transmutation des métaux et le moyen de prolonger la vie; elle se mêlait à la magie et à l'astrologie judiciaire. Les travaux des alchimistes n'en ont pas moins conduit à des découvertes.

C'est surtout au roi Siphoas, le second Thaut des Égyptiens, l'HERMÈS ou le Mercure des Grecs et des Latins, et qui vivait plus de dix-neuf cents ans avant l'ère chrétienne, que devrait être rapportée l'origine de l'art, appelé à cause de cela « hermétique »; ses adeptes s'appelèrent plus tard les *philosophes hermétiques*. Au milieu du vii° siècle, il en existe encore plusieurs qui portent ce nom (Dezeimeris). Quant à la pierre philosophale, il n'en serait question pour la première fois qu'au xii° siècle, d'après Chereau.

L'alchimie était enseignée à l'école d'Alexandrie, puis elle fut délaissée par les Grecs, mais elle renaît chez les Arabes, qui appliquent plus spécialement à cette science, le nom d'*alchimie*, de *chimie par excellence*, dénomination qui fut vulgarisée surtout par GERBERT (930-1003), lequel fut pape sous le nom de Sylvestre II. Elle pénétra en Occident au xiii° siècle, avec les livres des Arabes, et s'y développa de plus en plus pendant plusieurs siècles. En courant à la recherche de chimères, les alchimistes découvrirent des substances nouvelles.

Géber (viii° siècle) [1] donna la préparation de l'eau-forte, de l'eau régale, de la pierre infernale, du sublimé corrosif, etc. Razès, au ix° siècle, découvre l'eau-de-vie, que d'autres attribuent à Arnaud de Villeneuve, et recommande des préparations médicamenteuses dont elle est l'excipient; il invente l'orpiment,

---

1. Leclerc, *Hist. de la méd. arabe*, 1876, t. 1, p. 70.

le réalgar, le borax, etc. Albert le Grand (xiii⁰ siècle) prépare la potasse caustique et la chaux, etc.; Roger Bacon fait des remarques importantes sur le rôle de l'air dans la combustion. Citons encore parmi ceux qui se sont distingués dans l'alchimie, jusqu'au xiv⁰ siècle, Raymond Lulle.

Chereau donne une liste des principaux travaux faits par les alchimistes, depuis le viii⁰ siècle (*Dict. encyclop. des sc. méd.*, t. II, 1865, p. 568).

5° *De la pratique de la chirurgie au XIV⁰ siècle.*

Après avoir parlé des doctrines médicales et des sciences prétendues qui s'y rattachaient, il nous faut parler plus spécialement de la pratique de la chirurgie.

Je rappellerai d'abord ce que, selon Guy, doit être le chirurgien et quelles sont les conditions qu'il doit remplir pour opérer (p. 17, etc.) : « Les conditions requises au chirurgien sont quatre : la première est qu'il soit lettré; la seconde, qu'il soit expert; la troisième, qu'il soit ingénieux; la quatrième, qu'il soit bien morigéré (morigeratus). Il est donc requis en premier lieu, que le chirurgien soit lettré, non seulement ès principes de la chirurgie, mais aussi de la physique, tant en théorique, qu'en pratique.

« *En théorique*, il faut qu'il connaisse les choses naturelles, et non naturelles et contre nature. Et premièrement, faut qu'il entende les choses naturelles, principalement l'anatomie, car sans icelle il n'y a rien de fait en la chirurgie, comme il apperera (apparebit) ci-dessous. Entende aussi la complexion, car selon la diversité de la nature des corps, il faut diversifier le médicament. Cela même est prouvé par la force du patient. Faut aussi qu'il connaisse les choses non naturelles (l'hygiène), comme sont l'air, la viande, le boire, etc. Car ce sont les causes de toute maladie et santé. Aussi lui faut-il connaître les choses contre nature (la pathologie), savoir est la maladie, car d'icelle spécialement est prise l'intention curative. Qu'il n'ignore aucunement la cause, car s'il cure sans la connaissance d'icelle, la guérison ne serait pas de son moyen, ains de cas fortuit....

« En pratique, il faut que sache ordonner la manière de vivre et les médicaments....

« Ainsi donc il appert qu'il faut que le chirurgien œuvrant avec art, sache les principes de médecine. En second lieu, j'ai dit que faut qu'il soit expert, et ait vu opérer d'autres. Tiercement, qu'il soit ingénieux, et de bon jugement, et bonne mémoire. Quatrièmement, j'ai dit que faut qu'il soit bien morigéré. Soit hardi en choses sûres, craintif ès dangers, *qu'il fuie les mauvaises cures ou pratiques.* Soit gracieux aux malades, bienveillant à ses compagnons, sage en ses prédictions. Soit chaste, sobre, pitoyable et miséricordieux : non convoiteux, ni extorsionnaire d'argent, ains qu'il reçoive modérément salaire, selon le travail, les facultés du malade, la qualité de l'issue et sa dignité. »

Un commentaire est inutile. Il n'y a rien à ajouter à ce que dit Guy sur les connaissances que doit posséder le chirurgien, des principes de la médecine et de la pathologie générale, sur la base qu'il doit donner à sa thérapeutique, qu'il veut pathogénique, sur les conditions qu'il exige du chirurgien qui va opérer. Cependant parmi les recommandations faites par Guy, il en est une que l'on ne peut accepter : « qu'il fuie les mauvaises cures » ; au contraire, le médecin se doit au malade, et s'il ne peut le guérir, il peut le soulager.

Cette crainte des mauvaises cures que l'on trouve exprimée dans les auteurs du moyen âge, la recommandation franche de les éviter, a probablement sa cause dans la situation sociale du médecin et dans la confiance limitée du public, dont l'esprit était plus mobile, plus disposé au soupçon, en face du grand nombre des médecins ignorants et des charlatans, et du petit nombre des hommes véritablement instruits. Ce n'est pas par manque de dévouement que Guy parle ainsi, il a montré comment il comprenait ses devoirs pendant les épidémies de peste, quand la plupart des médecins fuyaient[1]; d'ailleurs, il veut que le chirurgien « soit pitoyable et miséricordieux ».

Ajoutons que la situation du médecin était quelquefois dangereuse. Jean d'Amand, médecin-barbier de Jean XXII (1316-1334), accusé d'avoir voulu faire mourir le pape par sortilège et par le poison, d'avoir fait des figurines de cire sur lesquelles il avait pratiqué l'envoûtement, fut écorché vif. — Le même pape fit brûler à Florence, comme sorcier, Francesco de Stabili, dit Cecco d'Ascoli, un de ses anciens médecins, sur la dénonciation de Dino del Garbo, qui avait été également son médecin. Jean XXII croyait du reste à l'astrologie, aux sorciers, aux sortilèges; il avait aussi quelques connaissances médicales et composa le *Trésor des Pauvres*, qui fut imprimé à Lyon en 1525.

Le roi Jean de Bohême, le même pour lequel Guy de Chauliac écrivit un mémoire sur le traitement de la cataracte, fit coudre dans un sac et jeter dans l'Oder, un médecin français qui n'avait pu le guérir de sa maladie des yeux, comme il l'avait promis.

Des faits de ce genre expliquent, en partie, la crainte qu'avait le chirurgien des conséquences que pouvait avoir pour lui la mort d'un malade, à la suite d'une opération. D'un autre côté, Malgaigne[2] rapporte les précautions prises par Roland, au moment de faire une opération pour une hernie du poumon. Chez un malade « que les plus habiles chirurgiens de Bologne avaient laissé pour mort, Roland demanda la permission (d'opérer) à l'évêque, et se fit assurer toute sécurité par le malade lui-même, par son seigneur, et par près de trente de leurs amis qui assistaient à l'opération ».

Ceci explique aussi l'existence et la vogue des *opérateurs periodeutes*, des *coureurs*, comme dit Guy; ceux-ci s'enfuyaient, lorsqu'on s'émotionnait des insuccès ou des morts qui suivaient leurs opérations. Mingelousaulx rapporte, à ce sujet, l'histoire très probante d'un lithotomiste periodeute qui opéra à Bordeaux de son temps (Ming., t. II, p. 739).

---

1. La peste de 1348 eut des retours offensifs nombreux dans les années suivantes, et souvent les médecins abandonnaient leur poste; aussi les villes qui prenaient des médecins publics, des physiciens, leur imposaient-elles dans le traité qui intervenait, l'obligation de rester dans la ville, même en temps de peste.

2. Malg., *Édit. A. Paré*, Introd., p. xxxiv.

En outre, le peu de connaissances anatomiques que l'on avait à cette époque, la crainte de l'hémorrhagie, la non-application de la ligature dans les amputations (et cependant depuis longtemps on l'appliquait dans les plaies des artères, p. 238), expliquent l'hésitation du chirurgien.

De nos jours, nous voyons quelque chose d'analogue : il y a trente ans, les opérations importantes, dont la mortalité était grande, restaient le privilège presque exclusif des chirurgiens des grands centres, les autres, ne se croyant pas l'autorité suffisante pour supporter les conséquences de la mortalité, « fuyaient les mauvaises cures ». Aujourd'hui, la mortalité a beaucoup diminué, grâce à la méthode antiseptique, et la chirurgie se décentralise, « on ne fuit plus les mauvaises cures ».

Néanmoins, Guy, dont la réputation et l'autorité étaient considérables, qui fut successivement attaché à trois papes, Clément VI, Innocent VI et Urbain V (auprès desquels, au dire de Pétrarque, les médecins furent très influents), Guy, dis-je, pratiquait la plupart des opérations, ainsi qu'il ressort de son livre.

Au point de vue des doctrines, Guy divise les chirurgiens du xiv° siècle en deux grandes sectes, celle des *logiciens* ou des *dogmatiques*, qui suivent Galien et dont il fait partie, qui sont à la fois physiciens et chirurgiens, et la secte des *empiriques*, qui excluent le raisonnement et la recherche des causes, ne s'appuyant que sur l'observation. Guy les appelle encore les *méchaniques* (p. 14) et les distingue des physiciens-chirurgiens. « Des mécaniques, les premiers furent, dit-il, Roger, Roland et les quatre Maîtres. »

Quant à l'exercice de la chirurgie, nous avons vu plus haut qu'elle était dans les mains de praticiens divers. Guy les divise en cinq sectes (p. 15).

La première comprend ceux qui traitent toutes les plaies par les cataplasmes, recherchant la suppuration ; tels sont Roger, Roland et les quatre Maîtres.

La seconde comprend ceux qui dessèchent les plaies et évitent la suppuration, en pansant avec le vin, tels sont Brun et Théodoric ; ce sont les chirurgiens *antiseptiques* de l'époque ; Guy panse les plaies d'après les principes de cette secte.

La troisième tient le milieu entre les deux premières, elle panse avec les onguents et les emplâtres doux, ainsi font Guillaume de Salicet et Lanfranc.

Les deux autres sectes s'éloignent des trois premières :

« La quatrième est de tous les chevaliers teutoniques, des gens d'armes, des suivants de guerre : lesquels avec conjurations et breuvages, huile, laine, et feuilles de choux, pansent toutes plaies, se fondant sur cela, que Dieu a mis sa vertu aux paroles, aux herbes et aux pierres.

« La cinquième secte est des *femmes* et de plusieurs idiots (idiotarum), qui remettent les malades de toutes maladies aux saints seuls, se fondant sur cela : le Seigneur me l'a donnée ainsi qu'il lui a plu, le Seigneur me l'ôtera quand il lui plaira, le nom du Seigneur soit béni. Amen. »

A ce que j'ai dit déjà sur les caractères généraux de la pratique chirurgicale au xiv° siècle, j'ajouterai que la chirurgie était active, quand il s'agissait des plaies, de quelque région que ce fût, et que les principes qui guidaient les

chirurgiens de la secte de Guy de Chauliac, dans le choix des pansements,
étaient excellents : ils faisaient une sorte de chirurgie antiseptique, employant
du vin pur, ou dans lequel on avait fait infuser ou bouillir des plantes, des
baumes, etc. Il loue le pansement à l'eau-de-vie, il emploie l'eau salée, l'eau
de pluie pour les yeux, et l'eau de pluie bouillie quelquefois. Les chapitres
sur les plaies sont à méditer. Il est partisan de la réunion par première intention, etc.

Dans la suppuration, il cherche à éviter la stagnation, par des contre-ouvertures, par des tentes pleines ou canulées, etc.

On opère quelques tumeurs, particulièrement les écrouelles du cou, les
loupes, les tumeurs du sein, etc.

Les amputations sont rares, on ne les fait guère que dans les cas de gangrène,
et il en est encore ainsi, deux siècles après, au temps d'A. Paré. Voici en effet
ce que dit Malgaigne (in *A. Paré*, t. II, p. 232) : « L'amputation de la cuisse
effrayait les chirurgiens du temps d'A. Paré, comme elle avait effrayé leurs
devanciers; il semble même qu'il en était ainsi de celle du bras. Dalechamps,
qui met en regard dans son ouvrage les grandes autorités chirurgicales, ne va
pas au delà de ce qu'enseignait Albucasis : c'est-à-dire que dans les cas de
gangrène on amputait dans les articulations des doigts, du poignet et du coude,
des orteils, du cou-de-pied et du genou; mais quand la gangrène montait plus
haut, elle était considérée comme mortelle. A cette doctrine d'Albucasis on
ajoutait celle des anciens, qui coupaient dans la continuité, mais toujours
au-dessous des grandes articulations du genou et du coude; et la désarticu-
lation du cou-de-pied, si elle avait jamais été pratiquée, se trouva naturellement proscrite, ainsi que celle de la partie inférieure de la jambe, par l'autorité
d'A. Paré. »

Les fractures et les luxations étaient abandonnées souvent à des rhabilleurs;
dans les siècles suivants, on a vu des chirurgiens refuser de les soigner.
Guy s'élève contre cette pratique, dangereuse pour les malades. Il en est de
même des opérations sur les yeux, les dents, les hernies, sur l'hydropisie,
la pierre, qu'on laisse à des spécialistes; Guy pratique toutes ces opérations
(sauf peut-être la taille), il dédaigne les *coureurs*, et ne veut même pas que
le chirurgien renonce à l'extraction des dents.

Ce qui précède suffit pour montrer l'*importance qu'avait la chirurgie dans
les mains de quelques chirurgiens*, à une époque où l'on manquait de connaissances anatomiques, et où l'on n'appliquait pas la ligature dans les amputations.
Je n'ai pas insisté sur la chirurgie pratiquée par les ignorants et les charlatans.

On sait peu de chose sur les *honoraires des médecins au xiv° siècle*. Je trouve
dans la brochure de M. Bayle un renseignement puisé par lui dans le Cartulaire de Dulceline de Sade (Arch. départem. de Vaucluse, *Papiers de la famille
de Sade*). Cette dame était soignée, en 1348, par trois médecins, deux juifs et
un chrétien; elle payait par visite à chacun un demi-florin. Sous Charles VI,
la livre tournois équivalait à un florin 16 sols du coin pontifical, monnaie courante à Avignon, et répondait à 27 fr. 34 centimes de notre monnaie; un
demi-florin ou 12 sols aurait donc valu 8 fr. 17.

6° De la pharmacie et de la matière médicale au XIV° *siècle.*

La *matière médicale* de Guy de Chauliac est très riche, il nomme dans sa chirurgie environ 750 substances médicamenteuses, et dans le chapitre *des Degrés des médicaments* (p. 638), il donne la liste de celles qu'il emploie le plus souvent et en indique les qualités, d'après Galien, Sérapion, Avicenne et sa propre expérience; ces dernières sont au nombre de 260. Les autres substances citées dans son livre, en dehors de cette liste, sont au nombre de 490 environ.

Je demandai au Dr Saint-Lager un aperçu de l'état de la botanique au XIV° siècle, il me répondit : « Cet aperçu est facile à résumer. En premier lieu ce n'est pas *botanique* qu'il faut dire, mais *matière médicale.* En effet, depuis Dioscoride, la botanique n'existait pas comme science indépendante. Durant l'antiquité, Aristote et son élève Théophraste sont les seuls qui aient étudié les animaux et les plantes, en dehors des applications utiles.

« La matière médicale telle qu'elle avait été constituée par Dioscoride et Galien a été l'objet particulier de l'étude des médecins arabes, et notamment de Sérapion, d'Avicenne, de Mesué et d'Isaac Ib-Amram.

« L'héritage fut recueilli par les maitres de la seconde période de l'école de Salerne, Constantin, Platearius et Matthœus Silvaticus. Toutefois la matière médicale des Salernitains perdit son caractère exclusivement oriental, et emprunta un grand nombre de remèdes aux plantes qui croissent spontanément en Italie. Cette tendance fut de plus en plus marquée à mesure que l'enseignement de l'école de Salerne rayonna à travers toute l'Europe. On peut donc dire qu'au XIV° siècle, la matière médicale était celle qu'avaient enseignée les trois Salernitains précédemment cités [1]. » Elle ne différait guère de celle de Galien, Serapion et Avicenne, dans laquelle Guy avait puisé.

J'ai donné, dans mes notes (p. 640) et dans le *Glossaire*, le nom scientifique actuel de toutes les substances employées par Guy, en le rapprochant du nom latin de Guy, et du nom français de ma traduction. M. le Dr Saint-Lager a bien voulu m'aider dans ce travail. Sa grande compétence augmente l'importance de ces notes, qui peuvent s'appliquer à la matière médicale de tous les ouvrages de médecine du moyen âge.

Au XIV° siècle, les médecins s'occupaient de la préparation des médicaments, aussi ont-ils écrit un grand nombre d'*antidotaires.* Un antidotaire est également ajouté aux ouvrages de médecine importants; celui qui forme le Traité VII de la *Chirurgie* de Guy est d'un grand intérêt. Guy insiste sur la nécessité « pour les médecins et surtout pour les chirurgiens de savoir inventer et composer les remèdes, et aussi de les administrer aux malades, parce que plusieurs fois il leur advient de pratiquer en des lieux où l'on ne trouve

---

1. M. le Dr Saint-Lager a écrit en 1886 un mémoire dans lequel il insiste sur l'influence considérable exercée par l'École de Salerne : *Recherches sur les anciens herbaria*, Paris, J.-B. Baillière, 1886.

aucuns apothicaires; ou si on y en trouve, ils ne sont pas si bons qu'il faudrait, ni si bien fournis de tout, etc. » (P. 599.)

Comme on le voit, il y avait des apothicaires, auxquels on pouvait demander de préparer des médicaments; mais cela n'était possible que dans les grandes villes. Le plus souvent les médecins devaient s'occuper eux-mêmes de cette préparation et de la délivrance des médicaments. — Quelques-uns étaient préparés d'avance et d'un emploi fréquent, tels les terres sigillées, les tablettes, les trochisques, qui étaient composés de poudres médicamenteuses, maintenues sous forme solide par un excipient, gomme, mie de pain, etc., qui se dissolvait ou se désagrégeait facilement.

On ne connaît pas encore bien *l'organisation de la pharmacie* au moyen âge; les préparations, que nous appelons officinales, se vendaient aussi chez les épiciers, ainsi que le montre un article des statuts d'Avignon, de 1242 : Art. 130 : que les épiciers ne fassent point d'association avec les médecins (Bayle, p. 32), et un arrêt du synode d'Avignon, du 15 avril 1341, qui permet aux chrétiens de se procurer des remèdes chez les apothicaires et les épiciers de nation juive.

Au commencement du xv° siècle, les épiciers faisaient encore à Avignon, fonctions d'apothicaires, et préparaient même des médicaments, ainsi qu'il résulte d'un règlement rédigé par le viguier. « L'article 19 de ce règlement défend aux épiciers et aux *épicières* de commettre aucune fraude dans la préparation des médicaments, dont ils ne pourront en aucune manière modifier la composition et le dosage. »

Au début, les pharmaciens vendaient seulement des produits préparés d'avance, ou livrés par le commerce, d'où vient le nom, qu'ils ont longtemps conservé, d' « apothicaires » (ἀποθήκη, magasin, dépôt).

Au xiv° siècle, leurs attributions ne sont pas encore définies, elles ne le seront qu'au xvi°, d'après Grave. Le même auteur dit aussi que l'apothicaire fut longtemps confondu avec les aromataires ou épiciers. « C'était surtout un marchand d'épices, de drogues, de confiseries et de ces nombreuses compositions si fort en usage, dont l'Orient et l'Italie gardèrent longtemps le monopole. » Déjà cependant il existe des apothicaires qui préparent les médicaments d'après l'ordonnance d'un médecin; le texte de Guy cité plus haut le prouve, et aussi la miniature qui est reproduite en tête de l'*Antidotaire* (p. 553).

Jean de Jandun écrit en 1323, dans son *Traité des louanges de Paris* [1] : « Les apothicaires, qui préparent la matière des médicaments et qui fabriquent d'infinies variétés d'épices aromatiques, habitent sur le très célèbre petit pont ou aux alentours, ainsi que dans la plupart des autres endroits fréquentés, et ils étalent avec complaisance de beaux vases, contenant les remèdes les plus recherchés. »

Les statuts de l'Université de Montpellier, de 1340 [2], disent : « *De visitandis*

---

1. In *Paris et ses historiens aux* xiv° *et* xv° *siècles*, p. 43, 1867.
2. *Cartul. de l'Univ. de Montp.*, 1890, t. I, p. 344.

appothecariis. Item, statuimus quod, quolibet anno, eligantur duo Magistri ex antiquioribus, qui moneant appothecarios, ut non vendant medicinas laxativas alicui de villa, nisi de consilio alicujus ex Magistris studii istius, vel habeant licentiam practicandi a domino Magalonensi episcopo cum duabus Magistrorum partibus. »

La matière médicale du xiv⁰ siècle comprenait beaucoup de substances qui venaient de l'Orient; elles étaient transportées par les vaisseaux de Venise, qui possédait alors le monopole du transit entre l'Orient et l'Europe. « Venise, dit Grave, amenait sans peine toutes les drogues sur son marché et dans ses immenses entrepôts, puis une flotte partait tous les ans de l'Arsenal et allait porter au loin ses produits recherchés. Cette flotte faisait escale en Afrique, en Espagne, en France, dans les Pays-Bas et en Angleterre. Chaque vaisseau était chargé d'épiceries, de drogues et d'aromates.... Cela dura ainsi jusqu'à la découverte du Nouveau Monde. »

Au temps de Guy de Chauliac, ces substances arrivaient en grand nombre à Avignon, où la présence des papes entretenait une grande foule, une grande activité et beaucoup de fêtes. Le *Livre du tarif des Gabelles d'Avignon,* de septembre 1397, porte, sous la rubrique *Épicerie,* les noms de 145 substances employées en médecine et qui payaient un droit d'entrée. J'ai reproduit, dans le Glossaire (p. 670), un extrait de ce tarif.

Dans la thérapeutique des médecins du xiv⁰ siècle, comme dans celle de Galien, des Arabes et des Salernitains, les agents médicamenteux étaient rarement employés isolément, le plus souvent plusieurs étaient combinés ensemble, ainsi que le montrent les formules contenues dans le livre de Guy. Les Arabes avaient transmis des formules compliquées, renfermant souvent des substances immondes, repoussantes. Guy a trop cédé à cette polypharmacie singulière ; cependant les formules du xiv⁰ siècle sont déjà moins compliquées que celles des Arabes. Mais dans tous les temps et dans tous les lieux, la superstition et l'ignorance attribuent des propriétés imaginaires à des choses singulières ou immondes. Dans la magie, dont il fallait tenir compte au moyen âge, les reptiles, les animaux repoussants, les philtres et les compositions dégoûtantes, les formules bizarres jouaient un grand rôle ; les sorciers, les astrologues, les charlatans exploitaient la superstition du public. L'ignorant croyait qu'une composition médicale avait d'autant plus de vertu, qu'elle renfermait certaines de ces substances. Les médecins étaient souvent obligés de compter avec ce sentiment populaire, et ils ajoutaient ces substances à leurs formules, afin de faire accepter le médicament, et d'augmenter la confiance du malade [1].

---

1. Les quantités des médicaments étaient indiquées dans les formules, au moyen âge, par des caractères spéciaux qui furent employés jusqu'au xix⁰ siècle.

La livre correspondant à seize onces était représentée par le signe ℔, valant 490 grammes environ ; l'once, ℥, valant 30 gr. 1/2 ; le gros ou 72 grains, ℨ, valant près de 4 gram. ; le scrupule ℈, valant 1 gr. 1/3 ; le grain, GR ou ℊ, valant 5 centigr. ; le demi-grain, ß, valant 25 milligrammes.

De nos jours, en Chine par exemple, on constate des pratiques identiques, ainsi que le montre la note ci-dessous extraite de *la Semaine médicale* [1].

1. *La Semaine médicale* du 21 mai 1890 publie une note du Dr Blanc, médecin à Shanghaï, d'où j'extrais ceci : Sir Robert Hart, inspecteur général des douanes chinoises, vient faire paraître la *List of chinese medecines* (in-4°, 493 p.) renfermant une statistique complète de tous les médicaments à l'usage des Chinois, qui ont passé, durant le cours d'une année, dans les principaux ports de la Chine. — Les Chinois emploient beaucoup de nos plantes médicinales, ainsi l'aconit, la gentiane, l'armoise, le datura, la mauve, etc.; un grand nombre de drogues bizarres, repoussantes : vers à soie desséchés, scorpions, mille-pattes, crapauds séchés, enveloppes de cigales, reins et pénis de phoque, d'âne, de chien, de cerf, os et dents de tigre, excréments humains préparés (?), peaux de serpents, bouse de vache, bouse d'âne, placentas desséchés, crottes de cigale, de lapin, de chèvre, bile d'ours, etc. — La colle d'âne (o-chiao) est une sorte de glu employée comme tonique et obtenue en faisant évaporer les eaux d'une source du district de Tung-O (province de Shantung), fontaine dans laquelle on a fait préalablement macérer des peaux d'ânes.

IV. — BIOGRAPHIE DE GUY DE CHAULIAC

La biographie de Guy de Chauliac (Guigo de Chaulhaco) est restée très incomplète jusqu'aujourd'hui; elle est formée seulement des données que Guy fournit lui-même dans sa *Chirurgie*. Cependant elle a fait l'objet de quelques recherches, de la part de plusieurs auteurs.

Gobet, qui était garde des archives de monseigneur le comte de Provence à Paris, et membre correspondant de l'Académie royale des sciences de Toulouse, en 1782, a adressé à cette Académie un travail intitulé : *Recherches sur la vie et les ouvrages de Guy de Chauliac*, mémoire que Peyrilhe a consulté et dont Chereau a eu une copie, et que, malgré toutes mes recherches, je n'ai pu retrouver. D'après ce qu'en dit Peyrilhe, je crois qu'il renfermait peu de choses nouvelles sur notre auteur.

Cellarier, en 1856, a publié un très intéressant mémoire intitulé : *Introduction à l'étude de Guy de Chauliac*. C'est un travail d'ensemble sur cet auteur et sur sa *Grande Chirurgie*, mais qui ne fournit pas de documents inédits sur la vie du célèbre chirurgien.

Citons encore la brochure de Moulin, la conférence de Follin, etc. (voir la *Bibliogr.*, p. clxxxviii).

Guy de Chauliac, que les historiens appellent *Guido de Cauliaco*, portait en réalité le nom de *Guigo de Chaulhaco*. La plupart des documents du xive siècle, que j'ai pu recueillir, lui donnent le nom de *Guigo*, et c'est ainsi qu'il est désigné dans tous les actes du chapitre de Saint-Just (voir Pièces just., p. clxxi) et dans la bulle d'Innocent VI, du 16 avril 1353, qui le fait chanoine de Reims. Ce sont là des pièces officielles qui tranchent la question. Le nom de Guigo se trouve encore dans l'*incipit* des manuscrits latins nos 5, 14, 15, 16 et 17. — Dans les imprimés, il n'existe que dans l'édition disparue de Nicolas Panis (n° 1), dont l'*explicit* commence ainsi : « Cy finist le livre appelle *Guido* de la praticque en cyrurgie de maistre *Guigon* de Calliac. »

Au prénom *Guigo* on ajoutait le nom de son pays natal, *Chaulhac*, ainsi que cela se faisait souvent à cette époque, où les noms de famille étaient en train de se constituer. Le village de Chaulhac a toujours gardé jusqu'aujourd'hui ce même nom, que dans le parler local on prononce *Tchaouliag*. Comme on écrivait alors les mots selon leur prononciation (l'orthographe étymologique ne datant guère que du xvie siècle), on comprend que le mot Chaulhac ait été écrit de façons variées.

A. Thomas, qui a publié la bulle de 1353, croit également que le nom du grand chirurgien est *Guigo*, et non *Guido*, et il fait remarquer que le nom de *Guigo* est plus fréquent dans le Gévaudan, dans le Lyonnais et le Dauphiné, que celui de Guido. Le mot Guy représente, d'ailleurs, aussi bien Guigo que Guido : aussi, respectant la coutume de l'histoire, nous continuerons à dire *Guy de Chauliac.*

L'on sait peu de chose sur la première partie de la vie de Guy de Chauliac. Il nous apprend dans son *Chapitre singulier* qu'il est né sur les frontières d'Auvergne, dans le diocèse de Mende. Le lieu de sa naissance est le hameau de Chaulhac, situé dans le Gévaudan, sur le plateau du mont Morgerine, à 1050 mètres d'altitude, à 61 kilomètres de Mende; il est aujourd'hui, comme au xiv⁰ siècle, le chef-lieu de la commune de Chaulhac, formée de trois hameaux : Chaulhac, avec 140 habitants; Nozerolles, 100 hab., et Paladines, 60 hab. Ce dernier est la patrie du général Aurelle de Paladines, qui s'est illustré par la bataille de Coulmiers, en 1870. L'église est romane, elle a été restaurée en 1868. La commune de Chaulhac dépend du canton de Malzieu, arrondissement de Marvejols, département de la Lozère. Son territoire est très accidenté et formé de collines et de vallons; les habitants appartiennent à une race forte, ainsi que j'ai pu le constater dans une visite que je fis, le 22 mai 1890, au lieu de naissance du grand chirurgien du moyen âge. — Dans toute la contrée, la tradition du vieil ancêtre est conservée.

Au xiv⁰ siècle, la paroisse de Chaulhac dépendait de la baronnie de Mercœur; nous verrons que Guy de Chauliac est resté en relations pendant toute sa vie avec les seigneurs de Mercœur, ainsi que le prouve un document de 1367. Ce fait, en même temps qu'il confirme la naissance de Guy en ce pays, donne une certaine consistance à la légende que l'on rapporte sur son enfance, et sert à expliquer sa fortune, par la protection que lui auraient accordé les seigneurs de Mercœur. « C'était une antique, puissante et illustre race féodale de l'Auvergne; elle égalait en ancienneté et noblesse les premières maisons du royaume. Le château de Mercœur fut détruit en 1567, par ordre de Charles IX [1]. »

La *date de la naissance* de Guy n'est pas connue, mais on peut la placer dans les dernières années du xiii⁰ siècle, car, en 1325, on le qualifie déjà de maistre Guido, et il avait dû commencer à étudier assez tard; de plus, dans le prologue de sa *Chirurgie*, il dit, en 1363, qu'il écrit pour « le soulas de sa vieillesse »; tout cela nous porte à croire qu'il naquit dans les dernières années du xiii⁰ siècle. C'est également l'opinion de Peyrilhe et de Malgaigne.

Sur l'enfance de Guy nous n'avons d'autre donnée que celle de la légende [2]. Il fut d'abord un simple garçon de ferme, et la tradition rapporte qu'il était déjà célèbre dans toute la contrée par ses opérations, avant la cure extraor-

---

1. Bouillet, *Nobiliaire d'Auvergne*, Clermont-Ferrand, 1851, t. IV, p. 113.
2. L. de Mirbel, *Galeries biographiques*, t. I. — A. Karr, *les Paysans illustres*, Paris, 1841, 2 vol. p. in-12, t. I, p. 10. — A. Moulin, *Gui de Chauliac* (Bull. de la Soc. d'agri., ind., sc. et arts de la Lozère, 1884, p. 282).

dinaire qui devait changer sa destinée. La nièce d'un vieux gentilhomme du pays avait été renversée de son cheval dans une partie de chasse, et s'était fracturée une jambe ; les secours de l'art n'avaient pu la guérir. On consulta alors une sorcière qui fit, dit-on, cette réponse : « Elle sera guérie par un manant. » On crut qu'elle avait voulu désigner le garçon de ferme de Chaulhac, et il fut mandé au castel de la malade. Au bout de deux jours, la noble châtelaine put se rendre à l'église pour remercier la sainte Vierge, sa patronne, de sa guérison. Suivant la même tradition, la famille reconnaissante aurait fait instruire le jeune guérisseur.

On peut croire que Guy rendit quelque service à la famille des Mercœur, qui étaient les seigneurs du pays, et que ce fait fut le point de départ de sa fortune.

On a supposé, qu'avant d'être envoyé à Montpellier, Guy, complètement illettré, avait été placé dans le collège de la cathédrale de Mende ; mais la cathédrale fut fondée seulement à la fin du xiv⁰ siècle, par Urbain V. Ce qui parait probable, c'est qu'il fut instruit par l'Église. Il devint *clerc*, titre indispensable à cette époque pour qui voulait arriver à quelque position.

Guy a-t-il commencé ses études médicales à Toulouse ou à Montpellier ? — Il eut un maître à *Toulouse*, car il dit quelque part (p. 163) « mon maître de Toulouse » ; puis il cite, parmi les chirurgiens de son temps, maistre Nicolas Catalan, à Toulouse. Peut-être a-t-il commencé à étudier comme apprenti, ainsi que cela se faisait alors, auprès d'un médecin de cette ville, avant d'aller à Montpellier, ou bien est-il venu y faire un stage, avant de recevoir la licence. Cellarier admet comme possible que Guy ait commencé ses études médicales à Toulouse.

A *Montpellier*, Guy eut pour maître Raymond de Molières (voir p. 7), qui fut chancelier de l'Université en 1334. De plus, il est probable qu'il suivit dans cette ville l'enseignement d'un chirurgien ; mais la Faculté de médecine n'enseignait pas la chirurgie ; Guy l'aurait donc apprise auprès d'un des chirurgiens libres, qui depuis longtemps tenaient école en cette ville. On peut supposer aussi que Raymond de Molières, quoique maître en médecine, n'avait pas dédaigné l'étude de la chirurgie.

De Montpellier, Guy alla étudier à *Bologne*, et là il eut pour maître Bertrucius, qui venait de succéder à Mundini, mort vers 1326 ; c'est donc après cette date, qu'il arriva à Bologne. Bertrucius enseignait l'anatomie, et Guy décrit (p. 30) la manière dont il faisait son cours. C'est donc avec raison que Cellarier combat l'opinion de Malgaigne, qui, s'appuyant sur une traduction inexacte du texte de Guy, ne veut pas admettre que Bertrucius ait été son maître.

Si Bertrucius a enseigné l'anatomie à Guy, c'est peut-être un autre maître qui lui enseigna, à Bologne, la médecine et la chirurgie. Quel fut ce maître ? En dehors de Bertrucius, Guy parle quelquefois de son maître de Bologne, mais sans le désigner davantage ; d'un autre côté il cite Albert de Bologne (p. 205 et p. 387) et en parle comme d'un homme dont il a suivi les lectures : « ut dicebat Albert. Bonon. in lectura Aphorismorum », « ut supra Aphorismorum præfatum dicebat Albertus Bonon. » Il y avait en effet à Bologne, au moment où Guy s'y trouvait, un médecin renommé du nom de maître Albert, dont parle Boccace, en 1348, dans sa *Nouvelle* X° (1re journée): « Egli non sono ancora molti anni passati, che in Bologna fù un grandissimo medico e di chiara fama quasi a tutto il mondo, e forse ancora vive, ilm i nome fù maestro Alberto [1]. » En outre, d'après Cellarier, on lit, dans une note [2] sur cette *Nouvelle* X°, que ce docteur Albert doit être Alberto Zancari, qui, si l'on s'en rapporte à ce qu'en a écrit Antonio Bumaldi, in *Scrittore di cose bolognosi*, méritait les éloges que lui donne Boccace [3].

Albert de Bologne serait né vers 1270; il mourut vers 1348; il lisait et commentait les aphorismes d'Hippocrate.

Enfin, Guy, dans son *Chapitre singulier* (p. 15), cite, parmi les chirurgiens opérateurs de son temps, Peregrin et Mercadant de Bologne. Cellarier fait remarquer avec raison qu'il les cite non comme des maîtres, mais comme des chirurgiens réputés de son temps.

De Bologne, Guy vient à *Paris*, si l'on s'en rapporte à l'ordre dans lequel il cite les médecins auxquels il dédie son livre, car il nomme d'abord Montpellier, puis Bologne, Paris et Avignon (p. 4). Il arriva à Paris après la mort de Lanfranc, de Pitard et de Henri de Mondeville; ce dernier mourut entre 1317 et 1320. Il ne cite aucun nom, à part Pierre de l'Argentière (p. 15), qu'il range parmi les chirurgiens de son temps; aussi Cellarier croit-il, contrairement à Malgaigne, que Guy n'y suivit pas les lectures; il dit même (p. 58) qu'il a dû y rester très peu de temps. Cependant Guy attache de l'importance à son séjour à Paris, et il avait conservé des relations avec les maîtres de cette Université, ainsi que le prouve, et sa dédicace, et ce qu'il dit au sujet de la peste (p. 173), quand il compose son électuaire, d'après « les propos des maistres tant de Montpellier, que de Paris ». Rappelons que Philippe VI avait ordonné cette même année 1348 (p. 168), aux médecins de l'École de Paris, de rédiger une consultation sur les moyens de combattre la peste En d'autres circonstances, Guy rapporte des pratiques chirurgicales suivies à Paris. A propos des *cornes*, Guy raconte un petit incident, que l'on peut rattacher à son séjour dans cette ville (voir p. 433); il dit que son cordonnier de Paris lui rasa et creusa un cor aux pieds, contre sa volonté (?).

Malgaigne (p. LXII) se demande si Guy n'a pas voyagé en *Allemagne*. Il fait cette supposition, parce que Guy parle (p. 378) d'un Bohémien, renoueur bienheureux, et (p. 247) qu'à propos des plaies des nerfs et des tendons, il cite les Allemands de Prague, qui soutenaient tout le membre avec un glossocome. Dans le *Chapitre singulier* (p. 16), il indique le traitement des plaies appliqué par les gens d'armes ou chevaliers teutoniques. Mais au XIVe siècle, l'Allemagne n'avait pas de centre scientifique capable d'attirer les médecins étrangers; il est plus vraisemblable, supposition que Malgaigne admet également-

---

1. Cellarier, *Guy de Chauliac*, 1856, p. 55.
2. Edit. de Firmin-Didot frères, 1849.
3. Cellarier dit dans une note de la p. 56 : « Johannes Antonius Bumaldus est un pseudonyme : son véritable nom est Ovidius Montalbanus, nom dont Antonius Bumaldus semble n'être que l'anagramme. » (Voir Muratori, t. XXI : Johannis Garzonii, *De dignitate urbis Bonon. Comment.*, préface et p. 1162, c.)

ment, qu'il apprit ces détails de quelque chirurgien de la suite de Jean de Luxembourg, roi de Bohême.

Quels ont été les titres médicaux de Guy de Chauliac? La question est résolue par ce qu'il dit lui-même : il était maître en médecine de l'Université de Montpellier (p. 15). J'ai établi précédemment que c'était le plus haut grade en médecine, et qu'on ne l'obtenait qu'après de longues études, après avoir passé par le baccalauréat et la licence; après avoir pratiqué en dehors de Montpellier, et après avoir fait des lectures aux étudiants. Cellarier suppose (p. 57) que Guy a profité de l'obligation où il était de pratiquer en dehors de Montpellier, pour aller dans les Universités de Bologne ou de Paris; à moins qu'à ce moment il n'ait été se placer auprès d'un maître de Toulouse.

Quant aux titres de *physicus* et de *medicus*, j'ai montré qu'ils n'étaient pas universitaires, mais employés par les chancelleries et le public, pour exprimer le maître en médecine ou un médecin praticien quelconque. Les auteurs médicaux les emploient indifféremment dans ce sens, et Guy fait de même; il dit aussi « traité de physique », pour traité de médecine; quelquefois, il désigne le physicien, sous le nom de philosophe, ainsi que le faisaient certains auteurs anciens. Pour désigner celui qui pratique la chirurgie, tantôt il se sert du terme « medicus », tantôt de celui de « chirurgicus ». Il distingue nettement les barbiers, des médecins et des chirurgiens.

Plusieurs ont donné à Guy de Chauliac la qualification de docteur en médecine, mais ce titre n'existait pas en France au xiv⁰ siècle. D'autres l'ont fait professeur à Montpellier, mais par erreur, puisque la chirurgie n'était pas enseignée à l'Université de Montpellier au xiv⁰ siècle; il a fait des lectures sur des sujets de médecine, avant de prendre la licence et la maîtrise, cela était obligatoire; ce fut tout son enseignement à Montpellier.

Peyrilhe, dans le troisième volume manuscrit de l'*Histoire de la chirurgie*, veut que Guy ait été simplement un mège, un barbier; mais au xiv⁰ siècle en Languedoc, le mot mège était employé pour désigner le médecin, le maître en médecine; le manuscrit de Montpellier en fait foi; et les barbiers n'étaient pas encore des chirurgiens comme ils le devinrent plus tard, à Paris, par exemple; leur rôle était plus modeste, ils arrachaient les dents et faisaient quelquefois la saignée. Guy n'était pas barbier, il était clerc, et maître en médecine pratiquant la chirurgie.

Dans son *Chapitre singulier* (p. 14), il fait remarquer que jusqu'à Avicenne tous les chirurgiens ont été « physici simul et chirurgi », mais depuis, soit par vanité, soit par trop grande occupation, la chirurgie a été séparée et délaissée « in manibus mechanicorum », parmi lesquels il range Roger, Roland, etc.

Il loue Guillaume de Salicet et Arnaud de Villeneuve, qui étaient à la fois physiciens et chirurgiens, comme avait été Galien, qui ne dédaignait pas non plus de préparer des médicaments lui-même. Par cette critique, Guy se sépare des mécaniques, et se range dans le camp des physiciens qui pratiquent plus spécialement la chirurgie.

Guy de Chauliac est désigné sous le nom de *physicus*, dans les actes capitulaires de Saint-Just (pièce n° 1, p. clxxi), et dans la bulle de 1353; il est rangé parmi les médecins des papes Clément VI, Innocent VI, Urbain V, et non parmi les chirurgiens ou les barbiers.

Que devient Guy de Chauliac après l'obtention de ses grades, et après ses études dans les diverses Universités?

Peyrilhe, d'après Gobet sans doute, dit qu'il était déjà clerc et avait au moins vingt-cinq ans en 1325; cette même année il assista comme clerc, en qualité de témoin, à la fondation d'un *obit*, en faveur du chapitre de Langeac [1]. Dans l'acte qui existait encore en 1784 (date à laquelle Peyrilhe écrivait) dans les terriers de « Chauliac », il est qualifié *magister Guido de Chauliacho*.

De 1325 à 1344, nous manquons de renseignements sur la vie de Guy de Chauliac.

Dans un acte capitulaire de Saint-Just, du 17 mai 1344, il participe, en qualité de nouveau chanoine, au partage des revenus de Jean de Chatelar, chanoine et prévôt de Saint-Just, mort deux jours auparavant, le 15 mai. Il est dit dans cet acte : *Magister Guido de Cauliaco, phisicus*, habebit, tanquam baqualarius, apud Capellam XIIII s. IIII d., apud sanctum Baldomerum III s., apud Gresiacum III s., et in payo XX s. (pièce justif., n° 1) [2].

Il est probable (V. p. LXXIX) que Guy de Chauliac a visité les Universités de Bologne et de Paris, après avoir pris ses derniers grades à Montpellier. Voulant étudier et pratiquer spécialement la chirurgie, il est allé à l'Université de Bologne qui jouissait d'une grande réputation au commencement du XIVe siècle, et sur laquelle Mundini venait d'attirer encore plus l'attention par son cours d'anatomie. Il y suivit le cours de Bertrucius.

Après s'être perfectionné dans l'étude de la chirurgie, que devint Guy? A-t-il exercé d'abord en allant de ville en ville, ou s'est-il établi à Lyon, pour de là faire, de temps à autre, des voyages chirurgicaux? C'est ce que je crois. En 1344, il fait partie du chapitre de Saint-Just, cela semble prouver qu'il y avait longtemps déjà qu'il habitait la cité. Du reste, sa famille était venue habiter Lyon; j'y ai retrouvé ses deux frères et son neveu. Lui-même dit (p. 15) qu'il a pratiqué longtemps à Lyon; or, en 1348, il est déjà fixé à Avignon (p. 167). Il est donc permis de supposer qu'il s'établit à Lyon vers 1330. Pernetti a même dit [3] qu'il était originaire de Lyon, mais Guy répond à cette opinion, car il annonce qu'il est du diocèse de Mende (p. 15).

Cependant, dans son *Chapitre singulier*, Guy rapporte que pendant longtemps il a opéré en plusieurs endroits (p. 15); ailleurs, il énumère ce qu'il emportait lorsqu'il allait de ville en ville. Cela permet-il de conclure qu'il fut un chirurgien périodeute? Je ne le pense pas. Comme je l'ai dit plus haut, je crois qu'il résida d'abord à Lyon, puis ensuite à Avignon, mais que,

---

1. Langeac, aujourd'hui dans la Haute-Loire, est assez rapproché de la commune de Chaulhac.

2. Maître Guy de Chauliac, physicien, aura, « comme baqualarius », nouveau chanoine : sur la Chapelle XIIII sous, IIII deniers, sur Saint-Galmier III sous, sur Grézieux III sous; et en payement XX sous. « In payo » spécifie probablement, d'après Du Cange, un payement en espèces, les autres sommes étant des revenus attribués. Cet acte nous apprend encore qu'il y avait, parmi les chanoines, un autre médecin, « magister Girerdus phisicus ».

3. In *Catalogue des Lyonnais dignes de mémoire*, t. I, p. 142.

de temps à autre, il se rendait dans les villes de la région; cela devait être d'autant plus nécessaire que les vrais chirurgiens étaient rares à cette époque. En outre, Guy occupait une haute situation, et son avis était sans doute recherché.

Enfin, pendant qu'il habitait Avignon, il alla souvent à Lyon; il était chanoine de l'église Saint-Just, de Lyon, ce qui l'obligeait à une résidence dans cette ville. Il était encore prévôt lorsqu'il mourut. Ses relations avec Lyon sont donc restées fréquentes jusqu'à sa mort. Si l'on songe qu'à cette époque, les voyages se faisaient difficilement, qu'il n'y avait pas de routes soignées, ni de voitures, que force était d'aller à pied ou à cheval, on est amené à admettre que Guy, dans ses voyages, se rendait de ville en ville, et qu'il profitait de cela pour pratiquer la chirurgie. Il y avait, il est vrai, entre Lyon et Avignon un service de bateau sur le Rhône, ainsi que nous l'apprend Pétrarque, qui dans une de ses lettres fait part de l'hésitation qu'il éprouvait un jour, se demandant s'il retournerait à Vaucluse avec le bateau ou à cheval; mais on comprend que Guy préférât faire le chemin à cheval, en allant de ville en ville.

A quelle époque Guy vint-il à Avignon? En 1348, au moment de la peste, ainsi qu'il nous l'apprend lui-même, il était au service du pape Clément VI, mais depuis combien de temps?

Il est permis de supposer qu'il y fut appelé par Clément VI, élu pape en 1342, et qui était moine bénédictin de l'abbaye de la Chaise-Dieu (près de Brioude, où il a été inhumé après sa mort. Guy de Chauliac, médecin émérite, protégé des seigneurs de Mercœur, ne lui était probablement pas inconnu. Chereau (*Dict. ency.*, p. 680) dit même que Clément VI fut le Mécène et le maître de Guy de Chauliac, mais il ne cite pas de document démonstratif. Peut-être même Guy avait-il donné ses soins au moine bénédictin avant qu'il devint pape.

En effet, Pétrarque rapporte, dans ses lettres, que Clément VI avait subi autrefois l'opération du trépan. Plus tard, en 1709, cette particularité permit de reconnaître le corps de ce pape, et de constater que son tombeau n'avait point été profané par les huguenots, lors du sac de l'abbaye de la Chaise-Dieu, comme le rapportait la tradition.

C'est dans les *Mémoires de littérature et d'histoire* du P. Desmolets, que dom Jacques Boyer, bénédictin de la congrégation de Saint-Maur, a parlé, d'après Pétrarque, de la trépanation de Clément VI. Une note de ce religieux, dans laquelle le même fait est rapporté, se trouve à la Bibliothèque nationale (ms. lat. n° 12,664, fᵒˢ 102, 103) [1].

---

1. *Continuation des Mémoires de littérature et d'histoire*, t. VIII, partie I. Paris, Simart, 1729. — Dans une lettre « contenant des *Remarques historiques et critiques sur le Propre du diocèse de Saint-Flour* », il est dit, p. 188, à propos du corps de Clément VI :

« L'année 1709 on fit renouveler le parquetage du chœur (de l'église du monastère de la Chaise-Dieu), et l'on trouva les principaux ossements de Clément VI, avec quelques lambeaux de peau d'élan, dans laquelle le corps du Pape avoit été apporté d'Avignon. Ce fut le 19 mars que l'on fit appeler M. Barthemi Pissavin, maître chirurgien très expert, et fort habile anatomiste. Dès qu'on lui eut présenté le crâne du Pape, il dit qu'il avoit été exfolié et trépané; et il le dit certainement sans avoir lu Pétrarque, qui assure que Clément VI n'oublioit rien de ce qu'il avoit lû ou seû, quand même il l'auroit

En 1348, Guy de Chauliac est donc à Avignon, au service de Clément VI; il
montre son dévouement pendant la terrible peste, dont il donne, dans sa
Chirurgie, une description des plus intéressantes (p. 167-173). C'est à cette
époque qu'il faut faire remonter ce qu'on a dit de ses relations avec Pétrarque.
La tradition les représente comme ayant été ennemis; c'est, je crois, une
légende qui ne repose sur rien. Ils se connaissaient certainement, Pétrarque
avait étudié à Montpellier en 1319, et avait pu y rencontrer Guy de Chauliac;
il avait fait ensuite un long séjour à Avignon et à Vaucluse jusqu'en 1353. —
Laure étant morte de la peste en 1348, et ayant peut-être été soignée par Guy
de Chauliac, on avait supposé que cet événement avait pu être le point de
départ de la haine de Pétrarque contre Guy, mais rien ne justifie cette
supposition, et dans les lettres que Pétrarque écrivit au sujet de la mort de
Laure, il n'est pas fait allusion aux médecins qui l'ont soignée [1].

Mais Pétrarque avait en haine tous les médecins en général, ainsi que le
prouvent sa lettre de mars 1352 à Clément VI, et les *Invectives contre un
médecin*, qu'il écrivit pour répondre à celui qui avait riposté à cette lettre, et
qu'il qualifie d' « un vieil édenté né dans les montagnes », sans toutefois le
nommer. Plusieurs ont pensé qu'il avait voulu désigner Guy de Chauliac. Je
croirais plutôt, avec l'abbé de Sade, qu'il s'agissait de Jean d'Alais, également
ment médecin de Clément VI, et très vieux alors, tandis que Guy n'était pas
beaucoup plus âgé que Pétrarque, né en 1304.

Clément VI meurt le 6 décembre 1352, et en 1353 Pétrarque quitte Avignon
pour n'y plus revenir, sauf en 1360, en se rendant en ambassade à Paris
auprès du roi Jean, qui venait d'y rentrer, de retour d'Angleterre. A l'avènement
ment d'Urbain V, qui succède à Innocent VI en 1362, et qui était le compatriote
triote et, dit-on, l'ami de Guy, Pétrarque, quoique appelé par le pape, ne voulut
pas se rendre à la cour pontificale, malgré son amitié pour Urbain V. — Cet
appel du pape compatriote de Guy semble prouver qu'il n'y avait pas d'animosité
mosité entre Pétrarque et notre chirurgien. J'ajouterai que le caractère de
Guy s'oppose à ce qu'on ajoute foi à cette légende. — Pétrarque mourut à
Arqua, près de Padoue, en 1374.

Guy de Chauliac fut médecin de Clément VI [2], et il nous dit lui-même qu'il

voulu. Et cet auteur ajoûte, que ce rare avantage n'étoit pas tant un don de la nature,
que l'heureux effet d'un grand coup qu'il reçut sur la tête pendant sa jeunesse, et dont
il porta toujours la cicatrice, que le sieur Pissavin reconnut de prime abord, sans être
prévenu. »

La note de J. Boyer, que j'ai consultée, contient ceci : « On voit au pariétal gauche
qu'il y a eu une légère exfoliation de la première table, de trois travers de doigts de longueur
gueur et deux de largeur; et sur la partie antérieure et moyenne du dict os un travers
de doigt de la suture coronale, et un grand travers de doigt de la sagittale, l'opération
du trépan y avoit été faite, ce qui convient à ce que dit Pétrarque. »

1. Ces lettres expriment le regret, mais non la douleur, et elles pourraient justifier
ce que l'on a dit des rapports de Laure et de Petrarque, Laure n'étant qu'une amante
littéraire ou imaginaire, Pétrarque réservant son cœur à d'autres. — Alexandre Tassoni,
d'après les *Mémoires pour la vie de Pétrarque* (t. II, p. 478), dit, dans un autre sens, à
propos de Laure et de Pétrarque : « Pétrarque jouissait d'elle comme les rats jouissent des
drogues d'une apothicairerie, en léchant au dehors les vases qui les renferment. »

2. Clément VI, ou Pierre Roger, était d'une famille noble du diocèse de Limoges, moine
bénédictin de la Chaise-Dieu, docteur de Paris, archevêque de Rouen et cardinal.

était au service de ce pape, en 1348, lors de l'apparition de la peste à Avignon.

Gaetano Marini, dans son ouvrage sur *les Archiâtres des Papes* [1], donne la liste des médecins de chaque pape par ordre chronologique (p. xxvi). Les médecins de Clément VI (1342-1352) étaient : Stefano Seguini, — Giovanni da Firenze, — Stefano Ancelini, — Raimondo Rainaldi de Vinario, — Guelmo de Lavetagio, — Lorenzo dal Biarz, — Giovanni la Marescala, — *Guidone de Chauliac*, — Pietro Angerii, chir., — Giovanni da Genova, chir., — Giovanni Gabrielli, chir., — Alberto da Erbipoli, med. della Fam., — d. Giacomo Capelluti, — d. Giovanni d'Alais.

D'après cette liste, Guy aurait été nommé médecin de Clément VI le dernier; il est placé parmi les médecins, et non parmi les chirurgiens. Mais s'il était au service de Clément VI en 1348, était-il déjà médecin en titre, ou le devint-il seulement en 1352? C'est ce que semble croire Marini. — Dans le volume des *Officiales de Clément VI*, il trouve, en effet, à la date du 2 janvier 1352 : « *Dominus Guigo de Caulhiaco Sacrista Viennen., Magister in medicina fuit receptus in Capellanum commensalem de mandato D. N.* » — Marini fait remarquer que l' « on aurait certainement écrit *Medicus D. PP.*, comme pour Lorenzo et Giovanni, et non pas simplement docteur en médecine, s'il eût été élevé à une telle dignité »; Marini en conclut donc qu'il devint archiâtre du pape dans le courant de l'année 1352.

Guy fut également médecin d'Innocent VI [2] (1352-1362); les autres médecins de ce pape étaient, d'après Marini : Lorenzo del Biarz, — *Guidone de Chauliac*, — Pietro Pestagalli. — A. Guglielmo Ghezzi. — Giovanni de Gabrielli, chir.

Le 12 avril 1353, quelques mois après son élévation, Innocent VI nomme Guy de Chauliac à un canonicat avec prébende, vacant dans l'église de Reims, par la mort d'Étienne de Chaulhaguet, ainsi qu'il résulte de la bulle publiée par A. Thomas [3].

Villeneuve-lez-Avignon, 16 avril 1353.

A notre cher fils maître Guy de Chauliac, chanoine de Reims, notre chapelain, salut.

Les bons et intimes services que vous avez rendus jusqu'à ce jour, à nous et au Siège apostolique et que vous ne cessez de nous rendre, votre savoir, l'honnêteté de votre vie et de votre caractère, votre probité et vos vertus, que nous ont révélées une expérience familière, sont autant de raisons pour que nous vous manifestions notre faveur et notre reconnaissance avec libéralité. Puisque donc le canonicat et la prébende de l'église de Reims, dont était jusqu'ici titulaire Étienne de Chaulhaguet, chanoine de la dite église, chapelain

1. G. Marini, *Degli archiatri pontifici.* Roma, Pagliarini, 1784, 2 vol. in-4°, p. xxvi, p. 78.

2. Innocent VI, Étienne d'Albert, naquit dans le Limousin, il enseigna le droit civil à Toulouse.

3. *Les lettres à la cour des Papes.* Extrait des *Mélanges d'archéologie et d'histoire,* publiés par l'École française de Rome. — Rome, 1884, p. 70.

de notre chapelle, dans l'église de Reims, sont devenus et demeurent vacants par suite de la mort d'Étienne, décédé auprès de notre Siège apostolique, et que nul excepté nous, ne peut en disposer à son tour, Nous, à la considération des mérites et services énumérés plus haut, voulant vous faire une grâce spéciale, nous vous conférons le canonicat et la prébende susdits avec la plénitude de la juridiction canoniale et tous ses droits et prérogatives, et cela de notre propre mouvement, sans y être incité par une demande émanant soit de vous, soit de quiconque autre, de notre propre libéralité et en vertu de notre autorité apostolique.

Donnée à Villeneuve-lez-Avignon, xvii des kal. de sept., an 1 [1].

M. Ch. Cerf, chanoine de l'église de Reims, à qui j'avais communiqué cette bulle, en a retrouvé la trace dans la liste des prébendes et des chanoines de cette église, dressée en 1784, par le chanoine Lecomte et conservée à la Bibliothèque de l'archevêché; on y lit, p. 89, prébende 69ᵉ, « latus sinistrum, Stephanus de Chaulalagueto, 1349 », puis aussitôt : « Guido de Cauliaco, 1353 ». On la retrouve également dans l'ouvrage de H. Weyen, *Dignitates Ecclesiae metropolitanae Remensis* (ms. in-f° de la Bibl. de la ville de Reims, fol. 351), avec cette différence qu'il donne comme étant la 68ᵉ prébende, celle que Lecomte désigne comme la 69ᵉ :

Probanda 68 : Guido de Cauliaco, domini nostri Papæ capellanus, authoritate apostolica Innocentii 6 Papæ, per procuratorem 5 nov. 1353, per obitum Stephani de Chaulhagueto quondam capellani dicti Papæ. — Receptus autem fuit dictus Guido salvo jure Ecclesiæ et cujuscumque [2].

Guy fut donc reçu canoniquement, dit M. Cerf; mais vint-il réellement à Reims, ou fut-il reçu par procuration le 5 novembre 1353, plus de six mois après la bulle du Pape? Les notes venant des Archives de Reims conduisent à

---

1.   *Villeneuve-lez-Avignon, 16 avril 1353.*

Innocent VI nomme Guy de Chauliac à un canonicat avec prébende vacant dans l'église de Reims par la mort d'Étienne de Chaulhaguet.

Dilecto filio Magistro Guigoni de Cauliaco, canonico Remensi, capellano nostro, salutem, etc.

Grata tue familiaritatis obsequia que nobis et apostolice sedi hactenus impendisti et incessanter impendere non desinis, necnon literarum scientia, vite ac morum honestas et alia tuarum probitatis et virtutum merita familiari experientia nobis nota nos inducunt ut tibi reddamur in exhibitione favoris et gratie liberales. Cum itaque canonicatus et prebenda ecclesie Remensis quos quondam Stephanus de Chaulhagueto, ejusdem ecclesie canonicus, capellanus capelle nostre, in ecclesia predicta dum viveret obtinebat, per obitum ipsius Stephani qui nuper apud sedem apostolicam decessit, apud sedem ipsam vacaverint et vacent ad presens nullusque de eis preter nos hac vice disponere possit..... Nos volentes tibi premissorum meritorum et obsequiorum intuitu gratiam facere specialem, canonicatum et prebendam predictos sic vacantes cum plenitudine juris canon[i] ci ac omnibus juribus et pertinentiis suis motu proprio non ad tuam vel alterius pro te nobis oblate petitionis instantiam, sed de nostra mera liberalitate apostolica tibi auctoritate conferimus...

Datum apud Villamnovam Avinionensis diocesis XVII kal. septembris, anno primo.

(Reg. d'Innocent VI, coté 221, bulle n° 377.)

2. *Prébende 68.* « Guy de Chauliac, chapelain de Notre-Seigneur le Pape, par l'autorité apostolique du pape Innocent VI, par procuration du 5 novembre 1353, étant mort Etienne de Chaulhaguet, ci-devant chapelain dudit pape. Ledit Guy fut donc reçu, sous réserve du droit de l'Eglise et de tout autre. »

cette dernière opinion [1]. — Ces bénéfices éloignés étaient-ils pour Guy l'occasion de voyages pendant lesquels il pratiquait la chirurgie? Rien ne le prouve; d'ailleurs il ne reste que six ans chanoine de Reims. Guy de Chauliac conserve, en effet, son canonicat et sa prébende de Reims jusqu'en 1359, année où il est nommé prévôt du chapitre de Saint-Just à Lyon; c'est peut-être à cause de cette nouvelle distinction qu'il a abandonné le canonicat de Reims. Il a pour successeur, dans ce dernier bénéfice, « Johannes de Rupe, per procuratorem 6 Aprilis 1359... », disent les archives de Reims.

Guy devient donc prévôt du chapitre de Saint-Just à Lyon, et, le 18 août 1359, nous le voyons en cette qualité, faire hommage lige au seigneur Guillaume de Turey, archevêque et comte de Lyon : il est ainsi désigné dans l'acte d'hommage (V. p. justif., n° 2, p. CLXII) : « Venerabilis et circumspectus vir, dominus *Guigo de Cauliaco*, canonicus et prepositus ecclesie Sancti-Justi Lugduni, medicus que domini nostri pape. » M. Guigue, de Lyon, dans son livre *les Tard-Venus*, montre que Guy était déjà prévôt de Saint-Just, au 15 janvier 1359 (n. s.), d'après un document des archives de la ville de Lyon [2] (V. *Prévôt*, p. 720).

Innocent VI meurt en 1362, il a pour successeur Urbain V [3]. Guy de Chauliac devient son premier médecin. Marini donne la liste chronologique de ses collègues : *Guidone de Chauliac*, — Raimondo de Salaironis, — d. Guglielmo Ghezzi, — s. Giovanni Giacomo. — Robino da Singallo, chir. — Gandolfo da Cremona, chir.

Guy reste chanoine et prévôt de Saint-Just jusqu'à sa mort; nous voyons que le 25 juin 1366, il ouvre un registre séculier ou *registre de justice*, qui, étant resté en blanc, servit pour la transcription des actes capitulaires (V. p. just., n° 5, p. CLXII). « Papirus secularis curie *circumspecti viri magistri Guigonis de Caulhiaco, prepositi Sancti-Justi Lugdunensis...* »

Le seigneur Charles d'Alençon ayant remplacé le seigneur Guillaume comme archevêque de Lyon, Guy de Chauliac, en qualité de prévôt de Saint-Just,

1. Archives de Reims, fonds du chapitre. « Guigo de Cauliaco, receptus per procuratorem, V° die novembris LIII°. » Liste des prébendes de l'Eglise de Reims. *Livre rouge*, fol. 782°. — On appelait « livre rouge », le livre secret des dépenses.

2. *Récits de la guerre de Cent ans, les Tard-Venus*, par G. Guigue. Lyon, Vitte et Perrussel, 1866, p. 28. — Le 4 décembre 1358 on apprend que des bandes armées s'avancent sur Lyon, on lève des impôts pour subvenir aux dépenses de la résistance. Le 27 décembre l'archevêque Guillaume de Turey réunit en conseil le chapitre métropolitain, avec ceux de Saint-Just, de Saint-Paul, de Saint-Irénée et de Saint-Nizier, l'abbé d'Ainay, les consuls et les maîtres des métiers : on décide que tous payeraient l'impôt de deux deniers pour livre, nobles, prêtres et bourgeois; pourtant dès le 15 janvier 1359 (nouveau style) le prévôt de Saint-Just protestait déjà.

Le procureur du prévôt Guy de Cauliaco avançait : « Quod dictus dominus prepositus habet omnimodam juridictionem altam et bassam, merum et mixtum imperium in villis sanctorum Justi et Yrenei predictis et in territorio earumdem, et quod propter hoc dictas ordinationes seu impositiones non fiat nec intelligatur eo factum prejudicium ipsi domino preposito ecclesie et juridictioni ipsius domini preposti, quodque omnia que fient in dictis villis ratione et ex causa dictarum ordinationum seu impositionum, fiant, agantur et exerceantur nomine, auctoritate et ex parte dicti domini preposti et juridictionis sue et non nomine et auctoritate seu ex parte aliquorum aliorum (*Arch. de la ville de Lyon*, CC. 189, fol. 10, v°).

3. Urbain V, Guillaume Grimoard, né dans le Gévaudan, moine bénédictin, enseigne le droit à Montpellier, Toulouse et Paris. Il fonde la cathédrale de Mende et un collège pour douze étudiants en médecine à Montpellier.

renouvelle envers lui, le 16 janvier 1367, l'hommage lige qu'il avait fait le 18 août 1359 envers son prédécesseur (V. p. just., n° 3, p. CLXII).

Le 30 septembre 1367 (V. p. just., n° 7, p. CLXIII), un acte capitulaire constate que *Guigo, prepositus*, est nommé hostelier à prix d'argent (pro pecunia hostelarium) par le sieur Jean Quartier, et que, bien qu'il ait été nommé à prix d'argent, il pourra dans l'intervalle de quinze jours choisir ce qu'il préférera, ou de tenir l'hospice (hospicium) lui-même, comme il est d'usage depuis longtemps, ou de payer redevance, ou autre chose, comme il a été réglé déjà. On tenait compte de ce que Guy était retenu à Avignon, auprès du Pape [1].

Une pièce importante (V. p. just., n° 32, p. CLXXXV) que je dois à l'obligeance de M. André, archiviste du département de la Lozère, nous fait connaître qu'en 1367 Guy de Chauliac était aussi *chanoine de Mende*, en même temps qu'elle nous le montre en relations, sur la fin de sa vie, avec les *seigneurs de Mercœur*, qui avaient protégé son enfance et avaient sans doute aidé à sa fortune. Il s'agit d'un serment de fidélité et d'un hommage fait par Béraud, seigneur de Mercœur, à Pierre, évêque de Mende et comte de Châlons, pour tous châteaux et villes, etc., qu'il avait et tenait dans le pays de Châlons et le diocèse de Mende. La cérémonie se fit à Avignon, le 29 décembre 1367, au palais du pape, dans la salle du consistoire, en présence de cardinaux, évêques et de *Guidone de Chaulhaco, canonico dicte ecclesie Minatensis et dicti domini nostri pape medico*, etc... [2].

Cette pièce montre la situation considérable dont jouissait Guy de Chauliac à la cour du pape.

La même année 1367, Urbain V était parti le 30 avril pour Rome; Guy de Chauliac ne l'avait pas suivi. Le pape revint à Avignon le 24 septembre 1370; mais dans cet intervalle, Guy de Chauliac était mort.

Jusqu'aujourd'hui la date de la mort de Guy de Chauliac est restée inconnue; j'ai trouvé des indications différentes, l'une dit nettement que Guy est mort le 23 juillet 1368, l'autre fixe le service anniversaire au 13 juillet, une troisième au 17 juillet; comme l'anniversaire ne se célébrait pas nécessairement le jour du décès, ainsi que le prouvent les deux dernières indications, la date exacte de la mort de Guy est plutôt celle du 23 juillet, qui se trouve dans une note du registre G 2728 des *Archives départementales de la Lozère* [3], d'après laquelle Guido de Chaulhaco est mort le lundi après la fête de Sainte-Marie Madeleine, c'est-à-dire le 23 juillet 1368.

Dans le même registre on lit : le comptable a reçu : Item, du sieur *P. de Montterreuse*, payant pour le service funèbre du sieur Guidon de Chaulhac,

---

1. L'hospicium ou hospice désignait une maison rattachée à une abbaye, et où les pauvres et les voyageurs étaient reçus gratuitement, ou en payant. Au moyen âge presque chaque abbaye avait son hospice; chacun des membres du chapitre devait probablement remplir le rôle d'hostelarium, d'hostelier, c'est-à-dire surveiller l'hospice; ou, s'il ne pouvait remplir cette charge lui-même, il devait payer une redevance ou se faire remplacer. C'était précisément le cas de Guy, aussi lui laisse-t-on le choix de ce qu'il voudra faire.

2. Dans cette pièce de 1367, Chaulhac est orthographié comme on l'écrit aujourd'hui.

3. *Arch. département. de la Lozère*, série G 2728. Extrait du registre de comptabilité de 1366 à 1379, fol. 26 v. — « Anno quo supra 1368. Die lune post festum sancte Marie Magdalene obiit dominus Guido de Chaulhaco. »

chanoine de Mende, 1 franc; et le sieur *B. Angelart* payant pour l'*obit* de Guidon de Chaulhac, chanoine de Mende, 40 florins [1].

Dans un acte capitulaire de Saint-Just (V. p. just., n° 10, p. CLXXVI), du 13 juillet 1369, il est dit que Guy de Chauliac, jadis prévôt de Saint-Just, avait légué à l'église de Saint-Just dix florins pour célébrer son anniversaire dans ladite église. Cette somme étant insuffisante, Étienne de Chauliac, dit Cabasset, neveu de Guy, reconnaît devoir au chapitre de Saint-Just 60 florins d'or, pour compléter la somme nécessaire à la célébration, chaque année, dans ladite église, de l'anniversaire de Guy, *le treizième jour du mois de juillet.* — Jusqu'à ce qu'Étienne ait versé les 60 florins d'or, il payera chaque année, un sou par livre, à savoir trois florins d'or pour ledit anniversaire; à partager entre les membres présents de ladite église, comme il suit, à savoir : quinze sous à ceux qui seront présents aux matines des morts, quarante sous à ceux qui assisteront à la messe anniversaire, cinq sous viennois au sacristain pour sonner les grosses cloches.

Les registres des recettes des anniversaires de Saint Just donnent la date de plusieurs des messes anniversaires de la mort de Guy de Chauliac, de 1428 à 1479; ils placent l'anniversaire au 17 juillet, au lieu du 13, date qui se trouve dans l'acte capitulaire n° 10. Les frais du service sont acquittés par des personnes étrangères au chapitre et à la famille de Guy [2].

En quel lieu mourut Guy de Chauliac? La tradition rapporte (L. de Mirbel) que, parvenu à la vieillesse, il voulut revoir le pays où il était né, qu'il y mourut et fut inhumé dans la chapelle du château voisin, laquelle fut détruite pendant les guerres religieuses du XVI° siècle. Ceci est de la légende. Un document, une lettre de 1368, permet d'établir que Guy est mort près de Lyon et non à Chaulhac ou à Avignon.

Cette lettre, importante par les renseignements qu'elle renferme (V. p. just., n° 32, p. CLXXXV), fut adressée le 15 septembre 1368, par Jean, évêque de Châlons, à l'obédiencier [3] et au chapitre de Saint-Just, au sujet d'une demande du sacristain, qui réclame le lit que Guy possédait à Saint-Just, nous apprend que, d'après le dire de messire Jean Quartier, Guy avait élu sa sépulture dans son décanat (c'est-à-dire à Saint-Just), et que Cabacet (Étienne de Chauliac) lui a rapporté, que, deux ou trois jours avant sa mort, Guy a dit une fois, que s'il venait à mourir dans son décanat il voulait y être enseveli, dans le tombeau des prêtres; mais sur ce point il n'a été fait ni écriture, ni codicille.

L'évêque, considérant ce désir exprimé par Guy, et divers précédents, qu'il rapporte, lesquels autorisent à l'abandon du lit du prévôt, considérant que le

---

1. Registre G 2728. Comptabilité du clergé de Mende, après le 19 novembre 1369. On lit, le comptable a reçu,... etc. — Item, a domino P. de Monte Terrosa solvente pro fûne (*sic*) [*] domini Guidonis de Chaulhaco canonico Mimatensis, 1 francum. Item, a domino B. Angelart pro obitu domini Guidonis de Chaulhaco canonici Mimatensis, 40 florins.

2. Généralement le capital versé pour la célébration des anniversaires était converti en rentes foncières, rentes payées par les fermiers des terres acquises; aussi les héritiers n'avaient-ils pas à paraître.

3. L'obédiencier, l'obédiencier est le premier dignitaire du chapitre.

[*] *Fune, funere,* funérailles. service funèbre? *fine,* la fin?

prévôt en question avait tous ses biens à Saint-Just, qu'il y tenait l'hospice (V. p. lxxxviii), bien qu'il soit décédé ailleurs, puisqu'il était dans l'intention de revenir incontinent et de vivre audit Saint-Just, en conséquence, il paraît que le lit doit être délivré au sacristain, et la sépulture de Guy être faite dans ce même lieu de Saint-Just.

Guy n'est donc pas mort à l'abbaye même de Saint-Just, mais près de Lyon, sinon dans la ville. Ce fait est encore prouvé par la date du partage des prébendes dont il jouissait [1]. En effet les revenus de Guy ont été partagés le 25 juillet, c'est-à-dire deux jours après sa mort, survenue le 23 juillet. Le court intervalle qui existe entre la date du décès et celle du partage vient encore prouver que Guy est mort près de Lyon.

Les documents qui fixent la mort de Guy à Avignon, n'ont pas la même valeur que les précédents, ils reposent seulement sur la tradition.

Dans la *Gallia purpurata*, à propos de la vie de Clément VI (p. 70), il est dit que Guy mourut à Avignon : « Guido Chaulia gabalus peritissimus chirurgus et medicus Clementis decessit Avinione, tempore Urbani V, tumulatus in coemeterio Campi floridi juxta Rhodanum [2]. »

Dans le troisième volume qui fait suite aux *Annales sur l'histoire d'Avignon*, de Polycarpe de la Rivière (chartreux qui vivait dans la première moitié du xviie siècle), volume qui n'est pas de sa main, on trouve une note sur Guy de Chauliac. Il y est dit aussi que Guy mourut de la peste à Avignon et qu'il fut inhumé à Champfleury, au cimetière des pestiférés, qui avait été établi par Clément VI, en 1348. Quoique cette note renferme plusieurs erreurs, je crois devoir la reproduire *in extenso*, telle que je la dois à l'obligeance de M. Barrès, bibliothécaire de la ville de Carpentras [3].

---

1. D'après Allut, l'usage était, dans le chapitre de Saint-Just, comme dans celui de l'Église de Lyon, de procéder capitulairement au partage des bénéfices devenus libres par le décès du chanoine titulaire, le lendemain et quelquefois le jour même de la mort.

2. *Gallia purpurata*. Lutetiae Parisiorum, Simonem Le Moine, 1638, in-fol. — A la table on lit : Guido Chaulia chirurgus insignis moritur. — A la p. 70 on lit en marge de la première ligne de la note sur Guy : « nauclerus ».

3. *Guidon Chaulia ou de Calliaco prebstre, medecin, chirurgien, est mort en la ville d'Avignon, et comment* (fol. 129 et 130). — L'an 1348, du temps que le pape Clément VI estoit en la ville d'Avignon et gouvernoit le Saint Siège apostolic, la volonté de Dieu fut telle de chastier son peuple pour les grandes offenses commises, manda la peste, fléau dangereux, quasi par toute l'Europe durant l'espace de trois ans, en telle sorte que quasi tout le monde fut attaqué et quasi perdu, principalement en la ville d'Avignon. Ce fléau estoit si terrible qui faisoit de grands maux et donnoit la mort à mille et mille personnes. Ce que considérant, le Saint Père le pape Clément, y volut mettre ordre pour secourir les poures pestiférés, et pour faire ensevelir les corps morts. Ce bon pontife esmeu de charité et de pitié, manda en la ville d'Avignon monsieur Guido Chauliac, prebstre, medecin et chirurgien, homme fort retord pour le secours des poures malades pestiférés. Il se comporta fort honnestement au secours des malades. Il estoit de nation francoys, du lieu appelé Gabalum (des frontières d'Auvergne, diocèse de Mende), vir doctissimus in medicina atque celeberrimus, et in chirurgia nulli sui temporis secundus, tellement que nomen suum scribendo notificavit posteris par les œuvres qu'il a laissé par escript, qu'est apelé la grande chirurgie de monsieur Guidon de Chauliac, medecin très fameux de l'université de Montpellier composée l'an de grace 1363. — Il est digne d'estre loué à jamais pour ses qualités et pour le grand et fidèle service qu'il a fait aux malades de la peste en la ville d'Avignon et l'hospitau apelé Champflory, lieu dédié pour les malades attaqués de la contagion et pour ensevelir les corps morts de ladite maladie; de laquelle maladie, ledit Guidon Chauliac est mort. Et pour monstrer les qualités de Guidon Chauliac, il estoit

Bouche dit également que Guy, « tenu pour le maître de la chirurgie »,
mourut à Avignon.

· Le manuscrit latin 8761 de la Bibliothèque nationale renferme trois Épitaphes faites en l'honneur de *Guido Calliensis*; ces épitaphes, dans le catalogue des manuscrits latins de l'ancien fonds, publié en 1744, sont considérées
comme se rapportant à un personnage différent de Guy de Chauliac. Peut-on
cependant identifier Guido Calliensis et Guido de Cauliaco? Cela nous a semblé
possible étant donné que Guy de Chauliac a été aussi appelé Guido de Calliac
(p. CXXVI).

Nous devons dire toutefois que M. Michel Deprez, Conservateur du département des manuscrits à la Bibliothèque nationale, qui a bien voulu, sur notre
demande, examiner ces documents, ne croit pas que Guido Calliensis et Guido
de Cauliaco soient un seul et même personnage. Selon M. Deprez, il s'agit ici
d'un médecin d'origine italienne (peut-être de la ville de *Cagli*, dont la forme
adjective ferait bien *Calliensis* vivant du temps de Cosme I de Médicis, le
Père de la Patrie, ou de son petit-fils, Laurent le Magnifique. L'opinion de
M. Deprez nous paraît appuyée sur de fortes raisons, mais, comme les épitaphes en question sont curieuses par elles-mêmes, nous croyons utile de les
reproduire en note, et de mettre le lecteur à même de décider [1].

double medecin, des âmes et des corps, qui sont qualités exquises qui se trouvent fort
rarement en un subject et en un homme. Il estoit prestre, Dieu l'avoit volu honorer de
cette dignité pour consoler les âmes en leurs afflictions, et de la dignité et qualité de
medecin pour servir le corps, et de la qualité de chirurgien pour guarir les plaies, apostumes et ulcères. — Ayant servi fort honorablement la ville d'Avignon, en ce temps dangereux de contagion, il est mort et décédé dans l'hospital des pestiférés Champflory, l'an
1362 et le ... du mois ... et ensevely audit lieu. Tous les chirurgiens qui passent en la
ville d'Avignon ne partent point sans avoir vu la sépulture dudit Guidon Chauliac. —
Histoire d'Avignon, tome III de l'ouvrage de dom Polycarpe de la Rivière; notes et
documents relatifs à l'histoire d'Avignon pendant le XIVᵉ siècle; manuscrit de la bibliothèque d'Inguimbert à Carpentras, n° 503.

1. Le manuscrit latin 8761 a été examiné avec soin par M. Deprez, et sa conclusion est
qu'il a été écrit en entier en Italie, par une même main, à la fin du XVᵉ s. (après 1464),
ou dans les premières années du XVIᵉ. Il se compose de documents d'origine antique (grecque
ou latine) et de documents, de beaucoup les plus nombreux, d'origine italienne et concernant des personnages et des événements italiens, surtout toscans, du XVᵉ siècle. Quant
aux épitaphes du folio 74, il pense qu'elles se rapportent à un médecin italien et que dans
l'avant-dernier vers de la seconde pièce, il s'agit probablement de Cosme de Médicis, le
Père de la Patrie, ou de Laurent le Magnifique.

Texte des épitaphes qui sont dans le manuscrit latin 8761, f° 74.

Epitaphium magistri Guidonis Calliensis fisici omnium praestantissimi.

    Qui fuerat toto meritis celebrandus in aevo
        Hic jacet: hunc parvo pondere tegit humus!
    Heu probitas, antiqua fides, nunc conditur urna!
        Spiritus at clarus pura per astra volat.
    Guido, salus domini, primis jam notus ab annis,
        Et civibus cunctis spesque salusque fuit.
    Hunc olim Pallas docuit, post clarus Apollo
        Instituit medicis artibus ingenuis.
    Ergo omnis luget, populo comitante, senatus;
        Ornatur lacrymis principis ille sui.
    Felix qui meruit luctus in funere tantos!
        Si nunc sentiret, viveret ipse magis;
    Ast ego, qui laetis potuissem tollere vivum
        Laudibus, haec cineri carmina moesta dedi.

J'aurais voulu donner un *portrait de Guy de Chauliac*, mais je n'ai rien trouvé d'authentique; ceux qui ont été faits jusqu'aujourd'hui sont fantaisistes et pleins d'anachronismes.

Ranchin, chancelier de l'université de Montpellier, en 1612, fit faire les portraits des médecins célèbres et des professeurs de la Faculté de médecine, et parmi eux se trouve celui de Guy de Chauliac, avec le costume de professeur et une grande barbe blonde; au-dessous du portrait, on lit « Guy de Chauliac, 1364 ».

Les éditions espagnoles de la *Grande Chirurgie*, de 1574 et 1596, renferment un portrait de Guy de Chauliac, également sans valeur.

J'en dirai autant du portrait publié par Dugès, en 1827, et de celui qui fait

Ipse Guido loquitur.

Inspice qui properas rogito : ne sperne sepulti
   Verba, sed attentis mentibus ista lege!
Guido fuit nomen, docuit Minerva potensque
   Instruxit Phœbus; nunc tenet alta quies.
Ipse ego naturam tenuique et sidera novi,
   Et potuit mortem pellere docta manus.
Saepe ego magnanimi ducis patrieque parentis
   Reduxi vitam civibus ipse meis!

Pro eodem.

Clauditur hic Guido, pietas, doctrina fidesque,
   Et cæli tractus et medicina simul
Finit.

Traduction des épitaphes que je dois à M. Person, professeur au lycée Condorcet :

Épitaphe de maître Guido Calliensis, de tous les médecins le plus éminent.

« Celui qui, par ses talents, méritait d'être célébré dans les siècles des siècles, gît ici, et une faible couche de terre le recouvre.

« Hélas! probité, loyauté antique, tout cela tient enfermé dans une urne; mais son âme glorieuse plane dans la sérénité des astres.

« Guy, le sauveur de son prince, déjà célèbre dès ses premiers ans, fut aussi l'espoir et le salut de tous les citoyens.

« Jadis Pallas* lui donna ses leçons, puis l'illustre Apollon lui enseigna la médecine, art noble entre tous.

« Aussi le Sénat tout entier le pleure, et le peuple imite son exemple : il est honoré des larmes de son prince.

« Heureux celui qui à ses funérailles a mérité un tel deuil! S'il conservait encore le sentiment, il vivrait d'une vie plus intense.

« Pour moi qui aurais pu le combler vivant de joyeux éloges, j'ai consacré à sa cendre ces tristes vers. »

Guy parle lui-même.

« Regarde, toi qui passes, je t'en prie, ne dédaigne pas les paroles d'un mort, mais lis attentivement ce qui suit :

« Guy fut mon nom; Minerve m'a instruit et le puissant Apollon fut mon maître; maintenant je suis plongé dans l'éternel repos.

« Moi, Guy, j'ai connu la nature et su les astres; ma main savante a pu refouler la mort.

« Souvent aussi j'ai rappelé à la vie, pour le bonheur de mes concitoyens, le prince magnanime, Père de la Patrie. »

Pour le même.

« Ici est enseveli Guy, et avec lui, la piété, le savoir, la loyauté et la science du ciel et la médecine. »

* Pallas, ou Minerve, est la déesse de la sagesse.

partie de la collection A. Tardieu, lequel serait fait d'après un portrait possédé par la Faculté de médecine de Paris; mais ce dernier n'existe pas, ou n'existe plus. D'ailleurs le portrait de Tardieu le représente avec barbe et fraise, ce qui est encore un anachronisme (V. la miniature de la p. 25).

Celui qu'a publié Figuier en 1867, d'après la collection Ranchin, ne mérite pas non plus qu'on s'y arrête.

Succession de Guy de Chauliac. Sa famille.

Après la mort de Guy, les *prébendes* qu'il recevait, en sa qualité de prévôt et chanoine de Saint-Just, ont été partagées, entre les chanoines ses collègues, le 25 juillet 1368, deux jours après sa mort. Les actes capitulaires de Saint-Just nous donnent la liste de ces prébendes et le partage qui en a été fait (p. just., nᵒˢ 8 et 9).

D'après une première liste, faite le jour du partage, Guy touchait des revenus dans dix-neuf domaines de Saint-Just, où le chapitre possédait des terres, rentes, servis et cens, c'est-à-dire à Brignais, Chambost, la Chapelle, Saint-Vincent, Dagny, Dardilly, Dargoire, Escully, Francheville, Grézieux, Marols, « Meons », Quincieu, Rochefort, Saint-Galmier, « Saint-Gildas », Sainte-Foy, Saint-Martin-Lestra, Strata, Valonne et Vercieu, et Careysieu. Ces revenus formaient un total de 81 livres d'argent 3 sous 1 denier, en comptant 20 sous à la livre et 12 deniers au sou.

Dans une autre liste dressée le 18 septembre 1368 (p. just., nᵒ 9), Guy percevait des revenus dans dix-huit domaines et leur total faisait 79 livres 3 deniers; de plus il en percevait dans les domaines de Chambost, Saint-Barthélemy Letra, à Chauezans, Sagon, Macherel, à la Chevre-de-Gilmel, à Vilars, domaines tenus par un Jolletus, mais qui ne rentrent pas dans le partage. Ces derniers produisaient 4 livres 16 sous 6 deniers.

Le 25 juillet 1368, ces revenus furent donc partagés entre l'obédiencier de Brignais, le sacristain, le « magister » (maître de chœur), neuf chanoines, neuf bacheliers (baquelarii, nouveaux chanoines), cinq quinquennaires (quinquennarii) et le seigneur abbé (p. just., nᵒ 8).

Les comptes financiers que Guy de Chauliac avait avec le chapitre de Saint-Just, ne furent réglés qu'en 1639. De tous les documents, il résulte que Guy n'avait pas entretenu les terres et châteaux qu'il tenait de Saint-Just, aussi ses héritiers sont-ils poursuivis par le chapitre, surtout à cause de Brignais, tombé si rapidement aux mains des Tard-Venus, en mars 1362, par suite de son état de délabrement (V. Froissard).

Le 14 août 1369, la veille de l'Assomption, le chapitre nomma trois commissaires (deux chanoines et un jurisconsulte), pour examiner quelles étaient les réparations à faire dans les obédiences et autres lieux, où Guy de Chauliac avait une part (p. just., nᵒ 12).

Quelques jours après, le 17 août, le vendredi qui suit la fête de l'Assomption, le chapitre charge le sacristain et deux chanoines de vérifier les comptes du maître de chœur, touchant les recouvrements qu'il a faits, des revenus des

terres que Guy de Chauliac tenait de l'église de Saint-Just, et de clore ledit
compte (p. just., n° 13).

Les commissaires nommés le 14 août 1369 avaient conclu au payement par
Guillot de Chauliac, frère de Guy, de vingt francs d'or, pour la réparation
des immeubles dans lesquels Guy de Chauliac recevait ses produits, et Guillot
remet ces vingt francs d'or au maître de chœur, le 1er avril 1370 (p. just.. n° 14).

Je dois à M. Guigue un document curieux sur les messes anniversaires de
la mort de Guy de Chauliac, il est extrait du registre des anniversaires de
Saint-Just. Ces messes étaient célébrées le 17 juillet, les frais en étaient payés
par des tenanciers (V. note, p. lxxxix).

Le 17 juillet 1428, la messe est payée par les héritiers Jean Claron, dit
Bretel, qui doivent 60 sous, pour la maison du château de Brignais, et par la
fille qui reste (que manet) avec Colin Estaiet, de la paroisse de Saint-Paul à
Lyon, laquelle fille doit 30 sous, comme étant la sœur du fils cohéritier de
Jean Claron, dit Bretel. Quatre ans plus tard, en 1432, ledit anniversaire est
dû par le fils Jean Claron. dit Bretel, et par sa sœur.

En 1463, quatre-vingt-quinze ans après la mort de Guy, on voit participer
aux frais de son anniversaire, Thomas Joyeux et Jean de Mercœur, de Brignais, au nom des héritiers d'Étienne Bretel, dit Charon, de Brignais, et Jean
Lynea, dit German, de Brignais. Benoît Leretier était alors tenancier de tous
les biens.

En 1477-1479, les frais sont dus par les mêmes personnes qu'en 1463. A
une époque postérieure, dont la date n'est pas indiquée, les frais de l'anniversaire furent payés, à la place de Thomas Joyeux et Jean Linea, par Benoît
Leretier, de Brignais, que nous avons déjà vu comme répondant à l'anniversaire de 1463 (p. just., n° 33).

De ce qui précède, nous pouvons conclure que Jean Claron, dit Bretel, a
deux enfants, un fils, Étienne Bretel, dit Charon (il y a transposition et modification de nom, mais nous sommes au xve siècle), et une fille, qui est avec
Colin Estaiet; ils payent en 1428 et 1432.

Étienne Bretel, dit Charon, meurt : la messe est payée, en 1463, au nom
de ses héritiers, par Thomas Joyeux, Jean de Mercœur et Jean Lynea; ils
payent encore en 1477-1479. Plus tard, ils sont remplacés par Benoît Leretier,
de Brignais.

Famille de Guy de Chauliac.

Nous avons vu que Guy de Chauliac, né dans le Gévaudan, avait habité Lyon
pendant longtemps (p. 15), et que de là il s'était rendu à Avignon, mais qu'il
avait toujours conservé des relations suivies avec Lyon, où il était presque
tenu à la résidence, par son titre de prévôt de Saint-Just. Il avait sans doute
attiré sa famille dans cette ville, car après sa mort, nous y trouvons ses deux
frères et son neveu : l'un, Guillot de Chauliac, a un fils, Étienne de Chauliac,
dit Cabasset; l'autre est Bernard de Chauliac.

Guillot de Chauliac

Il est le frère de Guy de Chauliac et le père d'Étienne de Chauliac, dit
Cabasset. La première fois qu'il est fait mention de lui, c'est le 13 juillet 1369.
Guillot fait à ce jour une réclamation au chapitre, au nom de son fils, au
sujet du canonicat et des prébendes (il s'agit probablement d'un compte finan-
cier), et s'engage à accepter la décision qui aura été ordonnée par deux clercs
compétents de la ville de Lyon (p. just., n° 11).

Nous avons vu que, le 1ᵉʳ avril 1370, Guillot de Chauliac avait payé 20 francs
d'or au maître de chœur, pour les réparations des immeubles de Guy.

Guillot de Chauliac, de la cité de Lyon, était un commerçant, nous le trouvons en relations avec Pierre Boyer, qui réside à Mende, et s'occupe des travaux de construction de la cathédrale. Dans les cahiers de comptabilité tenus
par ce dernier, il est plusieurs fois question de Guillot. Le 16 mars 1373, Boyer
vend à Guido (sic) de Chauliac, de Lyon, un drap de soie de Venise, et un demi-
drap d'or de Lucques, quatre manteaux noirs, un rouge et un vert, pour
84 francs ; le même lui doit, pour une pièce de sendal jaune, 6 florins ; il lui
achète 26 mesures de vin, au prix de 8 francs la mesure ; enfin il livre 6 sau-
mées ou saumades (charge d'âne, de bête de somme) du blé acheté de Guy (?).

En mai 1374, Guillot de Chaulhac figure encore sur les comptes, et aussi le
2 mai 1376, pour des vins de Bourgogne, qu'il a fait placer dans la cave de
Boyer. Il est dit enfin, dans le dossier G. 695, que Boyer achète de Guillot
de Chaulhac, de Lyon, 15 saumades de froment, chacune de 10 émines, et
15 saumades d'avoine, chacune de 12 émines, au prix, par saumade, de
3 florins trois quarts [1].

En revenant aux actes de Saint-Just, nous voyons que, le 18 juin 1379, le
chapitre lui fait donner 5 asinées de froment, en compensation d'un cheval

---

1. Dans le dossier G. 659, *Cahiers de comptabilité pour les travaux de la cathédrale,*
tenus par Pierre Boyer (ces cahiers vont de 1366 à 1379), on trouve :

16 mars 1373. — Vendidi Guidoni de Chaulhaco de Lugduno, unum pannum de Veneciis
de cerico, ultra medium pannum aureum de Luca, 111 sacamnos indice, 1 rubeum,
1 viridem : 84 francos. — Item debet ultra pro una pecia sendaci crocei per me sibi ven-
diti et habeo policiam 6 florenos camere. — Item emi ab eo 26 bocas vini precio pro boca
8 francos defalcatis de tota summa 3 francos valen 205 francos. — Solvi sibi 170 francos.
— Item tradidi de blado empto a dicto Guidone 6 saumatas fornerio quas mihi debet vel
pro quibus 3 florenos 1 grossum.

Mai 1374. — Item debet Guilhotus de Chaulhaco pro instrumento obligationis, 1 francum ; — Item pro littera, — Item pro scriptori. — Dictus Guilhotus solvit mihi omnia
salvo, quod debet mihi de resta duas saumatas bladi. Habeo policiam.

2 mai 1376. — Ultra hec ipse debet adhuc computare pro vinis de Burgundia, que isto
anno posuit me insciente in cellario meo.

G. 695. *Cahiers de comptabilité pour les travaux de la cathédrale,* tenus par M. Pierre
Boerii (Boyer), désigné par Urbanus V.

F. VI. — Item emi a Guioto Chaulhaco de Lhugduno XV saumatas frumenti quolibet X
eminarum. Item X saumatas avene qualibet XII eminarum precio pro una saumata frumenti et pro una avene III florenos III quarts. — Instrumentum habet dictus magister
Jo (Johanes) [2] et debet mihi apportare de Venna et de legumenibus tradidi sibi LX francos
solvit totum.

(*Arch. départ. de la Lozère.*)

2. Dans une note précédente, ce notaire est *Jean Torelli.*

qu'il avait prêté ou loué et qui avait été perdu (?) (p. just., n° 24); le 16 juillet 1379, le chapitre ordonne au maître de chœur de remettre audit Guillot 8 florins, pour les choses auxquelles était tenu défunt Thomas de Guy (p. just., n° 25).

Un acte de Saint-Just, du 9 avril 1383, annonce la mort de Guillot de Chauliac, quinze ans après celle de Guy; le même acte rappelle qu'Étienne, fils de Guillot, est tenu de payer au chapitre 240 florins d'or, s'étant porté caution pour son père le 11 avril 1382 (p. just., n° 29).

Étienne de Chauliac, dit Cabasset.

Il est le fils de Guillot et le neveu de Guy; il a le titre de *clerc*; on lui donne cette qualité dans une séance du chapitre de Saint-Just, en août 1369, dans laquelle il figure comme témoin (p. just., n° 12). Le 13 juillet 1369, il s'engage à payer la somme nécessaire pour la célébration de l'anniversaire de la mort de son oncle, dont son père et lui étaient probablement les héritiers, car tous les deux ont réglé des comptes de Guy, après sa mort (p. just., n° 10).

Étienne semble faire le commerce, comme son père, et aussi s'occuper d'agriculture. Le 17 août 1369, il vend au chapitre pour l'usage de l'église de Saint-Just, un drap de soie, moyennant 42 francs d'or (p. just., n° 13).

Le 13 mai 1370 (p. just., n° 15), le chapitre afferme à Étienne, pour une année, le quart des produits et émoluments de Brignais, au prix de 164 florins; en outre, il devra payer au courrier de Saint-Just le quart des revenus de l'année, soit 31 florins et demi; mais il est autorisé à appliquer cette somme en réparations au château de Brignais. Le 7 septembre 1370 (p. just., n° 16), Étienne est encore chargé de faire les réparations nécessaires au château de Brignais, on lui tiendra compte de la dépense sur le loyer qu'il a à payer.

Le 25 février 1374, n. s. (p. just., n° 17), Étienne est nommé par le chapitre, *portier* et *bédaud* du cloître et de l'église de Saint-Just; le 22 janvier 1375, n. s. (p. just., n° 18) il prête serment devant le chapitre pour sa charge de portier du cloître, et l'office de bedeau.

Le 15 mars 1376, n. s. (p. just., n° 20), le chapitre vend à Étienne, bedeau de Saint-Just, la maison d'un défunt obédiencier et chanoine, au prix de 80 livres tournois, valant 80 francs d'or. Le 12 décembre 1377 (p. just., n° 22), Étienne n'a pas encore acquitté le prix de la maison; il s'engage alors à payer à l'église de Saint-Just et au chapitre, une rente annuelle et perpétuelle de 5 florins d'or, pour prix des 80 livres tournois.

Le 16 juillet 1379, il est délivré à Étienne diverses sommes pour ce qu'il a à exécuter aux domaines de Sainte-Foy, de Darziliac et de Saint-Galmier (p. just., n° 25).

Le 11 avril 1382, le chapitre ne veut plus recevoir d'intérêts pour la somme qui lui est due, pour l'anniversaire de Jean, évêque de Châlons; mais entend être payé du capital, soit d'une somme de 240 florins d'or (p. just., n° 27).

Le 9 avril 1383, Étienne s'acquitte d'une partie de sa dette, il vend à l'obédience et au chapitre de Saint-Just, moyennant 80 florins d'or, une vigne lui appartenant, dans la paroisse de Brignais, dans le vignoble de « Monessoblium ». Cette somme sera déduite de celle de 240 florins d'or (p. just., n° 29). —

Le même jour (p. just., n° 30), le chapitre loue à Étienne, pour toute la durée de sa vie, la vigne qu'il vient de vendre, moyennant un fermage annuel de 4 florins d'or, payables par quarts, selon l'usage de la dite église.

Un acte du 21 octobre 1385 fait connaître la mort d'Étienne de Chauliac (p. just., n° 31).

BERNARD DE CHAULIAC.

Un acte de Saint-Just du 24 février 1375 (n. s.) [1] signale la présence au chapitre d'un nouveau chanoine, Bernard de Chauliac, nommé depuis la mort de Guy (p. just., n° 19). On peut supposer que c'est un frère de Guy de Chauliac et de Guillot. En septembre 1376, Bernard participe au partage des revenus du sieur Girerd, et reçoit comme « baccalarium » (nouveau chanoine), à Sainte-Foy, 50 sous, et en espèces 50 sous (p. just., n° 21).

Bernard de Chauliac meurt le 18 octobre 1381, treize ans après Guy, et avant Guillot et Étienne. Le partage de ses bénéfices, dont le total montait à 19 liv. 7 s. 5 d., est fait le lendemain, 19 octobre, entre les membres du chapitre (p. just., n° 26). — En avril 1382, le chapitre ordonne de retenir les revenus des terres dont jouissait Bernard, jusqu'à ce que les héritiers aient payé ce qu'il devait à l'église de Saint-Just (p. just., n° 28).

Ouvrages de Guy de Chauliac.

Guy a écrit plusieurs ouvrages, ainsi qu'il nous l'apprend lui-même. Celui qui l'a fait connaître de la postérité est sa *Grande Chirurgie*, qui seule du reste d'entre ses travaux nous est parvenue. — Les autres sont de petits traités sur l'*astrologie*, sur le régime dans la *cataracte*, sur la *hernie*.

En outre, on lui a attribué des ouvrages dont il n'est pas l'auteur; ce sont : un *Formulaire* ou *Petite Chirurgie*, un *Traité de la Peste*, un *Regimen papalis*, etc.

La Grande Chirurgie.

L'œuvre de Guy de Chauliac, c'est sa *Chirurgie*; c'est à ce livre qu'il doit la place qu'il occupe dans l'histoire. Il l'a écrit à une époque où il n'y avait pas encore de traité didactique de la chirurgie, et où elle n'était pas enseignée dans les Universités. Il existait cependant déjà des ouvrages remarquables, mais aucun n'était complet et ne présentait la science dans son ensemble. Guy s'est proposé de résumer brièvement les travaux de ceux qui l'avaient précédé; aussi a-t-il donné à son œuvre le nom de *Inventarium seu collectorium chirurgiae*. La dénomination de *Grande Chirurgie*, sous laquelle elle est connue, ne date que des éditions latines de Venise, qui l'ont désignée sous le nom de *Chirurgia magna*, pour établir une distinction avec la *Chirurgia parva* qu'on lui attribuait.

---

1. L'année ancienne commençait à Pâques : le titre porte « 24 février 1374 »; en comptant selon le nouveau style, l'année commençant au 1er janvier, la date devient le 24 février 1375.

Plusieurs chirurgiens du moyen âge avaient écrit deux chirurgies, tels Brun et Lanfranc, qui ont chacun une *Chirurgia magna* et une *Chirurgia parva*, alors on a publié une *Chirurgia parva* sous le nom de Guy, et, comme les autres ouvrages du même genre, elle ne renfermait que des formules.

Guy a composé son livre à la fin de sa carrière, quand il avait cessé de faire de la pratique active ; il l'a écrit à Avignon, en 1363, époque à laquelle il devait avoir environ 65 ans ; il mourut peu de temps après, en 1368.

C'est donc un livre écrit par un homme d'expérience, et on en trouve la preuve à chaque page ; aux opinions des auteurs, il ajoute ses remarques, ses critiques. Il écrit, il est vrai, dans son prologue : « Aussi je n'y ai rien ajouté de mon propre, sinon par aventure quelque peu de ce que la petitesse de mon esprit a jugé profitable. » Mais son livre a plus d'originalité qu'il ne le dit, quelquefois même sa critique est vive.

Guy de Chauliac avait fait des études médicales très complètes, il était maître en médecine de l'Université de Montpellier, ce qui était le plus haut titre médical de l'époque ; on ne l'obtenait qu'après de longues années d'études. Puis voulant étendre son instruction médicale, connaître les doctrines et l'enseignement des maîtres renommés, il avait été dans les autres écoles. Les livres étaient rares, l'enseignement des maîtres ne se transmettait pas rapidement d'un pays dans un autre, l'*enseignement oral* était prépondérant, il fallait aller le chercher. Guy de Chauliac se rendit donc à Bologne, qui brillait par l'enseignement de l'anatomie, puis à Paris.

Plus tard il devint médecin des papes d'Avignon et conserva ces fonctions jusqu'à sa mort, c'est-à-dire pendant vingt ans au moins. Il profita de sa situation privilégiée près des papes pour recueillir le plus de livres possible, et se faire envoyer ceux qui étaient écrits de son temps, tels la traduction de Galien, par Nicolas de Reggio, le livre de Gilbert l'Anglais, etc. On a pu voir, par la liste des ouvrages qu'il cite dans sa *Chirurgie*, qu'aucun médecin du xive siècle n'eut une bibliothèque plus riche que celle dont il disposait.

Au moment où Guy entreprit son ouvrage, il restait encore, malgré les travaux des chirurgiens du moyen âge, une distance considérable entre les traités de chirurgie de cette époque et ceux de l'antiquité. « Pour se placer à la hauteur des Grecs, dit Dezeimeris, il fallait, non seulement du génie, mais un amour passionné pour son état, et une constance à toute épreuve, capable de surmonter les difficultés qui s'opposaient, au milieu de la rareté des livres, aux études longues et approfondies. Si l'on considère Guy de Chauliac, au milieu de ce siècle qu'il illustra, on sera forcé de convenir qu'il possédait à un haut degré toutes ces qualités. Doué d'une heureuse perspicacité, d'un esprit droit, d'une raison sévère, il dut à des travaux constants et à la méthode qu'il mit dans ses études, l'érudition la plus étendue qu'il fût possible d'acquérir de son temps, et une notion des travaux de ses prédécesseurs aussi complète que l'exigeait le projet qu'il avait formé de tracer le code des connaissances acquises en chirurgie. Un savant et judicieux historien (Ackermann) a dit que la *Chirurgie* de Guy de Chauliac pouvait tenir lieu de tout ce qui avait été écrit jusqu'à cette époque. S'il était permis d'adopter à la lettre ce jugement, le chirurgien du xive siècle serait le premier et jusqu'ici peut-être l'unique auteur qui eût jamais mérité un pareil éloge. Du moins, ne saurait-on lui refuser celui d'avoir fait un ouvrage infiniment supérieur à tous ceux qui parurent vers le même temps, et même bien longtemps après. La postérité lui a rendu cette justice, puisqu'il fut, pendant près de trois siècles, le classique par excellence. Il rendit l'étude facile, profitable, et les nations étrangères tributaires de notre patrie. »

Le jugement d'Ackermann eût été tout à fait juste si Guy de Chauliac avait eu connaissance des livres de chirurgie d'Hippocrate, et des ouvrages de Celse, d'Oribase et d'Aetius; mais, en dehors de ces auteurs, Guy nous fait connaître exactement la chirurgie de Galien, celle de Paul d'Egine, celle des Arabes et des chirurgiens du moyen âge.

On voit donc dans quelles conditions Guy entreprit la rédaction de son livre. Quant aux principes qui le guident dans le choix et l'interprétation des matériaux, il les expose ainsi (p. 16) : Parlant des chirurgiens du moyen âge, il dit : « Mais je m'esbays d'une chose, qu'ils se suivent comme des grües. Car l'un ne dit que ce que l'autre a dit. Je ne sais si c'est par crainte ou par amour qu'ils ne daignent ouïr, sinon choses accoutumées, et prouvées par autorité. Ils ont mal lu Aristote au second de la *Métaphysique*, où il montre que ces deux choses empêchent le plus la voie et connaissance de la vérité. Qu'on laisse telles amitiés et craintes, *quia amicus est Socrates vel Plato, sed magis est amica veritas*. C'est chose sainte et digne d'honorer en premier lieu la vérité. Qu'ils ensuivent la doctrine dogmatique de Galien, laquelle est entièrement composée d'expérience et de raison, en laquelle on recherche les choses et on méprise les mots....

« Je ne dis pas toutefois qu'il ne soit très bon d'alléguer des témoignages en son propos, car Galien, outre la raison et l'expérience, qui sont à tous hommes deux instruments de juger, invoque le témoignage. Dont, au premier du *Miamir*, il dit que la créance des choses qu'on écrit augmente de l'accord de ceux qui les récitent. Et ainsi ferai-je (comme j'ai dit) en ma procédure, avec l'aide de Dieu glorieux. » Et il a fait ainsi.

En quelle langue Guy a-t-il écrit sa Chirurgie? Il était clerc, il avait fait ses études médicales à l'Université de Montpellier, où le latin seul était admis, ainsi que dans les autres Universités de la chrétienté; c'était la langue commune des clercs, et celle qui servait aux ouvrages scientifiques. Guy était chanoine et prévôt de Saint-Just, à Lyon, où l'on parlait latin, ainsi qu'en témoignent les procès-verbaux (voir les pièces justificatives, p. CLXXI). Guy était donc familier avec le latin, et c'est en cette langue qu'il a écrit. Mais le latin de cette époque était une langue dénaturée. C'est un mélange de latin classique et de mots français, provençaux, arabes, auxquels on donne simplement une désinence et une tournure latine [1]. On rencontre dans son texte très peu de mots d'origine

---

1. Pour comprendre ce qu'était le *latin en usage au XIVe siècle*, il est nécessaire de rappeler brièvement les modifications subies par cette langue jusqu'à cette époque; ce sera rappeler en même temps les *origines de la langue française*. J'emprunte les éléments de cette note au livre de M. Petit de Julleville (*Notions générales sur les origines et sur l'histoire de la langue française*).

La Gaule, cinquante ans av. J.-C., parlait le celtique et l'ibérien; lorsque César y entra, le latin n'y était pas tout à fait inconnu; il se répandit après la conquête. Le latin importé ne fut pas le latin classique du siècle d'Auguste, mais le latin populaire, qui était

grecque ; cette langue était inconnue des clercs du moyen âge, et la plupart des traductions latines venaient des livres arabes où les formes grecques avaient disparu. Les quelques mots d'origine grecque, qu'on trouve dans le texte de Guy, viennent probablement de la traduction latine de Galien faite, sur le grec, par Nicolas de Reggio.

Malgré ces éléments barbares, le style de Guy de Chauliac est net, très concis ; souvent sa phrase est aphoristique ; il use beaucoup des élisions. Sa description est intéressante et pittoresque, elle a une tournure originale, que l'on ne peut rendre avec le français moderne, et qui est conservée, au contraire, par le vieux français, lequel suit le latin pas à pas. C'est ce qui m'a déterminé à publier mon édition dans cette langue. — Parfois les mots de Guy sont difficiles à rendre ; alors j'ai donné en note le texte latin pour permettre au lecteur de juger. J'y ai ajouté, selon les cas, une explication, soit au bas de la page, soit dans le glossaire.

Si Guy a écrit en latin, ainsi que cela est admis par la plupart des auteurs, par Joubert, Peyrilhe, Malgaigne, et par moi, n'a-t-il pas fait faire sous ses yeux des copies et des traductions de sa *Chirurgie*, pendant les cinq années qui se sont écoulées jusqu'à sa mort? Sa réputation était telle que son livre devait être attendu, et les manuscrits que l'on trouve encore, prouvent qu'il a été traduit presque immédiatement en plusieurs langues ; aussi je crois que l'on peut répondre affirmativement à la question posée plus haut.

En comparant entre eux les textes des différents manuscrits ou éditions, on constate quelques différences, à la vérité, mais elles sont moindres que ne le

introduit en Gaule par les gens du peuple, et qui devint le *bas latin gallo-romain*. A la veille des invasions franques, ce latin était parlé dans toute la Gaule, excepté en Bretagne et dans les Pyrénées. Il devint le *bas latin mérovingien*, parlé sous le règne des dynasties franques.

Après trois siècles de décadence, la latinité classique disparaît au vɪᵉ siècle, ou ne survit que chez un petit nombre de lettrés. La langue romane rustique, le latin rustique, est compris de tous, mais il est moins dégagé du latin classique dans les textes écrits que dans le parler populaire. C'est, du bas latin parlé, non du bas latin écrit, que le français est dérivé. Le bas latin parlé fut employé pendant deux siècles avant la formation et la naissance du français.

Au vɪɪᵉ siècle, la langue latine était arrivée à un grand degré de caprice et d'irrégularité, elle devint alors une autre langue, le *bas latin mérovingien*, qui lui-même devint l'ancien français, la *langue d'oïl*, après plusieurs siècles d'un long et obscur travail.

L'usage du latin est resté habituel parmi les clercs du moyen âge ; mais ils emploient un latin barbare, né vraiment du français, c'est une sorte de latin de cuisine ; les pièces justificatives que je donne en offrent un spécimen. Le latin de Guy de Chauliac est supérieur à celui des procès-verbaux du chapitre de Saint-Just.

S'il est intéressant de savoir quel pouvait être le latin employé au xɪvᵉ siècle, il ne l'est pas moins de savoir quel était l'*état de la langue française* à ce moment, et dans le siècle suivant, car les manuscrits français de la *Chirurgie* de Guy sont de cette époque, et c'est ce français qu'on retrouve en grande partie dans les diverses éditions françaises et dans le texte que j'ai adopté.

La langue française est née vers le ɪxᵉ siècle, d'une transformation lente et spontanée du bas latin ou roman, qui se parlait en Gaule depuis quatre siècles. Dans la première période, la formation du français fut populaire. le vocabulaire du bas latin parlé passa dans le français. Le vocabulaire français était alors restreint, et tous les lettrés parlaient et écrivaient en latin. La formation savante de la langue vint ensuite, elle commença au xɪᵉ siècle. Le français dont il est ici question, c'est la *langue d'oïl*, que l'on parlait au moyen âge dans le nord de la France. A côté d'elle se trouvait la *langue d'oc*, ou *provençale*, parlée dans le Midi, et toutes deux sont émanées du *roman*.

dit Peyrilhe. Elles portent surtout sur quelques citations de Galien, qui sont plus ou moins longuement reproduites. Quant au sens des phrases, au texte original, je le trouve à peu près partout le même, à part des fautes de mots assez nombreuses, qui sont sans doute des erreurs de copistes. Elles m'ont obligé à beaucoup de recherches dans les manuscrits et éditions, etc., mais j'ai pu les corriger presque toutes.

Dans les manuscrits et éditions en français, il y a quelques différences, qui tiennent à ce qu'aux xive et xve siècles, la langue était en période de formation, ce qui amenait des variantes dans le langage de chaque traducteur; en outre, un copiste se permettait quelquefois de remplacer un mot par un autre, qu'il trouvait plus approprié.

Guy a-t-il écrit, en même temps, en une autre langue que le latin? Il connaissait, non seulement le latin, mais la langue d'oc, le provençal; il savait aussi le français, et probablement l'italien; il y avait du reste à cette époque de nombreux rapprochements entre ces langues d'origine romane. Dans les *Mémoires pour la vie de Pétrarque* (t. I, p. 76), il est dit que dans le midi de la France on employait, dans la conversation et les écrits, la langue vulgaire qui avait conservé plus de traits de ressemblance avec le latin que celle des autres provinces, c'était une langue romane ou romanu, le provençal.

Aussi, Desbarreaux Bernard croit-il que Guy a écrit en roman ou patois languedocien (p. cxiii); aucun document ne le prouve, mais on peut admettre qu'il a fait faire une traduction de la *Chirurgie*, en provençal. Ce qui est certain, c'est que des traductions en cette langue existaient dès le xive siècle, et qu'on en trouve en vente au commencement du xve, avec les *Chirurgies* de Lanfranc, Théodoric, Roger, Platearius, Guillaume de Salicet, et le *Trésor des pauvres*, traduits également en provençal. M. Vidal cite même (p. 65) un abrégé de l'*Anatomie* de Guy (Hun libre appelat *Nathomia abrevjada de Gido scrita en paper*).

M. Germain a écrit que le manuscrit français de Montpellier (p. cxiv) pourait bien être l'œuvre de Guy lui-même, ou être « contemporain, selon toute apparence, de sa première publication ». Mais ce manuscrit est une copie et non pas un original.

A propos du manuscrit anglais (p. cxv), Paulin Paris a écrit qu'il a dû être exécuté, sinon du vivant, au moins peu de temps après la mort de l'auteur de la *Grande Chirurgie*. De tout cela il résulte que Guy a écrit la Chirurgie en latin, mais que des copies et des traductions ont pu être faites, dès le xive siècle.

Quant à l'ordre que Guy a suivi dans ses descriptions, il dit (p. 19) que l'étude de la chirurgie comprend trois parties : la première, savoir les lieux de son sujet, c'est-à-dire l'Anatomie; la seconde, savoir amener la fin requise aux lieux du sujet, rechercher la cause qui donnera l'indication curative, c'est la description des maladies; elle est répartie en cinq traités, sur les Apostemes, les Plaies, les Ulcères, les Fractures et Dislocations, les Maladies spéciales; la troisième partie, savoir les instruments avec lesquels on peut amener la fin requise au lieu du sujet (c'est-à-dire le moyen à employer pour guérir), c'est l'*Antidotaire*. Telle est la distribution de l'ouvrage de Guy.

Non seulement son livre est le plus complet de tous ceux qui aient été écrits jusqu'alors, mais il est ordonné avec une méthode admirable, et dans le plan d'ensemble, et dans la description de chaque cas particulier; Guy est pénétré de la logique d'Aristote. Cette qualité explique pourquoi son livre, si riche de citations, a joué un rôle si considérable dans l'enseignement de la médecine, tellement que Guy mérite le nom de FONDATEUR DE LA CHIRURGIE DIDACTIQUE.

Je n'ai pas à donner ici l'analyse ou le commentaire de chacun des traités. Le lecteur reconnaîtra facilement et trouvera de suite les points principaux, grâce aux divisions que j'ai établies dans le texte, par des alinéas, et grâce aux mots imprimés en italique.

Il est une remarque intéressante à faire sur ce livre, c'est que jamais l'auteur ne dit qu'il a fait une chose, ou émis une idée le premier, et jamais non plus il n'attribue une priorité à un autre auteur.

Guy de Chauliac a été comblé d'éloges : Fallope le compare à Hippocrate; Jean Calvo, de Valence, qui a traduit la *Grande Chirurgie* en espagnol, le regarde comme le premier législateur de la chirurgie; Freind, en 1725, l'appelle le Prince de la Chirurgie; j'ai rapporté plus haut l'appréciation d'Ackermann. Peyrilhe considérait la *Chirurgie* de Guy comme l'ouvrage le plus savant et le plus complet de tous ceux du même genre publiés depuis Hippocrate jusqu'à lui, et dont la lecture était encore utile de son temps (en 1784). Begin, dans son ouvrage inédit sur A. Paré, dit qu'il a écrit un livre immortel auquel se rattachent les destinées de la chirurgie française; Malgaigne, dans son *Histoire de la chirurgie* (A. PARÉ, t. I, p. LXVI), s'exprime ainsi : « Je ne crains pas de le dire, Hippocrate seul excepté, il n'est pas un seul traité de chirurgie, grec, latin ou arabe, que je mette au-dessus ou même au niveau de ce magnifique ouvrage, la *Chirurgie* de Guy de Chauliac. » Daremberg veut être moins élogieux, mais il dit : « Guy nous apparaît comme un chirurgien surtout érudit, cependant expert, sans être très hardi. Ce qu'il a inventé de nouveau se réduit en partie à une bonne méthode d'exposition, à prendre le juste milieu entre tous les excès, la pusillanimité ou la témérité; *à choisir le meilleur en toute chose;* c'est presque le même portrait que celui d'Ambroise Paré, au XIVe siècle, mais avec moins d'originalité. »

Je terminerai en rapportant l'opinion formulée par M. Verneuil dans sa conférence sur *les Chirurgiens érudits :* « Les services rendus par la *Grande Chirurgie* furent immenses; par elle commença pour la France une ère de splendeur, c'est donc justice que la postérité ait décerné à Guy de Chauliac le titre de *Père de la chirurgie française.* »

Petits traités de Guy de Chauliac.

Les autres ouvrages de Guy sont des « libelli », sur l'*astrologie*, la *cataracte* et la *hernie.*

TRAITÉ D'ASTROLOGIE.

Guy dit, dans sa *Chirurgie*, qu'il a fait un livre d'astrologie (p. 171, il l'appelle un « libellus de astrologia »; p. 566, un « tractatus de astronomia », et p. 585, un « libellus de astronomia »). En réalité, il s'agit d'un petit traité sur l'astrologie. A cette époque, tout médecin devait être un peu astrologue; Guy le dit à son lecteur : « *Car il faut que tu sois astrologue* ». D'après l'*Apollinare sacrum* de Ranchin, Guy aurait appris l'astrologie d'Arnaud de Villeneuve, et aurait dédié son traité à Clément VI.

Ce que Guy a écrit sur ce sujet est perdu, il n'en existe ni manuscrit, ni imprimé. Malgaigne dit, d'après Hœnel, qu'un manuscrit en est conservé dans la bibliothèque d'Avignon sous le titre de *Astronomia Guidonis*. Il y a, en effet, dans cette bibliothèque, un manuscrit[1] qui porte au dos « Guidonis Astronomia »; mais en feuilletant le livre, j'ai trouvé le nom de l'auteur, « Guidonis Bonati astronomia ». C'est un célèbre astrologue de Forli (Tiraboschi, t. II, p. 73), dont l'ouvrage a été traduit du latin en français pour Charles V, d'après Simon de Phares. L'erreur que Hœnel a propagée vient de ce qu'on n'avait pas examiné le contenu du volume.

TRAITÉ DE LA CATARACTE.

Guy rapporte, p. 485, qu'il a fait un traité (tractatus) du régime à suivre dans les cataractes, pour le roi Jean de Bohême, traité que quelques biographes désignent sous le nom de *De subtilianti diæta*. D'après la chronique des rois de Bohême et l'historien Dubrawius, cités par H. Mollière, le roi Jean perdit l'œil droit en 1337 « par suite de l'humidité ». En 1340, il devint aveugle et fut à Montpellier pour demander les secours de la médecine; c'est à cette date que l'on pourrait placer le mémoire dont parle Guy. Cependant le roi Jean vint encore en France en 1346, et se fit tuer à la bataille de Crécy. A cette époque, Guy habitait probablement Lyon, et sa réputation était grande, puisqu'il a été appelé à donner des soins à un si puissant et si redouté personnage[2]. Guy était peut-être déjà protégé par Clément VI, pape depuis 1342. — On ne trouve nulle trace du livret que Guy a écrit sur le régime à suivre dans la cataracte.

TRAITÉ DE LA HERNIE.

A propos du traitement de la rompure (ruptura, p. 525), Guy renvoie à quelque traité (tractatus) qu'il en a fait. Il est également perdu.

Livres attribués à Guy de Chauliac.

FORMULAIRE OU PETITE CHIRURGIE.

J'ai trouvé six manuscrits (nos 51-56) et neuf imprimés (nes 89-93) de la *Petite Chirurgie*. Il y a deux formulaires : celui des « aides des apostèmes

---

1. Bibl. d'Avignon. Ms. papier, en latin, xve siècle, 180 feuillets (SA-VI-3).

2. Humbert Mollière, 1888, *De l'Assistance aux blessés avant l'organisation des armées permanentes*. Lyon, H. Georg, p. 33. « Le roi Jean, étant à Breslau, se fit soigner pour une ophthalmie par un médecin français, qui, ayant promis la guérison, et l'œil droit ayant été perdu, fut cousu dans un sac et jeté dans l'Oder. Un Arabe, appelé ensuite à Prague, ne fut pas plus heureux, et aurait eu sans doute une triste fin, si le roi ne lui eût promis préalablement la vie sauve. » En 1340, Jean vint à Montpellier pour consulter les médecins. H. Mollière croit que très probablement il n'avait pas la cataracte : « Son âge en 1337, la nature et la marche de l'affection nous en donnent la preuve. »

et pustules ordonne à Paris, par M⁰ Guidon de Cailhat l'an 1340 », et celui
« des aides des playes et des ulcères ordonnées en Avignon, par M⁰ Guidon
de Cailhat, qui adonc était médecin du pape Clément VI [1] l'an 1340 ».

Ces deux parties n'ont pas toujours été imprimées en même temps. Les
éditions de 1500 et 1559 ne donnent, sous le nom de *Chirurgia parva*, que le
formulaire des aydes des plaies et ulcères; mais les éditions de 1482, 1495,
1533, donnent les deux formulaires.

Ils ne renferment que des indications de substances, que des recettes
prescrites par Guy dans sa *Grande Chirurgie*. Ils sont l'œuvre de quelque
ignorant abréviateur, qui n'a pas su se mettre à l'unisson de Guy, ni même
reproduire exactement ce qu'il a écrit. C'est également l'opinion de L. Joubert
et de Peyrilhe. J'avais pensé à rééditer aussi la *Petite Chirurgie*, mais j'y ai
renoncé, après avoir lu le livre; il est certainement apocryphe et ne mérite
pas d'être reproduit.

Les manuscrits de la *Petite Chirurgie* sont tous du xv⁰ siècle et en français.
Les éditions, au nombre de neuf, ont paru entre 1482 et 1559; il y en a 4 en
latin, 3 en français, 1 en anglais et 1 en flamand.

TRAITÉ DE LA PESTE.

Guy donne dans sa *Chirurgie* (p. 167) une brève et bonne description de
la peste de 1348, mais il ne dit pas qu'il ait fait un autre traité sur ce sujet.
Cependant on lui en attribue un.

La première mention que j'en ai trouvée est dans un petit livre de 1538 [2],
de la Bibliothèque nationale, qui renferme divers travaux. La table, qui est
au verso du titre, annonce l'opuscule suivant : « *Libellus de peste Guidonis*
antea non visus, quem exhibuit Squironius utriusque linguæ peritissimus. »
En cherchant dans le livre l'opuscule ainsi annoncé, on ne le trouve pas,
cependant la pagination est complète.

Guillaume des Innocents, dans la *Chirurgie méthodique*, parle aussi d'un
Traité de la peste dû à Guy, il s'exprime ainsi : « Etant écolier à Montpellier,
chez feu maître Heroard, l'an 1566, je vis en son étude un vieux livre latin,
écrit de main, intitulé « *Tractatus de peste, per magistrum Guidonem de
Cauliaco* », lequel, très mal aisé à lire, j'avois commencé à transcrire, et par
même temps, le mettois en françois, quand les troubles survenus, je quittai
mon pris faict pour m'arrêter à penser aux blessés qui survindre (*sic*) pour
lors dans la ville, à raison du siège de l'Eglise Saint-Pierre. A cette cause,
je priai le fils dudit S⁰ Heroard [3], très docte et très honnête jeune homme,
de garder soigneusement ce livre pour le rendre public, à l'honneur de son
autheur et de sa profession. »

Desbarreaux Bernard (*Bul. du bibl.*, t. X, p. 835) admet l'existence de ce
livre du « patriarche de la chirurgie française », et après avoir reproduit le

---

1. En 1340, le pape est Benoit XII.
2. Opusculum recens natum de Morbis puerorum, cum Appendicibus Magistri Petri
Toleti ex professo Medici. Sunt etiam nonnulli additi Libelli perutiles, hactenus desiderati,
quos sequens pagella demonstrabit. Lugduni, apud Germanum Rose, MDXXXVIII.
3. Jean Heroard, sieur de Valgrigneuses, depuis prem. méd. du Roy (en 1597).

passage de Guillaume des Innocents, il ajoute : « Ce traité existait à Montpellier, dans la bibliothèque d'Urbain V ; on le voyait encore en 1640, dans la même ville, chez Simon Cortaud, neveu du premier Heroard ; aussi dans une lettre qu'il écrivait à Charles Spon, Cortaud lui fait-il part de l'intention où il était de publier ce livre. »

Guy, ne parlant pas d'un second traité, dans sa description de la peste, faite en 1363, il est probable que c'est par erreur qu'on lui attribue cet ouvrage. Plusieurs de ses contemporains ont écrit sur le même sujet, entre autres, Chalin de Vinario (p. 168) ; on peut supposer que le livre attribué à Guy est de l'un d'eux.

Suivant Simler, M. Dresse possédait un manuscrit contenant les livres suivants attribués à Guy de Chauliac : *Lapidarius, de Conjunctione animalium ad se invicem ; de Conjunctione herbarum ad se invicem ; de Physionomia.*

Suivant le même, Jean Schenkins, médecin à Fribourg en Brisgau, possédait un manuscrit intitulé : *Consilia medica*, et attribué aussi à Guy de Chauliac [1].

Guillaume des Innocents attribue un *Regimen papalis* à Guy de Chauliac. Guy parle, en effet, plusieurs fois du Régime du pape, mémoire rédigé pour le souverain pontife et qui renferme des prescriptions hygiéniques et thérapeutiques ; mais il ne dit pas qu'il en soit l'auteur. D'après la manière dont il en parle, ce mémoire existait avant qu'il devînt médecin des papes.

1. Bibl. instituta... a Conrado Gesnero, etc., Tiguri, apud Chr. Froscho, 1574, in fol., p. 251.

V. — BIBLIOGRAPHIE DE GUY DE CHAULIAC

DU XIVᵉ AU XIXᵉ SIÈCLE

Je donnerai ici l'indication et une brève description des manuscrits et des éditions de la *Chirurgie* de Guy de Chauliac, qui ont paru depuis 1363 jusqu'à l'époque actuelle. Cet exposé montrera, et l'estime que l'on avait pour son œuvre, et le rôle que cet auteur a joué dans l'enseignement de la chirurgie.

A la bibliographie de la *Grande Chirurgie*, j'ajouterai celle de la *Petite Chirurgie*, quoique cette dernière ne soit pas due à Guy, ainsi que je l'ai établi précédemment; mais comme elle lui a été attribuée par plusieurs auteurs, j'ai cru devoir donner aussi les indications qui la concernent.

Pour arriver à connaître toutes les éditions de Guy de Chauliac, je me suis adressé à toutes les bibliothèques des Universités d'Europe, et aux autres grandes bibliothèques qui sont en dehors des Universités. En Amérique, j'ai consulté les bibliothèques de Washington et de Boston. J'ai constaté alors avec plaisir, et sans étonnement, que la confraternité scientifique n'était pas un vain mot. La correspondance considérable que j'ai échangée avec les hommes d'étude qui dirigent ces bibliothèques, a été pour moi des plus agréables et des plus instructives.

En outre, j'ai fait personnellement des recherches dans toutes les bibliothèques de Paris, et dans celles de Lyon, Montpellier et Avignon. En Italie, j'ai visité les bibliothèques de Rome, Bologne et Florence.

Les manuscrits et les éditions de Guy de Chauliac sont nombreux : de beaucoup d'éditions, il reste plusieurs exemplaires disséminés dans les bibliothèques; d'autres, il n'en reste qu'un ou deux exemplaires, quelques-unes ont disparu. J'aurai soin, à propos de chaque édition, d'indiquer la bibliothèque où l'on peut la trouver à l'époque actuelle; quand un exemplaire existe dans une bibliothèque de France, c'est celle-ci que j'indique, en citant d'abord les bibliothèques de Paris; quand une édition n'est pas représentée en France, j'indique la bibliothèque étrangère qui la possède. En d'autres termes, quand je donne l'indication d'une bibliothèque de la province ou de l'étranger, cela veut dire que l'édition n'existe dans aucune des bibliothèques de Paris.

En même temps que je donnerai l'indication des éditions de Guy, je rappellerai quels ont été, dans chaque siècle, les Traités de chirurgie publiés et avec lesquels la *Chirurgie* de Guy s'est trouvée en concurrence; cela permettra de suivre la marche du progrès accompli dans la chirurgie et dans son enseignement. Aussi, j'avais d'abord voulu donner à cette partie de mon introduction le titre d'*Histoire d'un livre*, ainsi que je le dis, en deux ou trois renvois, qui se trouvent dans les notes ajoutées à la *Grande Chirurgie*, mais je suis revenu au titre plus simple de *Bibliographie de Guy de Chauliac*.

Je rapporterai d'abord ce que devient le livre de Guy avant la découverte de l'imprimerie : c'est la période des manuscrits, puis viendra celle des imprimés ; la première s'étend de l'année 1363 à l'année 1478, date de la première édition de la *Grande Chirurgie*.

Dès le xive siècle, le livre de Guy a été traduit dans toutes les langues savantes de l'époque. J'ai pu retrouver 34 manuscrits de la *Grande Chirurgie* écrits en latin ou en français, en provençal ou catalan, en anglais, en néerlandais, en italien et en hébreu ; plus 16 manuscrits qui renferment soit un fragment du livre, soit un abrégé ou un commentaire de la *Grande Chirurgie* ; enfin, 6 manuscrits de la *Petite Chirurgie*. Des manuscrits de la *Grande Chirurgie*, 22 sont en latin, 2 en provençal, 4 en français, 3 en anglais, 1 en italien, 1 en hébreu et 1 en néerlandais.

La Bibliothèque nationale de Paris, dont la richesse est prodigieuse, possède un grand nombre des éditions de Guy de Chauliac ; elle a 14 manuscrits de la *Grande Chirurgie*, 10 en latin, 2 en français, 1 en anglais, 1 en hébreu.

Pour qu'après plus de cinq siècles on retrouve une aussi grande quantité de manuscrits de cet auteur, il faut qu'il en ait été fait un nombre de copies considérable. Guy est arrivé, en effet, dans un moment favorable, la curiosité des esprits était plus excitée depuis le xiiie s., et la vulgarisation des travaux était facilitée par la fabrication du papier de linge et par la sécularisation de la copie des manuscrits [1]. Sur les 34 manuscrits de la *Chirurgie* de Guy que j'ai retrouvés,

1. Pendant longtemps, le papyrus fut seul employé pour recevoir l'écriture ; son origine remonte au moins à 3500 ans, d'après Champollion, mais il ne pénétra d'Égypte en Grèce que vers le viie siècle avant notre ère. Le papyrus était enroulé autour d'un cylindre et constituait le *volumen* ; c'est ainsi que sont les 2000 volumes de papyrus trouvés à Herculanum, mais que malheureusement on n'a pu encore déchiffrer, à cause de leur altération. Déjà à cette époque on connaissait une autre substance pour recevoir l'écriture, car vers l'an 197 avant notre ère, on fabriquait à Pergame des feuilles de peau sur lesquelles on écrivait, de là vint le *pergamenum*, pergamin, *parchemin* ; il était fait avec de la peau de chèvre, de mouton, d'agneau ou de chevreau ; le plus beau était fait avec la peau du veau (vélin). Cependant ce n'est qu'au viie siècle que le parchemin servit concurremment avec le papyrus, qui continua à être employé jusqu'au xe siècle.

Le parchemin fut à certaines époques du moyen âge très rare et très cher ; on alla jusqu'à effacer l'écriture d'anciens parchemins pour y inscrire un ouvrage nouveau : ce sont les palimpsestes ; puis, pour user moins de parchemin, on abrégea l'écriture, en adoptant certaines abréviations. La bibliothèque de Florence possède un manuscrit de la *Chirurgie* de Guy qui est un palimpseste.

Au xe siècle, les Vénitiens introduisirent en Occident un papier, que l'on a considéré comme du papier de coton, de ouate, mais qui serait, d'après les recherches plus récentes, du grossier papier de linge. Au xiie siècle, le papier de linge était encore très rare ; il n'est devenu plus commun qu'à la fin du xiiie siècle, sous Philippe le Bel.

Le xive siècle a donc profité beaucoup de la vulgarisation du papier, en même temps que depuis la fin du xiiie siècle on commençait à faire des manuscrits en dehors des monastères, où ceux des Chartreux et des Célestins surtout étaient occupés à écrire des copies. La sécularisation des *scriptores* ou *transcripvains* et des *pictores* ou *illuminatores* était presque complète au xive siècle.

J'ai parlé du papyrus, du parchemin et du papier, parce que la découverte successive de ces produits a joué un rôle important dans la culture de l'esprit humain et que la connaissance de ces dates sert à expliquer certains faits de l'histoire.

9 sont écrits sur parchemin, dont un est un palimpseste (n° 32), 19 sur papier, 4 sont formés d'un mélange de feuilles de parchemin et de papier; pour 2 manuscrits, la nature des feuillets n'est pas indiquée.

MANUSCRITS (1363-1478)

Résumé historique. — De 1363 à 1478, le livre de Guy de Chauliac est resté le principal Traité de chirurgie.

Après lui, la chirurgie est encore tolérée pendant quelque temps à l'École de médecine de Montpellier, mais celle-ci, après le départ des papes d'Avignon, en défend l'étude et la pratique à ses membres, imitant en cela ce qu'avait fait l'École de Paris, cinquante ans auparavant.

Néanmoins VALESCUS ou BALESCON DE TARENTE a publié un Traité de médecine à Montpellier en 1418, sous le titre de *Philonium pharmaceuticum et chirurgicum*, etc., mais il offre peu d'intérêt, ainsi qu'un *Traité de chirurgie*, dont parle Malgaigne.

C'est en Italie qu'il faut ensuite aller chercher les autres ouvrages chirurgicaux du XVe siècle, du reste peu nombreux.

NICOLAS DE FLORENCE OU DE FALCONIIS (Haller), qui meurt en 1411, écrit un ouvrage volumineux sur la médecine et la chirurgie : *Sermonum liber scientiae medicinae*; ce n'est qu'une compilation des textes des Arabes, il ne connaît ni Lanfranc, ni Guy de Chauliac.

PIERRE D'ARGELATA OU DE LA CERLATA professe à Bologne; il meurt en 1433. Il a écrit un *Traité de chirurgie* en six livres, pour lequel il emprunte beaucoup à Guy, sans le citer.

LÉONARD BERTAPAGHIA professe à Padoue dès 1424 ou 1429; il meurt vers 1460. Cet auteur a fait un traité intitulé *Chirurgie seu recollecta super quartam fen Avicennae* etc. ; c'est une sorte de commentaire sur le quatrième canon d'Avicenne. Il fait jouer à l'astrologie un rôle plus grand qu'au siècle précédent.

Les ouvrages que nous venons de citer sont inférieurs à celui de Guy. Ce sont surtout des commentateurs sans critique, qui suivent trop docilement les Arabes.

A. — *Manuscrits de la Grande Chirurgie.*

I. — MANUSCRITS LATINS [1] (22).

1° Manus. Bibl. nat. de Paris, n° 7132, latin.

In dei nomine incipit *Inventarium seu collectorium in parte cyrurgicali medicine* compilatum et completum A. D. 1363, per *Guidonem de Caulhiaco*, cyrurgicum magistrum in medicina in preclaro studio Montispessulanensi.

---

1. Le manuscrit latin original, celui de Guy de Chauliac, est perdu. On a dit qu'il était resté pendant longtemps dans la *librairie* du collège fondée en l'Université de Montpellier par le pape Urbain V. C'est une erreur, déjà réfutée par Joubert.

A la fin, fol. 131 [1] :   Explicit liber Guigonis deo gratias
                          Laus est finiri pudor est incepta periri
                          Digon est qualitas faciens cessare putre
                          Dinem sabura manente. Amen.

Manuscrit du xive siècle, 131 feuillets, parchemin, lettres gothiques, lettres ornées, coloriées.

2° Manus. Bibl. nat., n° 14733, latin.

Inventarium seu collectorium in parte cyrurgicali medicine compilatum et completum A. D. 1363, per *Guidonem de Caulhaco*, cirurgicum magistrum in medicina in preclaro studio Montispessulani.

Manuscrit de la fin du xive siècle, 192 fol., papier.

3° Manus. Bibl. de Carpentras (Vaucluse) [2].

Cauliaco (Guidonis de) chirurgia in VII tractatus divisa :

Manuscrit du xive siècle, petit in-fol. de 288 f., vélin, relié en bois et v., avec initiales coloriées, sept grandes capitales rehaussées d'or et fig. d'instrum. de chir. dans le texte. Manque le premier feuillet qui contenait le titre et le commencement du prologue.

4° Manus. Bibl. municipale d'Amiens, n° 421, latin.

Les premiers feuillets manquent; commence dans le « capitulum universale » par : « Brunus qui satis discrete dicta Galeni et Avicennæ et operationes Albuc. assumavit.... » Le reste est complet.

Manuscrit du xive siècle, papier et parchemin, 148 feuillets; écrit à deux colonnes.

5° Manus. Bibl. Palatine (Vatican), n° 1317, latin.

In dei nomine Incipit *inventarium seu collectorium in parte cyrurgicali medicine* compilatum et completum, anno Domini 1363 vel M° CCC° LXIII°, per *Guigonem de Caulhiaco*, cyrurgicum magistrum in medicina in preclaro studio Montispesulani.

Explicit inventarium seu collectorium in parte cyrurgicali medicine compilatum per Guigonem de Caulhiaco magistrum in medicina in preclaro studio Montispessulani compilatum et scriptum anno 1373 (*sic*) videlicet M°CCC°LXXIII° incompleto sequenti die Sancti Michaelis sub... in die beati Yeronimi confessory (?) in Montispessulano per *Jacobum* præfatum? de Cremen, de cujus fine deus gloriosus sit benedictus et pia mater ejus. Amen.

Manuscrit du xive ou xve siècle, 133 f., papier, sur 2 colonnes. Le volume renferme un autre travail sur parchemin.

6° Manus. Bibl. mun. de Reims, n° 704, ancien 673, latin.

In dei nomine incipit *inventarium seu collectorium in parte cyrurgicali medicine* compilatum et completum A. D. millesimo trecentesimo sexagesimo tercio per *Guidonem de Caulhiaco* cyrurgicum magistrum in medicina in preclaro studio Montispessulani.

1. Souvent l'on trouve à la fin des mss une formule finale qu'on appelle l'*explicit*, qui veut dire « il finit », ici se termine le livre. Ces formules finales dues à l'imagination du copiste sont des plus variées; quelquefois elles renferment le nom du copiste. Je reproduirai l'*explicit* de tous les manuscrits que j'ai consultés.
2. *Catalogue des manuscrits de la Bibl. de Carpentras*, par Lambert, t. 1, n° 318, p. 167. — Carpentras, 1862.

A la fin : N. de p. scripsit sit et deus auxiliator ut vitam possit quirere perpetuam, est scriptor talis demonstrat linea qualis.

Explicit expliceat ludere scriptor eat.

Manuscrit in-fol. écrit vers 1400, 143 fol., parchemin, à deux colonnes, initiales
ornées et peintes, écriture gothique, reliure ancienne en cuir plein gaufré, ais en
bois. Provient de la Bibl. du chapitre de Reims.

Je rappellerai que Guy de Chauliac était chanoine de Reims (V. l'*Introduction*,
p. LXXXVI).

7° Manus. Bibl. de l'université d'Erlangen, 352.

In dei nomine incipit *inventarium seu collectorium in parte cyrurgicali medicine* compilatum et completum anno Domini millesimo trecentesimo sexagesimo tertio per *Guidonem de Caulhiaco* cirurgicum magistrum in medicine in
preclaro studio Montispessulani.

A la fin : Explicit collectorium cyrurgie Guidonis de Caulhiaco. Scriptum et
finitum per me *Johannem Frawenburg de hassia* in preclaro studio medicine Montpessulano anno Domini millesimo quadragentissimo undecimo vicesima prima die
mensis aprilis (21 avril 1411).

Manuscrit, format moyen, parchemin, 195 fol. (catalogue des mss., p. 99).

Jean Frawenburg de Hesse déclare qu'il a copié le ms. de Guy de Chauliac en
1411 à Montpellier, où il était venu étudier la médecine, puis il a rapporté son ms.
en Allemagne.

8° Manus., Washington, army medical library.

Incipit *cyrurgia Guidonis de Cauliaco* doctoris præclarissimi.

In finem : Explicit cyrurgia Guidonis de Cauliaco... anno Dom. 1416, per *Johannem Schüreissen* medicinae baccalarius. — Ms., 200 fol.

9° Manus. Bibl. nat., n° 6966, latin.

Commence au fol. 4 par une miniature, puis vient immédiatement la première
phrase du prologue, sans l'incipit ordinaire.

Fol. 171, verso : Explicit. Colectorium magistri *Guidonis de Caulhiaco*. Scriptum
per me *Nicolaum Galerne* et completum x° die mensi December anno D. 1461.

Man. de 1461, vélin, 171 fol., gr. in-fol., goth., 2 colon., nombr. lettres coloriées,
ornées. — *2 miniatures* : fol. 4, une salle de cours, les maîtres et les élèves, dont
j'ai donné la reproduction (Planche I, Frontispice); — fol. 154, verso, miniature
allégorique, la médecine et la chirurgie, reproduite Pl. IV, p. 553.

Ce ms., tout entier sur vélin, est une œuvre magnifique, par ses deux miniatures,
par ses lettres ornées, dorées, par la régularité de l'écriture ; de plus, ce texte est un
des plus purs de tous ceux que j'ai collationnés. Grâce à l'obligeance de M. Delisle,
administrateur général de la Bibliothèque nationale, j'ai pu le consulter librement.

10° Manus. Bibl. de l'université d'Erlangen, 865.

In dei nomine incipit *inventarium seu collectorium in parte cyrurgicali medicine* compilatum et completum anno Domini 1363 per *Guidonem de Caulhiaco*
cirurgicum magistrum in medicina in præclaro studio Montispessulani.

Explicit. Scriptum vero per me *Andream* Schonünter (*Schonevunter ?*) artium baccalaureum in preclara civitate Ratisponensi tunc degentem. Cujus finem adeptus sum
a. D. 1468 die Mercurii proxima sequenti pasche festum.

Manuscrit, format moyen, papier, 224 fol.

11° Manus. Bibl. nat., n° 1247, latin, n. a.

In dei nomine incipit *inventarium seu collectorium in parte cirurgicali medicine* compilatum et completum A. D. 1363 per *Guidonem de Cauliacho* cirurgicum magistrum in medicina in preclaro studio Montispesulani.

> Fol. 200. — Laus tibi sit christe quum liber explicit iste.
> Miquael Real vocatus qui scripsit benedicatus.
> Deo gratias.

Perfectionem scripture hujus adeptus est prenominatus *Miquael Real* decima septima die mensis junii a nativitate Domini MIIII° LXVIIIJ°.

12° Manus. Bibl. nat., n° 17846, latin.

Inventarium seu collectorium in parte cyrurgicali medicine compilatum et completum A. D. 1363 per *Guidonem* cirurgicum magistrum in medicina in preclaro studio Montispessulani.

> Fol. 268 verso : Explicit liber *Guidonis* et ejus practica attinens *Nicolao de Blanchecourt* qui scriptus et completus fuit per manum *Johannis Debihays*, in artibus magistri die VII° mensis Augusti A. D. MCCCC°LXXII (1472).
> Manuscrit, papier, 275 fol. ; quelques dessins d'instruments à la plume, table : fol. 269 à 275.

13° Manus. Bibl. palatine (Vatican), n° 1316, latin.

In nomine domini. *Incipit inventarium seu collectorium in parte cyrurgicali medicine* compilatum anno Domini MCCCLXIII per *Guidonem de Cauliaco* cyrurgicum magistrum in medicina in preclaro studio Montispessolani.

> Fol. 177 : Et... finis cyrurgie magistri Guydonis anno Domini 1472 2ª feria proxima post circumcisionis Domini. — *Hydelberg*.
> Manuscrit, papier ; le volume renferme plusieurs œuvres d'écriture différente.

14° Manus. Bibl. nat., n° 1488, latin, n. a.

In nomine sancte et individice Trinitatis incipit *liber de operatione manuali cyrurgie et considerationibus tam utilibus quam particularibus quas cyrurgicus tenetur habere*, quem librum edidit magister *Guigo de Caulhyaco* doctor sollempnis medicine in famato studio Montispessulani.

> Fol. 160. Explicit practica cyrurgye composita a sollempni doctore medicine in studio Montispessulani magistro *Guygone de Chaulhyaco* cyrurgico domini Urbain pape quinti quorum anime requiescant in pace. Amen.
> Deo gratias et gloria sempiterna.
> Ms. du XV° siecle, papier, 160 fol.

15° Manus. Bibl. nat., n° 1489, latin, n. a.

Incipit *inventorium seu collectorium in parte cyrurgicale medicine* compilatum et completum anno Domini 1363 per *Guygonem de Caulhyaco* cyrurgicum et magistrum in medicina in preclaro studio Montispessulani.

> Manque le dernier fol. Manuscrit du XV° siècle, papier, 137 fol.

16° Manus. Bibl. nat., n° 6910 A, latin.

In Dei nomine incipit *inventarium seu collectorium in parte cyrurgicali medi-*

cine compilatum et completum anno Domini MCCC septuagesimo tertio per *Guigonem de Caulhiaco* cyrurgicum et magistrum in medicina in preclaro studio Montispessulani.

Fol. 194. Verso : Explicit iste liber qui scripsit sit bene liber.

Manuscrit du xve siècle, parchemin, gr. in-fol., capitales ornées, coloriées; au fol. 182, verso, dix petits dessins schématiques (à la plume), au chapitre « cautères ». Ce volume contient divers ouvrages, la chirurgie de Guy commence au fol. 76. — Le copiste a écrit par erreur dans l'incipit 1373 au lieu de 1363, comme dans le ms. n° 5. — De plus, les deux mss. disent dans l'Incipit, Guigonem au lieu de Guidonem : Peut-être sont-ils la reproduction d'une même copie. Cependant l'explicit est différent dans l'un et dans l'autre. Le premier folio non paginé du volume porte au verso une belle miniature du corps humain sur lequel sont les signes du zodiaque; elle est reproduite dans mon édition, p. 560.

17° Manus. Bibl. nat., n° 7133, latin.

In nomine Dei incipit *inventarium seu collectorium in parte cyrurgicali medicine* compilatum et completum A. D. MCCCLXIII per *Guigonem de Caulhiaco* cyrurgicum magistrum in medicina in preclaro studio Montispessulani.

Fol. 194, verso : Explicit : Penula scriptoris
                             Quiescat fessa laboris.
                             Qui scripsit scribat;
                             Semper cum Domino vivat.
                             Iste liber est perfectus
                             Ipsum exaltemus.

Nicholaus bachalarius medicine perfecit istum librum, vicessima otava die menssis otobris.

Manuscrit du xve siècle, papier, 194 fol.

18° Manus. Bibl. nat., n° 7133 A, latin.

Fol. 18. Pas d'incipit, la place a été laissée en blanc; commence par le premier mot du prologue : « Postquam... »

Fol 343 verso : Finito libro sit laus et gloria Christo, amen. Jhesus, laus tibi sit, Christe, quum explicit liber iste.

Omnipotentis clementia dirigat Nos in hac via : et post, sua misericordia dignetior nos collocare in celesti patria, cum eterna gloria, amen.

Ms., xv^e s., papier, 345 fol.

19° Manus. British Museum. Sloane, 967.
Guidonis de Cauliaco chirurgia, in libros septem divisa.

Le commencement manque. Incipit in capitulo operi proemisso, cum verbis « me, et quorum dictu ». In fine : « Explicit liber peroptimus de cirurgia editus a *guidone de Caulihace* magistro in medicina et cirurgia doctore ».

Codex, papier et parchemin in-4°, 272 fol., xve siècle.

20° Manus. Bibl. de l'univ. de Leipzig, 1210, latin.
Inventarium cyrurgicale Guidonis, forme la première partie du volume.

Manuscrit in-fol., papier, 149 fol., à 2 colonnes, xve siècle.

21° Manus. de la « Hof. Bibliothek » de Vienne, 5406, latin.

Incipit *inventarium seu collectorium in parte cyrurgicali medicinae* compilatum anno domini millesimo trecentesimo sexagesimo tertio per *Guidonem de Cauliaco.*

Codex 5406 (Univ. 947), papier, xvᵉ s., 234 ff., in-fol. — (f. 1-160 pour Guy de Chauliac. — fol. 161-234, Lanfranc).

22ᵃ Manus. Bibl. de la ville de Bordeaux, 594, latin.
Cirurgia medicinalis Guidonis a Cauliaco.

Ms. xvıᵉ s., papier, in-8°, 294 p. On a intercalé à la fin du traité des plaies, le *Traité des arquebusades* de Laurent Joubert, écrit aussi en latin.

II. — MANUSCRITS PROVENÇAUX (2).

23° Manus. Bibl. Vaticane (Vatican), hispanice, 4804.

En nom de deu començo lo *enventari he collectori en part de cirurgia et de medicina* compilat et complit en lan de nostre senyor MCCCLXIII per *Guido de Cauliaco* cirurgia adestra en arts et en medecina en la noblo estudi de Monpayler.

Finito libro sit laus gloria Christo. Amen.

Ms., papier (un cor avec sa corde dans l'épaisseur), 267 ff., écriture gothique, irrégulière. On y trouve les signes et abréviations en usage au xivᵉ s., dit Desbarreaux Bernard (*Bul. des bibl.*, 10ᵉ série, p. 912). — Pour lui, ce ms. est écrit en roman ou patois languedocien. En outre (p. 836 du même vol.), il dit qu'il y eut 29 édit. de Guy de 1478 à 1704 et il conseille pour rétablir le texte primitif de collationner sur ce ms., qui est la langue qu'employa Guy, lorsqu'il écrivit son livre en 1363. Mais Guy a écrit en latin ; de plus, le texte provençal est moins précis dans ses expressions que le texte latin.

Ce ms. a des enluminures, des lettres ornées et une miniature dans l'intérieur de la première lettre de chaque traité, il y a *huit miniatures.*

F. 1. — Le professeur et ses élèves (4 personnes).

F. 8, traité I, cadavre et professeur (2 personnes).

F. 27, traité II, étudiant examinant une tumeur de la poitrine (2 personnes).

F. 72, traité III, plaies de tête et du bras (3 personnes).

F. 114, traité IV, ulcères de jambe (2 personnes).

F. 141, traité V, réduction de fracture de jambe, le malade est assis et appuie sa main gauche sur le cou de l'aide qui maintient la cuisse, le chirurgien est debout (3 personnes).

F. 154, traité VI, un malade sur des béquilles, le chirurgien (2 personnes).

F. 223, traité VII, un aide pile dans un mortier, l'autre porte un pot de tisane.

24° Manus. Bibl. de l'Arsenal, 3 vol., nᵒˢ 2523, 2524, 2525, provençal ou catalan.

En nom de Deu comenza lo *enventari ho collectora en part de cirurgia et de medicina* compilat et complit en layn de nostre Senior MCCCLXIII per *Guido de Caulia* et cirurgia. Mestra en arts et en medecina en lo nobla estudi de Monpayler.

Manuscrit du xviii° siècle, papier. C'est une copie du ms. 4804 du Vatican, faite par Lacurne de Sainte-Pelaye.

N° 2523, 347 ff., il finit par le chap. v. doct. 1, traité III.

N° 2524, 579 ff., commence, doct. II du traité III. finit par la fin du traité VII.

M° 2525, 250 ff., extrait du ms. du Vatican, n° 4797, il contient divers travaux.

5° f. 75, Aci comensa lo tractat de flebotomia. — 6° f. 92, Aci comensa la tractat de les ventoses. — 7° f. 99, Asi comença un tractat de sanguisuges. — 11° f. 134 bis et 135, Aci comensa lo capitoll de vomit segons mestra *Guido de Caulia.*

Lacurne de Sainte-Pelaye dit que ce ms. est en catalan ou en provençal, ou langue du Languedoc; il était bien difficile en effet de distinguer ces deux langues au xiv° siècle.

III. — Manuscrits français (1).

25° Manus. Bibl. de la Fac. de méd. de Montpellier, n° 184, français.

Au nom de Dieu ci commence l'*inventaire ou le collectaire en la partie cirur- gical de medicine* compile et complet lan de N. S. mil CCCLXIII p. *G. de Caillat* cirurgien mestre en medicine en la estude de Montpellier.

Le manuscrit n'est pas terminé, il s'arrête au commencement de la doctrine II du traité VII. Le premier folio du ms. porte en lettres peintes en rouge : Collec- tanée de la partie chirurgicale en medecine faict en l'an MCCCLXIII par Guillaume de Caulliac [1].

Manuscrit, xiv° siècle, papier, 276 ff., 2 colonnes. — Initiales ornées, dorées, coloriées. La première page de chaque traité est encadrée de fines enluminures et une place est réservée pour une miniature, mais il n'y en a qu'une qui soit faite, au commencement du traité d'anatomie, fol. 14; elle est reproduite dans ce volume, p. 25.

Il renferme le dessin à la plume de plusieurs instruments, aux fol. 124, 134, 256.

Voici ce que dit Germain de ce manuscrit dans son *Histoire de la commune de Montpellier*, vol. III, p. 118 : « Le manuscrit 184 de la bibliothèque de la Faculté de médecine de Montpellier renferme une traduction française de ce livre (la *Grande Chirurgie*), contemporain, selon toute apparence, de sa première publication, et qu'il ne serait nullement déraisonnable de regarder comme l'œuvre de Guy de Chauliac lui-même, qui aurait ainsi à la fois édité son ouvrage en latin et en français. Le manuscrit dont nous parlons est un des plus beaux manuscrits sur papier que l'on puisse voir. »

Ce manuscrit, d'après Cellarier, a peu laissé à faire aux traducteurs français, surtout à L. Joubert qui l'a suivi pas à pas. Cellarier ne croit pas, et avec raison, que ce manuscrit soit un autographe, comme tendait à le supposer Germain, mais il pense que Guy aurait pu donner une traduction française de son livre, ou bien une traduction provençale ou languedocienne, peu importe, puisqu'à cette époque ces deux idiomes étaient confondus.

Ce manuscrit est un de ceux qui m'ont servi pour collationner le texte de Guy, grâce à la bienveillance de M. le Ministre de l'Instruction publique et de M. Castan, doyen de la la Faculté de médecine de Montpellier. Il est fait avec beaucoup de

---

1. L'orthographe fautive du nom est le fait de l'enlumineur.

soin, et est un des principaux manuscrits de la *Grande Chirurgie*. L. Joubert l'a beaucoup utilisé.

26° Manus. Bibl. nat., n° 396, français.

Au nom du Dieu de miséricorde incipit *inventarium seu collectorium in parte cyrurgicali seu medicine* compilatum et completum A. D. 1363 per *Guidonem de Cailhiaco* cyrurgicum et magistrum in medicina in preclaro studio Montispessulani.

Manuscrit xv° siècle, papier, in-fol., 133 feuillets, à 2 colonnes, capitales ornées, coloriées. — Selon Paulin Paris (*Mim. franc.*, t. III, p. 300), c'est là la première traduction française du livre de Guy de Chauliac; mais nous avons vu que le manuscrit de Montpellier (n° 25) parait antérieur à celui-ci.

Il est orné de 5 miniatures aux fol. 1, 6, 66, 80, 88.

Fol. 1. Le maitre fait la lecture à cinq élèves (reproduite ici p. 3)

Fol. 6. Au traité d'anatomie, leçon d'anatomie (arrachée en partie).

Fol. 66. Au traité des plaies, consultation à trois malades (reproduite p. 195).

Fol. 80. Au traité des fractures, consultation à quatre malades (reproduite p. 352).

Fol. 88. Au vi° traité, maladies spéciales, consultation (arrachée en partie).

Un propriétaire du xvi° siècle a recopié des parties manquantes, sauf le folio 88 qui doit contenir le commencement du VI° traité; il manque aussi un feuillet intermédiaire aux folios 128 et 129 actuels qui doit contenir la fin du traité VI et le commencement du traité VII.

27° Manus. Bibl. nat., n° 24249, français.

Au nom de Dieu cy commence l'*inventoire ou collectoire en la partie de medecine appellée cirurgie* composé l'an de nostre Seigneur 1363 par *Guy de Caillac* cirurgien et maistre en medecine en la noble estude de Montpellier. Au commencement duquel est mis son prologue en la magniere qui sensuit.

Fol. 353. Cy fine le livre et la pratique de maistre Guy de Caillac.

Manuscrit xv° siècle, papier, 353 fol., 2 colonnes, en belle écriture. Ce ms. est très soigné et donne une bonne traduction du texte latin; il est un de ceux qui m'ont servi pour collationner le texte de Guy. M. Delisle, administrateur général de la Bibliothèque nationale, a eu l'obligeance de me le communiquer.

28° Manus. Washington, army medical library.

La Grande Chirurgie de M. Guy de Chauliac..., par M. *Laurens Joubert*.

Manuscrit 664 pp., fol. (n. p., 1669).

D'une note à la fin il résulte que cette copie a été faite en 1669 par M. Bertrand, M^re chirurgien juré à Paris. — Précédant la « *Grande Chirurgie* » et copiés de la même main sont deux commentaires intitulés : « *Explication du chap. singulier* donnée par M. *Seguin*, docteur régent en l'Université et Faculté de médecine à Paris » (1593), 35 l. fol.

Catalogue de la Bibl. du chir. gén. de l'armée des É.-U. à Washington.

IV. — MANUSCRITS ANGLAIS (3).

29° Manus. Bibl. nat., n° 25, anglais.

In godes name here bygyncth the *inventarie of gadryng to gedre medecyne in the partye of cyrurgie* compilede and fulfilled in the zere of oure loord 1363 by *Guido de Cauliaco* cirurgene and doctor of physik in the fulclere studye of Mountpylerz.

Au fol. 191, verso. — Here endeth the cyrurgie of maistre *Guyd' de Cauliaco* dottoure of phisik.

Manuscrit du xv° siècle d'après le catalogue de la Bibl. nat., du xiv° d'après Paulin Paris. — Vélin, 193 feuillets, gr. in-fol. — Initiales ornées, dorées, lettrines ornées, encadrement. Relié en maroquin rouge aux armes de France. La troisième feuille de garde de la fin, collée à la reliure intérieure contient un extrait d'une ordonnance de Henri V, d'Angleterre, rendue en 1420 (reproduite p. LXIII).

Au sujet de ce manuscrit, Paulin Paris dit dans son tome III, p. 346, des *Manuscrits français* : « Ce volume doit avoir été exécuté, sinon du vivant, au moins peu de temps après la mort de l'auteur : c'est l'un des plus anciens que l'on en puisse citer, et le fait d'une traduction anglaise si voisine de la composition originale atteste la grande réputation dont jouissait dès lors Gui de Chauliac et que la postérité a pleinement confirmée. »

30° Manus. British museum. Sloane, n° 3666, anglais.

The inventorie or the collectorie in cirurgicale parte of medicine compiled and complete in the yere of our Lord 1363, with some additions of other doctours, necessary to the forsaid arte or crapte; with some medical receipts at the end, by *Francis Verney.*

Translated from *the chirurgia magna of Guido de Cauliaco.*
Manuscrit xv° siècle, vélin et papier, 313 fol. — Traduit du latin en anglais.

31° Manus. Bibl. de l'Univ. de Cambridge, n° 139, Dd. III, 52, anglais.

P. 2, an introduction begins, titles and capitals both wanting. P. 8. Then follows the chief work, the colophon supplying the title : « Ye inventorye of Guydo de Caulhiaco doctor of phisyk and cirurgien in ye unyversitie of Mount Pessulanee of Mountpeleres ». A general treatise on human anatomy, commencing, « Here beginneth the first boke of Guido de Caulhiaco », etc.... P. 256, is a lunar calendar. The fly leaf contains « Jesu Christ saue ye soule of mich. »

Manuscrit in-4° parchemin et papier, 259 ff., caractères de la dernière partie du xv° siècle.

Catal. des mss. de l'Univ. de Cambridge. — Cambridge, 1856, t. I, p. 105.

V. — Manuscrit italien.

32° Manus. Bibl. Laurentienne, Florence, Cod. Gadd. Reliq. 16.

Nel nome di dio amen. *Incomincia laventario o veramente il collectorio nella parte di cirurgia di medicina* compilato et compinto lanno de xp̄o mille CCC° LXIII per *Guido de ciriaco* cirusicho et maestro nel preclaro studio di monte pesulano.

Explicit f. 129. Finito e il libro di *Guidone* in cirugia solenne pratico nel quale esso tractando particularmente quanto apartiene al cirugico et generalmente pone rimedii electi e scielti de decti degli antiqui savi et sua precesseri.

Manuscrit XIVe siècle, parchemin, in-fol. 129 ff. — Lettres coloriées, miniature sur la première page. Beau ms. C'est un *palimpseste*, il reste sur les marges les traces de la première écriture. C'est le seul manuscrit de Guy qui soit un palimpseste.

VI. — MANUSCRIT HÉBREU.

33° Manus. Bibl. nat., Cod. n° 1189, hébreu.

Le catalogue porte : *La Grande Chirurgie de Gui de Chauliac*, médecin de Clément VI, traduite du latin en hébreu.

Le commencement jusqu'au chap. III, et la fin depuis la seconde doctrine du traité VII manquent. Manuscrit XVe s., vélin et papier, 245 fol.

Le manuscrit porte en note : « Ce manuscrit qui est sans titre et sans nom, contient le *traité général de la chirurgie de Gui de Chauliac* médecin particulier du pape Clément VI, qui vivait à Avignon en 1348. Traduit en hébreu par un anonyme. — Paris, le 1er mai 1832 (E. Carmoly). »

VII. — MANUSCRIT NÉERLANDAIS.

34° Manus. Bibl. de l'Univ. d'Utrecht.

Le premier et le dernier feuillet manquent. Mentionné dans le « Catalogus codicum manuscriptorum » sous le n° 1356.

« *Guido de Cauliaco. Cyrurgie* in-7 bocken uit het Latyn vertaald. » Traduction néerlandaise du XVe siècle, papier, in-fol., 275 ff.

B. — *Fragments, commentaires, abrégés de la Grande Chirurgie.*

FRAGMENTS (7).

35° Manus. Bibl. de l'Univ. de Bâle, latin (Traité I. *Anatomie*).

Incipit *tractatus primus* in inventorio seu collectorio in parte cyrurgicali medicine compositus A. D. 1363 per *Guydonem de Cauliaco*.

Explicit tractatus primus magistri Guidonis in cyrurgia sua, etc.

Ce manuscrit est à la fin du vol. D. III, 2. — Forme 27 feuillets in-fol., papier, mal écrit, par une main de la fin du XVe siècle.

36° Manus. Bibl. nat., Cod. n° 2027, français.

« Au nom du Dieu de miséricorde cy commance le *premier traicte* de ceste euvre qui est de *l'anathomie* contenant deux doctrines.

Manuscrit XVe siècle, vélin et papier, fol. 1 à 39.

37° Manus. British Museum, Sloane, 965.

Traduction en *anglais* du premier traité de *l'anatomie*.

Manuscrit XVe siècle, parchemin, f. 25-195, art. 5. V. Sloane, ms. I.

38° Manus. Bibl. nat., n° 6957, latin.

Contient divers ouvrages. 13°, fol. 126, verso : *Capitulum de gradibus medicinarum Guidonis de Cauliaco.* Fol. 129 verso : Explicit. Deo gratias. Amen. C'est le chap. 8, de Doct. 1, Traité VII.

Manuscrit xv° siècle, parchemin et papier.

39° Manus. Bibl. nat., Cod. n° 2027, français.

Fol. 98 à 107 : « *Les degrés et les vertus des médicines de cyrurgie.* » — Fol. 107 : Expliciunt les synonimes de Guidon (ch. 8, D. 1, Tr. VII).

Manuscrit xv° siècle, vélin et papier, in-4°.

40° Manus. Bibl. nat., Cod. n° 2028, français.

Fol. 37 à 47. *Les degrés des médicaments* par ordre alphabétique. — Commence de suite : aqua est la première..... — La fin manque, finit après la lettre N. — C'est une partie du chap. 8, Doct. 1, Traité VII.

Manuscrit de l'an 1180, papier.

41° Manus. Bibl. nat., Cod. n° 19994, français.

Fol. 260. — Cy après sensuyvent les *synonimes de maistre Guidon de Caihat* maistre et docteur en médecine exposes selon lalphabet. Partie du ch. 8, d. 1, tr. VII, fait 11 feuillets.

Manuscrit papier, in-4°, sans date.

. . . . .

COMMENTAIRES (4).

42° Manus. Bibl. nat., Cod. n° 19993, français.

Dictata a domino *Germano Courtin*[1], doctore, medico, super *Guidonis practicem,* anno 1579.

Remplissent les 52 derniers feuillets du vol. — Manuscrit xvi° siècle, papier, in-4°, non paginé.

43° Manus. Bibl. nat., n° 630, français.

In nomine dei incipit *inventarium seu collectorium in cirrurgicali médicine* compilatum et completum A. D. 1363 per *Guidonem de Cailliaco* cirurgicum et magistrum in medicina in preclaro studio Montispessulani.

Suit, du fol. 1 au fol. 41, un commentaire fort étendu du *chapitre singulier.* Puis viennent des travaux d'autres auteurs. Manuscrit xv° siècle, in-4°, papier.

44° Manus. Bibl. nat., n° 633, français.

Chapitre singulier de chirurgie expliqué par M. *Seguin,* docteur régent de la Faculté de medecine à Paris en lan 1591. Commence au fol. 26, par demandes et réponses, non terminé, il n'y a que trois pages écrites.

Ce volume est rempli presque en entier par « *Discoure anathomique* expliqué par

---

1. G. Courtin, professeur de chirurgie aux Écoles de médecine de Paris, meurt en 1587. Son cours d'anatomie et de chirurgie fut publié en 1612.

Leçons anat. et chir. de feu M. G. Courtin, docteur.... dictées à ses écoliers étudians en chirurgie, depuis l'année 1578 jusqu'à 1587. Recueillies, colligées et corrigées par *Étienne Binet,* Paris, 1612, in-fol.

Monsieur M. *Pierre Seguin*, docteur regent en la faculté de medecine à Paris et
lecteur ordinaire en chirurgie expliquée lan 1594. »
   Manuscrit xvi⁰ siècle, papier, in-fol.

   45° Manus. Bibl. nat., Cod. n° 2062, français.

   Du fol. 5 au fol. 26 : « *Annotations sur le traicté des apostèmes de Guydon*, par
mons⁰ *Laurens*, regent royal en la Faculté de médecine de Montpellier, dictées
aux compagnons chyrurgiens 1587. »
   Du fol. 26 au 45 : « *Le traité des playes* expliqué par mons⁰ *Lemireur*, professeur
du Roy en medecine à Montpellier 1584. » Du fol. 61 au fol. 67 : « *Explication sur
le chapitre de phlebotomye par Guidon* donne par M. Af. »
   Manuscrit xvi⁰ siècle, papier, in-4°.

Abrégés (5).

   46° Manus. Bibl. pub. de Dijon, n° 265 A/1, français.
   Abrégé de la Grande Chirurgie de Guy de Chauliac.

   Fol. 82, explicit le livre de Guidon. Manuscrit, 85 ff., vélin, capitales rouges, etc.,
fin du xiv⁰ siècle, ou commencement du xv⁰ siècle, ais de bois recouverts en
peau. Le verso du folio 82 contient une fig. peinte du temps, nue et montrant
sur chaque partie du corps les figures du zodiaque correspondantes.

   47° Manus. Bibl. nat., Cod. n° 19985, français.

   Fol. 1 à 11. — Cy commence ung *petit traicte* corrige et compulle par maistre
Guidon de Caulhat maistre en medecine à Montpellier. C'est un résumé de chapitres
des apostèmes, des plaies et des ulcères. — A la fin, il y a une table des chapitres.
   Manuscrit, papier, in-4°.

   48° Manus. Bibl. nat., Cod. n° 14816, français.

   Ce volume contient divers travaux, au milieu on trouve : « Cy comence le premier chapitre du livre de Guidon.... » C'est un abrégé du *chapitre singulier* et de
l'anatomie, par demandes et réponses, faisant 22 feuillets.
   Manuscrit xv⁰ siècle, papier, non paginé.

   49° Manus. Bibl. nat., Cod. n° 19994, français.

   1° fol. 26 à 37. — Cy apres sensuyvent aucunes *disputations de cyrurgie* sur les
conditions de tout le corps ordonnees sur les œuvres de maistre *Guidon de Caillat*
maistre en medecine. C'est un abrégé par demandes et réponses sur le *chapitre
singulier* et des *définitions*. — 2⁰ fol. 39 à 57. Abrégé d'*anatomie* par demandes et
réponses. — 3° fol. 106. Cy commancent aucunes questions touchant le fait de
flebotomye qui sont extraictes et prises au VII⁰ livre de *Guidon de Caithat*. C'est un
abrégé par demandes et réponses, fait 7 feuillets.
   Manuscrit s. d., papier, in-4°. Pagination très irrégulière. Quelques miniatures
mal faites.

   50° Manus. British museum. Add. 4897, art. 2, latin.

   Praxis medicinae attribuée à Guidon? Manuscrit, papier, xv⁰ siècle. Considérée
au British Museum, comme un extrait des œuvres de Guy : c'est à vérifier.

C. — *Petite Chirurgie* (6).

51° Manus. Bibl. nat., Cod. n° 2028, français.

Fol. 1 à 36. — Sensuit le *formulaire des remedes locaux* des maladies de tout le corps appartenans au cirurgien ordonne a Paris par maistre *Guidon de Caillat* cyrurgien et maistre en medecine an 1340 et *premierement des apostemes.*

Fol. 8 verso : Cy sensuit le *formulaire des aydes des playes* ordonne à Paris par maistre *Guidon de Caillat* maistre en medecine.

Manuscrit de 1480, papier. C'est l'ancien 7932 3.3. Selon Cellarier (p. 64), d'après ce manuscrit, « Guy de Chauliac aurait écrit dès l'année 1315, ce qui, dit M. Malgaigne, n'est pas vraisemblable; cependant cette date pourrait se rapporter, non à sa *Grande Chirurgie,* mais bien au formulaire dont nous parlons. » Cellarier fait allusion au formulaire des apostèmes et des pustules; car il pense avec raison qu'il y en a deux; l'autre s'occupe des plaies et des ulcères; mais ces formulaires ne sont pas de Guy, ainsi que je l'ai démontré. — Cependant, au point de vue historique, j'ai cru devoir indiquer les *manuscrits de la Petite Chirurgie* que j'ai trouvés.

52° Manus. Bibl. nat., Cod. n° 2027, français.

Fol. 41 à 68 : « Cy après sensuit le *formulaire des aides des playes*, ordonne en Avignon [1] par maistre *Guidon de Cathat* cyrurgien et maistre en medecine lau 1340 des membres locaux et des maladies de tout le corps, playes, ulceres et apostemes ordonne par maistre Guidon de Cailhac. »

Manuscrit XVᵉ siècle, vélin et papier, in-4°.

53° Manus. Bibl. nat., Cod. n° 19989, français.

Pages 81 à 113. « Cy commence le *fourmulaire des aides des appostumes et pustules* ordonne à Paris par Mᵒ *Guidon de Cailhat* cirurgien et maistre en medecine à Montpellier lan 1340. »

Manuscrit, XVᵉ siècle, papier, in-4°.

54° Manus. Bibl. nat., Cod. n° 19994, français.

Fol. 96 ou 36 barré. — Cy commance le *formulaire des aydes des aposthemes pustule* et ordonne par maistre *Guidon de Cailhat* cyrurgien et maistre en medecine fait et compose à Montpellier en lan 1340. — Fol. 43 verso. Cy commance le *formulaire des aydes des playes et des ulceres* ordonnees en Avignon par maistre *Guidon de Cailhat* qui adonc était medecin du pape Clément VI [2] l'an mil trois cent et quarante. C'est la petite chirurgie qui fait en tout 32 feuillets.

Manuscrit papier, in-4°, pagination irrégulière.

55° Manus. Bibl. Sainte-Geneviève, T. f. 4, français.

Contient divers travaux, d'abord la chir. de Lanfranc, etc. — 3° « *Formulaire magistri Guidonis de Cailhac* » (fol. 174-180), papier, XVᵉ siècle, in-fol.

56° Manus. Bibl. nat., Cod. n° 19985, français.

Fol. 68 à 84. — Cy c'ensuyt *lanthidotaire de maistre Guidon* lequel contient xx cha-

---

1. Sur le manuscrit « en Avignon » est barré, et au-dessus est écrit « à Paris ».
2. En 1340 le pape est Benoit XII; Clément VI n'est élu pape qu'en 1342.

pitres. Le premier chapitre est des remèdes locaux des apostumes chaudes en général. C'est présent formulaire contient quatre parties.....

C'est une petite chirurgie plus brève que celles qui précèdent. « Le chapitre XX⁰ est de restauration et consolidation. »

Manuscrit, papier, in-4°.

IMPRIMÉS (1478-1890).

Résumé historique. — Comme je l'ai fait pour la période des manuscrits, je vais, pour celle des imprimés de l'œuvre de Guy, donner un court résumé historique de la chirurgie des xvi⁰ et xvii⁰ s., dans lequel je signalerai particulièrement les principaux ouvrages qui ont paru.

Au commencement du xvi⁰ siècle, comme au xv⁰, les ouvrages de chirurgie viennent d'Italie.

Nous avons vu, dans la notice qui précède les manuscrits, combien fut pauvre la littérature chirurgicale du xv⁰ siècle. La Renaissance ne fit pas faire à la chirurgie de progrès bien considérables, ceux-ci se montrèrent dans la pratique de l'art, avec l'arrivée d'A. Paré ; mais, grâce à l'imprimerie, les œuvres chirurgicales de l'antiquité furent connues et vulgarisées, l'instruction médicale fut plus répandue ; le terrain se préparait pour permettre de profiter des travaux anatomiques de Vésale. En même temps l'emploi des armes à feu, et la fréquence des guerres avaient considérablement augmenté le rôle et l'importance du chirurgien, et lorsque A. Paré, à l'âge de dix-neuf ans, supprima en 1536, à l'affaire du Pas de Suze, la cautérisation à l'huile bouillante dans les plaies d'arquebuses, et lorsque au siège de Damvilliers, en 1551, il mit pour la première fois en pratique le précepte de Celse, et lia les artères dans les amputations, ce fut une révolution dans la pratique de la chirurgie.

Si le xv⁰ siècle n'avait pas produit beaucoup de travaux chirurgicaux, il avait bien préparé les matériaux qui devaient vulgariser les connaissances médicales pendant le xvi⁰ siècle. Chrysolore dès 1393 apprend le grec à nombre de savants ; en 1453 des Grecs viennent en Occident, après la prise de Constantinople, avec leur science et leurs manuscrits ; on trouve de nouveaux manuscrits grecs, on les traduit tous en latin ; l'imprimerie est inventée vers 1445, l'Amérique est découverte en 1492.

Ces grands événements excitent les esprits, on s'enthousiasme pour les travaux des anciens, on s'adapte aux moules qu'ils offrent ; mais cette époque a peut-être moins d'originalité que le xiii⁰ siècle.

Ce mouvement ne pouvait diminuer la valeur de Guy de Chauliac, au contraire, car dans sa chirurgie didactique, il avait résumé d'une façon remarquable les travaux chirurgicaux de l'antiquité et du moyen âge ; son livre au moment de la Renaissance représentait encore la synthèse des connaissances acquises. Nous le verrons conserver une influence considérable jusqu'au commencement du xviii⁰ siècle, jusqu'après la période analytique du xvii⁰, qui a amené des progrès dans toutes les parties de la chirurgie et a permis au xviii⁰ siècle de faire des ouvrages généraux, qui étaient supérieurs à ceux qui les avaient précédés.

Les principaux chirurgiens des xvi⁰ et xvii⁰ siècles, ceux qui ont laissé des ouvrages importants, sont les suivants :

Jean de Vigo (1460-1520) publie en 1514 sa *Practica copiosa*, le premier ouvrage parmi ceux d'Italie et de France, qui renferme un chapitre sur les *plaies par armes à feu*, et un autre sur le *mal français*. Depuis près d'un siècle, depuis P. d'Argelata et Bertapaglia, il n'avait pas paru de traité complet de chirurgie, aussi le livre de Vigo eut-il pendant trente ans un grand succès; il n'était cependant qu'un abrégé de Guy de Chauliac. Ce livre fut traduit en français par Godin, Paris, 1530; Lyon, 1535.

Marianus Sanctus, élève de Vigo, publie, en 1514 également, un abrégé de chirurgie, sous le nom de *Compendium in chirurgia*.

Bérenger de Carpi (1470-1550) publie en 1518 *De fractura calvae*; il est partisan du trépan.

Michel Ange Blondus (1497-1565) est le dernier chirurgien de l'école de Rome, il écrit en 1542 : *De partibus ictu sectis citissime sanandis*. L'école de Bologne était dans le silence, mais bientôt Padoue annonce un réveil chirurgical, et, en 1592, Fabrice d'Aquapendente donnera le *Pentateuque chirurgical*.

Dans le Nord, l'Allemagne est encore un pays nouveau pour la chirurgie, mais elle ne tardera pas à y briller.

A Strasbourg, Jérôme de Brunswich publie sa chirurgie en 1497 : *Buch der Chirurgia und Wirkung der Wundarzney*; il est le premier qui parle des plaies par armes à feu, Vigo ne paraît qu'en 1514.

Hans von Gersdorf publie, en 1517, un abrégé de chirurgie : *Feldbuch der Wundarzney;* d'après Eloy, il aurait copié sa chirurgie presque en entier dans Guy de Chauliac. Son livre ainsi que celui de Brunswich renferment des figures, ce qui augmente leur importance.

Les premières éditions de Brunswich sont intéressantes à étudier, au point de vue typographique, elles montrent ce qu'étaient les livres, au moment du début de l'imprimerie; le livre cherche à se rapprocher du ms., et il est illustré par des « rubricatores ».

Paracelse (1493-1561) fait paraître sa *Grande Chirurgie* en 1536; elle a été traduite en français et commentée par Dariot (1608).

Conrad Gesner (1516-1565) réunit en un volume les traités de chirurgie de l'antiquité et de l'âge moderne : *De chirurgia scriptores optimi quique veteres et recentiores* in unum conjuncti volumen. Tigur, 1555, in-fol. Il donne la chirurgie de Tagault, qui n'est que la paraphrase de celle de Guy.

Guido Guidi (Vidus Vidius) (1500-1569) publie en 1544 sa *Chirurgia è graeco in latinum à se conversa, cum commentariis propriis et Galeni*, Paris, in-fol.; elle renferme des traités d'Hippocrate, Galien et Oribase.

Malgré les traités de Guy de Chauliac et de Jean de Vigo, les médecins se refusent à pratiquer la chirurgie; si la science chirurgicale a fait quelques progrès, la pratique de l'art est abandonnée aux barbiers et aux charlatans. Mais trois hommes du xvi⁰ siècle, instruits et grands praticiens, vont relever la chirurgie et marquer dans son histoire une nouvelle étape. Le premier de ces hommes est l'illustre A. Paré, puis viennent Franco et Wuertz.

A. Paré (1517-1590); il a pour guide Guy de Chauliac et Jean de Vigo, le premier surtout, qu'il ne cite pas souvent et qui pourrait peut-être réclamer, dit Malgaigne (p. cccxxxv). Son rôle est considérable; comme Guy, il marque, avons-nous dit, une ère nouvelle dans la chirurgie. Guy de Chauliac a fondé la chirurgie didactique, A. Paré fonde la chirurgie opérative, et en 1545, son petit livre sur les plaies d'harquebuses établit sa réputation et transforme la pratique.

La première édition de ses œuvres complètes parut en 1575, et fut suivie d'un grand nombre d'autres, dans différentes langues, jusqu'à la fin du xviie siècle. En 1840-1841, Malgaigne a publié une édition remarquable du plus grand chirurgien du xvie siècle.

Pierre Franco a publié en 1556 son *Petit traité sur les hernies*. Albert en a publié une nouvelle édition in *Deutsches Archiv für Geschichte der Medicin* (Bd IV und V, 1881, 1882). — La *Revue de chirurgie*, sous l'inspiration de M. Verneuil, a également réédité cet ouvrage en 1884, en réimprimant le texte intégral de l'édition de 1556 (Paris, F. Alcan, 1884).

Wuertz (1514-1575), chirurgien réformateur, exerça à Bâle; il publia en 1563 un ouvrage remarquable : *Practica der Wundarzney, darin allerlei schädliche Misbraüche des Wundarztes abgeschafft werden*, etc. (Basel). Il eut beaucoup d'éditions et fut traduit en français par Sauvin (Paris, 1672: 1689).

Fallope (1523-1562), célèbre anatomiste et chirurgien, le Bichat du xvie s., meurt à l'âge de trente-neuf ans; il a fait le plus grand éloge de la *Chirurgie* de Guy de Chauliac.

Dalechamp a publié en 1570 la *Chirurgie française* (Lyon, in-8), c'est une traduction de Paul d'Egine.

Fabrice d'Aquapendente (1537-1619), grand anatomiste et chirurgien, publia en 1592 le *Pentateuchos chirurgicum* (Frankf., in-8°), et, en 1617, *Opera chirurgica in duas partes divisa* (Padoue, in-fol.). Ce dernier ouvrage, comprenant le Pentateuque, fut traduit en français (Lyon, 1649, 1674).

Le xvie siècle fut donc très actif au point de vue chirurgical; au commencement, S. Champier, Falcon, Canappe, publièrent des éditions françaises de Guy de Chauliac; on traduisit de Vigo, Paul d'Égine, des fragments d'Hippocrate et de Galien. L'instruction des barbiers pouvait se faire facilement et du milieu d'eux sortirent A. Paré et Franco. L'école de Vésale et celle de Paré imprimèrent une vive impulsion à la chirurgie, et son étude se vulgarisa de plus en plus. Mais la thérapeutique reste timide, les topiques sont encore trop souvent préférés à l'acte chirurgical; il y a beaucoup de barbiers et peu de vrais chirurgiens.

La base de la chirurgie didactique est toujours dans les travaux des chirurgiens du xive siècle, et en particulier dans ceux de Guy de Chauliac; aussi pendant ce xvie siècle, les éditions de la *Grande Chirurgie* se multiplient-elles.

Pendant le xviie *siècle* la science chirurgicale n'augmenta pas beaucoup ses richesses, mais elle continua à se répandre, et des chirurgiens de grande valeur se montrèrent en dehors de la France et de l'Italie. Quelques-uns devinrent plus hardis, quoique la pratique chirurgicale dans son ensemble fût encore trop timide. On était à une époque intermédiaire : les travaux anatomiques de Vésale, l'impulsion donnée par A. Paré, la découverte de la circulation du sang (1615), modifiaient les idées; on avait des données plus précises pour observer les faits, et avant de reconstituer la science chirurgicale léguée par les anciens, et par Guy de Chauliac, il fallait recueillir des matériaux, accumuler des faits. Aussi le xvii⁰ siècle est-il une époque d'analyse, qui s'est continuée pendant la plus grande partie du xviii⁰ siècle. L'on a commencé ensuite à faire de nouveaux traités didactiques, qui ont formé la base de la chirurgie du xix⁰ siècle, jusqu'au moment de la renaissance des pansements secs et des agents antiseptiques. Aujourd'hui, nous sommes de nouveau dans une période qui doit être analytique : nous devons recueillir des faits, établir des monographies, plus tard on pourra conclure dans de nouveaux traités didactiques.

Je reviens au xvii⁰ siècle, au siècle analytique; il commence par Fabrice de Hilden qui publie ses six centuries d'observations, et se continue par des recueils analogues; je signale les œuvres de Scultet, de Purmann, de Bonet, de Wiseman.

Fabrice de Hilden (1560-1634) peut être considéré comme le restaurateur de la chirurgie en Allemagne; il a fait beaucoup de publications, parmi elles six centuries d'observations, dont la première parut à Bâle : *Observationum et curationum chirurgicarum centuria* I (1606, in-8°). La plupart des observations rapportées dans ces six centuries ont été traduites en français par Th. Bonnet (1669. Genève).

Guillemeau (1544-1612) a posé les bases de la science obstétricale.

Pigray (1532-1613), qui fut comme Guillemeau un élève d'A. Paré, a publié plusieurs ouvrages de chirurgie. Son *Epitome des préceptes de médecine et de chirurgie* est pris largement dans Guy de Chauliac. — En France nous avons encore Vigier, Mery (*Œuvres complètes*, par L.-H. Petit, Paris, F. Alcan, 1888), Dionis, Duverney.

Marc-Aurèle Severin (1580-1656) est, pour le xvii⁰ siècle, le premier chirurgien de l'Italie.

En Allemagne, la chirurgie est beaucoup étudiée et des chirurgiens de mérite se font connaître.

Scultet, d'Ulm (1595-1645), fut un praticien renommé; on a publié, en 1653, son *Armamentarium chirurgicum*.

Purmann (1648-1721) fut un des principaux chirurgiens de l'Allemagne au xvii⁰ siècle; il pratiqua le premier la transfusion en Allemagne en 1668, et fit souvent la trépanation. — Ses ouvrages relatifs à la chirurgie d'armée et à la chirurgie en général, portent l'empreinte de cette époque, qui fut une époque de préparation. On observait, on recueillait les faits, on les publiait.

Cette méthode d'analyse se retrouve encore dans les publications de Bonet, de Genève (1620-1689), si riches de faits, en particulier dans ses *Observations et histoires chirurgiques*, etc., 1670, et dans le *Sepulchretum anatomicum*, 1679.

En Angleterre, Richard Wiseman (1625-1686) relève la chirurgie, il est surnommé le Paré de l'Angleterre; son principal ouvrage, *Several chirurgical*

Treatise, 1676, est, comme ceux des auteurs que je viens de citer, rempli de faits particuliers, bien observés pour la plupart.

Pour clore ce rapide aperçu sur la chirurgie au xviiᵉ siècle, je rappellerai qu'un chirurgien renommé de Bordeaux, MINGELOUSAULX, a publié en 1672 une nouvelle édition de la *Chirurgie* de Guy de Chauliac. A ce moment l'œuvre du chirurgien du xivᵉ siècle était devenue incomplète, mais c'était encore le cadre le meilleur pour l'enseignement, — il suffisait au professeur, au *lecteur*, d'ajouter, dans ses commentaires, ce qui manquait à l'œuvre primitive.

A. — *Éditions de la Grande Chirurgie.*

La *Grande Chirurgie* de Guy de Chauliac a eu un grand nombre d'éditions, j'ai pu en retrouver 60 ; en outre, 9 ont disparu, dont il n'existe plus d'exemplaires ; les fragments, les commentaires, les abrégés de la *Grande Chirurgie* forment encore 60 éditions ; soit en totalité 129 éditions.

Pour faire ce relevé je me suis adressé directement aux Bibliothécaires des Universités d'Europe et des grandes bibliothèques, ainsi qu'à celles de Washington et de Boston ; puis j'ai moi-même fait des recherches dans les Bibliothèques de Paris, de Lyon, Montpellier, Avignon, Bologne, Florence et Rome. Les renseignements donnés sur chaque édition sont donc pris directement sur les exemplaires ; les catalogues et les ouvrages de bibliographie m'ont seulement servi de guide ; je leur emprunte ce qui concerne les éditions que je n'ai pu trouver.

Les éditions de la *Grande Chirurgie* comprennent 16 éditions latines, 43 françaises, 3 italiennes, 4 hollandaises, 3 catalanes, 1 anglaise. — 14 paraissent au xvᵉ s., 38 au xviᵉ et 17 au xviiᵉ s. Les commentaires, les abrégés et la *Petite Chirurgie* forment 60 éditions, il en paraît 4 au xvᵉ s., 13 au xviᵉ, 27 au xviiᵉ et 10 au xviiiᵉ s. ; la plupart sont en français, quelques-unes en latin, en italien, en flamand ou en hollandais, en anglais.

Les *éditions disparues* sont : l'édition de Nicolas Panis de 1478 (nᵒ 1), et une autre du même de 1490 ? (nᵒ 1) ; la première édition latine de Venise 1490 (nᵒ 8) ; une édition italienne de 1493 (nᵒ 5), et une sans lieu, ni date (nᵒ 7) ; une édition catalane de 1498 (nᵒ 23) ; deux éditions de S. Champier de 1498 et 1508 ? (nᵒ 4) ; une *édition anglaise* de 1541, citée par Haller : « Anglice Lond. 1541, fol. », il cite encore une édition de 1579 : « Anglice verterunt *Guidonis questions*, London, 1579 ». — J'ajouterai une édition des *Fleurs* et du *chap. sing.* de Canappe, de 1591.

La *première édition* de la *Grande Chirurgie* a été imprimée en 1478, à Lyon, où l'imprimerie avait été introduite en 1473 [1] ; cette première édition était

---

1. La gravure sur bois (xylographie) avait été inventée au commencement du xvᵉ siècle ; l'imprimerie, qui au début ne fut qu'une application de la gravure sur bois, fut inventée par Gutenberg, qui commença à employer des caractères mobiles vers 1436 ; elle fut intro-

une *traduction française de Nicolas Panis*. En 1480, une édition italienne fut imprimée à Venise; quant à la première édition latine, elle aurait été imprimée également à Venise en 1490, d'après Mercklein, et aussi d'après une note qui se trouve dans le catalogue des manuscrits de la Bibliothèque nationale, jointe à la notice du manuscrit 25 du fonds anglais.

1re Édition de Nicolas Panis, 1478 [1].

Nicolas Panis est né à Carentan en Normandie; il est mort vers 1490, à Lyon, qu'il habitait depuis longtemps. Il est connu par l'édition qu'il a publiée de la *Chirurgie* de Guy. C'était la première fois que cet ouvrage était imprimé.

Il n'est pas dit dans l'*explicit* que N. Panis a fait une traduction, mais que le Guidon « a este veu et corrige sur le latin par N. Panis ». On peut donc supposer qu'il a fait imprimer un manuscrit français de la *Chirurgie* de Guy, en le collationnant avec un manuscrit latin.

1° Édit. de 1478. *Le livre appelle Guidon de la practique en cyrurgie.* Lyon, Barth. Buyer, 1478, in-fol. goth, à 2 col.

L'exemplaire du catalogue de M. Coste, dont parle Brunet, commence avec le premier feuillet du cahier *a*, par ces deux lignes :

> Puis que ie auray
> rendu grace a dieu qui

Le dernier feuillet ne contient que la souscription suivante imprimée au recto : Cy finist le liure appelle *Guidon de la practique en cyrurgie de maistre Guigon de Calliac* tres excellent docteur maistre en medecine et en cirurgie a este veu et corrige sur le latin par *Nicolas panis* maistre en ars et docteur en medecine, natif de carentan, en normandie, au diocese de Coustances habitant de la cite de lion sur le rosne, laquelle correction a este faicte en l'honneur de dieu a la requeste de prudent et discret homme *maistre Bartholemy buyer* imprimeur citoyen et habitant de la dicte cite de lion. Et a este limpression de ce livre accomplie lan de grace mil CCCCLXXVIII. Le XXVIII iour du moys de mars.

Édition non trouvée.

C'était un volume imprimé sur beau papier. — D'après Allut, in *Rech. sur S. Champier*, p. 129, il aurait encore été édité en 1490. C'est par erreur que Malgaigne dit, dans son *Introd.*, p. CLXIV, que l'édition de Panis de 1478 a été imprimée à Paris.

---

duite à Rome en 1465, — Milan et Venise, 1469, — Lucerne et Paris, 1470, — Bologne, Ferrare, Florence, Naples, Pavie, Trévise, 1471, — Lyon, Messine, Parme, Utrecht, 1473, — à Gênes, en Angleterre, Belgique, Espagne, 1474, — Bâle, 1475, — Russie, 1486, — Suède, 1493, — Ecosse, 1508, — Turquie, 1726, — Grèce, 1821. — Dans les premiers temps de l'imprimerie, on cherchait à imiter les manuscrits, parfois les livres n'avaient ni titre, ni lieu, ni date, ni nom d'imprimeur, ni pagination. On imitait les manuscrits, avec les abréviations de leur écriture : la place des grandes lettres capitales était laissée vide et les *rubricatores* les peignaient. Il y avait un *incipit* et un *explicit*. Peu à peu on s'est éloigné des manuscrits, et les livres ont eu des titres, ils portaient une date, le nom de l'imprimeur, une pagination et les *rubricatores* disparaissaient. Plus tard on a mis en tête du livre, une préface, un avis.

1. Brunet, 1860, *Man. du libraire*, t. I, col. 1685. — Frère, 1860, *Manuel du Bibliographe normand*, t. II, p. 360, rappelle la traduction de Panis de 1478, à Lyon.

On trouve dans Haller : « Gallice sed barbare vertit Nicolaus Panis Neustrius Carantoniensis, Paris, 1478, fol. — Verdier. — Exstat etiam editio Gallica, Paris, 1539, 8. » — Mais Haller fait erreur, comme Malgaigne, en disant que l'édition de Panis est de Paris. Je n'ai trouvé aucune indication se rapportant à l'édition française de 1539, dont il parle.

2° 1485. Le *Guidon en françois*. — (C'est tout le titre.)

Ensuite commence le prologue : « Puis que ie auray rendu graces à dieu qui donne vie perpétuelle aux ames... »

Le traité de l'anatomie commence : « Pour ce que selon Galien, lumiere des meiges », etc.

A la fin : Cy finist le livre appelle *Guidon de la practique en cirurgie de maistre Guidon de Cauliac* tres excellent docteur et maistre en medicine et en cirurgie. Imprime à Lyon par *Johannes fabri* natif dalmaigne, Lan de grace mil CCCCLXXXV et le XXVII iour d'aoust.

In-4, caract. goth., 2 col., initiales simples en rouge, remplissage à la main, 232 fol. non numérotés.

Se trouve à la Bibl. de l'Univ. d'Utrecht, unique.

Brunet, t. 1, col. 1687, indique une autre édit. du Guidon, par Fabri, en 1490, gr. in-4, goth., 2 col.; je ne l'ai pas trouvée. Allut indique aussi une édition de Panis en 1490.

Je rapproche avec intention l'édition de 1485 et la suivante, qui est de 1498, de l'édition de 1478, car les termes de l'*incipit* et ceux de l'*explicit* sont les mêmes; il est vrai que le nom de N. Panis ne se trouve pas dans l'*explicit* de 1485, ainsi qu'a bien voulu le vérifier M. le D^r van Dokkum, conservateur de la Bibliothèque d'Utrecht, pour l'édit. de 1485, et M. Castan, conservateur de la Bibliothèque de Besançon, pour l'édit. de 1498.

3° 1498. Le *Guidon en françois*.

Commence : « Puis que ie auray rendu graces a Dieu qui donne... »

Fol. 290, recto : Cy finist le livre appelle *Guidon de la practique en cirurgie de maistre Guidon de Cauliac* tres excellent docteur et maistre en medicine et en cirurgie. Imprime à Lyon par *Jehan Vingle*, imprimeur. Lan de grace mil CCCCXCVIII, Le XIII iour de février.

P. in-4, car. goth. cursifs.

Bibl. de Besançon, unique.

C'est la reproduction de l'édit. de 1485.

2° ÉDITION DE SYMPHORIEN CHAMPIER, 1503.

S. Champier (1471-1537) exerça la médecine à Lyon et jouit d'une grande renommée; il est mieux connu depuis le travail de Allut : *Étude biographique et bibliographique sur Symphorien Champier*, in-8°, Lyon, 1859. — S. Champier vivait au début de l'imprimerie et il a contribué à l'impression des œuvres de plusieurs médecins anciens.

Il a publié une édition de Guy de Chauliac, avec des additions et son propre chapitre universel et très singulier. S. Champier dit en marge du traité V : *De claris medicine scriptoribus*, en parlant de Guy de Chauliac : « Quem aliquando in ciuitate nostra lugd. interpretatus sum additiones que in ipsum superaddidi. »

Il ne dit pas qu'il a fait une traduction, mais des additions, qui sont mélangées au texte de Guy. Je crois que Champier a revu l'édition de Panis. Le prologue dans son édition commence de même. « Puis que ie auray rendu grâces à Dieu.... »; de plus elle est imprimée chez J. Vingle, comme l'édition de 1498, et présente sur son premier feuillet une figure qui représente une leçon d'anatomie, laquelle se trouve également sur le premier feuillet de l'édition de 1498.

La bibliothèque Sainte-Geneviève possède une édition de Guy de Chauliac par S. Champier, de 1503.

Allut dit (p. 128, l. c.) : Malacarne cite une première édition du Guidon en françoys de S. Champier, sous le titre : Addiciones in chirurgiam magistri Guidonis de Cauliaco D. Simphoriano Champerio physico authore. Lugduni 1498, in-4. » Allut ne connaît pas cette édition, je ne l'ai pas trouvée non plus.

Brunet et Graesse citent encore, d'après Malacarne, une édition de 1508 ou de 1514, ils disent : M. Allut (Bibliogr. de Charpentier, p. 423) décrit une édition du Guidon avec le chapitre universel, in-4, goth., de CCLXXXIV ff, sur 2 col., portant cette souscription : Cy finist guidon en cirurgie. Imprime à Paris par François regnault libraire de l'université de Paris demeurant en la rue Saint jacques a l'enseigne Sainct glaude. Lan MCCCCC VIII le Vij iour de décembre. Je ne l'ai pas trouvée.

4° 1503. Le *Guidon en françoys* auecque les *addicions* en vng chacun principal chapitre selon Galien, Auicenne, Rasis, Halyabas, Arnauld de Villeneuue, Salicet, Dinus de florence, Petrus de Argilata, Lanfranc, Thederic et aultres modernes, recueillies et assemblees par *maistre Simphorien Champier*; auecque le *Chapitre uniuersal et tres singulier* auquel sont contenues les louanges principes et choses uniuerselles de cyrurgie.

Les dictz guidons ce vendent chez maistre Estienne gueygnard pres Sainct-Anthoine a Lyon en la rue merciere deuant lymage de Sainct-Loys.

Au recto du dernier feuillet : Cy finist le Guidon en cirurgie avecques les addicions ensemble le chapitre uniuersel et tres singulier icy adiouste et compose par maistre Simphorien Champier habitant a lion et practiquant en la science Hypocratique. Impr. a Lion par *Jehan de Vingle*. Lan de grace MCCCCCIII. Le XVI iour de decembre.

P. in-4, goth., à 2 col. de CCCXXXV ff. non chiffrés.

Bibl. Ste-Geneviève.

3ᵉ Éditions italiennes (trois, 1480-1521).

5° 1480. Nel nome de dio comenza *lo inventario oueu colectorio che apartien a la parte de la cirogia :* composto e compido dal ano de la incarnation del nostro signore MCCC LXIII per lo clarissimo et famoso dottor maistro Guidon de Gualiaco ciroico inlo clarissimo studio de monspolier.

Explicit : Finisse la clarissima opera in chyrurgia de lo excellentissimo doctor

Guidon de Gualiaco. Perfectamente correcto. Et impresso par maistro *Nicolo Girardengho* da noue. In Venesia nel MCCCCLXXX a di do del mese de nouembre.

El correctore de la presente opera e stado lo egregio et famosissimo homo Miser maistro *Paulo Varisco* eximio doctor artium et medicien. El qual con maximo studio ha traduto et correcto integralmente tutto questo tractado de verbo ad verbum a laude et gloria del omnipotente Dio. Amen.

P. in-fol., 239 ff. à 2 col., car. rom.

Bibl. roy. de Berlin, unique.

Une *autre édition de Varisco* a paru en 1493. « diligentemente correcta et impressa par maistro Piero di Guarengi de Palazago e Joanmaria de Monteferrato. In Venezia 1493, adi XXI del mese de Agosto. » (Hain, n° 4817.) Je ne l'ai pas trouvée.

6° 1505. *Collectorio de la cirogia* composto per el clarissimo doctore *maistro guidone de Gualiacho* : distincto in Tractati : Capituli : e Rubrice : cum la sua tavola novamente arota e ben ordinata.

Fol. 2 recto : « Nel nome de dio comenza lo inventario..... »

Fol. 159. — Finis. « Finisse lopera de lo clarissimo et excellentissimo doctore in cirogia *meser Guidone de Gualiaco* novamente correcta et ordinata : et cum diligentia impressa in la inclita cita de *Venessia* : nel anno de la incarnatione del Signore MCCCCCV. adi. IX del mese de Luio : per domino *Pincio* : nel tempo del iustissimo meser Leonardo Lauredano serenissimo principe de Venecia. »

(Ce volume renferme encore deux autres travaux avec pagination spéciale.)

Rome, Bibl. Victor-Emmanuel.

7° 1521. *Guidon in cirurgia.* Inventario over collectorio universalissimo de tutte le cose notabele... spectante alla arte cyrurgical... compilado... per... maistro Guidon de Gualiaco... per lindustria de *Cesaro Arrivabeno*... reducto.

4 p. l., CXL fs, 1 l. fol., *Venetia*, C. Arrivabeno, 1521.

Bibl. du chir. gén. de l'armée des Etats-Unis à Washington.

Hain, n° 4816, cite encore une édition italienne : Guidon de Gualiaco collectorio di tutte le cose notabili spectanti alla arte cyrurgical. S. l., n. d.

4° ÉDITIONS LATINES DE VENISE (huit, 1490-1546).

8° 1490. Non trouvée.

· D'après *Brunet* (t. I, col. 1683), les imprimeurs de l'édition de Venise de 1498 avaient donné en 1490 un recueil moins complet, mais dans lequel se trouvait la *Grande Chirurgie. Venetiis*, impressum mandato et expensis *Octaviam Scoti*, cura et arte *Boneti Locatelli*, 1490, in-fol. goth.

Hain et Graesse citent aussi l'édition de Venise, 1490, qui aurait été la première édition latine. Chereau cite une édit. de 1491 (in-fol.) et une de 1506 (B. Locatellus, in-fol.).

9° 1497. · *Cyrurgia Guidonis de Cauliaco* et cyrurgia Bruni, Theodorici, Rogerii, Rolandi, Bertapalie, Lanfranci, de Largelata.

Fol. 2. *Cyrurgia magistri Guidonis de Cauliaco* edita anno domini 1363 in preclaro studio Montispessulani feliciter incipit.

A la fin : *Venetiis* mandato et expensis nobilis viri domini *Octaviani Scoti* civis

NICAISE. — Guy de Chauliac.   *i*

Modoliensis. Octavo Kalendas Martias 1497 per *Bonetum Locatellum* Bergomensem. In-fol., car. goth., 2 col.

Bibl. de Nimes.

10° 1498. *Cyrurgia Guidonis de Cauliaco* et cyrurgi Baruni, Theodorici, Rogerii, Rolandi, Bertapalie, Lanfranci.

Venetiis impressarum mandato et expensis nobilis viri domini *Octaviani Scoti* civis Modoeliensis cura et ante (sic) *Boneti Locatelli* Bergomensis.

Anno 1498, undecimo Kalendas Decembres, in-fol., 267 f., 2 colon., gothiq. (chirurgia guidonis, 82 ff.).

Bibl. d'Amiens.

C'est la même édit. que celle de la *Bibliothèque de l'Université de Munich* et que celle de la *Hof Bibliothek* de Vienne : Cyrurgia guidonis de Cauliaco, et cyrurgia Bruni, etc., Edita per Thuram de Castello, etc. Impressa : Venetiis, Bonetus Locatellus, 1498, in-fol. (82 f. pour Guido).

L'édit. de 1498 était la plus ancienne des éditions latines pour Haller.

11° 1499. *Cyrurgia Guidonis de Cauliaco*. De balneis porectanis. Cyrurgia Bruni, Theodorci, Rolandi, Rogerii, Lanfranci, Bertapalie, Jesu Hali de Oculis. Canamusali de baldac de oculis.

Venetiis Impressus (impensis domini *Andree Torresani de Asula*) per *Simonem de Luere* 23 mensis Decembris 1499. Feliciter.

In-fol., 270 ff., goth., 2 col. (p. 1-74 Guidonis cyrurgia).

Bibl. nationale de Paris.

12° 1499. *Chirurgia Guidonis de Cauliaco*, addita recepta aquae balnei de porecta, per egregium medicinae doctorem dominum Thuram de Castello Bonon civem edita, imperrime impresse et diligenter emendata.

Marque : Fig. de l'ange Gabriel et autour : « Vincentius de Portonariis de tridino de Monte ferrato. »

Cum gratia et privilegio

Sur fol. 133 : edita per *Thuram de Castello* Bonon civem, in-4, 133 fol., goth., 2 col. S. l., n. d. — L'exemplaire de Lyon porte en note : « Impress. Venet. » 1499? Une seconde note dit : « Cette édition n'est pas de Venise, mais de Lyon où Vincent de Portonariis était libraire en 1507. — Le texte de cette édition est identique à celui de l'édit. de 1537 (V. n° 16).

Bibl. du lycée à Lyon et Bibl. de l'Univ. d'Erlangen.

13° 1513. *Cyrurgia Guidonis de Cauliaco*, De balneis porectanis, Cyrurgia Bruni, Theodorici, Rolandi, Rogerii, Lanfranci, Bertapalie, Jesu Hali de oculis, Canamusali de baldac de oculis.

Venetiis impressum per *Gregorium de Gregoriis*, anno 1513, 16 Julii. In-fol., 270 fol., goth., 2 col. (Guy de Chauliac, fol. 1-74).

Bibl. de l'Univ. de Prague.

14° 1519. *Cyrurgia Guidonis de Cauliaco* et Cyrurgia Bruni, Theodorici, Rolandi, Lanfranci, Rogerii, Bertapalie.

Fol. 2 : Cyrurgia magistri Guidonis de Cauliaco dicta inventarium sive collectorium cyrurgie. Edita anno domini 1363 in preclaro studio Montispessulani. Feliciter incipit.

Noviter impressus *Venetiis* per *Bernardinum Venetum de vitalibus*. Anno domini 1519, Die XX mensis Februarii. In-fol., goth., 267 fol. (Guy de Chauliac, fol. 1 à 82).
Bibl. de la Fac. de méd. de Paris.

15° 1546. *Ars chirurgica Guidonis Cauliaci* medici celeberrimi lucubrationes chirurgicæ, ab infinitis propenandis emendatæ : ac *instrumentorum chirurgicorum* formis, quæ in aliis impressionibus desiderabantur exornatæ. Bruni praeterea, Theodorici, Rolandi, Lanfranci et Bertapaliæ, chirurgiæ, maxima nunc diligentia recognitæ. His accesserunt Rogerii ac Gulielmi Saliceti chirurgiæ ;

Quarum altera quibusdam decorata adnotationibus, nunc primi in lucem exit : altera ex vetustorum exemplarium lectione, innumeris fere in locis est aucta, ac in integrum restituta.

Venetiis, apud *Juntas*, 1546, in-fol, 377 ff. (102 pour Guy de Chauliac).

Préface : Chirurgiæ studiosis. — F. 97. Finis *Chirurgiæ magnæ* Guidonis.

Puis vient la *Chirurgia parva* (f. 97-101) et, au fol. 102 : *De balneis porrectanis*. Recepta aquæ balnei de Porrecta, edita per egregium militem, ac legum doctorem, et magistum artium, et medicinae doctorem, dominum *Turam de Castello* Bononiæ civem.
Bibl. nat.

Préface de l'édition de 1546 : *Chirurgiæ studiosis*.

Guy de Chauliac médecin... a été si éminent qu'il a passé pour le premier sans contredit de tous les chirurgiens modernes... C'est sa grande et sa petite chirurgie qui jusqu'ici fourmillaient de fautes innombrables que nous avons corrigées avec tant de soin. Nous avons restauré sur le texte des manuscrits grecs les passages qu'il avait tirés d'Hippocrate et de Galien. Nous avons *amélioré (?) nombre de passages et d'expressions*. De plus, les *dessins des instruments de chirurgie*, grâce aux lumières de Jean Antoine Platus Leonicus, très savant et très illustre chirurgien contemporain, ont été introduits à leur place...

Et comme avec ce livre de Guy était lue également la chirurgie de Brun, de Théodoric, de Roland, de Lanfranc, et les œuvres de Bertapaglia, tous auteurs, dont à l'exception du dernier, Guy fait mention dans son proëme, pour ce motif nous les avons eux aussi corrigés avec grand soin et imprimés dans ce volume. Mais nous en avons fait disparaitre la *physica* de Roger et à sa place nous avons substitué la *chirurgie* du même, ornée d'explications du même Jean Antoine. Nous y avons ajouté la chirurgie de Guillaume de Salicet, que nous avons pu compléter par des additions provenant de manuscrits retrouvés...

5° ÉDITIONS LATINES DE LYON (six, 1537-1572).

16° 1537. *Chirurgia Guidonis de Cauliaco*, addita recepta aquæ balnei de porecta per egregium medicinæ doctorem dominum Thuram de Castello Bononõ, civem edita, nuperrime impressa, et diligenter emendata et aucta.

Marque : Fig. de l'ange Gabriel et autour : « Vincentius de Portonariis de tridino de Monte ferrato ».
MD. XXXVII.

Venundantur *Lugd.* a *Vincentio de Portonariis*. Cum privilegio, in-8, 313 ff.

P. 2. Proemium : Chirurgia magistri Guidonis de Cauliaco edita anno domini 1363 in præclaro studio Montispessulani foeliciter incipit.
Bibl. de la Faculté de méd. de Paris.

17° 1559. Dn. *Guidonis de Cauliaco*, in arte medica exercitatissimi chirurgia, nunc iterum non mediocri studio, atq. diligentia a pluribus mendis purgata :

Cum duplici dictionum et rerum Indice per se plurimum significantium per ordinem alphebeticum digesto.

Lugduni, apud *Gasparem à Portonarijs*. MDLIX. in-8, 560 p., plus au commenc. 16 ff. non paginés comprenant le prologue, le chap. sing., les tables.

Fol. 2 non paginé : Guidonis de Cauliaco medici celeberrimi, Chirurgia ædita anno Domini MCCCLXIII in præclaro studio Montispessulani, et nunc diligentissime emendata. Suit le prologue. — P. 529. Finis chirurgiæ magnæ Guidonis. — P. 530-554. Chirurgia parva. — P. 555. Recepta aquæ balnei de Porrecta, edita per dominum Turam de Castello Bononiæ civem.

Bibl. de M. Ch. Chauliac, de Bordeaux.

18° 1559. Même édition [1].

Lugduni, apud Sebastianum de Honoratis, 1559, in-8, 560 p.

Edit. identique à la précédente (apud Gasparem...)

Bibl. nat.

19° 1559. Même édition...

Lugduni, apud hæredes Jacobi Juntæ, MDLIX, in-8, 560 p.

Bibl. de l'Univ. de Barcelone.

La Bibl. de l'Univ. de Strasbourg possède l'édit. latine de 1559, Lyon, in-8, sans nom d'imprimeur.

20° 1572. *Dn. Guidonis de Cauliaco* in arte medica exercitatissimi *Chirurgia* nunc iterum non mediocri studio atque diligentia a pluribus mendis purgata : cum duplici dictionum et rerum Indice per se plurimum significantium, per ordinem alphabeticum digesto.

Lugduni, apud Sebastianum Honoratum MDLXXII, in-8, 560 p.

Edit. identique à celle de Lyon, 1559, apud Gasparem.....

Bibl. nat.

21° 1572. Même édition.

Lugduni, apud Symphorianum Beraud, 1572, in-8, 560 p.

Bibl. Sainte-Geneviève.

6° Éditions de Tagault.

Tagault, reçu docteur vers 1522 ou 1523, fut doyen de la Faculté de Paris pendant quatre ans (1534-1537) et mourut en 1545. A partir de 1536 il fit pendant sept ans le cours de chirurgie, qui consistait à lire et commenter l'œuvre de Guy de Chauliac. L'ouvrage qu'il publia en 1543 n'est qu'un abrégé de Guy, il eut un grand succès. Le traité de Tagault est divisé en cinq livres (tumeurs, plaies, ulcères, fractures et luxations). Malgaigne juge sévèrement

---

1. Au XVIe et au XVIIe siècle, une même édition est quelquefois publiée en même temps chez plusieurs imprimeurs ou libraires, avec le nom de chacun d'eux, soit dans une même ville, soit dans des villes différentes. Ce ne sont même pas des réimpressions ; la première page seule est changée.

cet auteur : « Ce n'est pas, dit-il, une rédaction nouvelle de Guy de Chauliac. La chirurgie de Guy était bien trop vaste pour les barbiers de Paris. Comme Falcon, Tagault se renferme dans un cercle étroit, et son livre n'est qu'un méchant abrégé, tronqué et mutilé, de l'œuvre admirable de Guy de Chauliac, avec force érudition grecque et latine, avec des divisions et subdivisions scolastiques, que Paré crut bien faire d'imiter. » (Malg., p. CCXL.)

Comme le livre de Tagault est un abrégé de celui de Guy, j'ai cru devoir le signaler ici. Il a pour titre : *De chirurgica institutione libri quinque*, Paris, 1543, fol.

D'autres éditions parurent : Venise, 1544, 1549 ; Lyon, 1547, 1560, 1567 ; Zurich, 1555 ; Francfort, 1574, 1610 ; édit. italienne à Venise, 1550 ; édit. française, Lyon, 1580 ; Paris, 1618 ; édit. hollandaise à Dordrecht, 1621. Tagault a paru aussi dans la collection de Gesner, 1555.

On a encore attribué à Tagault : *Metaphrasis in Guidonem de Cauliaco*, Paris, 1545. Je n'ai pu trouver cet ouvrage ; on pourrait supposer qu'il s'agit d'un sous-titre du livre « de Chirurgica Institutione », qui n'est en réalité qu'une paraphrase de Guy.

7° ÉDITIONS CATALANES (deux, 1492-1498).

22° 1492. En nom de deu : comença *lo inuentari o collectori enla part cirurgical de medecina* — compilat et complit lany de nostre senyor mil quatre cents soixante y tres per *Guido de Cauliach* mestre en medecina en lo famos studi de Montpeller. —

(Acaba en la penultima pagina). — Acaba *lo inuentari o collectori de cirurgia* en vulgar catala fet per *maestre Guido de Cauliach* en arts e en medicina excellentissim doctor dels cirurgians princep corregit per lo molt Reuerente sapientissim en arts é en medecina doctor *maestre Bernat de Casaldo* — nol protophisich del senyor Rey e canceller del studi de arts e de medecina de la inclita ciutat de *Barçalona* ensemps ab lo discret maestre hieronim mas nouell cirurgia doctissim lo qual inuentari o collectori es estat estampat en la dita ciutat de Barçalona ab despeses de *maestre Pere Miquel* librater de dita ciutat a. XXVI de Setembre any de la natiuitat de nostre seynor Jesu crist mil CCCCLXXXXII. — In-folio, lettres gothiq., 2 colon., 300 ff. non chiffrés.

Bibl. de l'Univ. de Barcelone.

23° 1498. *Guido Cauliaco, inventario o colectorio en la parte Chirurgica y medicinal*, traducido al Castellano.

En *Sevilla* imprimio *Lanzalao Polono* y sus compañeros al dia 26 de Febrero, 1498, in-fol., goth.

Non trouvée.

Hain, n° 4818 ; Graesse, t. VII, p. 167.

8° ÉDITIONS HOLLANDAISES (quatre, 1507-1646).

24° 1507. *Die Cyrurgie van meister Guido de Cauliaco* warachtich en nootsakelije allen denghenen die wercken willen in die conste van cyrurgien.

Suit un xylographe : un homme nu avec l'indication des régions du corps où il peut être saigné, brûlé, blessé, etc.

Fol. 2 recto : Cyrurgia magistri Guidonis. Incipit inventarium seu collectorium in parte cyrurgicali medicis copulatum et completum Anno Domini 1363 per Guidonem de Cauliaco cyrurgicum ac magistrum medicine in preclaro studio Montispessulani.

Hier beghint dat vergadert werck van cyrurgien int deel der medecinen volmaect en volbracht Int Jaer ons heren 1363 van meester Guido de Cauliaco cyrurgijn en meester in medicinen in dye vermaerde stadt van Monpeliers.

Fol. 247 recto : Explicit : Hier is voleyndt die Cyrurgie van Meester Guido de Cauliaco wten *latine in duytsche* [1] geset. Int jaer ons Heeren *Duysent Vijfhonder, ende svene* op den vyfsten dach Februarii. In die vermaerde cooplycke Stadt von *Antwerpen*. Over die costen van van *Henrije Eckert* van Hornbergh, die god gheve dye eewighe glorie ende dengenen die in dese oversettinghe neerstich gheweest haft, met allen denghenen dye na dese perfecte Cyrurgie wercken sullen van eewan tot eewen. Amen. In-fol., goth., 2 col.

Bibl. nat. et Bibl. de l'Univ. de Leyde.

25° 1560. *Die Cyrurgie*, warachtich en nootsakelije allen den genen die wercken willen in die Conste van Cyrurgien ende Medecinen.

Leyden, Jan Matthijs, 1560, 271 ff., in-4. Parait être une édition semblable à celle de 1507.

Bibl. du chir. gén. de l'armée des États-Unis à Washington.

26° 1553? *De chirurgie van Guido de Cauliaco* nootsakelijck allen Chirurginen van nieus nyten *latine in nederduytsch* ouerghesett, door *Iodocum Sterthemium* medicinæ chirurgicæ licentiatum.

Te ghendt By Ian van Salenson wonende op de Hoochpoort, inden ganden Bybel.

In-8, 654 p. chiffrées, car. goth. (sans date).
Préface : « *Le traducteur aux amateurs de la chirurgie.* »
Cette nouvelle édition flamande du xvie siècle est postérieure à 1553, car van Sterthem parle dans sa préface de l'autorité dont jouit Cauliac « depuis plus de cent quatre-vingt dix ans ».

Bibl. de l'Univ. de Gand.

La Bibl. de l'Univ. de Copenhague possède la même édition incomplète. s. d.

La préface de Iodocus Sterthemius (Josse van Sterthem) est intéressante, car il apprécie les chirurgiens de la première moitié du xvie siècle. Le Dr Wanderhaegen, bibliothécaire en chef de l'Université de Gand, a eu l'extrême obligeance de m'en envoyer une traduction, dont j'extrais ce qui suit : *Tagault*, pendant sept ans a enseigné à Paris la chirurgie de Guido de Cauliac, et dans son livre : *De chirurgica institutione libri quinque* (Paris, 1543), il n'a fait que la paraphraser, en la mettant, dit-il, dans un langage plus pur et plus élégant; mais il tient la Chirurgie de Guido de Cauliac pour la meilleure qu'il ait trouvée ou connue, pour bien exposer et bien apprendre la science et l'art de chirurgie. — *Jean Falcon*, de Montpellier, porte le même jugement sur l'œuvre de Cauliac et ajoute des gloses à son texte.

---

1. A cette époque on disait allemand pour hollandais, qui est aujourd'hui le bas allemand; l'allemand ordinaire était le haut allemand.

Tous les bons auteurs qui ont succédé à Cauliac lui reconnaissent une telle autorité, que souvent ils citent ses sentences et les allèguent, à l'appui de leurs propres enseignements. *Pierre de Argelata*, de Bologne, a composé la plus grande partie de son livre avec l'ouvrage de Guido; de même, Jean de Vigo. *Jacques Carpus* (Bérenger de Carpi), dans son livre *De fractura calvæ*, l'appelle le grand Guido. *Jérôme de Brunswick*, qui a écrit en allemand la *Pratique de la chirurgie*, lui emprunte aussi la majeure partie de son ouvrage. *Gualter Ryf*, qui a publié (de 1541 à 1548) un excellent ouvrage de chirurgie, en allemand, l'appelle : « der trefflich wondtartzt Guido de Cauliaco. »

Tous ces témoignages, bien aimé lecteur, nous avons tenu à les réunir ici, parce qu'on trouve quelques nouveaux esprits, qui ont l'audace de se moquer de Guido, et d'autres bons auteurs, et de les blâmer injurieusement. C'est ainsi qu'il y a peu d'années, nous avons eu ici un certain *Pierre Volckholst*, qui, dans la préface d'une nouvelle chirurgie d'un *certain Paracelse*, dit qu'il a trouvé plus de poisons que de remèdes chez la plupart des auteurs, et notamment chez Lanfranc, Cauliac et Jean de Vigo.

La traduction faite anciennement du livre de Guido, du latin en flamand, est loin d'être aussi fidèle et aussi claire qu'il conviendrait qu'elle fût. C'est pourquoi nous avons essayé et entrepris de traduire à nouveau cette chirurgie, du latin en flamand. — Le traducteur est remonté aux auteurs cités par Guy pour éclaircir certains passages, aussi il espère que sa traduction pourra servir à l'intelligence de ces passages obscurs de l'édition latine.

27° 1646. De *chirurgije van Guido de Cauliaco*, seer profijtelijck vor alle Chirurgijns. Vyt de *latijnsche in de nederduytsche* Tale overgeset. Nu von nieuws oversien ende merckelijck verbetert door *P. Nieustadt*, chirurgijn.

Amsterdam Gedruckt by Theunis Iacobsz opt vater in de Lootsman, 1646. in-4, 440 p.

Bibl. de l'Univ. d'Erlangen.

Le traducteur, le Dʳ P. Nieuwstadt, de Dordrecht, a mis une préface en tête de la *Chirurgie* de Guy : « A tous les jeunes chirurgiens. » Le Dʳ Zucker, bibliothécaire de l'Université d'Erlangen, a eu l'obligeance de m'en envoyer une copie, dont je dois la traduction à M. le Dʳ Thomas, bibliothécaire à la Faculté de médecine de Paris.

Le Dʳ Nieustadt fait le plus grand éloge de la *Chirurgie* de Guy, et dit que c'est encore, en 1646, un livre nécessaire aux jeunes chirurgiens et qu'ils doivent le lire et le relire.

« On doit également savoir, dit-il, que ce livre en langue latine (c'est dans cette langue qu'il a été composé et publié d'abord) n'est pas si négligé, et est même beaucoup plus clair que dans la première et la deuxième traduction hollandaise (en particulier dans la traduction in-folio de 1507). Dans celle-ci, l'ouvrage est si maltraité qu'il est impossible le plus souvent de comprendre le vrai sens et l'opinion réelle de l'auteur, parce que le traducteur a voulu trop abréger (niet verduyscht maer verduystert). C'est pourquoi le savant maître *Iodocus Sthertemius*, licencié en médecine et en chirurgie, dans la ville de Gand, a traduit de nouveau l'ouvrage du latin en flamand. Mais comme il y a en flamand beaucoup de mots que les autres habitants des Pays-Bas ne comprennent pas, l'édition flamande de Sthertemius étant épuisée, au lieu de la réimprimer, le Dʳ Nieustadt l'a revue, et sans s'écarter du sens admis par Sthertemius, il a remplacé, par d'autres, les termes qui ne sont pas d'un usage général en Hollande. »

Aux traductions de la *Grande Chirurgie*, il faut ajouter une *traduction en anglais*, qui, d'après Haller et le catalogue de la Bibl. nat. de Paris, aurait été publiée à Londres, en 1544, in-fol. Je ne l'ai pas trouvée.

9° Éditions de Falcon (neuf, 1515-1658).

Jean Falcon, docteur régent de Montpellier en 1502, et doyen en 1529, mourut en 1532 ou en 1539 (Malgaigne). Il eut une assez grande réputation, et fut appelé à donner des soins à François Ier. Mais les commentaires, les gloses qu'il a ajoutés au texte de Guy, ne montrent pas qu'il ait été, ni un homme instruit, ni de bon jugement.

En 1490, la Faculté de Montpellier institua un cours de chirurgie pour ses étudiants. Griffis fut nommé lecteur, il eut pour successeur Jean Falcon. — Lisant et commentant Guy de Chauliac, celui-ci publie d'abord, en 1515, les *notables déclaratifs* sur le Guidon, sans le texte de Guy; plus tard parurent en 1559 et 1649 des éditions analogues, dont les gloses ne portent que sur une partie du texte du Guy, et qui paraissent avoir été destinées à des barbiers.

Les autres éditions de Falcon, au nombre de six, trois françaises, et trois espagnoles, avec le texte de Guy, sont importantes par la nouvelle traduction qu'elles renferment; les gloses sont à peu près celles de l'édition de 1515.

Éditions de Falcon sans le texte de Guy (trois, 1515-1649).

28° 1515. Cette édition ne renferme pas le texte de Guy, mais seulement les gloses de Falcon, avec quelques citations en latin.

Cy commencent les *notables déclaratifs sur le Guidon* composes par tres excellent docteur *maistre Jehan Falcon*, docteur régent en médecine en la tres noble, et bien famée Université de Montpellier et conseille du Roy notre sire tres utiles a ung chacun estudiant en lart et science de cyrurgie.

Les ditz notables se vendent a Lyon... par Constantin Fradin imprimeur libraire de Lyon et à Montpellier...

In-4. 231 ff., goth., 2 colon.

Au verso du titre se trouve la dédicace suivante :

« A tres excellent docteur en medecine maistre Gilbert Griffi, doyen de nostre université de Montpellier et conseiller du Roy notre sire mon singulier amy et aux etudians en cyrurgie. Salut.

« Considérant le commandement de Avicenne en son premier canon (capi. prio.) qui dit que ung chacun amy doit faire pour son amy les choses qui luy prie specialement quant il luy demande choses iustes et honnestes. Pourtant moy Jehan Falcon docteur en medecine regent en la tres noble université de Montpellier ay este prie de mes amys etudians en lart de cyrurgie de compiller et faire aulcuns notables sur le Guidon a fin que mieulx le puissent entendre et plus seurement œuurer vers le corps humain lequel est subiect de lart de cyrurgie. Et specialement ay este prie d'maistre Guillaume Louche barbier et cyrurgien de mon tres redouble et puissant seigneur monsieur Jehan d' Leuis seigneur de Miralpoix Senechal d' Carcassonne et mareschal de la foy duquel suis ordinaire et stipendic medecin. Car comme dit le philosophe chacun homme desire sçavoir et entendre. Et moy considerant cette demande estre iuste utile et necessaire a tous cyrurgiens ausquelz apres ma lecture ordinaire en medecine litz despût (sic) le Guidon en la noble ville de Montpellier, lan de grace mil CCCCC, ay este content de faire aulcuns briefs notables declaratifz dessus le dit Guidon moiennant lesquelz il puisse estre facillement entendu et puissent excerser ledit art sans danger et peril du corps humain. Affin que ceste oeuure soit deffendue de ceulx qui aboient et ne mordent point sera adresse a tres excellent docteur en medecine maistre Gilbert Griffi doien de nostre université, conseiller du Roy nostre sire et mon singulier seigneur et amy. Sub cuius doctrina intrepide vagabunt. »

F. 228 v°. « Icy sont fines les *notables déclaratifs de Guidon* composes à Montpellier par... *maistre Jehan Faulcon...* et nouvellement reuisites par le reuerent maistre Anthoine Romeri, docteur en medecine et regent en la diste université auecques aulcunes bonnes addicions faictes par le dict docteur. »

Imprimes a Lyon par Constantin Fradin, imprimeur et libraire au dict Lyon, l'an mil CCCCCXV le premier iour de fevrier.

Sensuiuent les addicions de monsieur maistre A. Romeri sur l'antidotaire.

Privilège du Roy du 19 février 1514.

Bibl. nat.

Graesse parle d'une édition de Falcon de 1514, Lyon : « Les notables déclaratifs sur le Guidon, nécessaires pour l'art de chirurgie par Jehan Falcon, Lyon, 1514, in-4, goth., par Const. Fradin ». Il s'agit bien probablement de l'édition ci-dessus dont le privilège est de 1514.

29° 1559, *Notabilia supra Guidonem scripta*, aucta, recognita, *ab* excellenti medicinæ dilucidatore *Domino Johanne Falcone* Montispessulanæ academiæ Decano quæ cum a multis ante hoc et typographis et invidis depravata fuerint, ita ut falsa pro veris supposita, sed vera pro falsis et utilia pro inutilibus perniciose substracta sint : nunc tandem ab omni labe repurgata, nec mediocri adhibita diligentia pristino nitori ac integritati restituta : imo vero additis duorum medicinæ luminum Hippocratis et Galeni, necnon Avicennæ, Rhasis, Auenzoar, Mesuæ, aliorumq. insignium medicorum autoritatibus illustrata, sic, recens in lucem emissa proferuntur.

A Lyon, par Jan de Tournes, MDLIX, in-4, 614 p.

Bibl. nat.

Cette édition ne donne pas le texte de Guy, elle est composée par des annotations sur le Guidon, qui sont la paraphrase de celles qui forment l'édition de 1515, et qui accompagnent le texte de Guy, dans les édit. de 1520, 1534, 1537. Ces annotations sont sans valeur; elles sont mélangées de citations en latin de divers auteurs.

Dans un avis *au lecteur*, l'éditeur raconte que les éditions publiées jusqu'ici sous le nom de Falcon ne sont pas de lui; que Falcon avait envoyé le texte authentique de ses gloses à un de ses disciples, à Lyon, pour qu'il le fit imprimer. Le disciple n'en prit nul soin, Falcon réclama son manuscrit, il le donna alors à un de ses amis conseiller de Toulouse, pour le faire imprimer; ce dernier mourut et Falcon aussi. Le manuscrit resta perdu dans la bibliothèque du conseiller pendant longtemps; enfin la veuve de Falcon, remariée à Lyon, vint à Toulouse et finit par rentrer en possession du fameux manuscrit. Elle le remit à des escoliers allemans de Montpellier pour le faire imprimer à Basle, et il lui fut renvoyé au bout de quelque temps. Enfin le manuscrit arriva dans les mains du présent éditeur, mais la veuve de Falcon mourut avant qu'il fut imprimé (!).

Outre l'avis au lecteur, il y a en tête de cette édition une préface de Jhoardus Alardus ex Burgeto medicus, candido lectori, et une seconde pour implorer le secours de Jésus-Christ et de la Vierge, etc.

Malgaigne paraît avoir accepté le récit contenu dans l'avis au lecteur; les éditions de 1515, 1520, 1534, 1537, le rendent cependant invraisemblable.

30° 1649. *Remarques sur la chirurgie de M. Guy de Chauliac, par M. Jean Falcon,* vivant conseiller médecin et professeur du Roy et Doyen en l'Université de Montpellier.

Diligemment conférées avec toutes les impressions précédentes, et pour la plupart mises en langage plus intelligible; outre la traduction nouvelle de tous les textes latins de l'autheur.

A Lyon, chez Jean Radisson, marchand libraire MDCXLIX. — in 8°, 1000 p.

Bibl. nat.

Cette édition ne donne pas le texte de Guy; elle est semblable à celle de 1559; le texte français est modifié selon les progrès de la langue, et les passages latins sont traduits en français. Dans ces deux éditions il n'est pas question des traités V et VI de Guy (fractures, dislocations et maladies spéciales). L'édition de 1649 n'a non plus aucune valeur.

Elle commence par un advertissement à messieurs les chirurgiens, dans lequel Radisson dit qu'il corrige la rudesse de la diction française des autres éditions, et qu'il traduit les passages latins. Puis vient une préface supposée de Jean Falcon, qui est la traduction d'une préface latine de l'édition de 1559.

Éditions de Falcon avec le texte de Guy et les gloses
(trois, 1520-1537).

31° 1520. Le *Guidon en francoys* nouvellement imprime *avec les gloses* de très excellent docteur en médecine *maistre Jehan Falcon* conseiller du Roy notre sire et lisant ordinaire en la très amée université de Montpellier et spécialement sur le tracte des playes et ulcères et sont ordonnées après un chacun tracte ou chapitre en suivant le texte et aussi les *additions de maistre Simphorien Champier* avec les *additions de maistre Anthoine Romeri* docteur lisant en la dicte universite sur l'antidotaire très utiles mises à la fin.— M. 520. Cum privilegio.

Les dits guidons se vendent a Lyon sur le Rosne en la rue Mercière par Constantin Fradin...

P. in-fol., 351 ff., goth., 2 colon. — Fol. 1. Cy commance le livre appelle *Guidon* compose par tres excellent docteur en medecine et cirurgie *maistre Guidon de Calliac* en son temps regent en la tres famee Université de Montpellier *avecque les gloses et déclarations* de tres excellent docteur en medecine et cirurgie *maistre Jehan Falcon* conseiller du Roy nostre syre et a present regent ordinaire en la dicte Université de Montpellier. — Fol. 348 r°. Cy finit la practique de maistre Guidon de Caillac docteur eu medecine et cirurgien avec les gloses de tres excellent docteur en medecine maistre Jehan Falcon...

Fol. 348 v°. Sensuyvent les *additions de l'antidotaire* adiousteez par *maistre*

Anthoine Romeri, docteur en medecine et regent en l'Université de Montpellier.
Fol. 351 v°. Cy finist le *Guidon* nouvellement imprime *avecques les gloses* de tres
excellent docteur en medecine *maistre Jehan Falcon*. Et la faict imprimer *Constantin
Fradin* libraire a Lyon par maistre *Guillaume Hugon* imprimeur au dit Lyon. Lan
1520 le 12 de may.

Bibl. nat. et bibl. de l'Univ. d'Erlangen.

Cette édition diffère de celle de 1515. Elle donne le texte français de Guy, et y
intercale les gloses de J. Falcon, qui sont à peu près textuellement les mêmes que
celles qui forment seules l'édition de 1515; on y a ajouté des citations latines, plus
nombreuses et plus longues.

32° 1534. Le *Guidon en francoys* nouvellement imprime *avec les gloses* de
tres excellent docteur en medecine *maistre Jehan Falcon* conseiller du Roy
notre sire et lisant ordinaire en la tres famee universite de Montpellier et specialement sur le traicte des playes et ulceres. Et sont ordonnées apres ung
chascun traicte ou chapitre ensuyvant le texte : et aussi les *additions de
maistre Symphorien Champier* : avec les *additions de maistre Anthoine Romeri*
docteur lisant en la dicte Universite sur l'antidotaire tres utiles mises à la fin.
Imprime a Paris MDXXXIII.

P. in-fol., 328 ff., goth., 2 colon. Sur le dernier feuillet : Cy finist le guidon
nouuellement imprime avecques les gloses de tres excellent docteur en medecine
maistre Jehan Falcon... Imprime a Paris.

Dans la partie supérieure de l'encadrement gravé du titre on voit le monogramme
de l'imprimeur *Denis Janot* et son nom est imprimé sur les côtés du même encadrement. On lit au-dessous de ce dernier : On les vend au clos Bruneren par
Guillaume Lebret à la corne de cerf.

Bibl. de la ville de Montpellier.

Brunet (t. 1, col. 1687) dit avec raison : Quant à l'édition de Paris, Denis Janot,
1484, in-4, citée par Maittaire, d'après La Caille, c'est évidemment celle de 1534.

L'édition de 1534 est la reproduction à peu près textuelle de celle de 1520.

33° 1537. Le *Guidon en francoys* nouvellement imprime. *Avec les gloses* de
tres excellent docteur en medecine *maistre Jehan Falcon* conseiller du Roy notre
sire et lisant ordinaire eu la tres famee universite de Montpellier. Et specialement sur le traicte des playes et ulceres. Et sont ordonnees apres uny chascun
traicte ou chapitre ensuyant le texte : aussi les *additions de maistre Symphorien Champier* : avec les *additions de maistre Anthoine Romeri* docteur lisant en
la dicte universite sus Landitodaire tres utiles mises a la fin. MDXXXXVij.

On les vend a Paris en la rue Saint-Jacques a lenseigne de la fleur de lys,
par *Jehan petit* Libraire iuré de Luniversite.

P. in-fol. 318 ff., goth., 2 col. — F. 318 : Cy finist le guidon nouuellement imprime
avec les gloses de tres excellent docteur en medecine maistre Jehan Falcon...
Imprimé a Paris.

Bibl. nat.

La Bibl. publique de Saint-Pétersbourg possède une édition identique de 1537,
318 ff., Paris, Ambr. Birault.

Le catalogue de la Bibliothèque de la ville d'Amiens indique la même édition.
goth., 318 ff. Paris, Richard Duhamel.

L'édition de 1537 est la reproduction des éditions de 1520 et 1534. Elle a été mise en vente en même temps chez plusieurs libraires, comme nous voyons aujourd'hui des fabricants mettre sur chacun de leurs produits le nom des marchands en détail. La page du titre seule présentait des changements.

Éditions de Falcon en espagnol avec les gloses (trois, 1574-1658).

34° 1574. *Inventario o colectorio en cirurgia*, compuesto por *Guido de Cauliaco*, cirurgico y doctor en medecina *con la glosa* del muy excellente doctor en cirurgia y medecina *maestre Joan Falco* residente en la muy antiqua y afamada universidad de Monpeller.

Impresso con licencia en Alcala de Herrares por Juan Gracian MDLXXIIII.

Acosta de Diego Martinez, mercader de Libros. — Sur la première page, au-dessus du titre il y a une gravure qui représente Guidon et Falcon. — Préface par maestro Joan Lorenzo Carnicer, doctor en artes y medicina, qui n'est pas le traducteur. In-fol. perg.

Bibl. de l'Univ. de Madrid.

35° 1596. *Cirurgia de Guido de Cauliaco con la glosa de Falco*, agora nuevamente corregida y emendada y muy añadida, y declarados los vocablos obscuros que en alla ania con un tratado de los simples, por Juan Calvo doctor en medecina. Lector de la misma facultad en la ciudad de Valencia.

Impressa en Valencia en casa de Pedro Patricio año 1596. Vendense en casa de Franscisco Miquel Mercador de libros.

Avis : Al lector, 1 p. — Ensuite : Prohemio de la obra, 2 p.

P. 1. Aqui comienca el li libro clamado *inventario de cirurgia*, compuesto por el muy excellente doctor en medicina y cirurgia *Guido de Cauliaco*, en su tiempo Regente en la muy afamada Universidad de Monspeller; *con la glosa y declaracion* del muy excellente doctor ou medecina y cirurgia *maestre Juan Falcon* Aragones de Sariñena : cathedratico y regente ordinario en la dicha universidad de Monspeller.

In-fol., 566 p., dont 514 pour Guy. Sur la page du titre, un dessin représentant Guy et Falcon; il est analogue mais pas identique à la gravure de la première page de l'édition de 1574.

Bibl. de l'Arsenal, Paris.

36° 1658. La magna y canonica *cirurgia de Guido de Cauliaco, con la glosa del doctor Falcon*; y lo que a ne modo dispuro el *Doctor Calvo*. Anotados, corregidos et Anadida ne Cirugia Parva o Recetario... por el Doctor D. Fernando Infante de Aurioles, etc. Sale tambrin en esta impresion el Tatado de *las Flores de Guido*, aphorismos o Gnomologias sacadas de sus Doctrinas.

Madrid, imp. de Maria de Juinones, 1658. A corta de Juan de Valdès, mercader de libros. In fol. perg.

Bibl. de l'Univ. de Madrid.

10° ÉDITIONS DE CANAPPE (dix, 1538-1609).

Canappe professa la chirurgie à Lyon, au commencement du XVIe siècle, et porta le titre de médecin du roi, qui était François I. Il fut un vulgarisateur et traduisit en français divers ouvrages des anciens. Il a publié en 1538 une

traduction complète de la chirurgie de Guy de Chauliac, sous le titre *le Guidon
en françois*, sans commentaires, en changeant et allongeant seulement
quelques-unes des citations faites par Guy, particulièrement celles de Galien.
Il donna en latin les formules des médicaments; elles ont été particulièrement
soignées. En 1542, il a publié des *Commentaires et annotations sur le prologue
et chapitre singulier de Guidon de Chauliac.* (On a dit qu'il avait aidé à la
rédaction de certains ouvrages d'A. Paré, mais cela n'a pas été démontré.)

Sa traduction de Guy de Chauliac eut d'assez nombreuses éditions. Elle
laisse cependant à désirer et renferme des passages incompréhensibles, faute
de collationnement. Plusieurs éditions paraissent n'être qu'une même impression, portant le nom de libraires différents.

37° 1538. Le *Guidon en françois*, nouuellement reveu et au vray corrige par
maistre Jehan Canappe, docteur en médecine, selon le jugement de plusieurs
auteurs anciens, comme Hippocrates, Galien, Avicennes et autres : avec la
traduction du latin delaisse en toutes les autres impressions : et additions de
plusieurs passages omis par le premier translateur notées à tel signe X.

On les vend a Lyon en rue Merciere, chez Guilaume de Guelques, Libraire.
MDXXXVIII. Avec privilege du Roy du 3 décembre 1537. In-8°, 390 ff.

Bibl. nat.

Fol. 2. *Maistre Iehan Canappe, au Lecteur, salut.*

Lecteur docile et de bon uouloir, Je requis et souuentes fois sollicité par plusieurs
de mes amys, et mesmement par ceulx qui uersent continuellement a lestude et
exercice de lart de Chirurgie, en ceste Insigne et celebre cite de Lyon, tant en
mon auditoire, que aussi des autres excellens et eminentissimes Docteurs en medecine en ladicte Ville : me suys mis a mon debuoir, selon la petite faculte d'intelligence quil a pleu a Dieu me donner, de recongnoistre et emender la Chirurgie de
maistre GVIDON de Cauliac en son temps excellent Chirurgien et Docteur en
Medecine en la tresfamee uniuersite de Montpellier. Non pas pour ceste fin et intention que ie uueille deroguer a ce quil a escript : mais plustost pour illustrer la
bonne reputation qu'on a heu de sa doctrine par tant de temps. Laquelle a este
deprauee et mutilee en beaucoup de lieux par le translateur : lequel souuentes fois
na pas bien entendu ne la diction, ne la sentence et intention de lautheur : tellement
que selon droict et rayson ie puis dire que plusieurs ont pense auoir heu Guidon,
lesquelz ont este bien loing de leur compte. Et que ainsi soit ceulx qui seront dociles
et beneuoles en pourront iuger (car descripre aux indociles, maleuoles, et inueterez
en leur faulse persuasion ce serait folie) en conferant la premiere edition et impression auec ceste presente : en laquelle si iay aucun iugement, ilz trouueront plusieurs lieux restituez, et emendez, auec les authoritez alleguees de Hippocrates,
Galien, et autres, interpretees fidellement et selon les exemplaires dou elles ont
este prinses, que le dict translateur auoit laissees en style latin : ce qui estoit mal
expedient a ceulx qui nont estudie es lettres latines. Et pour ceste cause en imitant
le precepte de Galien, duquel ie ne ueulx a present celebrer et preconiser les
louanges de pœur que ie ne soye ueu a aucuns trop affecte en la uraye et entiere
doctrine Galenique, et quon ne die selon le commun dict que ie soye suspect en la
matiere, me contentant de ce quen dict nostre Guidon au premier traictie de son
œuuure, ou il appelle Galien la lumiere des medecins. Jay bien uoulu par temps
successifz, et nocturnes lucubrations, lors que iauoye satisfaict aux autres affaires
et estudes plus urgentz, prendre ce labeur pour la commune utilite, faisant (en tant

que mest possible) de lœuure de Guidon, ce que Galien dict au septiesme de la *methode therapeutique*, quon doit faire de Hippocrates, qui nous a donné les semences de tous preceptes salutaires : lesquelles demandent de bons agricoles et laboureurs, qui les sçachent bien semer, puis augmenter, et finalement parfaire. Ce que nul na faict deuant Galien : ains plusieurs les ont corrompues. A ceste imitation et exemple, ie supplie a tous sçauants et bien exercitez medecins, dauoir ce bon uouloir, et le mettre en effect, de bien semer, augmenter, et sil est possible, de parfaire les bonnes semences de nostre Guidon. Et silz en treuuent aucunes corrompues par les mauuais agricoles, de les reparer, et restituer : en excusant ma petite et humile intelligence, silz treuuent aulcune chose reprehensible : laquelle ie soubmetz a leur modeste censure, et discrette castigation. Te priant aussi Lecteur docile et beneuole prendre ce labeur en bonne partie. De Lyon ce diziesme de janvier. MDXXXVIII.

Fol. 4. « Cy commence le livre appelle *Guidon*, compose par tres excellent docteur en medecine et chirurgie, *maistre Guidon de Cauliac*, en son temps regent en la tres famee universite de Montpellier. »

Fol. 389. Amy lecteur, apres auoir acheue ce present liure, nous auons trouue un exemplaire fort ancien, lequel auoit le chapitre suyuant, qui est de formica, des iugements et curation d'icelle : qui doibt estre au feuillet 68, linea 26, apres le mot virulentes, et affin que d'icelluy ne fusses frustre, nous lauons uoulu icy inserer. Et pour ce prens tout pour le mieulx (suivent 2 pages).

Le chapitre Formy fait la fin du chap. 3, doct. I, traité II.

La Bibliothèque de la ville de Troyes possède une édition identique : Lugduni Joannes Barbous excudebat MDXXXVIII, p. in-8, 390 ff. Les deux dernières pages sont remplies par le chap. *de formica*.

38° 1541. Le *Guidon en français* nouvellement reveu et au vray corrige par *maistre Jehan Canappe*... etc. (comme dans l'édit. de Lyon, 1538, in-8).

On les vend à Paris au palays.... S. d.

Le catalogue porte : Paris, 1541, in-8, 448 feuillets. — Feuillet 2 : Maistre Jehan Canappe au lecteur (même préface que dans l'édition de Lyon, 1538, in-8).

F. 447. Amy lecteur après avoir achevé ce présent livre, nous avons trouvé ung exemplaire fort ancien, lequel avait le chapitre suyuant qui est de Formica, des jugements et curation d'icelle, qui doit être au feuillet 75, linea 9 après le mot virulentes. (Comme dans l'édit. de 1538).

Bibl. du lycée à Lyon.

39° 1550. Le *Guidon en français* pour les barbiers et chirurgiens, veu et corrigé par *J. Canappe* et depuis reveu et additionné, etc....

Paris, chez Hiérosme et Denyse de Marnes. 1550, in-8.

British Museum.

40° 1554. Le *guidon en français* pour les barbiers et chirurgiens... par *maistre Jehan Canappe*. Reveu et corrige de nouveau.

Paris par Jehan Ruelle. 1554, p. in-8.

Bibl. de Troyes.

Le *Guïdon en français* pour les barbiers et chirurgiens veu et corrige par *maistre Jehan Canappe*, docteur en medecine.

Paris, Jehan Ruelle, 1562, in-8.

Bibl. de Troyes.

41° 1571. Le *Guidon en françois* pour les barbiers et chirurgiens. Reveu et corrigé de nouveau.

A Paris par Jean Ruelle, libraire, 1571.

In-16 (11 cent. 1/2 sur 7 1/2), 511 feuillets sans table. — Maistre Jehan Canappe au lecteur Salut (même préface que l'édit. Lyon, 1538, in-8).

A la fin : Imprimé à Paris par Jean Ruelle demourant à la rue Saint-Jacques.

Bibl. du musée Calvet à Avignon.

42° 1578. Le *Guidon pour les barbiers et chirurgiens* composé par *maistre Guidon de Cauliac* docteur en medecine et chirurgie, traduit par *Jean Canappe*. Lyon, pour Loys Cloquemin 1578, in-16. 570 p.

Bibl. de Besançon.

1578. Le *Guidon pour les barbiers et chirurgiens* compose par *M. Guidon de Cauliac* docteur en medecine et chirurgie. Reveu et corrigé de nouveau outre la précédente impression. Monsieur Jean Canappe au lecteur.

A Lyon, pour Charles Pesnot, 1578, p. in-8, 567 feuillets, plus la table.

Bibl. Imp. publique de Saint-Pétersbourg.

43° 1609. Le *Guidon pour les barbiers et chirurgiens*, composé par *M. Gui de Chauliac*, docteur en médecine et chirurgie. Fort utile et nécessaire aux médecins, apothicaires et autres. Reveu et corrigé de nouveau, outre les précédentes impressions.

Lyon, Pierre Rigaud, 1609, p. in-12, 567 feuillets, plus la table. Suit l'avis au lecteur de Jean Canappe, comme dans l'édition de 1538, à quelques variantes de mots près. (Le chap. Formy est à sa place, fin du chap. III. Doct. 1, traité II.)

Bibl. de la Fac. de méd., Paris.

11° ÉDITIONS DE LAURENT JOUBERT (dix-sept, 1579-1659).

Laurent Joubert fut un médecin célèbre du xvi° siècle ; il naquit à Valence en 1529 et mourut en 1583. Il fréquenta l'Université de Paris et celles d'Italie, et fut reçu docteur à Montpellier en 1558 ; il resta dans cette Université. Professeur d'anatomie en 1566, il fut nommé chancelier en 1574. Ses ouvrages sont nombreux, nous citerons : *Traité contre la blessure ou coup d'arquebuse*, Paris, 1570, — *Erreurs populaires au fait de la médecine*, Bordeaux, 1570 ; mais surtout ses deux éditions, l'une latine et l'autre française, de la *Grande Chirurgie* de Guy de Chauliac, 1580-1585. La traduction française est la meilleure de toutes celles qui ont été publiées, elle eut seize éditions. La première parut en 1579 ; les annotations en français furent publiées seulement en 1584, un an après la mort de Joubert, et l'édition latine avec ses annotations en latin parut en 1585.

L'édition française n'est pas une traduction de l'édition latine, le texte est différent. La première est littérale, elle suit presque mot à mot le texte latin de Guy ; elle paraît être l'impression d'un manuscrit français, c'est aussi l'opinion de Peyrilhe. Elle a beaucoup de points communs avec le manuscrit de la *Chirurgie* de Guy de Chauliac, que possède la Faculté de médecine de Montpellier, et Cellarier pense que Joubert s'en est beaucoup servi. Seulement Joubert a revu le texte et l'a collationné avec d'autres. Néanmoins, il y a laissé beaucoup de passages obscurs et quelques-uns mêmes sont incompréhensibles. Je crois, du reste, qu'il s'est plus occupé personnellement de l'édition latine que de l'édition française.

44° 1579. *La Grande Chirurgie de M. Guy de Chauliac*, médecin très fameux de l'Université de Montpellier, composée l'an de grâce 1363.

Restituée par M. Laurent Joubert, médecin ordinaire du Roy et du Roy de Navarre, premier Docteur régent stipendié, Chancelier et Iuge de la dicte Université.

Lyon. Estienne Michel, 1579, 713 p. in-8. Privilège d'imprimer du 14 juin 1579.

A la fin : Imprime a Lyon par Estienne Brignol, 1579. C'est la première édition de Joubert, sans les annotations.

Bibl. de la ville d'Avignon.

La Bibliothèque de la Faculté de médecine de Paris possède une édition identique... — A Lyon, par Estienne Michel, 1580, in-8, 713 p.; p. 713 : Imprime à Lyon par Estienne Brignol, 1579.

L'édition française commence par les avis et préfaces suivants : 1° *Ce que M. Ioubert a fait outre sa nouvelle traduction, et fourny du sien en reconnoissant la Chirurgie de M. Guy de Chauliac*, c'est-à-dire :

1. Correction tres diligente, et exquise d'une infinité d'erreurs, commises premierement par ceux qui l'ont escrite à la main et depuis par les Imprimeurs, ou autres qui l'ont corrompuë, en pensant la corriger.

2. Catalogue d'enuiron cent autheurs, lesquels M. Guy cite, ou desquels il prend foy et tesmoignage.

3. Lieux citez desdits autheurs, cottez à la marge, par liures et chapitres, qui surpassent le nombre de trois mille et trois cens.

4. Explication des termes plus obscurs, lesquels M. Ioubert a voulu retenir, pour estre fort familiers aux autheurs citez de M. Guy. Et sont lesdits termes diuisez par classes, l'vne est des termes Anatomiques, l'autre des Pathologiques, la troisième des Pharmaceutiques, et la quatrième des Chirurgicaux : chacune rangée selon l'ordre de l'alphabet.

5. Annotations sur les sentences plus obscures de M. Guy cottées en la marge de cette marque ω : à laquelle se rapportent la page et lignes citées esdites annotations qui sont mises à part, d'autant qu'elles font autant ou plus de volume, que tout le texte de M. Guy.

6. Deux indices ou tables tres copieuses des principales choses, et paroles contenues en toute l'œuure de M. Guy. Le premier indice est du chapitre singulier, et des sept traittez contenans autant de liures et chapitres esquels ladite œuure est départie. Le second est de tous les medicaments composez, descrits ou dictez par Mousieur Guy, iusqu'au nombre de quatre à cinq cens : de sorte qu'il n'y a pas vn *Recipe* en tout le volume, qui ne soit marqué en cet indice.

2° *Au lecteur benevole et studieux.*

Ie te veux bien aduertir (amy Lecteur) que i'ay recherché tant que i'ay peu diligemment, et curieusement tous les passages des autheurs comprins en ce Cathalogue (i'entends de ceux qui ont escrit), car il y en a qui sont citez seulement pour leurs opinions, ou operations obseruées de maistre Guy, esmeu de deux pertinentes raisons, fondées en necessité et profit. L'vne est, à celle fin que i'eusse meilleur moyen de restituer fidellement, comme ie pense d'auoir fait, l'ouurage de ce bon Docteur, tissu presques entierement des sentences d'autruy. L'autre, pour les cotter à la marge, en faueur des plus curieux, studieux de cette Chirurgie. Car estans ainsi aidez de bon labeur, ils pourront auoir recours aux lieux citez, pour les voir plus au long : ce qui bien souuent sert d'explication aux passages obscurs : d'autant que la sentence briesfue est tousiours plus difficile, que si on considere le precedent propos, et celuy qui s'ensuit. Mais à dire la verité, ie n'ay peu annoter tous les passages iusques à vn, par faute d'aucuns liures. Ce sont quelques-vns en petit nombre, que ie n'ay peu trouuer en aucun lieu, jaçoit que ie les aye tres soigneusement fait chercher. Ie ne sçay si pour auoir esté trop mesprisez, ils sont du tout perdus ou s'ils demeurent cachez en quelques lieux, rongez des vers et tignes, comme Alcoatin, Henric, Iamier, le compagnon des concordances, Bienvenu (car ce n'est pas celuy qui a escrit *des causes secrettes et merueilleuses de certaines maladies et guerisons*), Thadée de Bologne et quelques autres. I'ay consulté la Biblioteque du tres laborieux Gesner, pour voir s'il feroit mention de ces gens-là, et de leurs œuures. Il taist Alcoatin, Henric et Iamier. Il nomme bien Thadée Florentin, mais non pas le Bolognois. Ie me suis informé de plusieurs Medecins et Chirurgiens, desquels ie pensois en auoir nouuelles : mais ie n'ay encor trouué personne qui les ait veu. Pourra estre que quelqu'vn ayant leu cecy, m'aduertira d'où ie les recouureray pour acheuer mon prix-fait : comme i'ay eu le liure des quatre maistres, de M. Philippe Guillien Docteur de cette Vniuersité, practicant et regentant pour le iourd'huy en Auignon, lieu de sa natiuité : homme tres humain, curieux, diligent et sçauant, qui m'en a fait plaisir tres volontiers. Cependant on aura le grand nombre des autres passages que i'ay annotez d'Hyppocrate, de Galen, Paul Æginete, Auicenne, Rhasis, Auerrhois, Auenzoar, Rabby Moyse, Azaram, Haly, Rodoan, Halyabbas, Iesus fils de Haly, Acanamusal, Mesué, Dyn, Gordon, Arnaud, et d'autres Princes de Medecine : ensemble des principaux Chirurgiens, Lanfranc, Theodore, Guillaume de Salicet, Brun, Roland, Rogier, auec ses quatre maistres, et semblables, qui ne sont à mespriser : desquels tous les lieux citez remplissent la marge de ce liure. Ie n'y ay pas trauaillé seul : car à chercher tant de passages, i'ay employé quelques Docteurs et Escoliers de cette Vniuersité, et nommément pour tous les lieux citez d'Auicenne (qui sont de six à sept cens) s'est pené M. François Humeau mon fils doctoral, habitant de Poitiers, auiourd'huy tres illustre par ses discours et escrits, non moins doctes que subtils. Vrayement il s'y porta si diligemment, qu'en cinq ou six jours il me cotta bien fidellement tous les passages d'Auicenne. M. François de S. Vertunian, dit Lauau, dudit Poitiers (aussi bien cogneu et renommé, tant par ses vertus et profonde doctrine, que par son nouueau labeur tres exquis, et œuure bien limée, d'un profit inestimable, sur le traité d'Hippocrate *des playes de la teste*) m'a fort aidé à faire ledit recueil de diuers passages, et à la facture des Indices. Ie veux bien confesser et tesmoigner cela, pour recompense de leur trauail, et qu'on leur en sçache gré : et afin d'inciter les autres d'aider semblablement aux escriuans, des moyens qu'ils peuuent auoir pour auancer la besogne.

Or amy Lecteur, ie t'aduertis d'vn autre point : c'est de la raison que i'ensuis à noter les lieux citez. Et premierement sçaches, qu'à cotter ce qui est recité des prognostics d'Hippocrate, outre le liure et le chapitre, i'annote l'aphorisme. Le *Techni* de Galen, autrement dit *Microtechni* (qui signifie *petit art*) et *art medicinal*, anciennement estoit diuisé en trois parts tant seulement, et ainsi le cite M. Guy. Auiourd'huy il est departy en plusieurs chapitres : et ie le notte suiuant ce departement, comme estant plus aisé. Aussi en tous autres liures dudit Galen, i'ensuis presques tonsiours l'exemplaire de Frellon : parce que les traictez y sont distinguez plus menu, qu'en ceux de Froben, et des Iuntes. Les liures *de la composition des medicaments selon les lieux et selon les genres* (nostre autheur appelle ceux-là *Myamir*, suiuant les Arabes : et ceux-cy *Catageni*, retenant le mot grec) ont les chapitres diuisez en plusieurs sections lesquelles i'obserue en marquant les passages. Il y a trois liures de medicaments de *Tacil appareil*(?), le premier est legitime, les deux autres sont attribués à Galen. Le second (dedié à Solon Prince des Medecins) a sur la fin beaucoup de choses qu'on ne trouue aux textes Grecs. Il semble que maistre Guy n'a leu que cettuy-cy : car ce qu'il cite de tels liures, ne se trouue qu'au second. Il faut sçauoir aussi quel vieux interprete de Galen a autrement traduit les tiltres des liures que n'ont fait les Modernes, et que nostre Autheur suit l'anticaille, comme l'on peut entendre des trois inscriptions susdites, *Techni*, *Myamir*, et *Catageni*. Aussi il escrit tonsiours, *Therapeutique*, que l'on dit auiourd'huy *la Methode* (supplées) *curatoire*. Il y a ainsi plusieurs autres inscriptions differentes des Modernes, que i'annoteray Dieu aydant, plus à propos sur l'œuure Latine de maistre Guy. A cotter les lieux de Rhasis, ie me tiens à la disposition et distinction des liures qu'en a fait Hierosme Surian, imprimée à Venise l'an 1542, et non pas l'ancienne edition. Ce que l'on dit *Elham*, ou *Elhandi*, ou *Elhangi*, est le *Continent* dudit Rhasis. Quand nostre autheur cite Arnaud de Ville-neufue, au liure de l'œuure particulière, c'est son liure intitulé, *Des considerations de l'œuure de Medecine*. Iean de S. Amand a fait vn *commentaire sur l'antidotaire de Nicolas Preuost*, lequel n'est distingué par liures et chapitres. Parquoy i'annote ses passages par feuillets et colomnes, signifiant celuy qui est imprimé en grand volume (les Imprimeurs appellent cela, *in folio*), après Mesuer : car ie ne l'ay encores veu separé. Il fut imprimé à Lyon, l'an 1525. Il y a deux Chirurgies de Brun, et de Lanfranc, l'vne grande, l'autre petite : tout ainsi que à M. Guy on en attribuë vne petite, laquelle ie ne trouue point aux vieux exemplaires escrits à la main. Quant donc Lanfranc, et Brun sont alleguez, si ie ne marque expressement le lieu estre en leur petite Chirurgie, il le faut chercher en la grande. En celle de Brun il y a dauantage quelques chapitres distinguez par Rubriques, lesquels ie marque de la syllabe *Rub*, ce que aussi i'obserue en la Chirurgie de Roland. Il y a aussi deux œuures de Rogier (et note bien cecy, pour euiter confusion et trouble), l'vne est presques de toutes maladies, depuis la teste iusques aux pieds, des tumeurs contre nature, des fieures, et de quelques medicaments. Ce liure fut imprimé à Venise, l'an 1519 par Bernardin Venette des vitals, parmy d'autres liures en Chirurgie assez mal à propos. L'autre est purement Chirurgical, imprimé par les Iuntes à Venise, l'an 1546, auec quelques autres liures en Chirurgie. Et c'est l'œuure que M. Guy cite assez souuent. Les passages des quatre maistres,

qui ont fait vu Commentaire sur Rogier, sont mal-aisez à cotter, par faute de
distinctions : mais aussi il ne se trouue gueres de ces liures là, n'ayant iamais
esté imprimez, que ie sçache. Voilà, amy Lecteur, dequoy ie t'ay bien voulu
aduertir, touchant les passages cittez et cottez, afin que tu en sçaches mieux
vser, et que tu voyes plus clairement de quelle peine, diligence, et curiosité i'y
ay trauaillé, pour illustrer l'ouurage de ce bon Docteur, honorant sa mémoire,
en ce digne monuement de son très grand sçauoir, et pour descouvrir mieux le
precieux thresor qu'il a laissé à sa posterité. A Dieu.

3° *Explication et raison des réparations faites par M. Joubert en la Chirurgie de M. Guy, aux médecins et chirurgiens de France.*

Il a du refondre et refaire à nouveau la traduction de latin en français, qui
était lourde et barbare, brouillée... Cependant il a voulu retenir la gravité du
stille medicinal... Car il faut que les bons livres qui traitent de matières plus
sérieuses « soient tellement publiez en quelque langue que ce soit, qu'on puisse
dire comme Aristote, respondant au grand Alexandre de ses acroamatiques[1] :
Ils sont diuulguez et non diuulguez; car il faut tousiours neantmoins aller à
l'escole, et ouïr là dessus ceux qui enseignent d'un oracle de vive voix. Mais
que dites vous de l'ancien titre? A-il chose plus inepte, absurde, que d'inti-
tuler cette belle chirurgie, *le Guidon en François pour les Barbiers et Chirurgiens*. Au moins si on eut mis les chirurgiens premiers, qui doivent être seuls :
car ce livre n'enseigne rien aux simples Barbiers, qui n'ont que la rasure à
leur part. Et puis ce mot, Guidon, cet là prins pour enseigne et guide, qui doit
estre nom propre d'homme, appelé *Guy* en François, et *Guido* en latin... Je
pense avoir mieux fait, vsant de cette inscription, *la Grande Chirurgie de
M. Guy de Chauliac...* Car il n'y eut jamais œuvre en Chirurgie, tant accomplie
que cette cy... » Cette préface est datée de Montpellier ce 15 d'aoust 1578.

4° *L. Joubert au lecteur*, à propos de la publication des éditions latine et
française.

5° *Au lecteur benevole et studieux*. (Joubert indique ici quelques-uns des
livres dont Guy a dû se servir, etc.)

6° Longue *lettre d'hommage de L. Joubert à sa mère*, datée du 1ᵉʳ août 1578.

45° 1584. *Annotations de M. Laurens Joubert, sur toute la Chirurgie de
M. Guy de Chauliac*. Avec l'interprétation des langues du dit Guy : (c'est à
dire, l'explication de ses termes plus obscurs) divisée en quatre classes :
chacune estant rangée selon l'ordre de l'alphabet.

A Lyon, par Estienne Michel, 1584, in-8, 404 p.

    Bibl. de la Fac. de méd. de Paris, reliée avec l'édit. de la *Gr. Chir.* de 1580.

C'est la première édition des *Annotations*. Elle commence par une longue
dédicace, d'Isaac Joubert, fils de Laurens Joubert, à M. Believre chevalier,
seigneur de Haultefort, etc., laquelle est datée du 1ᵉʳ janvier 1580. Mais

----

1. Acroamatique, qui est reçu par l'oreille ; l'enseignement acroamatique est l'enseignement oral ; le maître communiquait de vive voix, à des élèves choisis, un enseignement qu'il ne mettait pas dans les livres destinés au vulgaire.

l'édition ne parait qu'en 1584, après la mort de L. Joubert, survenue en 1583, à l'âge de 54 ans.

La lutte entre les médecins, les chirurgiens et les barbiers était très vive alors; les médecins avaient reproché à L. Joubert de s'être livré à un travail indigne de lui, en publiant une édition de l'ouvrage d'un chirurgien, fût-ce même de Guy de Chauliac; les chirurgiens lui reprochaient d'avoir publié cette édition en français, ce qui permettait aux barbiers de la lire; d'autres ajoutaient qu'au moins il n'aurait pas dû donner les formules des médicaments en français (Falcon et Canappe dans leurs éditions les avaient laissées en latin; ainsi que des manuscrits français, le manuscrit 24 249 de la Bibl. nat., par exemple). Isaac Joubert répond facilement et dignement à toutes ces mesquines objections. Cette dédicace est intéressante à lire, au point de vue des idées qui régnaient alors, et des rapports qui existaient entre les médecins et les chirurgiens.

I. Joubert dit qu'il a traduit du latin en français les annotations de son père, qui a revu et corrigé sa traduction. Mais il y a des différences entre les annotations latines et les françaises; les unes sont bien une traduction du latin, mais beaucoup ne se correspondent pas et ne portent pas sur les mêmes points.

Les annotations portent successivement sur les différents traités; elles forment 290 pages. La plupart ne présentent d'intérêt que pour l'époque à laquelle elles ont été écrites; quelques-unes ont un intérêt plus général, plus historique, je les ai reproduites en entier ou en partie, au bas des pages.

Après les annotations, vient l'*Interprétation des langues de M. Guy de Chauliac*, avec les *figures des instrumens chirurgicaux* mentionnez en son œuure : empruntées (la pluspart) des œuvres de M. Paré, *par Isaac Joubert*, fils aisné de l'Interprète. — Suit une lettre « a Monsieur Paré, conseiller et premier chirurgien du Roy », à propos des instruments qui sont empruntés à ses livres. — Mais Joubert ne s'est pas assuré si les instruments qu'il reproduisait étaient en usage au xive s.

Préface de l'*Interprétation des langues* : *aux studieux de la chirurgie*, pour montrer l'utilité ou l'explication de certains mots propres, de termes obscurs; de certaines dictions et phrases, qu'avec Galien il nomme *langues* et non pas mots. « Galien y met cette différence, que *mots* sont paroles communes et usitées, combien qu'elles ne soient entendues de tous, et qu'elles méritent explication, et *langues* sont dictions antiques, desquelles on n'use gueres plus. »

Joubert a divisé l'*interprétation des langues de Guy*, qui est une sorte de glossaire, en quatre parties qui contiennent, la première, les dictions anatomiques; la seconde, les pathologiques; la troisième, les médicamens; la quatrième, les instrumens et opérations chirurgicales; dans chaque partie il suit l'ordre de l'alphabet. L'interprétation des langues occupe 104 pages.

46° 1585, édition latine de L. Joubert.

Chirurgia magna guidonis de Cauliaco, olim celeberrimi medici, nunc demum suæ primæ integritati *restituta a Laurentio Jouberto* medico Regio, primario doctore, nec non Cancellario et Iudice in Gymnasio Montispessulani.

Quæ autem Joubertus in hoc opere recognoscendo, et illustrando præstiterit post epistolam ad lectores videre licet.

Lugduni, in off. Q. Philip. Tinghi, Flor. Apud Simphorianum Beraud et Stephanum Michaëlem. 1585. in-4.

P. 2. Privilège du Roy du 14 juin 1579. — P. 3. Bibliopola lectoribus S. Dans cet avis, l'éditeur fait valoir les mérites de Guy de Chauliac; il dit que Laurens Joubert a consacré beaucoup d'années à ce travail, et qu'il le lui remit à peu près un mois avant sa mort (en 1583); la publication du livre a été soignée par Isaac Joubert. — P. 5. Quæ Laurentius Joubertus in hoc libro illustrando præstiterit.

P. 1. In nomine Dei incipit inventarium seu collectaneum in parte chirurgica medicinæ, compilatum et completum anno Domini 1363 per Guidonem Cauliacum, chirurgiæ professorem et medicinæ doctorem, in præclara Montispessulani Academia. — P. 427. Laur. Jouberti annotationes in Guidonis Cauliacensis præfationem et capitulum singulare (pas d'avis ni de préface).

A la suite avec nouvelle pagination : Interpretatio dictionum D. Guidonis de Cauliaco, cum figuris instrumentorum chirurgicorum in ejus opere memoratorum : mutuatis ut plurimum ex operibus Domini Paræi, per Isaacum Joubertum primogenitum interpretis. — P. 5. Studiosis chirurgiæ præfatio. — P. 76. Ad dominum Paræum consiliarium et primarium Regis chirurgum. — Suit un *index rerum et verborum* de chaque traité successivement.

Bibl. nat.

L'édition latine de Joubert ne fut pas réimprimée. Le texte n'est pas littéralement celui de Guy de Chauliac; Joubert ne s'est pas contenté de remplacer des mots arabes par des mots latins, mais beaucoup d'expressions latines ont été remplacées par d'autres d'origine grecque; au temps de Guy les mots d'origine grecque n'existaient pas encore dans le langage scientifique. Guy en emploie quelques-uns, qu'il a tiré sans doute de la traduction de Galien faite par N. de Reggio. Enfin d'autres mots, des membres de phrases, ont été remplacés par une interprétation de Joubert. Ce n'est plus du Guy de Chauliac.

Toutes les éditions suivantes de la *Grande Chirurgie* de Guy de Chauliac, restituée par L. Joubert, ne sont que des réimpressions de l'édition de 1579-1580, et des annotations de 1584.

Il suffit de citer la date de la publication et le nom du libraire. Quelquefois une même édition porte sur sa première page un nom de libraire différent et une date différente.

47° 1592. *La Grande Chirurgie...*
A Lyon, par les heritiers Simphorien Beraud, 1592. In-8, 713 p.
P. 713 : imprimé a Lyon par Estienne Brignol. 1579. Sans les annotations.
C'est l'édition de 1579-1580, le nom seul de l'éditeur est changé.

Bibl. nat.

48° 1598. *La Grande Chirurgie...*
A Tournon, par Claude Michel, imprimeur de l'université 1598. In-8, 713 p.
Plus les *annotations* imprimées en même temps, pagination spéciale, 403 p.

Bibl. nat.

49° 1611. *La Grande Chirurgie...*
Tournon, Claude Michel, 1611. In-8, 717 p. Suivi des *annotations*, 403 p.

Fac. méd. de Paris.

50° 1615. La *Grande Chirurgie*...
Rouen chez David du Petit Val, 1615, in-8, 711 p.

British Museum.

Annotations..... Rouen, R. du Petit Val, 1615, 403 p.

Washington. Army medical library.

La *Grande Chirurgie*... à Rouen, chez Romain de Beauvais, près le grand portail de Nostre-Dame, 1615, in-8, 711 p., plus 17 fol. de préface et 12 fol. de table.
Annotations... 403 p. plus 5 fol. de table.

Bibl. d'Orléans.

51° 1619. *La Grande Chirurgie*... à Tournon pour Paul Frelon, marchand libraire de Lyon. 1619, in-8, 693 p. *Annotations*, 403 p.

Bibl. nat.

52° 1632. *La Grande Chirurgie*... à Rouen de l'imprimerie de David du Petit Val. 1632, 711 p. sans les annotations. Beaucoup de notes manuscrites jusqu'à la page 306, sur des feuilles intercalées.

Bibl. nat.

La *Grande Chirurgie*... Rouen, chez Romain de Beauvais, près le grand portail de Nostre-Dame, 1632 : in-8, 711 p., plus 404 p. pour les *annotations*.

Bibl. nat.

53° 1641. *La Grande Chirurgie*... à Rouen, chez David du Petit Val imprimeur et libraire ordinaire du Roy, 1641, in-8°, 711 p., plus 403 p. pour les *Annotations*; il y a une erreur de pagination.

Bibl. nat.

54° 1641. *La Grande Chirurgie*... composée l'an 1633 (*sic*)... Lyon, Simon Rigaud, 1641. 605 p., plus 13 fol. de préface et 10 fol. de table.
Annotations, Simon Rigaud. 1641. 355 p., plus 9 fol. de préface et 2 fol. de table.

Bibl. du Lycée à Lyon.

La *Grande Chirurgie*... composée l'an 1633 (*sic*)... à Lyon chez Simon Rigaud, marchand libraire, en rue Mercière, à l'escu de Venize, 1642, 605 p. — *Annotations*, 355 p.

Bibl. de Perpignan.

Ces deux éditions sont identiques, ligne pour ligne, mot pour mot, la même faute de 1633 s'y trouve. On a dû seulement ajouter un I à la date MDCXLII.

55° 1649. *La Grande Chirurgie*... Rouen. De l'imprimerie de David du Petit Val, imprimeur et libraire ordinaire du Roy. 1649, in-8, 711 p. et 403 p.

Bibl. nat.

56° 1659. *La Grande Chirurgie*... Lyon. Jacques Ollier. 1659, in-8°, 711 p.; *Annotations*, 405 p.

Bibl. nat.

La *Grande Chirurgie*... Lyon, chez Philippe Borde, L'Arnaud et Cl. Rigaud, 1659, in-8°.

Bibl. de l'Univ. de Madrid.

12ᵉ Éditions de Mingelousaulx (deux, 1672-1683).

Maistre Simon Mingelousaulx, médecin juré de la ville de Bordeaux, a publié en 1672, en deux volumes, une édition de la *Grande Chirurgie* de Mᵉ Guy de Chauliac. Dans l'avis des imprimeurs aux Mᵉˢ Chirurgiens François, ceux-ci reprochent à L. Joubert d'avoir séparé ses annotations très curieuses du corps des traités; aussi Mᵒ S. Mingelousaulx a-t-il pensé mieux faire en entreprenant une nouvelle traduction et en mettant dans le texte, en termes clairs et nets ce qui estoit énoncé un peu trop grossièrement dans les précédentes.

Mingelousaulx a rédigé sa traduction en français de son époque, ce qui l'a obligé à s'éloigner du texte de Guy, et à remplacer les expressions de l'auteur par des termes d'interprétation, qui souvent ne rendent pas exactement l'idée de Guy; de sorte que l'on a plutôt sous les yeux le texte de Mingelousaulx que celui de Guy. Le vieux français, si voisin du latin roman, dont Guy s'est servi, permettait seul d'atteindre à une traduction littérale.

57° 1672. *La Grande Chirurgie de Mᵒ Guy de Chauliac*, médecin de l'université de Montpellier. Traduite nouvellement en françois, et enrichie de plusieurs remarques, tant de Théorie que de Pratique, en forme de Commentaire. *Par Mᵉ Simon Mingelousaulx*, médecin juré de la ville de Bourdeaux.

Première édition, Bourdeaux, par Jacques Mongiron Millanges, 1672, 2 vol. in-8.

Avec privilège du Roy. du 15 octobre 1671. A la fin : Achevé d'imprimer le premier de mars 1672. — Avis : Les imprimeurs aux Mᵉˢ chirurgiens françois; puis vient : L'inventaire ou le recueil de la chirurgie. fait en 1363. par M. Guy de Chauliac, chirurgien et docteur en médecine de l'Université de Montpellier.
Le tome I comprend les traités I, II et VII; le tome II, les traités III à VI.

Bibl. de la ville de Toulouse.

La Grande Chirurgie..., édition identique.
A Bourdeaux et se vend à Paris, chez Laurent D'Houry, 1683, 2 v. in-8.

B. — *Fragments de la Grande Chirurgie* (dix).

Nous avons vu, dans l'énumération des manuscrits, que quelques-uns renfermaient des fragments de la *Grande Chirurgie* (n° 34 à n° 40), tels que l'anatomie, et les degrés des médicaments; dans les imprimés nous trouvons, à part le prologue et le chapitre singulier, l'anatomie et quelques extraits sur les maladies de la peau ; ces fragments sont répartis dans dix éditions.

1° Prologue et chapitre singulier (six).

58° 1542. *Prologue et chapitre singulier* de tres excellent docteur en medecine et chirurgie *maistre Guidon de Cauliac.* Le tout nouvellement traduict et illustre de commentaires par *maistre Jehan Canappe*, docteur en médecine et lecteur public des chirurgiens a Lyon.
Lyon. E. Dolet. 1542. P. in-8. 117 p.

Avec privilège pour vingt ans. — P. 3. Préface de Canappe au lecteur. — P. 7. Proesme de Guidon de Cauliac, docteur tres excellent en medecine et chirurgie. Les commentaires de Canappe présentent un certain intérêt.

Bibl. nat.

59° 1552. *Prologue et chapitre singulier*, traduits en français et illustrés de *commentaires par Jean Canappe*, se trouvent dans un volume intitulé : Opuscules de divers autheurs medecins. Rediges ensemble pour le proufit et utilité des chirurgiens. Reveuz et corrigez de nouveau avec leur Indice.

A Lyon, par Jean de Tournes. MDLII. P. in-8. (3-137 pour Guy) 539 p. sans compter la table alphabétique.

Bibl. de l'Univ. de Bâle.

Le prologue et le chapitre singulier, avec les commentaires de Canappe, se trouvent encore dans l'édition de 1595, des *Fleurs du grand Guidon* (voy. n° 74) et, d'après Brunet, dans une édition de 1591.

60° 1556. *Sommaire de chirurgie*, collige par *Gui de Cauliac* ores apres toutes autres editions, nouvellement de plusieurs erreurs (desquels était plain) repurgé, en maints lieux, corrigé et remis en son entier, d'un langage aussi, et Latin et François, un peu plus élégant, illustré, et presque fait de nouveau.

A *Toulouse*, par Guion Bondeville iuré de l'Université. 1556. In-4. 75 p.

Bibl. Mazarine.

Dans une préface au lecteur, il dit : « J'ai choisi le sommaire de Gui de Cauliac (homme non exercé aux langues, « mais selon son temps tres docte et bien versé en chirurgie) etc... »

Sous ce nom de sommaire, l'éditeur entend *le prologue et le chapitre singulier* de Guy. Il donne le texte latin au verso et, en regard sur le recto de la page suivante, le texte français.

Le *Chapitre singulier* est encore reproduit dans les œuvres de *G. Courtin* (voy. n° 70) de 1656.

2° ANATOMIE (trois).

61° 1481. *Edition flamande*, Lanfranc. Chirurgia parva ou Cirurgijn, *Guidonis de Cauliaco anathomia*, Avicenna Fleubothomia (le tout en flamand). In die Universiteijt van Loven, Conraert Brame ou Braem, [14]81. 48 feuillets. Caract. goth. In-4°.

L'*Anatomie* commence au folio 33 verso : Hier beghinnet die anathomia magistri Gwidonis, — et va jusqu'au folio 43 verso, — puis commence le fragment d'Avicenne. — Se termine par : gheprent in die eerweerdighe Universiteijt van loven (Louvain). By mi Coenraert brame op sinte andreas auout anno 1481.

Bibl. de l'Univ. de Louvain (et Campbell, n° 1086).

Le British Museum possède une édition semblable, in-4°. W. Vosterman, Hantwerpen, 1592.

Le British Museum me donne l'indication d'une autre édition de l'*Anatomie*, sous cette rubrique : *Anatomy* (translated from the Latin *of Guido de Cauliaco*) see Feld. Buch. — Begin. Von der Hut und Feysstigkeit des Leibs, etc. — Strasszburg bey Hans Shotten, 1540, fol.

62° 1790. *De variolis et morbillis fragmenta* medicorum Arabistarum, Constantini Africani... *Guidonis de Cauliaco*... et Joannis Saliceti.

Inactim edidit notulis et glossario instruxit D. Christian. Gothfridus Gruner. Ienæ. Sumtibus auctoris CIƆICCCLXXXX :

Le fragment de Guido de Cauliaco se trouve aux p. 33-37 et porte le titre : Guidonis de Cauliaco chirurgia. Tract. VI. Doct. I, Cap. III : De Morphea, Serpigine — et aliis infectionibus cutis. — Tract. II, Doct. I, Cap. I. De apostematibus, pustulis et exituris. — Tract. VI, Doct. II, Cap. II. Ad variolas et ad cicatrices ipsarum.

Le D᷎ O. Hartwig, bibliothécaire en chef, qui a l'obligeance de me transmettre cette indication, ajoute : « Ce ne sont pas à vrai dire des fragments, mais des extraits de la *Grande Chirurgie* disposés pour un but déterminé. »

Bibl. de l'Univ. de Halle.

C. — *Commentaires et abrégés de la Grande Chirurgie.*

En outre des éditions complètes de la *Chirurgie* de Guy de Chauliac, on a publié dès le XVI° siècle des *gloses*, des *commentaires* sur cette *Chirurgie*. Ceux de JEAN FALCON ont paru en 1515, 1559 et 1649 (voy. n°ˢ 18, 29 et 30). GUILLAUME DES INNOCENS, chirurgien de Toulouse, a publié en 1595 *le Chirurgien méthodique*, qui est composé avec des extraits et des commentaires de la *Chirurgie* de Guy de Chauliac. Ce livre eut peu de succès.

FRANÇOIS RANCHIN, de Montpellier, a publié en 1600, un commentaire de la *Chirurgie* de Guy en deux volumes, sous le nom de *Questions françaises sur la Chirurgie de Guy de Chauliac*; le second volume parut quelque temps après le premier.

Je signalerai encore les *Commentaires sur la Chirurgie de Guy*, par G. COURTIN; les *Commentaires sur le chapitre singulier* de SEGUIN et ceux d'ABEILLE; les *Annotations* sur le deuxième et le sixième traité par DU LAURENS, et les *Guydo's questions* de 1579. En tout seize éditions de Commentaires.

Au milieu du XVI° siècle, on publie également des *abrégés* de la *Chirurgie* de Guy, par demandes et réponses, destinés spécialement aux barbiers. Les premiers portaient le nom de *les Fleurs du grand Guidon*, 1549; d'autres s'appelèrent *les Fleurs de Guidon*, 1643. Le texte des premières *Fleurs* a été rédigé par JEAN RAOUL, puis revu dans d'autres éditions par GUILLAUME SAUVAGEON, par LAZARE MEYSONNIER, de Lyon, par RAYMOND DARÈS et par HENRI DE ROCHAS(?). Les Fleurs de Guidon ont été traduites en hollandais (1650), en italien (1652) et en espagnol (1705).

En 1691, L. VERDUC et son fils publièrent un *Abrégé de la Chirurgie de Guy de Chauliac*, en l'intitulant *le Maistre en chirurgie*. Cet abrégé, disposé par demandes et réponses, fait avec soin, a été successivement augmenté dans des éditions assez nombreuses, dont la dernière parut en 1744. Ce livre est de beaucoup supérieur aux *Fleurs du Guidon*. Les Abrégés ont eu trente-quatre éditions.

Commentaires.

1° ÉDITIONS DE G. DES INNOCENS (trois, 1595-1597).

63° 1595. *Le Chirurgien méthodique* : Contenant plusieurs enseignements nécessaires aux chirurgiens et profitables aux médecins et pharmaciens. *Extraict de la Chirurgie de M. Guy*, autrement dit Guidon de Cauliac, par M. *G. des Innocens*, chirurgien natif et habitant de Toulouse.

Lyon. Benoist Rigaud. 1595, in 12, 448 p. Dédicace en latin aux prof. de Montpellier, de 1595.

    Aux lecteurs chirurgiens, salut :
« ... J'ai choisi un seul auteur entre tous pour mon patron. Mais c'est bien le plus méthodique (à mon advis)... qui se puisse lire aujourd'hui entre les medecins-chirurgiens... Des œuvres duquel je me suis contenté de prendre le commencement, et notamment tout le premier chapitre qu'il appelle singulier, afin d'en retirer mon institution »... G. des Innocens ne traite « que des points principaux de la chirurgie et des conditions du chirurgien... J'ai obmis exprès, dit-il, ce qui faut à la pratique et vraye exécution de la théorie. »
Il cite Falcon et Joubert, qui ont expliqué la *Chirurgie* de Guy dans leurs escholes, comme est encore de coustume louable par toutes les bonnes universités et villes de France. — Il traite : De l'excellence et antiquité de la chirurgie. Puis viennent les : *Annotations sur le texte de M. Guy de Chauliac*. 448 p.

Bibl. de Besançon.

La Bibl. Ste-Geneviève, Paris, possède une édition identique : Lyon, Benoist Rigaud, 1596, in-12, 448 p.

Le British Museum possède également une édition semblable : Lyon, par Benoist Rigaud, 1597, in 12.

2° ÉDITIONS DE F. RANCHIN (six, 1600-1628).

François Ranchin fut un des médecins renommés de la Faculté de médecine de Montpellier. Il naquit vers 1565 et mourut en 1641. Il fut reçu docteur en 1542, nommé professeur en 1605, à la mort de Saporta, et chancelier en 1612. Étant chancelier, il fit faire les portraits des principaux professeurs de l'École de Montpellier, et en particulier celui de Guy de Chauliac, qui n'a pas été professeur. Ces portraits sont faits de fantaisie.

F. Ranchin a laissé divers ouvrages : je signalerai l'*Apollinare sacrum*, discours apologétique sur l'histoire de la Faculté de médecine de Montpellier, et les *Questions françaises sur la Chirurgie de Guy de Chauliac*, divisées en trois parties, faisant 2 vol., qui eurent plusieurs éditions.

Il ne donne pas le texte de Guy, mais commente toutes les questions principales qui sont étudiées dans la *Chirurgie* de cet auteur. Il y ajoute des questions sur les plaies par arquebuses et sur la vérole, etc.

Dans sa préface au lecteur il dit, entre autres choses : «... Or, en cette œuvre, ie me propose double fin : la première est l'exercice des chirurgiens, l'autre la recongnoissance de la vérité sur toutes les difficultez, tant en theorique, qu'en practique, qui se peuvent présenter en la *Chirurgie* de Guidon, pour estre esclaircis... Maintenant afin que ces questions chirurgicales soient traictées et poursuivies avec ordre, ie me tiendray à celuy que notre maistre Guidon a observé en sa *Chirurgie*, ne me voulant aucunement separer de sa méthode, ou de sa doctrine : comme le recognoissant le premier, qui a reduit la chirurgie en art parfaict, et qui l'a illustrée de son estude, sçavoir et experience.... Pour moy ie voüe ce mien travail à l'œuvre parfaicte de Guidon, afin de faire reluire la vérité de sa doctrine, et attache ces disputes à son livre, pour servir de lierre à ce gros mur, qui soustient l'honneur de la chirurgie... »

La première partie, qui forme le premier volume, renferme les questions sur le chapitre singulier, l'anatomie et les apostèmes. Les seconde et troisième parties forment le second volume, qui renferme les questions sur les plaies, ulcères, fractures, luxations, sur le sixième traité et sur l'antidotaire.

64° 1600. *Questions françaises sur la chirurgie de Maistre Guy de Chauliac,* divisées en trois parties, par *maistre François Ranchin.* — Privilège du Roy du 19 février 1600. Paris, Marc Orry, 1600, in-8.
Bibl. de la ville d'Angers.

65° 1604. *Questions en chirurgie* sur les œuvres de Mᶜ Guy de Chauliac, divisées en trois parties, par *Maistre François Ranchin.*

Première partie, sur le chapitre singulier, sur l'anatomie et sur les apostemes. Reveuë, corrigée, et parfaite de nouveau par l'autheur, Paris, Marc Orry, 1604, in-8, 626 p.
Bibl. Ste-Geneviève.

1604. *Questions en chirurgie,* sur le reste des œuvres de *Maistre Guy de Gauliac.*

Seconde et troisième parties sur les playes, ulcères, fractures et luxations, sur le sixième traicté et sur l'antidotaire. Par *Maistre François Ranchin,* médecin ordinaire du Roy et de Monseigneur le Connestable, docteur régent de la très fameuse Université de médecine de Montpellier, à Paris, chez Marc Orry, 1604, in-8, 761 p.
Bibl. nat.

66° 1609. *Questions en Chirurgie* sur les œuvres de Mᶜ Guy de Gauliac, divisées en trois parties par *maistre François Ranchin. Première partie.*
Paris. Marc Orry. 1609, in-8, 622 p.
Bibl. d'Orléans.

67° 1625. *Questions françaises sur toute la Chirurgie de* M. Guy de Gauliac, divisée en trois parties par M. *François Ranchin.*

Dernière édition reveuë et corrigee de plusieurs manquemens et fautes passées aux précédentes impressions. A Lyon, de l'imprimerie de Simon Rigaud, 1625, 3 part. en 1 vol., p. in-8.
Bibl. de Troyes.

68° 1627. *Questions françaises sur toute la chirurgie de* M. Guy de Gauliac, divisée en trois parties, par M. *François Ranchin. Première partie.*

Dernière édition reveuë et corrigée de plusieurs manquemens et fautes passées aux précédentes impressions. A Lyon, de l'imprimerie de Simon Rigaud, marchand libraire, 1627, in-8, 552 p.

Bibl. nat.

69° 1628. *Questions françaises sur toute la Chirurgie de Mᵉ Guy de Chauliac, divisée en trois parties, par M. François Ranchin.... Première partie...*

Dernière edition reveuë et corrigée de plusieurs manquemens... A Rouen, chez Jacques Besongne, 1628, in-8, 534 p.

Questions en chirurgie sur le reste des œuvres de maistre Guy de Chauliac. Seconde et troisième partie... par maistre François Ranchin... à Rouen, de l'imprimerie de David Geuffroy, 1628, in-8, 691 p. Les deux volumes reliés en un.

Bibl. de l'Arsenal.

3° COMMENTAIRES PAR G. COURTIN.

70° 1656. *Les œuvres anatomiques et chirurgicales de Mᵉ Germain Courtin,* docteur régent de la Faculté de médecine, à Paris. Traictant amplement de l'anatomie du corps humain, de la génération de l'homme et de toutes les maladies externes ausquelles il est subiect, avec leur guérison. Le tout rangé, divisé, noté et réduit en forme de *Commentaires sur la chirurgie de M. Guidon de Cauliac.* Par *Estienne Binet,* chirurgien juré à Paris. Reueües et augmentées en cette dernière édition du *Traicté des ulcères de Jean Calve,* docte medecin espagnol.

Œuvres de singulière doctrine et utile non seulement aux médecins, chirurgiens et apothyquaires, mais aussi à toutes personnes qui se plaisent en la contemplation du chef-d'œuvre de Dieu. — A Rouen, chez François Vaultier... et Louys du Mesnil, 1656, in-fol., 850 p.

Bibl. nat. et Bibl. de la ville de Rennes.

P. 1. — Commentaire sur le chapitre singulier de Guy de Cauliac. Texte de Guy, intercalé de commentaires. Dans les autres chapitres, le texte de Guy n'est pas reproduit. Guy sert de plan, de guide.

Le n° 42 des manuscrits renferme les dictées de G. Courtin sur le Guidon. La première édition des œuvres de ce chirurgien est de 1612.

4° COMMENTAIRE SUR LE CHAPITRE SINGULIER.

71° 1696. *Le Parfait Chirurgien d'armée,* le traité des playes d'arquebusade, *le chapitre singulier tiré de Guidon,* l'anatomie de la teste et de ses parties. Pour l'instruction des étudians en chirurgie par *M. Abeille,* chirurgien à Paris et chirurgien major des hôpitaux des armees du Roy en Flandre.

A Paris, au Palais, chez Jean Guignard, 1696, in-8, 224 p. Privilège du Roy, du 14 juin 1693. Achevé d'imprimer pour la première fois le 15 octobre 1693. P. 101-174 : *Chapitre singulier tiré de Guidon* pour l'instruction des étudians en chirurgie, divisé en deux parties et enrichi de vers. Commenté par demandes et réponses.

Bibl. nat.

Dans le relevé des manuscrits, nous avons vu que le n° 43 renferme un commentaire du *chapitre singulier*, et le n° 44 une partie du *chapitre singulier* expliqué par M. Seguin, docteur régent à Paris en 1591.

5° Annotations sur le sixième traité.

72° 1639. *Les Œuvres de M° André du Laurens* [1], sieur de Ferrières, conseiller et premier médecin du tres chrestien Roy de France et de Navarre, Henry le Grand, et son chancelier en l'Université de Montpellier.

Traduites de latin en français par *M° Théophile Gelée*, medecin ordinaire de la ville de Diepe. Reveuës, corrigees et augmentees en cette derniere édition par *G. Sauvageon* [2], D. M. aggregé au collége des medecins de Lion. A Paris, chez Jean Petit-Pas, 1639, fol. — Contient p. 347 à 370 : « *Annotations sur le premier chapitre du sixiesme traicté de M. Gui de Cauliac*, où il parle de la goutte, et de la douleur et dureté des jointures.* » Et p. 371 à 377 : « *Annotations sur le deuxiesme chapitre du sixiesme traicté de M. Gui de Cauliac*, où il parle de la lèpre. »

Bibl. nat.

Le catalogue de Washington indique une autre édition. A Rouen. R. du Petit-Val, 1621, fol.

73° 1579. *Guydo's questions*, newly corrected. Whereunto is added the thirde and fourth booke of Galen, with a treatise for the helps of all the outward parts of mans body. And also an excellent antidotary containing divers receipts, etc.

Imprinted at London by Thomas East, 1579, in-4, 201 p. Préface par George Baker, qui a traduit les deux livres de Galien; l'antidotaire est de W. Clowes.

British Museum.

Abrégés.

1° Les Fleurs du Guidon (vingt-deux, 1549-1705).

74° 1595. *Les Fleurs du grand Guidon*, c'est-à-dire les sentences principales de certains chapitres, auquel est adjousté le *prologue et chapitre singulier* du très excellent docteur en médecine et chirurgie, maistre *Guidon de Cauliac*, traduit et illustré de *commentaires par M. Jean Canappe*, qui est comme le sommaire de tout ce que doit savoir un chirurgien. Plus le livre du présage du divin Hippocrate divisé en trois parties.

Le livre commence par le prologue de Guy de Chauliac, précédé de la préface de Canappe qui se trouve dans l'édition de 1542. A Niort, par Thomas Portau, 1595, in-8, 102 ff.

Bibl. nat.

D'après Brunet, une édition identique à celle-ci avait déjà été publiée en 1591, à Paris, par Thomas Portau, p. in-8, ff. non chiffrés. Brunet ajoute : Ce petit livre

---

1. Le n° 45 du relevé des mss. indique des *Annotations sur le traicté des Apostèmes*, par M. Laurens, Régent à Montpellier, dictées en 1587.
2. G. Sauvageon a publié en 1643 une édition des *Fleurs du Guidon* (V. n° 76).

de médecine est probablement le plus ancien ouvrage imprimé à Pons, en Saintonge. Je n'ai pas trouvé cette édition.

J'ai placé l'édition de 1595 en tête des *Fleurs du Guidon,* parce qu'elle donne, en plus des autres, le *prologue* et le *chapitre singulier* de Guy, avec les commentaires de Canappe.

75° 1549. *Les Fleurs du grand Guidon,* c'est-à-dire les sentences principales de certains chapitres du dit Guidon, par *maistre Jehan Raoul,* chirurgien.

Les chapitres de Guidon desquels ont été cueillies les Fleurs de ce livret : le chap. singulier, les chap. de l'anatomie, des apostemes, des playes, des ulcères, des fractures, des dislocations, de la phlebotomie. Lyon. Macé Bonhomme, 1549, in-18. 127 p.

Washington, army medical library.

Idem....
Paris, J. de la Carrières (n. d.), 128 p.

Washington, army medical library.

Idem....
Paris, Jehan Ruelle, 1554, p. in-8°, 56 ff. chiffrés.

« Hof Bibliothek » de Vienne.

Idem....
A Rouen, chez Daniel Loudet, 1646, in-12, 142 p.

Bibl. nat.

Idem....
Rouen, chez Jacques Cailloüé, dans la court du Palais, 1660, in-12.

British Museum.

Idem....
Rouen, J. Besongne, 1660, in-18, 142 p.

Washington, army medical library.

Idem....
A Rouen, de l'imprimerie de L. Cabut, 1671, in-12, 142 p.

Bibl. nat.

76° 1643. *Les Fleurs de Guidon,* ou sentences principales de la *Grande Chirurgie* de maistre Guy de Chauliac, reueuës et augmentées par *G. S. D. M.*

A Paris, chez Jean Bessin, rue de Reims, près le collège, 1643, p. in-8, 146 p.
Le privilège du Roy, du 2 octobre 1643, est au nom de *M° Guillaume Sauvageon,* docteur en médecine, agrégé au collège des médecins de Lyon.

Bibl. imp. publique de St-Pétersbourg.

Idem....
Paris, Jean Bessin, 1659, in-18°, 146 p.

Bibl. de la ville d'Amiens.

Sentences principales de la *Grande Chirurgie* de Gui de Chauliac.
Bruxelles, 1680, p. in-8.

Bibl. de l'Univ. de Heidelberg.

77° 1650. *Les Fleurs de Guidon,* corrigées et augmentées de la pratique de chirurgie, avec plusieurs expériences et secrets : et de la méthode de consulter pour les jeunes chirurgiens. Extraicte des Leçons de *M. Lazare Meysonnier,* conseiller et médecin ordinaire du Roy, Professeur et Lecteur en chirurgie à Lyon. A Lyon chez Pierre Anard, 1650, in-12, 204 p.

Bibl. nat.

Dans son avis à tous les médecins et chirurgiens de France, l'auteur dit que les *Fleurs de Guidon* de J. Raoul sont devenues un « monstrueux galimatias », par la faute des correcteurs.

Il reproduit d'abord les *Fleurs de Guidon* de Raoul, mais corrigées par lui (107 p.). Le reste du livre est rempli par des extraits des Leçons de Meysonnier.

Idem....
Lyon, Simon Potin, 1661, in-12.

Bibl. Ste-Geneviève.

Idem....
Lyon, chez la Vefve de Pierre Bailly, rue Mercière, à la Croix d'or, 1666, in-12.

British Museum.

Idem....
Lyon, Mathieu Liberal, 1683, in-12.

Bibl. Ste-Geneviève.

Idem....
Lyon, 1686, in-8.

Bibl. de l'Univ. de Strasbourg.

78° 1694. *Les Fleurs de Guidon* nouvellement reformees par *M⁰ Raymond Dares...* augmentees de la pratique de la chirurgie avec plusieurs expériences et secrets et de la méthode de consulter pour les jeunes chirurgiens par *L. Meysonnier.* Bordeaux, Simon Boé... 1694, in-12.

Bibl. de Troyes.

79° 1668. *Les Fleurs de Guidon* ou sentences principales de la *Grande Chirurgie* de maistre Guy de Chauliac, nouvellement reveuës corrigees et augmentees d'un examen ou raisonnement sur l'usage de la saignée.

L'avis au lecteur est le même que dans l'édition de 1643, n° 76. Paris, 1668, in-8.

Bibl. de l'Univ. de Strasbourg.

Idem....
A Paris, chez Nicolas Bessin, 1677, in-12, 142 p.

Le permis d'imprimer est du 10 septembre 1676. Le texte est identique à celui des *Fleurs* de l'édition de 1595, n° 74; le nombre des pages est le même que dans l'édition de 1646, n° 75. Le catalogue de la Bibliothèque nationale dit que l'auteur est *Henri de Rochas*; mais il s'agit toujours des *Fleurs* de J. Raoul, plus ou moins revues.

Bibl. nat.

80° 1650. Édition hollandaise. *De Bloemen des grooten Guidonis* Dat is te Seggen : De principaelste ende nytgelesen Sententien nyt Sommighe Capittelen des selven Guidonis. Seer dienstigh allen den ghenen die in de Konste der Chirurgien willen profiteren. Nueerst nyt *de Franzoysche en de Duytsche* Tale ovengeset; door R. R. B. Den vierden Druck, van nieuws oversien vermeerdert ende verbetert. Tot Roterdam, By Pieter van Waesbergen, Boockserkooper woonende opt Steyger in de swarte Klock, 1650, 131, 55, in-12. Mit baf. Titel, Pagen. u. Signal. om : Examen oefte Proeve der Chirurgijns ende Barbiercy. Verzior met de Bloemen der grooten Guidonis.

Erlangen. Trew'sche Bibl.

81° 1652. Édition italienne. *Fiori di Guido* overo sentenze principali della grande chirurgia di maestro Guido Chauliac, riviste et accrescinte da G. S. D. M.

Tradotte della lingua *francesa in italiana* da T. M. (Thobaldo Marmier), in
Roma. Domenico Manelfi, 1652, in-12, 126 p.

Bibl. de Besançon.

82° 1705. Édition espagnole. *Flores de guido* nuevamente corregidas, y en
ellas añadido al libro de Galeno, de los tumores....?.. fuera del orden de la
naturalera. Por Antonio Juan de Villa-franca.

(Este tratado va añadido al final de la obra « Medicina y chirurgia domestica, etc. »,
por el Licenciado Felipe Borbon.)

Valencia, por Jayme de Bordazar y Artazù, 1705, in-4°, perg.

Bibl. de l'Univ. de Madrid.

2ᵐ ᴀʙʀᴇ́ɢᴇ́s ᴅᴇ Vᴇʀᴅᴜᴄ (douze, 1691-1744).

Laurent Verduc, habile chirurgien, exerça d'abord à Toulouse, puis à Paris,
où il fut nommé chirurgien de la maison de Saint-Côme et enseigna la chirurgie; il mourut en juillet 1695. On lui a attribué les premières éditions du
Maistre en chirurgie ou *Abrégé de la Chirurgie de Guy de Chauliac*. Mais l'éditeur de la troisième édition, qui parut en 1704, dit que ce livre est dû surtout
à son fils, Laurent Verduc, le chirurgien de Paris, qui venait de mourir le
6 février 1703; il avait enseigné avec succès la chirurgie et l'anatomie.

Le *Maistre en chirurgie* de Verduc eut beaucoup de succès.

83° 1691. *Le maistre de chirurgie*, ou l'abrégé de la *Chirurgie* de Guy de
Chauliac, célèbre médecin de Montpellier. Dressé en faveur des jeunes aspirans, *par M. Verduc*, maître chirurgien juré de Paris.

A Paris, chez Laurent d'Houry, 1691, in-12, 286 p. — Epistre de Verduc : Aux
jeunes élèves en chirurgie. — Avis du libraire. — Privilège du Roy du 16 février
1691. — Achevé d'imprimer pour la première fois, le 15 may 1691.

Bibl. nat.

Aux jeunes élèves en chirurgie.

Messieurs,

Quoique je sache qu'une infinité de sçavans médecins et chirurgiens ayant écrit
avec moi beaucoup de livres pour vous instruire dans le grand art que vous
embrassez, j'ose pourtant me flatter qu'il ne s'en trouvera peut-être point où les
principes de la chirurgie soient plus clairement expliquez que dans ce petit ouvrage
que je vous présente. Nous l'avons avec raison appelé l'abrégé de la Chirurgie de
Guy de Chauliac, célèbre médecin de Montpellier, parce que la meilleure partie des
préceptes qu'il renferme sont tirez de la doctrine de cet excellent auteur, que tout
le monde reconnoit pour le premier qui ait réduit la Chirurgie en Art. C'est ce qui
nous a porté à suivre son ordre, sa méthode et ses lumières, avec toute l'exactitude possible, comme vous le reconnaitrez par le soin que nous avons pris de vous
dresser ce Sommaire et Questions Générales que l'on a coutume de faire aux Aspirans sur le *chapitre singulier* et tout ce qu'il contient, sur les traités des apostèmes,
des playes et ulcères, des fractures et des luxations, sur la saignée, sur les
médicaments, et enfin sur quelques indispositions qui ne sont ni playes ni fractures, mais dont la connaissance n'est pas moins nécessaire aux Chirurgiens qu'aux
Médecins. Ces maladies sont la Goutte, la Peste, la Lèpre, la grosse Vérole, la
petite Vérole et plusieurs autres de cette nature ; pour lesquelles, avant que d'en

venir à l'opération, un chirurgien, quelque habile qu'il soit en son art, fera toujours mieux de prendre avis d'un habile et prudent médecin.

A l'égard du traité des *choses naturelles, non naturelles et contre nature*, je ne fais pas de difficulté d'avouer que je l'ai pris dans les œuvres de Fernel, l'un des plus fameux et des plus éloquents médecins de son tems dans la célèbre Faculté de Paris....

Avis du libraire :... Il ne doute pas que les jeunes chirurgiens s'accommodent mieux de ce livre que des *Fleurs de Guidon*, dont le style et l'expression sont si durs, si confus, et le sens même si peu raisonnable en plusieurs endroits, qu'on a peine à le comprendre.

Idem....

Paris. L. D'Houry, 1693, in-12, 286 p.

Bibl. nat.

84° 1697. *Le Maistre en chirurgie*, ou l'abrégé de la *Chirurgie* de Guy de Chauliac, expliqué par demandes et réponses. *Seconde édition*. Revüe et augmentée d'un manuel instructif sur l'ostéologie, *par M. Verduc*, maître chirurgien juré de Paris.

A Paris, chez Laurent d'Houry, 1697, in-12, 366 p. — L'épistre de Verduc est la même que dans l'édition de 1691. Il n'y a pas d'avis du libraire.

Bibl. nat.

85° 1704. Le *Maistre en chirurgie*, ou l'abrégé complet de la *Chirurgie* de Guy de Chauliac, expliqué par demandes et par réponses en la manière qu'on les fait à Saint-Côme.

Par *L. Verduc*, M° chirurgien juré à Paris. — *Troisième édition*. Exactement revüe, corrigée et beaucoup augmentée sur les mémoires trouvez après la mort de l'auteur. — A Paris, chez Laurent d'Houry, 1704, in-12, 563 p. Avec approbation et privilège du Roy du 29 novembre et 12 décembre 1703.

Aux jeunes élèves en chirurgie : L'éditeur parlant des éditions précédentes, dit que ce n'étoit qu'un essay qu'on avoit hazardé au public sous le nom de M. Verduc le Père, à qui l'on avoit bien voulu l'attribuer. Cependant la vérité est que son fils, le M° chirurgien de Paris que vous avez connu, et qu'une mort prématurée nous a enlevé, y avoit beaucoup plus de part.... L'on a trouvé dans ses mémoires qu'il a nommé de nouveau ce dernier fruit de ces veilles, l'*Abrégé complet de la Chirurgie de Guy de Chauliac...*

Bibl. nat.

Idem....

3° *édit.*, à Liége, chez François Broucard, 1709, in-12°, 586 p.

Bibl. de Grenoble.

86° 1716. *Le maistre en chirurgie* ou l'abrégé complet de la *Chirurgie* de Guy de Chauliac. Expliqué par demandes et par réponses, en la manière qu'on interroge les aspirans à Saint-Côme, par *L. Verduc*, maître chirurgien juré à Paris.

Quatrième édition. Exactement revue, corrigée et augmentée sur les mémoires trouvez après la mort de l'auteur. — A Paris, chez Laurent d'Houry, 1716, in-12, 577 p., plus la table. Privilège du Roy, du 24 décembre 1715. — Epitre de d'Houry, la même que dans les éditions précédentes.

Bibl. de l'Arsenal.

87° 1731. *Le Maistre en chirurgie* ou l'abrégé complet de la *Chirurgie* de Guy de Chauliac par demandes et par réponses.

Par *L. Verduc*, chirurgien juré à Paris. — *Nouvelle édition*. Augmentée d'un dictionnaire étymologique des mots dérivez du Grec, qui sont en usage dans la chirurgie. — Paris, Vve d'Houry, rue de la Harpe, 1731, in-12, 572 p.

Bibl. Ste-Geneviève.

Idem....
A Paris, de l'imprimerie de la veuve D'Houry, 1735, in-12, 574 p.

Bibl. de l'École de méd. de Toulouse.

Idem....
A Paris, de l'Imp. de la Vve d'Houry, 1739, in-12, 588 p.

Bibl. de la ville de Bordeaux.

Idem....
Paris. Vve D'Houry, 1740, in-12, 560 p.

Bibl. d'Anvers.

Idem....
Paris. De l'Imp. de la Vve D'Houry, 1744, in-12, 588 p., non compris le Diction. Approbation du censeur royal du 26 juin 1733 pour la *sixième édition*. Continuation du privilège du 28 mai 1722.

Bibl. de la Fac. de méd. de Montpellier.

88° 1697. Édition italienne. *Il maestro in Chirurgia*, o compendio della Chirurgia *di guido da Chauliaco* medico celebre de Monspolieri.

Tradotto dalla Franzeze nella nostra Lingua Toscana da *Giulio Cesare Arizzarra* della citta di Pisa. — Chirurgo in questa di Firenze. — A favore de 'Giovani studiosi di chirurgia. — E in questa traduzione ampliato de moltissime materie, con aggiunta in principio delli condizioni del buon Chirurgo, ed in fine d'un Trattatto de' Tumori e Fistole dell' ano. — In Firenze, MDCXCVII (1697). Nella Stamperia di Piero Matini, p. in-8, 468 p.

Bibl. de l'Univ. de Bologne.

D. — *Petite Chirurgie.*

Nous avons vu dans l'*Introduction* que la *Petite Chirurgie* n'est pas de Guy de Chauliac ; cependant nous donnerons l'indication de ses éditions, comme nous avons donné celle des manuscrits ; elles sont au nombre de huit.

La *Petite Chirurgie* ou le *Formulaire* comprend deux parties : 1° le *formulaire des aydes des apostemes et pustules*; 2° le *formulaire des aydes des plaies et ulcères*. Ces deux parties n'ont pas toujours été imprimées en même temps. Les éditions de 1500 et 1559 ne comprennent que le formulaire des aydes des plaies et ulcères.

89° 1482 (?). Édition flamande. *Guido de Caulyaco*. Tractaetken von Cyrurgyen. *Formulier* von der hulpen der apostemen ende puisten. S. l., ni d., ni typographe (Delft, Jacques fils de Jacques van der Meer, vers 1482. [Campbell.])

F. 1 manque. — F. 2 recto : Hier beghint een notabel tractaeken van cyrurgyen gheordineert eñ ghemaeet tot parijs bi een glorioes eñ vermaert cyrurgijn ende doctor in medicine gheheiten Guydo de Caulyaco. Welcke Guydo was cyrurgijn eñ medicijn meester des paus clemens die seste int iaer ons heren MCCCCñ (sic) vijftich eñ heeft eerst geset een *formulier vanden hulpen der apostemen en der puysten* : ende beghint aldus (wartuader leeringe galieni int derde boeck ge : Nieten de ingenio sanitatis, etc. F. 11, recto, ligne 21 : Hier beghint een *formulier vanden hulpen der wouden* ende ondo scerichenen ghe ordineert tot auioen bi meester Guidonen de Cauliaco, etc.

Dans l'exemplaire de Louvain (unique), il manque le premier feuillet et la fin avec la souscription. Campbell, n° 870, pense d'après la comparaison des types que l'édition est de 1482 ainsi qu'il a été indiqué plus haut.

Bibl. de l'Univ. de Louvain.

90° 1495. *Le Formulaire du petit Guidon.* Fol. ii, recto : Cy commence le *formulaire des aydes des apostumes et pustulles* ordonne à Paris par maistre Guidon de Caillac cyrurgien et maistre en médecine *à Montpellier* en l'an mil trois cens quarante. Paris, Gerlier. S. d., in-8, 31 feuillets, goth. D'après d'autres éditions de Gerlier, on peut placer celle-ci vers 1495.

Bibl. nat.

Sur l'exemplaire de la Bibliothèque nationale, les mots « à Montpellier » sont rayés et une note en marge dit : « Cela n'est point à mon manuscrit. » — Fol. ix, verso : « Sensuit le *formulaire des aydes des playes et ulcères* ordonne en Avignon par maistre Guidon de Caillac cyrurgien et maistre en medecine l'an dessusdit.... » Fol. x, recto. « Pour la doubte de oublier et pour la nécessité de mon propre frère (nécessitate communi)... Je entens ouvrer sommicrement et abreger avec le formulaire des apostumes et des pustules que iay ordonne nagueres à Paris.... » Les derniers mots « que iay ordonne nagueres à Paris » ne sont pas dans le texte latin de l'édition de 1500.

91° 1533. *Le Questionaire des cirurgiens et barbiers avec le formulaire du petit Guydon en cirurgie* veu et corrige et : les lunettes des cirurgiens de nouueau adioustez et imprimez nouuellement à Paris.

On les vend à Paris en la rue Neufue Nostre-Dame, à lenseigne Saint-Nicolas. — Goth., sans pagin. (9 cent. sur 15).

Au verso du titre : « Cy commence ung *petit questionnaire* selon la teneur duquel les maistres cyrurgiens et barbiers de Montpellier ont de coustume d'examiner les compaignons quilz veullent pour maistres esditz ars de cyrurgie et barberie audit Montpellier. Et contient quatre traictiers; au premier traitie sont menes et solues aucunes questions et difficultez touchant les choses communes et necessaires a ung chacun cyrurgien. » Ensuite le questionnaire fait 62 ff. : Cy commence le *formulaire des aydes des apostemes et pustulles* ordonne à Paris par maistre Guidon de Caillac, cyrurgien et maistre en medecine, en l'an mil trois cens quarante (fait 6 ff.)... — Sensuyt le *formulaire des ayddes des playes et ulceres,* ordonne en Auignon par maistre Guidon de Caillac cyrurgien et maistre en medecine l'an dessusdict. — Imprimé nouuellement à Paris pour Pierre Sergeant, demourant de la rue Neufue Nostre-Dame, à lenseigne Saint-Nicolas, en lan mil cinq cens XXXIII.

Bibl. nat.

· Ce petit livre est intéressant; il montre combien peu on exigeait de connaissances, au XVIe s., pour devenir maistre en chirurgie et barberie.

La Bibliothèque du palais des Beaux-Arts à Lyon possède le même ouvrage. Goth., sans pagination (13 c. sur 6). — Pas de titre. Il renferme le *questionnaire* puis le *formulaire des aydes et apostumes et pustules* (31 ff.). — Puis « cy fine le formulaire du petit Guidon en cyrurgie imprime à Paris pour Alain Lotryen, imprimeur demourant à Paris en la rue Neufue Nostre-Dame, à lenseigne de Lescu de France ». S. d.

Une note manuscrite dit, imprimé en 1518. Le même imprimeur, Alain Lotrian, fit imprimer la Phlébotomie de M. Ant. d'Avignon, in-8, en 1518 (voy. *Hist. de l'imprimerie et de la librairie*, Paris, Jean de La Caille, 1689).

92° 1542. *Édition anglaise*. The formularye of the aydes of apostemes; of the helps of woundes and sores, etc. See surgeons. — The questyonary of cyrurgiens, etc., 1542, in-4.

British Museum.

93° 1500. *Cyrurgia parva Guidonis*. Cyrurgia albucasis cum cauteriis et aliis instrumentis. Tractatus de oculis Jesu Hali. Tractatus de oculis Canamusali.

Fol. 2, recto. Cyrurgia parva Guidonis : Tabula formularii magistri Guidonis de Cauliaco quod continet doctrinas duas. (Il n'y a que le *formulaire des playes et ulcères*.) — Fol. 5, verso. Explicit liber iste Deo gratias. — Fol. 26. Venetiis per Bonetum Locatellum presbyterum mandato et sumptibus heredum quondam nobili viri domini Octaviani Scoti Modoetiensis. Anno domini 1500, sexto Kal. Februarias, in-fol., Goth., 2 col.

Bibl. nat.

D'après Brunet, Graesse et Hain n° 4810, une édition antérieure a paru en 1497. Je ne l'ai pas trouvée.

L'édit. de l'*Ars Chirurgica* Guidonis, Venetiis, Juntas, 1546 (voy. n° 14 des imprimés), contient (f. 97, 101) la *Chirurgia parva*.

L'édition de *Chirurgia magna* de Lyon, 1559 (voy. n° 16 des imprimés) contient (p. 530-554) la *Chirurgia parva*, formée seulement par le *formulaire des plaies et ulcères*.

En publiant une nouvelle édition de la *Chirurgie* de Guy, mon but est de présenter cet auteur tel qu'il était réellement, en respectant son texte, le caractère de son style, autant que possible, ses mots spéciaux, et même ses obscurités. D'autres, tels que Falcon, Joubert dans son édition latine, et Mingelousaulx, ont modifié le texte en voulant l'expliquer, mais ce qu'ils donnent n'est plus alors ce qu'a écrit Guy de Chauliac.

Cependant, tout en respectant le texte, je voulais publier une édition en français : ce but était assez facilement réalisable, car Guy a écrit en un latin bâtard, langue mélangée de latin, de langue d'oïl et de langue d'oc latinisées, et de mots arabes ; d'un autre côté, le français du xve siècle est très voisin de ce latin roman, et on retrouve dans les manuscrits français de la *Grande Chirurgie* les caractères du latin de Guy. Mingelousaulx, en voulant le traduire en français du xviie siècle, a fait une œuvre défectueuse et qui s'éloigne souvent de l'auteur original. J'ai donc résolu de choisir le vieux français, d'autant plus qu'il avait donné une excellente traduction (à part certains points), celle de Joubert.

On a publié six traductions françaises de la *Chirurgie* de Guy, celles de N. Panis et du Guidon (V. n°s 1 à 3), celles de S. Champier, de Falcon, de Canappe, de Joubert et de Mingelousaulx. Celle de Joubert est la meilleure ; Peyrilhe et Cellarier pensent que le traducteur s'est servi de manuscrits anciens, cela paraît probable, en effet, mais ne lui enlève pas sa valeur. Cette édition est bien supérieure à l'édition latine du même auteur ; mais elle a cependant des défauts. En quelques endroits elle s'éloigne du texte original, faute de collationnement suffisant ; des mots spéciaux, les titres des médecins, par exemple, en usage au xive siècle, sont remplacés par ceux qui sont en usage au xvie ; des dénominations employées par Guy sont remplacées par des mots d'origine grecque. Or le grec, au xive siècle, n'avait pas pénétré dans le langage scientifique ; si l'on en trouve quelques mots dans la *Chirurgie* de Guy, ils viennent de l'édition de Galien, faite sur le grec par Nicolas de Reggio. En certains passages, le texte de Joubert est incompréhensible, et il semble que cela soit voulu, car il dit dans l'explication, qu'il donne aux médecins et aux chirurgiens, des réparations qu'il a faites en la *Chirurgie* de Guy : « Il faut que les bons livres qui traitent de matières plus sérieuses soient tellement publiés en quelque langue que ce soit, qu'on puisse dire comme Aristote, répondant au grand Alexandre de ses acroamatiques : ils sont divulgués et non divulgués ; car il faut toujours néanmoins aller à l'école et ouïr là-dessus ceux qui enseignent d'un oracle de vive voix » (p. CXLVII). Joubert suit la doctrine d'Aristote et d'Averroes (p. 21), en rendant certains passages obscurs, et particulièrement ceux qui traitent des doctrines, de façon que le livre n'éclaire pas trop le chirurgien. Peyrilhe reproche à Joubert d'agir ainsi; on ne saurait, en effet, trop flétrir une semblable pratique, mais elle est loin de nous.

Dans mon édition, j'ai rétabli le texte de Guy, j'ai remis en place les dénominations du XIVe siècle, les titres médicaux entre autres, et contrairement à la doctrine d'Averroes et de Joubert, j'ai soigné la ponctuation, j'ai établi des alinéas, j'ai usé des italiques dans le texte, j'ai ajouté des notes, afin de le rendre plus clair et plus facile à lire. Pour rétablir celui-ci, j'ai suivi *mot à mot* le texte latin, et j'ai comparé ensemble les éditions suivantes: pour le latin, le manuscrit 6966 (n° 9) de la Bibliothèque nationale et les éditions de 1499 (n° 11), 1537 (n° 16) et 1559 (n° 17); pour le texte français, les manuscrits 484 de Montpellier (n° 25) et 24249 (n° 27) de la Bibliothèque nationale, puis les éditions de Canappe (p. CXL), de Joubert (p. CXLIII) et de Mingelousaulx (p. CLI).

Chemin faisant, j'ai ajouté, au bas des pages, des notes dont les unes reproduisent, et le texte latin de Guy, quand la traduction en est difficile, et les variantes fournies par les manuscrits et les éditions; d'autres notes donnent l'explication des vieux mots français, etc. D'ailleurs, pour lire plus facilement le français des XVe et XVIe siècles, il est utile de se remémorer les particularités de la langue à cette époque (V. la note ci-dessous [1]). J'ai reproduit aussi une partie des annotations de Joubert, en choisissant celles qui

---

1. *La langue française au XVIe siècle.* — Au XVIe siècle, la langue subit de nombreuses modifications, il n'y a pas d'unité absolue dans le langage; chaque province et même chaque écrivain s'arroge le droit de ne pas écrire et parler tout à fait comme le voisin. Les *latinisants* à outrance avaient abusé de la facilité, ouverte aux moins grands clercs, de puiser des mots dans les sources latines et grecques.

L'orthographe n'existe pas. Le principe étymologique conduit à surcharger les mots de lettres inutiles. C'est ainsi qu'on écrivait *scavoir, fruict, debvoir, chevaulx, estung, seing, il veult, il peult;* puis le *g* se soude si bien à l'*n*, dans beaucoup de mots semblables, qu'on écrivait *ung*. L'*h* supprimé généralement au moyen âge dans les mots où il était muet, est rétabli dans beaucoup : *huis, huit*.

Par contre, on continue à donner à *i* et à *j*, tantôt la valeur d'*i*, tantôt celle de *j*; à *u* et à *v*, tantôt la valeur d'*u*, et tantôt celle de *v*; les divers sons d'*e, é, è*, n'étaient pas marqués par l'accentuation; l'on n'accentuait guère que l'*é* fermé, et seulement à la fin des mots.

La syntaxe est moins rigoureuse que dans la langue actuelle, on trouve fréquemment le sujet après le verbe, on le trouve entre l'auxiliaire et le participe; parfois l'attribut et même le régime précédent le verbe. Toute construction est tolérée, qui ne trouble pas trop la clarté de la phrase, et parfois même on en admet d'assez obscures.

L'article était fréquemment supprimé; certaines contractions de l'article uni à une préposition étaient encore employées : *ou* (en le), *es* (en les). L'ancienne langue disait selon l'étymologie : *l'endemain* (le lendemain), *l'ierre* (le lierre), *l'uette* (la luette).

Les adjectifs déterminatifs n'étaient pas encore nettement distingués des pronoms

avaient un intérêt permanent, et laissant de côté celles qui se rapportaient à la science de son époque; j'en ai conservé cependant quelques-unes qui jettent un jour instructif sur la médecine au XVIe siècle. — Un *Glossaire*, placé à la fin du volume, complète ces notes; il donne aussi la concordance des noms des substances médicamenteuses employées par Guy avec les noms actuels, et de plus la liste des instruments de chirurgie en usage au XIVe siècle, etc.

Je le répète, je me suis attaché à ne pas remplacer le texte de Guy par des phrases interprétatives, et, dans les passages obscurs, j'ai voulu donner au lecteur les moyens de se former une opinion, par les notes ajoutées.

Au texte et au glossaire, j'ai joint une introduction qui renferme un essai historique sur la *Chirurgie* au moyen âge, et une biographie de Guy.

Des recherches nombreuses m'ont permis de donner une relation de sa vie, de ses œuvres, de leur rôle, et des nombreuses éditions de sa *Chirurgie*.

J'ai cherché aussi à retracer le milieu dans lequel il se trouvait, à indiquer les livres qu'il a pu consulter, à montrer quels étaient l'enseignement médical et les doctrines de son époque. Ceci était indispensable pour comprendre un livre du moyen âge, basé sur des doctrines différentes des nôtres.

L'édition se termine par une table alphabétique qui en réunit toutes les parties semblables en un seul corps.

qui y correspondent : *icelui, chacun,* qui ne sont plus que pronoms, s'employaient adjectivement, et les comparatifs avaient disparu avant le XVIe siècle.

Les anciens adjectifs numéraux, tirés directement du latin, subsistent en partie à côté des formes en *ième : prime, tiers, quart.*

Les pronoms personnels employés comme sujets sont fréquemment sous-entendus, surtout dans les phrases négatives ou subordonnées; ils sont souvent ainsi séparés des verbes par plusieurs mots. Le pronom antécédent *ce* est souvent supprimé devant son relatif *qui* ou *que. Dont* signifie non seulement *de qui,* mais *de quoi* et *d'où.*

Dans les phrases interrogatives on écrit *chante-il,* mais on prononce *chante-t-il.* L'infinitif s'employait fréquemment comme substantif. Les participes présents s'accordaient comme les adjectifs verbaux, dont ils ne se distinguaient pas. Les règles d'accord du participe passé étaient vagues.

Les adjectifs s'employaient volontiers comme adverbes : *premier* pour *premièrement.* Les adjectifs, qui n'avaient eu qu'une forme au moyen âge, commençaient à recevoir l'*e* final au féminin.

Les prépositions étaient souvent supprimées : *Si Dieu plaist. De* remplaçait quelquefois *que,* après une locution comparative. *A* servait à marquer la possession, comme *de lui-même,* et remplaçait plusieurs prépositions qui indiquent le but ou le moyen, comme *avec, dans, en, par, pour, selon, sur, vers.*

Plusieurs conjonctions que nous avons perdues étaient encore usitées : ainsi *jaçoit que,* qui signifie *bien que. Pourtant,* selon l'étymologie, signifiait *pour cela,* et non *toutefois,* comme aujourd'hui.

J'ajouterai à ces remarques une liste de quelques mots qui reviennent fréquem-

J'ai fait reproduire sept *miniatures*, que j'ai trouvées dans les manuscrits de Guy; il est inutile de les décrire, le lecteur lira plus utilement les gravures elles-mêmes. Ces miniatures présentent un réel intérêt historique, car, de cette époque, il n'y a guère de tableaux, pas de gravures et peu de dessins, mais seulement des miniatures et des vitraux. Les miniatures sont donc utiles pour donner une idée des scènes d'alors; sous ce point de vue la leçon d'anatomie a un véritable intérêt historique; le cours durait quatre jours à Bologne, et il se faisait avec cérémonie, des seigneurs y assistaient. Les miniatures donnent aussi une idée des costumes, des signes de distinction entre les différents personnages; et dans les deux miniatures qui mettent en présence le maître et les élèves, il y a ce fait curieux de la disproportion de taille que l'on établit entre l'un et les autres, le maître, un géant, les élèves, des pygmées. Grâce aux soins apportés, par M. Profit, à la reproduction de ces miniatures, elles rappellent exactement les originaux.

ment dans mon édition, en les faisant suivre du mot latin dont ils sont la traduction, et du mot qui leur correspond dans le langage actuel.

Adonc,	traduction de	*tunc*, alors.
Aucun,	—	*quidam, quaedam*, quelqu'un, quelque.
Aucunement,	—	*quodammodo*, en quelque sorte, en quelque façon.
Combien,	—	*licet* ou *tamen*, bien que, quoique.
D'autant,	—	*quia*, parce que.
Davantage,	—	*præterea*, en outre.
Depuis,	—	*post*, après.
Dont,	—	*unde* ou *quare*, d'où, pour ce.
Du tout,	—	*totaliter*, tout.
Jaçoit,	—	*licet*, bien que, quoique.
Memement, maimement,	—	*maxime*, principalement, surtout.
Paravanture,	—	*fortasse* ou *forte*, probablement, peut-être.
Par ce, pour ce,	—	*propter hoc*, à cause de cela.
Parquoy,	—	*quare* ou *unde*, pourquoi, pour ce, d'où.
Pourtant,	—	*propterea* ou *ideo*, à cause de cela.
Puis,	—	*postea*, après.
Que,	—	*quod*, employé pour qui, *ce que*, pour *ce qui*.
Sans quoy non,	—	*sine qua non*.
Sçavoir mon,	—	*utrum*, est-ce que?
Sinon,	—	*præterquam*, excepté.
Supplées,	—	*supple*, ajoutez.
Toutesfois,	—	*tamen*, cependant.

F. — *Liste chronologique des éditions de la Grande Chirurgie.*

Au xvᵉ siècle paraissent 14 éditions, 5 en français, 5 en latin, 2 en italien, 2 en catalan; au xviᵉ siècle, 38 éditions, 19 en français, 10 en latin, 3 en italien, 3 en flamand ou en hollandais, 2 en espagnol, 1 en anglais; au xviiᵉ siècle, 17 éditions, 15 en français, 1 en hollandais, 1 en espagnol.

XVᵉ SIÈCLE (quatorze)

1.	an 1478, en français,	édition de	N. Panis, disparue......	V. nᵒ 1
2.	— 1480, en italien,	—	Venise...............	— 5
3.	— 1485, en français,	—	Le Guidon...........	— 2
4.	— 1490, en français,	—	N. Panis, disparue......	— 1
5.	— 1490, en latin,	—	Venise, disparue........	— 8
6.	— 1492, en catalan,	—	Barcelone.............	— 22
7.	— 1493, en italien,	—	Venise, disparue.......	— 5
8.	— 1497, en latin,	—	Venise...............	— 9
9.	— 1498, en latin,	—	Venise...............	— 10
10.	— 1498, en français,	—	S. Champier, disparue.	— 4
11.	— 1498, en français,	—	Le Guidon...........	— 3
12.	— 1498, en catalan,	—	Séville, disparue.......	— 23
13.	— 1499, en latin,	—	Venise...............	— 11
14.	— 1499, en latin,	—	Venise ou Lyon........	— 12

XVIᵉ SIÈCLE (trente-huit)

15.	an 1503, en français,	édition de	S. Champier...........	V. nᵒ 4
16.	— 1503, en italien,	—	Venise...............	— 6
17.	— 1507, en flamand,	—	Anvers...............	— 24
18.	— 1508, en français,	—	S. Champier, disparue..	— 4
19.	— 1513, en latin,	—	Venise............	— 13
20.	— 1519, en latin,	—	Venise...............	— 14
21.	— 1520, en français,	—	Falcon...............	— 31
22.	— 1521, en italien,	—	Venise...............	— 7
23.	— s. d., en italien,	—	s. l. Haïn, disparue....	— 7
24.	— 1534, en français,	—	Falcon...............	— 32
25.	— 1537, en français,	—	Falcon...............	— 33
26.	— 1537, en latin,	—	Lyon	— 16
27.	— 1538, en français,	—	Canappe, chez G. de Guelques.................	— 37
28.	— 1538, en français,	—	Canappe, J. Barbons....	— 37
29.	— 1541, en français,	—	Canappe.............	— 38
30.	— 1541, en anglais,	—	London, disparue...	p. cxxxvi
31.	— 1546, en latin,	—	Venise...............	V. nᵒ 15
32.	— 1550, en français,	—	Canappe	— 39
33.	— 1553, en flamand,	—	Sterthem.............	— 26
34.	— 1554, en français,	—	Canappe	— 40
35.	— 1559, en latin,	—	Lyon, Portonariis......	— 17
36.	— 1559, en latin,	—	Lyon, S. de Honoratis...	— 18
37.	— 1559, en latin,	—	Lyon, J. Juntæ.........	— 19
38.	— 1559, lat. et franç.,	—	Falcon...............	— 29
39.	— 1560, en flamand,	—	Leyde...............	— 25
40.	— 1562, en français,	—	Canappe	— 40
41.	— 1571, en français,	—	Canappe.............	— 41
42.	— 1572, en latin,	—	Lyon, S. Honoratum....	— 20
43.	— 1572, en latin,	—	Lyon, S. Beraud........	— 21

VI. — PIÈCES JUSTIFICATIVES [1]

I

1° Extrait de la division des terres de Jean de Châtelar, chanoine et prévôt de Saint-Just,
acte mentionnant pour la première fois Guy de Chauliac.

17 mai 1344.

Sequitur divisio dictarum terrarum dicti domini Johannis de Castellario [2] ordinata per modum qui sequitur.

Nos Chabertus, obedienciarius, et capitulum ecclesie Sancti Justi Lugdun., notum facimus universis, quod anno Domini M° CCC° XL quarto, XVII die mensis maii, videlicet die lune post ascentionem Domini, nos existentes in nostro capitulo, de mane, hora consueta, campana prius pulsata ad congregandum capitulum pro divisione facienda terrarum domini Johannis de Castellario, prius inspecta et ordinata per canonicos nostros, qui actenus quamplurimas divisiones ordinaverunt secundum consuetudines et statuta dicte nostre ecclesie, quam divisionem ordinamus et facimus per hunc modum quod obedienciarius et sacrista accipiant in dictis divisionibus tanquam persone, quilibet ipsorum VI libr. IIII s. II d. et obedienciarius pro avantagio suo VII s. X d., videlicet pro libra doni sui XII tur. et sic habebit, computato avantagio, VI libr. XII s. Item magister chori. . . . .

Item *magister Girerdus, phisicus,* habebit apud Franchamvillam XIIII s. IX d., apud Vilars VII d., apud Fluriacum LVI s., apud sanctum Baldomerum III s. II d. . . .

Item magister *Guigo de Cauliaco, phisicus, habebit, tanquam baqualarius, apud Capellam XIIII s. IIII d., apud sanctum Baldomerum III s., apud Gresiacum III s. et in payo XX s.*

(*Arch. du Rhône, fonds de Saint-Just,* liasse 3, n° 6, reg. 1, in fine.)

II

HOMMAGES DES PRÉVÔTS DE ST-JUST A L'ARCHEVÊQUE DE LYON

18 août 1359 — 16 janvier — 14 août 1368.

2° 18 août 1359.

In nomine Domini. Amen. Per hoc presens publicum instrumentum cunctis pateat evidenter quod, anno Domini M° CCC° LIX°, die XVIII° mensis Augusti, indic-

---

1. Ces pièces se rapportent à la Biographie de Guy de Chauliac, elles proviennent toutes des archives départementales du Rhône, sauf la pièce n° 34 que je dois à M. André, archiviste du département de la Lozère, qui a bien voulu faire des recherches sur ma demande, et a trouvé plusieurs documents intéressants déjà signalés. Les pièces des archives de Lyon ont été recueillies par M. G. Guigue, archiviste du département du Rhône, qui m'a secondé avec la plus grande obligeance dans les longues recherches que j'ai faites à Lyon, et de plus m'a donné généreusement les pièces n°ˢ 2, 32 et 33. La plupart de ces pièces appartiennent aux archives du chapitre de l'abbaye de Saint-Just, dont Guy de Chauliac avait été un des prévôts, archives qui ont été transportées de l'abbaye à l'Hôtel de Ville de Lyon en 1793.

2. Anno Domini M° CCC° XL quarto, XV die mensis maii, obiit dominus Johannes de Castellario, canonicus et *prepositus* sancti Justi Lugd.

tione XII*, pontificatus sanctissimi in Christo patris et domini nostri, domini Innocentis, divina providentia pape VI, anno VII°, in mei Henrici Martinet, publici notarii, et testium infrascriptorum presentia, propter hoc personaliter constitutus *venerabilis et circumspectus vir, dominus Guigo de Caulinco, canonicus et prepositus ecclesie Sancti Justi Lugduni, medicusque domini nostri pape*, sciens, providus et spontaneus, vi, dolo et fraude quibuscumque cessantibus, reverendo in Christo patri et domino, domino Guillermo, Dei gratia archiepiscopo et comiti Lugdun., recipienti, nomine et ad opus sedis sue et ecclesie archiepiscopalis Lugd., fecit homagium ligium, ad quod eidem domino archiepiscopo, ratione dicte sedis sue tenetur, de et pro prepositura sua Sancti Justi predicti, nec non de et pro juribus, dreyturis et obvencionibus, que ad eandem preposituram noscuntur quomodolibet pertinere, confitens se esse hominem ligium dicti domini archiepiscopi, ratione dicte sedis, de prepositura et obventionibus suis antedictis, et juravit super sancta Dei euvangelia, manu tacta, esse fidelis dicto domino et facere omnia et singula que continentur in nova et veteri sacramenti fidelitatis forma. Qui dominus ipsum ad predicta admisit, ad oris osculum, manibus complosis, prout est fieri consuetum. Super quibus, tam dominus archiepiscopus quam prefatus dominus Guigo pecierunt sibi fieri, per me notarium predictum, publicum instrumentum. Acta fuerunt hec in castro Petrescisse, anno, die, indictione et pontificatu quibus supra, presentibus venerabilibus viris dominis Girardo de Arbenco, obedienciario dicte ecclesie Sancti Justi, Johanne de Lissiaco, Eduensis, Guichardo de Vauzellis, Metensis ecclesiarum canonicis et Martino de Ulmo, in legibus licenciato, testibus ad hec vocatis et rogatis. Et ego, Henricus, notarius prefatus, premissa recepi et scripsi, teste signeto meo H. MART. (*Henricus Martineti.*)

3° 16 janvier 1368 (n. s.).

Anno Domini M°CCC° LX° VII°, die XVI* mensis Januarii, *dictus dominus Guigo, prepositus*, in camera domini archiepiscopi Lugdun., videlicet in castro suo Petrescisse, prope Lugdunum fecit homagium ligium et juramentum fidelitatis domino K. de Alenconio, ad presens archiepiscopo Lugdunensi, in modo et forma supra, in ista pagina, scriptis, et super hoc fuit preceptum per me fieri instrumentum. Presentibus ad hoc dominis Heberto de Sarcellis, archidiacono Vindocinensi (?), in ecclesia Carnotensi, Durando de Fontibus, canonico Ebroïcensi, Jacobo Fabri, juris professore, Jacobo de Gravellis, domino Regnaldo de Thuri, precentore Lugdun., Andrea Fabri, Radulpho de Vallibus et aliis.

4° 14 août 1368.

Item anno Domini Millesimo CCC^{mo} LXVIII°, die XIIII^{ta} mensis Augusti, dominus Regnaudus de Thureyo, prepositus Sancti Justi, in curia castri Petrescisse fecit homagium, *prout ejus predecessor* et secundum formam superius descriptam, presentibus in castro Petrescisse domino Heberto, archidiacono Vindocinensi, m. Hugoné de Monteforti et Jo. Dormientis.

(Arch. dép. du Rhône, fonds de Saint-Jean, arm., Cham.,
vol. 61, n° 1, f° 7 v°.)

III

EXTRAITS DES ACTES CAPITULAIRES DE ST-JUST CONCERNANT GUY DE CHAULIAC ET SA FAMILLE

1366-1385.

5° 25 juin 1366.

In nomine sancte et individue trinitatis ✠ Patris et Filii et Spiritus sancti. Amen. In illo tempore, loquente Jhesu ad turbas, extollens vocem quedam mulier de turba dixit illi : « Beatus venter qui te portavit et ubera que sucxisti ». At ille dixit « quinymo beati qui audiunt verbum Dei et custodiunt illud ».

Papirus secularis curie *circunspecti viri, magistri Guigonis de Caulhiaco, prepositi Sancti Justi Lugdunensis*, de mandato venerabilis viri domini Jacobi de Gravellis, canonici et magistri chori ecclesie, ac magistri Andree Fabri, jurisperiti, nunc rectorum temporalis juridicionis ville Sancti Justi predicti, ordinata pro et super factis ac regimine predictarum juridicionis et curie pro anno cepto in festo nativitatis beati Johannis Baptiste currente millesimo CCC^mo sexagesimo sexto, et aliis sequentibus annatis prout infra describetur.

Existentibus magistris { Petro Girerdini, jurisperito, ordinario judice, / Petro de Rothonayo, clerico notario, dicte curie procuratore, } constitutis.

Officiantibus { Guillermo ... chacipollo........ / Symondo de Felins............ / Petro Cathifer................. / Andrea Baras................. / Guillermo Bonta, crida......... } dicte ville Sancti Justi servientibus.

Reverendissimo in Christo patre ac domino, domino Karolo de Allenconio, Dei gracia archiepiscopo et comite Lugdun., ac abbate sancti Justi regnante [1].

Pro dicto domino archiepiscopo, appud Lugdunum { Domino Jacobo Fabri, legum doctore, sacrista Sancti Justi, officiali, / Domino Beraudo de Laviaco, milite, domino Yseronis, correario, / Girerdo Magistri, clerico notario curie secularis, cancellario, } regentibus.

Chatardo de Peschino, baillivo, / Stephano de Paredo, burgensi Villefranche, cancellario, } Matisconis, } existentibus.
.... regio procuratore,
Humberto de Vareyo, locum tenente dicti baillivi, et / Petro Fabri, notario regio, substituto procuratore, } Lugduni,

(*Arch. dép. du Rhône, fonds de Saint-Just*, actes cap., vol. 1, f° 1.)

6°

. . . .

De familiaribus servientibus canonicis infirmis, fol. LXXVIII.
De pugnicionibus factis in capitulo super delictis et excessibus.
Primo dominus Hugo Salandini, canonicus, fuit pugnitus, fol. XII.
Item fuit facta inhibicio presbiteris et clericis super festo stultorum, fol. XIII.
Item licenciarunt ab arrestis Guicherdum Burdelli, fol. XXXV.
Item capitulum commisit auditorium et decisionem cause civilis, fol. XLIII.
Item capitulum cognovit de causa civili contra dominum B. Fabri, fol. XLVI.
Item capitulum cognovit de causa fossatorum, fol. XLVIII.
Item capitulum commisit factionem inventarii Thome de Guz, fol. XLIX.
Item capitulum fecit proclamari bona domini Thome de Guz, fol. L.
Item capitulum adjudicavit *G. de Caulliaco*, VIII, f° LIIII [2]. (*Ibid.*, f° 2.)

. . . .

7° 30 septembre 1367.

Anno quo supra [1367], die Jovis post festum beati Michælis [30 septembre].

. . . .

Item prefati capitulantes ad supplicationem certorum canonicorum concesserunt de gratia speciali dominis Johanni de Talaru, qui neminem adhuc pro suo hospicio nominavit, Thome de Guz qui dominum Guillermum Chandeya nominaverat, *Guigoni*,

1. Le texte porte : Regañ.
2. Ce feuillet LIIII a été arraché.

preposito, quem dominus Johannes Quarterii pro pecunia hostelarium nominaverat, et Guillermo de Montebrusone, qui dictum Podom nominaverat, videlicet dicto domino Johanni quod infra quindecim dies possit nominare servitorem vel solvere pecuniam dicto domino Thome quia dictus presbiter suus, ut dicebant aliqui, brigosus erat et lusor, quod infra dictos quindecim dies possit alium nominare vel tenere hospicium pro pecunia, nisi interim dictus ejus presbiter se correxerit; *dicto domino preposito*, quem licet dictus dominus Johannes Quarterii eundem pro pecunia hostelarium nominaverit, quod infra terminum supradictum possit eligere quod maluerit vel hospicium tenere, ut antiquitus est consuetum, vel pecuniam solvere, vel al. prout supra ordinatum est, et dicto domino Guillermo, qui licet dictum suum clericum nominaverit et non resideat pro nunc quod infra dictum terminum possit alium nominare, volentes tamen prefati capitulantes quod, non obstante gracia predicta, predicti Johannes de Talaru, Thomas de Guz, *prepositus* et G. de Montebrusone deffectus, quos pro servitoribus suis, juxta ordinationem suprascriptam, ecclesie sub penis statutis solvere teneantur. JA. BOCUER.

Item continuant eorum generale capitulum ad diem lune post proximum et nuper lapsum festum beati Michaelis archangeli. JA. BOCHER.

Anno domini M° CCC^{mo} LXVII°, die lune continuata ut supra post festum beati Michaelis capitulantes, domini Thomas de Guz, Johannes Quarterii, Johannes Rosseti et Hugo Salandini, continuaverunt capitulum generale ad diem lune XI diem mensis octobris proxim. JA. BOCHER.

(f° 4.)

8° 25 juillet 1368.

Sequntur *dona et terre que et quas bone memorie dominus Guigo de Caulliaco quondam canonicus et prepositus Sancti Justi* tenebat ab ecclesia predicta tempore mortis sue, que terre fuerunt divise in capitulo, ut est moris, ad sonum campane, ut inferius, die XXV mensis Julii, anno Domini M° CCC° LX° VIII°.

Primo apud Brignayes, IX lb. II s.
Apud Vallensoannam, VIII lb. IIII s. ob.
Apud Esculliacum, VI lb. II s.
Apud Stratam, XI lb. XIIII s.
Apud Marelium, XL s.
Apud Dalgoriam, XXV s. II d.
Apud Greysiacum, XXXIIII s. ob.
Apud Dagnins, XIX s. ob.
Apud Sanctum Baldomerum, VIII lb. V s.
Apud Quinciacum, LXXIII s. V d. ob.
Apud Verceu et Careyseu, IIII lb. VIII s. IX d.
Apud Meons, XLI s. IIII d.
Apud Sanctum Gildasium, XLIIII s. VIII d.
Apud Capellam, LVI s. X d.
Apud Francham Villam, VI lb. V s. IX d.
Apud Sanctam Fidem, VI lb. XIX s. VIII d.
Apud Ruppem fortem, II s.
Apud Darzilliacum, XLV s.
Apud Chamboscum, X s. IX d.

Et fuerunt divise terre domini prepositi prefati prout sequitur in hunc modum...

Primo dominus obedienciarius apud Brign., VIII lb. XIX s. VI d. ob., pictam [1]. Item ultra Sagonam, XII d., quos dedit de consensu capituli domino Stephano de Verbosio, canonico dicte ecclesie.

---

1. Lb. est libra, la livre; s., solidiis, sou; ob., obole; picta, picte, petite monnaie inférieure à l'obole.

Dominus sacrista, apud Quinciacum, LXVI s. V d. pict., apud Meons, XLI s.
IIII d., apud Careyseu, LX s., apud Vilars, II s. IIII d. Tenet dominus, P de Molis,
sibi datos per eundem sacristam de consensu capituli.

Magister, apud Vallemsoanam, XXXII s. VII d. ob., apud Careyseu, XXIX s. IX d.,
apud Stratam, XLVIII s. III d.

Dominus Johannes de Eschalone, apud Esculliacum, IIII s. X d., apud Vilars,
XX s. VI d. ob., apud Stratam, LXXVI s. VII d. ob.

Dominus Girerdus de Sancto Deodato, apud Franchamvillam, III s. IX d. ob., apud
Esculliacum, XVI s. IX d. ob., apud Greysiacum, II s., apud Chauczans, II s. IIII d.,
apud Stratam, LXXVII s.

Dominus Thomas de Guz, apud Esculliacum, C s., apud Sanctum Clementem,
V s.

Dominus Johannes Quarterii, apud Stratam, XXIX s. VI d., apud Dalgoriam,
XVII s. II d., apud Sanctum Clementem, L s., ultra Sagonam, V s. VI d.

Dominus Johannes de Talaru, apud Vallemsoaunam, LXXVI s., apud Marolum,
XXVI s.

Dominus Johannes Rosseti, apud Marolum, XIIII s., apud Dalgoriam, VIII s., apud
Vallemsoannam, II d., apud Capellam, LV s. X d., apud Franchamvillam, XXIIII s.

Dominus Lucianus de Chaveyriaco, apud Sanctam Fidem, IIII lb. XI s. III d.,
apud Chamboscum, X s. IX d.

Dominus Petrus de Molis, apud Sanctam Fidem, XL s., apud Franchamvillam,
LX s., apud Sanctum Clementem, II d., apud Greysiacum, II d., apud Chauczans,
II d., apud Dalgoriam, II d., apud Sanctum Bartholomeum Letra, XVI d.

Dominus Hugo Salandini, apud Dagnins, XVIII s. IX d. ob., apud Greysiacum,
L s. ob., apud Sanctum Baldomerum, XXXIII s. I d.

Baqualarii.

Dominus G. de Gorrevoz, apud Sanctam Fidem, VIII s. V d., apud Franchamvillam, XXXII s., in payo. VIII d.

Dominus Johannes Darlo, apud Sanctum Baldomerum, XL s., in payo, XVI s.
VIII d.

Dominus Andreas de Balma, apud Sanctum Baldomerum, XL s., in payo, XVI s.
VIII d. et de gracia, XX s.

b. Dominus Nicholaus Grassi, apud Sanctum Gildasium, XL s., in payo, XVI s. VIII d.

a. Dominus Guichardus Jarolla, apud Sanctum Baldomerum, XXXV s. IX d. ob. apud Sanctum Bartholomerum Letra, IIII s. VI d. ob., in payo, XVI s. VIII d.

> Tenet dominus G. de Gor-
> revoz, donacione sibi facta per
> capitulum, in capitulo generali
> quod fuit die Veneris post Le-
> tare Jherusalem Mº CCCº LXº
> VIIIº.
> St. Gir.

Dominus St. de Verbosio, ultra Sagonam, III s. VI d., apud Chauczans, XXXV s.,
apud Franchamvillam, VI s., in payo, XII s. II d.

Item domini obedienciarius et capitulum assignaverunt domino Stephano de Verbosio in payo, quia conquestus fuit de payo quod tenebat quando dimisit quinquennarium [1] ecclesie Sancti Justi, ultra hoc quod percipit in·payo VI libr. Anno quo
supra, die lune post festum exaltationis, dicta assignacio fuit per capitulum confir-
mata coram me. St. Gir.

Dominus Alexander Milleti, in payo, XX s. de gracia speciali.

Dominus Humbertus Cellarerii, in payo, XX s. de gracia speciali.

Ja. Bôchardi, quia non nominavit se hostelarium debite, nec in capitulo ante
obitum dicti prepositi, ideo non percipit cum hostelariis, tamen capitulum dedit sibi
C s. tam pro jure suo quam pro labore quem habuit in curia Romana et hic, in
multis scripturis, percipiendos in residuo terre et residuum in payo. Et fuit repertum

---

1. Quinquennarium ou quinquenerium (Du Cange), quinta pars fructum, qui doit la
cinquième partie des fruits.

quod vacabant apud Vellemss. III d. ob. pict., apud Sanctum Gildasium IIII s. VIII d.,
apud Macherel VIII d., apud Capram, XIX d. ob., residuum in payo, videlicet, III
libr. XIII s.

Quinquennarii G. de Rippis, in payo, XXIIII s. III d.
H. Celerarii, XXIIII s. III d.
P. Garini, XXIIII s. III d.
Ja. de Venoria, XXIIII s. III d.
B. Quinchonis, XXIIII s. III d.
Dominus abbas, XXIIII s. III d.

. . . .

(fo 4º.)

9º 18 septembre 1368.

Illud quod percipit *dominus G. de Caulhiaco prepositus in ecclesia Sancti Justi Lugd.*
Primo apud Brignes, VIII lb. XIX s. VI d. ob. pict.
Item apud Escullieu, VI lb. XI d. ob.
Item apud Vallemsuanam, VIII lb. II s. VII d. ob. p.
Item apud Stratam, XI lb. XI s. X d.
Item apud Marolum, XL s.
Item apud Dargoyr., XX s. II d.
Item apud Greysiacum, LII s. ob.
Apud Dagnins, XIX s. ob.
Apud Sanctum Baldomerum, VII lb. VIII s. X d. ob.
Apud Quinciacum, LXVI s. V d. p.
Apud Vercieu et Careysieu, IIII lb. III s. IX d.
Apud Meons, XLI s. IIII d.
Apud Sanctum Gildasium, XLIIII s. VIII d.
Apud Capellam, LVI s. X d.
Apud Francham villam, VI lb. V s. IX d.
Apud Sanctam Fidem, VI lb. XIX s. VIII d.
Apud Ruppem fortem, II s.
Apud Dardilliacum, XLV s.
Tenet Jalletus de gracia [1].
Item apud Chamboscum, X s. X d.
Apud Sanctum Bartholomeum Letra, V s. XI d. ob.
Apud Chauczans, XXXVII s. IIII d.
Ultra Sagonam, X s.
Apud Macherel, VIII d.
Apud Capram de Gilmel, XIX d. ob.
Apud Vilars, XXII s. X d. ob.

(*Ibid.*, fº 8 vº.)

. . . .

10º 13 juillet 1369.

Anno Domini millesimo CCCᵐº LXº IXº die Jovis in vigilia beati Laurencii, fuit
capitulum celebratum, comissumque fuit domino Jacobo de Gravellis, magistro chori
et domino Stephano de Verbosio, canonicis, dominis G., curato, et Humberto Celarerii, vel tribus ex ipsis, quod ipsi possint et valeant videre examinacion, et cor-
rigere librum ordinarium per dictum dominum Ja., magistrum, de novo confectum
et dominis de capitulo referre.

Fiat littera quod cum *dominus Guigo de Caulhiaco, quondam prepositus Sancti Justi,
legasset ecclesie Sancti Justi x flor., pro suo anniversario in dicta ecclesia faciendo, qui*

1. Jaillet est le tenancier d'une partie des terres qui relevaient de Guy.

non suppeteb. pro ipso anniversario faciendo, hinc est quod *Stephanus de Caulhiaco,
alias Cabasset, nepos dicti domini prepositi* quondam, confitetur et in veritate *recog-
noscit se debere* legitime dominis obedienciario et capitulo dicte ecclesie, ad opus
dicte ecclesie, *seraginta flor. auri* boni et communis, ponderis, pro redditibus
annuis et perpetuis acquirendis *pro anniversario dicti domini prepositi, die tercia
decima mensis Julii, anno* quolibet in dicta ecclesia faciendo, solvend. ad voluntatem
et requestam dominorum predictorum, ita tamen quod quamdiu *dictus Stephanus*
dictos sexaginta florenos auri penes se tenebit et habebit, quod ipse debeat et
teneatur solvere correario seu receptori dicte ecclesie, anno quolibet, solidum pro
libra, videlicet *tres florenos auri* pro dicto anniversario, dicta die, ut premittitur,
faciendo, dividendos inter illos de conventu dicte ecclesie presentes, prout sequitur,
videlicet XV solid. presentibus in matutinis mortuorum, item presentibus in missa
anniversarii XL solidos, item sacriste pro magnis campanis pulsandis quinque solid.
Vien., promittens, jur., obligat, renunciat etc. Datum in capitulo Sancti Justi, presentibus domino Johanne Robertonis presbitero, Hudrico de Eschalone, domicello,
Johanne de Laude, clerico, et Johanne Fornerii, filio Mathei Fornerii, testibus ad
premissa, die XIIIᵃ Julii, anno Domini millesimo CCC° LX nono.

Humb. Magistri.

11° 13 juillet 1369.

Anno et die Jovis, quibus supra, domini obedienciarius et capitulum, nec non
dominus Jacobus de Gravellis, magister, procurator et nomine procuratorio venerabilis viri domini R. [de] Thureyo, precentoris Lugdun., presentaverunt et se obtu-
lerunt *Guilloto de Caulhiaco super debito canonicatus et prebende, quem et quam petit
nomine filii sui, tenere,* attendere et firmiter observare quicquid per duos clericos
peritos civitatis Lugdun. aut per alios fuerit ordinatum, protestando quod si *dictus
Guillotus* ex nunc faceret aliquas expensas contra ipsos quod ad illas minime
teneantur cum sint parati stare ordinacioni duorum peritorum simpliciter et de plano
de quibus etc. datum presentibus magistro Petro Girardini, jurisperito, et Hugonelo
de Rillieu, notario.

12° 14 août 1369.

Anno Domini millesimo CCCᵐᵒ LXIX, die Martis in vigilia feste Assompcionis beate
Marie virginis, commissum fuit dominis Thome de Guz, Stephano de Verbosio,
canonicis Sancti Justi, et magistro Petro Girerdini, jurisperito, quod ipsi videant
reparaciones faciendas *in obedienciariis et locis in quibus bone memorie dominus Guigo
de Caulhiaco, quondam prepositus Sancti Justi, habebat partem tempore quo vivebat,* et
quicquid viderint et sciverint refferantur capitulo generali proximo venienti, quod
celebrabitur die IIIᵃ mensis Septembris. Datum presentibus domino Humberto
Celarerii, presbitero, et *Stephano de Caulhiaco, clerico,* testibus etc.

Item fiat littera quod dominus L. Guillendi, obedienciarius Sancti Justi predicti,
constituit procuratorem suum Petrum de Balma, clericum, ad petendum, exigendum,
recipiendum et recupperandum omnia et singula arreragia et jura que debentur de
et pro tempore preterito et debebuntur pro tempore futuro, racione conquerc-
menti de Vilars, pertinentis ad hospitale Sancti Justi, et de receptis et recuperatis
litteras quittatorias dandum et concedendum et alia in premissis et premissa tan-
gentia faciendum, que ipse constituens faceret si presens et personaliter interesset,
promittens, etc. Datum ut supra, presentibus dominis Guichardo, curato, Petro
Garini et Humberto Celarii, capellanis perpetuis, etc.

(f° 10.)

13° 17 août 1369.

Anno Domini millesimo CCCᵐᵒ LX nono, die Veneris post festum Assumpcionis
beate Marie virginis, commissum fuit per dominos obedienciarium [1] et capitulum

____

1. Il y a ici le mot *sacristam*, mais biffé.

dominis sacriste, Thome de Guz, Stephano de Verbosio et Jacobo Bochardi, canonicis, videndi computum domini Jacobi de Gravellis, magistri chori, de et super
receptis et recuperatis per ipsum de redditibus et emolumentis *terre quam bone
memorie magister Guigo, prepositus quondam Sancti Justi, tenebat ab ecclesia Sancti
Justi predicti, tempore mortis sue* et finem in dicto computo imponendi.

Fiat littera quod reverendus in Christo pater et dominus, dominus noster Karolus
de Alenconio, archiepiscopus Lugdun., emerit a dominis ecclesie Sancti Justi Lugdun.
duos platellos argenti, qui quondam fuerunt bone memorie Jo., quondam Cabilonensis
episcopi, precio quadraginta duorum franchorum auri, ponderantes octo marchas
argenti, pro quodam panno de serico ad opus ecclesie emendo, hinc est quod domini
de capitulo, videlicet domini Jacobus de Gravellis, magister, G. de Sancto Deodato,
Thomas de Guz, Johannes Quarterii, Stephanus de Verbosio et Hugo Salandini in
suo capitulo existen., voluerunt, conserumt (*sic*) et preceperunt domino B. Fabri,
canonico dicte ecclesie, receptori dicti domini Lugdun. archiepiscopi quod ipse tradat et deliberet *Stephano de Caulhiaco, al. Cabacet, dictos XLII franchos pro dicto panno
emendo et ipsis prius dicto Stephano* traditis, prefati domini de capitulo ex tunc dictum
dominum Lugdun. archiepiscopum et suos quittant; et est datum die sabbati in
vigilia nativitatis beati Johannis Baptiste, anno Domini millesimo CCC^{mo} LX° IX°.

(f° 10 v°.)

14° 1er avril 1370.

Item anno, die, loco et testibus primo dictis, *cum Guillotus de Caulhiaco, civis
Lugdunensis*, deberet ex concordia facta per eum cum capitulo viginti francos auri
predictis dominis de capitulo, *pro locis reparandis in quibus bone memorie magister
Guigo de Caulhiaco, ejus frater, prepositus et canonicus Sancti Justi quondam, habebat
et percipiebat tempore mortis sue;* hinc est quod dominus Jacobus de Gravellis, magister chori, de mandato et voluntate dictorum dominorum et sua tradit et tradere
vult insolutum dicte vendicionis dicto Berteto venditori dictos viginti franchos auri
et dicti domini de capitulo tradunt sibi et assignant in solutum dictos viginti frau-
chos auri et se erga ipsum dominum Jacobum obligant et sibi ex nunc ut prefertur
tradunt in solutum unam capam, quam debet Petrus de Juys, ratione statutorum
dicte ecclesie [1].

Item dicti domini de capitulo dederunt intuitu pietatis et elemosine dicte a la
Beneyti, *I bichetum* bladi.

Anno et die quibus supra, dicti domini voluerunt quod dominus Jacobus, magister,
solvat dicto Berteto Festa viginti francos auri in deducione precii dictorum, reddi-
tuum, quos xx frans idem magister receperat *a Guilloto de Caulhiaco*, ex concordia
facta per eum cum capitulo *pro reparacione locorum in quibus dominus G., prepositus,
ejus frater, percipiebat dona sua,* quittantes ex nunc *dictum Guillotum* de eisdem,
voluerunt etiam quod loco dictorum viginti francorum convertatur in dictis repa-
racionibus precium cape per Petrum de Juys debite dicto capitulo, dictus Bertetus
confessus fuit se habuisse de summa viginti francorum predicta quinque florenos
realiter et viginti florenos per manum B. Quinchonis.

(f° 19 v°.)

15° 13 mai 1370.

Item anno quo supra [1370], die XIII^a mensis Maii, fuit celebratum dictum capitulum, presentibus in eodem dominis Jacobo de Gravellis, magistro chori, Stephano
de Verbosio, Johanne Quarterii, Thomas de Gouz, Petro de Molis et Bartholomeo

---

1. Cet article a été biffé.

Grineti, canonicis dicte ecclesie, capitulantibus et capitulum suum facientibus etc.
Quiquidem domini inter cetera tractantes de et super reparacione et edifficatione
castri sui de Brignes, *adcensaverunt Stephano de Caulhiaco al. Cabacet quartam partem
omnium et singulorum fructuum et emolumentorum de Brignes*, que obvenient a festo
nativitatis beati Johannis Baptiste proxime venturo, usque aliud festum nativitatis
beati Johannis inde sequens, precio octies viginti quatuor flor. cum dimidio auri
boni et communis ponderis, et quod idem *Stephanus* solvat et solvere teneatur quartam partem reffusionum dicti anni correario dicte ecclesie, que ascendit in summa
triginta unum flor. cum dimidio, quam quidem auri summam VIII^{xx} IIII^{or} flor. cum
dimidio promittit dictus censerius per juramentum suum super sancta Dei euvangelia corporaliter prestitum et sub obligatione omnium et singulorum bonorum
suorum etc. ponere, alloquare et applicare bene et fideliter in reparatione et edifi-
cacione predicti castri de Brignes et ad opus ejusdem, devestiens se dictum capitulum de dictis fructibus et emolumentis, videlicet de dicta quarta parte et dictum
censerium presentem et ad opus dicti castri recipientem investiens etc., pactum
faciens etc., promittens dictum capitulum bona fide et sub obligatione etc., dicto
censerio pro dictis fructibus contra omnes de evictione et damno observare etc., et
quo ad predicta attendenda et observanda dictus censerius et capitulum jurisdicioni
et compulsioni domini nostri regis etc. camere apostolice etc. et officialis Lugd. etc.,
supponentes etc., renunciantes dicte partes etc. Datum in dicto capitulo, prout
supra, presentibus in eodem dominis Guichardo, curato dicte ecclesie et Bartholomeo Quinchonis, cappellanis et quinquennariis perpetuis dicte ecclesie, testibus ad
premissa.

HUMB. MAGISTRI.
(f° 21.)

16° 7 septembre 1350.

Item dicta die sabbati [ante festum Nativitatis beate Marie virginis] viderunt
computum *Stephani de Caulhiaco, dicti Cabacet*, de et super opere facto apud Brignes,
ut supra, sibi commisso die XIII^a mensis maii, continetur, cujus computi tenor inferius est descriptus, quo viso per dictos dominos et lecto, ipsum approbaverunt, et
quia in dicto opere de Brignes restat adhuc perficiendum usque ad summam grosso
modo extimatam ad summam LX franchorum auri, concordatum fuit inter dictos
dominos capitulantes, pro parte capituli et dominum Jacobum Fabri, Johannem de
Eschalone, obedien. de Brignes, dominum Stephanum de Verbosio, procuratorio
nomine domini Laurencii Guillendi, obedienciarii Sancti Justi, ac dominum Petrum
de Molis, procuratorio nomine domini Girerdi de Sancto Deodato, quo obedien. de
Brignes, quod dicti obedienciarii solvant pro dicto opere perficiendo pro nunc in
dicto opere novo quadraginta franchos *predicto Stephano* et dicti domini pro parte
capituli, videlicet tam pro calce jam posita in dicta reparacione, ultra summam per
eos solutam, quam pro calce necessaria pro dicto opere perficiendo, teneantur
solvere *dicto Stephano* viginti franchos auri vel sibi deducere super ressionibus dicti
loci de Brignes per *dictum Stephanum Cabacet* debitis pro presenti anno, racione cense
sibi facte, dictique obedienciarii presentes et procuratores absentium predicti voluerunt quod ultra quartam partem valoris dicti loci de Brignes traditam *dicto Stephano*
pro dicta reparacione ut supra solvatur *eidem Stephano* pars cuilibet competens
super fructibus anni presentis, usque ad summam predictam quadraginta franchorum. Hoc acto, quod dictus dominus Stephanus de Verbosio protestatus fuit, procuratorio nomine domini obedienciarii, quod summa centum franchorum auri ordinata solvi in capitulo generali anno lapso per obedienc. dicti loci pro reparatione
dicti loci, solvatur integre per illos qui partem sibi contingentem qui integre non
solverunt, super quo requisivit audiri computum Johannis Vergerii commissarii
super hoc deputati.   (f° 24.)

17° 25 février 1374 (n. s.).

. . . .
Anno quo supra [1374], die sabbati XXV Febroarii, fuerunt presentes in capitulo ad sonum campane etc. domini sacrista, magister, Jo. de Eschalone, Th. de Guz et Joh. Carterii, tractantes et capitulantes de factis et negotiis ecclesie, maxime super facto porterii et bedelli dictorum claustri et ecclesie, qui domini considerantes utilitatem et commodum dictorum claustri et ecclesie unanimi voluntate et consensu statuerunt et ordinaverunt *porterium et bedellum suum Stephanum Cabaczet*, retentis tamen beneplacito et voluntate domini obedienciarii.
. . . .

(f° 28 v°.)

18° 22 janvier 1375 (n. s.).

Anno Domini millesimo CCC^{mo} LXXIIII^{to}, die XXII mensis Januarii, presentibus in capitulo ecclesie Sancti Justi supradicti ad sonum campane ut est moris congregatis venerabilibus et discretis viris dominis Jacobo Fabri, sacriste; Jacobo de Gravellis, magistro, Johanne de Eschalone, G. de Sancto Deodato, Th. de Guz, P. de Molis et H. Salandini, canonicis dicte ecclesie, qui domini receperunt *juramentum a Stephano de Cauliaco, alias Cabasset*, prout est recipi consuetum *de genitoria custodia claustri officio badelli* etc. per dictos dominos dicto Stephano datis, prout supra continetur, sub data die sabbati XXV Februarii, anno LXXIIII. Datum ut supra.

19° 24 février 1375 (n. s.).

Anno Domini M°CCC° LXXIIII^{to}, die sabbati in festo beati Mathie apostoli, que dies fuit XXIIII mensis Februarii, in capitulo Sancti Justi Lugdun. ad sonum campane more solito in unum congregato, presentibus et existentibus in eodem venerabilibus viris dominis Jacobo Fabri, sacrista, Jacobo de Gravellis, magistro chori, Johanne de Eschalone, Girardo de Sancto Deodato, Johanne Quarterii, Johanne de Talaru, Hugone Salandini, Guillermo de Gorrevodo, Bartholomeo Fabri et *Bernardo de Cauliaco, canonicis dicte ecclesie Sancti Justi* capitulantibus et capitulum suum tenentes de negociis suis...

(f° 30 v°.)

. . . .

20° 15 mars 1376 (n. s.).

Qua die [XV^a mensis Marcii, anno Domini M° CCC° LXX quinto], inter cetera venerabiles viri domini Jacobus de Gravellis et Stephanus de Verbosio, executores, ut asserunt, bone memorie domini quondam Laurencii Guillendi, obedienciarii dicte ecclesie, nomine predicto, libraverunt domum dicti quondam domini obedienciarii, sitam apud Sanctum Justum Lugduni, juxta domum dicti domini Stephani de Verbosio, ex una parte, et juxta domum vocatam de Trembleyo, ex alia, et juxta carreriam tendentem de claustro Sancti Justi, versus portam de Trionz, ex altera *Stephano de Cauliaco, alias Cabasset, badello dicte ecclesie,* presenti etc., precio quaterviginti libr. Turon., valent. quaterviginti francos auri, et hoc tanquam majus precium offerenti, quasquidem quaterviginti libras Turon. confessus fuit se debere *dictus Stephanus de Cauliaco,* ex causa predicta, venerabilibus viris dominis obedienciario et capitulo dicte ecclesie, predictis dominis stipulantibus cum notario etc. et eas solvere promisit per juramentum suum etc., et sub obligatione etc., ad solam et simplicem requestam dictorum dominorum etc., cum dampnis etc. Renuncians etc., supponens etc. Fiant ad dictamen sapientis etc. Predicta fecerunt dicti domini Jacobus et Stephanus de consilio et consensu predictorum dominorum capitulantium. Actum et datum in dicto capitulo etc., presentibus discretis viris magistro Petro Girardini, jurisperito, et domino Humberto Cellarii, capellano perpetuo in ecclesia Sancti Justi predicti, testibus etc. J. BONARDI.

Anno Domini M°CCCC° XLIIII°, et die Veneris duodecima mensis decembris, fuerunt in capitulo venerabiles viri domini Johannes de Amansiaco, obedienciarius, Joh. Masson, sacrista, Joh. Verney, A. Baio., H. Jaqueti, P. Ganterii et Petrus Jocerandi, qui domini mandant laniari predictam litteram supradictam, quia dominus Johannes Fuzilio, canonicus dicte ecclesie, rehemit dictam pensionem a dictis dominis et situavit alibi. Ita fuit coram me secretario. JA. BOCHARDI (f° 36).

. . . .

21° Septembre 1376.

Et fuerunt divise terre predicti domini Girerdi, prout sequitur in hunc modum.
Bacalarii.

. . . .

B. *de Chauliaco,* apud Sanctam Fidem, L s., in payo L s. (f° 39).

. . . .

22° 12 décembre 1377.

Quod cum *Stephanetus de Caulhiaco, alias Cabasset* teneatur capitulo ecclesie Sancti Justi Lugdun. in summa octuaginta libr. Turon., val. octuaginta francos auri ex causa venditionis cujusdam domus que quondam fuit venerabilis viri domini Laurencii Guilhendi, quondam obedienciarii et canonici predicte ecclesie, site apud Sanctum Justum juxta domum domini Stephani de Verbosio, ex una parte, et juxta ortum domus de Trembleyo, ex altera parte, hinc est quod *predictus Stephanetus* sciens etc., pro predictis IIII^{xx} libris seu francis persolvendis et pro suis negotiis aliis in melius reformandis etc., vendit etc., dicte ecclesie et capitulo, predictis dominis presentibus, stipulantibus etc., quandam annuam et perpetuam pensionem quinque florenorum auri boni et communis ponderis solvendam anno quolibet correario dicte ecclesie qui pro tempore fuerit, in quolibet festo nativitatis beati Johannis Baptiste, cum damnis etc., precio prediclarum IIII^x libr. seu IIII^x franchorum auri predictorum, modo predicto habitorum etc. per *dictum Stephanetum* a predictis dominis et capitulo etc. quamquidem annuam et perpetuam pensionem situat assignet et assectat *dictus Stephanetus* in et super dicta domo, nec non super omnibus bonis suis mobilibus et immobilibus etc , promittens per juramentum etc. et sub obligacione etc. supponens etc. renuncians etc. Datum anno, die et presentibus quibus supra. J. BONARDI.

Redemta fuit per venerabilem virum dominum Johannem Fuzilis, et de mandato venerabilium virorum dominorum, ut constat in folio XXXVI mandat dictas litteras laniari, anno et die quibus folio predicto. JA. BOCHARDI (f° 42).

. . . .

23° 17 mars 1379 (n. s.).

Item voluerunt de gracia speciali quod *Bernardus de Caulhiaco canonicus* etc., *habeat titulum dyaconatus* quem habebat dominus Thomas de Guz quondam in ecclesia (f° 49).

. . . .

24° 18 juin 1379.

Item volunt et ordinant tradi et deliberari *Guillioto de Caulhiaco, civi Lugdun.,* quinque asinatas frumenti de blado domini Thome (de Guz) pro emenda roncini quem petebat dicto domino Thome, mandantes dicto domino Johanni Bonardi quatinus dictas quinque asinatas frumenti *dicto Guilhioto* tradat et deliberet etc. et eidem in computis suis allocabitur.

. . . .

STEPHANUS CASTELLANI (f° 51).

25° 16 juillet 1379.

Item libraverunt *Stephano de Caulhiaco alias Cabasset* pro omnibus in quibus sibi teneri posset exequtio predicta etc. apud Sanctam Fidem VI libr., apud Darziliacum tota obediencia; apud Sanctum Baldomerum III[or] libr. et XVIII s. presente domino Simone Ray etc.

. . . .

Item adjudicaverunt tam de gratia quam de jure *Guilhioto de Caulhiaco, civi Lugdunensi*, pro omnibus in quibus eidem tenebatur dictus dominus Thomas de Guz ex quacunque causa et teneri posset ejus exequtio VIII flor. solvendos per dominum Ja. de Gravellis, magistrum chori, etc.

Item libraverunt domino Ja. de Gravellis, magistro chori dicte ecclesie, tanquam majus precium offerenti etc. partem et ratam quam habebat et habet dominus Thomas de Guz quondam in obediencia Sancti Clementis, precio LX flor. de quibus dictus dominus magister debet solvere *Guilhioto de Caulhiaco* VIII flor. sibi adjudicatos ut supra, Johanni Aygro, alias de Guz XXV flor., residuum vero dictorum LX flor. debet remanere dicto domino magistro pro omnibus in quibus eidem tenebatur dictus quondam dominus Thomas, ex quacunque causa et teneri posset ejus exequtio juridicion. et laud. Esculiaci pro anno currente M° CCC LXXV, except. et sibi domino Ja., magistro, salvis etc., presentibus quibus supra. (f° LII v°.)

. . . .

26° 19 octobre 1381.

Qua die [1] [19 oct. 1381], fuit facta divisio terre Bernardi de Caulhiaco, canonici dicte ecclesie, qui obiit die Veneris, hesterna die [2], hora matutin.

Divisio terre Bernardi de Caulhiaco, quondam canonici.

Anno Domini M° CCC° LXXX primo, die sabbati XIX Octobris, fuerunt presentes in capitulo generali continuato venerabiles viri domini Gaufridus de Theliz, sacrista, Jacobus de Gravellis, magister chori, Guillermus de Gorrevodo, Jo. Darlo, Guichardus Jarola, Petrus de Molis, Alexander (sic) Milleti, B. Fabri, Roletus Genuysia, Johannes Bonardi et Hugo Clementis, canonici dicte ecclesie, ad sonum campane more solito congregati etc., capitulantes etc. Quiquidem domini fecerunt inter se divisionem *terre dicti quondam Bernerdi*, prout sequitur :

Sequitur dona quam dictus Bernerdus percipiebat, primo :

Apud Sanctum Clementem, VI l. XVII s.
Apud Sanctum Baldomerum, LXXIX s. III d.
Apud Sanctam Fidem, LVII s.
Apud Sanctum Justum in Basso, LXII s. VII d.

Dignitas percipit, XXVI s. VIII d.
Hostelarius, XVI s.
Baqualarius, VIII s. XI d.

Et fit dicta divisio per modum qui sequitur :

Et primo dominus Johannes Rosseti, obedienciarius, percipit in dono, apud Sanctum Clementem, XXVI s. VIII d. et pro avantagio, II s. VIII d.

Dominus Gaufridus de Theliz, apud Sanctum Clementem, XXVI s. VIII d.

Dominus Jacobus de Gravellis, magister, apud Sanctum Clementem, XVI s. et pro avantagio XV d.

---

1. *Ici on lit les mots biffés :* Obiit Bernardus de Caulhiaco.
2. 18 octobre.

Dominus Guillermus de Gorrevodo, apud Sanctum Clementem, XVI s. et de gratia ibidem III s. et ipse tradit ad dividendum apud Greysiacum V s.

Dominus Guichardus Jasola, apud Sanctum Clementem, XVI s.

Dominus Lucianus de Chaveyriaco apud Sanctum Clementem X s., et apud Sanctum Justum in Basso VI s.

Dominus Petrus de Molis apud Sanctum Baldomerum XVI s.

Dominus Alexander Millieti, apud Greysiacum IIII s. IIII d. ob., apud Sanctum Baldomerum XI s. VII d. ob.

Dominus Bert. Fabri apud Sanctum Justum in Basso XIIII s., apud Sanctum Baldomerum II s.

Dominus Guillermus Testuti apud Sanctum Justum in Basso XVI s.

Dominus Petrus de Juys apud Sanctam Fidem XVI s.

Dominus R. de Thureyo, apud Sanctum Baldomerum XV s. III d. apud Sanctum Clementem IX d.

Dominus Rob. Genuysia, apud Sanctum Justum in Basso XV s., apud Greysiacum VII d. ob., apud Sanctam Fidem III d. ob., apud Sanctum Baldomerum I d.

Dominus Philippus de Thureyo, apud Sanctum Baldomerum XVI s.

Dominus Bert. Quinchonis, apud Sanctum Baldomerum XVI s.

Dominus Johannes Bonardi apud Sanctum Baldomerum II s. IIII d. ob., apud Sanctum Justum in Basso XI s. VII d. ob., apud Sanctam Fidem II s.

Dominus Hugo Clementis apud Sanctam Fidem XVI s. et de gratia ibidem V. s. II d. ob.

Baqualarii.

Johannes Darlo apud Sanctam Fidem VIII s. IX d. Ja. Bochardi, apud Sanctam Fidem VIII s. IX d.

Abbas quinquennar., et opus in payo XXVI s. VIII d.

Pars abbatis III s. X d.

Pars cujuslibet quinquennarii III s. X d. et de gratia cuilibet XIIII d.

Cum protestatione facta per capitulum quod dicta divisio possit corrigi etc., si neccesse sit etc.

Ita est.

STEPHANUS CASTELLANI.

· ·

(*Actes capit. de Saint-Just*, t. I, f° 70.)

27° 11 avril 1382.

Anno Domini M° CCC° LXXXII°, post Pascha XIª die aprilis, fuerunt presentes in capitulo dicte ecclesie Sancti Justi venerabiles viri domini Gaufridus de Theliz, sacrista, Ja. de Gravellis, magister chori, G. de Gorrevodo, Lucianus de Chaveyriaco Bert. Fabri, Bert. Quinchonis, Johannes Bonardi et Hugo Clementis, canonici, dicte ecclesie, ad sonum campane more solito convocati etc., capitulantes etc.

Quiquidem domini voluerunt et ordinaverunt quod a modo non leventur nec recipiantur *a Stephano de Caulhiaco, alias Cabasset* solid. pro libra de peccunia debita *per ipsum Stephanum ecclesie Sancti Justi* pro anniversario bone memorie domini. Jo. quondam episcopi Cabilonensis; inhibentes receptori anniversariorum per presentes ne amodo aliquid ab eodem recipiat vel exigat preterquam debitum integrum quod ascendit ducentum et XL flor. auri, maxime quia dicti domini inveniunt redditus ut dicunt ad emend. super quibus dicti domini dictum anniversalem situabunt.

STEPHANUS CASTELLANI.

28°

Item voluerunt et ordinaverunt facere saysiri ac ad ipsorum manum poni precium cense terre quam *Bernardus de Caulhiaco, quondam canonicus dicte ecclesie*, tenebat et habebat in dicta ecclesia ratione sui canonicatus, donec et quousque heredes *dicti*

Bernardi solverint ea in quibus *dictus quondam Bernardus* tempore vite sue dicte' ecclesie tenebatur, mandando et inhibendo censeriis locorum ubi percipiebat *dictus Bernardus* ne aliquid solverent etc., heredibus predictis.

STEPHANUS CASTELLANI.

(Actes cap. de Saint-Just, t. I, f° 71, v°.)

29° 19 avril 1383.

Quod cum *Stephanus de Caulhiaco, alias Cabasset, clericus,* teneatur venerabilibus et discretis viris dominis obedienciario et capitulo ecclesie Santi Justi Lugdun.. in ducentorum et quadraginta flor. auri boni, justi et communis ponderis, ex causa responsionis facte per ipsum pro et nomine *Guillioti de Caulhiaco, civis quondam Lugd.,* et in quibus *dictus quondam Guilliotus tempore vite sue* dictis dominis obedientiario et capitulo certa de causa tenebatur efficaciter obligatus, ut in litteris super hoc confectis plenius continetur, et prout *dictus Stephanus* predicta asserit et confitetur veraciter ita esse, hinc est quod *dictus Stephanus* constitutus coram etc., sciens etc., considerata utilitate sua etc., potissime pro debiti parte supradicti persolvenda etc., vendit, pro se et suis perpet. dictis dominis obedienciario et capitulo, presente dicto capitulo etc., licet absente dicto domino obedienciario etc., precio octoginta flor. auri boni, justi et communis ponderis, de quibus octoginta flor. auri dicti domini capitulum se tenent et habent a *dicto Stephano* et suis pro contentis etc., et ipsos deducunt de summa ducentorum et XL flor. auri predicta, nichil tamen innovando in primis litteris obligation. per presentes litteras ut asserunt etc. *vendit inquam dictus Stephanus* quamdam vineam suam sitam in parrochia de Brign. in vignoblio de Monessoblio, juxta vineam et terram Johannis de Canalibus, ex duabus partibus, et juxta vineam que fuit dicti Rioton de Chaponnoz, ex altera parte, cum ipsius vinee ut supra vendite fondis ingressibus, etc., et sub onere simplicis servicii etc., si plus valet etc., illud plus dat etc. Devestiens se etc. Investiens etc., nichil juris etc., constituens etc., pactum etc., super qua etc., immo si quis etc., promittit per juramentum suum etc., et sub obligatione etc., predictam vineam ut supra venditam etc., manutenere in pace etc., predictamque venditionem ratam habere etc., et contra non venire etc., dampna etc., supponen. etc., renuncians etc.. Actum et datum in capitulo ecclesie Sancti Justi predicte, in quo erant venerabiles et discreti viri domini Jacobo (sic) de Gravellis, magistro chori, Guillermo de Correvodo, Guichardo Jarola, Johanne Darlo, Bert. Fabri et Hug. Clementis, canonici dicte ecclesie ad sonum campane more solito convocati etc., capitulan. etc., presentibus discretis viris dominis Stephano de Verbosio et Petro Garini, capellanis perpetuis in dicta ecclesia, testibus etc., die IX mensis Aprilis, anno Domini M° CCC° LXXXIII° post festum Pasche.

STEPHANUS CASTELLANI.

30°

Item fiant alie quod dicti domini de capitulo scienter etc., de gracia speciali tradunt, cedunt et concedunt *dicto Stephano de Caulhiaco* presenti etc., dictam vineam superius confinatam ad ejus vitam duntaxat naturalem habendam et tenendam ac etiam cultivandam ut est moris etc., precio seu pensione annua quatuor flor. auri, communis ponderis anno quo libet quamdiu vixerit solvend. correario ecclesie Sancti Justi predicte qui nunc est et qui fuerit pro tempore, videlicet in qualibet quarte annorum singulorum, unum florenum auri juxta morem ecclesie predicte. *Quiquidem Stephanus,* sciens etc. Confitetur se debere legittime dicto correario qui nunc est et pro tempore fuerit, ad opus dicte ecclesie dictos quatuor flor. auri in et super dicta vinea etc. solvendos, per juramentum etc., et sub obligatione etc., ut supra cum omnibus clausulis et renunciationibus opportunis. Datum et present. ut supra.

STEPHANUS CASTELLANI (f° 75).

(En marge.) Carta de IIe flor. debitis capitulo pro anniversariis domini Jo, episcopi Cabilonensis.

.   .   .   .

31° 21 octobre 1385.

Qui domini capitulantes ut supra ordinaverunt quod vinum quod excrevit in vinea quam tenebat Stephanus de Caulliaco, al. Cabacet quod est apud Brign. vendatur, debitaque ipsius Cabacet recuperentur et alie explectentur per dominum Stephanum de Verbosio capellanum perpetuum in ecclesia predicta, vocato Guillermo de Bames, clerico notario, secretario dicte ecclesie et de receptis computetur in capitulo etc. Datum in capitulo, die et anno predictis etc. mediante quittacione dicto capitulo facta per quinquennar. dicte ecclesie, saltim per majorem partem quinquennar. de dictis bonis hodie in dicto capitulo. Datum ut supra. (f° 92.)

IV

32° Lettre de l'évêque de Châlons au chapitre de Saint-Just à propos
d'un différend après la mort de Guy de Chauliac.

15 septembre 1368.

Copia littere infrascripte sigillo reverendi in Christo patris et domini, domini Johannis, episcopi Cabilonensis et ejus parvo sigillo sigillate, cujus tenor talis est.

Venerabilibus et circonspectis viris dominis obedienciario et capitulo ecclesie Sancti Justi Lugdun. Johannes, permissione divina episcopus Cabilonensis, salutem cum caritate non ficta. Precarissimi, noveritis quod juxta, per vos, in nostri presencia, in capitulo vestro nudiustertius ordinata, fecimus informationem, medio juramenti, super facto seu debato *illius lecti quem petit dominus sacrista, occasione decessus bone memorie domini prepositi ecclesie antedicte,* et reperimus per informationem ipsam quod idem sacrista lectum quondam domini Girardi de Albenco, obedienciarii prefate ecclesie, qui Lugduni diem suum clausit extremum, realiter habuit et ipsum recepit, tanquam sibi debitum, habuit etiam, ut ipse asserit, lectos plurium aliorum canonicorum, et eciam dominus Thomas de Guz testatus est nobis plures lectos, nostro nomine, dum eramus sacrista, hujus occasione recepisse. Super eo autem quod dicit dominus Johannes Quarterii, *videlicet quod memoratus prepositus elegit in decanatu suo sepulturam suam, audivimus Cabactum, qui retulit nobis quod semel per duos vel tres dies ante decessum suum, dixit sepefatus prepositus quod si decederet in decanatu suo, ibidem in sepulcro presbiterorum volebat inhumari, super hoc autem nulla facta fuit scriptura seu codicillus quod ipse sciat.* De negotio isto videtur nobis, salva tamen semper majori deliberatione et vestra correctione, quod postquam est in possessione recipiendi lectum, prout premittitur, etiam de decendentibus alibi quam in Sancto Justo, *quodque memoratus prepositus habebat omnia bona sua in dicto loco, tenebat hospicium, quamvis alibi decesserit, postquam erat in proposito confestim redeundi et in ipso loco Sancti Justi moram trahendi, quod lectus debeat sibi tradi et sepultura in eodem loco Sancti Justi celebrari, presertim cum a sepefata ecclesia receperit suo tempore multa bona, vos ̄autem],* facietis super premissis quod vobis videbitur faciendum, taliter tamen, si placeat, ordinantes quod de cetero non oriatur questio de premissis. Scriptum in castro Arbrelle, sub nostro parvo sigillo presentibus affixo, die XV mensis Septembris, anno Domini M° CCC° LXVIII°. Stephanus Pariseti. Ita est per copiam. ST. GIR.

(Arch. dép. du Rhône, fonds de Saint-Just, actes cap., vol. 1, f° 116 v°.)

V

33° *Date des messes anniversaires de la mort*
de Guy de Chauliac.
1428-1479.

Anniversaria libranda in mense Julii.....

Die XVII, anniversarium generale domini Guidonis de Cauliaco, pro quo libratur, ut est fieri consuetum. Debent heredes Johannis Claron, alias Bretel, super domo castri de Brigniaco.

a. b. c. d. e pecunie LX s.

a. b. c. d. e. Debet filia que manet cum Colino Estaiet, parrochie Sancti Pauli Lugd., solvit medietatem, pro predicta filia sorore filii (*sic*) coheredis Joh. Claron al.
Bretel XXXs.

(Recettes des anniversaires de Saint-Just, 1428, f° 11 v°.)

Die XVII, anniversarium generale domini Guidonis de Cauliaco, pro quo libratur in matutinis mortuorum XV s., in missa XL s. et clocherio V s., quos debent sequentes :

et primo filius Joh. Claron, alias Bretel super domo castri Brigniaci.

a. pecunie XVIII g.

item soror ejudem (*sic*) filii Claron, alias Bretel.

a. pecunie XVIII g.

(Recettes des anniversaires de Saint-Just, 1432, f° 14 r°.)

Die sancte Margarite.

Die sequenti anniversarium generale domini Guidonis de Cauliaco, quondam canonicus, presentibus in mortuis XV s., in missa anniversarii XL s. et clocherio V s. vien., quos debent sequentes :

Primo Thoma Joyeux et Johannes Mercerii de Brignes, nomine heredum Stephani Bretel, alias Charon (*sic*) de Brignes, debent pro indiviso.

(a b c d e f g h i k l m n.) Pecunie XXX s. Vien.

et Johannes Lynea, al. German de Brignes debet (concordavit) pecunie XXX s. Vien.

En marge : Tenet Benedictus Leretier totum.

(Ibid., 1463, f° 31 v°.)

Die sequenti anniversarium generale domini Guidonis de Cauliaco quondam canonicus presentibus in mortuis XV s., in missa anniversarii XL s. et clocherio V s. vien., quos debent sequentes :

primo Thoma Joyeux et Johannes Mercerii de Brigniaco, nomine heredùm Stephani Bretel, alias Charon de Brignaco, debent pro indiviso

pecunie. XXX s. Vien.

et Johannes Lynea, alias German de Brignaco.

a. pecunie XXX s. Vien.

(Ibid., 1477-1479, f° 31 r°.)

Die decima tercia predicti mensis Jullii, anniversarium generale domini Guidonis de Cauliaco, quondam, canonicis presentibus in mortuis XV s. Viennen.; in missa anniversarii XL s. Vien., et clocherio V. s. Viennen. quos debet Benedictus Leretier Brigniaci, loco Thome Joyeux et Johannis Linea, alias Germani, solvendam medietatem in Nativitate Domini et aliam medietatem in nativitate beati Johannis Baptiste.
Pecunie LX s. Vien.

(Recettes des anniversaires de Saint-Just, sans date (xv° siècle), postérieure à 1463.)

VI

34° Hommage rendu par le seigneur de Mercœur à l'évêque de Mende.
30 décembre 1367.

In Dei nomine, amen. Tenore hujus publici instrumenti cunctis pateat evidenter quod anno à Nativitate Domini millesimo CCC. LXVII, die penultima mense Decembris, indictione quinta. Pontificatus sanctissimi in Christo patris et domini nostri domini Urbani, divina providentia pape quinti, anno quinto, in nostrorum notariorum publicorum testiumque infrascriptorum presentia, personaliter constitutus reverendo in Christo patre ac domino domino Petro miseratione divina episcopo Mimatensis et Gabalitanorum comite, ex parte una; ac nobili et potente viro domino Beraldo, domino de mercorio, milite ex altera. Idem dominus episcopus suo et ecclesie sue Mimatensis nomine petiit et requisivit ipsum dominum Beraldum dominum de Mercorio quod faceret sibi homagium et fidelitatis juramentum prestaret pro omnibus castris et villis, locis, terris et aliis quibuscumque possessionibus que quos et quas in patria Gaballitana et diocesi Mimatense habebat et tenebat quomodo predecessores ipsius domini episcopi predecessores ipsius domini fecerunt et facere consueverunt. Dictus vero dominus Beraldus dominus de Mercorio statim erigens se de sede sua in qua tunc sedebat, cum magna humilitate amoto capucio et mantello ac junctis ambabus suis manibus inter manus ipsius domini episcopi stantis ac de sede qua tunc sedebat se erigentis tactis ab ipso gratis et sponte sacro sanctis Dei evangeliis fecit, promisit et prestitit dicto domino episcopo presenti, stipulanti, solemniter recipienti nomine quo supra homagium ac fidelitatem juramentum osculo interveniente etc.

Suit l'acte d'hommage.

Acta fuerunt hec Avinione in sacro palatio domini nostri pape videlicet in loco in quo idem dominus noster papa cum reverendissimis in Christo patribus et dominis dominis sancte romane ecclesie cardinalibus suum consuevit tenere consistorium. Presentibus : Raymondo episcopo Penestrino et Egidio tituli Santi Martini in Montibus et Anglico, tituli Sancti Petri ad vincula presbiteris sancte romane ecclesie cardinalibus et reverendis in Christo patribus dominis Bertrando, Vivariense et fratre Guillelmo Crisopolitani ecclesiarum episcopis ac venerabile in Christo patre abbate monasterii Montismajoris ordinis S. Benedicti, Arelatensis diocesii nec non venerabilibus et discretis viris dominis Johanne de Revenelhone litterarum apostolicarum justicie correctore,............ *Guidone de Chaulhaco, canonico dicte ecclesie Mimatensis et dicti domini nostri pape medico.* Et nobilibus viris ac potentibus dominis Garino de Apcherio, Adhemaro de Agrifolio, marescallo dicti domini nostri pape et romane curie, et Truco de Mayrona militibus, etc.

Acta hec Avinione anno, indictione, die, mense, loco, pontificatu ac testibus supradictis ad premissa vocatis specialiter et rogatis.

Hugo de Varena, Jacobus de Solegiis et Bertrandus de Ruppe, notariis.

(Extrait des Archives départ. de la Lozère.
Série G 99. Fonds de l'évéché de Mende.)

VIII. — BIBLIOGRAPHIE

DES OUVRAGES OU IL EST QUESTION DE GUY DE CHAULIAC

ET DE SES ŒUVRES

Gesner, etc., 1574. *Bibliotheca instituta et collecta* primum *a Conrado Gesnero,* Deinde *in Epitomen redacta* et novorum Librorum accessione locupletata, iam vero postremo recognita, et in duplum post priores editiones aucta, *per Josiam Simlerum* Tigurinum. Tiguri apud Chr. Froscho, in-fol., p. 251.

Policarpe de la Rivière. *Annales d'Avignon,* manuscrit, xvii° siècle, in Bibl. de Carpentras.

François Rauchin, 1625. *Apollinare sacrum,* de Monspeliensis Universitatis origine; reproduit par Germain in l'École de méd. de Montp., 1880.

Simonem Lemoine, 1638. *Gallia purpurata.* Lutitiae Parisiorum, in-fol., p. 70.

Riolan, 1651. *Curieuses recherches sur les escholes en medecine de Paris et de Montpellier.* Paris, Gaspar Metvras, p. 184, 196 et 213.

Bouche, 1664. *Histoire de Provence,* Aix, 2 vol., t. II, p. 394.

Fantoni, 1678. *Istoria della citta d'Avignone, e del contado Venesino.* Venise, t. I, liv. II, chap. 6, § 14, p. 235.

Baluze, 1693. *Vitæ paparum avenionensium.* Parisiis, Fr. Muguet, 2 vol. in-4, col. 1053.

Bernier, 1695. *Hist. chronol. de la méd. et des méd.,* Paris, in-4°. — Paris, 1714, in-4°.

Freind, 1727. *Hist. de la méd.,* Leyde, 3 v. in-12, et Paris, Vincent, 1728, in-4°.

J. J. Mangeti, 1731. *Bibliotheca scriptorum medicorum veterum et recentiorum,* in-fol. 4 vol. Genevae, tomus primus, pars secunda du t. II, p. 47.

Bayle, 1734. *Diction. hist. et critique.* Amsterdam, 5 vol. in-fol., t. II, p. 374.

Quesnay, 1744. *Recherches sur l'orig. et les progrès de la chir. en France.* Paris, Ch. Osmont, p. 35, 38, 100, 152.

L. Moreri, 1759. *Grand diction. historique,* etc. Nouv. édit., Paris, 10 vol. in-fol., t. III, p. 339.

Chomel, 1762. *Essai historique sur la médecine en France.* Paris, in-12.

L'abbé de Sade, 1764. *Mémoires pour la vie de Pétrarque.* Amsterdam, 3 vol. in-4.

J. Astruc, 1767. *Mém. pour servir à l'histoire de la Faculté de méd. de Montp.,* publiés par M. Lorry. Paris, in-4, p. 186.

Portal, 1770. *Hist. de l'anat. et de la chir.,* 5 vol. in-8°. Paris, Fr. Didot, t. I, p. 220-233, et t. V, supplém., p. 587.

Heister, 1770. *Institutions de chirurgie,* trad. franç. de Paul. Avignon, 3 vol., t. I, p. VII.

Cambis-Valleron (marquis de) (1706-1772). *Annales d'Avignon,* manuscrit, t. III, f° 67 v°.

La Croix du Maine et du Verdier, 1773. *Les Bibliothèques franç.*, 5 vol. in-4, t. IV, p. 144.

Haller, 1774-1775. *Bibliotheca chirurgica.* Berne, 2 vol., t. I, p. 157.

Eloy, 1778. *Dict. historiq. de la méd.* Mons, Hoyois, 4 vol. in-4°, t. I, p. 574-576.

Tiraboschi, 1772-1782. *Storia della letteratura italiana.* Modène, 13 vol. in-4. Milan, 1822-1826, 8 vol. — Abrégé par Landi, 5 vol. in-8. Venise et Paris, Poinçot, 1786. — Traduit en italien de l'abrégé de Landi. Venezia, 1801, 5 vol.

Gobet, vers 1782. *Rech. sur la vie et les ouvrages de Guy de Chauliac.* Adressé à l'Acad. des sciences de Toulouse ; perdu, cité par Peyrilhe et Chereau.

Peyrilhe, 1784. *Hist. de la chir.*, t. III, manuscrit, in Bibl. de l'Acad. de méd. de Paris.

Gaetano Marini, 1784. *Degli archiatri pontificii.* Roma, Pagliarini, 2 vol. in-4.

Ackermann, 1792. *Institutiones historiae medicinae*, Nuremberg, in-8°.

Black, an VI (1798). *Esquisse d'une hist. de la méd. et de la chir.* Traduit de l'anglais, par Coray. Paris, Fuchs.

Tourtelle, 1804. *Hist. de la méd.*, Paris, an XII, in-8°, 20.

P.-J. Amoreux, 1814. *Notice hist. et bibliog. sur la vie et les ouvrages de L. Joubert,* in Amoreux, *Opuscules divers*, t. 5. Montpel., in-8, p. 54-59.

Sprengel, 1815. *Hist. de la méd.*, trad. de l'allem. par Jourdan. Paris, Deterville, t. II, p. 431, 453-55.

Petit-Radel, 1819. *Rech. sur les bibl. anc. et mod.*

Gregory, 1819. *Storia della Vercellese letteratura ed arti.* Torino, p. 396.

.... 1820-25. *Biogr. du Dict. des sc. méd.* (en tout 67 vol., *Biogr.*, t. I-VII). — Paris, Panckoucke.

Dugès, 1827. *Notice sur Guy de Chauliac avec portrait.* Ephémérides méd. de Montp., t. IV, p. V.

Monfalcon, 1827. *Précis de bibl. médicale.* Paris, Baillière, p. 118.

Hain, 1826-1838. *Repertorium bibliographicum*, in quo libri omnes ab arte typographica inventa usque ad annum MD, typis ex pressi recensentur opera Ludovici Hain. Stuthgartiae et Lut. Paris, in-8, n° 4809-18.

Dezeimeris, 1834-35. *Dict. historiq. de la médecine.* t. II, p. 673-6.

Michaud et Poujoulat, 1836. *Mém. pour servir à l'hist. de France depuis le XIII° siècle*, 32 v., in-8.

Raige Delorme, 1839. Art. médecine, in *Dict. de méd. en 30 v.*, t. XIX, Paris, Béchet.

Arbaud (Damase), 1839. Hist. méd. de Montp., nouv. fragments. *État de la chir. à Montp. au XIV° siècle*, in Revue de Montp., t. IV, p. 53-67.

Breghot du Lut et Péricaud, 1839. *Catalogue des Lyonnais dignes de mémoire*, Lyon, Giberton et Brun, p. 69.

.... 1839. *Notes et docum. pour servir à l'hist. de la ville de Lyon depuis 1350*, in Annuaire de la ville de Lyon. 2° part., p. 6.

Paulin Paris, 1840. *Des Manuscrits français de la Bibl. du roi.* Paris, t. III, p. 300, 346.

Malgaigne, 1840. *Introd. d'A. Paré*, p. 58, etc.

H. Rodrigues, 1841. *Notice sur Guy de Chauliac*, in Journ. de la Soc. de méd. pratiq. de Montpellier, t. III, p. 311 et 397.

A. Karr, 1841. *Les Paysans illustres.* Paris, in-12 p. 2 v., t. I, p. 10.

Barjavel, 1814. *Diction. historiq., biographiq. et bibliogr. du départem. de Vaucluse.* Carpentras, 2 vol. in-8, p. 373.

Prouzet (l'abbé), 1843-44. *Annales du Gévaudan*, 2 vol. in-8. — *Hist. du Gévaudan*, Mende, Pecoul, 2 v. 1846-48, in-8°, in t. II, p. 154, 354.

Renouard, 1846. *Hist. de la médecine.* Paris, J.-B. Baillière, 2 vol., t. I, p. 454-58.

Henschel, 1847. *Biograph. litterar. Notizen d. aertz. des XIII° et XIV°*, in Janus, 1re s., t. II, 132, 371, 526. — 2e s., t. II, 1853, p. 375.

Péricaud, 1851. *Bibliographie lyonnaise du XV° siècle.* Paris et Lyon, prem. part., p. 64.

Desbarreaux Bernard, 1851-1852. *Bull. du bibliophile.*, 10° série. Paris, Techener, 1852, p. 835, 910.

.... 1852. *Les médecins les plus célèbres*, in-8. Lille, Lefort, p. 50-55.

L'abbé Christophe, 1853. *Histoire de la papauté pendant le XIV° s.* 3 vol. in-8. Paris, Maison.

Michaud, 1854. *Biographie universelle.* Paris, Desplaces, 45 vol., t. VIII, p. 34.

Bayle et Thillaye, 1855. *Biographie médicale par ordre chronologique.* Paris, A. Delahays, 2 vol. in-8, t. I, p. 139.

Classen, 1856. *De medicis primorum medii aevi saeculorum.* Breslau, Vratislav, in-8.

Cellarier, 1856. *Introd. à l'étude de Guy de Chauliac.* Montpellier.

Th. Roussel, 1858-1859. *Le pape Urbain V et Pétrarque*, etc. Bul. de la Soc. d'agr., ind., sc. et arts de la Lozère, t. IX, p. 71, 97, 114.

Allut, 1859. *Etudes biog. et bibliog. sur Symphorius Champier.* Lyon, Scheuring, in-8, p. 128, etc.

Allut, 1859. *Les Routiers au XIV° s. Les Tard-venus et la bataille de Brignais.* Lyon, Scheuring, p. 49.

Frère, 1860. *Manuel du Bibliographe normand.* Rouen, t. II, p. 360.

J. Brunet, 1860. *Manuel de librairie.* Paris, Didot, 6 vol., t. I, p. 1685-9.

Graesse, 1861. *Trésor de livres rares*, t. II, p. 89; t. VII, p. 167.

.... 1862. *Histoire littéraire de la France.* Paris, Firmin-Didot, t. XXIV, xiv° siècle, p. 471, 475, 601, etc.

Didot, 1862-1866. *Nouvelle biographie générale.* 46 vol. Paris, t. X.

J.-M. Guardia, 1865. *Gaz. med. de Paris*, p. 313, 325.

Follin, 1866. *Conférences historiques.* Paris, G. Baillière, p. 173.

L. Figuier, 1867. *Vie des savants illustres du moyen âge.* Paris, Lacroix, p. 287, etc.

A. Pauly, 1872. *Bibliographie des sc. méd.* Paris, Tross.

Germain, 1872. *De la méd. et des sc. occultes à Montpellier* dans leurs rapports avec l'astrologie et la magie. Montpellier.

Campbell, 1874. *Annales de la typographie néerlandaise au XV° siècle.* La Haye, Martinus Nijhoff, Paris, Tross, nos 870, 1086.

Häser, 1875-1882. *Lehrbuch der Geschichte der Medicin und der epidemischen Krankheiten.* Iena, G. Fischer, 3e édit. en 3 vol., in-8.

.... 1876. *Gallia christiana.* Paris, V. Palmé, in-fol., t. IV, col. 924.

L. Boyer, 1876. *Dict. encyclop. des sc. méd.*, 1re série, t. XVI, p. 320.

Neubauer, 1877. *Les Juifs au XIV° s.*, in Hist. littér. de la France, t. XXVII, 436, 728.

Havard, 1878. *Le Moyen âge et ses institutions*, 2° édit. Tours, A. Mame, p. 277.

Fr. Zambrini, 1878. *Le opere vulgari a stampa dei secoli XIII e XIV*, 4° édiz. Bologna, col. 498-499.

Germain, 1879. *La méd. arabe et la méd. grecque à Montpellier.* Ext. des Mém. de la Soc. archéologique de Montpellier.

Ulysse Chevalier, 1877-1883. *Répertoire des sources historiques du moyen âge.* Paris, t. I, col. 989; 1888, supplément, col. 2636.

Drs Al. C..... et Ch.-Éd. C....., 1880. *Le Secret des Dames deffendus à révéler*, publiés pour la première fois, d'après des monuments du xvᵉ siècle. Paris, Rouveyre, in-8, XLIV. — 114 p.

G. J. Fischer, 1880. *Ann. anat. and surg. Soc.* — Brooklyn N. J., 419-429.

A. Germain, 1880. *Les Maîtres chirurgiens de l'école de chir. de Montpellier.* Mém. de l'acad. des sciences et lettres de Montpellier.

A. Germain, 1880. *L'école de méd. de Montp.*, ses origines, sa constitution, son enseignement. Étude hist. d'après les documents originaux,... in Mém. de la Soc. archéologique de Montp. Montpellier, Martel.

A. Germain, 1881. *Les anciennes écoles de Montp.*, monographies historiques d'après les documents originaux. Montpellier, Martel, in-4.

L. de Mirbel. *Premières galeries biographiques*, t. I (cité par Moulin).

Moulin, 1884. *Gui de Chauliac* (in Soc. d'agr., ind., sciences et arts de la Lozère, p. 282-298).

Jaffé et Potthast, 1884. *Romanorum pontificium regesta manuductio.* Romae, apud Spithöver bibliopolam, in-12.

Billings, 1884. *Index catalogue of the Library of the surgeon general's office*, United states army. Washington, vol. V.

Laval, 1884. *Cartulaire de l'université d'Avignon*, de 1303-1791. Avignon, Seguin.

A. Thomas, 1884. *Les lettres à la cour des Papes.* Extrait des arch. d'archéol. et d'hist. publiées par l'École franç. de Rome. Rome, P. Cuggiani.

H. Haeser, 1884. In *Biographisches Lexikon der hervorragenden Aerzte* aller Zeiten und Völker. Bd. I, p. 710.

Chereau, 1886. *Dict. encyclop. des sc. méd.*, 4ᵉ série, t. XI, p. 676.

LA
GRANDE CHIRVRGIE

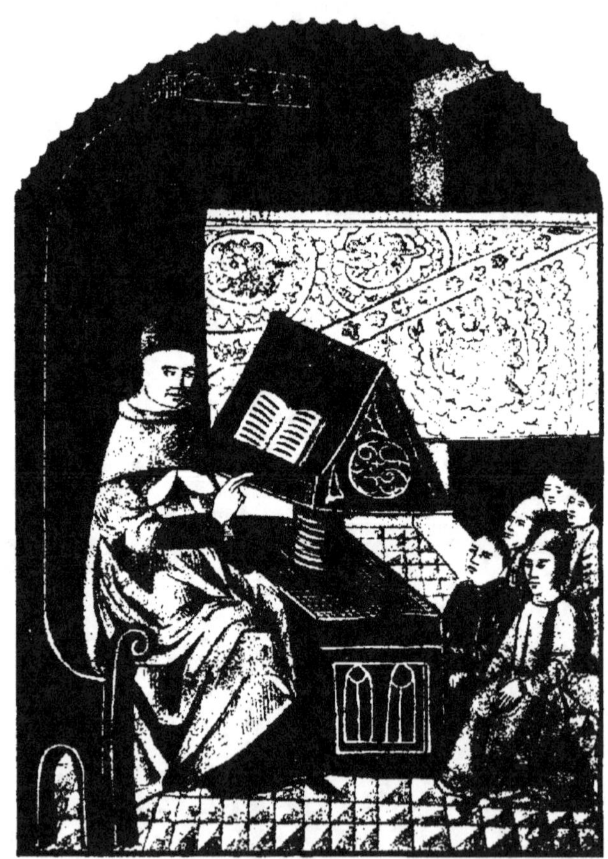

MINIATURE 2. — UN COURS AU XVe SIÈCLE.

Reproduction en même grandeur d'une miniature placée en tête de
la Chirurgie de Guy de Chauliac.
Ms. franç. 396 de la Bibl. nat., fol. 1; ms. du XVe s.

AV NOM DE DIEV

CY COMMENCE L'INVENTAIRE OV COLLECTAIRE

DE LA PARTIE CHIRVRGICALE DE MEDECINE

COMPILE ET COMPLETE L'AN DV SEIGNEVR M.CCC.LXIII

PAR **GVY DE CHAVLIAC**, CHIRVRGIEN, MAISTRE EN MEDECINE EN LA TRES ILLVSTRE ESTVDE DE MONTPELLIER

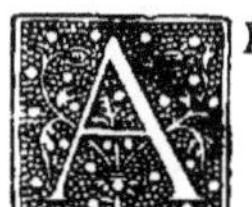

Yant en premier lieu rendu graces à Dieu, qui fait largesse de perpétuité de vie aux ames, et de santé aux corps, medecinant les maux par la grace qu'il a octroyée à toute chair, des vertus qui conservent la santé et gardent de langueur : donnant intelligence de l'art de medecine, et l'engin de santé, aux divins et courageux entendemens : ie mettray peine à commenter et recueillir. Premierement donc entreprenant certaine commentation ou collection de l'art de Chirurgie de medecine. ie rends graces au Dieu vivant et vrai, qui donne estre à toutes choses, sans lequel nul exorde est bien fondé : recourant à luy tres-devotement, le suppliant de toutes les forces de mon cœur, qu'en cette œuvre, et en toutes autres, il m'envoye ayde du saint lieu, et de Sion me tienne en sa protection : me donnant heureux commencement, et encor plus heureusement conduisant le milieu, et que par son commandement, i'accomplisse chose qui soit vtile, en la conduisant à bonne fin.

La cause de ce commentaire, ou recueil, n'a pas esté défaut de liures, ains plustost pour vnité et profit. Car chacun ne peut auoir tous liures, et quand il les auroit, il se ennuiroit à les lire entie-

rement, et seroit chose diuine de retenir tout en memoire. La leçon
diuerse plaist, la certaine ou limitée profite : et és constructions ou
compositions on rencontre tousiours melioration. Car les sciences
sont faites par additions, n'estant possible qu'en mesme commence,
et acheue. Nous sommes comme enfans au col d'en geant : car nous
puouons voir tout ce que voit le geant, et quelque peu dauantage. Doncques és constructions et assumations, il y a vnité et
profit. Mais d'autant que (comme dit le tres noble Platon) les choses
escrites plus briefuement qu'il ne conuient sont amoindries et obscures, et les trop longues ennuyent les Lecteurs, à peine y a-il liure
qui euite reprehension. Et parce pour moy-mesme, pour le soulas
de ma vieillesse et pour exercer mon esprit, pour vous Messieurs les
Medecins de Montpellier, de Bologne, de Paris, et d'Auignon, principalement ceux des Papes, qui auez esté mes compagnons au seruice
des Pontifes Romains, auec lesquels i'ay esté nourry, oyant, lisant
et operant, en gardant mediocrité, ie veux réciter ou restreindre
d'vne moderée abreuiation les principaux dits ou escrits des sages
et sçauans, qu'ils ont traité en diuers volumes de Chirurgie. Parquoy ce liure sera appellé l'Inuentaire, ou Collectaire de Chirurgie.
Aussi ie n'y ay rien adiousté de mon propre, sinon par auanture
quelque peu de ce que la petitesse de mon esprit a iugé profitable.
Toutesfois s'il y a quelque chose imparfaite, douteuse, superfluë, ou
obscure, ie la sousmets à vostre correction, et supplie d'estre par-
donné à mon pauure sçauoir.

CHAPITRE SINGVLIER

AVQVEL SONT PREMISES
certaines choses fort nécessaires a
quiconque veut profiter en l'art de Chirurgie [1].

 RES-CHERS SEIGNEVRS, d'autant que ce commentaire est ordonné en maniere d'inuentaire d'un ciuil heritage, et qu'en inuentaire ciuil, on descrit premierement les choses plus communes et plus dignes de tout l'heritage, de mesme en celtuy-cy est mis en premier lieu vn chapitre singulier, auquel sont mises certaines choses communes, fort necessaires à quiconque veut profiter en l'art de Chirurgie. Et c'est ce que nous indique le

---

1. *Notes sur le chapitre singulier*. — Le CAPITULUM SINGULARE, que les éditions de Venise désignent aussi sous le nom de CAPITULUM UNIVERSALE, est une *Introduction* dans laquelle Guy traite des *généralités* qui conviennent à tout l'ouvrage, et qui renferme certaines choses nécessaires à quiconque veut profiter en l'art de Chirurgie.

L'on a disserté sur le titre donné à ce chapitre, sur la signification du mot *singulare*. Je dirai seulement que ce mot vient de *singulus*, unique, c'est un chapitre unique, isolé; tandis que les autres chapitres font partie de Traités, de Doctrines. On peut encore donner à « Capitulum singulare » le sens de « Chapitre qui ne ressemble point aux autres », qui est « d'une excellence rare ».

Guy donne de la Chirurgie une définition large : par opposition à Galien qui n'en faisait qu'une partie de la thérapeutique, il en fait une partie de la médecine; il blâme le dédain que, depuis Avicenne, selon lui, les Physiciens montrent pour la pratique de la Chirurgie, et il loue Guillaume de Salicet et Arnaud de Villeneuve d'avoir brillé dans l'une et l'autre Faculté; lui-même était à la fois Médecin et Chirurgien. — Après Guy de Chauliac, la division entre les médecins et les chirurgiens s'est considérablement accentuée.

Dans son Capitulum singulare, Guy fait un historique de la chirurgie qui offre un grand intérêt, malgré sa brièveté; car étant donnée son érudition, il

Philosophe [1] au premier de la Physique, disant ainsi : Nous sçauons naturellement que la voie et la maniere de auoir science c'est de proceder des choses plus communes aux particulieres.

Disons doncques premierement, qu'est ce que Chirurgie. Et jaçoit que plusieurs l'ayent définie en plusieurs sortes, ils ont neantmoins tous prins

nous fait connaître quels étaient les livres qui existaient de son temps, et quels ont été ses moyens d'étude; il indique magistralement et honnêtement les conditions que doit remplir le vrai chirurgien, et il termine en indiquant le plan qu'il a suivi dans son livre.

Chemin faisant, il donne des renseignements sur lui-même, il dit qu'il a longtemps pratiqué à Lyon, « ubi practicaui longe tempore », et que pendant longtemps il a opéré en plusieurs endroits, « et per multa tempora operatus sum in multibus regionibus ».

Le chapitre singulier a été reproduit à part, soit par des manuscrits, soit par des imprimés. Les éditions que nous avons trouvées sont indiquées dans l'*Histoire d'un livre*.

Nous avons vu que la Bibliothèque nationale possède deux abrégés manuscrits, par demandes et par réponses, du chapitre singulier, contenus dans les manuscrits français nos 14816 et 19994, et un autre abrégé incomplet, par demandes et par réponses également, expliqué par M. Seguin (1591), dans le ms. français no 633.

La Bibliothèque possède encore un long commentaire de ce chapitre, dans le manuscrit français n° 630.

Elle possède en outre un commentaire imprimé dû à maistre Germain Courtin (1578-1587) [2]; l'auteur reproduit le texte de Guy par paragraphes et y intercale des commentaires. La Bibliothèque a le manuscrit des Dictées de Courtin à ses écoliers sur la pratique de Guy (ms. français no 19 993).

Canappe a publié une traduction et un commentaire du Prologue et du Chapitre singulier; le texte de Guy est intercalé de commentaires. (Lyon, E. Dolet, 1542, p. in-8°, 117 p.; à la Bibl. nationale.)

La Bibliothèque de l'Université de Bâle possède le même ouvrage de Canappe, réuni avec des opuscules de divers auteurs, dans un seul vol. (Lyon, Jean de Tournes, 1552, p. in-8°, 539 p.)

En 1556, paraît à Toulouse, sous le nom de *Sommaire de chirurgie*, le Prologue et le Chapitre singulier de Guy; l'éditeur donne le texte latin au verso, et un texte français au recto de la page suivante.

Le Prologue et Chapitre singulier traduits par Canappe se trouvent encore dans *les Fleurs du grand Guidon* (fol. 5-55). Niort, Thomas Portau, 1595, in-8°.

Dans l'*Epitome des préceptes de médecine et de chirurgie* de PIGRAY (1612), le premier Livre n'est presque que le Chapitre singulier de Guy.

Le *Parfait chirurgien d'armée*, etc., de M. ABEILLE (Paris, 1696, in-8°), renferme le Chapitre singulier (p. 101-174) tiré de Guidon, divisé en deux parties et enrichi de vers; commenté par demandes et réponses.

1. Aristote.
2. *Les œuvres anat. et chir.* de Me Germain Courtin, de Paris, par Estienne Binet. Rouen, 1656.

le fondement de nostre pere Galen, en *l'Introductoire de Medecine*, quand il dit : Chirurgie est partie de la Therapeutique ou art curatoire, guerissant les hommes par incisions, cauterisations, et rabillemens des os. A laquelle definition il adjouste au commentaire [1] du premier liure du *Regime és maladies aiguës* : Et par autres operations manuelles.

Ainsi elle est accompliement descritte, selon qu'elle est considerée estroitement, comme le tiers instrument de Medecine. Mais estant consideréе plus largement, entant qu'elle est science de curer les maladies esquelles eschet, ou est pretenduë, operation manuelle (sans en forclorre les deux autres instrumens de medecine, sçauoir est, breuuages, et diete ou maniere de viure), du dire et consentement de tous, on luy assigne telle description : *Chirurgie est science, qui enseigne la maniere et qualité d'ouurer, principalement en consolidant, incisant, et exerçant autres operations manüelles, guarissant les hommes entant qu'il est possible* [2].

Science est là mise en lieu de genre [3]. Et ne vaut rien ce qu'on obiecte : c'est à sçauoir, qu'en plusieurs lieux elle est appellée art ; car icy ce nom de Science est prins largement et non tres-proprement [4]. Mais les habitudes de l'ame ont telle liaison ensemble, qu'on nomme souuent l'vne pour l'autre. Toutesfois la verité est telle, qu'il y a deux Chirurgies, l'vne qui enseigne, à laquelle conuient proprement [5] le nom de science, et tel la peut auoir qui n'en aura iamais trauaillé : l'autre est vsuelle, ou consistant en usage, à laquelle proprement conuient le nom d'art : et nul la peut sçauoir qui n'en ait veu operer, laquelle est nombrée d'Aristote entre les arts mechaniques. Et c'est ce que disoit Galen au premier liure des *Alimens* : nul certainement pouuoir deuenir patron de nauire, n'y ouurier d'aucun autre mestier, par liures ; ains que la seule doctrine acquise par exercice, fait les ouuriers et artisans. Le surplus de définition est mis pour difference : mais d'autant que cela est de Logique, laissons-le.

Or on y met pour queuë *guarissant les hommes entant qu'il est possible* : car (comme disoit mon maistre Raimond à Montpellier) tout

1. Les éditions latines de 1499 et 1539 portent « in commento » ; le ms. de Montpellier traduit « au commencement ».
2. Chirurgie est habitude ou science acquise par celuy qui vulgairement et particulièrement est appelé médecin : auquel appartient toute la médecine et la charge d'enseigner non seulement les chirurgiens, ains aussi les apoticaires : desquels un chacun a son art et la dextérité à exécuter les ordonnances du médecin. Ainsi la chirurgie prise estroitement est propre à ceux que vulgairement on appelle chirurgiens : mais prise plus largement elle appartient aux médecins. (Joubert.)
3. Le ms. de Montpellier ajoute : « car toute cirurgie est science, mais toute science n'est pas cirurgie. »
4. « Non propriissime. »
5. « Quæ appropriatur. »

n'est pas en tous, mais certaines choses en certains ; ce n'est au pouuoir du Medecin de tousiours releuer et guarir le malade. Requerir du Medecin vne demonstration, est comme requerir vn begue d'haranguer, l'vn et l'autre a defaut d'instruments, ainsi que disoit le Docteur subtil [1]. Il suffit qu'on face ce que l'art commande.

Sur quoy il faut aduiser, qu'en toutes maladies l'art commande la propre curation, excepté en trois cas, esquels suffit la curation large, preseruatiue et palliative. Le premier cas est, quand le mal est simplement ou absolument incurable, comme ladrerie. Le second, quand le mal de soy est guarissable, mais il est en vn patient desobeïssant, ou qui ne peut souffrir, et soustenir la peine, comme le chancre en membre particulier [2]. Le troisiesme est quand la guarison de ce mal là engendreroit vne pire maladie, comme Mal-mort enuieilly [3], ou anciennes hæmorrhoïdes. Car ainsi que dit Hippocras, si celuy qui guarit les vieilles hæmorrhoïdes n'en reserue vne, il est en danger qu'il n'en aduienne hydropisie ou manie. Cela mesme signifioit Galen, au quatorzième de la *Therapeutique* disant : la curation a vne maniere d'operer sans douleur et seurement ; sauuer le corps, et non pas le destruire, appartient au bon Medecin [4] et non au mauuais. Au douziesme de la *Therapeutique* : et cela est faire ce qui est possible, et non pour argent promettre choses impossibles. Garde toy de mauuaises cures, et de fausses promesses, afin que n'encoures le nom de mauuais Medecin, et ne les prens pas sur toy [5].

Or Chirurgie est ditte de Cheir [6] qui signifie Main, et Ergeia, qui est operation : comme si on disoit, science d'operation manuëlle.

De ce qu'a esté dit, il appert que le corps humain subjet à maladie, et guerissable par la science de Chirurgie, est le subjet de Chirurgie : et que oster la maladie et conseruer la santé, entant qu'il est possible auec la science de Chirurgie, est la fin et intention de cette science.

Les *parties de Chirurgie* selon Ioannice, sont deux en genre, sçauoir est, operer en membres mols, et operer és durs ; mais en espece elles sont

1. Averrhoes.

2. Guy met en opposition une maladie générale, incurable, à manifestations multiples, comme la ladrerie, et le chancre en membre particulier, ou externe, dit Canappe, maladie locale d'abord, « guarissable en soy, mais chez un patient qui ne peut soustenir la peine ».

3. N'est autre chose sinon une ulcération crusteuse et seiche, laquelle infecte les bras et les iambes principalement : les Grecs l'appellent ulcus escharodes. (Canappe, in *Prologue*, p. 40.)

4. « Boni medici » ; le ms. de Montp. : « et appartient au bon mege. »

5. « Neque super corpus tuum accipias », le ms. de Montp. traduit « et que tu nen soies chargie ».

6. χειρουργία. Guy ne savait pas le grec et avait écrit « ciros » et « gyos », d'après les Arabes. (J.)

cinq, sçauoir est, la science qui enseigne d'operer és apostemes, playes, et vlcères, et qui enseigne d'operer és restaurations [1], et autres maux, esquels eschet operation mannëlle.

Les *operations des Chirurgiens* és susdites parties sont trois, sçauoir est, separer le continu, joindre le separé, et retrancher le superflu. On separe le continu en phlebotomant, et scarifiant [2]; on joint le separé en consolidant les playes, et reduisant les fractures [3]; on extirpe le superflu, quand on cure les apostemes, et retranche les glandes.

Les *instruments des Chirurgiens*, au moyen desquels on accomplit ces choses, sont diuers : car les vns sont communs, et les autres propres. Des communs, les vns sont medicinaux, les autres sont ferrements. Les instrumens medicinaux sont regimes, breuuages, saignées, vnguens, emplastres, poudres. Des ferrements, les vns sont pour trancher, comme ciseaux, rasoirs, et lancettes. Les autres à cauteriser comme oliuaires, et cultelaires : les autres à tirer hors, comme tenailles et pincettes : les autres à sonder, comme esprouuettes et intromissoires : les autres à coudre, comme esguilles et cannules. Les propres sont comme trepans pour la teste, et faucille, pour le siege, ou fondement, etc.

De quoy il appert que le Chirurgien operant artificiellement, doit porter auec soy cinq vnguents : sçauoir est, le Basilicon [4] à meurir, celuy des apostres à mondifier, le blanc à consolider, le doré à incarner, et le Dialthæa pour adoucir.

En son pennarol ou estuy, il doit porter cinq ou six instruments, sçauoir est, des ciseaux, des pincettes, l'esprouuette, le rasoir, la lancette et l'esguille.

Et tel Chirurgien ainsi muny, peut exercer vtilement au corps humain les susdites operations : pourueu seulement qu'il soit droitement informé des intentions curatiues. Or il est informé des intentions curatiues (selon Galen, par toute la *Therapeutique*, par les indications prisés des choses contre nature, premierement, et consequemment des choses naturelles, non naturelles et leurs annexes [5]. Et il faut commencer (suiuant le

1. Joubert dit : d'opérer es restaurations « des os ».
2. Scalpendo.
3. Et reducendo algebras.
4. Voir, pour la composition de ces onguents, la table alphabétique.
5. Pour interpréter le texte de Guydon, il fault premierement sçauoir, qui sont les choses naturelles, non naturelles et contre nature et leurs annexes.
Par les *choses naturelles*, on entend celles qui composent notre nature; il y a sept choses naturelles : c'est ascauoir les elemens, les temperamens, les humeurs, les membres ou parties, les uertus ou facultés, les operations ou fonctions et les esprits.
Les choses annexes ou adhérantes aux naturelles sont quatre : c'est ascauoir les aages, les couleurs, les figures ou habitudes et le sexe.
Par les *choses non naturelles* (qui constituent l'*hygiène*) on entend celles qui etant

mesme Galen, au second de la *Therapeutique*) aux choses premieres,
et de là passer à celles qui viennent apres : puis à celles qui leur sont
adherantes : et ce faisant, ne cesser auant qu'on soit paruenu à la fin
de ce qu'on pourchasse : qui est la curation de chaque maladie. Le
principe qui nous conduit à ceste voie, est la cognoissance du mal :
c'est à sçauoir, quel il est de sa nature : et suiuamment en discourant
sur le reste, prendre de chaque chose indication non veuë, ou cogneuë
de plusieurs [1].

Consequemment [2] apres auoir trouué les indications, il faut (selon le
mesme Galen) enquerir quelles intentions [3] peuuent estre accomplies, et
quelles non. Finalement il conuient inuenter auec quoy, et comment elles
seront executées. Or il faut aduiser (ce qu'est dit vers la fin du troi-

bien ordonnées, conseruent la santé; et qui la detruisent lorsqu'elles ne sont pas
prises auec ordre. Il y en a six : c'est ascauoir l'air, le boyre et manger, le mouuement et repos, le dormir et ueiller, l'excretion et retention et les passions ou affections de l'âme.

Les choses annexes aux non naturelles sont cinq : c'est ascauoir le temps ou la
saison de l'année, la region, le coït, l'estat ou condition des personnes, le bain et
la coustume.

Par les *choses contre nature* (qui constituent la *pathologie*), on entend celles qui
detruisent entierement la disposition naturelle du corps; elles sont trois : scauoir
les maladies, les causes et les signes.

Or de traicter toutes ces matieres par le menu, nous n'aurions iamais faict, dit
Canappe in *chap. sing.* (V. aussi A. Paré, Joubert et Verduc.)

1. « Consequenter discurrendo per aliam indicationem secundum singulum acci-
pere non visam a pluribus » (éd. 1537, 1559).

2. Ce paragraphe de Guy varie beaucoup dans les manuscrits et les imprimés,
j'en traduis à nouveau certains passages et je donne en note le texte latin de
l'edition de 1559.

Consequenter inuentis indicationibus, oportet secundum easdem [1] intentiones inqui-
rere quae sunt possibiles, et quae non perfici. Vltimo invenire oportet, cum quibus
et qualiter compleantur : Vbi aduertendum versus finem secundi : et quod si intentiones sunt pauce et concordes; vt in vlcere seu vulnere simplici, leue quid est.
Si vero sunt multae et contrariae [2], vt in vlcere concavo, sordido, apostemoso, iuxta
membrum nobile, etc., scrutari oportet tunc talibus complicationibus. Primum
quidem a quo maxime periclitatur homo. Secundum vero, quod ex ipsis rationem
habet causae. Tertium est, quae impossibilis est sanari ante aliam. Nam vbi ab
aliqua dispositione magnum periculum imminet, intentio est ad illud quod magis
properat seu vrget. Vbi vero hoc idem faciens seu conseruans : quae ad curam :
Vbi vero non est possibile curari hoc ante illud : quae ab ordine : vt in exemplo
praefato Gal. tertio, quarto, septimo therapeut. declarat euidenter. Et propter hoc
dicebatur in tertio, quod non est idem, vel vt causam quid scrutari : vel vt rationem
eorum sine quibus, non obtinens, vel vt quod properat : aliquando vero tale est
quod properat, vt cogat incuratam relinquere particulam, vt in punctis, neruis, et
haemorrhogizantibus venis, in musculis percussis, et in articulationibus, quae cum
ulcere fiunt. » Edit. 1559.

3. Le ms. de Montp. dit : « les medicacions lesquelles... »

1. « Eandem », édit. 1537.
2. « Sunt multe et contrarie », 1537.

siesme et du septiesme), que si les intentions sont en petit nombre, et concordantes, comme en l'vlcere ou playe simple, c'est chose legere et aisée. Mais s'il y en a plusieurs, et contraires, comme en l'vlcere cane, sordide, apostemeux [1], pres d'vn membre noble, etc., adonc il faut rechercher en telles complications : premierement, dequoy sur tout l'homme est en plus grand danger : secondement, quelle est la cause et la raison de ce : tiercement, laquelle est impossible d'estre guarie auant les autres. Car quand par quelque disposition vn grand danger est imminent, l'intention est à ce qu'y haste ou presse le plus. Et quand elle est faisant ou entretenant le mal, la cure doit être à elle. Et quand il n'est possible de guarir cecy auant cela, on doit aller par ordre : ainsi que Galen, sur l'exemple cy-dessus mis, le declare euidemment au troisiéme, quatriéme, et septiéme de la *Therapeutique*. Et pource il est dit au troisiéme, que ce n'est pas tout vn, ou rechercher quelque chose comme estant la cause, ou comme ayant raison de ce, sans quoy non, ou comme ce qui haste le plus [2]. Car aucunes fois ce qui haste et presse, est tel, qu'il contraint de laisser la partie sans curation [3], comme és nerfs piquez, et veines qui versent leur sang, és muscles batus, et és [4] luxations faites auec vlcere.

La *maniere et forme d'operer* vtilement auec les susdits instruments, selon Arnaud, est tirée de quatre considerations. Premierement, le Chirurgien qui opere artificiellement, doit considerer quelle est l'operation qu'il doit exercer au corps humain. Secondement, pourquoy elle est appliquée. Tiercement, sçauoir-mon elle est necessaire et possible. Quatriémement, la droite maniere de l'appliquer.

On obtient la premiere par la diuision et subdiuision des operations de Chirurgie, comme dessus a esté dit. La seconde est connuë par la generale intention des Chirurgiens, qui commande leurs operations au corps humain estre faites suiuant fidelité, vtilité, et auec confiance de seureté. La troisiéme est conceuë de la consideration des effets de l'operation, et

---

1. L'ulcère caue est double mal. Scauoir est solution de continuité et cavité, s'en ensuit un troisième, qui est la sorditie ou boüe. Le quatrième mal est l'inflammation. Or il faut commencer la curation, par l'ablation de cette-cy, et de là il faut remedier à la boüe. En troisième lieu, remplir de chair l'ulcère, lequel finalement sera aggluciné et cicatrizé. Galen au troisiesme et quatriesme liure de la *Méthode* expose tout cecy plus au long. (J.)

2. Mingel. interprete ainsi ce passage : « C'est pour cela mesme qu'il disoit au III° de la *Méthode* qu'il y a bien à dire entre ce qu'on considere comme une cause prochaine de la maladie, et ce qu'on ne regarde que comme une condition sans laquelle la maladie ne subsiste pas, ou bien ce qu'on regarde comme un accident qui presse, et qui demande un prompt secours. »

3. Canappe dit : « Car aucunesfois est telle chose si hastiue, qu'il faut laisser la propre cure de la particule, pour courir à l'accident... »

4. Le ms. de Montpellier dit « et és articulations qui viennent avec ulcéres », ce qui est plus conforme au texte latin, rapporté ci-dessus.

des parties qu'on rencontre de la part du corps. La quatriéme est notoire,
que toutes choses conuenables au corps (selon que telle operation luy
est appliquée, et selon qu'il y est soubmis, et qu'il se rapporte à icelles [1])
soient couenablemet exercées, et ce auant l'application et en l'acte de
l'application et apres son acte.

Par exemple nous voulons épuiser l'eau des hydropiques. Premierement, nous deuons considerer quelle est telle operation, et nous sçauons
par la diuision des operations de Chirurgie, que c'est séparer le continu
auec vn rasoir. Secondement, nous deuons considerer pourquoy elle se
fait, et nous sçauons par la generale intention des Chirurgiens, que c'est
afin de curer l'hydropisie, ou pour le moins à ce que la passion soit
allegée. Tiercement, nous deuons considerer, si telle operation est nécessaire, et possible, et nous sçauons qu'elle est nécessaire, car autrement
ne peut estre curée l'hydropisie confirmée. Et pourtant si le patient est
debile, elle ne sera possible : s'il est fort, sera possible, en espuisant de
peu à peu. Quatriémement, nous deuons considerer le droit moyen d'es-
puiser, qui est que le patient soit mis à la renverse [2] et la peau du ventre au
dessous du nombril (à costé droit, si la passion est aduenuë du gauche,
ou au contraire, si c'est du droit) soit tirée en haut, et percée d'vn rasoir
iusques au lieu vuide : et y appliquant vne cannule, l'eau en soit retirée
selon la portée du malade [3] : et puis ayant osté la cannule, on laissera
aller la peau, qui en descendant clorra la playe du mirach, et l'eau n'en
sortira pas. Et quand derechef tu en voudras tirer, que l'on rameine la
peau en haut, et qu'on y mette la cannule comme auparauant, et il en
sortira autant que tu voudras, et que le patient pourra souffrir. Et ainsi
appert de l'operation.

Histoire de la chirurgie. — Les ouuriers de cet art, desquels j'ay eu
la cognoissance et doctrine, et desquels on trouuera les propos et sentences en ceste œuure, afin qu'on sçache qui a mieux dit que l'autre,
il est bon de les renger en certain catalogue.

Le premier de tous fut Hippocras, lequel (comme on lit en l'*Introductoire de médecine*) a surmonté tous les autres : et premier d'entre les
Grecs amena la Medecine à parfaite lumiere. Car ainsi que dit Macrobe
et Isidore, au quatriéme des *Etymologies* (ce qui est aussi recité au Prologue de tout le *Continent*) elle auoit esté en silence l'espace de cinq
cens ans deuant Hippocras, depuis le temps d'Apollon et d'Æsculape [4],
qui furent ses premiers inuenteurs. Il vesquit nonante-cinq ans, et

1. « Secundum quod talis operatio sibi applicatur, et secundum quod ipsi sub-
iicitur, vel ad ea comparatur... », edit. 1559.
2. Sur le dos.
3. « Juxta tolerantiam infirmi. »
4. « A tempore Apollinis et Asclepij. »

escriuit plusieurs Liures en Chirurgie : ainsi qu'il appert du quatriéme de la *Therapeutique* et plusieurs autres passages de Galen. Mais ie croy que pour la bonne ordonnance des Liures de Galen les Liures d'Hippocras et de plusieurs autres ont esté mis en arrière.

Galen l'a ensuiuy, et ce que Hippocras a semé, comme bon laboureur, il l'a cultiué et augmenté. Donc il a escrit plusieurs Liures, auxquels il a meslé beaucoup de la Chirurgie, et specialement le *Liure des tumeurs contre nature*, sommairement escrit : et les six premiers *Liures de la Therapeutique* [1], composez des playes et vlceres, et les deux derniers des apostemes et de plusieurs autres maladies, esquelles eschet operation manuelle. Plus, sept Liures qu'il a ordonné « *Catageni* » [2] (c'est de la composition des medicaments selon les genres), jaçoit que nous n'en ayons qu'vn sommaire. Or il fut souuerain en science demonstrative du temps de l'Empereur Antonin [3], après Iesus-Christ enuiron cent cinquante ans. Il vesquit quatre-vingt ans, ainsi qu'il est recité au *Liure de la vie et des mœurs des Philosophes*. Entre Hippocras et Galen il y a eu fort longtemps, comme dit Auicenne au quatriéme des *Fractures* : c'est trois cens vingt-cinq ans, ainsi qu'on glose là-dessus, mais à la verité il y a eu cinq cens quatre-vingt et six ans [4].

Apres Galen nous trouuons Paul, qui (comme atteste Rhasis en tout le *Continent*, et Halyabbas au premier de la *Disposition royale*) a fait beaucoup de choses en Chirurgie : toutefois ie n'ay trouué que le sixiéme Liure de sa Chirurgie.

Suiuamment on trouue Rhasis, Albucasis et Alcaran, lequel (soit qu'ils ayent esté vn mesme, ou diuers) s'y est tres-bien porté, sur tout és *Liures à Almansor* [5] et des Diuisions, et en la Chirurgie ditte Albucasis : et comme dit Halyabbas, en iceux il a mis ses particularitez : et en tout le *Continent* (qui est nommé Helham en Arabie) il a repliqué mesmes choses, et a assemblé tout le dire des anciens ses predecesseurs : mais parce qu'il n'a pas choisi, et est long et sans determination, il a esté moins prisé.

---

1. Cela est bien vray des troisiesme, quatriesme, cinquiesme et sixiesme, esquels il enseigne la curation des playes, ulcères et fractures; mais non pas des deux premiers. (J.)

2. « κατα γενη », par espéces, par genres.

3. Il s'agit de Marc Aurèle Antonin le Philosophe, qui succéda à Antonin le Pie et eut pour successeur son fils Commode.

4. Joubert dit que quelqu'un a adiouté au texte de Guy : « Mais à la vérité il y a eu cinq cens quatre-vingt et six ans »; chiffre que Joubert trouve exact. Le ms. de Montpellier ne porte pas cette addition, qui se trouve dans les premières éditions de Venise et dans celle de 1559.

5. Rhasis ou Rhasès fut attiré à Cordoue par Almansor, homme puissant et savant; il lui dédia dix des livres qu'il écrivit, parmi lesquels le neuviéme fut l'ouvrage de Rhasès qui eut le plus de vogue.

Halyabbas a esté vn grand maistre : et outre ce qu'il a semé és liures
de la *Disposition royale*, il a ordonné sur la Chirurgie la neufuiésme
partie du *Second Sermon*.

Auicenne, Prince illustre, l'a ensuiuy, et en fort bon ordre (comme
des autres choses) en son quatriéme liure a traité de la Chirurgie [1].

Et on trouue que iusques à luy tous ont esté Physiciens et Chirurgiens ensemble, mais depuis en çà, ou par delicatesse ou pour la trop
grand'occupation és cures [2], la Chirurgie fust separée et delaissée és
mains des *mechaniques*. Desquels les premiers furent Rogier, Roland
et les Quatre Maistres, qui ont fait des Liures separez en Chirurgie, et y
ont meslé beaucoup de choses empyriques. Puis est trouué Iamier qui a
fait quelque Chirurgie brutale, en laquelle il a meslé plusieurs fadeizes :
toutesfois en beaucoup de choses il a suiuy Rogier. Consequemment on
trouue Brun, qui assez discretement a fait vn sommaire des propos de
Galen et d'Auicenne, et des operations d'Albucasis : toutesfois il n'eut
pas toute la translation des liures de Galen, et a obmis entierement l'anatomie. Apres luy vient immediatement Theodoric, qui rauissant tout ce
qu'a dit Brun, auec quelques fables de Hugue de Luques son maistre, en
a fait vn liure.

Guillaume de Salicet fut homme de valeur : qui composa deux som-
maires, l'vn en Physique, et l'autre en Chirurgie : et à mon iugement,
quant à ce qu'il a traité, il a assez bien dit. Lanfranc aussi a escrit vn
liure auquel il n'a mis gueres de choses que celles qu'il auoit prins
de Guillaume : toutesfois il les a changé d'ordre.

En ce temps-là maistre Arnaud de Villeneufue fut florissant en l'vne
et l'autre faculté [3] et fit plusieurs belles œuures. Henric de Hermon-
dauile commença à Paris vn traité fort notable auquel il taschoit faire
vn mariage de Theodoric et de Lanfranc, mais estant preuenu de mort,
il n'accomplit le traité.

En ce temps icy, en Calabre, maistre Nicolas de Reggio, très parfait
en langue grecque et latine, a translaté à la requisition du Roy Robert
plusieurs Liures de Galen, et nous les a enuoyez en Cour [4] : lesquels
semblent estre de plus haut et parfait stile, que ceux qui ont esté
traduits de langue arabique. Finalement s'est esleuée vne fade Rose
Angloise, qui m'a esté enuoyée, et ie l'ay veuë. J'auois creu de trouuer

<hr>

1. Canappe dit « et fort bien ordonna les dits des autres : et en son quart liure
traitta de Chirurgie ». — L'édition de 1559 dit : « et valdè ordinatè, vt de aliis in
quarto libro de chirurgia tractauit. »

2. Le ms. de Montp. dit : « furent philosophes et cirurgiens... mais depuis, ou
pour jolinete et cointize ou pour occupacion dans unes cures. » L'édit. de 1559 dit :
« vel propter lasciviam. » — Cointise, discernement (Du Cange).

3. « In utraque facultate floruit. »

4. « Et eos nobis in curia transmisit. »

en elle suauité d'odeur, i'ay trouué les fables de l'Espagnol, de Gilbert, et Theodoric.

De mon temps ont esté Chirurgiens operateurs, à Tholose, maistre Nicolas Catalan : à Montpellier, maistre Bonet, fils de Lanfranc : à Bologne, maistre Peregrin, et Mercadant : à Paris, maistre Pierre de l'Argentiere : à Lyon (ou i'ay long temps pratiqué)[1] Pierre de Bonant : en Auignon, maistre Pierre d'Arles et mon compagnon Iean de Parme.

Et moy GVY DE CHAVLIAC, Chirurgien et Maistre en Medecine, des frontières d'Auuergne, Diocese de Mende, Medecin[2] et Chapelain commensal de nostre Seigneur le Pape, i'ay veu maintes operations et beaucoup d'escrits des maistres devant dits, principalement de Galen ; car tant de liures qu'il s'en trouuoit des deux translations, ie les ay eu, et les ay estudié en la diligence que i'ay peu, et pendant longtemps ay operé en plusieurs endroits[3]. Et de present i'estois en Auignon, l'an du Seigneur mille trois cens soixante trois, le premier an du Pontificat d'Vrbain V. Auquel an, du dire des susnommez, et de mes experiences, auec l'aide de mes compagnons, i'ay colligé ceste œuure, comme Dieu a voulu.

Les *sectes* qui couroient de mon temps parmy les operateurs de cét art, outre les deux generales, qui sont encores en vigueur, sçauoir est, celle des *Logiciens* ou rationels[4], et celles des *Empiriques* (reprouuée de Galen au *Liure des Sectes* et par toute la *Therapeutique*) furent cinq.

La *premiere* fust de Rogier, Roland, et des Quatre Maistres, qui indifferemment à toutes playes et apostemes procuroient sanie ou suppuration auec leurs bouïllies et paparots[5] : se fondans sur cela du cinquiéme des Aphorismes, *les laxes sont bons, et les cruds mauuais*.

La *seconde* fust de Brun et de Théodoric qui indifferemment desseichoient toutes playes auec du vin seul, se fondans sur cela du quatriéme

---

1. « Ubi practicaui longo tempore. »

2. Le ms. de Montp. dit : « Mestre en medecine... mege ou medecin et chapelain commensal... »

3. « Et per multa tempora operatus sum in multibus regionibus. »

4. Il y en a qui lisent des *Laics* et en lieu de *Logics*, mais non pas si bien, à mon jugement, veu que tous Laics sont tenus pour Empyriques, n'estans fondez en aucunes raisons, et de tout ignorans. Mais les médecins logiciens (c'est-à-dire rationels) desquels a esté Galen sont plus excellens de tous. (J.)

5. Ils appeloient *pultes* ou *bouillies*, ce qu'aujourd'huy communément on appelle *cataplasmes*, faits non seulement de farines, ains aussi de racines, feuilles, fruicts, semences, fleurs cuites, pelées et passées par l'estamine. La pulte bouillie est de même consistance que le cataplasme : mais proprement elle est faite de farine destrempée avec quelque liqueur, et espaissie en la cuisant, comme ce que l'on appelle vulgairement bouillie d'Armottes. Tel est ce que nos chirurgiens nomment Triarpharmac mol, composé de farine de froment, d'eau et d'huile. (J.)

de la Therapeutique : *Le sec approche plus du sain, et l'humide du non sain*[1].

La *troisiéme* secte fut de Guillaume de Salicet et de Lanfranc, qui voulant tenir le milieu entre ceux-cy, procuroient ou pensoient toutes playes auec vnguents et emplastres doux, se fondans sur cela du quatorziéme de la *Therapeutique*, que la curation a vn seul moyen, que soit traitée seurement et sans douleur.

La *quatriéme* secte est de tous les gendarmes ou cheualiers Theutoniques et autres suiuans la guerre : lesquels auec coniurations et breuuages, huile, laine, et feuilles de choux, pensent toutes playes, se fondans sur cela, que Dieu a mis sa vertu aux paroles. aux herbes et aux pierres.

La *cinquiéme* secte est des femmes et de plusieurs idiots[2], qui remettent les malades de toutes maladies aux Saints tant seulement, se fondans sur cela : Le Seigneur me l'a donnée ainsi qu'il luy a plû; le Seigneur me l'ostera quand il luy plaira; le nom du Seigneur soit benit, Amen.

Et pource que telles sectes seront refutées au progrez de ce liure, qu'elles soient obmises pour le present. Mais ie m'esbays d'vne chose, qu'ils se suiuent comme les grües. Car l'vn ne dit que ce que l'autre a dit. Je ne sçay si c'est par crainte ou par amour qu'ils ne daignent ouyr sinon choses accoustumées, et prouuées par authorité. Ils ont mal leu Aristote au second de la *Metaphysique*, où il monstre que ces deux choses empeschent le plus la voye et cognoissance de la vérité. Qu'on laisse telles amitiez et craintes, car Socrate ou Platon est nostre amy, mais la verité est encor plus amie. C'est chose sainte et digne d'honorer en premier lieu la vérité. Qu'ils ensuiuent la doctrine dogmatique de Galen approuuée au *Liure des Sectes* et par toute la *Therapeutique*, laquelle est entierement composée d'experience et de raison, en laquelle on recherche les choses et on mesprise les mots. Et luy-mesme a enseigné le moyen de la rechercher, au Liure de la *Constitution de l'art dogmatique*, chapitre septiesme, lequel sous certain epilogue, il met au troisiesme Liure des *Facultez naturelles*, dixiesme chapitre, en cette maniere : Celuy qui doit cognoistre quelque chose mieux que les autres, faut que soudain (sçauoir est du commencement et de nature, et de premiere doctrine) il soit grandement differant des autres. Et quand il sera deuenu garçon, ou en âge de puberté, soit espris de certaine fureur

---

1. Malgaigne dit : Il y a une grave erreur dans ce rapprochement de Brunus et de Théodoric, ce dernier ayant copié Brunus; et il faut ajouter que c'est Brunus qui a cité l'aphorisme *Laxa bona*. à l'appui de la doctrine de Roger; mais ceci mis à part, l'appréciation de Guy de Chauliac est pleine de justesse. (Malg., Introd. d'A. Paré, p. XXXIX).

2. « Mulierum, et multorum idiotarum. » Idiotae, le populaire (Daremberg).

amoureuse de la vérité : et qu'il ne cesse d'estudier iour et nuict, d'apprendre tout ce qu'a esté dit des anciens les plus renommez. Et quand il sera paruenu en la fleur de son aage, et aura apprins, lors il doit iuger de cela en l'examinant bien fort long temps, et aduiser tout ce qui s'accorde auec les choses qui apparoissent manifestement, et tout ce qui y repugne, et ainsi eslire cecy, et rejeter cela. Et s'ensuit : A tel, i'espere que mes propos seront grandement vtiles : mais aux autres, ces escrits seront autant superflus, que si à vn asne on contoit vne fable.

Je ne dis pas toutesfois, qu'il ne soit très bon d'alleguer des temoignages en son propos, car Galen en plusieurs lieux, outre la raison et l'experience, qui sont à tous hommes deux instruments de iuger (comme il est dit au premier de la *Therapeutique*, troisiesme chapitre), ameine le tiers par tesmoignages. Dont au premier du *Miamir*, ou des *Compositions selon les lieux*, il dit que la créance des choses qu'on escrit augmente de l'accord de ceux qui les recitent [1]; et pource dit, qu'il escrira tous les médicaments qui ont esté baillez des Medecins experts. Et ainsi feray-ie (comme i'ay dit) en ma procedure, auec l'ayde de Dieu glorieux.

Reuenons à nos propos, et mettons les *conditions qui sont requises à tout Chirurgien*, qui veut artificiellement exercer au corps humain la susdite maniere et forme d'operer, lesquelles Hippocras, qui nous conduit à tout bien, conclud auec quelque subtile induction, au premier des *Aphorismes* : La vie est courte, et l'art prolixe, le temps et occasion aiguë ou soudaine, l'experience fallace et dangereuse : le jugement difficile. Or il faut que non seulement on s'employe à faire ce qu'il appartient, mais aussi le malade et les assistans, et ordonner des choses exterieures.

Il y a donc quatre conditions qui sont prises d'icy, selon Arnaud treseloquent Latineur. Les vnes sont requises au Chirurgien, les autres au malade, les autres aux assistans, les autres en ce qui aduient par dehors.

Les *conditions requises au Chirurgien* sont quatre : la premiere est, qu'il soit lettré; la seconde, qu'il soit expert; la troisiesme, qu'il soit ingenieux; la quatriesme, qu'il soit bien morigeré. Il est donc requis en premier lieu, que le Chirurgien soit lettré, non seulement és principes de la chirurgie, mais aussi de la physique, tant en theorique, qu'en pratique [2] :

1. Les mots de Galien donnent autrement, scavoir est ainsi : La créance des choses utiles augmente aussi par l'accord de l'histoire. Pourtant j'escris icy toutes choses observées des Medecins experts (J.), ce que dit, du reste, le ms. de Moutp.

2. Il dit quasi toujours *Physique*, pour dire l'art de médecine. Or quant à ce qu'il requiert au chirurgien toute la médecine, il ne s'en faut emerveiller; veu qu'il propose icy un chirurgien accomply de tous poincts, tel que luy-mesme a esté, non pas un simple opérateur ou artiste. (J.)

En theorique il faut qu'il cognoisse les choses naturelles, et non naturelles, et contre nature. Et premierement, faut qu'il entende les choses naturelles, principalement l'anatomie, car sans icelle il n'y a rien de fait en la Chirurgie, comme il apperra cy-dessous. Entende aussi la complexion, car selon la diuersité de la nature des corps, il faut diuersifier le medicament (Galen contre Thessale, en toute la *Therapeutique*). Cela mesme est prouué de la vertu, ou force [1]. Faut aussi qu'il cognoisse les choses non naturelles, comme sont l'air, la viande, le boire, etc. Car ce sont les causes de toute maladie et santé. Aussi luy faut-il cognoistre les choses contre nature, sçauoir est la maladie, car d'icelle proprement est prinse l'intention curatiue. Qu'il n'ignore aucunement la cause : car s'il cure sans la cognoissance d'icelle, la guerison ne seroit pas de son moyen, ains de cas fortuit. Qu'il n'oublie ou mesprise les accidents : car aucunesfois ils surmontent leur cause, et preuariquent, ou destournent, et peruertissent toute la curation, ainsi qu'il est dit au premier à Glaucon.

En pratique, il faut que sçache ordonner la maniere de viure, et les medicamens : car sans cecy n'est parfaite la Chirurgie, qui est le tiers instrument de Medecine. Dont Galen dit en *l'Introductoire* : Comme la Pharmacie a besoin du Regime et de la Chirurgie, ainsi la Chirurgie a besoin du Regime et de la Pharmacie.

Ainsi donc il appert, qu'il faut que le Chirurgien ouurant artificiellement, sçache les Principes de Medecine. Et auec ce, il est bien seant qu'il sçache quelque peu des autres arts. C'est ce que disoit Galen au premier de la *Therapeutique* contre Thessale : que si les Medecins n'auoient à faire de la Geometrie, ny de l'Astronomie, ny de la Dialectique, ny d'aucune autre bonne doctrine, promptement les cuiretiers, charpentiers, mareschaux, et autres, en quittant leurs mestiers, accourroient à la medecine, et se feroient Medecins.

En second lieu, i'ay dit que faut qu'il soit expert, et ait veu operer d'autres : iouxte le dire du sage Auenzoar : Il faut que tout Medecin sçache premierement, et qu'en apres il ait l'vsage et l'experience. De mesme témoignent Rhasis, au quatriéme *Liure à Almansor*, et Halyabbas sur le testement d'Hippocrate, au premier de sa *Theorique* [2].

Tiercement, qu'il soit ingenieux, et de bon iugement, et bonne memoire. C'est ce que disoit Halyrhodoam, au troisiéme du *Techni* : Il faut que le

---

1. « Illud idem probatur de virtute. » Le ms. de Montp. dit : « et ainsi est il de la vertu et puissance du pacient », ajoutant « du pacient », ce qui rend la phrase compréhensible et répond à l'idée que Guy veut exprimer.

2. Le ms. de Montp. dit : « Et ainsi le dit Rasz ou quart de Almazor et Haliabas en son testemaut. Et aussi le tesmoigne Ypocras au premier de sa Theorique. » — « In testamento Hippo. » Sur le témoignage d'Hippocrate.

Medecin ait bonne souuenance [1], bon iugement, bonne intention, bonne veuë, et sain entendement, et qu'il soit bien formé : comme, qu'il ait les doigts gresles, les mains fermes et non tremblantes, les yeux clairs, etc.

Quatriémement i'ay dit, que faut qu'il soit bien morigeré. Soit hardy en choses seures, craintif és dangers, qu'il fuye les mauuaises cures, ou pratiques. Soit gracieux aux malades, bienvueillant à ses compagnons, sage en ses predictions. Soit chaste, sobre, pitoyable et misericordieux : non conuoiteux, ni extorsionnaire d'argent, ains qu'il reçoiue moderément salaire selon le trauail, les facultez du malade, la qualité de l'yssuë ou euenement, et sa dignité.

Les conditions requises au malade sont trois : qu'il soit obéïssant au Medecin, comme le seruiteur à son maistre, au premier de la *Therapeutique*, qu'il se fie bien en luy, au premier des *Prognostics*, qu'il ait en soy patience, car patience vaine la malice, ainsi qu'il est dit en autre escriture.

Les conditions des assistans sont quatre, qu'ils soient paisibles, gracieux, ou agreables, fidelles et discrets.

Les conditions des choses aduenantes exterieurement sont plusieurs, lesquelles toutes doiuent estre ordonnées au profit du malade, comme dit Galen, à la fin du commentaire de l'aphorisme cy-dessus allegué.

En outre, imposant fin à ce chapitre singulier, il faut proposer *la maniere et l'ordre de cette œuure*. A raison dequoy il conuient sçauoir, suiuant le dire d'Auerrhoes, au premier de son *Colliget*, que les arts practics, en tant qu'ils sont arts, contiennent trois choses. La premiere est sçauoir les lieux de leurs subjets. La seconde, sçauoir amener la fin requise aux lieux du subjet. La troisiéme, sçauoir les instrumens auec lesquels nous puissions amener icelle fin au lieu du subjet. Et pource, veu que cet art est practic et operatif, les traitez qui sont faits d'iceluy, de necessité doiuent estre trois en genre : mais, à ce qu'il soit plus specifié, en cét œuure y aura sept traitez. Le premier sera de l'Anatomie et lieux du subjet, et les cinq ensuiuans seront du moyen d'amener la fin requise aux lieux du subjet, et le septiéme sera des instrumens, auec lesquels nous amenerons la fin aux lieux et aux parties du subjet.

---

1. Les paroles de Haly Rhodoam sont telles : Pource il faut que le Medecin soit mémoratif, bien formé, de prompte habilité, de sain entendement, de bonne veue. Celse au proëme de son septiesme Liure, dépeint plus élégamment les conditions du Chirurgien, disant : Le Chirurgien doit estre adolescent, ou pour le moins prochain de l'adolescence, ayant la main roide, ferme, qui ne tremble iamais, et non moins habile de la gauche que de la droite, la veue aiguë et claire, le cœur hardy et mau-piteux, de sorte qu'il veille que celuy qu'il prend en sa charge guerisse, non pas qu'esmeu de son crier, il se haste plus que la chose ne le requiert, ou qu'il coupe moins qu'il ne faut : ains fasse toutes choses ne plus ne moins, que si les plaintes et cris d'autruy n'esmouuoient en luy aucune affection. (J.)

Donecques ce liure aura sept traitez : le premier sera de l'Anatomie ; le second des Apostemes ; le troisiéme des Playes ; le quatriéme des Vlceres ; le cinquiéme des Fractures et Dislocations ; le sixiéme, de toutes autres maladies, qui ne sont proprement apostemes, ny vlceres, ny passions des os, pour lesquelles on a recours au Chirurgien ; le septiéme sera l'Antidotaire.

Et en chaque traité seront deux doctrines, et en chaque doctrine seront huict chapitres ou enuiron, et en chaque chapitre y aura trois choses, lesquelles (au troisiéme de la *Therapeutique*) doit rechercher le Medecin qui veut guerir dogmatiquement, sçauoir est la notice du fait, et de ses causes, dequoy sont prises les indications curatiues : les signes et iugemens, dequoy on comprend quelles indications peuuent estre accomplies, et quelles non : et aussi la curation, laquelle monstre auec quoy et comment il conuient operer. Et tel sera l'ordre en tout le liure, Dieu aydant.

NOTE SUR LES RUBRIQUES

Guy a placé, sous le nom de RUBRIQUES DE TOUT LE LIVRE, entre le Chapitre singulier et le premier Traité, une table des matières contenues dans son livre, sorte de sommaire de chaque Traité.

Comme nous donnons à la fin de cet ouvrage une table générale, il est inutile de reproduire ici celle de Guy, il vaut mieux la diviser et mettre en tête de chaque Traité la partie des Rubriques qui lui correspond. Pas un mot de Guy ne sera distrait. Il a fait précéder les Rubriques du petit prologue suivant, que nous reproduisons textuellement, en y ajoutant des notes.

Pour trouuer aisément les matieres desquelles on traicte en ce Liure, il est vtile de mettre premierement les Rubriques des Traitez, et des Chapitres de tout le liure, afin que si le nom de la lettre estoit rayé, la page ne semble demeurer muette. Ce parauanture n'est necessaire és sciences speculatiues, comme Auerrhois le Docteur subtil admoneste.

Une phrase de ce prologue demande une explication : *afin que si le nom de la lettre estoit rayé, la page ne semble demeurer muette.* L'édition de 1539 dit : « Ne abraso nomine literæ, pagina muta videatur remanere. » Joubert annote que le *Nom* c'est le Titre même dont la *Lettre* (c'est-à-dire le texte du chapitre) est marquée, afin qu'il avertisse de ce qui est à dire, et c'est ainsi, ajoute-t-il, que semble l'expliquer un certain Hébrieu, Interprète de M. Gui [1].

C'est alors comme si Guy avait écrit : « afin que si le titre du chapitre estoit rayé, la page ne semble demeurer muette. » — Si la Rubrique, qui est ici synonyme de Nom ou de Titre, était rayée ou manquait (si le Rubricator ne peignait pas les lettres rouges, c'est-à-dire le titre) on serait incertain du contenu des pages qui suivent. Pour prévenir cette absence des Rubriques dans le cours du Livre, Guy met ici les Rubriques de tout le Livre. — Un vieil interprète François avait traduit *muta* par *mure*; *muette* est plus exact.

Autrefois pour les princes et les dignitaires de l'Église et pour l'inscription des lois, les manuscrits étaient en velin teint en pourpre et écrit en or; plus tard on teignit seulement quelques pages, quelques marges ou des frontispices; puis on finit par ne plus écrire en rouge que les titres de chapitre, certains mots, des majuscules. Les artisans désignés sous le nom de *Rubricatores* n'étaient plus que des peintres de lettres ou *Rubriques* (lettres peintes en rouge). Quand le copiste avait fini son manuscrit, celui-ci passait dans les mains des Rubricatores. Au début de l'imprimerie on laissait en blanc la place des titres de chapitre et des majuscules, que les Rubricatores remplissaient de lettres rouges.

Les Rubriques ne sont pas nécessaires aux sciences spéculatives, comme Averrhoes admoneste, dit Guy. Voici, d'après Joubert, ce qu'il y a dans le texte du docteur subtil : Et n'attens pas de moy, qui ie diuise les parties en certain nombre de chapitres, n'y que i'aproprie à chasque chose vn chapitre à part : d'autant que les sages d'Andalousie en Espagne s'en sont vainement glorifiez (il pique ouverte-

---

1. C'est la seule fois que Joubert parle d'une traduction en hébreu de l'œuvre de Gui. La Bibliothèque nationale de Paris possède une traduction manuscrite de la Grande Chirurgie de Gui en hébreu. Voir, dans l'Introduction, *l'Histoire d'un livre.*

ment Avicenne) et la plus part des sçauans autheurs du temps passé. Mais le pere de Philosophie ne s'est vainement glorifié, faisant ainsi en la plus grande partie de ses liures. Et parauenture ce qui les a induits à faire cela, a esté la foiblesse de discretion ès escholiers. Car celuy qui aura la vertu de discerner bien sainement, cognoistra en chasque liure les differences des choses premieres et secondes : et separera une chose d'auec l'autre, selon qu'il luy semblera estre plus convenable à l'heure qu'il les lira, etc.

Les traités sont divisés en deux *doctrines*, la première et la seconde. Le mot doctrine signifie simplement ce qu'on enseigne, ce que l'on traite. Dans la première doctrine le sujet du Traité est étudié en général; dans la seconde il est étudié en particulier, selon les régions, les organes, etc.

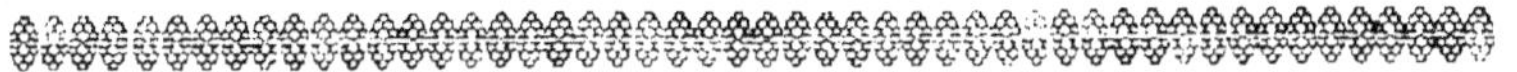

PREMIER TRAITÉ

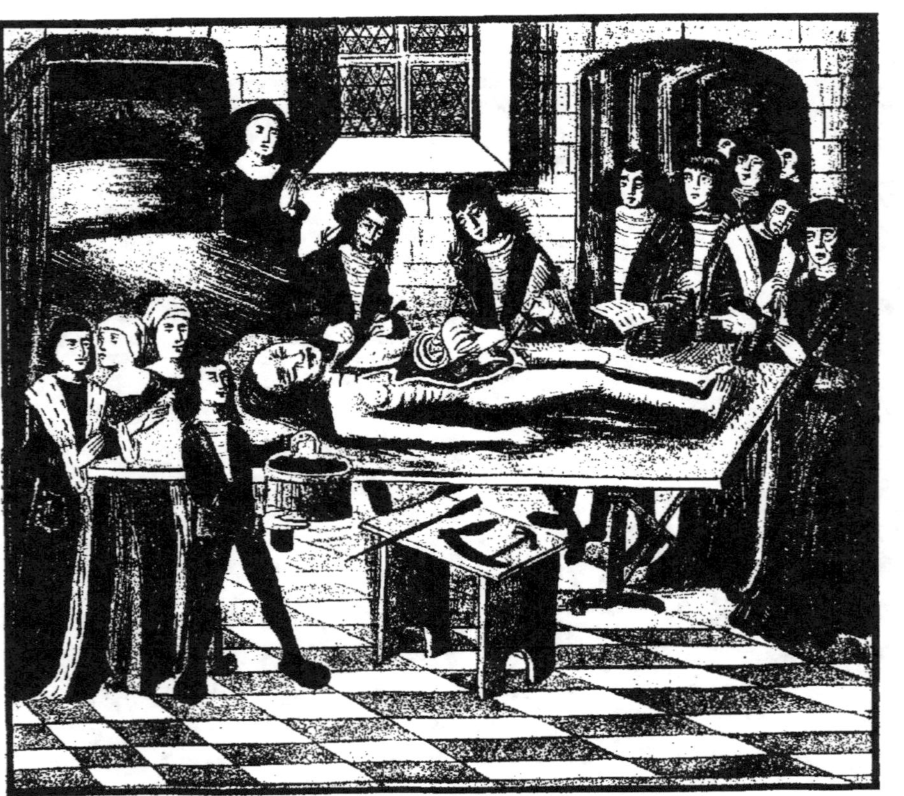

Miniature 2 *bis*. — UNE LEÇON D'ANATOMIE AU XIVe SIÈCLE.

Reproduction en même grandeur d'une miniature placée en tête du *Traité de l'Anatomie* de Guy. — Ms. franç. 184 de la Bibl. de la Fac. de méd. de Montpellier ; ms. du XIVe s.

CY COMMENCE LE PREMIER TRAITÉ

de cest œuvre qui est de l'Anatomie, contenant deux doctrines.

LA PREMIÈRE DOCTRINE est, de l'Anatomie des membres communs, cniuersels et simples.

LA SECONDE DOCTRINE est, de l'Anatomie des membres particuliers et composez.

La première doctrine a cinq chapitres.

PREMIER CHAPITRE

*Propos general de l'Anatomie, et de la
nature des membres* [1].

'AVTANT que selon Galen (lumiere des Medecins) au dix et septiésme de *l'Vsage ou rtilité des parties*, penultiéme chapitre, il y a quatre utilitez de la science Anatomique : l'vne et certes la plus grande, pour demonstrer la puissance de Dieu. La seconde pour discerner les parties affligées. La troisiésme, à preuoir les futures dispositions du corps. Et la quatriésme, pour guerir

---

1. Notice sur le Traité de l'anatomie. — Guy de Chauliac n'avait que peu de documents pour rédiger son traité d'Anatomie; il ne possédait que le traité de Galien *de l'Utilité des parties*, traduit de l'arabe en latin, et les livres des auteurs arabes. Quant au traité du même Galien, *Des administrations anatomiques*, il n'avait pas été traduit, fait remarquer Guy, ainsi qu'en témoignent Halyabbas et Avicenne. Aujourd'hui, des quinze livres de ce traité, il y en a six qui sont encore inconnus.

Guy compléta ses études anatomiques dans ses voyages; à Bologne, il suivit les cours de son maitre Bertucius, « magister meus Bertucius », dit-il. Dans

les maladies : pourtant il est necessaire, et vtile à tout Medecin, de sçauoir premierement l'Anatomie. Et c'est ce que le mesme Galen disoit

son livre, il expose comment ce maistre faisait son cours, sur le cadavre de l'homme, en quatre leçons. A Paris, il vit les dessins d'Henri de Mondeville, « qui avec treize peintures[1] a semblé monstrer l'anatomie »; Guy recommande de l'étudier sur le corps de l'homme ou des animaux. Il ne dit pas si lui-même a disséqué le corps humain, c'est peu probable, car de son temps on ne faisait guère d'anatomie sur l'homme.

Quelques mots sur l'*histoire de l'anatomie avant le* xive *siècle*.

L'anatomie avait été cultivée chez les Hindous, plus de mille ans avant Jésus-Christ, ainsi que le montre le « *ayurvedar* ». livre de médecine faisant partie des livres sacrés des anciens Hindous, traduit du sanscrit en latin par le Dr François Hessler (Erlangen, 1844, in-8°, 3 vol.).

Dans l'*Iliade* et l'*Odyssée* on trouve d'assez nombreuses notions d'anatomie. plus précises que celles qui existent dans la *Genèse*. Hippocrate (ve s. av. J.-C.) n'a rien écrit sur l'anatomie. Celle-ci est en grand honneur à Alexandrie, avec Erasistrate et Herophile, environ entre 330 et 290 av. J.-C. Mais c'est Galien (iie s. ap. J.-C.) qui le premier en fait un exposé remarquable, qui ne sera pas surpassé jusqu'au xvie siècle, jusqu'à Vésale.

Galien est considéré comme un grand anatomiste par Daremberg, quoiqu'il n'ait disséqué que des animaux, le singe surtout et plus spécialement le magot, d'après Cuvier et de Blainville[2].

Galien a donc été pendant de longs siècles l'oracle de l'anatomie et de la physiologie; les Arabes n'ont fait que le copier incomplètement et en l'altérant souvent, et ce sont leurs traductions qui ont servi aux médecins du moyen âge. Aussi retrouvons-nous dans leurs œuvres, et en particulier dans Guy de Chauliac, des expressions arabes : *myrach*, bas-ventre, *syphac*, péritoine, *zirbus*, épiploon, *canna*, trachée-artère, *mery*, œsophage.

Mais à la fin du xiiie siècle, un réveil se produit, et en anatomie Mundini (1250-1326) obtient une grande réputation par son enseignement à l'Université de Bologne, et écrit un court traité d'anatomie, d'après Galien et Avicenne, sans dessins. Il a été imprimé la première fois en 1478 : *Anatomia Mundini a capite usque ad pedes*.

Mundini a eu plusieurs commentateurs : Arnauld de Villeneuve, de Montpellier, dont le manuscrit aurait été imprimé en 1528 (*Anatomia Mundini... cum annotationibus Arnaldi di Villanova in margine positis*, 1528, in-12). (J'ai

---

1. J'ai consulté à la Bibliothèque nationale, un manuscrit d'Henri de Mondeville, n° 2030 du fonds français.

Il a pour titre : La pratique de cyrurgie de Henri de Mondeville roborée par théorique, faite à Paris en l'an 13'0]6. Le manuscrit est sur parchemin, en lettres gothiques, à deux colonnes; il a été terminé le dernier jour d'octobre 1314; il contient 108 feuillets in-4°; les trente-trois premiers traitent de l'anatomie, les autres de la chirurgie. Il renferme quatorze petites miniatures sur l'anatomie; elles ne montrent presque rien et aucune ne méritait d'être reproduite. Il est probable que dans ses leçons Henri se servait de peintures plus grandes, dont celles-ci ne sont que la réduction.

2. Ch. Daremberg. — *Œuvres anat., physiol. et médicales de Galien*. 1854-1856, 2 vol., Paris, J.-B. Baillière.

au commencement du *Livre des maux internes, ou des lieux affligez* :
Non seulement les modernes, ains aussi les anciens se sont estudiez à

montré, dans les *Notices sur les auteurs cités* par Guy, que peut-être ce commentaire n'était pas d'Arnauld. Après Mundini, l'anatomie est encore étudiée à Bologne pendant quelque temps, et nous avons vu Guy de Chauliac suivre, dans cette école, les leçons que faisait sur le cadavre, le successeur de Mundini, Bertrucius ; puis cette ardeur passagère s'éteint, à cause des obstacles apportés aux dissections.

Cependant un édit de 1230 de Frédéric II, Empereur d'Allemagne et Roi des deux Siciles, exige des médecins un an d'anatomie sur le corps humain ; mais il faut arriver à Mundini pour le voir appliquer. En France, les premières dissections furent faites à Montpellier en 1376.

Ce court résumé montre dans quelles conditions se trouvait l'anatomie au temps de Guy, au moment où il composa sa *Grande chirurgie*. Il était pénétré de l'importance de l'anatomie pour le chirurgien, et il a voulu commencer son œuvre par un résumé, remarquable par sa netteté et sa précision, des connaissances qu'il avait acquises par ses lectures et pendant ses voyages d'étude. On sent qu'il aurait pu donner plus de développement à ses descriptions, mais il ne l'a pas voulu, s'en tenant à ce qu'il jugeait être le strict nécessaire. Il essaye, à la fin des chapitres et dans le courant du texte, de faire quelques applications de l'anatomie à la pathologie et aux opérations ; c'est ainsi qu'à propos de l'anatomie du ventre, il dit que, dans les plaies pénétrantes, « si le sifac (péritoine) n'est pas cousu avec le mirac (parois abdominales) ne s'y fera bonne incarnation ». L'on a discuté, dans ces dernières années, pour savoir si l'on devait ou non comprendre le péritoine dans les sutures de la laparatomie.

Le traité de l'anatomie de Guy a contribué à entretenir quelques notions de cette science, jusqu'à Vésale, par les nombreuses copies et traductions de son manuscrit et par les nombreuses éditions qu'eut la *Grande chirurgie*.

Mais en outre le *Traité de l'anatomie* a été reproduit à part ; toutes les indications des reproductions que j'ai trouvées sont dans l'*Histoire d'un livre* ; je les énumérerai seulement ici :

1° Un ms. latin du Traité I, de la fin du xv⁰ siècle, à la Bibliothèque de l'Univ. de Bâle (vol. D. III, 2).

2° Un ms. français « qui est de l'anathomie », du xv⁰ siècle, à la Bibl. nat., n⁰ 2027.

3° Un ms. anglais, traduction du premier Traité, du xv⁰ siècle, au British Museum, Sloane ms. 965.

4° Un ms. anglais, du xv⁰ siècle, à la Bibl. de l'Univ. de Cambridge (n⁰ 139, C. III, 52).

Un abrégé de l'anatomie de Guy, par demandes et par réponses, se trouve dans : 5° Un ms. français, du xv⁰ siècle, à la Bibl. nat., n⁰ 14 816.

6° et dans un ms. français, s. d., à la Bibl. nat., n⁰ 19 994.

7° La Bibl. nat. possède encore un commentaire en français sur l'anatomie, par Courtin, ms. du xvi⁰ siècle, n⁰ 19 993.

Comme *imprimés* il existe :

8° Une traduction flamande de l'anatomie de Guy, de 1481, que possède la Bibl. de l'Univ. de Louvain. C'est le plus ancien imprimé qui existe aujourd'hui des œuvres de Guy de Chauliac.

9° Enfin : Les commentaires anatomiques de Courtin (V. n⁰ 7 ci-dessus) ont

cognoistre les parties, et leurs passions : parce qu'il faut diuersifier la cure selon leurs differences. Et jaçoit que les choses qui se presentent aux sens, soient apertement cogneuës, néantmoins toutes celles qui sont cachées au profond requierent vn homme exercé en l'Anatomie, et és actions, et vtilitez d'icelles. Et de ce lieu là est prise la source ou le principe de toute la curation. — Il dit aussi au premier liure des *Lieux affligez* : On a trouué que le Medecin doit estre accort en la cognoissance des parties dolentes en quelque lieu que ce soit. Or si cela est vtile aux Physiciens, il est beaucoup plus, voire tres necessaire aux Chirurgiens, suiuant la doctrine d'iceluy mesme, au sixiésme de la *Thera-*

été imprimés en 1612. (V. Bibl. nat., *Œuvres... de Courtin*, Rouen, 1656, in-fol.)

J'ajouterai quelques mots sur *les premières figures anatomiques* connues[1], et l'on verra, qu'au xiv⁰ siècle, si l'on ne disséquait pas, on n'avait pas non plus de dessins à sa disposition.

La plus ancienne figure est un squelette gravé sur une ancienne Carneal et que Lippert a figuré dans sa *Dactyliothèque*, en 1767 ; Blumenbach a reproduit cette figure, en tête de son *Histoire et description des os* (Göttingue, 1786).

Au musée du Vatican, sous le n⁰ 806, se trouve un marbre qui représente les organes abdominaux et thoraciques vus en place ; ce sont les organes du singe dans un tronc humain. MM. Charcot et Dechambre ont appelé l'attention sur ce marbre[2], qui a appartenu à A. Musa, médecin d'Auguste (1ᵉʳ s. av. J.-C.).

Un manuscrit de la Bibliothèque de Dresde renferme quelques miniatures anatomiques.

Nous avons déjà parlé des peintures d'Henri de Mondeville et des miniatures anatomiques du ms. de la Bibl. nat., n⁰ 2030 du fonds français.

Quelques manuscrits et éditions de Lanfranc offrent deux ou trois petits dessins des sutures du crâne.

Au xv⁰ siècle, Léonard de Vinci fit des dessins anatomiques[3].

En 1493, paraît à Venise le *Fasciculo di medicina,* de J. de Ketham, qui renferme de nombreuses gravures.

En 1521, paraissent les commentaires de Carpi sur Mondini : *Carpi commentarii, cum amplissimis additionibus super Anatomiam Mundini, una cum textu ejusdem in pristinum et vernitorem redacta.* Bonon, in-4⁰ avec des planches gravées.

Enfin arrive le véritable créateur de l'iconographie anatomique, Vésale ; il publie ses premières éditions latines en 1542 et 1543 ; la première édition française paraît en 1559.

Je termine en signalant la miniature du manuscrit de Montpellier que j'ai reproduite en tête du traité de l'anatomie, place qu'elle occupe dans le manuscrit de Guy. Cette miniature remarquable est du xiv⁰ siècle, c'est la *première leçon d'anatomie* figurée, elle est antérieure à celles qui se trouvent dans les ouvrages de Ketham et de Berenger de Carpi.

1. *Geschichte und Bibliographie der Anatomischen Abbildung* von Dʳ L. Choulant. Leipzig, R. Weigel, 1852, in-4⁰.

2. *Gaz. hebdom.* (1857, t. IV, nᵒˢ 25, 27, 30.)

3. Mathias Duval et Albert Bical, *Anatomie des maîtres,* 1889-1890. Paris, Quantin.

peutique, laquelle en la traduction d'Arabic est intitulée : *De l'engin de santé* [1].

Les Chirurgiens, qui ignorent l'Anatomie, faillent bien souuent, en coupant nerfs et ligaments. Doncques, tu sçauras la nature de chasque particule : et outre ce, les situations et façons qu'elles ont en tout le corps, et selon chaque membre : quand il y aduient playe, tu cognoistras appertement, si le nerf est coupé, ou le tendon, ou le ligament. Ce que Henric d'Hermondauille, au premier liure de sa *Chirurgie* deduit ainsi par raison : Tout artisan est tenu de sçauoir ou cognoistre le subjet sur lequel il trauaille, autrement il erre en ouurant. Or le Chirurgien est ouurier, ou artisan de la santé du corps humain. Doncques il est tenu de sçauoir la nature, et composition d'iceluy, et par consequent l'Anatomie. Cela est confirmé par vn semblable [2] : Car l'aueugle trauaille de mesme sur le bois, que le Chirurgien sur le corps, quand il ignore l'Anatomie. Or l'aueugle taillant du bois faut le plus souuent, voire presque tousiours, en prenant d'iceluy, plus ou moins qu'il ne doit. Doncques semblablement le Chirurgien faut, quand il ignore l'Anatomie. Et tels sont comme les mauuais cuisiniers [3], desquels a dit Galen au second de la *Therapeutique*, qui ne tranchent pas selon les joinctures, ains brisent, cassent, et deschirent. Il s'ensuit donc, qu'il est necessaire aux Medecins, et principalement aux Chirurgiens de sçauoir l'Anatomie. Et combien qu'il leur fut necessaire, de sçauoir auec l'Anatomie les actions et vtilitez des membres, qui sont trois racines et elements de toute curation, ainsi qu'il est desduit conuenablement au premier des *Maladies internes* : Toutesfois espargnant la longueur, et me fiant que Galen en a traicté entierement en dix et sept liures de *l'Vtilité des parties* (car, les autres quinze traictez [4] qu'il a fait de l'*Administration anatomique*, comme a tesmoigné Halyabbas, sur la fin du *Techni*, au premier de l'Art petit [5], nous ne les auons pas encor traduits), et Halyabbas en la premiere partie du *Liure de la Disposition royalle*, au second, et troisiesme sermon : et Auicenne aussi au premier liure de son *Canon* : Néantmoins nous ne mettons icy que la grossière et materielle Anatomie, laquelle puisse suffire à guider le Chirurgien operant és incisions et reductions des membres.

1. « De ingenio sanitatis. »
2. « Par simile », par vn exemple.
3. « Tales malorum coquorum »; le ms. de Montp. dit : « a la semblance de aucuns mauuais bochiers ».
4. Il entend les xv liures de l'*administration ou entreprise* (l'interprete barbare le tourne, *de la curation*) *anatomique* ; desquels Galen fait mention au livret intitulé : *De ses propres liures*, où il propose aussi l'argument de chascun des-dits quinze livres. D'iceux nous n'en avons veu que neuf; les six derniers par l'injure du temps sont perdus. (J.)
5. « Vt Haly. in fi. techni. I. artis paruae testificatus est. »

Anatomie est droicte diuision, et détermination ou limitation des membres, de quelque corps que ce soit, principalement du corps humain : car d'iceluy est toute l'intention de cet art. Et est ditte de Ana [1], qui signifie droit, et Tomos, qui est diuision : comme si on disoit, droite diuision ou departement.

L'anatomie est acquise par deux moyens : l'vn est, par la doctrine des liures, lequel moyen bien qu'il soit vtile, toutesfois n'est pas suffisant à expliquer les choses qui ne sont cogneuës que des sens, au premier de *l'Vsage des parties*, chapitre huict. Et c'est ce que disoit Auerrhois, au premier de son *Colliget* : Nous n'auons abregé nostre propos de l'Anatomie, sinon parce que l'imaginatiue est plus courte et petite en ces choses, en comparaison des choses qui sont en icelle. L'autre moyen est, par l'experience en des corps morts. Or nous faisons experience és corps fraichement morts pour auoir esté decapitez, ou penduz, à tout le moins des membres organiques interieurs, et de la chair des muscles, de la peau, et de plusieurs veines et nerfs, principalement quant à leur origine : selon que traicte Mondinus de Boulongne, qui a escrit de cela [2].

Mon maistre Bertruce l'a faict plusieurs fois en cette maniere : Ayant situé le corps mort sur vn banc [3], il en faisoit quatre leçons [4]. En la premiere estoit traicté des membres nutritifs : parce que plustost ils se pourrissent. En la seconde, des membres spirituels. En la troisiesme, des membres animaux. En la quatriesme, on traitoit des extremitez. Et suiuant le commentateur du liure des *Sectes* [5], en chasque membre y auoit neuf choses à voir : c'est à sçauoir, la situation, la substance, la complection, la quantité, le nombre, la figure, la liaison ou alliance, les actions et vtilitez : et quelles sont les maladies qui y peuuent suruenir : desquelles par l'Anatomie, le medecin peut estre secouru et aydé à la connoissance des maux, au prognostic, et à la curation. Nous faisons aussi l'Anatomie és corps desseichez au Soleil, ou consumez en terre, ou fondus en eau courante ou boüillante : nous voions la anatomie au moins des os, cartillages, joinctures, gros nerfs, tendons et ligamens. Par ces deux moyens, on paruient à la connoissance de l'Anatomie és

1. Il est trop notoire, voire à celuy qui est vn peu versé en langue Grecque, que Guy se trompe en la signification de la diction *Ana* : comme aussi en l'etymologie de quelques autres dictions Grecques souuent il est aueuglé : homme autrement sçauant, mais non pas en cette langue. (J.)

2. Il faut ajouter : « Et ipsam fecit multoties », ce que le ms. de Montp. traduit : « et ha fait la anathomie maintesfois ».

3. « In banco » ; banc, d'après du Cange, voulait dire « la place où l'on étale » ; il s'agit donc d'une table.

4. Les autres lisent, *sections* : toutes les deux leçons peuvent estre retenuës. (J.)

5. C'est un livre de Galien (V. Daremberg, *Œuvres de Galien*, t. II, p. 376.)

corps des hommes, des cinges, pourceaux, et plusieurs autres animaux : et non par les peintures, comme a fait le susdit Henric, qui auec treize peintures a semblé monstrer l'Anatomie.

Or qu'est-ce que le corps humain (d'autant que d'iceluy est parlé en toute la medecine) : il appert que c'est vn tout orné de raison, composé de plusieurs et diuers membres ou particules. Et membre ou particule est, selon Galen au premier de *l'Vtilité des parties*, vn certain corps qui n'est totalement separé, ny conjoint à vn autre. Et il est dit là mesme, que les vns sont plus grands, les autres plus petits, et les autres indiuisibles en autre espece. Et c'est ce qu'Auicenne a dit en autres termes, au premier liure de son *Canon*, que les membres sont corps engendrez de la premiere permixtion [1] des humeurs. Et s'ensuit : que, des membres, les vns sont simples, les autres composez : en parlant de simple, et de composé ainsi que le medecin le considere largement.

Les *simples* sont consemblables, n'estans diuisibles en autres especes, ains quelconque partie subjette au sens que tu en prennes, elle communiquera auec le tout, de nom et de raison : elles sont dix : sçauoir est, cartilage, os, nerfs, veine, artere, membrane [2], ligament, chorde ou tendon, cuir et chair. On compte auec ceux-cy la gresse, les poils et les ongles, qui, iaçoit qu'ils ne soient membres, ains superfluitez, ce neantmoins ont quelque vsage, et sont engendrez, tout ainsi que les membres, comme il est touché au second du *Techni*.

Desdits membres, les vns sont sanguins, desquels il y a vraye regeneration et consolidation, d'autant qu'ils s'engendrent de sang, comme sont la chair et la gresse : les autres sont spermatiques, d'autant qu'ils ont leur origine de la semence, desquels il n'y a regeneration, ne consolidation vraye, comme sont les os et toutes autres parties susdites. Et pourtant des membres simples, les vns sont chauds et humides, les autres froids et humides, les autres froids et secs. Mais n'y a aucuns membres qui soient dits chauds et secs [3] car il ne se trouue aucun

1. « Ex prima commistione humorum », du premier mélange des humeurs.
2. « Pannicnli. »
3. Toutes les parties du corps comparées à la peau, laquelle est entre toutes de moyenne temperature, sont intemperées. « Cuti, quae est medij temperamenti, comparatae partes omnes sunt intemperate. » — De là vient qu'elles sont nommées par excéz, chaudes, froides, humides ou seiches, et par conjonctiou, chaudes ou froides, et ensemble humides ou froides et seiches. Mais il n'y en a point qui soient ensemble chaudes et seiches : parce que toutes les parties qu'on trouue plus chaudes que la peau, les mesmes sont trouuées plus humides, comme celles qui sont plus seiches, sont ainsi plus froides. Le cœur est de toutes les parties de l'homme le plus chaud : et le mesme selon Galen, est vn peu moins dur que la peau. Parquoy il est aussi plus humide que la peau : c'est à sçauoir de tant qu'il est plus mol. (J.)

membre simple, qui soit chaud et sec, par dessus la nature de la peau, à laquelle toutes parties sont comparées [1]. Et la peau est moyenne, non seulement entre les particules de l'homme, ains aussi de toute substance des choses subjettes à generation et à corruption : selon Galen, au second des *Complexions*, chapitre dernier. Membres chauds et humides, sont reputez, le sang (au moins comme matiere), l'esprit, et la chair : et les humiditez naturelles tiennent ce chemin là, ainsi que dit Auerrhois, au second de son *Colliget*. Froids et humides sont le phlegme, et la gresse, et la moüelle. Tous les autres sont froids et secs, selon leurs degrez, comme l'os, le cartilage, les poils, chordes, liens, nerfs, veines et membres, et cecy est vne mer, en laquelle n'est permis au Medecin de nauiguer : ains est conuenable au Medecin, qu'il reçoiue du philosophe naturel les complexions des parties [2].

Les *membres composez* sont, qui sont composez des susdits simples et similaires : et partant ils sont heterogenes, et peuuent estre diuisez en autres especes, d'autant que chacune portion d'iceux ne garde pas l'essence du tout [3], ainsi que faict és membres similaires. Et sont appellez organiques, et instrumentaux, d'autant qu'ils sont instrumens de l'ame, comme la main, le visage, le cœur, et le foye. Parquoy Galen disoit au second de *l'Vsage des parties*, chapitre dernier [4] : Nature construit toutes parties ainsi qu'il conuient aux mœurs de l'âme et puissances du corps. Et de ceux-cy, les vns sont principaux, les autres non principaux. Les principaux sont, le cœur, et le foye, le cerueau, les testicules. Les non principaux, sont tous les autres, et de ceux cy, les vns sont moindres : comme l'œil, le nez, la main : les autres plus grands, comme la teste, la face, le col, les espaules, et les autres huit membres, esquels (quant est de present) tout le corps est desparty [5] pour l'instruction du Chirurgien. Et combien que les susdits membres organiques soyent composez de plusieurs, pour l'action et passion d'iceux, auec deuë qualité et quantité, et toute leur conformation, toutesfois il y en a vne entre elles, simple et similaire, qui est le principe de toute l'action : et les autres sont pour quelque vtilité : les vnes, à ce que l'action en

1. « Quia vltra naturam cutis ad quam comparantur omnia. »
2. Le medecin ne se doit jamais embarquer sur cette mer sans l'aide de la Physique, de laquelle il faut qu'il apprene les differances des temperaments qui conuiennent à toutes les diverses parties desquelles nos corps sont composés. *Mingelousaulx*.
3. Le ms. de Montp. dit : « ne garde pas le nom ou la raison du tout. »
4. En nos exemples, c'est le chapitre antepenultiesme. Ainsi est fort différente la distinction des chapitres en l'ancienne et en la nouvelle version des livres de Galen. (J.)
5. Au chapitre premier, doctrine seconde de ce traité, il rendra raison de cette division : laquelle en tout son œuvre il observera. (J.)

soit mieux faicte ; les autres, sans lesquelles ne pourroit estre faicte ; les autres sont creées pour la garde ou conseruation de toutes : comme ces choses sont desduites et demonstrées, par l'exemple des mains, au premier et second de *l'Vsage des parties*, et par consequent aux liures qui s'ensuiuent sont demonstrées sur tous les autres membres. De sorte que tu entendes (ainsi qu'il dit au quatriésme, suiuant Aristote), que nul corps est oysif ou en vain [1], ains est fait selon la necessité, auec conuenable complexion et composition : et que le Createur [2] y a donné quelques vertus diuerses, que les membres composez obtiennent des simples, tout ainsi que les simples, des elements.

Car le cœur, qui est le premier membre organique est dit sec, à raison des ligaments, pannicules, et chair dure musculeuse dont il est composé : mais de la multitude des esprits, qui sont en luy, d'autant que c'est comme vn four de feu à tout le corps, il est dit estre chaud. Ainsi les Medecins argüent le cœur estre chaud et sec : toutesfois les Physiciens [3], de ce qu'il est le principe de vie, parauanture le disent estre temperé, ou decliner à chaleur et humidité.

Quant au foye, il semble bien qu'il soit de son essence chaud, et humide : parce que la plus grand part de ses parties est charnuë, sanguine, et auec ce plusieurs arteres luy sont ennoyées.

Le cerueau est froid et humide, jaçoit qu'il ait substance moüelleuse : toutesfois elle est distincte, ou differente de la moüelle, d'autant que la moüelle est des humeurs, et le cerueau de la semence : et est dit chaud selon nature, au second des *Parties des animaux*.

La rate et les rognons sont aussi des membres chauds et humides, combien que les rognons soyent soubs la rate en aucun degré (pour la grossesse du sang [4] qui sied en la rate), tout ainsi que la rate est assez inferieure au foye en ce degré.

Et la chair du poumon est mise moins humide que la graisse, d'autant qu'elle ne fond point estant eschauffée, selon Galen *au lieu susdit*. Elle est aussi dite chaude, parce qu'elle est nourrie de plus subtil sang, qui lui est ennoyé du cœur, comme le mesme Galen disoit au quatriesme de *l'Vsage*.

Et ainsi consequemment, il faut syllogiser, ou discourir des complexions des autres membres composez, qu'ils sont de telle complexion, qui resulte des choses qui leur escheent et les composent.

---

1. « Ociosum nec frustra »; le ms. de Montp. : « Nulz corps nest vinzeux ne fait sans cause ». Vinseux, futile (Du Cange).

2. Le ms. de Montp. : « Que le créateur y a loies et mises... » Loier, louer à gage (Du Cange).

3. Le ms. de Montp. dit : « Les philosophes ». Edit. 1559 : « physici ».

4. « Propter grossitiem sanguinis. »

SECOND CHAPITRE

De l'Anatomie de la peau, de la graisse,
de la chair, et des muscles.

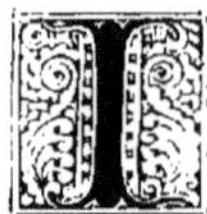IL faut commencer à la peau, d'autant qu'elle se présente la première en faisant l'Anatomie. La peau est la couuerture du corps, tissuë des filaments des nerfs, veines, et arteres, creée pour deffence, et pour donner sentiment. Il y en a deux especes : l'vne couure les membres externes, et est proprement dite peau ou cuir, en laquelle sont remarquées cinq différences, au second de *l'Vsage des parties*, chap. v. L'autre couure les membres internes : et est proprement ditte Pannicule ou membrane, comme les toiles du cerueau, et le pericrane, qui couure le crane, tout ainsi que le perioste les autres os du corps : la pleure, le sifac ou peritoine, le pericarde. et les pannicules de toutes les autres entrailles.

La graisse vient apres, qui est comme huile, eschauffant et humectant les membres : de laquelle y a deux especes : l'vne exterieure pres de la peau, qui proprement est appellée Graisse. L'autre interieure, pres du ventre et des reins, qui est ditte proprement Oing ou Axonge.

De suitte on rencontre la chair : de laquelle y a trois especes, sçauoir est chair simple, et pure : qui est en petite quantité, et ne se treuue qu'en la teste du membre viril, et entre les dents. L'autre est chair glanduleuse, ou nouyeuse[1], comme la chair des testicules, des mammelles, et des emonctoires. La troisiesme est la musculeuse, ou lacerteuse, et telle est en grande quantité, trouuée par tout le corps, en quelque lieu qu'il y ait mouuement manifeste et volontaire.

Muscle est vn instrument du mouuement manifeste et volontaire, au liure de *l'Vsage des parties* et aux liures des *Mouuements manifestes et volontaires*, par tout. Et jaçoit que les muscles soyent, quant au sens, membres simples, toutesfois, à la vérité, ils sont composez de nerfs et ligaments, et de chair qui remplit leurs filaments, et d'vne membrane qui les couure. Ainsi le veut Auicenne au premier liure de son *Canon*. Muscle et Lacerte, c'est tout vn : mais il est dit Muscle, de la semblance d'vn Rat, et Lacerte, de la semblance d'vn Lezard : car ces bestes sont ainsi greilles et longues, de chasque part (au moins deuers la queuë), et au milieu sont grosses, comme les muscles ou lacertes ; nonobstant Henric, qui semble assigner difference entre eux.

---

1. « Nodosa », nouyeuse, noilleuse, noueuse (Du Cange).

Icy faut noter, suiuant l'intention de Galen, par tout son liure de *l'Vsage des parties*, que quand le muscle est composé, comme il a esté dit, il en sort ou descend des chordes et liens ronds, lesquels venans près la joincture, se dilatent, et lient la joincture à l'entour, auec le panniculle qui couure les os, et la mouuent. Et quand ils ont passé la joincture, derechef s'arrondissent, et se reduisent en chorde, et auec de la chair ils font vn autre muscle : duquel sortent derechef chorde, et lien qui s'eslargissent, et lient à l'entour la joincture suiuante et la meuuent : et ainsi ne cessent iusques aux extrêmes parties. Suiuant cecy toujours le muscle precede la joincture, et le membre qu'il meut : ce qui est déclaré au bras. Car les nerfs qui de la nuque du col sont deleguez aux bras, prennent la forme de muscle au col, et en la poictrine. Puis quand se vient à la joincture de l'espaule, il en sort vne chorde, qui se dilate et comprend toute la joincture, et s'implante en l'os de l'adjutoire [1] et le meut. Puis quand il sort de la joincture de l'espaule, à deux ou trois doigts de là, il s'arrondit, et se reduit en chorde : et auec la chair et le lien qui sort de la teste de l'os espaulier, se font des muscles sur le milieu de l'adjutoire, desquels sort vne chorde, qui à trois doigts pres du coulde [2] s'amplifie, et comprend tout le coulde, et meut le petit bras. Et de là à autres trois doigts, il s'arrondit, et reduit en chorde : de laquelle estant joincte au ligament qui sort du coulde, et auec de la chair, se font des muscles fur le milieu du dit bras, d'où sort vne chorde, laquelle à trois doigts de la joincture de la petite main s'amplifie, et comprend toute la joincture de ladicte main. En apres elle s'arrondit, et entre aux muscles du milieu de la main, d'où sortent les chordes qui meuuent les doigts. Desquelles choses il appert que les playes, qui sont a trois doigts pres des joinctures, sont dangereuses : car les chordes nerueuses sont là denuées de chair, et apparantes, desquelles la piqueure engendre spasme ou conuulsion, et par consequent induit la mort, selon Galen au troisiesme du *Techni*, et au quatriesme de la *Therapeutique*.

Les lacertes ou muscles (de l'authorité d'Halyabbas en la premiere partie du troisiesme sermon de la *Disposition royale*) different en cinq choses : en quantité, figure, situation, composition, et origine de leurs tendons. Et Galen disoit au sixiéme de *l'Vsage*, qu'il y a quatre situations des muscles : droicte, de trauers, et deux obliques. Tous les muscles sont cinq cens trente un, selon Auicenne au premier liure de *l'Anatomie des muscles*.

---

1. Joubert dit « adjutoire ou avant-bras »; nous verrons plus bas (Doct. II, ch. iv) ce qu'il faut entendre par adjutoire.
2. « De cubito. »

TROISIESME CHAPITRE

*De l'Anatomie des nerfs, liens,
et chordes ou tendons.*

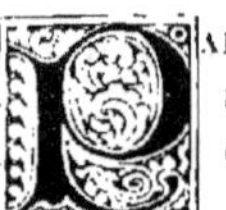 ARCE que les muscles sont composez de nerfs, liens, et chair, après l'Anatomie de la chair musculeuse, il faut parler de ceux-cy.

Le *nerf* est membre simple, creé pour donner sentiment et mouuement aux muscles et aux parties. Et pource Galen disoit au quatriesme de *l'Vsage*, chapitre neufuiesme : Les intentions de nature en la distribution des nerfs, sont trois : l'vne pour raison du sentiment, és instruments des sens [1] : l'autre, pour le mouuement, à ceux qui meuuent : la troisiesme en tous les autres, pour cognoissance des choses qui déplaisent [2]. Et il dit bien des sens : car les nerfs ne sont implantez aux cartilages [3], ne en plusieurs chairs glanduleuses. Mais aux dents on les voit implantez, comme il disoit au seiziesme du *Liure allégué*. Tous nerfs naissent, ou sont manifestes [4] du cerueau, par luy-même, ou par la nuque, sa lieutenante. Et en ce conuient la commune Escolle des Philosophes et des Medecins. Parquoy les nerfs qui sortent de la part anterieure du cerueau, sont tels qu'icelle partie, plus mols et plus prets à donner sentiment. Il y en a de la part de derriere de la nuque, qui descend du cerueau : et tels sont plus durs et plus manifestes au mouuement. Mais sçavoir mon, si le sens et le mouuement sont portez par vn mesme nerf, ou par diuers? Galen semble tenir, au premier des *Maladies internes*, et au quatriesme des *Maladies et symptomes*, qu'aucunes fois c'est par vn, aucunes fois par diuers. Et cela mesme tient nostre Escolle de Montpellier : la matiere est difficile. Et encor plus difficile de rechercher si les susdites facultez sont portées substantiellement ou par irradiation. Parquoy il vaut mieux la laisser dormir. Quoy que ce soit, il y a sept pareils de nerfs [5] qui naissent immediatement du cerueau : et trente par le moyen de la nuque : et un sans compagnon, qui naist du bout de la queuë [6], ainsi que met

1. « In sensitiuis organis »; le ms. de Montp. dit : « es organes sencitiues ».
2. Mingelausaulx dit : « Et la troisième pour laisser à toutes les autres parties le moyen de pouvoir sentir tout ce qui les peut offancer afin de s'en deffendre ».
3. Le ms. de Montp. ajoute : « ne es os », et Canappe aussi.
4. « Oriuntur vel manifestantur »; le ms. de Montp. dit : « naissent ou se manifestent ».
5. « Sunt septem paria nervosum », il y a sept paires de nerfs.
6. Le ms. de Montp. dit : « qui naist par la fin de l'ossaire ».

Halyabbas au second sermon de la première partie du liure de la *Disposition royale*.

Les *liens* sont de la nature des nerfs : toutesfois ils naissent des os. Il y en a de deux sortes, les vns lient les os par dedans, les autres lient toute la ioincture par dehors. Ainsi disoit Galen au douziesme de *l'Vsage*. chapitre second : L'articulation des os est comprinse tout à l'entour [1] de ligamens forts, et qui se peuuent estendre.

Les *chordes* ou *tendons* (c'est tout vn) sont aussi de la nature des nerfs, et encor plus : car comme les liens sont moyens entre les nerfs et les os, ainsi les tendons entre les liens et nerfs. Ils naissent des muscles et reçoiuent des nerfs le sentiment et le mouuement, par lesquels se meuuent les membres, et (comme dit est) jaçoit qu'ils soyent ronds sortans des muscles, ils s'amplifient venans aux joinctures et ils sont situez à l'entour du membre, de sorte que les internes attirent ou plient le membre, et les externes l'estendent : et ainsi, que quand l'vn tire, l'autre se lasche, et pour ce la flexion est perduë par l'incision des internes et l'extension par celle des externes. Ainsi le met Galen au premier et douziesme de *l'Vsage des parties*.

QVATRIESME CHAPITRE

De l'Anatomie des veines et arteres.

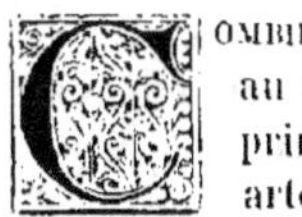

COMBIEN que les veines et arteres, suiuant l'intention de Galen au seiziesme de *l'Vsage des parties*, different quant à leurs principes et origines : car les veines naissent du foye, les arteres du cœur : et en quelques lieux la veine est separée de l'artere, comme au descouuert des bras, et au rets admirable : combien que nulle artere soit trouuée sans veine, et ont ainsi presque au reste du corps une communauté, et distribution semblable : partant il suffit au Chirurgien de faire mention d'elles ensemble, et ainsi l'a fait Galen *au lieu dessus allegué*. Il est notoire à chascun, qu'est-ce que veine, et que c'est le lieu du sang nutritif : Item qu'est-ce que artere, et que c'est le lieu du sang spirituel. Or ces vaisseaux estans sortis de leurs sources, font deux branches, vne partie va en haut, et l'autre en bas, et chasque partie se divise en rameaux, et en se ramifiant est conduite iusques aux extremitez du corps, pour nourrir et viuifier tous membres. Les veines particulieres, qui de leur grandeur apportent danger d'hæmorrhagie, seront dictes en l'Anatomie des grands membres.

1. « Comprehenditur in circuitu. »

CINQVIESME CHAPITRE

De l'Anatomie des os, cartilages, ongles, et poils.

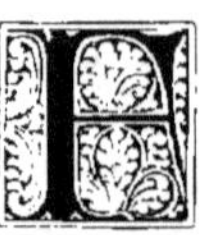

INALEMENT on anatomise les *os* parce qu'ils sont au profond du corps. Ce sont les parties plus dures de tout le corps : et sont fondement et appuy de toutes les autres parties. Si est-ce qu'outre cela, il y en a pour contregarder, et defendre les parties internes : comme le crane, la poictrine, et le doz. Les os de nostre corps estans bien comptez, sont (selon Auicenne au premier de son *Canon*) deux cens quarante et huit : outre les Sésamoïdes et l'os fait en figure de lambda, sur lequel est fondée la langue [1]. Les os du corps reçoiuent diuercité de la part de la moüelle, de la figure, et de la grandeur [2]: et les vns à raison d'eux-mesmes, les autres à raison des joinctures, sont entr'eux differents. Car les vns sont moüelleux, les autres n'ont point de moüelle. Item les vns sont droits, les autres tortus. Item les vns sont grands, et les autres petits. Et tous os sont plus gros à la joincture, qu'enuiron le milieu. A raison des joinctures, ils sont entr'eux differents, parce que les vns ont des additions, qui entrent, les autres des cauitez, ou enfonceures, qui reçoiuent : quelques-vns ont tous les deux, quelques-vns ne l'vn ne l'autre. Et de ceux qui ont lesdites additions et enfonceures, aucuns les ont en forme de clou, comme les dents : les autres en forme de scie, comme le crane : quelques-vns les ont noüeuses aux deux bouts, comme le petit bras, et la cuisse; les autres enfoncées, comme les focilles, quelques-vns des deux sortes, comme les doigts. Et ceux ausquels defaillent toutes les deux, ils se joignent solidement; et les autres, qui ont telles rondeurs, et fosses ou enfosseures, sont proprement la joincture à laquelle aduient dislocation, et aux autres separation.

Cartilage est presque de la nature des os : toutesfois elle est plus molle, et est faite pour suppléer le defaut de l'os : comme ès paupieres, narilles et oreilles, et pour faire meilleure conjonction des os auec leurs voisins : comme en la poictrine, et aux hanches, et en leurs extremitez, afin qu'ils ne fussent cassez par le mouuement.

Les *ongles* sont faits à l'extremité des membres pour mieux prendre. Les *poils* sont faits pour embellissement et purgation.

---

1. « In quo fundatur lingua » ; l'os hyoïde.
2. « Recipiunt diuersitates penes numerum, et formam materiae » ; ms. de Montp. : « ont diversité en nombre et en fourme ».

DOCTRINE SECONDE

*De l'Anatomie des membres composez,
et propres.*

PREMIER CHAPITRE

De l'Anatomie du pot de la teste et de ses parties.

VANT expedié l'Anatomie des membres simples et communs à
tout le corps, il faut venir à l'Anatomie des membres com-
posez et particuliers. Et iaçoit que les vns soient plus grands,
les autres plus petits, comme il a esté dit, neantmoins leur
anatomie sera traitée en huict chapitres, selon la diuision des plus grandes
parties : d'autant que telle diuision est plus sujette au sens et plus manifeste : et auec ce, la maniere de medeciner[1] est diuersifiée suiuant icelle.
Or on commencera icy à la teste, principalement au cerueau et au pot
qui le contient : parce qu'il est le lieu et l'habitation de l'ame raisonnable : comme Galen mesme a dit au neufviésme liure de *l'Vsage des
parties*, chapitre quatriéme, et au premier de la *Conservation de santé*,
chapitre neufviéme. Il en est dit autant au troisiésme des *Maux internes*,
et au troisiéme *Commentaire du régime des maladies agues*.

Au *pot de la teste*, et és parties d'icelle, il faut rechercher les neuf
choses, qui ont esté dites cy dessus, de par Alexandrin (Commentateur
du liure des *Sectes*), desquelles on s'enquiert en chaque membre : sçauoir
est, l'vtilité, la situation, l'alliance, quantité, figure, substance, complexion, le nombre des parties et les maladies. Le pot de la teste selon
le Philosophe[2], est dit la partie cheueluë, en laquelle sont contenus les
membres animaux, et de ce appert son vsage. Sa place et situation est
au plus haut lieu de tout le corps. A sçauoir mon, si c'est à cause des

---

1. Le ms. de Montp. dit : « La maniere de Mieger », de Mieges, medecin (Du
Cange).
2. Aristote (Mingelousaulx).

yeux, ou pourquoy : le Chirurgien n'a pas à le considerer. Son alliance, ou colligeance est manifeste : que c'est auec la face, et le col : car d'icelle toutes les particules de la face procédent : et les muscles qui meuuent la teste, sont plantez au col. Dont Halyabbas au troisiesme *Sermon de la premiere partie* disoit : Les muscles mouuans de la teste sont doubles : vne espece d'iceux meut particulierement la teste, sans autre partie : et ils ont leur origine derriere les oreilles, iusques à paruenir aux clauettes. La seconde espece est commune à la teste et au col : desquels il sera dit au col.

La grandeur, ou quantité du pot est des plus grandes capacitez : veu que le cerueau est plus grand en l'homme, qu'és autres animaux de pareille grandeur. Sa figure est ronde, à mode d'vne boule legerement pressée des deux costez : et suiuant cela, il faut que le derriere et le deuant deuiennent bossus [1], au second du *Techni*. Galen disoit la cause de ceste figure, au huictiesme de *l'Vsage des parties*, chapitre penultiesme : De toutes les figures, dit-il, celle qui est moins offencée, et aussi qui est la plus grande, et plus capable de toutes celles qui ont esgale circonference, est la ronde. Quand à la substance on la verra estre ossuë et membraneuse, et moüelleuse : et sa complexion froide, par le nombre de ses parties.

Les *parties de l'oulle de la teste* selon Auicenne en son *Canon*, tiers liure, chapitre premier, sont dix ou onze : sçauoir est cinq contenantes, et autant de contenuës. Premierement au dehors sont les cheueux, puis la peau, et en apres la chair musculeuse, puis le gros pannicule et puis le crane. Suiuamment au dedans sont premierement la dure mere, la pie mere : en apres la substance du cerueau : puis au dessous du cerueau sont derechef la pie mere, et la dure mere. Finalement, le rets admirable, en apres l'os qui est la base du cerueau, et les plantes des nerfs [2], qui en sortent, de toutes lesquelles parties, il faut dire par ordre.

Des poils, de la peau, et de la chair musculeuse, il a esté assez dit cy-dessus. Du gros pannicule, que Galen appelle Pericrane, lequel couure tout le crane, faut sçauoir qu'il est nerueux, et a son origine de la dure mere, et est lié auec elle par ligaments, nerfs et veines, qui entrent, et sortent par les commissures du crane. Consequemment, est trouué l'os qu'on nomme Crane. Il n'est pas d'vn os continuel, ains ordonné de sept contigues, ou s'entretouchans : afin que s'il aduient lesion à l'un, elle ne passe à l'autre. Et sont conjoints par assemblage serratil [3], ou faict à mode de scie, afin que les vapeurs puissent expirer du cerueau.

Le premier os du pot de la teste, est de la part anterieure, et est nommé

1. « Gibbosa. »
2. « Explantationes nervorum », les racines des nerfs.
3. « Cum commissuris serratilibus », commissures dentelées.

Coronal, qui dure depuis le milieu du cerne des yeux [1], iusques à la commissure, qui trauerse le crane. En iceluy sont les trous des yeux, et les colatoires [2] des narilles, diuisez par certaine addition ossuë, en forme d'vne creste de geline [3], à laquelle est planté le cartilage, qui despart les narilles. Mais il faut sçauoir, que cet os Coronal est troué quelquesfois mi-party, ayant vne commissure qui trauerse le milieu du front, ce que le plus souuent est troué aux femmes.

Le second os, est par derriere, dit *Occipital*. Il est enclos de certaine commissure, qui descend de trauers, à mode de la lettre lambda [4], ou du chiffre 7. Il est dur et percé en bas, par où descend la nuque du cerueau, par le milieu des vertebres, iusques à la fin du dos.

Le troisiéme et quatriéme, sont au milieu, latéralement, nommez *Parietaux*. Et sont divisez par certaine commissure du long de l'oulle, et par les deux commissures susdites iusques aux os des oreilles, et sont quarrez.

Les cinquiéme et sixiéme, sont les os dit *Pierreux*, parce qu'ils sont durs. On les appelle aussi faux ou menteurs [5], d'autant qu'ils sont conioints en escaille auec les susdits Parietaux. Là sont les trous des oreilles, les additions mammillaires des emonctoires [6]. Ils s'estendent du long desdits Parietaux, depuis la commissure lambdaïde, iusques au milieu des os des tempes.

Le septiésme os, est le *Paxillaire ou Basilaire*, c'est comme vn coing sur le palais, asseurant et soustenant tous les dits os. En iceluy sont plusieurs trous, et spongiositez, pour l'expurgation des grosses superfluitez, et auec ce, il est de très-dure substance.

Doncques il y a sept os au pot de la teste, et ainsi le troue-t-on és testes des morts cuittes, et desparties auec de l'eau boüillante. Aussi Galen le nombre de mesme au sixiéme de *l'Vsage*, chapitre vingtiéme. Et outre ceux-là, il a cognu deux os du Bregme, qui sont contenus de par tout de deux os durs et épais, et de l'os derriere, et deuant, ausquels sont appliquez les os du tempe [7]. Le septiésme est ce basilaire, qui

---

1. « A medio obitarum », du milieu des orbites.

2. « Colatoria », de colare, passer goutte à goutte ; les colatoires des narilles sont les tamis des narines (les lames criblées).

3. « Crista gallinæ », crête de coq.

4. Guy a-t-il écrit « lambda », c'est possible, puisqu'il a eu la traduction de Galien par Nicolas de Reggio, mais les éditions latines portent « lauda », et le ms. de Montp. dit « en manière d'une figure de laude ». Lauda et laude ne signifient rien, ce sont des erreurs de copistes.

5. « Et dicta etiam mendosa » ; le ms. de Montp. dit : « si sont appelles aussi mendeux ».

6. « Et additiones mamillares emunctoriorum. »

7. Canappe dit : « Outre les os dessus dits, il fait en après mention de deux autres, qui sont nommez *ossa bregmatis*, lesquels sont laxes et rares, et pour ce

est vers le palais, lequel aucuns estiment estre de la machoire supérieure, et aucuns de la teste, estant couché entre deux en sorte de coing. De cecy il appert, que Guillaume et Lanfranc, et Henric ont mal veu l'Anatomie : car ils disent, que l'os paxillaire (ou en forme de pail), est dessous l'os du lambda, et qu'il est vn des os du col [1]. Ils disent aussi que les os pierreux sont adioustez par dessus les Parietaux, et qu'ils n'attouchent le cerueau, et ne sont des principaux. Dequoy l'opposite est vray.

Il s'ensuit donc, qu'il y a sept os principaux contenans le cerueau. Toutesfois il y a d'autres petits os non principaux, pour quelques vtilitez : comme l'os de la Creste dans le coronal, diuisant les colatoires des narilles : et les os Paris, ou pareils, qui appartiennent à la face, et non au pot. Il y a aussi quelques os Aigulheus, ou à mode d'aigulhe : et d'autres Clauals, ou à mode de clou [2], dessoubs l'os des oreilles, esquels sont plantez et affermis les muscles, ou chordes, qui ouurent la maschoire. Et ainsi les conte Halyabbas au second sermon de la premiere partie du liure de la *Royalle disposition*, au chapitre de *l'assignation des os de la teste*. Et pource il disoit : Doncques tous les os qui sont au crane, sont quinze. Auicenne, qui n'en a mis que cinq, a entendu de ceux qui ont vrayes conionctions serratiles, desquelles il en met trois : et y ayant autres deux os, vn à chasque costé, qui ont des commissures escalleuses et fausses, il ne l'a pas nié; ains l'a entendu soubs les os Paris ou pareils, à la fin du chapitre. Ce soit assez de l'Anatomie du crane, et par consequent des cinq parties du dehors contenantes.

Quant aux *parties internes*, et contenuës, tu ne les pourras demonstrer à l'œil, si le crane n'est diuisé en rond auec quelque scie. Et lors ayant enleué la partie superieure, la premiere chose qu'on rencontre est la dure mere, et la pie mere. Ce sont deux tayes garnies de veines, l'vne du costé du crane, et l'autre du costé du cerueau, qui enueloupent et couurent toute sa substance. De la dure mere sort par les commissures, le Pericrane. De la pie mere est infuse la nourriture au cerueau. Et veines et arteres, leur viennent de par dedans par les trous des os inferieurs, et par dehors par les commissures des os superieurs. En apres soubs ses tayes est la substance du cerueau, molle et blanche, de

gisent sur la teste et sont contenus de toute part de autres os durs et denses : à scavoir de la partie postérieure, par l'os dit *occiput*, et de la partie antérieure par l'os du front. et des deux costez des os des temples sont distincts, et séparez raisonnablement par certaines lignes. »

1. Lanfranc n'escrit pas l'os basilaire estre vn des os du col, ains qu'il est continué en bas avec le premier spondyle du col. (J.)

2. « Et quaedam sunt ossa arcualia : et quaedam clavalia »; il faudrait alors traduire : « il y a aussi quelques os à mode d'arc (apophyse zygomatique), et d'autres à mode de massue (apophyse mastoïde) ».

figure ronde, si on en rabbat les additions, qui y sont[1]. Et tout du long
de son vnion, despuis le milieu iusques au deuant, les sensitifs, et plusieurs autres instruments, doublez, et gemeaux[2], afin que si aucun d'eux
a mal, l'autre serue, comme dit Galen, au huictiesme de *l'Vsage*.

Le cerueau a de long trois ventricules, et chasque ventre a deux parties, et en chasque partie vne vertu a son organe. A la premiere partie
du ventricule anterieur est assigné le sens commun : à la seconde, l'imaginatiue : au ventricule du milieu, est située la pensiue, et la raison-
nante : à celuy de derriere, la memoire, et recordation. Or vous pouuez
voir que de ces ventricules, l'anterieur est le plus grand, celuy du milieu
plus petit, et le posterieur mediocre : Et que de l'vn à l'autre il y a des
conduits par lesquels passent les esprits : Et qu'en iceluy du deuant, sont
les additions mamillaires, esquelles est fondé le sens de l'odorat : Et que
d'iceluy, pour la pluspart, naissent sept pareils de nerfs sensitifs, lesquels
s'estendent aux yeux, et aux oreilles, à la langue, l'estomach et aux
autres membres, comme il sera dit : vous pouuez voir aussi les origines de ces nerfs, et les trous par où ils passent, et comme ils ne
marchent pas nuds, ains enueloupez de membranes. A l'endroit du moyen
ventricule, note le lieu appelé Fossette ou lacune, et le vermiforme, et
ce qui est en façon de hanches[3], et les chairs glanduleuses qui remplissent le dit lieu. Et soubs lesdites tayes est situé le rets merueilleux,
tissu d'arteres seulement, qui viennent du cœur, esquelles l'esprit vital est
fait esprit animal par ebullition[4].

Finalement tu regarderas comment *la nuque ou moüelle du doz* sort
du Parencephale (c'est la partie posterieure du cerueau) et non pas
nuë, ains enueloupée de deux tayes, tout ainsi que le cerueau, descendant par le milieu des vertebres, iusques à la fin du doz. De laquelle
naissent principalement les nerfs motifs, comme il sera dit plus bas.
Elle est semblable au cerueau : mesme semble estre partie d'iceluy, et
pourtant ses symptomes sont comme ceux du cerueau, ainsi que dit Galen
au douziesme de *l'Vsage des parties*, chapitre douziesme. Et ainsi est
despechée l'Anatomie de l'oulle de la teste, et de ses parties, touchant
les neuf choses requises en icelle.

1. Le ms. de Montp. dit : « Avec aucunes additions qui sont au ceruel », il ajoute :
« qui ne sont pas blanches ».
2. « Figurae rotundae seclusis additionibus quae sunt in ipso, et additionibus
ipsis secundum longitudinem, a medio ad anterius geminantur et duplantur sen-
situa et alia organa multa. » On peut traduire : les sensitifs et plusieurs autres
organes naissent doubles des additions qui sont enfermées en lui et des additions
mêmes qui sont suivant sa longueur depuis le milieu jusqu'au devant.
3. « Vocatum lacuna et vermiformis et anchaformis. »
4. « Per ebullitionem. » Les autres lisent, élaboration; toutes les deux dictions
peuvent icy convenir. (J.)

Reste maintenant à voir *des maladies*. L'oulle de la teste peut souffrir playes, apostemes et mauuaises complexions. Des susdites choses il appert, que les playes penetrantes tout le crane, sont dangereuses, et plus celles qui touchent les toilles du cerueau : et encor plus, qui touchent la substance du cerueau. Dauantage les *operations* à l'endroit des commissures sont suspectes que la dure mere ne tombe sur la pie-mere, et que le cerueau ne soit pressé [1]. Toutes incisions en la teste doiuent estre faites comme vont les poils : car ainsi vont les muscles. Elle donne vne manière de ligature propre [2], à cause de sa rondeur, ainsi que nous dirons cy après.

SECOND CHAPITRE

De l'Anatomie de la face, et de ses parties.

Les Particules de la face sont, le front, les sourcils, les yeux, les narilles, oreilles, tempes, iouës, la bouche, et les machoires avec leurs dents.

Le *front* ne contient que peau, et chair musculeuse : car l'os qui est dessoubs, est du Coronal, duquel la superieure table est eleuée, et sa spongiosité amplifiée, comme si l'os estoit double en cest endroit : et cela fait la forme des *sourcils*. Lesquels sont faicts pour ornement et pour les yeux, et pourtant sont garnis de poil. Les *incisions* à l'endroit de ces parties doiuent estre faites suiuant le long du corps (d'autant qu'ainsi va le muscle qui meut les sourcils), et non suiuant les rides.

Les *yeux* sont instruments de la veuë, et sont logez dedans le cerne dict orbite, qui est partie de l'os coronal, et des os temporels. A eux paruiennent les nerfs optiques : l'origine desquels, Galen racompte ainsi au dixiesme de *l'Vsage*, chapitre dernier : Les nerfs optiques sont pertuisez, afin qu'ils fussent la voye de l'esprit : et procedent de deux costez, et s'vnissent dedans le crane, et puis se despartent à chasque œil du costé qu'ils naissent, et non pas en croisant, ou changeant de dextre à senestre, comme aucuns ont pensé. Or les yeux sont composez de sept tuniques, et de trois ou quatre humeurs.

1. « De casu durae matris supra piam et de incisione cerebri. »
2. « Modum ligandi proprium »; elle permet un mode de bandage particulier.

La premiere tunique de par dehors, est la conjonctiue, blanche, et espaisse, laquelle enuironne tout l'œil, excepté ce qui se monstre et appert de la cornée, et a son origine du panniculе courant le crane. Les autres tuniques sont trois materiellement qui enuironnent tout l'œil : mais à cause de la diuersité des couleurs, qui se varient enuiron le milieu de l'œil au lieu dit Iris, on les dit estre six formellement, trois de la part du cerueau, et trois de part dehors. La premiere naist de la dure mere : et sa partie interne, est ditte Sclirotique, ou dure, et l'externe Cornée. La seconde vient de la pie mere : Sa partie interne est ditte Secondine, et l'externe Vuée : et a le trou de la prunelle. La troisiesme naist du nerf optique, et sa partie interieure est ditte Retine : l'exterieure [1] sur le crystallin, se nomme Aranée. Et ainsi il y a sept tuniques en l'œil formellement distinctes, et n'y en a que trois selon la continuation materielle.

Des trois humeurs, le premier est le crystalin, logé au milieu de l'œil, de couleur du crystal, en forme de gresle, auquel principalement est fondée la veuë. Apres luy, deuers le cerueau est le Vitrée, soustenant, et comprenant le crystallin de par derriere. Et ces deux humeurs sont enueloppez du panniculе déia dit, engendré du nerf optique. Puis de la part plus anterieure est l'humeur Albugineus, comprins entre ladicte toille, et celle qui est ia née de la pie mere. Galen assigne vn quatriesme humeur, et le preuue, au lieu dessus allegué, quatriesme chapitre, qui est en la region de la prunelle, air luysant et tout spirituel [2].

Et telle est proposée la composition de l'œil en soy : car outre ce, il a des nerfs motifs, qui descendent du second pair des nerfs : et six muscles qui le meuuent, et des veines, et arteres, et chairs spongieuses à l'endroit des lachrymals, qui remplissent les espaces. Et il a prés de soy les paupieres cartilagineuses, auec poils rangez ou limitez : dont les superieures ferment auec vn muscle, et ouurent auec deux qui sont de trauers : desquels les aydes ou seruices, et moyens sont mieux specifiez en Iesus, *des yeux*, et en Alcoatin, et és liures qui traitent specialement des yeux : mais cecy suffit au Chirurgien.

La forme du *nez* contient parties charnuës, ossuës et cartilagineuses. La partie charnuë a sa peau, et deux muscles vers son extremité. La partie ossuë a deux os triangulaires, desquels la pointe est sus le nez, et les bases se joignent d'vn costé par le milieu de la longueur du nez, et de l'autre aux iouës. La partie cartilagineuse est double : l'vne externe, qui fait le bout du nez : l'autre interne, qui depart les narilles.

---

1. Guy divise les tuniques de l'œil en six, veu qu'elles changent de condition en la partie anterieure de l'œil; les tuniques externes ou extérieures sont la cornée, l'vuée et la tunique aragneuse par deuant l'humeur crystalin.

2. « Æthereum lucidum », air transparent.

Les *narilles* sont deux canaux, qui montent iusques aux os du colatoire (où sont appliquez les additions mammillaires du cerueau, esquelles
est le flairer, ou l'odorat) et descendent iusques au palais, derrière
l'Vuule. Par ces tuyaux est attirée ausdits lieux l'euaporation fumeuse,
et l'air est inspiré, et expiré du poulmon en son temps, et les superfluitez
du cerueau par là sont expurgées.

Les *oreilles* sont cartilagineuses, et anfractueuses, sur l'os petreus,
ordonnées pour oüyr : A elles paruiennent les pertuis tortus dudit os,
et les pores. ou nerfs du cinquiesme pareil de ceux du cerueau, ausquels
est l'oüye. Soubs les oreilles y a des chairs glanduleuses, qui sont les
émonctoires du cerueau, et près de ces lieux passent des veines, qui
(comme dict Lanfranc) portent vne portion de la matiere spermatique
aux genitoires : lesquelles si on retranche, la vertu d'engendrer se perd :
Dequoy tient Galen le contraire : ainsi que Auicenne recite parlant de
la phlebotomie.

Les *tempes, ioüës* et *maschoires* sont parties costoyantes la face : et
contiennent en elles chair musculeuse, auecques veines, et arteres, et
parties ossuës. Les muscles de ces parties sont plusieurs. Premièrement il y en a sept, qui meuuent les ioüës, et leures superieures, et
selon Auicenne, ils viennent de la clauette, et des parties inferieures.
Puis il y en a huict, selon Halyabbas, qui meuuent la maschoire inferieure, les vns en ouurant, lesquels viennent du lieu des pointes clauelez
deuers les oreilles. les autres en fermant. qui descendent d'enhaut,
passans dessous la anse des os du tempe, et sont nommez Temporels.
Ils sont fort nobles, ou notables et sensibles, et leur offence est grandement perilleuse, et pourtant nature a soigneusement ordonné ladite
anse és os des tempes pour les contregarder. Il y a aussi d'autres
muscles à meudre, et mascher, lesquels viennent des pommes de la
maschoire superieure. A tous ces muscles viennent des nerfs de la troisiesme couple des nerfs de cerueau.

Outre ce, il y a plusieurs veines, et arteres, principalement à l'endroit
des tempes, et des coins des yeux, et des deux leures.

Les parties ossuës des susdites parties sont plusieurs : Et premierement les os des ioüës, iaçoit qu'ils ne paroissent que deux, ioincts
sous le nez, toutesfois ils sont neuf, comme dit Galen. Il y a aussi deux
os Paris, ou du tempe, lesquels faisans vne partie de l'orbite ou cerne
de l'œil, et de l'eminance pommée à l'endroit des ioüës, produisent
certaine addition vers l'addition de l'os pierreus, en constituant la susdite anse, souz laquelle passent, et sont conseruez les muscles temporels. Y sont aussi les os de la maschoire basse, desquels Galen en l'onziesme, chapitre penultiesme, dict ainsi : La maschoire basse a vne
seule diuision en soy, non du tout manifeste, vers l'extremité de la

barbe; laquelle nous disions estre faite, à telle fin que toutes parties fussent gemelles : et en ses extremitez elle a vn ioug qui est mis entour le muscle temporel, tenant les explantations nommées Vberi-formes, ou mammillaires [1].

Consequemment il faut venir aux *parties de la bouche* qui sont cinq, les lebures (desquelles il a esté dit), les dents, la langue, le palais, et l'vuule ou luette.

Quant aux *dents*, elles sont de la nature des os, combien qu'elles soyent dictes auoir sentiment, selon Galen au seiziesme de *l'Vsage*. Mais c'est à raison de quelques nerfs descendans du tiers pareil à leurs racines. Elles sont le plus souuent trente-deux. Sçauoir est seize en chasque maschoire (combien qu'en aucuns ne s'en trouuent que vingt-huit), c'est à sçauoir deux duelles, deux quadruples, et deux canines, huict maschelieres et deux caisseaux. Leurs racines sont fichées és maschoires, et les vnes en ont une, les autres deux, quelques-vnes trois, et les autres quatre. Leurs aydes ou seruices sont notoires.

La *langue* est partie charnuë, molle et spongieuse, composée de plu-sieurs nerfs, liens, veines, et arteres, ordonnées principalement pour le goust, et donnant commodité, tant au parler, qu'à gouuerner la viande en la bouche. A elle viennent les nerfs gustatifs, et motifs du quatriesme et du sixiesme pareil. Elle a neuf muscles, qui naissent de l'addition sagittale, et de l'os formé en lambda. Soubs elle sont rangées des chairs glanduleuses esquelles y a deux orifices, par où sort la saliue, comme estans sa coultre [2] et humectatoire.

Derrière la langue vers le palais, sont le gosier, les amygdales et la *luette* pendante, laquelle sert de preparer l'air a son aide [3].

Palais signifie toute la partie superieure de la bouche. Il est couuert, luy et toutes ses parties, de quelque pannicule, né du pannicule inte-rieur de l'estomach et du meri, ou œsophage.

C'est assez dit des parties de la face. Elles peuuent endurer plusieurs et diuerses maladies, à la curation et prognostication desquelles profitent grandement les choses dessus dittes.

1. « Quam propter didymationem dicebamus factam: et in extremitatibus habet rugalitatem circum oppositam versus temporalem musculum tenentem rubriformes vocatas explantationes. » Canappe traduit : « et és extremitez a une rugalité ou conionction mise enuiron le muscle de la temple : et sont appelez *rubriformes*, explantations. » — Mingelousaulx interprète ainsi : « dans ses deux extrémités elle est munie et environnée par le zygoma, ou l'os fait en forme de ioug, elle est attachée avec vn tendon très fort du muscle de la temple et par les apophyses mamillaires. » (*Rubriformes* est erreur de copiste pour *ubriformes*, de uber, mamelle.)

2. « Culcitra », matelas, oreiller; culcer, en vieux français, veut dire : coucher; Canappe traduit par « coutre »; Joubert, par coutil.

3. « Qui sert par son attouchement à préparer l'air qui descend dans les poul-mons ». (Ming.)

TROISIESME CHAPITRE

De l'Anatomie du col, et des parties du doz.

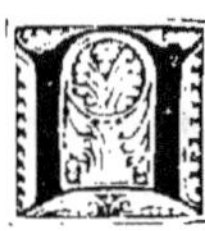VL ignore qu'est-ce que le *col*, et quelle est sa place, et son alliance. Qu'il soit fait principalement à cause du Pharynx ou Gosier, ou de la trachée artère (qui est tout vn), et consequemment, à cause des autres particules qui montent et descendent par là, c'a esté conuenablement demonstré au huictiesme de *l'Vsage des parties*. Au col y a doubles parties : sçauoir est, contenantes, lesquelles proprement constituent le col : et contenuës, qui passent par iceluy. Les parties contenantes sont la peau, les chairs, muscles, ligamens, et os.

Les contenuës sont la trachée susdite, l'œsophage ou meri, l'epiglotte ou gosier, ou gueule, les nerfs, veines et arteres, et vne portion de la nuque ou moüelle du doz, desquels disons l'anatomie par ordre, commençant à la trachée, comme la principale.

Ayant expedié l'anatomie, et diuisé la gorge ou le col de long [1] par deuant, apparoistra premierement la *trachée artere*, qui est la voye de l'air au poulmon : laquelle venant de cettuy-cy, se rend au gosier, ou gueule ou epiglotte : composée de plusieurs anneaux cartilagineus, imparfaits du costé de l'œsophage, conioints d'ordre, et attachez d'vn pannicule fort et liz [2].

Apres elle, sur les vertebres est le *meri* ou *œsophage*. C'est le passage de la viande, procedant du gosier, penetrant le diaphragme, iusques au ventre, ou estomach. Il est composé de deux tuniques villeuses ou fibreuses, l'vne interne continuee auec la peau de la bouche, l'autre externe et charnuë. Toutes deux se continuent auec les peaux du ventricule.

Sur ces deux passages, deuers la bouche, est la gueule, ou *gousier*, ou epiglotte, que i'estime tout vn, quand est de present [3]. C'est vne partie

---

1. Il faut noter icy, des additions sur Roger, que ces gens nomment tant seulement col, la partie postérieure. depuis l'occipice iusques à la première vertèbre de la poitrine ; et gosier, la partie antérieure, laquelle est bornée des deux veines organiques, c'est-à-dire iugulaires : et ils constituent deux *cervices*, sçavoir est les costez droit et gauche. (J.)

2. « Leni », mou ; le ms. de Montp. dit : fort et legier.

3. Ils sont toutesfois bien fort différents entre-eux : car la gueule proprement est le passage du boire et du manger : lequel du temps d'Aristote commença d'estre appellé œsophage. Le mesme est nommé des Barbares, Mery. Quant au gosier, c'est

cartilagineuse, creée pour estre instrument de la voix, et la clef du Pharynx au temps qu'on aualle : et ce moyennant quelque addition en forme de langue : qui est en l'vne de ses parties. Elle est composée de trois cartilages : et autour d'elle sont plantez vingt muscles, qui meuuent le tout et chasque partie, en les haussant, abbaissant, et faisant autres mouuemens : ainsi qu'il est déduit clairement au *Liure de la voix et des mouuemens liquides ou manifestes*.

En apres tu considereras doubles nerfs : ceux qui descendent en l'estomach, et aux entrailles, pour le sentiment, et les recurrans, qui reuiennent d'en bas en haut prés de l'epiglotte, pour la voix.

Tu contempleras aussi les grandes veines, et arteres, lesquelles estans ramifiées auprés de la clauette [1], montent par les costez du col aux parties superieures. On les appelle Guidegi, et Apoplectiques profondes ou Subethales : desquelles l'incision est fort dangereuse.

Consequemment pour raison des parties contenantes, et qui font le col (ce sont la peau, les chairs, les muscles, les liens, et les os ou les sept vertebres), il faut voir *l'Anatomie generale des vertebres et de tout le doz*. On nomme vertebre, l'os qui constituë le doz, percé au milieu, par où passe la nuque, et aux costez, par où sortent les nerfs : ayant plusieurs additions qui montent, qui descendent, et qui exterieurement font l'espine du doz, au moins celles qui procedent du milieu. Le doz est, ce qui est ordonné pour defendre la nuque (comme vne haye d'espines, en forme de carine) par derriere, depuis la teste iusques au fondement, de plusieurs et diuers spondyles successivement. Au dos (dit Galen au douziesme et treiziesme de *l'Vsage des parties*) y a quatre fort grandes parties : sçauoir est, le col, les espaules, les reins, et l'os d'aucuns nommé sacré, et d'aucuns ample. A l'endroit du col y a sept vertebres : à l'endroit du Metaphrene qu'on dit l'espaule, y en a douze : à l'endroit des reins, cinq : à l'endroit de l'os sacré, quatre. Donecques il y a vingt et quatre spondyles vrais, et quatre de l'os sacré, et trois de l'os queuë, qui ne sont vrays spondyles, ains par similitude et lieutenance. Car les trois premiers sont fort gros, et n'ont point d'additions, ny de pertuis à costé, ains par deuant : et sont beaucoup cartilagineus : au moins les derniers, s'agreillissans à la mode de queuë. Et ainsi en somme on dit y auoir trente vertebres. Et si par chasque vertebre passe vn pareil des nerfs, naissant de la nuque, il y aura trente pareils des nerfs de la nuque, et vn sans compagnon ; lequel naist de sa derniere partie. Et si du cerueau en viennent

le chef de la trachée artere, appellé des Grecs, Larynx : comme en Grec Pharins se prend pour la gorge : qui est l'espace où les extremitez de la gueule et du gosier s'assamblent. Mais l'epiglotte est proprement appelée : le couuercle du larynx, lequel est icy descrit. (J.)

1. Le ms. de Montp. dit : « Se ramifient près de la fourchette ».

sept, la somme des nerfs sera trente et huict, comme cy dessus a esté dit parlant des nerfs, et en la teste, parlant de la nature de la nuque. D'auantage aux costez des spondyles du doz susdit, il y a du long quelques chairs musculeuses adiacentez, ou couchées, pour seruir de coutil aux nerfs. On les appelle vulgairement Longes : et outre ce, y a vn gros pannicule (comme sus le crane, et les autres os), liant tous les spondyles. Doncques au col y a sept spondyles, desquels par les costez percez sortent sept pareils de nerfs, de la portion de la nuque qui passe par là : lesquels apportent sentiment, et mouuement aux espaules, et aux bras, et à quelques parties de la teste, et du col mesme.

Les *chairs du col* sont triples : celles qu'on nomme Longes, proprement Ceruices, ou appartenantes au col, couchées sur les vertebres, ainsi qu'a esté dit : les musculeuses, desquelles sont faits les tendons mouuans la teste, et le col, qui sont vingt en nombre, comme dit Galen : et les chairs qui remplissent les lieux vuides.

Les *liens communs*, lians la teste auec le col, et les espaules, sont plusieurs. De part deuant y en a deux gros qui descendent dessoubs les oreilles à la clauette. Et de part derrière y en a d'autres plus grans, qui lient les nœuds de l'eschine aux costez. Il y en a d'autres fort grands, qui descendent aux espaules. De sorte que muscles, tendons, et ligamens sont tout à l'entour du col, faisans vne danse, fleschissans, releuans, et vireuoltans le col, et la teste : car sans iceux il n'est possible de faire articulation, selon Galen au lieu dessus allegué.

Dequoy apparoissent les six ou sept choses [1] que l'on recherche en chasque membre. Reste maintenant à voir des *maladies*.

Le col peut souffrir plusieurs maladies, et en soy, et és parties qu'il contient : comme playes, dislocations, apostemes : toutes lesquelles sont en luy dangereuses. Il appert aussi que les *incisions* iceluy doiuent estre faites du long : d'autant qu'ainsi vont ses parties. Il donne propre maniere de ligature, comme il sera dit cy dessoubs.

QVATRIESME CHAPITRE

De l'Anatomie des espaules, et des bras,
ou grandes mains.

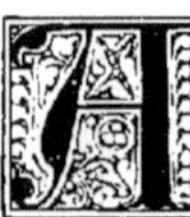

PRÈS le col vient le Four ou thorax : mais d'autant que sur ses parties haultes sont exterieurement plantées les espaules, et par consequent les bras, pource il faut dire de ceux-cy premièrement.

1. Par cy deuant il a dit en deux endroits, qu'on recherche neuf choses. (J.)

Omoplate, Espaule, Humere : sont receus pour vne mesme chose maintenant. On sçait desià qu'ils sont, et quelle est leur place, et alliance. Ce sont instruments à prendre, et à defendre, au premier de *l'Vsage*, par tout. Le Createur a garny et muny l'homme de mains, et de raison, en lieu d'armes. Dont Galen benist Aristote de ce qu'il a dit, que la main precede tous instruments, et la raison, tous arts. Les parties qui les composent sont la peau, la chair, les veines, arteres, nerfs, muscles, chordes, liens, membranes, cartilages et os : desquels il faut dire en ceux-cy par ordre et premierement en l'*espaule*.

Quelle peau et chair il y a, a esté ià dit auparauant. Les muscles et chordes, qui meuuent le bras, descendent du col et de la poictrine, passent par l'espaule, et en comprenant, et enueloupant la iointure de l'os de l'adiutoire [1], s'y plantent. Les nerfs deriuent de la nuque du col. Les veines et arteres sont ramifiées d'en bas, comme dit est : mais parce que telles particules ne sont guieres manifestes ès espaules, on en abbrege le propos. Des os il faut sçauoir, qu'ils sont deux. Le premier est, l'os espaulier de la part du doz : le second est, de la clauette de la part du thorax.

L'*os spatulaire* est quasi semblable à vne pelle : car il est large, et mince deuers le dos : auec certaine eminence subtile par le milieu : et deuers la iointure, il est quelque peu long et rond, en maniere de manche avec trois additions au bout. La premiere est vne fosse, qui reçoit au milieu la teste de l'adiutoire [2]. La seconde est au-dessus, courbe et pointuë à mode d'vn bec de corbeau. La tierce est du costé syluestre ou externe plus courbe, à mode d'vn anchre.

L'*os de la clauette* est rond et est appuyé ou attaché en certaine cauité

---

1. « Ossis vuulae siue adiutorij. » Joubert a rendu son texte confus en traduisant « adjutorium » par avant-bras, tandis que ce mot désigne le bras proprement dit. Guy, suivant en cela Galien, divise le membre supérieur, qu'il appelle le bras ou grande main, en trois parties : l'adjutoire ou ulne, le petit bras et la petite main, qui est la main proprement dite ; la grande main représentant tout le membre supérieur.

L'adjutoire (adjutorium) est aussi désigné dans les éditions latines sous le nom de « ulna » ou « uvula ». Ce dernier mot doit être une erreur de copiste ; le ms. de Montpellier le traduit par *ulne*, ou par *adjuctoire*.

Adjutorium (qui signifie : aide, secours) est-il bien le mot dont s'est servi Guy ; ne serait-ce pas plutôt « adjunctorium », os adjoint à l'épaule ? — Je le croirais. Le ms. de Montpellier traduit toujours par *adjuctoire*.

Ulna, d'après Pline, désigne l'avant-bras ; Virgile dit *ulnac*, pour le bras. De ulna est venue *aulne*, *aune*, qui équivaut à la longueur des deux bras étendus.

Voulant me rapprocher aussi exactement que possible des textes latins, dans la traduction que je donne, les mots *adjutoire* et *ulne* désigneront ce que nous appelons le bras, l'*humérus*.

2. « Caput vuulae »; le ms. de Montp. dit : le chef de l'vuule ou de l'adiuctoire du bras.

de la partie superieure des os de la poictrine, et a deux branches : l'vn va à vne espaule : et l'autre à l'autre. Il lie et asseure ces deux additions rostrales, ou en forme de bec, à ce que la fosse du milieu tienne plus ferme la teste de l'adiutoire en sa joincture [1]. Et ne sont ces additions, autres os que de l'espaule, comme disent Lanfranc, et Henric, ains sont parties substantielles d'icelle [2]. Et que cela soit vray, l'experience l'enseigne : et ainsi l'affirme Galen au treiziesme de *l'Vsage des parties*, chap. onziesme et douziesme, disant : De l'espaule est l'achromion (c'est à dire l'extrémité du sommet de l'espaule) qui la couure et l'accouple à la clauette, comme deuant estre la couuerture et ensemble la garde de toute l'articulation du sommet de l'espaule : empeschant quant et quant la teste du bras d'eschapper par en hault. Et outre ce, il a trois grands liens qui vont de la teste de l'espaule à l'adiutoire, et tout à l'entour il est estraint de fort grands muscles, qui viennent de la poictrine, et de l'espaule, implantez à l'os de l'vlne, et le mouuans, les vns tirans en haut, et les autres en bas, et les autres le contournant en cercle.

La partie soubs ladite ioincture est nommée *aisselle :* qui est remplie de chairs glanduleuses, à laquelle est assigné *l'emonctoire du cœur.*

Consequemment il faut dire *du bras*, qui est dit la grande main, laquelle Galen diuise en trois grandes parties, au second de *l'Vsage*, chapitre deuxiesme : L'vne est ditte ulne, l'autre petit bras et l'autre est nommée Acrochiron [3], c'est à dire petite main : laquelle aussi a des parties dessus nommées. Quoy et quelle est sa peau et sa chair, il appert comme des autres.

Quant aux *arteres, et veines* manifestes, qu'on trouue és bras, on en parle ensemblement pour la cause dessus ditte. Quand donc elles, en se ramifiant, sont venues de leurs principes aux aisselles, là se departent en deux rameaux : desquels l'vn tend à la partie externe du bras, l'autre à l'interne. Celuy qui tend exterieurement, soudain se ramifie, et vn rameau monte en haut derriere l'espaule, et à la teste, et l'autre descendant se ramifie en deux : desquels l'vn se diuise par le bras exterieurement en plusieurs parties, et est appellé la chorde du bras. L'autre rameau descend de la part superieure du bras, et se manifeste au ply du coulde, et là est nommée Cephalique : et de ce lieu descend à la main, et se manifeste entre le poulce et l'indice : est ditte, Cephalique oculaire.

L'autre partie qui a esté diuisée aux aisselles, laquelle tend à la part

---

1. « Caput vuulae in iunctura »; le ms. de Montp. dit : le chief de l'adiuctoire; Canappe dit : tienne plus fermement le bout du bras en la ioincture.

2. Galen a voulu qu'entre la clauette et l'épaule y ait certain os, lequel se nommast *cataclcis*; Lanfranc et Henric semblent avoir suyui cette erreur. (J.)

3. Canappe dit : « l'vne est appellée le bras, l'autre est dite *vlna*, et l'autre est appellée *acrocheiron*. »

interieure, en descendant se manifeste au ply du coulde, et est nommée
Basilique : et de ce lieu descend à la main, et se manifeste entre le doigt
moyen et l'auriculaire : et est ditte, Saluatelle. De ces deux veines quand
elles sont au ply du coulde, se faict vn rameau commun, qui appert au
milieu des deux, lequel est appellé Médiane, ou corporelle. Au bras y a
quatre ou cinq grosses veines, et autant d'arteres, desquelles l'incision
est dangereuse, à cause de leur grand flux de sang. Il y a plusieurs
autres rameaux, desquels pour leur petitesse le Chirurgien n'a à s'en
soucier.

Des *nerfs*, il est dit, que de la nuque par les vertebres du col descend
à chasque bras quatre notables nerfs, l'vn en derriere, l'autre en deuant,
l'autre en haut, et l'autre en bas : lesquels diuisez par tout, apportent
sentiment et mouuement, à tous les bras, ou de soy, en passant par le
profond du corps, ou meslez auec les muscles, chordes et ligamens.

Desdits nerfs, chair, et membranes, se font quatre *muscles* principaux
et grands : sçauoir est en l'adiutoire ceux qui meuuent le petit bras : et
quatre en cestuy-cy, qui meuuent la petite main, et cinq en la main, qui
meuuent les doigts : desquels les chordes nerueuses sont manifestes,
ainsi que dessus a esté dict : et sont desnuez de chair à trois doigts
prés de la ioincture, dont s'ils estoyent blessez, apporteroient grand
danger.

Il y a aussi plusieurs *ligamens* au bras qui descendent des os, et
passent par les ioinctures, et auec les chordes eslargies les tiennent liées,
desquels l'incision est dommageable.

Finalement il faut dire des *os*, suiuant la diuision ditte de la grand
main. En la premiere partie, qui est nommée *rhe* ou *adiutoire* [1], est
vn seul os, moüelleux, et rond des deux bouts. La rondeur superieure,
qui est vnique, entre dans la boüette, ou fosse de l'espaule et constitue la iointure humerale. La rondeur inferieure est double, au milieu
de laquelle y a vn degré, comme si c'estoit vne poulie double, par où
passent les cordes, auec lesquelles on puise de l'eau. Et de la part
interne il a quelque petite eminence : et par derriere il a certaine cauité,
en laquelle est receuë la teste, ou addition en forme de bec, du focille
majeur, quand on redresse le bras : tellement que ces rondeurs entrent
és concauitez des focilles, et s'y contournent au temps de l'extension, et
du pliement du bras.

Et font la iointure Cubitale, où commence le *petit bras*, qui est la
seconde partie ditte, auquel sont deux os nommez *focilles* : sçauoir
est, le maieur, qui est en bas, plus long que l'autre, à cause de l'addi-

---

1. Canappe dit : « laquelle est dite *brachium*, ou *adiutorium* »; l'édit. latine dit :
« vlna siue adiutorium. »

tion en forme de bec, qui a esté ditte : et tend vers le petit doigt, faisant en dehors vne eminence bossuë, en mode de cheuille. Le mineur est en haut, et dés le ply du coulde, iusques à la main, il tend vers le poulce, comme s'il y vouloit adiouster ou s'adiouster auec luy. Et en chasque teste ou bout d'iceux, y a des fosses qui reçoiuent les rondeurs ; deuers le coulde, ils reçoiuent les rondeurs faites à degrez de l'adiutoire, auec l'addition en forme de bec dudict coulde : et vers la main, les rondeurs des os de la main. Ils sont tous deux plus gros, et conioincts en la ioincture : et enuiron le milieu, plus gresles et plus esloignez, afin qu'ils contiennent nerfs, et muscles.

Et ou ces deux focilles terminent, et sont contigus aux *os de la main*, là se fait la ioincture, et elle y commence : en laquelle y a trois rangs d'os, desquels les inferieurs se ioignent de leurs rondeurs aux fosses des superieurs. Au premier rang y a trois os, car l'addition du focille est quasi par dessus, tenant le lieu d'vn os [1]. Au second rang y en a quatre, et au superieur y a vne petite bouëtte, en laquelle s'affermit le premier os du poulce. Les os de ces deux rangs sont cours. Au troisiesme rang y a quatre os, plus longs que les autres. La premiere partie des deux rangs est nommée Rascete, ou Carpe ; l'autre partie est dicte Peigne, ou Metacarpe. Puis viennent les doigts : le chacun ayant trois os, et ils sont cinq.

Doncques il y a aux doigts quinze os : et onze en la main, et deux au bras, et vn en l'adiutoire, et par ainsi en tout le grand bras, ou grande main, il y a vingt et neuf os. Dequoy appert le nombre des parties desdits membres.

Reste à voir des *maladies* qui leur peuuent aduenir en grand nombre : comme apostemes, playes, dislocations, fractures, paralysies. Et par l'anatomie de ces parties vous pouuez voir, que les *incisions* y doiuent estre faites de long, et suiuant les riddes : car ainsi vont les muscles. Pouuez aussi voir, qu'entre leurs iointures, la plus difficile à desnoüer et à reduire est la cubitale : la plus aisée, l'humerale ; et moyenne, la manuelle. Pouuez aussi voir les parties, ou endroits, vers lesquels plus proprement se fait la desnoüeure. Pouuez aussi considerer, qu'en la paralysie de ces membres, les remedes doiuent estre appliquez enuiron les vertebres du col, parce que de là deriuent leurs nerfs.

---

1. « Quia additio focilis quasi est desuper tenens locum vnius ossis. »

CINQVIESME CHAPITRE

De l'Anatomie de la poitrine, et de ses parties.

A poitrine ou Thorax, est l'arche ou coffre des *membres spirituels* : et pourtant en iceluy y a quelques parties contenantes, et quelques contenuës. Les parties contenantes sont quatre : la peau, la chair musculeuse, les mammelles, et les os. Les contenuës sont huict : le cœur, le poulmon, les membranes, liens, nerfs, veines, arteres et le meri ou œsophage. Il appert assez quelle est la peau et la chair.

Des *mammelles* (qui sont sur la poitrine) il faut dire quelles sont composées de chair blanche, glanduleuse, spongieuse, et de veines, arteres et nerfs : et pour ce elles ont alliance auec le cœur, le foye, le cerueau, et auec les membres genitifs.

Des *muscles* pour en parler briesuement, il y en a, selon Auicenne, quatre-vingts ou nonante en la poitrine. Aucuns d'iceux sont communs au col, les autres au bras, et aux espaules : les autres sont du diaphragme, les autres propres du Thorax, les autres des costez, les autres du dos.

Les *os de la poitrine* sont triples : de part deuant il y en a sept, qu'on appelle os du Thorax. Ils sont fort cartilagineux et sur le premier d'iceux, de la part de la gueule [1], est receu dans sa bouëtte, le pied de la clauette [2] susdite. Et au-dessoubs, au lieu dict Forcelle, vers l'orifice de l'estomach [3], est certaine addition cartilagineuse, nommée Scutiforme.

De part derriere, vers le dos, il y a douze vertebres, par où passe la nuque, de laquelle naissent douze pareils de nerfs, qui portent aux muscles dessusdits, sentiment, et mouuement.

De la part laterale, à chasque costé y a douze costes, sçauoir est sept vrayes, et cinq fausses ou menteuses, d'autant qu'elles ne sont pas entieres, comme les susdites. Chacun peut voir la forme de toutes. Et c'est assez des parties contenantes.

Ces *parties contenuës*, si tu en veux bien faire l'Anatomie, il faut que

---

1. « A parte gulae », du côté de la gorge, du cou.
2. « Pes furculae »; ms. de Montp. : « pié de la fourchette ». Furcula, petite fourche.
3. « Et de subtus eorum in forcella apud orificium Stomachi. » Ms. de Montp. : « et par-desous en la fourcelles ». Furcilla, petite fourche.

tu trenches la poitrine par les costez, et que tu ostes la part du deuant,
et sagement, à cause du Mediastin : et les parties internes t'apparoistront, desquelles la premiere et principale, est le *cœur*, qui est principe de vie. Et partant, comme Roy et Seigneur il est assis au milieu
de la poitrine, sans decliner à quelque part, suiuant le dire de Galen au
sixiesme de *l'Vsage*. Et cela soit entendu, centrallement : car quant à sa
partie basse, elle semble decliner vn peu vers le costé gauche, à raison
de la place du foye : et quant à la haute, vers le costé droit, afin qu'il
donne lieu aux arteres.

La forme du cœur, est comme d'vne pomme de Pin renuersée, d'autant que la pointe du cœur va vers les parties inferieures du corps, et
le large (qui est sa racine), vers les superieures.

La substance du cœur est dure, quasi musculeuse, ayant en soy deux
ventricules, dextre, et senestre, et au milieu vne fosse, comme dit Galen,
esquels est digeré le sang grossier alimentaire, venant du foye, et est
fait subtil, et spirituel : lequel est delegué par les arteres à tout le
corps, et principalement aux autres membres principaux : au cerueau,
où en se digerant il reçoit autre nature, et est fait esprit animal : au foye,
et est fait naturel : et aux testicules, où il est fait generatif : et à tous
autres membres pour les viuifier, et reparer : car c'est l'instrument de
toutes facultez, parfait lien [1] du corps, et de l'ame. Et pourtant au cœur
y a deux orifices : par le dextre, entre et sort le rameau de la veine
ascendante, qui porte le sang du foye en haut, et vne portion (qui est
dite veine arteriale) va pour nourrir le poulmon : et le residu, montant
plus hault se ramifie en plusieurs rameaux iusques aux extremitez [2], comme
dessus a esté dit. Et du senestre orifice en sort la veine pulsatile, de
laquelle vne portion va au poulmon, qui est dite, artere veinale, portant
les vapeurs fumeuses au poulmon, et introduisant l'air [3] pour raffraichir
le cœur. Et l'autre portion se ramifie en bas, et en haut, comme il a esté
dit des autres veines. Et sur ces orifices y a trois petites peaux, qui
ouurent et ferment l'entrée du sang et de l'esprit en temps conuenable.
Et prés d'iceux y a deux oreilles, par lesquelles entre et sort l'air, qui
luy est préparé du poulmon. On trouue aussi au cœur vn os cartilagineux, pour l'affermir, et fortifier. Le cœur aussi est conuert de certaine
caissette, forte, et membraneuse, nommée de Galen, *Pericarde*, à laquelle
descendent des nerfs, comme aux autres entrailles du dedans. Le cœur
est lié auec le poulmon, et est soustenu et affermy par le Mediastin. Desquelles choses il appert, qu'il a alliance auec tous membres. Appert

1. « Completum vinculum. »

2. Le ms. de Montp. dit : « Et le residu se ramifie en montant amont par plusieurs
rames et monte sur le chief ».

3. « Introducens aerem. »

aussi, qu'il est de si grande dignité, qu'il ne peut souffrir et soutenir passions longuement.

Sur le cœur volette le *poulmon*, pour le rafraichir : duquel la substance est molle, rare, spongieuse, et blanche : dans laquelle sont inserez trois sortes de vaisseaux, sçauoir est, le rameau de la veine arteriale, lequel, comme dict est, a son origine du dextre ventricule du cœur : et le rameau de l'artere venale, qui vient du senestre. Et parmy ceux-cy, sont les rameaux de la trachée artere, qui luy apportent l'air pour le cœur. Lesquels trois vaisseaux se diuisent par tout le poulmon, iusques en minimes. Le poulmon a cinq loupins, ou penons, deux au costé gauche, et trois au droit.

Derriere le poulmon, vers le cinquiesme vertebre, passe le meri, ou Oesophage, desquels cy-dessus a esté dit. Passe aussi la veine caue ascendente, de laquelle sera dit cy-dessoubs : et tous deux trauersent le Diaphragme. Passe aussi la mere Aorte [1], montant du cœur en haut. Et tout cecy, auec la trachée, fait vn tronc plein, ou garny de membranes, forts liens, et chair glanduleuse, iusques à la gueulle.

Consequemment, en la poictrine y a trois pannicules, ou membranes. En premier lieu, est la membrane, qui par dedans couure toutes les costes, lequel est nommé *Pleure*. Secondement, est le *Mediastin*, qui depart tout le four en partie dextre, et senestre. Tiercement, est le *Diaphragme*, qui separe tous les membres spirituels, des nutritifs : et est composé de la pleure, du Sifac, d'vn pannicule tendineux au milieu (né des nerfs à luy ennoyez des nœuds de l'eschine), et de parties charnuës, principalement aupres des costes. Dequoy il appert, que c'est vn muscle, duquel l'operation est pour haleiner, et si ayde à l'expulsion des superfluitez, comme dit Galen.

SIXIESME CHAPITRE

De l'Anatomie du ventre, et de ses parties.

 ENTRE est equiuoque à deux, quand est de present. En premier lieu il est prins, pour ce que la translation de langue Arabique, appelle estomach : Car en la translation de Grec en Latin, estomach est dit Meri, ou Oesophage : mais en l'Arabique, estomach est dit ventre. Secondement il est prins pour

1. « Et transit etiam mater adorthi » (édit. 1499, 1537). Les Barbares tousiours escriuent *ahorchi*, pour *aorta*. Et est ditte mère, ou grand artère, celle qui estant issue du senestre ventricule du cœur, se diuise incontinent en deux notables rameaux. (J.) — Le ms. de Montp. dit : « la vaine aborchi », pour la veine aorte.

toute la region des membres nutritifs, et ainsi est prins icy. En cest endroict, suiuant Mundin, recherchons les neuf choses qu'on recherche és autres parties.

Premierement, de sa position, et situation generale, et totale, on voit qu'il est soubs la region des membres spirituels. De sa particuliere position, et situation, vous voyez que la partie orificiale (que les anciens ont nommée precordiale) est vers la fourcelle. La partie stomacale est de là, iusques à trois doigts prés du nombril. La partie vmbilicale ou sumeniale [1], ou du petit ventre, est du nombril en bas.

Les Hypocondres sont à costé, sous les costes : les Isles, ou flancs, sur les hanches. On ne peut bien voir le nombre des parties du ventre, et son Anatomie, qu'on n'ouure (ainsi qu'il a esté dict cy dessus) le ventre de long et de trauers. Estant ainsi ouuert, on y considere les parties contenantes, et contenuës.

Les *parties contenantes* sont par deuant, Mirac, et Sifac : par derriere, les cinq vertebres des reins, et la chair qui est par dessus. *Mirac* est realement composé de quatre parties : sçauoir est, de la peau, de la graisse, du panniercule charnu, et des muscles desquels procedent chordes ou tendons. *Sifac*, n'est qu'vne membrane adherente au Mirac de par dedans. Et de cela appert la difference d'entre Mirac et Sifac.

Les *parties contenuës* sont sept : premierement est la coëffe, puis les boyaux, en apres l'estomach, le foye, la ratte, le mesentere, et les rognons (car nous dirons de la vescie, et de l'amarry, aux hanches), lesquelles il faut poursuivre par ordre. Et premierement, la peau, la graisse, et le panniercule charnu, sont notoires a tous.

Les *muscles* sont creez au ventre, pour le fortifier : et auec ce ils aydent aux autres membres à reiecter leurs superfluitez : Ils sont huict en nombre, selon Galen au quatriesme de *l'Vsage*, et au sixiesme de la *Therapeutique* : c'est à sçauoir, deux de long, depuis le bouclier de l'estomach [2], procedans iusques aux os du penil : deux de large, venans du dos sur le ventre, s'entrecoupans par le milieu du ventre à angles droicts : quatre de trauers, desquels deux naissent des costes du cousté droict, et vont à gauche des os des hanches, et du penil : les autres deux, des costes senestres, et vont à dextre desdits os, se croisans par le milieu du ventre, à la forme de la lettre X.

Ayant releué, et retranché ces muscles, le Sifac est apparent, lequel est nommé en Grec *Peritonée* par Galen, du mot peri, qui signifie entour, et tendo, parce qu'il est tendu à l'entour de toutes les par-

---

1. « Pars vmbilicalis seu submenialis » ; subminia est une sorte de vêtement de femme.
2. Ainsi nomme-il le cartilage xiphoïde. (J.)

ties interieures. C'est vn pannicule nerueux, dur, et subtil, ordonné à ce qu'il empeschast que les muscles ne comprimassent les membres naturels, et qu'il put s'eslargir et restraindre, selon la nature ou condition des autres parties : et qu'il ne se rompist facilement, dont les choses contenuës sortissent, comme il aduient aux creuez : et qu'il attachast les intestins au dos : et aydast aux membres à reietter ce qu'il faut reietter. Et ainsi est euidente la disposition des parties contenantes du ventre. De laquelle est rendu manifeste, ce que dit Galen au sixiesme de la *Therapeutique*, que les playes sont plus dangereuses, et les coustures plus difficiles, enuiron le milieu du ventre, qu'à ces costez : d'autant que de ces parties là sortent plus aisément les boyaux, et y peuuent plus difficilement estre tenus que és autres. Il appert aussi, qu'és playes du ventre penetrantes, *si le Sifac n'est cousu auec le Mirac*, ne s'y fera bonne incarnation.

Ces choses veuës, il faut venir aux *parties contenuës* dans le ventre, là où premierement on rencontre le Zirbe, ou coëffe, qu'on nomme en Latin Omentum, et en Grec *Epiploon*, de epi, qui veut dire par dessus, et ploon qui est éminent : comme, éminent sur tout[1]. C'est vn certain pannicule, enueloppant et couurant l'estomach et les boyaux, faict de deux tuniques denses et minces, mises l'une sur l'autre, et de plusieurs arteres et veines, et de graisse en abondance : ordonné pour eschauffer les dits membres, au quatriesme de *l'Vsage*, neuuiesme chapitre. Son origine est des parties du peritoine qui touchent le dos. Dequoy il appert, que quant cette particule sort par les playes du ventre, elle est facilement alterée à cause de sa graisse, et qu'il la faut lier, et non retrancher de peur d'emorrhagie, selon Galen au lieu preallegué de la *Therapeutique*.

Il faut puis dire des *intestins*, parce qu'ils empeschent de voir l'anatomie des autres membres.

Les intestins sont vaisseaux fabriquez de deux tuniques, ordonnez à parfaire la premiere digestion, et à rendre le chyle au foye, moyennant les veines mesaraïques, et à reiecter la superfluité fœcale.

Le nombre des boyaux, est six : iaçoit qu'ils sont tous continuels ou d'vn tenant, si est-ce qu'ils ont diuerses formes, et offices, qui les distinguent : sçauoir est trois gresles, et autant d'espais, desquels le catalogue est mis de Galen au cinquiesme de *l'Vsage*, troisiesme chapitre. Le premier apres le ventricule, est nommé Ecphysis, c'est à dire naissance[2],

---

1. « Quod eminere, quasi eminens supra totum », qui s'élève au-dessus, qui proémine sur tout, qui couvre tout. Ms. de Mont. : « C'est-à-dire que ledit Zirbus appert sur tous les autres membres dedans ».

2. L'habitude des anatomistes, dit Galien, est de le nommer *prolongement* (ἐκφυσις) *vers les intestins*. (Trad. Daremberg, t. I, p. 339.)

ou duodene, c'est-à-dire douzain ; le second ieune, ou vuide : le troisiesme, subtil : le quatriesme, aueugle : le cinquiéme, colon : le sixiesme, droit, auquel sur la fin sont les muscles qui regissent les superfluitez Or à ce qu'on voye mieux l'Anatomie, il faut commencer au dernier intestin, qui est appellé droit, ou longaon [1]. Et afin que la fiente n'empesche rien, soit lié vers la partie superieure en deux lieux, et qu'on le coupe au milieu des ligatures.

Qu'on laisse la partie inferieure, et qu'on procede en descharnant iusques auprès des Isles où commence l'intestin Colon, qui est gros, et espais, diuisé en cellules, auquel la matiere fœcale prend sa figure, et a bien deux brassées de long. Il decline fort vers le rognon gauche : et montant vers la ratte, il se contourne par deuant au costé droict de l'estomach, soubs le troisiesme penon, ou lobe du foye, là où il reçoit quelque portion de cholere, qui l'excite à reiecter : et en se contournant il descend au rognon droict, finissans à la hanche, où commence le borgne ou aueugle, ainsi appellé, d'autant qu'il semble n'auoir qu'vn orifice, iaçoit qu'il en ait deux fort voisins l'vn de l'autre : par l'vn entre la matiere, et sort par l'autre. On l'appelle aussi Sac, à la mode de l'estomach : car c'est vn autre estomach. Il est court, de la mesure d'vn palm assez grand. Et pour estre prochain des haines, aussi de ce qu'il n'est bien lié, és greueures il descend plus promptement en la bourse des testicules, selon Auicenne. De cestuy-cy sort le Ileon, qui est vn boyau graisle, et bien long de sept ou huict brasses ; il se contourne fort à l'entour des flancs, et du doz. Puis vous trouuerez le boyau ieune, qui est vuide du vuidange faict par le grand nombre des Mesaraïques, et de la portion de cholere deleguée entre luy et le portier. Au boyau ieune est continué le douzain, ainsi nommé de ce que sa longueur est de douze doigts. Il est aussi appellé Portier, de son office : car c'est la porte inferieure de l'estomach, comme le Mery est la superieure. De cela vous pouuez voir, d'où est l'inuention des clysteres és passions des intestins et les endroits où il conuient appliquer les remedes : car en la colique, il les faut par deuant, et enuiron les parties dextre et senestre : en la Iliaque passion, vers les costez : Aussi que les playes des boyaux gresles ne guerissent point, d'autant qu'ils sont plus membraneux : celles des gros, et espais, quelquesfois, d'autant qu'ils sont plus charneus.

Et afin que tu voyes mieux les autres parties, il est bon de les lier vers le portier, et les retrancher comme tu as fait auparauant : et qu'on en sorte les boyaux. Et voy (si tu veux) premierement le mesentere, qui n'est autre chose qu'vne tissure des veines mesaraïques innombrables, ramifiées de la veine qu'on dict la Porte du foye, qui va aux intestins :

1. « Rectum siue longum. »

qui est couuerte et munie de membranes et ligaments qui attachent les
boyaux au dos : pleine de graisse, et de chair glanduleuse, vulgairement
dict *rodol*, ou rouge, lequel tu verras separé des boyaux, et l'ayant reietté,
voy l'anatomie de l'estomach.

L'*estomach*, ou ventre, est l'instrument de la premiere digestion, generatif du chyle. Et comme les Mesaraïques sont preparatoires de la digestion que faict le foye, ainsi la bouche est enuers l'estomach. Dont Auicenne dit, que la viande reçoit quelque digestion en la maschant. A luy
sert le Meri, ou Oesophage d'enhaut, pour luy amener les viandes : et
les boyaux, auec les Mesaraïques pour reietter les matieres nuisantes,
et pour distribuër les vtiles en luy digerée, et reduictes en chyle. Car
c'est comme quelque despence et gardemanger, commun à toutes les
parties, constitué au milieu de l'animal, selon Galen au quatriesme de
l'Vsage, premier chapitre. Et combien qu'il soit logé au milieu soubs la
poictrine, toutesfois sa partie superieure decline vn peu à gauche vers
le douziesme vertebre, ou finist le diaphragme : et l'inferieure à dextre.
Son action est de digerer, tant par la chaleur de la propre charnure de
son fonds, comme dict Auicenne, que par les autres chaleurs acquises de
ses voisins. Car il a le foye à dextre, qui presque de par dessus l'eschauffe
de ses lobes, comme doigts : et la ratte à senestre du trauers, auec la
graisse, et les veines, qui outre ce, luy enuoye de l'humeur melancholique
pour exciter l'appetit : et par dessus est le cœur, auec ses arteres le viui-
fiant : et le cerveau, qui luy addresse vers la partie superieure vn rameau
des nerfs, pour sentir. Il a de la part du doz, la veine caue, et l'artere
aorte qui descendent : et plusieurs liens par lesquels il est attaché aux
vertebres des reins. Et ainsi sont descouuertes son action, sa situation,
et sa colligeance, ou alliance.

Le nombre de ses parties, comme on a dict du Meri, est de deux
tuniques : sçauoir est, la charnuë par dehors, et la nerveuse par dedans :
auec des filets, ou fibres de long pour attirer, de trauers pour retenir, et
de large pour reiecter. Sa forme et figure est ronde longuette, à mode
d'vne courge courbe, se courbant de telle sorte, que lesdits orifices sont
plus hauts que son corps, à ce qu'il n'advienne sortie improuiste des choses
contenuës.

Sa grandeur est manifeste : communement il tient deux ou trois pintes
de vin. Il peut endurer plusieurs *maladies* : à la curation desquelles sert
l'anatomie. Car les remedes peuuent servir, et profiter à sa partie superieure, estans appliquez deuers la douziesme vertebre, et de par deuant,
depuis la forcelle, iusques auprès du nombril.

Consequemment il faut traiter du *foye*. Le foye est instrument de la
seconde digestion, generatif du sang, colloqué au cousté droict sous les
costes fausses. Il a forme de Lune, bossu vers les costes, enfoncé deuers

l'estomach, auec cinq penons, ou lobes en façon de main, comprenant l'estomach par dessus. Le foye comme les autres entrailles, a vn pannicule qui le couure, auquel paruient vn petit nerf, pour luy donner sentiment. Il est attaché auec son dict pannicule au diaphragme (et par consequent aux parties superieures) de forts liens : et au dos, et à l'estomach, et aux boyaux : ayant alliance auec lesdites parties, et avec le cœur, et les rognons, et aussi auec les testicules, et auec tous les membres.

Sa substance est rouge charnuë comme si c'estoit sang caillé, semé par tout de veines, et artères, ainsi que nous dirons. Or combien que le foye soit composé de plusieurs particules, toutesfois il a vne simple (c'est à sçauoir sa chair) par laquelle il est principe de la sanguification, et des veines. Car comme dit Galen au second des *Vertus naturelles*, penultiesme chapitre, et au quatriesme de *l'Vsage*, troisiesme chapitre : tout ainsi que du moust, par son ebullition dans le vaisseau, se font trois substances, ainsi du chyle par decoction dans le foye se font trois substances : sçauoir est deux superfluitez et vne naturelle substance, auec aquosité, commune aux autres humeurs. La masse sanguinaire (ainsi dicte par nostre Eschole commune) contient en soy quatre substances naturelles et nourrissantes : comme il a esté demonstré parfaitement au second des *Élemens*. Ces humeurs donc, qui (comme dict est) s'engendrent du chyle au foye, sont doubles : les vns sont naturels, ainsi dicts de la naturalité de nutrition [1], les autres non naturels.

Les naturels sont enuoyez auec le sang, pour engendrer, et nourrir tout le corps. Les non naturels sont sequestrez, et enuoyez aux lieux destinez, pour quelques aydes; ou sont reiettez du corps. Ils sont enuoyez, comme la *cholere à la rescie du fiel*, la *melancholie à la ratte*, le *phlegme aux ioinctures*, la *superfluité aigueuse* [2] *aux rognons, et à la rescie*. Ceux qui sont reiettés du corps, ils vont avec le sang [3], et quelquefois se pourrissent, et causent fièures : quelques-vns sont poussez iusques au cuir, et se resoluent insensiblement, ou sensiblement par sueur, ou par rogne, ou par pustules, ou apostemes. Doncques il y a *quatre humeurs* naturels, et quatre non naturels, et les aquositez, qui ont esté appellez des anciens, sang, phlegme, cholere, et melancholie : lesquels engendrez dans le foye, sont distribuez en ceste maniere.

De la partie enfoncée du foye sort une veine, qu'on nomme Porte :

---

1. Ms. de Montp. : « Qui viennent de droite nutrition naturelle ».

2. « *aigueu* », aqueuses.

3. « *Ceux qui sont reiettez du corps et vont avec le sang.* » Ce lieu icy peut sembler, ou inutile ou corrompu; il peut toutesfois aisément estre restitué de ce que Guy enseignera au deuxième traité, doctrine première, chapitre des causes spéciales des apostemes. (J.)

laquelle est diuisée en innombrables veines Mesaraïques, plantées en l'estomach, et aux boyaux, qui attirent, et portent au foye tout le suc du chyle : et elle par ses racines le distribuë par tout le foye. Et de la partie gibbeuse du foye, sort la veine dicte cave, laquelle de ses racines qui rencontrent les autres, attire de tout le foye, le sang qui y est engendré : et elle se ramifiant en haut, et en bas (comme dessus a esté dict) distribue et porte ledit sang à nourrir tout le corps, où s'accomplit la troisiesme, et quatriesme digestion [1].

Du foye aussi sortent propres conduits et canaus, rapportans les superfluitez de ladite digestion à leurs propres lieux, qui seront dits. De tout cecy on decouvre son action, sa situation, substance, alliance, et autres choses qu'on recherche au foye, comme aux autres membres.

Reste à dire de ses *maladies*. Le foye, ainsi qu'on void, peut souffrir plusieurs maladies, desquelles est offencée la sanguification, qui est son action propre : et il en aduient cacochymie, et hydropisie. Car hydropisie est erreur de la vertu digestive du foye, selon Galen au second des *Vertus naturelles*, et au troisiesme de la *Difference des symptomes*. Il appert aussi de ce qu'auons dict, que les medicaments du foye doiuent estre appliquez au costé droit : et qu'à raison de sa substance, ils doiuent auoir quelque adstriction.

Après l'Anatomie du foye, il faut dire des parties ausquelles sont mandées les superfluitez ià en luy engendrées comme dict est, et premierement de la *rescie du fiel*. Car la vescie du fiel est certaine bourse, ou vescie membraneuse, posée en là partie enfoncée du foye, enuiron le penon, ou lobe du milieu, ordonnée à receuoir la superfluité cholerique, qui s'engendre audit foye. Ladite bourse a deux orifices, ou canauls, vnis iusques à certaine distance, selon Mundin : l'vn s'addresse vers le milieu du foye, pour receuoir la cholere : l'autre au fonds de l'estomach, et aux boyaux, pour y reietter la cholere et les nettoyer, à raison des vtilitez dittes. De quoy appert la situation, le lieu, l'action, la substance, la forme, les parties, et l'alliance. Vous pouuez voir sa grandeur, et ce qu'elle contient : elle tient parauanture vn plein verre [2]. Vous pouuez

1. La troisième est faite en l'extrémité des veines capillaires : la quatrième aux pores des membres. Par ces deux dernières sont engendrées les quatre humiditez, qu'on appelle : la première n'a point de nom, la seconde est dite Rosée, la troisiesme Change, la quatriesme Glu. (J).

2. Les vieux exemplaires Latins ont : un intellect plein : qui est une erreur extremement lourde : si d'auenture il ne vouloit dire, vn belet plein. Gabriel de Zerbis en son Anatomie, feuillet 33, lit : vn metret ou bichier : mais la diction verre, me revient mieux : laquelle i'ay trouvé en des anciens exemplaires escripts à la main : et faut entendre, un petit verre nommé godet, ou gobelet, tenant environ quatre ou cinq onces. Toutefois la vessie du fiel d'un homme sain n'est jamais tant grande que cela. (J.) — Le ms. de Montp. dit : « plain voirre ou enuiron ». Voirre, verre (Du Cange).

aussi considerer qu'elle peut souffrir oppilations, et au col, ou canal commun, et aux propres. Quand c'est au commun, adonc la cholere n'est pas attirée, ne reiectée, ains demeure auec le sang, et rend l'vrine, et tout le corps de couleur orengée. Quand c'est aux propres, lors deffaillent les aydes, qu'elle faict aux membres, ausquels elle estoit deleguée, et engendre mauuais accidens, selon Galen au troisiesme des *Causes des symptomes*, et au cinquiesme des *Affligez*.

La *ratte* est le receptoire de la superfluité melancholique engendrée au foye, ordonné à la partie gauche, transuersalement embrassant l'estomach. Sa substance est rare, spongieuse, plus noire que du foye. Elle a figure longuette, quasi quadrangulaire, et est attachée de son pannicule aux costez, deuers sa gibbosité : et deuers son enfonceure, à l'estomach, et à la coëffe. La ratte a deux conduits : par l'vn elle attire du foye ladite superfluité, par l'autre l'ennoye à l'estomach pour l'ayde qui est ditte.

La ratte peut souffrir plusieurs *maladies*, fort promptement duretez et opillattions, à cause de la dicte matiere. Et si à raison d'icelles, elle faut à purger le foye, le corps deuient extenué, et descoloré : si elle faut d'ennoyer à l'estomach, l'appetit en est offencé, ainsi qu'on lict au lieu cy-dessus allegué. Les solutions de continuité ne sont en elle tant perilleuses qu'au foye. La ratte soustient plus forts medicaments que le foye. Elle se purge specialement par le ventre. On la medicamente deuers le costé gauche : comme dict Galen au treziesme de la *Therapeutique*.

Les *rognons* sont parties ordonnées à nettoyer le sang de sa superfluité aigueuse. Ils sont deux : l'vn à dextre, auprès du foye, l'autre à senestre, plus bas que son compagnon. Leur substance est charnuë et dure. Quant à leur forme ou figure, ils sont ronds, comme vn œuf pressé : et ont en eux des cauitez, esquelles est receu ce qu'ils attirent. En chascun d'iceux y a double col ou canal : par l'vn ils attirent l'aquosité de la veine caue et consequemment du foye : et par l'autre ils transmettent à la vescie cette aquosité, dicte vrine. Aux rognons paruiennent veines, arteres, et nerfs, desquels est fait leur pannicule : ils sont attachez au dos [1]. Derrière les rognons, prés des vertebres, sont les reins, sur lesquels ils se couchent comme en leur conuettre, ou coutil [2]. Entre les deux rognons, sur les vertebres, passent la veine caue, et l'artere aorte, vers les membres inferieurs : desquelles veines, assez prés des rognons, naissent les vaisseaux spermatiques, desquelles sera dict cy-dessoubs.

Les rognons peuuent souffrir plusieurs *maladies*, principalement oppi-

---

1. Le ms. de Montp. ajoute ici une phrase que je ne trouve pas dans d'autres éditions : « Et les rongnons ont graisse ainsi que cieu [1] tout autour. »
2. « Culcitra », lit, couchette?

1. Cieu, suif.

lations, et pierres. Vous voyez que le moyen de leur curation est de toutes parts difficile.

Ayant veu ces choses, tu peux tout ietter, excepté l'estomach (si on doit faire l'anatomie des membres superieurs), et les rognons, pour voir l'anatomie des parties inferieures. Et adonc regarde le nombre, et la grandeur des vertebres, et tu y en troueras cinq plus grosses que les autres, par lesquelles descendent cinq paires de nerfs, de la nuque à tout le ventre, et aux parties des cuisses et des grands pieds.

SEPTIESME CHAPITRE

De l'Anatomie des hanches, et de leurs parties.

Ar les hanches nous entendons icy, les parties basses du ventre, depuis le sumen iusques aux cuisses, et parties honteuses. Leurs parties sont triples : les vnes contenantes, les autres contenuës, et les autres yssantes en dehors. Les contenantes sont Mirac, Sifac, la coëffe, et les os. Les contenuës sont, la vescie, les parties spermatiques, l'amarry aux femmes, Longaon ou intestin droict, les nerfs, veines, et artères, qui descendent en bas. Celles qui passent outre en dehors sont les didymes, ou gemeaux, les testicules, et la verge, les haynes, le périnée, les fesses, et les muscles qui descendent à la cuisse : desquelles il faut dire par ordre.

Des *parties contenantes*, quant au Mirac, Sifac, et la coëffe, il en a esté assez dit au ventre supérieur. Quant aux *os*, il les faut ainsi despescher.

Aux hanches on troue deux sortes d'os, premierement il y a de la part du dos trois ou quatre vertebres de l'os sacré, et deux ou trois cartilagineux de l'os de la queuë. Le premier de l'os sacré est fort gros, et ceux qui sont après, vont en diminuant vers le siege, et la fin du dos. Leurs trous par où sortent les nerfs, sont par deuant et non pas à costé, comme aux autres os du dos.

De la part des costez il y a deux grands os, à chasque costé vn. Ils sont joincts auec ceste grande vertebre de l'os sacré, par derriere, et par deuant au penil, faisants l'os barré [1] : tellement que ces os sont larges,

---

1. « Et anterius in pectine faciendo os pectinis. » Le ms. de Montp. : « et par devant au penil ou au pectine »; Canappe : « et du deuant au penil, en faisant l'os pectinal. »

deuers les Isles, dequoy ils sont appelez Isles, ou os des Isles. Au milieu d'eux par dehors, sont les cauitez appellées bouëttes, esquelles sont receuës les testes des os des cuisses, et là mesme incontinent apres tirans vers le siege, il y a en chacun vn grand trou, duquel dit Galen au seiziesme de *l'Vsage*, neufiesme chapitre : entre la teste de la cuisse, et les os du penil, il a esté necessaire de faire vn grand pertuis, et un sentier par lequel descendissent les nerfs, et muscles, veines et arteres, qui d'en haut sont portéz en bas. Ils sont aussi de la part du penil estroits en sorte de branche, se joignants audit penil. Et iaçoit que realement ne soit qu'un os, toutesfois il a trois appellations : et pourtant quelques-vns disent, que sont trois os : sçauoir est l'os des Isles par le haut, l'os du penil [1] par le deuant, et l'os de la cuisse par le milieu.

Des *parties contenues*, la premiere qui se rencontre est la *vescie*, qui est vn certain receptacle, comme vn bassin, ou vn sac, de la superfluité vrinale qui transcolle des rognons à elle. Sa substance est membraneuse, forte, composée de deux pannicules. Sa forme est ronde. La grandeur, ou capacité, comme d'vne pinte. Sa situation est immédiatement soubs le penil. En la vescie sont implantez deux conduits ou canauls longs, descendants des rognons, qu'on nomme Pores vritides ou vreteres, entrans par ses costes diagonellement, apportans l'vrine des rognons. Il y a aussi en elle vn col charnu, auec des muscles qui ferment et ouurent, lequel sortant d'icelle, trauerse le perinée en se refleschissant, iusques à la verge aux hommes : aux femmes sans reflexion, iusques à deux doigts dans la vulue. Par iceluy est reiettée l'vrine en dehors.

Dequoy appert l'action, la substance, la situation, et le reste qu'on recherche aux autres membres. Il appert aussi, qu'elle est prompte à oppilations, à raison de son col, et à pierres, à cause de l'vrine sablonneuse qu'elle reçoit, et retient. D'elle on a apprins la maniere de syringuer. Elle indique aussi, que l'incision à cause de la pierre, doit estre faicte au col, et hors la cousture du perinée : comme sera dit cy apres en la curation.

Les *vaisseaux spermatiques*, sont certaines veines qui naissent aupres des rognons, de la veine caue, et de l'aorte descendante. Ils portent du sang aux testicules, tant du masle que de la femelle, esquels ils deuient sperme, par vne derniere digestion [2].

Sperme est la semence, et le germe de nature humaine. Aux masles ils passent en dehors, parce que leurs testicules sont dehors : aux femmes ils demeurent en dedans, parce que les testicules des femmes sont dedans, comme il sera dict.

---

1. « Os pectinis sive puppis », édit. de 1537. Ms de Montp. : « los du pectine ou du penil ».

2. « In quibus per vlteriorem digestionem efficitur sperma. »

Dequoy il appert, qu'à raison de la naissance de ces vaisseaux, le sperme se ressent de la nature du cœur, du foye, et des rognons : et par les nerfs, qui, pour la delectation, descendent du cerueau aux testicules, le cerueau en cela communique auec eux, et par consequent tout le corps. La semence doncques suiuant cela descend de tout le corps, non pas en quantité, ains en vigueur, comme soustient le digne Conciliateur.

Consequemment à propos des femmes, il sera dict de l'amarry [1]. L'*amarry* est le champ de la generation humaine, et par consequent l'organe qui reçoit la semence. Sa situation est entre la vescie, et le boyau culier. Sa substance est membraneuse, composée de deux tuniques. Sa forme est ronde, auec deux cornes, ou bras cellulez : au chef desquelles est vn petit testicule planté d'enhaut : et par deuant, elle a vn ample canal. Elle est comme la verge renuersée, ou mise au dedans, au quatorziesme de *l'Vsage des parties.* Car elle a au-dessus deux bras cellulez auec les testicules, comme la bourse des testicules : elle a aussi vn ventre commun au milieu, comme les parties du penil : elle a son col en bas canulé, comme la verge : elle a aussi la vulue, comme vn balane, et la mitre : elle a aussi le tentigo [2], comme un prepuce : elle a aussi sa longueur, comme la verge, de huict ou neuf doigts. Et iaçoit qu'elle n'ait que deux seins, ou cauitez manifestes, suiuant le nombre des mammelles, toutes fois elle a chascune d'icelles triplement cellulée, et vne au milieu : de sorte que (selon Mundin) on y trouve sept receptacles : Elle a colligeance ou alliance auec le cerueau, le cœur, le foye et l'estomach : et est attachée au dos. Entre elle et les mammelles, sont continuées les veines du laict, et des menstruës : raison dequoy dit Galen au lieu dessus allégué, qu'Hippocras disoit le laict estre frere du menstruë : Parquoy il n'aduient pas, que d'vn mesme temps les menstruës versent bien, et que la femme allaicte.

Les *maladies* de l'amarry sont plusieurs : Le moyen d'y remedier par pessaires, est apris d'elle, et voilà quant à l'amarry.

Or dessoubs lesdictes parties, on trouue *l'intestin droit* dit Longaon (lequel vous avez laissé par cy deuant, en l'Anatomie des boyaux) qui est le receptacle des superfluitez de la premiere digestion. Sa substance est membraneuse, comme des autres boyaux. Sa longueur est d'vn palm, iusques prés des rognons, gisant directement sur les os de la queuë. Sa part inferieure est dicte le cul, ou fondement : à l'entour duquel il y a deux muscles, qui l'ouurent et ferment. Et là sont appliquez cinq rameaux de veines qu'on appelle hémorrhoïdales. Il a grande alliance auec la vescie, et pourtant ils compatissent en leurs maladies.

1. « De matrice », de la matrice.
2. « Habet etiam tentiginen, velut præpulium. » Tentigo, ardeur erotique (Juvénal).

Puis ayant releué ce boyau culier, tu pourras voir les veines, arteres, et nerfs, comment ils sont ramifiez et deleguez aux parties inferieures.

Des *parties qui sortent en dehors*, il faut premierement voir le didyme et l'oscheon : surquoy il faut aduiser à deux choses : en premier lieu, aux contenantes, secondement aux contenuës. Les *contenantes* sont autant qu'on a dict au ventre cy dessus : car de celles-là naissent les parties de celles-cy : du Mirac, le Mirac, du Sifac, le Sifac, qui pendent exterieurement, passant par dessus l'os barré. Là où il sort du commencement, est appelé didyme, parce qu'il est double, ou gemeau : et à la fin, est nommé Oscheon, ou bourse des testicules.

Les *parties contenuës* sont trois. Premierement les *testicules*, qui sont les instruments principaux de la generation humaine : car en eux se parfait la semence.

Leur substance est charnuë, glanduleuse, et blanche. Puis y sont les vaisseaux spermatiques, venans des parties supérieures que nous auons dit. Ils sont doubles : sçauoir est porteurs et reietteurs. Ceux qui portent, sont la veine, et l'artere, que nous auons dit naistre de la veine caue, et de l'aorte. Les reietteurs sont ceux qui montans prés du col de la vescie, reiettent la semence au pertuis de la verge. Et outre ce, y a un nerf suspensoire, et sensitif qui descend aux testicules. Doncques dans le didyme, et la bourse sont les quatre corps susdits. Dequoy il appert que vers l'aine, au Mirac et au Sifac doit estre (et est) vn trou par lequel descendent d'enhaut trois corps : c'est à sçauoir la veine, et l'artère, auec vn nerf : et par dehors, près du col de la vescie, à la racine de la verge, vn autre quatriesme, par lequel descend et est reiectée la semence au canal de la verge. Il appert aussi, que quand ce trou d'aupres de l'aine s'eslargist outre nature, a donc les corps superieurs (comme la coëffe, et les intestins) peuuent sortir et descendre au didyme, et en la bourse, et faire rompeure ou greueure, et si c'est autre matiere, faire aussi vne hernie [1], desquels la guerison sera dicte.

Consequemment il faut dire de la *verge* : qui est le laboureur de nature humaine, et par consequent la voye de l'vrine. Sa substance est composée de peau, muscles, tendons, veines, arteres, nerfs, et tres gros ligamens. Elle est assise, et plantée sur l'os barré [2]. Ses ligaments viennent de l'os

---

1. Hernie ditte proprement, est aposteme ou tumeur contre nature : sçauoir est charnuë, aigueuse, venteuse, ou variqueuse, comme Guy exposera au second traicté, doct. 2, ch. 7. Et selon le mesme Autheur rompure, et greueure est ditte, quand la coëffe, ou les intestins descendent à la bourse. Car telles ne sont hernies proprement, ains (comme il parle) par similitude ont accoustumé d'estre ainsi appellées. Or il y a double rompure, l'vne est simple dilatation ou relaxation, l'autre est celle qu'on nomme greueure. Toutefois Guy veut, que ces especes ne different entre elles, sinon du plus et du moins, au sixiesme traité, doct. 2, chap. 7. (J.)

2. « Super os pectinis. »

sacré, et de ses adiacents. Les veines, arteres, nerfs, chair et peau, luy sont amenez d'enhaut. En elle y a deux canals ou passages principaux : sçauoir est, du sperme, et de l'vrine. Le bout de la verge, est nommé Balane, c'est-à-dire gland, le pertuis, mitre, le chapeau, prepuce. La longueur commune de la verge, doit estre de huict ou neuf doigts, auec moyenne grosseur, car il faut qu'elle soit proportionnée à l'amarry.

Perinée, est ce que la translation de langue Arabique, nomme peritoine[1]. Et est le lieu d'entre le fondement et la partie honteuse, c'est-à-dire la verge : sur lequel y a une cousture, qui suit la ligne de la bourse et de la verge.

Les *Aynes* sont *emonctoires du foye* : et sont chairs glanduleuses, ordonnées au ply de la cuisse.

Les *fesses*, sont grosses chairs musculeuses, ordonnées sur les os de la cuisse.

Finalement aux *hanches*, et des hanches descendent muscles, chordes et liens, qui mouuent et attachent la cuisse et la grande iambe auec leurs hanches.

HVICTIESME CHAPITRE

De l'Anatomie des iambes, ou grands pieds.

 E grand pied, ou grand iambe, dure depuis la joincture Ischie, iusques au bout des arteils. Or d'autant que les particules de tel pied ou iambe conuiennent en plusieurs choses auec les particules de la grande main, comme Galen déduit au troisiesme de *l'Vsage*, pourtant ce grand pied ou iambe, est diuisé en trois parties, ainsi que la main a esté diuisée auparauant. Vne partie du grand pied, ou iambe, est ditte cuisse : l'autre, petite jambe : et la troisiesme petit pied : vray est que la translation Grecque appelle Crus, ce que l'Arabique Coxa; et Tibia, ce que l'autre appelle Crux : mais il ne se fauld chaloir[2] des noms, pourueu seulement que la chose soit de mesme, aux *Digestes* par tout.

Le grand pied, auec toutes ses parties est composé comme la grande main, de peau, chair, veines, arteres, nerfs, muscles, tendons, ligamens, et os : desquels il faut voir par ordre.

1. « Peritonæum dicitur. »
2. « Non est curandum. »

Quelles sont la peau et la chair, il a esté assez dict auparauant.

Des *veines et arteres* manifestes, nous parlerons ensemble, pour la raison dessus alleguée.

Donc apres que les veines en se ramifiant dez leur origine, sont descenduës à la derniere vertebre, elles se diuisent en deux parties : desquelles vne tend à la cuisse dextre, l'autre à la senestre. Et là se my-partent en deux grands rameaux : l'vn tend à la partie extérieure, l'autre à l'interieure, et en se ramifiant descendent par la iambe aux cheuilles et aux pieds, et constituent quatre veines, qui communément sont phlebotomées pour certaines passions : sçauoir est, la Saphene soubs la cheuille interne vers le talon : la Sciatique. soubs la cheuille externe : la Poplitique. soubs le iarret : la renale, entre le petit doigt, et le suiuant. Il y a doncques aux iambes quatre veines euidentes et grosses, qui peuuent souuent apporter tres grand flux, et dangier. Il y a plusieurs autres rameaux, desquels le Chirurgien ne se doit guieres soucier.

Des *nerfs* du pied, Auicenne dit, qu'ils sont fort differents des nerfs de la main. Quoy que ce soit, ils naissent des dernieres vertebres des reins, et de l'os sacré : et la pluspart passe par le trou de l'os de la cuisse, et descend aux muscles du iarret. Et de ceux-cy, conioints aux muscles et aux chordes qui meuuent la ioincture, descendants des hanches, et appliquez à l'os de la cuisse, sont faicts les grands muscles qui sont sur la cuisse, lesquels meuuent le genouil, et la jambe : et les muscles sur la iambe, qui meuuent le pied à la cheuille : et les muscles des pieds, qui meuuent les arteils : tout ainsi qu'il a esté dit des mains : en receuant sur ce quelque difference, laquelle ne varie pas beaucoup les operations chirurgicales. Toutesfois il ne faut oublier, ce qu'a esté dict par cy deuant, qu'à raison de la forme des muscles, les playes aupres des ioinctures sont fort dangereuses.

Les colligeances, ou ligaments grands et gros, descendent par toute la iambe et apparoissent fort soubs les haines et le genouil, et sur le talon et les ioinctures des arteils. Et la plante du pied est toute ligamenteuse.

Finalement, il faut dire des *os*, suiuant la diuision dicte au grand pied ou iambe. En la premiere partie nommée cuisse, il y a vn seul os grand, et mouelleux : qui est rond d'une part et d'autre. La rondeur superieure (qui est vne seule nommée Vertebron, laquelle encline en dedans) est receuë en la bouëtte de l'os hanche : et est aucunement [1] bossu vers le dehors. En la partie inferieure vers le genouil, il a deux rondeurs, qui sont receuës et se tournent dans les deux cauitez, qui sont au focil maieur de la iambe, et par dessus est quelque os rond et large, qu'on nomme Patelle de genouil. Et ainsi est parfaicte la ioincture du genoüil.

---

1. « Aliquantulum », quelque peu.

Puis s'ensuit la *iambe,* en laquelle sont deux os, dit *focilles,* le plus grand est de par deuant, et domestique ou interne [1], qui fait le taillant de la iambe, descendant du genoüil iusques au pied, faisant la cheuille interne. Le moindre est de la part externe, et syluestre, descendant vn peu soubs le genoüil (où il est planté) iusques au pied, s'adioustant là auec l'autre focille, faisant la cheuille externe. Guillaume de Salicet, et Lanfranc son sectateur, disent le contraire, et mal. Qui le veut voir, il pourra rendre tesmoignage de la verité. La forme de ces deux fociles est apparente : que le plus grand a deux concauitez vers le genoüil, ausquelles sont receuës les rondeurs de la cuisse. Car le plus petit ne paruient pas à la ioincture, ains est planté (comme dict est) et gist aupres, soubz le genoüil, et de la part exterieure, et pourtant il est appellé Aguille. Et vers le pied, s'adioustant auec le focil majeur, ils font tous deux vne cauité en forme de Lune, de laquelle est receu le premier os du pied.

Au *pied* y a trois rangs d'os : au premier rang sont trois os : ensemble amassez en rond.

Le premier est dit Cahab en Arabic, et Astragale en Grec. Il est presque de la sorte d'vn nœud, ou noix d'arbaleste, rond des deux costez. En la rotondité superieure s'affermit la cauité des focilles : là se meut le pied. En l'autre rondeur, s'affermit la cauité de l'os nauiculaire. Apres le Cahab, immediatement vers le pied est l'os nauiculaire : qui est comme vne nef cauée des deux costez. En la premiere cauité est receuë la rondeur du Cahab : et en l'autre, les rondeurs du second rang des os du pied. Soubs ces deux os est le Calcanée, fait en forme d'ergot, auquel s'affermit tout le pied. Et il sort en derriere, pour les ligaments qui y sont plantez. Apres le nauiculaire immediatement est la seconde rangée des os du pied : en laquelle y a quatre os assez courts. L'vn d'iceux est nommé Greilenx [2], et est de par dehors vers le petit arteil. Tous sont ronds deuers le nauiculaire, et cauez deuers la troisiesme rangée. En ce troisiesme rang y a cinq os assez longs, correspondants, et receuants les arteils : qui sont cinq, ayants chascun trois os, excepté le poulce, qui n'en a que deux. Ainsi le pied a son Tarse, Metatarse, et Pecten ou peigne, comme à la petite main. Il y a donc au petit pied vingt et six os : et en tout le grand pied, ou iambe, trente. Dequoy le Chirurgien peut considerer la maniere du desnoüer, et du rompre, et par consequent la maniere de les rabiller. Il peut aussi voir, que de ces ioinctures, la plus difficile à desnoüer et à reduire, est la ioincture du petit pied : la plus aisée, celle du genoüil : la moyenne, celle de la hanche. Et Dieu nous soit en ayde. Amen.

1. « Maius a parte anteriori et domestica. »
2. « Dicitur glandinosum. » Glando, glandinis, gland. — Le ms. de Montp. :
« est appelle glandineux ».

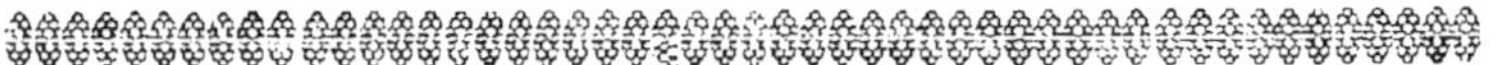

SECOND TRAITÉ

douleur des yeux, des bothors, ou boutons, et vescies : des apostemes des oreilles. Des autres passions, il sera dit au troisiesme, quatriesme et sixiesme traictez.

TROISIESME CHAPITRE, des apostemes du col et du doz : de la squinance, de la bosse, et des apostemes du dos. De la gibbosité, il sera dit au sixiesme.

QVATRIESME CHAPITRE, des apostemes de l'espaule, et des bras : de l'aposteme apres la saignée, de l'aneuvrisme : de la chiragre, de l'aposteme fistuleux des doigts, et du pannarice.

CINQVIESME CHAPITRE, des apostemes de la poictrine, et des bubons, où il est fait vne digression de la mortalité. De l'aposteme fugilic et endurcy aux emonctoires, des apostemes des mammelles, du caillement de laict : et des apostemes des paroys de la poitrine.

SIXIESME CHAPITRE, des apostemes du ventre, de la durté de l'estomach, du foye, et de la ratelle. De l'hydropisie.

SEPTIESME CHAPITRE, des apostemes des hanches, et de leurs parties : sçauoir est, de l'hernie, et des apostemes de la bource des genitoires, lesquels d'vn nom commun sont appelez hernies ou ramices, comme de l'hernie humorale, et hernie aigueuse, et venteuse, et charnuë, et variqueuse (car de l'intestinale et zirbeuse, il sera dict au sixiesme), des apostemes de la verge, et de la matrice, et des apostemes du fondement. Des hæmorrhoïdes, il en sera dit au quatriesme, en traitant des vlceres.

HVICTIESME CHAPITRE, des apostemes des cuisses, et des iambes, ou grands pieds : comme d'elephantie : des varices, et de la veine Meden. De la podagre, il en sera dit au sixiesme.

CY COMMENCE LE SECOND TRAITÉ

qui est des Apostemes, Exitures, et Pustules, auquel y a deux doctrines.

LA PREMIERE DOCTRINE est des Apostemes, Exitures, et Pustules, en tant qu'elles sont ès membres simples.

LA SECONDE est d'icelles mesmes en special, en tant qui sont en membres composez.

La premiere doctrine a cinq chapitres [1].

PREMIER CHAPITRE

Propos general des Apostemes, Pustules, et Exitures.

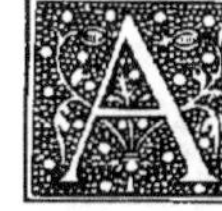POSTEME est definy de Galen selon son essence, au premier des *Maladies et Symptomes*, et d'Auicenne au premier liure de son *Canon*, que c'est vne maladie composée de trois genres de maladies, assemblées en vne grandeur [2]. Cette definition est parfaite ainsi que le monstre le Conciliateur, et Albert de Bologne, qui ensuiuent les susdits personnages : Car elle constituë en son estre le definy, et le fait dissemblable à tout autre. Maladie y est mise pour genre [3], et le surplus, pour la difference des

1. Voir, p. 90, la *Notice sur le Traité des apostèmes.*
2. Quelle grandeur est celle-là? Non pas de la tumeur, veu qu'en ce genre de la maladie, tumeur est quelquefois prise pour accident, selon Galen, comme dit aussi Guy en ce chapitre, tellement qu'on la peut mépriser. Serait-il meilleur d'escrire ainsi : *assemblées en une maladie,* ou absoluëment, *assemblées en une,* supplée maladie... (J.)
3. Le ms. de Montp. ajoute ici : « pour ce que tout empostume est maladie, mais toute maladie n'est pas empostume ».

autres manieres de maladie composée, qui sont racontées de Galen
au susdit lieu. Aposteme est descrit par Galen par choses accidentelles,
au liure des *tumeurs contre nature* : où il a plus tasché de declarer
l'aposteme au sens, qu'à l'entendement, quand il dit : Il y a vne des
choses qui aduiennent au corps, qui est signifiée par ce vocable Tumeur,
et non pas quelle tumeur que ce soit, ains la grande qui nuist euidemment aux actions. Laquelle description il repete au treiziesme de
la *Therapeutique*, sous ces paroles : Il est euident qu'en tumeur les
membres sont esloignez de leur naturel, quant à la grandeur, s'entend en
apparence : Car parauanture la mauuaise complexion peche premierement, et plus de soy [1]; consequemment peche l'vnion, et tiercement, la
composition, comme tient le Conciliateur.

Doncques la tumeur ne change pas le membre seulement de sa qualité naturelle, ainsi que disoit la translation de l'Arabie, au treiziesme
de la *Methode* [2] : sinon que quelqu'vn voulust appeller toutes dispositions, qualitez, comme en plusieurs lieux fait Galen.

Icelle définition est parfaitement expliquée de Halyabbas au huictiesme
sermon de la premiere partie de son liure de la *Disposition royalle*, quand
il dit : Aposteme est tumeur contre nature, en laquelle quelque matiere
est assemblée faisant repletion, et distention. Tumeur si elle est grande,
est mise pour genre, si elle est petite pour accident, au liure de la *Difference des maladies*. Or comment peut estre ditte vne mesme maladie,
composée, similaire et organique : et comment aussi peut estre ditte
cause et effect, genre et espece, accident ou difference, selon diuerses
considérations, ie le laisse quant est de present : mesmes d'autant que
cela appartient à la doctrine de Physique; et *il suffit au Chirurgien
de sçauoir, que tumeur, aposteme, enfleure, engrossissement, eminence, eleuation, et excroissance, sont noms synonymes, qui signifient
presque vne mesme chose*, comme dit Henric.

« Contre nature », est mis en la susdite description de Halyabbas, à
la différence des tumeurs naturelles de la teste, du ventre, et des iointures. — « En laquelle quelque matiere superfluë (s'entend) humorale,
ou reduisible à humeur est assemblée », est mis, à la différence des
tumeurs qui apparoissent és dislocations, et fractures, ausquelles il n'y
a pas humeurs, ains des os esleuez. — « Faisant repletion, et distention », est mis, pour monstrer la mauuaise compléction, l'vnion, et conformation assemblées en vn.

Dequoy il appert, que nos modernes (sçauoir est, Brun, Theodore,
Lanfranc, et Henric) ont assez simplement definy Aposteme, disans que

1. Le ms. de Montp. dit : « et principalement ».
2. « De ingenio. »

c'est vne tumeur, ou enfleure, ou quelconque grosseur, faite au membre outre sa forme naturelle.

Des apostemes il y a plusieurs especes, et différences. Car les vnes sont prises de la substance de la chose, les autres de la matiere, les autres des accidents, les autres des membres, et les autres des causes efficientes. De la substance, Auicenne prend la premiere difference [1], que des Apostemes les vns sont grands, et les autres petits.

Les grands apostemes (selon Galen, au liure des *Tumeurs contre nature*) sont grandes tumeurs phlegmoneuses qui se font és parties charnuës.

Les petits apostemes, selon Auicenne, sont eminences, petites pustules bothorales, qui apparoissent en peau.

De la matiere sont prises differences : premierement en general, Galen et Auicenne qui l'ensuit, met vne diuision, que tout aposteme est, ou chaud, ou non chaud, en parlant du chaud proprement, essentiellement, et en comparaison, comme nous dirons : et non pas largement, comme (ainsi que dit Auicenne) par putrefaction. Chaud est le sanguin, et le cholerique : non chaud, le phlegmatic, et le melancholique; et le venteux et l'aigueux, qui sont reduits à ceux-là [2].

Pour specifier d'auantage, en suiuant les susdits personnages, on dit que des apostemes, les vns sont faits d'humeurs naturels, les autres d'humeurs non naturels, simplement et composement, ainsi que nous dirons. Ce qu'il faut sainement entendre : parce que les medecins prennent quelquesfois, De, pour En, et quelquesfois pour D'où; parlans le plus souuent largement, et selon le sens.

Ceux qui sont faits d'humeurs naturels, sont appellez vrais apostemes, propres, certains et vniformes : d'autant qu'en iceux la tumeur (qui est la plus apparente condition de l'Aposteme) appert plus euidemmment.

Ceux qui sont faits d'humeurs non naturels, sont dits non vrays, impropres, incertains, et difformes : par ce qu'en iceux la mauuaise qualité ou mauuaise morigeration appert plus que la tumeur, et selon ce, sont plustost dittes pustules, vlcerations, ou exitures, qu'apostemes.

Ceux qui sont faits d'vn humeur dominant sont simples, et nommez de simple nom : mais ceux qui sont de la domination de deux, ou de plusieurs, sont composez, et nommez de nom composé : comme le Docteur subtil disoit des fiévres, au troisiesme de son *Colliget*. Et telles

1. Joubert ne trouve pas bonne l'interprétation de ceux qui, par le nom de *substance*, veulent signifier l'essence de la maladie; il le considère comme pris pour grandeur, pour le corps ou volume de l'aposteme, ce que confirme Guy, à propos de la curation.

2. Le ms. de Montp. dit : « et venteux et aquatique qui sont ramene a fleumatique et melancholique. »

différences prises de la matiere, et principalement de la conjointe, sont suiuies des différences de la qualité, et de la quantité : veu qu'elles sont du sein ou giron de la matiere, ainsi qu'il est dit en vn autre faculté. Et pourtant elles sont dittes tres principales, et tres grandes, au liure des *Differences des fiéures*.

Ce qu'*en nostre commune eschole de Montpellier*, on a accoustumé dire en autres paroles : qu'aucuns apostemes sont faits de matiere non bruslée, ny corrompuë : les autres, de la bruslée, et corrompuë.

Et que de ces deux : les vns sont sanguins, les autres choleriques, les autres phlegmatics, et les autres melancholiques, les autres aigueux, et venteux, simplement, et composement.

Les premiers estoyent appellez par *nostre compagnon* maistre Iean Iacques [1] mauuais simplement : les autres, mauuais, auec addition de fraudulence, et mauuaise morigeration.

Et sans doute, Auicenne l'a ainsi entendu au quatriesme, quand il a dit, que les apostemes chauds, et ceux qui courent mesme train [2], sont de sang, et de cholere, loüables ou mauuais. Et il poursuit les sanguins, de sang loüable, grossier, et subtil : desquels il dit estre fait le phlegmon, et l'erysipele, le vray et certain [3], qu'il a nommé Espine, ainsi que Dyn [4] expose sur le lieu, en suiuant Galen au second *à Glaucon*. Et il ne poursuit pas [5] les choleries de loüable cholere, d'autant qu'iceux et tous autres vrays, sont comprins sous les sanguins (et le sang sera prins cy dessous en deux manieres), ains seulement de la cholere non loüable, et mordicante, qu'il a nommez Formi, et non Erysipèles.

Aussi és cures, tant des chauds que des non chauds, il donne à entendre le mesme subsecutiuement. Autrement les diuisions des humeurs ne pourroient estre sauuées [6]. Le different est verbal seulement, et non reel, comme de fait il appert.

1. « Per socium nostrum magistrum Ioannem Iacobum. »
2. Cette sentence me semble déflouée. Il la faut ainsi rabiller du texte d'Auicenne. Les apostemes chauds, sont de sang et cholere louables, ou des mauvais qui courent ce train, supplées du sang, ou d'iceux : car ces dernières paroles se doivent rapporter, non aux apostemes ains aux humeurs. Or on dit l'humeur courir du corps d'un autre, de celuy qui est meslé avec un autre, ou qui retire au naturel d'un autre : comme le sang bilieux, pituiteux, et mélancholique est dit courir le train du sang : et de mesme, le sang bruslé ou autrement corrompu. (J.)
3. « Scilicet veram et certam », édit. de 1537.
4. « Dynus. »
5. « Non prosequitur », ne poursuit pas, ne décrit pas.
6. « Neque diuisiones humorum aliter saluarentur. » Mingel. : « autrement on ne scauroit pas nettement expliquer les differences prises de la diuersité des humeurs. »
Falco l'interprète ainsi : Comme si nous disons quelques apostemes estre faits d'humeur naturel et loüable, tel humeur ne se trouuera point : d'autant que s'il fait aposteme, il n'est pas naturel ny loüable. D'auantage, l'humeur non naturel,

Doncques des apostemes les vns sont d'humeurs naturels, les autres des non naturels, simplement, et composément à leur mode, auec leurs noms, ainsi qu'il a esté, et encor sera dit.

Des accidents sont prises maintes differences, selon que plusieurs accidents douloureux, et malins y peuuent estre apperçeus. Des membres aussi sont prises differences, selon Galen mesmes au second *à Glaucon* : que les vns sont en l'œil qu'on nomme Ophthalmies : comme ceux du col, Squinances : les autres aux bubons, ou emonctoires [1] : quelques-vns dedans, les autres au dehors : aucuns en parties nobles, les autres en ignobles ; les vns en parties sensibles, les autres en insensibles. Les vns rencontrent vn corps replet, les autres vn non replet, et semblables.

Des causes efficientes on prend certaines differences, selon Halyabbas au lieu dessus allegué, qui sont deriuation, et congestion : que les vns sont Critiques, les autres non : quelques-vns sont faits des causes internes, les autres des externes. Soyent donc recueillies les susdites especes, et differences : car de telles principalement sont prises les indications curatiues.

Des *causes des apostemes, exitures, et pustules*, les vnes sont generales, les autres speciales. Les *generales*, sont rheume [2], et congestion.

est dit équiuoquement humeur. Parquoy l'aposteme qui en est fait sera improprement fait de quelque humeur : et celuy qui est engendré de sang corrompu, ne sera pas sanguin, pource que tel humeur est équiuoquement dit sang. Finalement quand le sang se corrompt, vne portion se tourne en cholere, et l'autre en melancholie, doncques iamais ne se fera tumeur sanguine. Et ainsi la diuision des humeurs n'est sauuée, en laquelle nous auons dit que de chasque humeur, mêmes naturel, est fait vn aposteme vray et certain. Mais telle interpretation semble moins s'accorder à l'intention de Guy, que cette-cy : aux quatre humeurs respondent quatre differences de tumeurs : au sang, le phlegmon ; à la cholere, l'herpes ; à la pituite, l'œdeme ; à l'humeur melancholique, le scirrhe. En cette diuision, l'Erysipele est comprins sous le phlegmon, ce qui est de beaucoup plus conuenable que de mettre l'herpes sous l'Erysipele, comme quelques-vns font. Car l'Erysipele ne se fait point d'vn humeur distinct, et du tout séparé, comme les tumeurs synceres, ains du sang bilieux, ou de la partie tres-subtile du sang : comme a voulu Galen. Dont on met mal à propos sous lui, Herpes, qui est vn genre de tumeur totalement distinct. Or que l'Erysipele soit vne espece de phlegmon non vn genre de tumeur distinct, comme sont ces quatre souuerains, phlegmon, herpes, œdeme, et scirrhe, il est assez euident, de ce qu'il est fait de sang. Car quand le sang est mediocre en temperature et consistence, il produit le phlegmon, ainsi peculierement et absoluëment appellé. Le sang estant plus grossier et boüillant fait la braise et l'anthrax : le plus subtil et boüillant fait ledit Erysipele, et ce qu'on appelle feu sacré et Persien. Tellement que tous ceuxcy soient des portions de la masse sanguinaire, ores bien temperées, ores plus subtiles ou plus grossieres : et de ces trois il n'en faut ordonner qu'vn chapitre, comme meritans d'estre traitez et enseigniez ensemblement. (J.)

1. Ce mot *bubo* a signifié premierement vne partie du corps, sçavoir est, l'ayne, et depuis a esté dit de certaine affection ou maladie d'icelle partie, qui est le phlegmon. (J.)

2. Or ce mot *rheume* en Grec, vaut autant à dire comme *flux* ou *defluxion*, et *distillation* en François. Les Barbares estiment qu'il est ainsi nommé, comme si c'es-

Les causes de rheume, et deriuation de matiere, combien que soyent amplement leuës au second des *Maladies et Symptomes*, Halyabbas, au lieu dessus allegué, les a restraintes à six : sçauoir est, à la force du membre qui rejette, à la débilité du receuant, à la quantité de la matiere, à la largeur des passages qui la portent, et l'estretesse de ceux qui la chassent, et quand le mesme receuant est situé en lieu bas. Les causes de congestion sont, en ce que la vertu nourrissante [1] le membre, auquel est aposteme, ne peut cuire de pleine concoction, l'aliment qui luy est enuoyé.

Parquoy restent en iceluy des superfluitez, qui s'y augmentent de peu à peu, iusques à tant que le membre en soit plein, et tendu : et y est fait aposteme. En suiuant ce, comme dit Halyabbas, la matiere chaude defluë plus promptement et la froide s'accumule.

Dont il appert qu'és apostemes qui sont faits par voye de deriuation, on peut distinguer ce qui se fait, de ce qui est fait : de quoy Galen au treiziesme de la *Therapeutique*, prend les principales indications curatiues. Ce qui se fait, est la matiere antecedente qui fluë : le fait, est la matiere conioincte, decoulée, et fichée au lieu. Or les apostemes faits par congestion n'ont pas cela, ains sont mis au rang des faits, et decoulez.

Galen declare cela au liure d'*Intemperature* [2] *inégale* en cette sorte : Soudain que, dit-il, le rheume chaud est descendu au muscle, premierement les plus grandes veines, et arteres se remplissent [3] et estendent, et en apres les moindres, iusques aux plus petites : puis les espaces d'entre les premiers corps, qui sont la chair, et les membranes : et est fait aposteme.

Voila comment, ce qui se fait, est la matiere antecedente aux veines : et ce qui est fait, la matiere conioincte en la chair. Et de ce apparoissent les causes generales.

Les *causes spéciales* sont trois, primitiues, antecedentes, et conioinctes.

Les causes primitiues sont cheute, et coup. Les antecedentes sont, les quatre humeurs naturels, et les non naturels. Car les humeurs

---

toit vn ruineux et desordonné mouuement d'humeur. Telle fluxion se peut faire à toutes les parties, en haut, ou bas, et aux costez : mais le nom de *catharre* signifie, que l'humeur descende és parties inférieures, et principalement celles qui sont sous la teste. (J.)

1. Non seulement par l'erreur de la faculté nutritive ou assimilatrice, il advient que beaucoup d'excremens s'accumulent, ains aussi par la debilitation de l'expultrice, qui leur permet de s'entasser. (J.)

2. « De equali distemperantia », édit. de 1537.

3. Le sang artérial peut exciter un phlegmon. Qui plus est, Erasistrate vouloit que lors seulement se faisoit le phlegmon, quand le sang estoit pressé és orifices des arteres. Et paravanture c'est la portion de la matiere, qui a accoutumée de faire pulsation. Voyez le livre de Galen, intitulé, *Que dedans les artères il n'y a pas seulement des esprits*, sur la fin dudit livre. (J.)

(comme il a esté dit en l'anatomie) sont doubles : naturels, et non naturels.

Les naturels sont celles qui sont auec le sang (ou auec autre retenant la nature du sang), et sont matiere de nourriture. Et par ce i'entends les naturels principalement : et proprement, de la naturalité de nourriture [1] et substance, non de la quantité, ou ayde, pour oster le mal : ce qu'il faut entendre par tout : Comme sont, le pur et vray sang, le sang cholerie, le phlegmatic, et le melancholique. Lesquels, nonobstant qu'ils soyent appellez de noms propres, toutesfois de nom commun sont appellez *Sang*, par Galen au liure de la *Cholere noire* : et *Masse*, par Rabbi Moyse [2], ainsi qu'il est allegué au quart liure de l'exposition sur le *Second des Epidemes* [3]. Mais Hallyabbas au second du *Techni*, l'appelle *Masse sanguinaire* [4]. Et tel sang, est seule matiere de nourriture, et non celui qui formellement est distinct des autres humeurs, comme disoit le compagnon de S. Flour, qui à Paris (n'y a pas long-temps) a assez bien amplifié les concordances de Iean de S. Amand [5].

Les non naturels sont, qui sont separez du sang : et pour leur malice, ne sont conuenables d'eux-mesmes à nourrir, ains sont renuoyez és lieux destinez pour les aydes [6] qu'on sçait : ou rejettez hors du corps, font des apostemes, exitures, pustules, excroissances, rognes, mauuaises couleurs, sueurs [7]. Et quelquesfois sont insensiblement resolus, et quel-

---

1. « Et proprie a naturalitate nutritionis et substantiae : non quantitatis, neque iuuamenti ad remouendum cachexiam : quod per totum audire oportet. » Joubert, au lieu de « pour oster le mal », dit, « pour oster le mal parler ». Mingelousaulx interprète ainsi : « car afin d'oster toute sorte de doute et d'équiuoque ie déclare vne fois pour toutes que i'entends par les humeurs naturelles, celles qui principalement, proprement et naturellement, par vne vertu singuliere, et par vne propriété de substance, peuuent nourrir, sans auoir egard ny a leur quantité, ny aux usages, quoy qu'ils soient naturels, auxquels elles sont destinées. »

2. Le sang, dit-il, est vne certaine masse de tous les humeurs, etc. Et quand nous disons, qu'au corps y a quatre humeurs, à sçauoir le sang, le phlegme, la cholere citrine et la cholere noire, lors par le sang nous n'entendons pas la masse des quatre humeurs, ains celuy qui est comprins par imagination, et n'est meslé auec les autres humeurs. (J.)

3. Ains plustot l'appelle *masse humorale*, congregée des quatre humeurs : de sorte que la maniere de parler soit diuerse, de celle que Rabi Moyse attribue à Galen. (J.)

4. « In quarto expositionis secundo epidemiarum allegatur. »

5. « Vt dicebat socius ille de S. Floro : qui Parisius, non est diu, satis bene discordantias Ioannis de S. Amando ampliauit. »

6. « Sed mittuntur ad loca destinata, propter scita iuuamenta. » — Le ms. de Montp. dit : « ains elles sont enuoies a certains lieux pour fere aucuns aides. »

7. Exiture, selon les barbares est, ce que les Latins appellent, *Abscès*, et les Grecs *Apocima*, c'est à sçavoir, quand la matiere de la tumeur est suppurée, et jà cherche issuë. D'où est le nom d'*Exiture* : parce qu'elle contient matiere preste à sortir. La *pustule* est dite, l'aposteme qui contient certaine matiere colligée, quelquesfois chaude, autresfois froide, et aucunesfois enclose dans vn sachet, comme vne tunique. Dont il appert, que toute pustule est exiture, mais non pas

quesfois pourrissent dedans et causent fiévre. Et ils empruntent le nom des humeurs naturels, sang, phlegme, cholere, et melancholie.

Toutesfois ils different de ceux-cy (selon Galen au liure de la *Cholere noire*) de ce que les humeurs naturels se caillent, et nourrissent, et sont rouges, selon plus ou moins : mais les non naturels ne se caillent point, ains demeurent, et ont diuerses couleurs, rousse, blanche, et noire : comme euidemment demonstre l'euidence du fait enuiron le commencement des apostemes, quand on les ouure, ou repercute.

Cela mesme est tres euidemment declaré au second des *Elements*, et sera clairement specifié en chacun des chapitres suiuants.

Dequoy il appert, que des humeurs naturels sont faites quatre especes d'apostemes vrays, lesquels de nom commun sont appellez Phlegmons, au second *à Glaucon* : mais de leurs noms propres ils sont nommez Phlegmon, Erysipele, Oedeme, Scirre, ou Sclirose, ou Sephyre.

Des non naturels aussi, il y a quatre especes de non vrays : sçauoir est, pustules, et exitures, qui prennent, et s'attribuent les susdits noms de vrays : et deux, qu'on peut ramener à ceux-cy, l'aigueux, et le venteux.

Et ainsi il y a six noms d'apostemes simples, et des composez, infinis : desquels les susdits noms sont dits equiuoquement : toutesfois ils sont dits en premier lieu des vrays, et en second lieu des non vrays, qui sont pustules et exitures.

Car les pustules sont petits apostemes et exitures conjoinctes ou séparées, comme glandes, et varioles, ou boutons.

Neantmoins ils signifient plus proprement des venimeux, comme dit Henric. Et tous deux comprennent la chair, et la peau : mais les vescies, la peau seule; desquelles apparoistra cy-après, quelles elles sont en special.

Exitures (selon Galen au liure des *Tumeurs contre nature*, et au second *à Glaucon*), sont dispositions, esquelles les parties, qui interieurement se touchoyent auparauant, se retirent l'vne de l'autre : dont il est necessaire, qu'au milieu soit contenuë quelque substance escumeuse [1], ou humorale, qui par longueur de temps soit changée en substances de plusieurs formes, comme en Sanie ou Pus, ou en quelque substance

au contraire. Toutesfois ces choses le plus souuent sont confonduës : et les nœuds, escroüelles, statomes, atheromes, melicerides, et leurs semblables, sont aussi nommez Exitures. Et pustules sont dittes, petits apostemes sanguins, ou bilieux, qui sont malins ou venimeux. *Mauuaises couleurs*, ou decoloration sont, la couleur laide, qu'on void és deux icteres. Et telles choses se font, quand les humeurs chassez s'arrestent au cuir : car s'ils sont plus subtils et plus liquides, ils sont reiettez, et mis hors par sueurs : comme s'ils sont encor plus subtils, ils se resoluent insensiblement. (J.)

1. Il y en a qui pour escumeuse, lisent spiritueuse. Galen ne dit pas la matière estre escumeuse ou spiritueuse, ains acre et corrosive. (J.)

estrangere, semblable à miel, lie de vin, ou crasse d'huile, ou pierres,
ou filet [1], comme on trouue és glandules. Cela est fait de quelque humeur
non naturel, lequel fluë au commencement, ou du phlegmon pourry : le
Pus se ramassant, comme en quelque sein.

Les causes conjointes des apostemes, et des pustules sont matieres
assemblées, et fichées en la partie.

Les *signes des apostemes* exterieurs, qui appartiennent à cét ouurier [2],
sont declarez par les sens, et la presence de chacun. Car en quelque
endroit que se trouue enfleure contre nature d'aucune matiere humorale,
ou reduisible, accumulée en vn membre, là est aposteme.

Les vrays apostemes sont signifiez par tumeur, douleur et chaleur, gra-
duez selon plus et moins.

Les non vrays sont signifiez par la tumeur, et sequestration et mauuaise
morigeration, aussi limitez selon plus et moins : tout ainsi que les parties
moins chaudes sont dittes froides, au respect des plus chaudes.

Car toute chose medicinale est ditte en comparaison, au second du
Techni, et au troisiesme des *Simples medicaments*.

Or les signes de chasque aposteme en particulier, et de leurs matieres,
seront dits aux chapitres suiuans : desquels on cognoist les composez.
Aussi ne faut-il pas venir aux particularitez, iusques à tant qu'on ayt
preueu les propos generaux : comme Galen a conseillé au septiesme et
au neufiesme de la *Therapeutique*.

Et sçachez que selon Auicenne, il y a peu d'apostemes singuliers (ou
particuliers) qui soyent purs, ains plusieurs d'iceux sont composez, et
surtout les vrays : car il y en a plusieurs non vrays, qui semblent estre
purs. Toutefois on mettra la curation des simples afin que de là on retire
la cure des composez.

Les *apostemes en leurs periodes, paroxismes, et Crises* suiuent
l'analogie, ou proportion de leurs matieres : comme signifie Galen au
second de la *Difference des fiévres*.

Les *apostemes ont quatre temps*, sçauoir est commencement, augment,
estat, et declination.

Le signe de commencement est quand tu vois courir la matiere, et le
membre s'estendre.

De l'augment, quand la cauité, et la pointe s'augmentent euidemment.
De l'estat, quand ces choses demeurent en leur estre. De la declination,
quand la grosseur commence à diminuer, ou d'estre transmuée. Et cette
distinction des temps, est de la part de l'essence des apostemes : combien qu'ils puissent estre distinguez à leur mode, de la part des accidents

---

1. « Seu filis, vt in glandulis. »
2. « Cet ouvrier », le chirurgien.

et de la part de l'alteration de la matiere, à raison dequoy les curations
sont aucunement changées. Toutesfois on pourroit bien monstrer, comment quelquefois tous ces temps là se rencontrent, sçauoir est le commencement auec le commencement[1], etc., et que le plus souuent ils ne se
rencontrent : toutes lesquelles choses i'obmets, à cause de briefueté.

Les apostemes, s'ils ne s'en retournent sont finis par insensible resolution, ou suppuration, ou pourriture, ou endurcissement. Et (selon Galen
au liure de l'*Inegale intemperature*[2]) celle qui se fait par resolution, est
meilleure que les autres : et celle qui, par suppuration, meilleure que
par endurcissement : et celle qui, par putrefaction, est absoluëment
mauuaise.

Signe que l'aposteme se resoult, est legereté, et faute de pulsation.

Signe qu'il suppure, est douleur, et pulsation, auec augmentation de
chaleur[3].

Signe qu'il se corrompt, est la noirceur, et liuidité[4].

Signe qu'il s'en retourne, le soudain amoindrissement par refrigeration, ou à cause de la venenosité : à quoy s'ensuit fièvre, et mauuais
accidens.

Les signes des pustules, seront dits en leurs propres chapitres.

Les signes des exitures sont ceux-cy : Quand tu verras (dit Auicenne)
grande pulsation, ou dureté prolongée, ou chaleur, et douleur augmentée,
lors estime que l'aposteme est en voye d'estre fait pus, et exiture. Et
quand tu y auras veu quelque lizeur[5], et sedation de douleur et de chaleur, et que le chef s'appointe, et auec les doigts tu comprens inondation,
et tu verras la couleur decliner à quelque blancheur, lors sçaches qu'il y
a la sanie. Dont Hyppocras au second des *Aphorismes* disoit : Enuiron la
generation de la sanie, les douleurs et fiévres aduiennent plus, que quand
la sanie est faite. Et à cognoistre la sanie, sois bien aduisé. Car selon
Hippocras au sixiesme des *Aphorismes*, maintefois elle ne se manifeste,

---

1. Mingelousaulx interprète ainsi : « Par exemple le commencement pris de l'essence auec le commencement pris des accidents, et de l'altération des humeurs. »

2. « De inaequali dyscrasia. »

3. Les signes de la suppuration qu'il se fait, et de celle qui est ià faite, sont comprins en ces vers :

> *Longue durté, pouls, douleur, et chaleur,*
> *Quand ils augmentent, denotent que l'humeur*
> *Se tourne en bouë : Et que la bouë y soit,*
> *Des susdits ià remis, la chose est euidente :*
> *Quand la partie aussi sous le doigt ondoyante,*
> *Et blanchissante et pointuë se voit. (J.)*

4. Entre ce signe et le suivant le ms. de Montp. ajoute le suivant: « Le signe que
emposteme se putreffie ou se mue en pierre cest detumefaction ou desenffleure avec
duresse ».

5. « Quandam lenitatem », quelque tendreté.

ains le Medecin y est deçeu pour l'espesseur du lieu, et grosseur de la sanie.

Exiture (selon Auicenne) qui est faite aupres des membres nobles, et aupres des iointures, et és membres nerueux, et veneux, et qui est faite en membre debile, et appauury de chaleur naturelle, et qui est faite de grosse matiere de tardif mouuement, qui est plaine, ou platte, et non aiguë, est suspecte, et de mauuaise maturation. Parquoy elle a besoin d'ayde au meurir, et de haster son ouuerture. Mais celle qui est differente de ceste-cy, est loüable, et n'a besoin de grande ayde : parce qu'elle meurist tost, et souuent s'ouure de soy-mesme.

Les exitures sont finies quelquesfois par resolution, mais le plus souuent par ouuerture : et l'ouuerture qui est faite par nature, est meilleure, que celle qui est faite par art, et celle qui par fer, que celle qui par ruptoire [1]. Car (selon Auicenne) ceste perforation qui est faite par art, engendre virulence, saleté, et fistules : toutesfois quand tu n'y vois point d'excuse, lors il n'y a aultre engin [2].

Hyppocras met les iugements de sanie, au premier des *Prognostics* : que la pourriture est loüable, qui est blanche, et égale par tout, priuée de mauuaise odeur. Et celle, qui est au contraire, tres mauuaise.

Les iugements des autres sanies contenues, seront dits en chasque chapitre.

Quant à la *curation des apostemes*, on voit que Galen l'accomplit par indications prises des dispositions mesmes, et de la nature des membres. Et selon la generale indication, il semble que sous le nom de phlegmon, il ait traité des apostemes vrais, engendrez d'humeurs naturels, au treiziesme de la *Therapeutique* : et des non vrais, qui sont faits d'humeurs non naturels, au quatorziesme.

Semblablement icy nous traiterons de la cure des apostemes vrais, ordinaires, et non corrompus : lesquels quant à eux, sont le plus souuent resolus. Puis sous le nom des pustules et exitures, nous dirons des non vrais, sanieux, corrompus, et conuertis en nature estrangere : en prenant l'indication curatiue de la disposition mesme, et selon la nature des membres, comme dit est.

Or la disposition contient la quantité, la qualité, et la matiere qui est enclose, ou comprise en la substance de l'emposteme.

Car autrement est traité vn grand aposteme, autrement vn petit : autrement celuy qui se fait, et est causé par deriuation : autrement celuy qui est fait, et par congestion : autrement le chaud, autrement le froid, etc.

Le naturel des membres demonstre, que l'aposteme est autrement

1. « Per ruptorium. »
2. « Veruntamen cùm non vides excusationem, tunc non est ingenium aliud. »

curé és parties charnuës, autrement aux nerueuses, autrement en l'œil, autrement au col, autrement à l'emonctoire, et ainsi des autres (selon qu'il a esté distingué cy-dessus, et qu'on distinguera cy-apres), faisant principe (au second *à Glaucon*) de l'invention [1] de l'occasion du mal : afin que les causes qui le font soyent retranchées, et ce qui est desia fait, soit guery : selon le mesme, au treiziesme de la *Therapeutique.* Puis donc que la commune generation de tous phlegmons, est faite par flux de sang (c'est à dire de la masse sanguinaire) plus abondant que la partie n'a de besoin : et que (comme dit est) l'influxion est plus grande, d'autant que quelque partie l'enuoye, et quelquesfois celle qui est malade l'attire : et que la partie l'enuoye aucunesfois comme superflu, autresfois comme déplaisant, quelquesfois à raison de tous deux : et que celles qui attirent, le font à cause d'vne chaleur malsaine, ou de douleur : et à ce aydent la foiblesse de la partie, et la largeur des passages, et l'estretesse des voyes de celle qui mande [2], et la situation en bas, comme dessus a esté dit, on conclud, on prend, et iuge de tout cela, trois intentions.

La premiere est, d'oster le superflu qui defluë. La seconde, curer, et appaiser la douleur, et l'occasion à raison de laquelle le membre reçoit et attire la matiere. La troisiesme est de guerir ce qui est fait.

La premiere est accomplie par Galen au lieu dessus allegué, disant : Quand les humeurs sont entr'eux esgalement augmentez, et font repletion : et aussi quand sans qu'il y ait repletion, la douleur du membre qui endure l'inflammation, et la chaleur, excitent fluxion, la curation se fait par ablation de sang, et baings frequents et exercices, et frictions du membre opposite : pourueu seulement qu'il n'y ait fiévre, ne grande passion. Et encor aussi, auec des medicaments euaporatifs : et outre tout cela, par ieusnes et regimes conuenables.

Mais quand le corps seroit plein de cholere iaune, ou noire, ou de phlegmon, ou d'humeurs sereux, et qu'il s'y fust engendré cacochymie, la cure doit estre faite par purgation, selon que chasque humeur abonde.

Dequoy nous dirons cy-dessous en chasque chapitre, et en l'Antidotaire.

Touchant l'auersion, ou antispase (c'est à dire reuulsion à la partie contraire) elle est commune en toutes telles dispositions, quant au commencement, et à l'augment : mais quant à l'estat, et à la declination, il n'est pas mauuais d'vser d'éuacuation par la mesme partie.

Iaçoit que les nouueaux Medecins fassent telles choses sans preuision, comme dit Auerrhois au septiesme, et sera dit cy-dessous de phlebotomie.

La seconde intention est accomplie auec sedatifs de douleur, et emen-

---

1. « Ab inventione occasionis », de la découverte de l'occasion.
2. « Et meatuum latitudo, et aliarum viarum strictura. »

datifs de la mauuaise qualité, et auec restrinctifs, qui couppent chemin à la matiere du costé du flux, auec ceux qui relaschent le membre par où il s'expurge coustumierement.

La troisiesme intention est accomplie, par ce qui vuide la matiere du lieu. Or elle est vuidée, non seulement par medicamens resolutifs, ains par les repercussifs. Et il faut plus vser des repercussifs, quand les phlegmons commencent, que des euaporatifs, sauf és cas exceptez, et il semble que Galen en excepte quatre. Le premier est, quand l'aposteme se fait aux emonctoires. Le second, quand il se fait de chose venimeuse. Le troisiesme, quand la matiere est grosse. Le quatriesme, quand elle est bien fort encoignée. Auicenne n'excepte, sinon quand elle est aux emonctoires, ou en lieu où il y ait à craindre de son retour aux membres principaux. Rogier excepte seulement, en matiere venimeuse. Les quatre maistres, ses Commentateurs, y adioustent plus que luy, quand la matiere est congeste, et fort froide : et quand l'aposteme se fait par voye de Crise, et prés des membres principaux : et quand il se fait par soudaine deriuation. Brun dit comme Auicenne. Theodore comme les quatre maistres. Lanfranc excepte dix cas, Henric dix neuf. Maistre Din de Florence, sur le quatriesme *Canon* d'Auicenne, en excepte vingt et trois. Quant à moy en faisant distinction des repercussifs, que les vns sont propres repercussifs (comme l'oxycrat d'eau, et vinaigre, plantain, morelle, bol armenien, aloyne, canelle, et tels qui repoussent au profond la matiere qu'ils rencontrent) et que les autres sont largement appelez repercussifs (comme blancs d'œufs, maulue, huile rosat, de Camomille, et de Mastic, collyres blancs, et semblables qui en alterant, prohibent que le membre ne recoiue les superfluitez), ie dis deux choses : la premiere qu'au commencement des apostemes phlegmoniques, les repercussifs propres conuiennent exceptez seulement dix cas.

Le premier est, quand l'aposteme est en l'emonctoire : le second, quand il est de matiere venimeuse : le troisiesme, quand c'est de matiere fort grosse [1] : le quatriesme, quand la matiere est fort incoignée [2] : le cinquiesme, quand il est critique : le sixiesme, quand il est de cause primitiue : le septiesme, quand il est en corps replet : le huictiesme, quand il est en corps debile : le neufiesme, quand il est prés d'vn membre principal : le dixiesme, quand il est fort douloureux.

Ie dis en second lieu, qu'au commencement de tous apostemes phlegmoniques, conuiennent les repercussifs largement appellez, excepté en trois cas seulement. — Le premier est, quand l'aposteme est en l'emonctoire : le second, quand c'est par voye de crise : le tiers, quand il est de matiere venimeuse.

1. « Materia valde grossa », matière très épaisse.
2. « Materia vehementer incuneata. »

En tous ces cas (mesmement apres que la matiere est defluée, et l'aposteme est fait, et que quelque portion de matiere est delaissée au membre) il faut resoudre, et éuaporer la matiere par resolutifs non mordicants ains familiers, qui eschauffent et humectent mediocrement : surtout és trois cas derniers, esquels nous voulons attirer la matiere, et augmenter l'aposteme, et empescher le retour de la matiere. Et ce faisons nous quelquefois par emplastres attractifs, et quelquesfois par ventouses, comme dit Auicenne.

Soit donc vne reigle generale, qu'au commencement de tous phlegmons, outre les exceptez, on y mette des repercussifs. En l'augment, qu'on y mesle petit à petit des resolutifs. En l'estat, ou auant l'estat, ils soient tousiours esgaux. Mais quand sera la declination (et la fin de l'estat), qu'il n'y ait rien qui ne resolue, et rende lasche. Et ce n'est autre chose à dire, sinon que deuant la fluxion il faut repousser, et quand elle cesse, resoudre, et entre deux, tenir le moyen : en cas que l'aposteme aille par voye de resolution.

Touchans aux remedes, au moyen desquels ces choses sont accomplies, selon la diuersité des matieres, ils seront dits en chasque chapitre, et en l'antidotaire.

Mais si l'aposteme prend le chemin d'exiture, la curation (au second à *Glaucon*) des exitures qui desià commencent, est faite par relaxation, ou euaporation sans douleur, auec le triapharmaque mol mitigatif, auquel soit adjousté quelque peu de miel, au treiziesme de la *Therapeutique*. Et celles qui ont passé outre, il les faut conduire à concoction, et suppuration. Et celles qui ont changé en autre espece, doiuent estre *retranchez par chirurgie*. Dont il est dit au quatorziesme de la *Therapeutique* : Il faut qu'en considerant tousiours les manieres de retrancher, on choisisse le meilleur. Les Scopes pour iuger des meilleurs, sont trois, sçauoir est, la briefueté du temps en l'operation : de la faire sans douleur, et outre ceux cy, le troisiesme, est l'asseurance de la curation. L'asseurance a trois particuliers intentions : l'vn et le premier, de paruenir totalement à la fin : l'autre, que si quelquefois n'aduenons à la fin totalement, au moins que le mal soit allegé, et que le malade n'en reçoiue dommage : le troisiesme, que le mal ne retourne d'vne maniere fallacieuse.

Suiuant ces choses, si tu iuges du meilleur chemin de la guerison, en ce qui est maintenant proposé des exitures, on trouuera quelquefois qu'il vaut mieux la faire par chirurgie, et quelquefois par medicaments. Sçauoir est, par chirurgie d'oster soudain, et retrancher entierement ce qui est de tout son genre contre nature. Mais la curation par medicaments est premierement de vuider, et resoudre [1] ce qui est contre nature.

1. L'édit. latine dit : « diaphorare et euaporare »; le ms. de Montp. traduit : « diaforer et euaporer ».

Et si cela est impossible, la seconde intention est, suppurer, et pourrir : et consequemment ouurir et mondifier, incarner, consolider, et les conduire a la curation des vlceres.

Aussi (comme dit Galen au quatriesme de la *Therapeutique*), suppurer et cataplasmer n'est pas la premiere raison de la cure des apostemes, ains quelque mitigation du symptome : sçauoir est de la douleur. Et puis après il dit : la plus briefue curation des parties phlegmonées, est accomply par medicaments dessicatifs et resolutifs : lesquels ou surmontent du tout le mal, ou s'ils laissent quelque petite chose, on la doit suppurer : au moyen d'vn acre medicament elle est vuidée. Mais si la peau qui l'enuironne est mince, et nous voulons plustost deliurer le malade, il y a besoin d'incision. C'est ce que disoit Auicenne, que la curation de l'aposteme, entant qu'aposteme, est d'extraire la matiere estrangere qui fait auenir l'aposteme. Quant aux remedes maturatifs, par lesquels on accomplit lesdites choses, ils seront dits en chasque chapitre, et en l'antidotaire.

L'aposteme estant suppuré, ou transmué, et encoigné, si la sanie ou matiere ne se resoult, ou s'il ne s'ouure de soy-mesme en temps conuenable, et sur tout quand on craindroit la corrosion, ou autre nuisance. soit ouuert, et s'il est necessaire, contre-ouuert : et que la matiere en soit retirée. Il est plus promptement, et plus seurement ouuert auec le fer, pour la cause susdite. Et suiuant la doctrine d'Albucasis, le trou soit fait selon la quantité de la matiere, du lieu, en forme de fueille d'oliuier, ou de myrrhe. Et il faut qu'en ouurant on s'entende à sept conditions. La premiere, que la section soit faite au lieu de la matiere : la seconde, que soit faite au plus bas lieu : la tierce, que soit faite suiuant les riddes, et comme vont les muscles : la quatriesme, qu'on garde les nerfs et veines tant qu'il sera possible : la cinquiesme, qu'on ne sorte pas soudain toute la matiere, principalement és grandes exitures, car il seroit à craindre de la vertu [1] : la sixiesme, qu'on traite le lieu auec moins de douleur que sera possible : la septiesme, qu'apres l'ouuerture le lieu soit mondifié, et consolidé.

Les remedes à mondifier, sont les meiches, et bonnes estoupades, et emplastres, et vnguents qui seront dits en chasque chapitre, et en l'antidotaire. Toutesfois és premiers iours suffit le moyeu d'œuf, ou le blanc espaissi auec alun, comme faisoit Guillaume de Salicet. Puis il faut passer au miel rosat, et au mondificatif de ache : puis à l'onguent des Apostres. et à l'Egyptiac. Par dessus on appliquera du Basilicon, diachylon, diapalma, et autres choses qui sont ordonnées aux vlceres : car apres

---

1. « Quia timendum esset de virtute. » Edit. de 1537; le ms. de Montp. dit : « De la vertu du pacient ».

l'ouverture, les exitures, excrescences, pustules, sont reduits à la curation des vlceres. Mais si le patient ne pounoit supporter le fer, l'ouuerture soit faite auec medicaments. Et à ce loüe Auicenne la semence du lin, le leuain, et la fiente de colomb [1], et s'ils estoient incorporez auec du sauon mol, ou mucilage de moustarde il seroit bon : Mais le ruptoire fait de chaux, et de sauon, est principal en cecy.

Notice sur le Traité des apostèmes. — Dans la première doctrine du *Traité des apostemes*, Guy étudie les apostemes en général dans les membres simples; dans la seconde doctrine il étudiera les apostemes dans les régions et organes, c'est-à-dire dans les membres composés. Je ne parlerai ici que des apostemes en général.

Il divise d'abord les apostemes en deux grandes classes, les apostemes chauds (ap. sanguin et bilieux), et les apostemes froids (ap. phlegmatiques ou mélancholiques); chacune d'elles se divise elle-même en deux, selon la nature de l'humeur qui l'engendre; on a alors quatre classes d'apostemes.

1° L'*aposteme sanguin*, engendré par le sang.

2° L'*aposteme bilieux*, engendré par la cholère ou bile.

3° L'*aposteme phlegmatique*, engendré par le phlegme ou pituite.

4° L'*aposteme mélancholique*, engendré par la mélancholie.

Enfin, chacune des quatre classes d'apostemes se subdivise en un plus ou moins grand nombre d'espèces, selon que l'humeur qui engendre la tumeur est une humeur naturelle ou une humeur non naturelle, innaturelle.

Les apostemes formés d'humeur naturelle sont dits apostemes vrais, ceux qui sont formés d'humeur non naturelle, sont dits apostemes non vrais.

L'humeur naturelle devient non naturelle, soit par le mélange d'une autre humeur, soit par une pourriture de sa propre substance, soit par concrétion, soit par résolution, etc., d'où il résulte un nombre variable d'espèces d'apostemes non vrais, selon les altérations subies par les humeurs naturelles, altérations qui ne sont pas correspondantes ou parallèles pour chacune de celles-ci.

J'ai résumé dans le tableau suivant la classification des apostemes décrits par Guy de Chauliac, dans la première doctrine du deuxième Traité.

La description des apostemes donnée par Guy a été adoptée par ses successeurs, qui souvent l'ont reproduite simplement, ou résumée, comme a fait Tagault. — A. Paré y a puisé la plus grande partie des généralités de son livre sur les *Tumeurs contre nature*, ce que Malgaigne avait remarqué; voici en effet ce qu'il dit : « La doctrine de ce premier livre est presque toute puisée dans Tagault et Guy de Chauliac; Tagault surtout semble avoir servi de guide à A. Paré, qui dans plusieurs chapitres se borne à en donner une analyse. » Or l'ouvrage de Tagault n'est qu'un *résumé* de celui de Guy. — A. Paré a emprunté aussi à Guy un grand nombre des médicaments qu'il conseille contre les apostemes. A propos des procédés qu'il indique pour l'ablation des loupes, Malgaigne dit : « Ces procédés sont décrits avec autant et plus de détails dans Guy et dans Tagault. »

1. « Stercus columbinum », fiente de pigeon.

CLASSIFICATION DES APOSTEMES, D'APRÈS GUY DE CHAULIAC.

APOSTEMES			
CHAUDS	AP. SANGUINS	Faits de sang naturel.	1. *Phlegmon* vray (peut se terminer par *exiture* ou abcès).
		De sang non naturel.	2. *Carboncle* ou Furoncle ou Pruna, Braise. Feu persien ou Sacré. Guy semble y réunir la postule maligne). 3. *Anthrax* il y comprend le charbon malin). 4. *Esthiomene* ou gangrène (ou Feu de Saint-Antoine, de Saint-Martial).
	AP. CHOLERIQUES OU BILIEUX	De cholere naturelle.	5. *Erysipèle* (ou Espine).
		De cholere non naturelle.	Pustules choleriques. { 6. *Herpès.* 7. *Formy.*
FROIDS	APOSTEMES PHLEGMATIQUES	De phlegme ou pituite naturelle.	8. *Oedeme* 1.
		De phlegme non naturel.	9. *Aposteme venteux* (y réunit l'emphysème du tissu cellulaire, l'emphysème gangréneux et les flatuosités de l'estomac, etc.). 10. *Aposteme aigueux,* aqueux. 11. *Excressances phlegmatiques diverses* : glandes, escrouelles ou scrophules, loupe ou loupie, tortue, gouëtre, hernie (sarcocèle), nacte. — (Mélicerides, athélomes, stéatomes, lipomes.)
	APOSTEMES MELANCHOLIQUES	De mélancholie naturelle.	12. *Schirre vray phlegmonique.*
		De mélancholie innaturelle.	13. *Schirre vray induré.* 14. *Aposteme chancreux* ou chancre ap. pernicieux.

Après A. Paré, le *Traité des apostemes* de Guy continue à servir de base aux ouvrages successifs. Voici ce qu'écrit Mingelousaulx en 1683, dans son édition de la *Grande chirurgie* : « Je ne vois pas que ceux qui ont imprimé des Traités des tumeurs depuis Guidon ayent suivis d'autre méthode générale ny particulière pour les panser, que celle qu'il vient d'enseigner; pas un seul des modernes n'a rien rabatu du régime de vivre, ny du bon usage des seignées et des purgations qui sont des remèdes capitaux...: pour l'usage des autres remèdes, s'ils ne l'ont pas observé en tous points, du moins l'ont-ils gardé dans les plus importants, et c'est presque toute la différence qu'il y a d'eux à Guidon, lequel veut qu'on se serve de répercussifs dans tous les commencements des tumeurs phlegmoneuses, excepté en dix cas, mais Paré un de nos plus illustres chirurgiens françois, ne les a exceptez qu'en six...; Thévenin, dans son *Traité des tumeurs* qui vient de paraitre, les excepte en sept cas;

____

1. Il ne s'agit pas de l'*Oedeme*, tel que l'entendait Hippocrate qui désignait par ce mot toutes sortes de tumeurs, mais de l'oedeme par infiltration de phlegme.

Saporta, médecin de la Faculté de Montpellier, en son *Traité des tumeurs*, n'excepte ces répercussifs qu'en trois cas. »

Enfin le livre classique publié en 1780 (*Cours de pathologie et de thérapeutique chirurgicales*), par Simon et Hévin, professeurs au collège royal de chirurgie, porte encore la trace profonde de Guy ; l'ouvrage a la même division générale que la *Grande chirurgie*, et la classification des tumeurs est la même, le nombre des espèces a seulement augmenté.

SECOND CHAPITRE

Du vray Phlegmon, et l'explication de tous Apostemes sanguins.

PHLEGMON, selon Galen au premier *des maladies et symptomes*, est dit en deux sortes : l'vne, communement pour toute inflammation des parties : l'autre proprement, pour l'aposteme engendré de sang vray, et pur : et pour ce vsurpant le nom de genre, au second *à Glaucon*. Et il est double [1], sçauoir est vray et non vray. Le vray est fait de sang benin et copieux, au moins plus que la partie n'a de besoin. Le non vray, est fait du mauuais, et non naturel. Sang est humeur chaud et humide, engendré de la plus temperée portion du chyle : et est double, naturel, et non naturel. Le naturel, est humeur chaud et humide, temperé en substance [2], rouge en odeur et saueur amiable : Le non naturel est celuy, qui deuoye de cestuy-cy dans les limites de son estenduë : lesquelles s'il outrepasse [3], n'est pas sang, ains autre humeur. Ce qui aduient en deux manieres, l'vne par soy, l'autre par autruy : par soy, en deux sortes : l'vne quand sa substance deuient plus grosse, ou plus subtile qu'elle ne doit : l'autre quand il se brusle, et sa partie subtile est conuertie en cholere, et la grosse en melancholie, sans separation. Par autruy est fait non naturel, quand vne autre humeur luy aduient de par dehors : ce que peut aduenir en plusieurs sortes, selon que plu-

---

1. Il a voulu dire, *doncques il est double*, car il ne divise pas la seconde sorte, en vray et non vray, comme a pensé Tagaut (Veu qu'elle a esté tant seulement ditte du vray), ains l'universelle nature du plegmon. (J.)

2. C'est à dire qui a moyenne consistence, non subtile, comme la cholere, ny grosse comme la pituite et l'humeur melancholique. Quant a la saveur il est icy dit amiable, plus vrayment que doux. (J.)

3. Le ms. de Montp. dit : « Mais non naturel cest celluy qui se deuoie de ces condicions ci et sil se deuoie trop... »

sieurs especes de phlegme, cholere, et melancholie peuuent estre meslez auec luy.

Dequoy il appert que du sang sont engendrez *quatre especes d'apostemes*. Premierement, du sang naturel et benin, est engendré le vray phlegmon. Du sang non loüable par meslange, sont engendrez trois apostemes, selon que trois humeurs peuuent estre meslez auec luy : comme s'il luy vient de la cholere, est engendré phlegmon Erysipelateux : et si de la pituite, phlegmon Oedemateux, si de la melancholie, phlegmon Scirrheux. Du sang non loüable en sa substance et par adustion, selon sa grosseur et subtilité, sont engendrez toutes pustules crouteuses, depuis Carboncle iusques à Esthiomene : comme sont Carboncle, Pruna, feu ou brasier Persique ou sacré, Esthiomene, et Anthrax : et non pas les Fourmis [1], ainsi que disoit aux concordances le compagnon de S. Flour [2].

Les *causes* du Phlegmon sont primitiues, comme cheute, coup, et mauuais regime. Et antecedentes, comme superfluité de sang bon, et loüable, à raison de laquelle il est contraint de se transporter à la partie debilitée, eschauffée et endoulentie, et d'y estre encoigné ainsi qu'a esté dit au chapitre général : auquel il faut recourir (comme dit est) si tu veux bien voir les particularitez. La cause coniointe est, le sang mesme coigné ou fiché en la partie.

Les *signes*, et iugemens sont Tumeur esleuée, chaleur bruslée ou bruslante [3], couleur sanguine, douleur pulsatiue, resistance extensiue [4], et autres signes qui denotent repletion de sang.

Phlegmon a *quatre temps*, commencement, accroissement, estat, et declination. Le commencement est signifié, par la presence de ses causes [5] : l'accroissement est déclaré, par l'addition à sa grandeur et extension : l'estat, par l'amas de matiere : la declination, de ce qu'il commence de rendre à allegement.

Outre ce, Phlegmon *est terminé par* resolution, ou suppuration, ou putrefaction, ou empierrement. Or, tu cognois, parce qu'a esté dit au chapitre vniuersel, celuy qui se resoult, de ce que la Tumeur diminuë, et la douleur pulsatiue s'allege. Et tu cognois celuy qui suppure, de ce que la pulsation augmente, et la chaleur, et que le tout est fixé. Et tu

1. Car les formis se font de cholere non loüable (comme Guy a escrit par cy-devant) non pas de sang, et ne sont pustules crouteuses. (J.)
2. « Vt dicebat in concordantiis socius ille. »
3. « Calor roridus »; ms. de Montp. : « chaleur toride ».
4. « Et renitentia extensiua »; ms. Montp. : « et tumour reluisant et estenduc ».
5. Falco interprete cecy, de la rougeur, chaleur, douleur et pulsation, qui toutesfois ne sont pas causes de phlegmon, ains ses effets. L'autheur signifie-il point par le nom des causes, les choses qui ont excité le phlegmon, encores presentes, comme la douleur precedente, la plenitude, etc. (J.)

cognois qu'il pourrit, par sa tenebrosité [1] : et qu'il s'empierre, par la durté.

D'auantage au Phlegmon aduiennent souuent mauuais *accidents*, qui destournent et empeschent la curation ordinaire, comme grande douleur, quand elle est en partie sensible : et retour de matiere au dedans, quand c'est à l'emonctoire ; et corruption Esthiomenée lors qu'il est trop refroidy, et la matiere pressée : et durté Scyrrheuse, quand il est indoctement resolu : Parquoy il faut auoir l'esprit attentif, à chasque fois que l'on panse l'aposteme, à quoy passe chasque Tumeur que l'on cure : et trauailler apres ce qu'on apperçoit, quoy que ce soit, au second à *Glaucon*.

La *curation du Phlegmon* a double regime, sçauoir est vniuersel, et particulier. L'vniuersel est pris du chapitre comme cy-dessus mis. Le particulier a quatre intentions, la premiere ordonne la vie [2] : la seconde esgalise [3] la matiere antecedente : la troisiesme, vuide la matiere coniointe : et la quatriesme corrige les accidents.

La premiere est accomplie par deuë administration des six choses naturelles, auec leurs annexes, qui tendent à froideur, et siccité : comme est l'air, le manger et le boire, le dormir et le veiller, le mouuement et le repos, l'inanition et la repletion, et les accidents de l'ame. Doneques premierement qu'on choisisse, vn air pur, et clair, non pas humide, ne rheumatic. Que ses viandes soyent legeres, de peu de nourriture. Qu'il ne mange pas choses grasses, ne douces : qu'il laisse les potages, la substance des legumes [4], et tout laictage. Qu'il ait en horreur les espices, ails, oignons, et vins forts. Qu'il vse de laictuës, espinars et borraches. Qu'il mette assez d'eau à son vin : et s'il auoit fiévre, qu'il se passe auec de la pti-

1. C'est à dire, noirceur et liuidité, comme il auoit dit au precedent ch., laquelle couleur succede à la viue et vermeille, par la priuation de la chaleur naturelle, l'extinction des esprits, et certaine congelation de sang. (J.)

2. « Vitam ordinat », édit. de 1537 ; ordonne le régime de vie.

3. Tagaut semble interpreter le mot *esgalise*, de l'empeschement que l'on fait à la defluxion et du detournement de la matiere antecedente. Ce qui ne respond à l'intention de l'autheur. Car és maladies mesmes de congestion, et qui sont nées sans fluxion, il esgalise touiours la matiere antecedente, c'est-à-dire, il oste la plenitude et cacochymie, de laquelle vient l'immodération et inegualité, qui fait la maladie. C'est toutesfois la commune interpretation du mot *esgalise*, qu'il signifie la coction des humeurs : laquelle Galen dit estre faite par l'attenuation des gros humeurs, et l'engrossissement des subtils. Car par ce moyen tout est réduit à mediocrité, et rendu esgal. (J.)

4. Voire, mais les légumes desquels nous vivons ordinairement, à sçauoir les cices, pois, feues, lentilles, phaseols, etc., sont de nature froide et sèche ; et il a enseigné cy-dessus, telle deuoir estre la maniere de viure. D'auantage ils engendrent gros humeurs, et engrossissants le sang, ils le rendent moins apte à flüer. Est-ce point l'abondance des légumes, qui est icy à craindre ? De là vient qu'on accorde plus tost leur bouillon, comme moins nourrissant, et qui a vertu de refroidir, et dessécher. (J.)

sanne[1], et laict d'amandes, et orge mondé. Qu'il viue sobrement, et quitte le souper : tienne le ventre lasche, soit en repos, au moins de la partie où est l'aposteme. Qu'il dorme peu, au moins de iour[2] : et viue honnestement.

La seconde chose est accomplie par saignée (si le corps est replet), de la partie contraire s'il est au commencement, et de la mesme, s'il est en l'estat, ou en la declination. Mais encor nous éuacuons, selon Galen au treiziesme de la *Therapeutique* (comme dessus a esté dit), non seulement pour la repletion, ains aussi pour la grandeur du mal, et la douleur, et la commoderation des humeurs[3], obseruant tousiours les reigles generales. Car la douleur, et la chaleur de la partie inflammée deuiennent cause de la fluxion, nonobstant que le corps, fust sans superfluité.

La troisiesme est accomplie par les repercussifs, et refrenatifs au commencement, exceptez les cas conditionnez au chapitre general, et auec resolutifs meslez inesgalement auec les refrenatifs, en l'augment : et meslez esgalement, en l'estat : et auec purs resolutifs en la fin de l'estat, et en la declination (comme dessus), si l'aposteme marche par la voye de resolution : Mais si elle s'acheminoit à la voye d'exiture, auec suppuratifs, aperitifs, et mondificatifs. Et les dessicatifs, sont ceux qui guerissent à la fin de toutes les deux.

Les remedes repellans, et refrenatifs, qui conuiennent au commencement, sont de quatre formes. La premiere est de Galen au second *à Glaucon : oxycrat d'eau, et vinaigre meslez*, de maniere qu'on le puisse boire[4], et appliqué auec esponge.

La seconde est d'Auicenne : PR[5]. *du suc de ioubarbe, vne liure : vin gros, et aspre, demy liure : farine d'orge, vn quarteron : escorce de grenade, et sumac, mis en poudre, de chacun demy once : soyent cuits, et reduits en liniment.*

La tierce forme est d'Halyabbas : PR. *sandal blanc et rouge, de chacun trois dragmes : memithe, deux dragmes : cimolée, bol armenien, de chacun vne dragme, et demie : le tout soit poudré subtilement, et diligemment criblé, puis destrempé auec suc de ioubarbe et de pourpier, ou laictuë, et en soit fait liniment.*

La quatriesme forme est, de toute la communauté, refrenatif, et alte-

<hr>

1. « Ptisana », orge mondée (Celse), tisane d'orge (Pline).
2. Canappe ajoute : « specialement s'il est replet ».
3. « Et commoderationem humorum. » Mingel. interprète : « gardant toujours les préceptes généraux, en travaillant à temperer et à réduire les humeurs dans vn estat naturel ».
4. « In forma potabili mixta », édit. de 1537.
5. « Quod recipit. »

ratif des playes, et concussions [1] : PR. *des blancs d'œufs, tant que tu voudras : eau rose, ou huile rosat, à plaisir :* soit fait liniment, qu'on appliquera auec des estoupes et linges, le remuant souuent.

Les Topiques accomplissants l'intention de l'augment, sont de trois formes : dont la premiere est *huile rosat :* Car (selon Galen au troisiesme *des simples medicaments*) de la part des roses il refrene, de la part de l'huile il euapore. — La seconde est d'Auicenne : PR. *fueilles de maulues, vn manipul : aloyne, et roses, de chacun demie once : farine d'orge, vne once : huile de camomille, demy quart :* soyent cuits, pilez, et reduits en emplastre mol. — La troisiesme forme est du mesme : PR. *du vin cuit, vn quarteron : eau de roses, et vinaigre, de chacun demy quarteron : saffran, deux drach. :* qu'ils boüillent vn peu : soyent coulez et qu'on en face epitheme, auec estouppes, ou drapeaux, qui soyent remuez [2] plus tard que les repercussifs.

Les Topiques resoluans, et qui accomplissent l'intention de l'estat, sont aussi de trois sortes. La premiere est prise de maistre Dyn : PR. *de la parietaire, et fueilles de maulue, de chacun vn manipul : du son ou bran subtil, aneth, et fenugrec, de chacun demie once : huile de camomille, demy quarteron :* soyent cuits en vin, et pilez, et fait emplastre. — La seconde est de Galen : au treiziesme de la *Therapeutique :* PR. *de la mie de pain de froment, vne liure* (soit trempée en eau boüillante, l'espace d'vne heure : puis l'eau en soit exprimée) : *du miel, vn quarteron :* soyent meslez, et fait emplastre mol [3]. — Auicenne met la troisiesme forme au Diachylon et Basilicon : desquels la forme et les receptes sont mises en l'antidotaire. Et tels remedes soyent plus tard remuez.

La declination par exciccation est accomplie, auec laine grasse, ou estoupade, ou esponge, ou feutres, qui soyent trempez en vin austere chaud, exprimez, et appliquez. La declination par suppuration est accomplie de trois formes de remedes : desquels la premiere est le *triapharmac* de Galen, qui est fait de farine de froment, eau, et huile, cuits ensemble : et en soit fait emplastre. Et si tu le veux colorer auec vn peu de safran, fais-le. La seconde sorte est du mesme Galen, et Halyabbas la reçoit : PR. *muscilage de figues, et des écorces de la racine de guimaulue, vne liure : farine de froment, demy liure :* soyent cuits ensemble : et reduits en emplastre. La troisiesme forme est de la communauté [4] : PR.

1. « Contusiones. »
2. « Mutentur », qui soyent changés.
3. Il semble appeler emplastre mol, ce qu'aujourd'huy est coustumierement appellé cataplasme. Car Guy confond partout le cataplasme avec l'emplastre. (J.)
4. « Est communitatis », c'est à dire, a de coustume d'estre usurpée communément par les chirurgiens. (J.)

*fueilles de maulue, de seneçon, racine de lys, et escorce de guimaulue,
de chacun vn manipul : farine de froment, vn quarteron : farine de
semence de lyn, vne once : oing de porc frais, demy liure.* Les herbes
soient cuittes en eau, et pilées auec le reste dans vn mortier : et en soit
fait emplastre. Et tels soient plus tard remuez.

Or si le pus estant amassé, l'aposteme ne s'ouure de soy-mesme, soit
ouuert d'vne lancette, ou par medicament aperitif : puis soit mondifié,
remply de chair, et consolidé suiuant la forme ditte au chapitre vniuersel,
et que nous dirons au traité des vlceres : Car les exitures ouuertes
(comme dit est) sont reduites en vlceres.

La quatriesme chose (qui est la correction des accidents) est accomplie
selon le naturel des accidents qui suruiennent : comme s'il y a douleur,
qu'elle soit par tout moyen appaisée. Car la douleur abat la vertu, et
empesche toute la droite operation. Parquoy au temps de la douleur
soient appliquez alteratifs, et dilatatifs comme est l'huile rosat, auec
moyeux d'œufs, ou mie de pain blanc trempée en eau boüillante, exprimée, et meslée auec huile rosat, ou maulues cuittes en eau, meslées auec
du son menu [1] et huile violat. Et le saffran entre en la sedation de douleur, selon Auicenne. Et s'il est necessaire de passer à l'Hyoscyame, fais-
le hardiment. Car ses fueilles cuittes en cendres chaudes, et meslées auec
oing frais, appaisent la douleur, et meurissent les apostemes chauds,
ainsi que met Theodore. Mais garde toy de trop grande humectation : car
au commencement elle est à craindre : comme dit Auicenne.

Que la matiere ne retourne au dedans, on s'en asseure par l'euacuation et attraction, et sinon auec autre chose, au moins auec des ventouses.

Or si tu as suspition que l'aposteme s'endurcisse, fais boüillir en eau
la racine de concombre sauuage, ou de la coleurée, ou du cabaret, le plus
souuent icelles toutes seules, et quelquesfois y adioustant des figues
seiches grasses. Finalement mesle à cette eau de la farine, et de la graisse
d'oye, ou de poulle, et les cuits : et en soit fait emplastre, du second *à
Glaucon.*

Et s'il aduient corruption en l'aposteme, lors scarifie le lieu, et y fais
embrocation auec eau salée : puis emplastre-le auec farine de febue, ou
d'ers cuite [2] auec oxymel : et traite le au demeurant de la cure d'esthiomene.

1. « Subtilis. »
2. « Aut orobi », orobe (une des quatre farines résolutives).

CHAPITRE ADMINICULATIF AU PRECEDENT.

*De Carboncle. Anthrax, Esthiomene, et des mauuaises
pustules sanguines.*

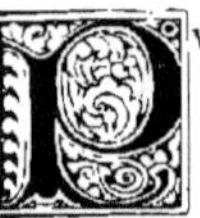Vstules sanguines mauuaises, et corrompuës (comme nous auons dit) sont toutes celles, qui en leur creueure [1] laissent escharre. Dequoy il appert que combien que Furoncle soit un petit phlegmon, il n'est pourtant pustule mauuaise corrompuë : d'autant qu'en creuant il ne fait escharre. Aussi est-il traitté, et meury, après la saignée, auec froment masché, et le Diachylon : et est mondifié auec miel cuit, et Sarcocolle, ainsi que met Rhasis, qui l'appelle Carboncle. Or ces pustules qui délaissent escharre, sont (selon Galen au quatorziesme de la *Therap.*) de sang gros, boüillant, et pourrissant. Ce qu'est cause du Charbon, de la braise, et du feu Persien, ou sacré [2], quand l'ébullition commence. Et s'il passe outre, et que par ébullition acquiere venenosité, il est cause d'anthrax. Et si plus outre, que l'ébullition et putrefaction soit extréme, il est cause de Gangrene, et d'Esthiomene. Car (selon Galen au liure des *Tumeurs contre nature*) Gangrene, Esthiomene, et Carboncle sont proprement phlegmons. Doncques lesdites pustules ne sont pas faites du meslange et amas des humeurs naturels, ainsi que disoient Lanfranc, et Henric (jaçoit que Henric en ses *Notables* ait fait doute de cela) mais elles sont de sang gros, et boüillant, auquel le subtil, et le gros, conuertis en cholere et en melancholie, sont encores ensemble. Et par ce disoit Auicenne, qu'elles sont de cholere citrine et de melancholie ensemble meslez, différente selon plus ou moins, comme il sera dit.

Doncques le *Carboncle*, ou braise, ou feu Persien, ou sacré (qui sont prins d'Auicenne quasi pour mesme chose) est une pustule phlegmonique, s'esleuant en vescies, et bruslant le lieu où elle est, noire ou cendreuse, auec rougeur obscure, et douleur tournoyante, et ardeur, et vesication à l'entour, de laquelle en se creusant prouient une escharre, telle que font venir la bruslure, et le cautere.

Sa cause est, le sang gros à demy boüillant, et pourry, duquel le gros et le subtil n'ont encore esté separez.

---

1. « In sua eruptione. » C'est à dire ouverture de soy-même, crevasse, et certaine réjection de l'humeur contenue. (J.)

2. « Causa est carbunculi et prunae. » Carbo, charbon (Serenus Sammonicus). Carbunculus, carboncle, charbon (Celse). Pruna, charbon ardent, braise (Pline).

Les *signes du Carboncle* commençant, sont rougeur, tenebrosité, citrinité, dureté, douleur, chaleur, et embrasement, punction [1], et petitesse à mode d'un pois ciche, vitesse d'augmentation, vesication à l'entour : et quand il meurit, on y voit de chair morte comme escharre, laquelle rejette vne ordure visqueuse comme si s'estoient quelques racines : et quelquesfois il creue en plusieurs lieux puis se reduit en vn.

Les carboncles ne doiuent estre mesprisez : car ils sont *en partie venimeux*. Les carboncles, jaçoit qu'au commencement ne soyent vlcerés, neantmoins le plus souuent ils terminent à vlceres : et pourtant le traité des vlceres a lieu en iceux. Les carboncles suiuent la peste.

La *curation du Carboncle*, a trois intentions. La premiere, ordonne la vie : la seconde, esgalise la matiere antecedente : mais la troisiesme, regit et gouuerne la matiere conjointe.

La première intention est accomplie auec denë administration des six choses non naturelles, et de leurs annexes, selon la forme donnée au phlegmon : sinon qu'il faut qu'il décline plus vers l'abstinance, refrigeration, et humectation : d'autant que le plus souuent il s'ensuit fieures. Et pour ce soyent soubstraits le vin, et la chair : qu'il vse de laictuës, pourpier, grenades, et toutes choses aigres : et s'il est necessaire, qu'on luy donne boüillon de poullet alteré auec laictuës et verjus.

La seconde intention est accomplie auec phlebotomie, premierement de la partie contraire, puis quand le lieu commence de s'alterer à noirceur, du costé mesme.

La troisiesme intention est accomplie auant l'vlceration par refrenatifs meslez auec les euaporatifs, afin que la matiere ne recule, et que aussi ne soit irritée. A cela est loüé par Galen au quatorziesme de la *Therap.*, *l'emplastre de plantain :* et Auicenne le reçoit : duquel la forme est telle :

PR. *du plantain, des lentilles, et du pain de mesnage* [2], *de chacun esgalle portion :* soyent cuits en eau, tant que reuiennent en consistence de liniment, qu'on en applique sur le lieu, et à l'entour. Auicenne y adjouste des galles, et ie croy qu'elles y seroient loüables, si le sang apparoissoit plus subtil, que gros. Et à cela mesme fait *l'emplastre de deux grenades*, cuites en vinaigre, ou en eau d'ozeille.

Quand la furie est aucunement remise, *l'emplastre d'Auicenne* des figues et raisins secs, de noix et de farine d'orge, cuits en vin, seroit

---

1. « Acumen. »
2. Galen (duquel a esté premierement prise cette forme de remede) requiert du pain *syncomiste* ou *autopyre*, c'est à dire qui ait toute sa farine sans qu'on en ait fait aucune distraction de son. Et le même autheur prend pour second pain, qu'on dit *pain de mesnage* celuy qui a beaucoup de son, à sçavoir est, après que la plus fine farine a esté secousse, le pain qu'on fait du reste, comme il est escrit. (J.)

bon pour le meurir et creuer. Estant creué, soit mondifié auec suc
d'ache, miel et farine cuits ensemble : puis soit consolidé à la mode
des autres vlceres, auec Diachylon. Mais l'onguent de bol armenien,
d'huile et de vinaigre, soit tousiours mis és enuirons. Si le lieu commence à se malifier et corrompre, soit scarifié tout à l'entour, et laué
d'eau salée, et l'vlcere desseiché auec trochisces Calidicon destrempez
en vin, et l'escarre soit mondifié auec le susdit emplastre d'ache, ou
auec du beurre, et soit traité selon le régime d'anthrax, et des vlceres
pourris.

Anthrax, selon Guillaume de Salicet, n'est autre chose que Carboncle
emmaligné. Car la matiere d'Anthrax est sang gros, et qui boult tant
que de son ébullition il a acquis venin. On l'appelle bonne Bube, en
contraire sens : d'autant qu'elle est tres-meschante, et très-dangereuse.
Et parauanture qu'on le deriue de anthra, qui est le cœur, parce que
tousiours il appele le cœur [1].

Les *signes* d'Anthrax, selon Henric, sont les signes du carboncle
augmentez, auec la diuersité de couleur és veines d'alentour, en façon
d'arc en ciel : et auec grand pesanteur du membre auquel il est, comme
s'il estoit garroté de liens, auec grandes et insupportables detresses, et
chaleurs, auec prostration d'appétit, desdain [2], battement de cœur, et
grande foiblesse.

Anthrax de tout son naturel, est maladie aiguë et dangereuse : parce
qu'il est de matiere fort venimeuse, pestilentielle, et contagieuse. Et le
pire est, selon Auicenne, celuy qui aduient aux emonctoires, et voisinage des membres principaux : car il faut craindre du retour de la
matiere. Et toute pustule mauuaise venimeuse, qui apres s'estre demonstrée, recule, est mortelle, et principalement si mauuais signes
apparoissent. Et quand les accidents sont vehements, c'est mauuais
signe : mais s'ils se remettent et appaisent, il est bon.

Des mortels le plus salubre [3], est selon Auicenne, celuy qui est rouge,
et après luy, le Citrin. Mais de celui qui tend à noirceur, personne n'en
eschappe. Les Anthrax sont fort fréquents en temps de peste.

La *curation* d'Anthrax a quatre intentions. La première ordonne la
maniere de viure : la deuxiesme conforte le cœur : la troisiesme vuide la
matiere antecedente : et la quatriesme tire hors, et regit la matiere conjointe.

---

1. Guy controuve une etymologie fort inepte, à cause de l'ignorance du nom
grec ἄνθραξ, lequel de mot à mot signifie *charbon*. (J.)
2. « Et nausea. »
3. « Et saluius mortalium. » Edit. de 1337. — Car tous en general sont jugez
mortels. Ceux là toutesfois moins, qui sont rouges, appellez *braise*. (J.)

La premiere est accomplie, auec deuë administration des six choses
non naturelles. Doncques luy soit ordonnée vne demeurance [1] bien
claire : qu'on luy crie fort, et ne luy soit permis de gueres dormir : et
le surplus soit ordonné suiuant ce qu'a esté dit au Carboncle, excepté
qu'icy viures doiuent estre en moindre quantité, et qu'ils soient nourris
comme on nourrit ceux qui ont fiévre pestilentiele. Il suffit d'auoir de
la ptisane, et de l'eau auec sucre rosat, laict d'amandes. et orge mondé,
iusques au quatriesme, ou cinquiesme jour. Les Grenades, Oranges,
Limons, et toutes choses aigres sont pour luy. Et s'il est necessaire, luy
soit donné boüillon de poulet alteré auec du verjus et laictuës.

La seconde chose est accomplie en luy administrant de la Theriaque
bonne, et esprouuée, le gros d'vne febue detrempée en eau de scabieuse,
ou en sa decoction : ou si la fiévre est fort aspre, auec eau rose, ou de
buglose. Et soit baillée (s'il est possible) six heures apres le repas, et
qu'il ne mange plus d'autant d'heures. Ie dis s'il est possible : car en
la Theriaque, necessité n'a point d'heure, comme dit Auenzoar au commencement du *Thesir* : et en tant de temps, ou enuiron, communement
est faite la premiere digestion. Toutesfois Auenzoar permet à la Theriaque sept heures et plus : et Auerrhois neuf. Tout cela est suiuant la
moitié du temps de la totale digestion, qui est de seize heures, selon
l'ancienne ordonnance, que le corps soit rassasié trois fois en deux
jours : combien que selon Auicenne le terme du séjour de la viande en
l'estomach, soit de douze à vingt et deux heures : ce qu'il faut entendre
de tout l'estomach, et des boyaux, comme dit Albert Bolognois. La
raison de ce que dessus est, d'autant que nulle chose medecinale doit
estre meslée auecques la viande [2]. Car il s'engendre inquietude, et douleur. comme dit Auenzoar au lieu que dessus. Or la theriaque, n'est
pas seulement chose medecinale : ains aussi au milieu des natures
des corps qui souffrent, et des médicaments qui les offencent [3], au cinquiesme des *Simples* : ce qu'il conuient entendre par similitude, et non
pas proprement.

Pour reuenir à nostre propos, qu'on luy emplastre le cœur par dehors
auec roses, violettes, fleurs de buglosse, de tous les sandals, et d'escorce
de Citron, et si la fiévre le permet, y soit adiousté vn peu de melisse,

---

1. « Mansio », habitation.

2. « Ratio praedictorum est : quia nullum pharmacosum debet misceri cum
cibo. »

3. « Theriaca autem non solum est pharmacosum, sed etiam in medio naturarum
patientium corporum, et laedentium ea pharmacorum. » Mingelousaulx traduit :
« la theriaque n'est pas simplement vn medicament, mais elle tient vn milieu entre
la nature des corps malades, et celle des remedes qui leur peuuent estre nuisi-
bles. »

et de mariolaine, et de saffran aussi. L'escarlate teinte en graine [1] a grand lieu en cecy. La tourmentille, et l'herbe Tunix, sont estimées d'Arnaud en lieu de Thériaque.

La troisiesme chose est accomplie, par phlebotomie de la partie mesme : ou si l'âge ne la peut supporter, auec des ventouses, et scarifications.

La quatriesme chose est accomplie auec refrigeratifs et deffensifs tout à l'entour, et non pas dessus, de peur que la matiere ne recule : comme est l'onguent de bol armenien, ou l'huile rosat, ou myrtin, meslé auec du vinaigre. Sur le lieu soyent appliquez les attractifs : et sinon auec autre chose, au moins auec des ventouses, ou succements, soit secouru en toute diligence : car c'est vne maladie qui donne peu de trefves : et aux extrémes maladies, les curations extrémes sont nécessaires pour la perfection. I'ay esté quelquesfois contraint de l'extirper auec cautere actuel : mesme i'ay oüy dire qu'on l'emportoit par la morseure de quelque vile personne. Qu'il soit aussi scarifié tout à l'entour, et arrousé d'eau salée chaude, afin que le sang en sorte, *et n'y soit pas caillé* : ou que l'on y mette vn corrosif, à quoy l'arsenic est le principal. Mais au cas qu'il donne quelques trefves, soit meury et rompu auec des figues, leuain, et sel meslez ensemble, ainsi que met Auicenne. Apres qu'on applique deux ou trois fois cét emplastre, le lieu coustumierement paroist tout noir, et ouuert, et dés lors soit mondifié auec le mondificatif de hache, comme il a esté dit au Carboncle, puis soit acheué de guerir auec Diachylon : Le medicament du moyeu d'œuf auec du sel, estant souuent appliqué meurit, et ouure l'anthrax, comme dit Theodore.

Outre ce Iamier descrit telle boüillie à faire meurir, et rompre :

PR. *racine de la grenouillette* (surnommée ache du ris), *scabieuse, et geranium* (dit bec de Faulcon), *marrubin, farine de froment, semence de lin, miel, huile, et vieux oing* : soient cuits en vin, et en soit fait emplastre. Aussi la consoulde mineur, pilée entre deux pierres, par certain miracle diuin, deliure d'Anthrax, l'amortit, et eaue entierement dans l'espace d'vn iour : de sorte qu'en apres, il n'a besoin, sinon de la curation des autres vlceres, comme dit Rogier, et Theodore l'afferme. Cela mesme est receu des quatre Maistres, qui generalement disent de la scabieuse ce mot notable : que la scabieuse prise en breuuage auec du vin, ou mangée, conuertit les apostemes du dedans au dehors, et le dissipe insensiblement. Ce que met Henric de l'espreuue, si vn Anthrax est guerissable ou mortel, par vne vescie du fiel de porc, sont des fables de Theodore. En la cure d'Anthrax, regarde à la cure du Carboncle, et de l'Esthiomene, car il est au milieu d'iceux, ainsi que dessus a esté dit.

1. « Et scarlatum tinctum in grana, in hoc habet magnum locum. » Mingel. : « il faut enveloper le tout dans vn drap teinct en escarlate. »

Esthiomene, jaçoit que proprement ne soit pustule, toutesfois il est effect des pustules : et sa curation respond à icelle en proportion : car c'est la mort et dissipation du membre (et pource il est nommé Esthiomene, comme hostile à l'homme [1]), auec pourriture et mollesse, à la difference du Loup, et du chancre, qui dissipent le membre auec corrosion, et endurcissement. Donecques ce n'est vne mesme chose, comme disoit Theodore, Lanfranc, et Henric [2]. Esthiomene est appellé vulgairement le feu de sainct Anthoine, ou de sainct Martial, et des Grecs *Gangrene*. Pour ce au liure des *Tumeurs*, ce qu'on nomme Gangrene, est entre les très-grands phlegmons, estant mortification de la partie patiente. Toutesfois Auicenne met difference entre iceux, selon plus grande ou moindre mortification.

La *cause d'Esthiomene*, et destruction de vie és membres, est de trois sortes : vne, quand le membre ne peut receuoir vie qui luy est deleguée du cœur, à cause de la dissipation de sa complexion et harmonie, causée de trop grand froid : comme en fort hyuer, et quand on refroidit indoctement les apostemes : ou par l'excedente chaleur, et par le venin de quelque accident, et des pustules malignes. L'autre maniere est, par ce que la vie receuë au membre, est suffoquée : comme és grands apostemes, qui bouchent tellement les veines et pores du cuir, que l'esprit n'ayant respiration, est suffoqué.

Le tiers moyen est, de ce que la vie ne peut venir du cœur au membre, à cause de la ligature, ou concussion faite au passage.

Les *signes* et *iugements* sont tels, selon Galen au lieu dessus allegué : premierement, la couleur vermeille qui adhere aux phlegmons s'estaint : puis la douleur, et la pulsation s'en vont [3], non pas que la disposition cesse, mais que le sentiment est amorty. Dont le membre deuient noir,

---

1. Guy pense absurdement qu'une diction purement grecque soit dérivée des mots latins. Or *estyomène* est autant que *mangeant*, et du verbe ἐσθίω, qui signifie manger. Au reste il y en a qui veulent que gangrène soit proprement ditte le chemin qui tend a extinction de la chaleur naturelle, de façon toutefois qu'il reste encore quelque sentiment à la partie. Et le *sphacele* (les Barbares l'appellent *Aschachylos*, et les Latins *syderation*) quand la partie est du tout privée de vie. (J.)

2. Theodoric n'a pas escrit que la gangrene ou (comme il l'appelle) esthiomene, soit de même que le loup, ou chancre, ains il dit, que l'herpes esthiomene est appellé autrement loup. Ses mots sont tels, herpes esthiomene est aposteme : et est dit, comme mangeant soy-mesme, et d'vn autre nom est dit loup. Quant à Lanfranc il confond ouuertement la gangrene, qu'il appelle Herpes Esthiomene, auec le loup et chancre, disant : Herpes Esthiomene est interpreté mangeant soy-mesme. Et vn peu apres : Quelques-vns appellent cette maladie chancre, quelques-vns loup, les autres, comme en France, le mal de nostre Dame : et quelques Lombars, l'appellent le feu S. Antoine : les autres erysipele mangeant. (J.)

3. Le ms. de Montp. dit : « les chaleurs de flegmon se effacent et esteignent ou esteindent, et puis apres la couleur et la pulsacion se departent. »

mol, et pourry, auec vne puanteur de charongne, et pourtant quand on le presse des doigts, ils font vne fosse qui ne releue point : et la peau semble presque separée de la chair.

L'Esthiomene est de telle felonnie [1], que si on n'y secourt promptement, la partie qui l'endure meurt facilement : et en comprenant celles qui luy sont continuës, il tuë l'homme.

La *curation d'esthiomene* a trois intentions : la premiere ordonne la maniere de viure : la seconde égalise la matiere antecedente : et la troisiesme regit et gouuerne le lieu corrompu et mortifié.

La premiere est accomplie, par deuë ordonnance des six choses non naturelles, qui déclinent à froideur, et abstinence. Doncques sa viande [2] soit : mie de pain lauée en eau, orge mondé, avenat [3], auec laict d'amandes, boüillon de poulle [4] alteré auec des laictuës, mesmement s'il auoit fiévré. Qu'il vse du pourpier, des grenades, et autres choses aigres. Et à tout euenement, pour ce que les fumées qui s'esleuent du corrompu, peuuent infecter le cœur, qu'on luy donne de la Theriaque, et luy soyent administrées autres choses cordiales, selon qu'il a esté dit ausdites pustules.

La seconde intention est accomplie par la phlebotomie, et en purifiant le sang auec du catholicon et de la casse fistule [5], tamarins, hoblon, fumeterre, polypode, et semblables, qui purifient le sang. Car en ces corruptions y a tousiours eschauffement, et emotion de cholere, et infection de sang.

La troisiesme intention est accomplie, de la maniere que dit Auicenne. Quand donc tu vois, dit il, le membre changer de couleur, adonc il faut qu'il soit oingt auec onguent de bol armenien, terre seelée [6], et vinaigre. Et si cela ne profite, tu ne trouueras point d'excuse, que tu ne fasses scarification profonde en diuers lieux, ou que tu n'y appliques des sangsuës : et que tu n'ouures les petites veines, qui sont voisines : et que tu ne laues le lieu d'eau salée, afin que le gros sang en sorte et n'y soit caillé. Et mets dessus le lieu scarifié, ce qui empesche la pourriture, et qui resoult : comme est la farine d'ers, ou de febues, incorporez auec syrop aceteux [7], et laue le ordinairement deux fois le jour auec du vinaigre chaud. Apres que l'eschauffement et la furie auront

1. « Ferocitatis. »
2. « Cibus », nourriture.
3. « Avenatum », avoine.
4. Les autres lisent *d'en poulet* ou *des poulets* : mais il n'importe pas beaucoup lequel soit des deux, veu que nul de ces boüillons échauffe, principalement si c'est de ieunes poules, et qui ne pondent pas encores. (J.)
5. « Et casia fist. et tamarindis »; casiae fistula, bois, écorce de la cannelle.
6. « Terra sigillata. »
7. Les autres escrivent, *avec oxymel.* (J.)

cessé, qu'on y applique dessus l'*onguent ægyptiac*, qui est fait de verd de gris [1], alun, miel et vinaigre, meslez en esgale portion, et cuits : car il empesche et resoult la putrefaction, et fait choir ce qui est pourry, et contregarde ce qui le suit. Mais si la disposition a passé outre, et commence de paruenir à molesse, et à putrefaction, cauterise, et separe le corrompu du sain, auec cautere actuel, ou auec medicament caustique : comme sont les Trochics Calidicon [2], Aldaron, et d'Asphodeles. Le meilleur, et plus assuré pour cela est (selon Theodore, Henric, et moy) l'arsenic sublimé, pur, ou corrigé, en poudre, ou destrempé en vin, appliqué auec charpis ou coton par dessus, principalement entre le sain et le corrompu. Et s'il est de besoin, separe vn peu premierement auec le rasoir entre le sain et le corrompu. Car il sait incontinent, et sans douleur arrester le mal. Quand au moyen, ie le specifieray, cy-dessous au chapitre des glandes, du chancre, et de la rompure. Apres, soit pourueu à la cheute de l'escarre, auec beurre, ou quelque chose grasse. Et quand l'escarre sera tombée, le lieu soit purgé en le lauant tousjours de vinaigre, et en l'emplastrant (selon Guillaume de Salicet) d'vn tel emplastre : PR. *du miel, demy liure : moyeur d'œufs cruds, trois ou quatre en nombre : farine d'orge, demy liure :* soyent meslez, et réduit en emplastre. Apres deux ou trois iours afin que la mondification se fasse mieux, soyent adioustées à cette emplastre, dix dragmes de myrrhe eslie [3].

Mais quand il est nécessaire de trancher le membre, parce que la putrefaction ne cesse point, et on craint que la corruption aille aux autres membres, qu'il soit coupé, et scié, suiuant la doctrine qui sera ditte cy-dessous : et soit cauterisé ce qui luy est continu [4] car c'est le plus seur. Or comment on peut garder vn membre corrompu, et mort, qu'il ne puë, sera dit quand on traittera de la conseruation des morts. Et voilà tout ce que nous en disons icy, dit Auicenne, et tu trouueras au propos commun des vlceres pourris, ce qu'il te faut adiouster à ce chapitre.

1. Presque toujours il appelle abusivement, *Fleur d'airain*, ce qui proprement est *verd de gris ou verdet*, bien différent de la fleur d'airain. (J.)

2. Ce nom leur a esté donné parce qu'ils reçoiuent du kali, comme veut l'autheur des Pandactes : leur description sera proposée en l'antidotaire chap. des corrosifs. (J.)

3. « Myrrhae electae. »

4. « Et cauterizetur quod continet ipsum. » Édit. 1537, 1559.

TROISIESME CHAPITRE

De l'Erysipele et autres Apostemes choleriques.

OMBIEN que le phlegme en la generation des humeurs suiue le sang, et qu'après le sang il y ait plus de phlegme au corps que d'autre humeur, neantmoins parce que les apostemes choleriques sont semblables en plusieurs choses auec les sanguins, apres le phlegmon et les apostemes sanguins, on traitera des choleriques.

Les apostemes choleriques, de nom commun sont appellez en Grec Erysipeles, d'autant qu'ils adherent au poil, et à la peau. Car Erysipele est affection propre à la peau, comme phlegmon à la chair : combien qu'ils s'etendent consequemment, au quatorziesme de la *Therapeut*. Or il y a double Erysipele; Erysipele vray, et non vray. Le vray Erysipele est fait de cholere naturelle abondante, comme dit est (qui est ditte proprement sang subtil), lequel Auicenne appelle Espine. Le non vray est fait de cholere non naturelle : lequel Auicenne appelle Formy. Pour ce, selon Galen au quatorziesme de la *Therapeutique*, l'Erysipele a deux differences : ou il est sans, ou auec vlceration. Le premier est vniforme [1], et est appellé phlegmon : l'autre est appelé Formy, ou Herpes. Il signifioit cela mesme au liure des *Tumeurs contre nature*, disant : Quand donc la fluxion cholerique, estant asseurement telle (c'est à dire pure, et separée) est paruenuë, elle vlcere la peau. Mais celle qui est subtile, et meslée auec le sang, c'est à dire non separée, esleue plus en tumeur, qu'elle n'vlcere. De ceux-cy l'vn est appelé Erysipele et l'autre Herpes. Aussi au second *à Glaucon*, il en fait chapitres distincts : car premierement il détermine des Formis et Herpes, puis de l'Erysipele certain, qui est fait de sang subtil. Doncques Erysipele est aposteme choleric, auec la susdite double difference : toutesfois il est dit en premier lieu de l'vne, et en second de l'autre. La cholere est humeur chaud et sec, engendré de la plus subtile partie du chyle. Et est double : naturelle, et non naturelle, parlant du naturel en deux façons, comme dit est. La naturelle, est humeur chaud et sec, subtil en substance, de couleur rouge tendant à quelque orangé, en odeur et saueur piquante [2]. La non naturelle est, qui décline de cette-cy dans les

---

1. Au chapitre général des apostemes, il a adverty que les apostemes qui se font des humeurs naturels sont dits uniformes. (J.)

2. Il dit mieux *piquante*, qu'il ne diroit amere? quoy que die Tagaut. Car la bile participe de quelque acrimonie (par laquelle mesmement elle donne au nez) tandis

bornes de son estenduë, lesquelles si elle outre passe, n'est pas cholere proprement, ains vn autre humeur. Ce qui aduient en deux manieres : l'vne de soy mesme, et en soy, l'autre par meslange. De soy-mesme, et en soy, par deux moyens, l'vn quand la cholere naturelle se pourrit, et brusle : et telle est ditte cholere bruslée par putrefaction. L'autre moyen est, quand la cholere non naturelle vitelline est bruslée, ou en l'estomach, ou au foye, ou aux veines, et deuient Porracée, ou ærugineuse : lesquelles sont en l'extremité de malice. Par meslange la cholere deuient innaturelle, quand vn autre humeur luy suruient d'ailleurs. Et cela est fait en plusieurs sortes : comme si le phlegme subtil est meslé auec elle, il s'en fait cholere orangé : si le gros, vitelline : si la melancholie bruslée y est meslée, se fait cholere aduste par meslange.

Et ainsi selon Auicenne, il y a six especes de cholere non naturelle : mais selon Halyabbas il n'y en a que quatre : car il n'a fait aucune mention des deux especes bruslées. Touchant à Galen, au second des *Vertus naturelles*, il ne met contre nature que la vitelline : car il dit que la porracée, et la ærugineuse [1] s'engendrent des mauuaises herbes à manger dans l'estomach, ou par quelque mauuaise disposition ès veines, au second des *Prognostics*. Dequoy il appert, que de la cholere sont engendrées quatre especes d'apostemes : premierement de cholere loüable (que l'on appelle le sang subtil), est engendré vn aposteme, qui est dit au second *à Glaucon*, Erysipele certain, et vray.

De la cholere non loüable par meslange, sont engendrez trois apostemes, sçauoir est, Erysipele phlegmoneux, Erysipele Oedemateux, et Erysipele Scirrheux. De la cholere non louable par brusleure, sont engendrées selon sa subtilité et grosseur, toutes pustules corrosiues, depuis Herpes, iusques au chancre : comme sont Herpes, Serpige, et Formy, au quatorziesme de la *Therapeutique*.

Les *causes* du vray Erysipele sont telles que du vray phlegmon : sçauoir est primitiues [2], antecedentes, et conjointes.

Les *signes* et iugemens sont pris, par comparaison au phlegmon, suiuant la doctrine generale au quatorziesme de la *Therapeut*. et au

qu'elle est meslée ; mais celle qui est ià contenuë dans la petite vescie du fiel, est trouuée de ceux qui la goustent, douce amere. Il semble que des diuerses saueurs des humeurs est fait vne sausse, qui n'est pas mal plaisante : sçavoir est, du sang doux, de la pituite aigueuse ou insipide, de l'humeur melancholique aigre, et de la bile acre, presque à mode de poivre. Cette-cy est autresfois comparée à escume, ou parce qu'elle nage au dessus, ou parce que le sang estant tiré, elle passant outre, fait communément un escume en la superficie. (J.)

1. « Æruginosam », rouillée.

2. Par le nom de *primitiues*, en la generation des apostemes on entend plus souvent les choses qui font contusion ou playe, et semblables, survenantes par ces cas fortuit. (J.)

second *à Glaucon*. Et de ce il appert, que l'Erysipele vray et certain est espece de phlegmon. Donecques prenant le premier signe du vray, c'est couleur rouge tirant à l'orangé. Le second, rougeur qui perd si-tost qu'on le touche. Le troisiesme, tumeur ne passant guieres la peau. Le quatriesme, vehemente chaleur attirant fiévre [1], et plus qu'en phlegmon. Le cinquiesme, pulsation non pas grande. Le sixiesme, douleur mordicante, et poignante ; non pas tensiue comme en phlegmon, et autres signes qui signifient domination de cholere.

L'Erysipele le plus souuent aduient à la face : et commence à la racine du nez [2], puis s'espand à tout le visage : c'est pour la legereté de la cholere et de la rarité du visage [3]. Erysipele, l'os ostant desnué est mauuais. En Erysipele, la pourriture ou sanie est mauuaise.

L'Erysipele vray a quatre temps, comme les autres apostemes, les signes desquels soyent retirez des susdits. L'Erysipele vray ne fait guieres souuent sanie : car le plus souuent il est terminé par insensible euacuation : D'auantage, en Erysipele suruiennent des accidents, qui aucunesfois en la curation surmontent leur cause, et renuersent l'ordre de la cure ; ainsi qu'il a esté dit du phlegmon. Outre ce, Erysipele suit le mouuement de la fiéure tierce : car il a analogie à sa matiere.

La *curation* du vray Erysipele, tout ainsi que du vray phlegmon, outre le regime vniuersel, a quatre intentions : La premiere, ordonne la maniere de viure : la seconde, esgalise la matiere antecedente : la troisiesme, retire, et vuide la matiere conjointe : et la quatriesme, corrige, et amende les accidents.

La premiere est accomplie par regime conuenable, declinant à froideur et humidité, comme en la fiéure tierce. Donecques soit choisi l'air et l'habitation froide, refraichie en semant feuilles de saule, vigne, cannes, joncs, roses et violettes. Qu'il delaisse toutes choses chaudes vnctueuses, grasses, douces et picquantes. Qu'il laisse le vin, et tout laictage, vse de laictuës, pourpier, courge, orge mondé, rys et autres choses qui espaississent le sang, et rafraichissent : viue sobrement. Tienne le ventre lasche : dorme, et demeure en repos : et qu'il viue honnestement.

La seconde chose est accomplie, par euacuation, et saignée. Que la matiere soit aucunesfois vuidée auec quelque medicament qui chasse la cholere : comme est l'electuaire de suc de roses, ou *l'eau de tamarins* de Rhasis, qui est telle : PR. *vingt prunes de damas, tamarins frais, dix drachmes : sucre violat, demy quarteron*, soit coulé et qu'on le donne au matin. Et s'il estoit fortifié d'vne drachme d'electuaire de suc

---

1. Le ms. de Montp. dit : « Chaleur vehemente » ; les autres ont, *fievre brulante.*
2. « In lepore nasi. »
3. « Faciei raritatem », porosité du visage.

de roses, il seroit fort bon. S'il est expedient de saigner, soit fait selon la
maniere dite au phlegmon.

La troisiesme chose est accomplie par refrigeratifs, et repercussifs
au commencement, excepté les cas qu'on sçait du chapitre general. Et
en apres par euaporatifs au dehors, ou par transpiration non manifeste
au sens. Mais pource que l'Erysipele ne fasche pas seulement de sa
quantité, ains aussi de sa qualité ayant vehemente inflammation, il
aura besoing de plus grande refrigeration que le phlegmon. Et le terme
de la refrigeration soit le changement de couleur : car il cessera adonc
certainement. Auicenne aussi loüe à cela d'y verser d'eau froide : Et
Galen le suc de morelle, joubarbe, pourpier, herbes aux puces, hyoscyame, et autres dits au chapitre de phlegmon : puis il euapore la
matiere auec farine d'orge, et autres jà dits cy-dessus en la cure du
phlegmon. Car comme les signes estoyent pris à la proportion des signes
du phlegmon, ainsi les remedes en l'analogie ou proportion de la cure
du phlegmon.

La quatriesme intention est accomplie quant au retour de la matiere,
et l'endurcissement, et la corruption, ainsi qu'il a esté dit au phlegmon.
Pour la douleur, et ardeur, on fait vn tres-bon mitigatif des feuilles et
racines d'hyoscyame, enueloppées en estoupes et cuittes sous la braise,
meslées auec du populeon, ou graisse, selon qu'il a esté dit auparauant
de la douleur du phlegmon. S'il aduenoit qu'il s'vlcerast, soit traité auec
onguent blanc, ou auec onguent de litharge : et si on y adjoustoit merde
de plomb [1], seroit tres-bon.

Chapitre adminiculatif au precedent.

Du Fourmy, Herpes, et autres mauuaises pustules choleriques.

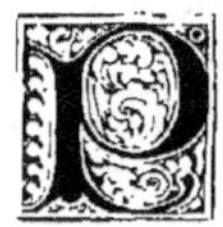

PVSTVLES mauuaises choleriques sont (comme dit est) toutes
celles, qui en se rompant delaissent rongement, et virulence : comme sont toutes depuis herpes, iusques au chancre [2]. Et combien qu'il y ait plusieurs especes qui ont faute
de nom, toutesfois il y en a deux manifestement nommées : sçauoir
est Herpes en grec, et Formy en Arabic. Ils sont tous de cholere non

---

1. « Scoria plumbi. »

2. « Ad cancrum. » Par ce nom de *Chancre*, est signifié en ce lieu l'Herpes Esthiomene, comme il expliquera incontinent, enseignant qu'il y a deux especes de pustules notables et nommées, l'une est, celle qu'on appelle *Herpes*, non pas celuy qui
retient le nom du genre (car il semble estre dit proprement *Serpige, derte* en Fran-

naturelle, differente en grosseur et tenuité [1]. Car celle qui passe outre en espaisseur, est dit Herpes Esthiomene en grec, et Cancer en latin. Et telle est l'intention de Galen au premier des *Tumeurs contre nature*, au quatorziesme de la *Therapeutique*, au second *à Glaucon*. Auicenne appelle Formis, toutes pustules choleriques faites de cholere non naturelle et separé. Car de cholere ditte naturelle de la naturalité du nourrissement [2] (qui est le sang subtil), dit que l'Espine en est fait, c'est à dire le vray Erysipele, comme cy-dessus a esté dit.

Meslons doncques le Grec auec l'Arabie, et faisons pour enseigner plus facilement, deux especes des mauuaises pustules choleriques, sous lesquelles soyent contenuës les autres. L'vne soit appellée Herpes [3],

çois, de laquelle Guy parlera au sixiesme traité), ains celuy qui est dit en grec *Cenchrias*, et du Latin *Milliaire*, lequel aussi les Barbares appellent *Formy* : l'autre Herpes Esthiomene, que les Barbares, non pas les Latins, comme veut Guy, nomment *chancre*, parce qu'il est de cholere non naturelle, faite par adustion dont elle est extremement seiche, et grossiere : et à raison de ce tres-semblable à la cholere noire, qui excite les chancres proprement dits. Il a vsé cy dessus de semblable phrase, quand il expliquoit les espèces de cholere et disoit que de la non loüable par adustion, s'engendrent selon la subtilité et grossesse toutes les pustules chancreuses, depuis herpes iusques à chancre, comme sont Herpes, Serpige, et Fourmy. (J.)

1. « Differente secundum crassitiem et subtilitatem. »

2. Ming. : « car de la bile naturelle et propre à nourrir ».

3. Galen au second *à Glaucon*, fait trois sortes d'Herpes : l'vn ainsi nommé absoluëment, qui retient le nom du genre. Il est fait de cholere plus subtile, laquelle brusle quasi la seule superficie de la peau, c'est-à-dire l'epiderme. L'autre excite des pustules petites et copieuses au dessus de la peau, qui ressemblent au millet en forme et en couleur : parquoy il est appellé des Grecs *Cenchrias*, et des nostres *Milliaire* : de quelques-vns non ineptement *Granuleus*. Tagaut escrit que cette espece a pris le nom du genre, selon Galen : d'autant que aucunesfois Galen l'appelle *Herpes* simplement et sans addition. Mais cét argument est tres-leger, veu que le mesme autheur signifie bien ailleurs par ce nom *Herpes*, le mangeur ou corrosif, ainsi que Tagaut mesme annote : qui certainemét n'a pas assez expliqué, que Herpes est nommé absoluëment de l'appellation du genre.

Le troisiesme vlcere toute la peau, iusques à la chair qui est au dessous, Hippocrate l'a surnommé *Esthiomene*, c'est à dire mangeur. Il est fait de cholere tres-espaisse et plus pure, non destrempée d'humeur pituiteux, telle qu'est aucunesfois celle qui fait l'herpes milliaire, sçauoir est, destrempée d'humeur pituiteux.

Les interpretes d'Auicenne appellent tous herpes *Fourmy* : et suiuant sa diuision, auec celle de Galen, ils nomment la premiere espece *Ambulatiue* : lequel mot exprime la signification du Herpes. La seconde *Milliaire*, la troisiesme *Corrosiue*. L'ambulatiue (dit Dyn) est faite de pure cholere subtile : milliaire, de cholere meslée auec pituite : la corrosiue, de cholere grosse et bruslée.

Nostre Guy, retenant ensemble l'appellation grecque et arabique, nomme Herpes celuy qui a merité le nom du genre simplement, absoluëment, et sans addition, parce qu'il ne fait que se trainer, et ronge la petite peau, de façon que c'est tout vn auec l'erysipele vlceré, ou quelque peu vescié. Et il appelle Formy, les autres deux especes qui se font de cholere plus grossière : l'vne de plus leger mouuement (comme dit Guy) c'est à dire rongeant promptement, et mangeant, nommée d'Hyppocrate et de Galen *Esthiomene* : faite de cholere acre et subtile, si on l'accompare à l'autre formy, mais non pas au susdit Herpes.

La seconde est appellée Milliaire, engendrée de cholere plus grossière, ou de laquelle soit de cholere subtile : l'autre soit appellé Formy de cholere plus grossiere. Et ne nous soucions pas des mots pourueu que les choses soient entenduës.

Soit doneques *Herpes* vne pustule ou des pustules mauuaises choleriques, Erysipelateuses, vesciées, et inflammées auec prurit et rongeur, tirant à l'orangé. Brief, Herpes n'est autre chose qu'Erysipele vescié et vlceré. Dont disoit Galen au quatorziesme de la *Therapeutique* : L'humeur choleric qui engendre l'Herpes est fort subtil, de sorte qu'il n'a pas seulement trauersé toutes les parties internes, qui sont de substance charnuë, ains aussi la peau mesme iusques à l'epiderme, laquelle seule il ronge, d'autant que quelque sienne portion y est retenuë. Car s'il l'outre-passoit enfin, comme la sueur, il n'vlcereroit pas.

Les *causes*, et les *signes*, sont cogneus de ce qu'a esté dit.

Il appert aussi de ce qu'a esté dit, que Herpes est de plus prompte resolution que la Formy. Appert semblablement qu'il y a vn moyen passage d'Erysipele à Formy [1], et de Formy à chancre.

La *curation* a trois intentions, comme en Erysipele.

La premiere ordonne la vie : la seconde, esgalise la matiere antecedente : la troisiesme, regit et gouuerne la matiere coniointe.

La premiere et seconde sont accomplies, comme il a esté dit d'Erysipele : sinon que le remede de phlebotomie est moindre en Herpes.

Mais la troisiesme n'est semblablement accomplie, au second *à Glaucon* : Car l'Erysipele a besoin d'estre refroidy auec les choses qui humectent, veu qu'il n'est pas vlceré : mais Herpes, auec les choses qui peuuent desseicher. Non pas donc auec des laictuës, ny du pourpier, ne d'eau froide : ains auec les tendrons de la vigne et de la ronce, et du plantain, auec des lentilles et farine d'orge, et autres choses escrites

cholere meslée avec pituite. Guy est iniustement accusé de Tagaut, comme s'il confondoit le nom de Formy, ores auec la verruë, ores auec l'Herpes mangeant. Car il fait mention de la verruë seulement en passant, et assez distinctement, quand il escrit : la verruë en sa naissance ressemble au Formy, etc. Il n'a pas aussi cuidé, que l'herpes et esthiomene fust tout vn auec l'erysipele vlceré et pustuleux, ains l'autre espece qui retient le nom du genre, laquelle est faite de cholere plus subtile, comme il a bien dit par cy-deuant. Car de plus espaisse se font les Formis, ainsi que Guy souuent repete. Tagaut rapporte bien proprement aux herpes, les rougeolles et veroles, que les Latins ont appellées eruptions de papules et de pituite, et les Grecs Ecthymattes et Exanthemes. (J.)

1. C'est qu'entre Erysipele et Formy est l'Herpes, que Guy définit erysipele vlceré et pustulé, comme il definit la Formy, vn mauuais herpes. Entre Formy et Chancre, est la Phagedene : Galen au lieu cy deuant cité, où il dit : De ce genre est aussi celle qu'on nomme Phagedene, et les chancres vlcerez, etc. Or le plus subtil d'entre tous ces humeurs, est celuy qui fait l'herpes vlceré : le plus gros, celuy qui fait le chancre. Le plus prochain de ceux-là, quant à la grosseur, est celuy qui fait les Phagedenes, etc. (J.)

pour les phlegmons, y meslant quelque peu de miel, s'il a besoin de mondification.

Quant aux vlcerations qui ne sont fort mal morigerées [1], suffisent vnguents blancs et metalliques [2], desquels nous auons dit et dirons aux vlceres virulents.

Formy est vne pustule, ou pustules mauuaises choleriques sans largeur, auec inflammation, et demangeaison, cheminantes en la peau auec vlceration, rongement et virulence.

Brief, Formy n'est autre chose qu'vn Herpes malin : car ils sont de mesme genre, comme dit est. Il y en a deux especes : l'vne est de mouuement plus leger, parce qu'il est de cholere plus acre et subtile : l'autre de mouuement plus tardif, parce qu'il est de cholere plus grossiere (tellement qu'il a semblé à aucuns que le phlegme y estoit meslé auec la cholere) et est dit Miliaire. Sa matiere peut estre tant espaisse, que sembleroit estre pustules Ficales, et Bothorales; parce qu'elles sont apparentes à mode de fics, et de boutons.

De ces propos les *causes* et les *signes* sont manifestes.

Quant au iugement [3], Formy est de plus tardiue resolution que Herpes. Formy n'a pas escarre, jaçoit qu'il puisse auoir pourriture et virulence. En tout Formy, on sent comme pointure de Formy, dit Auicenne.

La verruë en sa naissance ressemble au Formy [4], non pas toutesfois en matiere : mais en apres elle est faite clauale [5]. Et pourtant Galen au quatorziesme de la *Therapeutique* inuenta de la guerir auec vn tuyau [6].

Formy, et autres pustules choleriques, combien que dés leur commencement ne soient vlcerez, le plus souuent terminent en vlceres : et pour ce le traité des vlceres a lieu en icelles.

La *curation du Fourmy* comme de l'Herpes a trois intentions. La premiere, ordonne le viure : la seconde, esgalise la matiere antecedente, et

---

1. « Quae non sunt multum male morigeratae », qui ne sont pas trop mal complaisantes, qui ne sont pas trop résistantes. — Mingel. dit : « S'ils ne sont pas malins. » Le ms. de Montp. dit : « Qui ne sont pas moult de mal morigeracion. »

2. Tel est celuy de ceruse composé, duquel Galen traite la femme romaine. Mais le traducteur a tourné absurdement le mot grec *phycos* en *alga*. (J.)

3. « Judicium », jugement, opinion (c'est-à-dire diagnostic et pronostic).

4. Auicenne ne peut être excusé, quand il confond tres ouvertement les verruës, avec les Formis. C'est (paravanture), d'autant que les Grecs appellent certaines verrues, *Myrmecies*, qui signifient en latin *Formys*. (J.)

5. « Clavalis », non descoupée ains testuë, ayant racine en façon de clou. Clavulus veut dire petit clou. Ms. de Montp. : « Clavale cest adire en maniere dung clou ». — Ming. : « Elle paroit quelque temps après faite comme la teste d'un clou ».

6. « Cum embuba. » Le ms. de Montp. dit : « et pour ce Galien trouua que on la sane par vne herbe qui se appelle embula, si comme il est escript au xiiii⁰ s. de *Terapeutique* ».

la troisiesme, regit la matiere coniointe, et guerit la partie pustulée. La premiere, et seconde intention sont accomplies, ainsi qu'a esté dit d'Erysipeles, et d'Herpes. Il est vray qu'à la guerison du Formy de la femme Romaine, Galen approuue le petit laict auquel il auoit mis quelque peu de scammonée. Mais Auicenne commande, qu'au Miliaire on y mesle la vertu du turbith, et de l'Epithyme aussi.

Or sur le lieu, auant qu'il s'vlcere, il faut mettre des medicaments meslez, c'est à sçauoir ayant vertu repellante et resolutiue. Et pour ce en tels est loüé l'*emplastre de plantain*, dit au carboncle. I'ay aussi trouué souuent vtile deuant et apres l'vlceration, l'*emplastre de deux grenades*. Auicenne loüe au miliaire, et fical ou bothoral, l'eau qui coule du bois de la vigne, quand on le brusle : et si on y cuisoit testes de poissons salez [1], elle seroit tres-bonne. La mille-feuille, et la parietaire, pilez auec vn peu de sel sont tres bonnes au bothoral ou fical, ainsi que dit Theodore. Et pour desseicher la pourriture, principalement au miliaire, Auicenne loüe vn liniment fait de fleur d'arain et soulphre, auec ladite eau. Halyabbas approuue l'onguent de bol armenien, et terre seellée [2], et vinaigre, et eau rose, au moins à l'entour : et ie loüe qu'il soit continué. Mais quand le rongement, et l'vlceration apparoissent manifestement (dit Halyabbas) sans se departir des refrigeratifs à l'enuiron, tu mettras sur l'vlcere des trochies Aldaron, ou Calidicon, meslez auec vin astringent, ou vinaigre, ou eau rose, tellement qu'il en soit fait liniment. Et si ces choses ne suffisent, il faut passer auec plus fortes, comme à l'arsenic, et au fer chaud, au second à *Glaucon*. Car telles choses en consumant la matiere con jointe, qui est corrosiue, guerissent l'erosion [3]. Apres, on pouruoirra à faire tomber l'escarre auec beurre, ou autre chose onctueuse. Et s'il les faut tailler, soyent taillez ou cauterisez, ou arrachez auec vn lien, à mode d'vn vray fic [4], et l'vlcere soit guerie, comme les autres vlceres.

---

1. Et quand le commencement est passé (dit Avicenne) il faut pour lors qu'il soit traicté avec médicaments qui sont comme teste de poissons salé bruslée (adustum), avec du vin astringent. Signifie-il point, la teste des menides cnuicillies au sel. Pline et Dioscoride usoient à mesme chose du poisson appellé *Smaris*, en vulgaire *Picarel*. (J.)

2. « Sigillata. »

3. Aux autres exemplaires y a, *procurent la saine charnue* (?). (J.) — Ms. de Montp. : elles sanent la corrosion. — Sanant corrosionem.

4. Le ms. de Montp. dit : « ou il soit extirpe en loiant dung fort fil de soye ou de lin ainsi que on fait le fic ». — Ficus, fic, excroissance charnue et arrondie (Celse).

QVATRIESME CHAPITRE

De l'Oedeme et autres Apostemes phlegmatics[1].

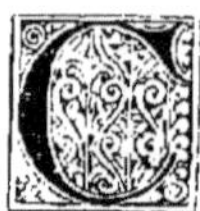Omme de la fluxion bilieuse est fait Erysipele, ainsi de la phlegmatique, ou pituiteuse est fait Oedeme, au quatorziesme de la *Therapeutique*, qui est aposteme phlegmatic, ayant deux différences, comme les autres : sçauoir est, vray, et non vray. Le vray Oedeme, est fait de pituite naturelle, qui n'est autre chose que sang crud, ou trop peu cuit[2], lequel est trouué[3] en la masse du sang pour nourrir les parties phlegmatiques.

Le non vray, est celuy qui se fait de pituite non naturelle. Or phlegme, ou pituite, est humeur froid et humide, engendré de la portion du chile la plus creuë.

D'iceluy l'vn est naturel et l'autre non. Le phlegme naturel est humeur froid et humide, crud en substance : en couleur, tirant à quelque blancheur : et en saueur et odeur, tirant à douceur. Le non naturel est, qui s'esloigne de celuy-là, dans les termes de sa largesse[4] : lesquelles s'il passe outre, n'est plus phlegme, ains autre humeur. Ce qu'aduient par deux moyens : l'vn en soy-mesme, quand en sa substance deuient aigueux, venteux, ou attenué : et lors est fait le phlegme subtil, aigueux ou venteux. Ou il deuient plus espaix et visqueux : et est fait le phlegme gros, morueux[5], et gypseux, ou vitreux, quand il s'endurcit d'auantage. Ou il se pourrit, et altere : dont est fait le salé,

---

1. « De oedemate seu vndimia et apostematibus phlegmaticis. »

2. Il explique la maniere de sa crudité, car l'humeur est dit crud en trois sortes. Premierement, celuy qui est sous la nature du sang, mais peut estre conuerty en sang, parce qu'il n'est que trop peu cuit comme la pituite. Secondement, celuy qui est aussi sous la forme du sang, mais il n'est pas propre à deuenir sang, comme l'humeur melancholique, et encor plus la serosité : et l'eau qui distille au rheume. Tiercement, celuy qui est sur la cuite du sang, comme la cholere. Tous ces humeurs dits cruds, ont vne condition commune, qu'ils ne sont pas bons à nourrir, et les medecins ont accoustumé de les appeler *cruds*. D'autre façon est prise en la crudité en l'aphoris. d'Hypp. où il est dit : Medeciner les cuits, et les mouuoir, non pas les cruds. C'est qu'il veut que les humeurs autrement cruds (suiuant les susdites significations) soient meuris et preparez à leur excretion auant qu'ils soient combatus du medicament purgatif. Et estant ainsi apprestez il les appelle cuits, non pas qu'ils soient bons à nourrir. (J.)

3. « Reperitur »; le ms. de Montp. traduit : « Qui est en la masse sanguinaire mis pour norrir. »

4. « Suae latitudinis », de son étendue.

5. « Crassum, mucillaginosum », épais et mucilagineux.

nitreux, et corrosif. L'autre moyen de le faire non naturel, est par meslange, quand vn autre humeur luy suruient d'ailleurs : comme si le sang s'y mesle, le phlegme deuient doux : si la cholere, deuient salé : si la mélancholie, aspre, et aigre. Doncques il y a huict especes de phlegme non naturel selon Auicenne : Hallyabas n'en met que quatre. Galen semble ne mettre que le salé et l'aigre [1] : toutesfois au second de la *Differrence des fiévres*, et au second des *Lieux affligez*, et en plusieurs autres lieux, il fait mention du vitreux : lequel souuent il met auec l'aigre, pour la connenance. De cecy il appert que du phlegme sont engendrées huict especes d'Apostemes.

Premierement, du phlegme naturel, est engendré l'Oedeme vray et certain. Secondement, du phlegme non naturel par meslange, sont engendrez trois apostemes, selon que trois humeurs y peuuent estre meslez : comme oedeme Phlegmoneux, et Erysipelateux, et Scyrrheux. Tiercement, du phlegme non naturel par alteration de substance, sont engendrez quatre apostemes : premierement, du phlegme venteux, et vapoureux est engendré aposteme venteux : secondement, du phlegme aigueux est engendré aposteme aigueux : tiercement, du phlegme crud gros et morueux, ou mucillagineux [2], sont engendrez tous les nœuds, et exitures phlegmatiques, depuis la Loupe, iusques à la Nacte [3] : comme sont la glande, les nœuds légers, ou mols, doubelets, et tortuës [4] : quatriesmement du phlegme vitreux et gypseux sont faits tous les nœuds durs, et les escroüelles. Quant au phlegme corrompu et pourry, il engendre les fistules et vlceres escroüelleux.

Doncques vndimie [5], ou Oedeme en Grec, et Zimie en Arabic, est vn aposteme laxe et indoloreux, c'est à dire, peu douloureux, en comparaison du phlegmon, et de l'Erysipele.

Les *causes d'Oedeme* sont triples, comme des autres apostemes : primitiues, comme la cheute, le coup, et mauuais régime : antecedentes, la multiplication de l'humeur phlegmatic : coniointes, le phlegme amassé au membre.

Les *signes et iugements* sont, tumeur laxe et molle, de sorte qu'elle cede aux doigts, et l'impression demeure quand on en a retiré les doigts : petite douleur, et chaleur debile, couleur tirante à blancheur : auec autres signes signifians domination de phlegme.

Oedeme, ainsi que les autres apostemes, a quatre temps : commen-

1. « Salsum et acidum. »
2. De ce phlegme crud et mucilagineux sont faits les apostemes, qu'on dit proprement atheromes, steatomes, et melicerides. (J.)
3. « Vsque ad nactam. »
4. « Dubelles et testudines. »
5. « Vndimia », édit. de 1537.

cement, accroissement, estat et declination. L'Oedeme est terminé, et
décliné le plus souuent par resolution, peu souuent par suppuration, fort
souuent par conuersion en nœud, et autres excrescences : desquelles
terminations les cognoissances ont esté dittes cy-dessus au chapitre vniuersel. Les apostemes phlegmatics multiplient en hyuer, aux vieillars, et
aux yurongues [1].

La *curation* du vray Oedeme, outre le régime vniuersel, a quatre
intentions : la premiere, ordonne la maniere de vie : la seconde égalise
la matiere antecedente : la troisiesme gouuerne la matiere conjointe :
et la quatriesme, corrige les accidents.

La premiere est accomplie par denë administration des six choses non
naturelles, et des trois leurs annexes, qui doiuent decliner à chaleur, et
seicheresse, auec quelque subtiliation [2]. Et pource leur est conuenable,
air subtil, et sec : le pain bien cuit et bien appresté : le vin soit bon, pur et
net [3] et clair, auec peu d'eau : qu'on choisisse les chairs des petits oyseaux
champestres, et de bon mouton, qu'il vse peu de boüillons, herbes, et
souppes [4] : abstienne de ce qui est de paste sans leuain, de choses cruës
et aigueuses, qu'il ne mange pas la substance des legumes, ne fromage,
ne gros fruits. Euite le poisson, horsmis quelque peu de saxatils [5] : et
tels soient cuits au vin : le rosty luy est plus vtile que le boüilly, et la
pastisserie. Qu'il viue sobrement, mange peu, et boiue moins. Le ventre
soit lasché auec des figues, et du cartame. L'exercice temperé est bon.
Qu'il dorme peu ou point, principalement [6] de iour. Fuye le bain, et
toutes choses humectantes.

La seconde intention est accomplie, en digerant la matiere auec
quelque oxymel, et l'éuacuant par quelque medicament chasse phlegme [7],
comme seroient pillules coccies, ou de benedicte, ou diaturbith. Et s'il
y auoit plethore, on pourroit loüablement ouurir la veine.

La troisiesme intention est accomplie, au commencement par repercussifs, non pas refroidissants, mais qui ont ensemble exiccation, et
resolution : en l'augment, par resolutifs plus forts : en l'estat, auec
purs, et tres-forts : en la declination, auec consumptifs, s'il procede

---

1. « In crapulosis. »
2. « Siccitatem cum quadam subtiliatione. »
3. « Syncerum. »
4. « Brodiis, et oleribus atque offis »; brodiis, pain de brode, fait de froment et
de seigle (Du Cange); olus, légume, chou; offa, masse de choses pétries. — Le ms.
de Montp. dit : « et doit vser petit de brodious et de choulx et de soupes. »
5. « Nisi parum de petrinis »; le ms. de Montp. dit : « Ne poissons silz ne sont
nes et nourris entre roches ». Saxatilis, qui se tient dans les pierres.
6. Canappe dit seulement : « dorme peu specialement le iour ».
7. « Cum phlegmagogo. » Le ms. de Montp. dit : « par aucun Colagogue ».

par voye de resolution : si, par voye d'exiture, soit traité auec maturatifs, et par le regime des autres exitures.

Les remedes repercussifs qui ont ensemble exiccation, et resolution, conuenables au commencement, sont de trois formes.

La premiere est de Galen au quatorziesme de la *Therapeutique*, et au second *à Glaucon* : Pour l'humeur phlegmatic (dit-il) quelquefois suffit l'esponge seule [1] trempée en eau, où il y ait vn peu de vinaigre. La mixtion soit comme quelqu'vn le boiroit, et qu'on la chauffe [2]. Et quelquefois (dit Auicenne) en lieu d'esponge on applique vn drap en double, ou quelque chose semblable. Et est bon de le continuer, et remuer souuent, et qu'il comprenne tous les costez, et que la ligature soit auec bonne estroitesse, commençant au chef du membre [3].

La seconde forme est d'Auicenne, comme s'ensuit : PR. *eau de baurach, et cendres, et vinaigre, de chacun à suffisance.*

La troisiesme forme est de Rhasis, et Auicenne l'octroye : PR. *aloës, myrrhe, lyciom, acacie, sief de memithe, souchet, saffran de leuant, bol armenien, de chacun esgales parties :* soyent puluerisez et meslez auec suc de choux et vinaigre, et réduits en forme d'emplastre.

Les remedes qui accomplissent l'intention de l'augment, sont les susdits fortifiez auec du vinaigre. Mais ceux qui accomplissent l'estat et declination, s'il tend à resolution, sont de trois formes. La premiere est d'Auicenne : c'est vne esponge baignée en lexiue de cendres de vigne, de figuier, et du chesne.

La seconde est de Brun, que Theodore reçoit : PR. *alun, soulfre, myrrhe, et sel, chacun parties esgales :* tout soit pestry auec huile rosat, et vinaigre, et réduit en liniment.

La troisiesme est d'Auicenne : PR. *de la fiente de vache, demy liure : d'encens, styrax, mousse, canne aromatique, spicnard, et aluyne, de chacun demy once :* pestrissez-les auec du vinaigre, et eau de choux, et en soit fait emplastre.

A meurir les apostemes phlegmatiques, Rogier loüe le Diachylon qu'il

---

1. Joubert pense qu'il a voulu dire esponge neufve, comme Galen, duquel il a transcrit. Et telle doibt estre l'esponge, afin qu'elle ne soit entachée de qualité estrangère. Si on n'en a point de telle, dit Galen, un autre soit curieusement lavée de nitre, aphronitre et lexive coulée. S'ensuit au texte de Guy, *en lieu d'esponge on applique un drap en double,* Falco dit *un drap cærulé,* en vulgaire dit *bleu,* et en rend cette raison, parce que telle couleur requiert un drap jà abbreuvé d'alun : à raison dequoy il desseiche fort et resoult. (J.)

2. Le ms. de Montp. ajoute : « Cest a entendre si comme je croy que laigue soit clere et nette et le vin aigre soit sain et qu'on n'y en mette pas trop ».

3. « Cum bona strictura a capite membri incipiendo. » — A l'extrémité du membre, comme disent Galen et Avicenne.

fait [1]. Item pour y ceste cause [2] : PR. *de la manue, branche vrsine* [3], *racines de guimaune, racines de lys, oignons rostis, escargots, leuain, et semence de lyn, cuits et pilez,* et meslez auec graisse ou beurre, et en soit fait emplastre. Item, Theodore extrait le suc du hyeble, du suc de la parelle, linesche, et fenoüil : soient bien cuits auec onguent Dialthea, miel, huile, et beurre, et en soit fait emplastre.

Quant l'aposteme est meur, il ne faut pas attendre qu'il s'ouure de soy-mesme (car il s'ouurira tard ou iamais, comme dit Henric) mais soit ouuert par fer, ou par caustique suiuant la forme dessus ditte. Et la sanie soit mondifiée auec l'onguent des Apostres et auec le mondificatif de hache, et auec suc de l'aloine. Ou auec cettuy-cy qui selon Dyn, attire, et mondifie la grosse sanie :

PR. *galban, ammoniac, resine de pin, terebentine, poix, suif de cache, et vieux huile, de chacun parties esgales :* les gommes soient destrempées en vinaigre, et fonduës au feu auec les autres choses : et soit fait onguent. Au reste, soit traité de la curation des vlceres sordides. Et ainsi est accomplie la troisiesme intention.

La quatriesme est accomplie selon la nature des accidents, comme s'il y suruient douleurs : lors (ensuiuant Auicenne) il faut que la douleur soit appaisée en premier lieu auec choses semblables à suyn de laine [4], et vin cuit, et ceroines [5] fais d'huile de camomille, d'aluyne, d'espic, et cire. S'il y a durté, soit dissoluë auec mouëlle de bœuf, de cerf, et semblables, comme sera dit cy apres.

CHAPITRE ADMINICULATIF.

De l'Aposteme venteur.

IL est mes-huy [6] temps de passer aux inflations, lesquelles n'ont mesme curation que les Oedemes, au quatorziesme de la *Therapeutique* : Car ceux-cy (comme i'ay dit) sont faits d'humeur phlegmatique, parce quand nous les pressons, ils cedent bien auant aux doigts, qui y descendent. Mais les inflations se font d'vn air amassé, quelquesfois dessous la peau, et quelquesfois sous les

1. Rogier l'appelle cataplasme.
2. « Item ad idem. »
3. « Maluam, brancam ursinam. »
4. Canappe : « avec les choses qui sont comme *hysopus humida,* autrement dit *œsypum,* ou *sordes lanarum,* c'est la sordicie des laines des brebis ».
5. « Ceratoria », cerats.
6. Meshuy : à présent (Du Cange).

membranes qui sont au profond. Quelquesfois discourent par vn membre,
quelquesfois par tout le corps, et quelquesfois auec douleur, quelquesfois
sans icelle.

Les *causes* de telles ventositez, au sixiesme des *Maladies et Symptomes*, est foiblesse de chaleur en matiere phlegmatique[1], qui y est disposée. Or la generation d'icelles ventositez (comme il est dit) est des
humeurs phlegmatics, ou des viandes qui se resoluent en vapeurs par
la pauure chaleur. Car la parfaite froideur ne peut nullement engendrer
vapeur, d'autant qu'elle n'attenuë pleinement la nourriture, ne la cuit,
ne dissould. Et la forte chaleur surmontant de beaucoup ce qu'elle comprend, subtilie la viande plus qu'il ne faut pour la generation de vapeur.
Sinon qu'elle soit de nature venteuse[2], pour lors est engendré quelque
vent trouble, et (comme quelqu'vn pourroit dire) nebuleux, en si petite
quantité, qu'en vn ou deux rots il est vuidé. Aucunesfois il est retenu en la
partie[3], comme dit Auicenne, à cause de l'espaisseur du membre, ou
par la grosseur de la vapeur.

Les *signes*, et iugements sont, grande enfleure emboutie[4], resistant à
l'attouchement, sonante auec quelque clarté, quand on la frappe, comme
vne peau de bouc à porter vin ou huile : et souuent on la sent marcher
par tout le corps. faisant excessiue douleur[5]. La ventosité enclose qui n'est
pas dissipée, engendre plusieurs incommoditez. La ventosité fumeuse
courant par le corps, auec douleur et anxieté, est à craindre : d'autant
qu'elle semble estre esleuée de quelque matiere venimeuse.

La *curation* de l'aposteme venteux, a trois intentions : la premiere,
est en la maniere de viure : la seconde en la digestion : et la troisiesme,
en l'extirpation de la matiere conioinite.

L'intention du regime soit, qu'il abstienne de toutes viandes grossieres,
gluantes, cruës, phlegmatiques, et venteuses : comme sont choses douces.
substance de legumes, fruits, raues, chastaignes. Qu'il vse des chaudes
et seiches, subtiliantes, et dissipantes la ventosité : comme est le pain
d'orge, auquel on mette du sel et du cumin. Son boire soit de vin blanc

---

1. « Debilitas caloris in materia phlegmatica. »

2. « Fortis autem caliditas multo copiosus obtinens plusquam secundum gene-
rationem vaporis subtiliat nutrimentum. Si vero ventosum fuerit natura :... » Le
ms. de Montp. dit : « mais forte chacheur fait encores plus que engendrer vapours
car elle subtille le norrissement et sil nest ventoux par nature... »

3. « Retinetur autem in loco »; le ms. de Montp. dit : « et aucune fois il est
retenu en un lieu et en un membre... »

4. « Sunt inflatio turbida, clara... »

5. Les autres[1] lisent *extensiue*, Tagaut les ensuit. L'édit. 1559 dit : « dolorem
excessiuum ».

---

1. Le ms. de Montp. entre autres.

ou clairet, ou vin grec, et bon cleré [1]. Qu'il vse de la purée des pois ciches, auec oignons, et persil, du calament et rhuë, en laquelle on met du cumin. La chair soit de la volaille, et autre, selon qu'a esté dit au chapitre precedent.

Pour la seconde, que la vertu digestiue soit confortée auec bonnes espices et compositions, qui ont nom du cumin, et du calament, et auec telle dragée [2] : PR. *de l'anis, du fenouil, du carui, dauci, cumin, bagues de laurier. le tout pilé, de chacun vne once : regalise rasclée, zinzembre blanc, galange, de chacun demie once : clouds de girofle, cubebes, poivre long, semence de rhuë, de chacun deux drachmes : anis confit, vn quarteron : pain de succre, demie liure,* qu'il en soit fait dragée. Et par dehors soit oingt l'estomach auec huiles d'espic, cost, et rhuë.

La troisiesme intention est accomplie, auec les choses qui ont vertu meslée de resoudre, et euaporer, et qui restraignent moyennement [3], sans qu'ils augmentent les douleurs. A cecy on prend trois sortes de remedes, de Galen au quatorziesme de la *Therapeutique* : La premiere est, esponge neufue trempée en sauon ou lexiue chaude. Et quand il y auroit grand douleur, la partie soit oingte de quelque huile resolutif, ou auec quelque relaxatif chalastique [4], la douleur n'estant si forte. La seconde forme est, de laine grasse trempée en sauon, ou lexiue, auec vin cuit, et huile, meslez ensemble, y aioutant de vinaigre et vin austere, sur tout au commencement. Il y a grand force au sauon, au vinaigre, et non pas tant au vin. Or tu y mesleras plus de ceux-cy, sçauoir est, de vin, vinaigre, et huile, que de sauon, quand tu voudras mitiguer la douleur. Et quand tu veux repousser et corroborer, tu y mettras plus de vin que des autres, et que ce soit du vin noir austere : et quand tu aymeras mieux resoudre, plus de sauon. Touchant au vinaigre, il ayde à tous deux : car nous auons demonstré qu'il a vertu meslée. La troisiesme forme soit vn liniment de terre grasse, et de chaux viue, cuits ensemble en eau, et vin.

Mais en cas que telle ventosité fut fumeuse, maligne et corrompuë, esleuée de matiere venimeuse, et qui court par les membres auec douleur et ardeurs insupportables, il n'y a autre conseil, selon Guillaume de Salicet, que quand on l'aura surprinse en vn lieu, le membre soit lié

---

1. « Et bonum pigmentum »; et bon pigment, c'est l'hyppocras.
2. Ce mot *dragée*, outre la vulgaire signification, est prins souuent pour la poudre qu'on vse apres le repas : comme celle qu'on nomme communément *digestiue*. (J.)
3. Galen ordonne cecy à l'enfleure des muscles, surtout à celle qui est née de contusion… Dequoy il appert que cette curation n'est pas de la tumeur venteuse, ains de la contusion de laquelle nous craignons qu'il n'adviennne phlegmon. Ce que Guy devoit expliquer plus distinctement. (J.)
4. Chalasticus : lenitif, emollient.

d'enhaut et d'embas, et au milieu soit percé auec vn rasoir, ou auec vn fer chaud, tellement qu'elle en sorte : puis le lieu soit remply d'aloës et de bol armenien, destrempez et meslez auec huile rosat et vinaigre : apres trois ou quatre iours, le lieu soit incarné et consolidé. Toutesfois en ce cas la diete soit estroite, et le corps soit nettoyé par quelque medecine. Et si on luy donnoit de la Theriaque, seroit bon.

CHAPITRE ADMINICULATIF.

De l'Aposteme aigueux.

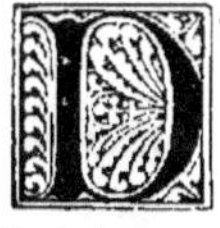V phlegme aigueux, et sereux, est engendré aposteme aigueux, laxe, et du tout sans douleur. Dont Galen disoit au sixiesme des *Maladies et Symptomes,* que des superfluitez sereuses redondantes, l'hydropisie est engendrée au corps : vescies et apostemes aigueux, aux parties.

Leur *cause,* est la vertu alteratiue refroidie, et mal disposée, et la mauuaistié, et aquosité des viandes. Et pource Galen au quatorziesme de la *Therapeutique,* et au second *à Glaucon,* accompare tel phlegme au phlegme des hydropiques, et des corps mal habituez, lequel est du tout aigueux, ne diuersifiant pas sa cure de celle de l'Oedeme vray, sinon en plus grande exiccation.

Les *signes* et *iugemens* sont comme du vray Oedeme, fors que la tumeur est plus laxe en cestuy-cy, que en cestuy là : et pource ne resiste tant à l'attouchement, et sonne non pas comme vent, ains comme eau, et transluit aucunement contre la lumiere. En l'aposteme aigueux la chaleur est plus debile, qu'au venteux, comme escrit Galen au quatriesme des *Aphorismes,* commentaire vnziesme, où il est dit : Ceux qui ont des tranchées, etc. Les apostemes aigueux aduiennent plus aux pieds et aux genitoires, et à la teste, ou aux iointures, qu'en autres lieux : d'autant que l'aquosité y descend plus, et la chaleur y est plus hebetée [1], au second des *Prognostics.* Comme la ventosité n'est gueres trouuée sans eau, ainsi l'eau n'est enclose en vne partie sans vent.

La *curation* a cinq intentions. La premiere, est au regime : la seconde, en la rectification de la digestion : la troisiesme, en la purgation par le ventre : la quatriesme, en l'euacuation par vrine : la cinquiesme, en euaporation de l'humidité conjointe. Galen a ordonné des deux premieres

---

1. « Hebetatur », est affaiblie, amortie.

au liure de la *Diette* qui subtilie. Les trois dernieres il a mises au second
à *Glaucon*, et au septiesme des *Aphorismes*, au Commentaire de : A
quiconque le foye, etc.

Quant à la vie, la premiere chose est accomplie par le regime dit aux
deux chapitres precedents, excepté qu'il faut que cettuy-ey soit plus
eschauffant et dessicatif. Et pourtant qu'il laisse toutes choses humides,
et aigueuses, comme l'eau, et les herbes vertes, fruits, fromage, laict,
poissons, tous legumes, et chair de pourceau : Qu'il quitte les soupes,
et tout boüillon [1]. Mange sobrement, et diminuë son boire. Son pain
soit d'orge, auquel on ait mis quelque peu d'anis. Le vin soit tres-bon,
mais prins en petite quantité. Vins grecs, et clairets [2] luy sont bons.
L'eau des pois ciches, la sauge, l'hysop, le calament, les aulx, et oignons
cuits, espices, et toutes manieres de sel luy conuiennent. Le ciuier des
conils [3], et des oyselets champestres, les chairs de poulle, de mouton luy
sont profitables, et toutes choses seiches. Qu'il trauaille, veille, et ieusne :
et s'inuite souuent à vuider le ventre, et la vescie.

La seconde intention est accomplie auec bonnes espices, bonnes dragées,
et vnctions susdites. La troisiesme est accomplie par purgatifs des humiditez aigueuses, et sereuses : comme sont le pain de farine d'orge, auec
laict de thitimal : ou poudre faite d'esule, et des grains d'espurge, et de
tartre, auec vn peu d'espic : ou pillules du suc de concombre sauuage,
et les espices proposées d'Heben Mesuë en ses *Simples Medecines*. La
quatriesme chose est accomplie auec la susdite dragée, à laquelle
soit adioustée semence de Ache, et de persil, grains de baguenaudes
et spic.

La cinquiesme est parfaite auec dessicatifs, et resolutifs de trois
formes : La premiere est de Galen au lieu dessus allegué, auec oxyrrhodin, et sel. La seconde est encore de luy-mesme, auec esponge trempée
en lexiue, et autres remedes dits au vray Oedeme, renforcez auec aphronitre, alun, et soulfre.

La troisiesme forme est de certain emplastre, recité d'Auicenne en la
curation des escroüelles, attribué à Galen au liure de la *Composition des
medicamens selon leurs genres*, duquel il dit, que resoult toute durté
en moins d'vne sepmaine, sçauoir est en trois iours : toutesfois, ie ne l'ay
pas trouué en ce liure là : mais ie l'ay accepté pour resoudre la durté
aigueuse et venteuse : PR. *graine de moustarde, et d'orthie, soulfre,
escume de mer, aristolochie, bdellion, ammoniac, huile vieux, et cire,*

---

1. « Et omnia brodia »; le ms. de Montp. dit : « et tout brodious »; Canappe dit :
« délaisse souppes, brouet ».

2. « Vina grecca et pigmenta... »

3. « Cibaria cuniculorum; » — conil, c'est le lapin (Du Cange).

de chacun autant que besoin en sera : soit fait emplastre. Et si par son moyen cela n'est resolu, il ne reste autre conseil, que de l'ouurir auec le fer, puis soit mondifié, et curé à la mode des vlceres sordides.

CHAPITRE ADMINICULATIF.

Des Nœufs, Glandes, Escroüelles, et toutes Excrescences phlegmatiques.

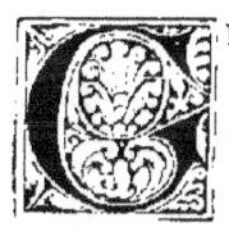LANDE, escroüelle, nœud, loup, tortuë, nacte, hernie, gouëtre, et bubon fugilin [1], en quelque part du corps qu'ils naissent, semblent auoir matiere phlegmatique, ainsi que dit Rogier, et semble qu'il dit bien : car nonobstant qu'aucuns soyent changez en durté melancholique, toutes fois leur racine a esté phlegme, au moins pour la pluspart, selon Auicenne : car quelquefois vne autre humeur est conioint au phlegme. Mais nous parlons tousiours des simples, afin qu'ils soyent exemple des composez [2], ainsi que dessus a esté dit. Ce neantmoins, tous les susdits sont mis sous le genre des exitures, et excressances phlegmatiques, ayans des differences speciales entr'eux.

Glande [3], ainsi nommée de la forme d'vn gland, est assez molle,

1. « Glandula et scrophula, nodus et lupia testudo et nacta hernia, botium atque bubo fugilinus », édit. de 1537. « Glandula et scrofula, nodus, et lupia, testudo, et nacta, hernia, botium, atque bubo fuliginus », édit. de 1559.

2. Le ms. de Montp. dit : « Toutesuoies nous parlerons touiours des simples qui ne sont pas compost. »

3. *Glande* en Avicenne, semble estre la même tumeur, que les Grecs (Paul Aeginette) appellent Ganglion, comme Tagaut l'explique. Mais ce que le mesme Tagaut annote un peu après, ne me plaist point, que la Louppe aussi soit le Ganglie des Grecs, veu que la Loupe n'est pas comme vn nœud, ou vne concretion en nerf ou tendon, aduenuë de coup ou de trauail, naissante principalement és mains et pieds; ce qui est requis au Ganglie, et en la glande, ou Nœud d'Auicenne. Mais selon Guy, la glande est autre chose : sçauoir est, vne tumeur separée et mobile, et icelle molasse qui vient principalement aux emonctoires, partie lasche, d'vne matiere là accumulée : ou de la chair du lieu mesme, comme disoit Leonide, par le rapport d'Æce, laquelle par certaine affinité, se change en nature d'escroüelles, et puis s'augmente par accession de matiere. C'est autre chose des glandes qui sont dés la premiere confirmation, et de l'institution de Nature, aux emonctoires, quand elles s'enflent et endurcissent. Car ce mal est vrayment escroüelle, des barbares nommé bubon fugilin, ou fugilic : sinon que quelqu'vn aime mieux, que ce nom soit particulierement deu à la parotide deuenuë scirrheuse, d'autant qu'Auicenne escrit, Fugile, est du genre des apostemes glanduleux : et presque à ce nom est approprié, celuy qui se fait derriere l'oreille. Gui, au cinquiesme chapitre de la seconde doctrine de ce traité, expliquera suffisamment, qu'est-ce qu'il appelle *bubon fugilic* : de sorte que ie m'esbahis, comment Tagaut a douté pourquoy tel mal est en ce lieu compté entre les apostemes phlegmatics. (J.)

vnique, mobile, et separée, laquelle on trouue plus souuent engendrée és emonctoires.

Escroüelle multipliée en mode de truye, et dure, non du tout separée, est communement trouuée au col [1].

Loupe comme le houblon est molle, ronde, et fait sa naissance aux joinctures, et lieux secs.

Le *nœud*, est comme vn nœud de corde, rond, dur, et arresté, on le trouue à l'entour des lieux neru>eux.

La *tortuë* est grande exiture humorale, et molle, de forme large en maniere de tortuë. Elle est nommée Taulperie en la teste [2], Gouëtre au col, et aux genitoires Hernie. On la trouue quelquesfois auec sanie, et escailles [3] ou fistules.

Nacte est semblablement vne surnaissance [4], grande, et charnuë, comme la chair des fesses, ou des hanches, de diuerses formes, et grandeurs, comme vn melon ou vne courge, prenans diuers noms selon sa forme et les membres [5].

Les susdites excrescances ont plusieurs autres appellations : mais il ne se faut soucier des noms, pourueu seulement qu'on entende la chose qui est diuersifiée, et indique sous telles diuersitez la cure.

Des excrescances les vnes sont contenuës en sachet, ou vescie [6], les

---

1. Les glandes s'endurcissent bien le plus souuent en cet endroit, et deuiennent escroüelles : mais le mesme aduient aussi assez souuent aux aisselles et aux aines. Æginete annote, que toutes sont encloses de leurs tuniques, ne plus ne moins que les stateomes, athetomes, melicerides. Ce qui est vray, de celles qui se font de matiere du tout estrangere et non pas des glandes qui desià estoient : comme se font les tumeurs qu'il nomme icy glandes, et non escroüelles. S'ensuit au texte : *Louppe comme le houble est molle*, où il semble faire allusion à la fleur de la plante dit *Houblon*, laquelle fleur est herbacée et molle, composée de feuilles pliées, elle estant ronde et tubereuse : à laquelle n'est pas mal comparée la tumeur qu'on nomme louppe. (J.)

2. Iean de Vigo fait distinction, entre Taulpe, ou Topiniere, et Tortuë, au premier chapitre, troisième traité du second liure, de ce que la Tortuë est une eminence assez ample, de couleur blanche, traitable et molle, ayant vn cyst, ou sachet comme le Nœud. (J.)

3. « Cum squamis », avec croutes.

4. Pierre de Argillate definit la Nacte, vne tumeur ample, charnuë et molle au dos, et aux espaules principalement. Quelquefois elle s'esleue en tres-grande grosseur : toutesfois n'apporte aucune douleur, ou fort petite : supplées, de soy : car sa pesanteur peut bien causer douleur aux parties qui la soustiennent. (J.)

5. Canappe interprète ainsi les dénominations de Guy : « Glandule. — Scrophule autrement dite en grec chœras, et en latin, struma, c'est-à-dire escrouëlle. — Lupia ou lupus, qui est une espece de phagoedenac : c'est-à-dire vlcere qui mange. — Nodus. — Testudo, en grec meliceris, et autres Apostemes (Talparia, Bocium, Hernia). — Nata ou nepta, en grec steatoma, c'est-à-dire aposteme en maniere de suif. »

6. En Grec on l'appelle cyst, qui signifie vescie. Les anciens ont aussi appellé tunique, la membrane ou pellicule et voile, duquel la matière est contenuë, comme enclose dans un sachet. (J.)

autres sont infiltrées parmy la chair : les aucunes aussi peuuent estre resoluës, les autres non : les vnes ont le pied graisle, les autres non : quelques-vnes sont grandes, les autres petites : les vnes peuuent estre suppurées, les autres non : aussi les vnes sont escailleuses, fistuleuses, et chancreuses, les autres non : et ainsi des autres différences.

Les *causes* de telles surnaissances sont triples : sçauoir est primitiues comme cheute, coup, yurongnerie, et mauuais regime.

Les antecedentes sont humeurs, principalement phlegmatics, non naturels, et phlegmons permuez, comme dessus a esté dit.

Les causes coniointes sont les matieres mesmes contenuës au lieu. Ce qu'est contenu, sont quelquefois humeurs aigueux, pourris, corrompus, limoneux, et mucillagineux, ou en forme de miel, de boüillie, et de graisse [1]. Et quelquesfois y sont contenuës chair phlegmatiques, et spongieuses, et glanduleuses, quelquesfois des pierres et autres choses.

On a les *signes* et *iugements* par leurs susdites descriptions, et différences. Le signe, qu'elles sont encloses dans vne vescie, est leur mobilité, et la separation du cuir. Mais quand elles sont arrestées, et adherantes à la chair, semblent estre sans vescie.

Les nouuelles et traitables semblent estre resolubles [2], non pas les dures, et vieilles. Rougeur, douleur, et augmentation de chaleur, demonstrent les excrescences suppurables, fistuleuses, et chancreuses [3].

La multiplication des escroüelles, et leurs discours par le corps, et les chaleurs estrangeres, monstre qu'elles sont germes [4] des escroüelles intrinseques. Dont Arnaud disoit : La multitude des escroüelles externes, publie leur pluralité au dedans : desquelles dit Auicenne, que telles sont multipliées par cheute, et coup. Et pourtant s'ensuit en Arnaud : qu'en telles profite peu d'ouurer exterieurement. Et toi saches bien, que les purgations leur font grand profit, et les breuuages qui font vriner, et les electuaires dessicatifs, et la mutation de l'âge puerile. D'auantage, les enfans à cause de leur gourmandise et de la rarité du corps, tombent

1. Tels abscez sont nommez des Grecs, melicerides, athetomes, et steatomes : selon la matiere contenuë, en ceux-cy conuiennent les principaux et plus frequents apostemes, autrement signifiez par diuers noms, à raison de leur forme ou du nombre, comme l'autheur nous en aduertit. Car soit au miel, ou à la boüillie, ou à la graisse que ressemble la matiere contenuë, quand ces tumeurs sont plus amples, on les appelle Tortuës, ou Nactes, et si elles sont en la teste, celles-là mesmes s'appellent Taulpieres, au col Goitres, et aux testitules Hernies, qui est *sarcocele*. De moindre grandeur, sont, la louppe, comme dira Guy en la procedure particulière, la glande, le bubon fugilin, l'escroüelle, et le nœud. (J.)

2. Il dit *traitables*, non pour mobiles, ains pour molles : car il leur opposera tout incontinent les dures. (J.)

3. C'est-à-dire, celles qui se conuertiront en fistules et chancres. (J.)

4. « Germina », germes, rejetons.

souuent en escroüelles : et les vieillards plus tard, pour le contraire. En outre ceux qui ont le front court, les tempes pressez, et les maschoires larges, sont disposez à escroüelles : pource qu'à tels la matiere promptement deriue au col, ainsi que dit Henric.

Le retranchement, et la corrosion des excrescences est fort à craindre à l'endroit du ventre, du col et des commissures [1], à cause du voisinage des veines, arteres et nerfs, et des espaces interieures [2]. En l'incision des grandes il se faut donner garde de la veine qui les nourrit à l'endroit de leur pied : car souuent elle cause flux de sang, et grand danger.

La *curation* a deux procedures, sçauoir est vniuerselle, et particuliere. L'*vniuerselle* concerne la maniere de viure, à ce que la matiere ne soit multipliée : et esgalise l'antecedente, afin qu'elle n'adiouste à la coniointe.

La premiere chose est accomplie, par le regime dit aux chapitres prochainement passez, declinant à plus grand subtiliation, et incision. Par quoy selon Auicenne il faut éuiter les viandes grossières, et le boire d'eau froide, de saouler iusque au desdain, et de se remplir : qu'il endure la faim, tant que pourra : sur tout pourchasse de faire bonne digestion. Fuie l'habitation humide, et des vallées arrousées de mauuaises eaux. Boiue de bon vin et d'eau alumineuse ou sulphurée. Car (selon Arnaud) l'vsage des eaux minerales, principalement qui ont saueur du tartre, peut amoindrir non seulement les goüettres interieures, ains aussi les externes.

La seconde chose est accomplie en trois manieres : c'est en euacuant par le bas (et quelquesfois par la saignée) et en purgeant par vrine, et en euaporant auec des consomptifs et resolutifs.

Pour la premiere, est loüée de tous la *poudre de Turbith*, laquelle (selon Auicenne) est faite de Turbith, de gingembre, et de succre, en égalle portion. Il est donné deux drachmes, et tesmoigne qu'auec ce qu'elle vuide le phlegme grossier, elle n'eschauffe pas, et ne racle pas les boyaux. Mais Rhasis qui a esté plus audacieux en laxatifs, fait ladite poudre au chapitre des douleurs du ventre, au neufiéme à *Almansor*, de vingt parts de Turbith, dix de gingembre, et trente de sucre : et si en

---

1. Supplées, de la teste. Car par le voisinage du cerueau, elle est dangereuse : comme Guy repetera au premier chapitre, seconde doctrine de ce traité. Or sur tout la Chirurgie est à craindre au col, à cause des notables veines iugulaires, arteres carotides, ensemble des nerfs vocals. Car ainsi a voulu surnommer Galen les nerfs qui recourent incontinent : là où il raconte l'histoire de celuy qui deuient muet, et de l'autre qui le fust à demy par le retranchement de ces nerfs, en l'amputation ou extraction des escroüelles. (J.)

2. « Ac intrinsecae spatiositatis. » Ms. de Montp. : « et de la spaciosité qui est dedans le ventre ».

donne trois drachmes. La benedicte, et la Hiere, les pillules d'agaric, et
d'hermodactes majeurs, sont assez conuenables.

Pour la seconde, i'ay suiuant le dire de plusieurs, accoustumé de
bailler tel breuuage : PR. *de la scropulaire, trois parties : filipendule,*
deux parties : pimpinelle, piloselle, tannesie, choux rouges, glarance,
de chacun vne partie : aristolochie, racine de glayeu puant, et racine
de reffort, de chacun demie partie : soyent concassez, et bouillis en
vin blanc, et miel, tant que la moitié en soit consommée. La décoction
soit coulée, et en soit baillé de trois en trois iours, au matin le poix
d'vn quarteron, tiede.

Pour la troisiesme. Galen au quatorziéme de la *Therapeutique*, conseille (principalement auec glandes internes, qui sont cause des externes)
Theriaque, Athanasie, et Ambroisie, et vn medicament qu'il a composé
de Nepite cretense, autrement ditte Calament fluviatil.

Nos predecesseurs ont mis plusieurs autres breuuages et electuaires,
semblablement des huiles pour ietter dans des oreilles, et maintes choses
empyriques, que ie n'ay receu en mes œuures : toutesfois ie confesse [1],
que le serenissime Roy de France en guerrit plusieurs en touchant par
diuine vertu. Et voila quant au régime, et procez vniuersel.

La *procedure particuliere ou locale*, prend tres grande diuersité, selon
la substance et grandeur de la tumeur, et la nature, tant du membre
que de tout le corps. Quant à la longueur du temps, combien qu'elle
n'indique la curation, toutesfois elle indique quelle est la disposition, au
quatriéme de la *Therapeutique*. Or jaçoit que des susdites choses puissent estre prises maintes indications, et intentions, quant à present elles
soient reduites à six. Premierement, les molles, et petites qu'on nomme
Loupes, quand elles sont en membres fermes, lesquelles pour le peu
de temps qu'elles ont duré, on doute qu'ayent la vescie tendre, elles
sont estraintes, et desseichées. Secondement les plus grandes, non pas
fort dures, enuieillies, en les remolissant sont resolues, et consumées,
de la façon des apostemes phlegmatics. Tiercement, les escailleuses, et
apostemeuses, qu'il faudra suppurer, sont meuries, ouuertes, et mondifiées. Quatriesmement, celles qui ne pourront estre gueries auec lesdites choses, et qui sont mobiles et traitables, soyent tranchées et tirées
dehors. Cinquiesmement, celles qui seront telles, mais immobiles et
infiltrées, et larges, soyent corrodées, et mondifiées. Sixiesmement,
celles qui seront telles et auront le pied ou la racine graisle, soyent liées
et arrachées.

Le premier moyen est accomply selon Auicenne, que telles tumeurs
soyent broyées et pressées, et qu'en apres on espreigne par dessus vn

1. « Concedo. »

plomb, auec pesante ligature [1] : car (comme il dit) il les resoult [2]. Et premierement soit frottée la Loupe auec la main, afin qu'elle s'eschauffe aucunement, et soit remollie : puis en tenant ferme la partie, soit battuë d'vn fond d'vne escuelle, ou autre chose de bois solide, tellement et si souuent qu'elle s'esuanoüisse, et que la vescie interne soit mise en pièces, et la matiere espanduë. Et que soudain on lie par dessus vne lame de plomb selon la grandeur de la Loupe, auec vn bandeau à deux chefs, bien estroitement, et ferme : qu'on ne le remuë de neuf iours. Toutesfois Rogier y met auparauant, vn onguent fait de plomb bruslé, et de la suye de sureau [3], ou de figuier, auec huile, et vinaigre. Brun (ce qu'a receu Theodore) met premierement vn emplastre fait d'aloës, accasie, myrrhe, encens, et sarcocolle, auec vinaigre, ou blanc d'œuf. Henric aussi le met auparauant : et encor par dessus la lame, il applique des petites plagelles d'estouppes, trempées en aulbin d'œuf, espaissi auec du sel et de l'alun saccarin.

Le second est accomply (outre les remedes des apostemes phlegmatics cy dessus mis [4], lesquels auec les suiuans sont profitables à cecy, et à toutes hernies) par certain emplastre de Galen, au sixiesme de la *Composition des medicaments selon leurs genres*, qui dissould les grosses exitures, et profite à celuy qui a escroüelles, et aux apostemes qui sont faits en la racine des oreilles, et à la podagre : et en plusieurs autres maux, il fait extrèmement loüable operation : PR. *d'huile vieux, deux onces : poix seiche, six onces : ladan, trois onces : litharge, douze drachmes : verd de gris, quatorze drachmes : galban, trois onces.* Le litharge soit broyé auec huile, et puis cuit. Et quand il sera espaissi, qu'on y adiouste la poix, et le verd de gris : et finalement y soit mis le ladan, soyent pilez dans le mortier, et reseruez à l'vsage.

La mesme intention semblablement, selon Rhasis et plusieurs autres, est accomplie auec le Diachylon commun, et Ireat, duquel la forme sera cy-dessous mise en l'antidotaire : auquel sur vne liure de Diachylon soit malaxé vne once de racine d'Iris puluerisée : ou auec le grand Diachylon d'Heben Mesuë, duquel aussi la forme sera ditte cy-apres. Aussi le mesme Rhasis, homme de grand experience, conseille de la fiente vieille de chevre, auec miel et vinaigre, incorporez sur le feu : ou emplastre fait

---

1. « Cum gravi ligatura », avec pansement serré.

2. Supplées, l'aposteme glanduleux, comme parle Avicenne. (J.)

3. On ne lit pas cecy au texte de Rogier, ains ès annotations sur les livres imprimez : Et c'est du texte de Roland, lequel Rogier n'a presque fait que transcrire. (J.)

4. S'entend des proprement dites (qui sont proprement apostemes) non par similitude. (J.)

de fenugrec, semence de lin, semence de choux confits auec muccilage de guimaulue : et est bien maturatif.

Halyabbas recommande celluy-cy : PR. *farine des febres, et farine d'orge, de chacun dix drachmes : riquelice, racine de guimaulue, poix, de chacun cinq drachmes : cire blanche, graisse d'oye, de chacun dix drachmes :* soyent pilez, et incorporez auec huile vieux, et vrine d'enfant puceau, et dessus vn feu lent soit fait emplastre.

Des remedes d'Auicenne ie prends celluy-cy : PR. *fiente de vache, deux onces : racine de choux, racine de cappres, oignon de mer, figues grasses, de chacun demie once : lupins, et bdellion, de chacun deux drachmes : miel, vinaigre, graisse de porc, crasse d'huile vieux, de chacun tant qu'il suffira :* soit fait emplastre.

Brun a esprouué celluy-cy en tous apostemes durs, Theodore l'a prins de luy : PR. *ammoniac, bdellion, et galban, de chacun esgalles parties :* soient destrempez en vinaigre par trois iours, ausquels estans sur le feu, soit adiousté du bran subtil, et en soit fait emplastre.

Rogier pour les escroüelles : PR. *racine de feugere, et d'asphodele,* et si on y adioustait de celle d'hyeble, seroit bon. Soyent cuites en tres bon vin, et en les-pilant, qu'on y adiouste vn peu de souffre vif, et soit fait emplastre.

Mon maistre de Montpellier loüoit souuerainement l'emplastre fait de douze limaces, cuites en vin, ou lexiue de cendres grauelées, ou auec capitel : voire (qui estoit plus fort) il leur en bailloit tous les iours vne seiche, ou confite.

La troisiesme intention est accomplie communément, auec les choses susdites : car toutes choses resoluantes, remollitiues, quand elles rencontrent matiere resistant à resolution, meurissent la matiere et la meinent à suppuration : principalement si la matiere est douce, ou accompagnée de sang : Halyabbas toutesfois approprie à les meurir : l'emplastre fait de farine d'orge, d'encens et de poix, incorporez auec vrine d'enfant. Mais Auicenne pour refrener la furie de la chaleur, leur conseille ladite farine, auec eau de coriandre. Il sera plus fort celuy qui est fait de myrrhe, auec le double de lycion, et ladite eau. Or quand ils seront meurs (ce que tu sçauras par les signes de sanie) soyent ouuerts, ou setonnez, et mondifiez auec l'onguent des Apostres, rapporté aux Chrestiens (qui est de grande guerison aux escroüelles malignes, et vlcerées), ou auec l'onguent Ægyptiac de Rhasis, que nous dirons en l'antidotaire : et auec le Diachylon, ou Diapalma qu'il faut mettre par dessus. Et si elles estoyent en lieu que les os fussent contaminez, et corrompus (comme nous dirons cy-apres des iointures), ou quelque mauuaise morigeration fust suruenuë, soyent regies selon le regime des vlceres, ausquels ils sont rapportées.

La quatriesme intention est accomplie, selon la doctrine d'Albucasis, lequel tous suiuent en cela, sinon à espromuer la matiere auec l'intromissoire [1] : ce que parauanture il fait, parce qu'il ouure en long celles qui contiennent humeurs, et les mondifie : et celles qui contiennent choses dures, il les taille en croix, et les escorche. Quoy que ce soit, il commande de comprendre auec les doigts ces glandes, escroüelles, et autres telles excroissances traitables, et les fendre en long, et les escorcher auec certaine spatule mousse, et non aigue : *estoignant les bords auec crochets*, et de les arracher totalement auec leur sachet (car autrement elles reuiendroient) et s'il est besoin, *coudre la playe*, et au reste les traitter comme vlceres. Quant à moy, pour le mieux tirer dehors, ie prends la peau par dessus : et auec ciseaux ie retranche ce que reste de la peau en forme de fueille de myrrhe, selon la grandeur de l'excressance, et au demeurant i'y procede comme dit est. Et si le sang te trouble, il commande de le restraindre auec les remedes contre le sang : et puis reuenir à l'operation. Si le flux est petit, ie l'arreste en essuyant auec esponge, estouppes, ou cotton trempé en eau et vinaigre, et exprimez. Mais si quelque notable veine est continuée auec son pied, *il commande de la lier* [2], et la laisser ainsi iusqu'à ce qu'elle tombe. S'il y reste quelque chose de la vescie ou sachet, ou de chose estrangere, il commande de la consumer és premiers iours en remplissant la playe de cotton ou semblable, trempé en *eau salée* : le le trempe en blanc d'œuf, espaissi auec alun : et puis auec onguent Egyptiac, ou quelque autre des corrosifs. Et en toutes ces operations, il commande appliquer ce qu'appaise les apostemes : et pource applique sur toute la partie, vne estoupade trempée en aulbin d'œufs [3], et huile rosat.

La cinquiesme intention est accomplie selon Brun et ceux qui l'ensuiuent, que la peau soit rompuë par vn caustique, selon la grandeur de l'excrescance : et qu'on garde soigneusement qu'il ne s'espande aux autres parties. A cela ne manque point, ains ayde à l'operation, le ruptoire de chaux et sauon, qui parfait son operation au moins en douze heures : et s'il y arrestoit d'auantage, ne seroit pas mal. Puis fendez au milieu de l'escharre, de long, enfonçant presque iusques au vif, et enfermez dans l'entailleure vne meiche de quelque corrosif, ou fort medicament, depuis la

---

1. Est un instrument ayant teste pointue et poignante, de la figure d'un noyau de jujubes. Albucasis propose ainsi la maniere de telle recherche : Tu introduiras cest instrument au plus humide lieu que tu trouues en l'aposteme, tournoyant des doigts peu à peu, iusques à tant qu'il ait percé la peau. Adonc pousse le selon la mesure de la grandeur de l'aposteme. Puis retire l'intromissoire, et considere ce que sort en sa trace. (J.)

2. Et faut que le lien soit de matiere non facilement pourrissable, comme est le filet de soye, ou une *petite corde de luth*. (J.)

3. « Albumine ovi. »

poudre d'asphodeles et plus fort. Et combien que plusieurs en proposent plusieurs, et qu'en l'antidotaire en seront nommez plusieurs, l'arsenic sublimé et preparé, qui le sçait bien conduire, y est le principal : comme sera dit cy-apres à la rompure.

Le moyen de conduire, et gouuerner asseurément tels remedes, il ne peut estre descrit certainement dit Galen au troisiesme de la *Therapeu-tique*. Car l'arsenic est medicament fort et violent, esmouuant fièvres et mauuais accidents, faisant grande operation en petite quantité. La quantité commune est, de la moitié d'vn grain de froment : aux plus forts, et loing des membres principaux, on y en met plus : és contraires, moins. Il vaut tousiours mieux reiterer, que d'en mettre trop à vne fois. Son operation dure par trois iours : par quoy le malade tienne regime, comme s'il auoit la fiévre : et que le membre et parties adiacentes soyent deffenduës auec onguent populeon, morelle, vinaigre, et autres refrigeratifs.

Quand il l'apperra par la durté, et tumeur de l'escharre que la glande est corrompuë, dés lors procure la cheute de l'escharre auec beurre laué, espaissy auec vn peu de farine de froment, ou auec de la graisse, ou quelque autre chose onctueuse sans sel. Apres la cheute de l'escharre, si quelque chose y reste, soit consumée auec poudre d'asphodeles, ou auec onguent Egyptiac. Mais si tout est consumé, soit consolidé à la maniere des autres vlceres.

La sixiesme intention est accomplie auec vn lien de soye ou de poil de cheual, en estraignant de iour en iour le lien qui y est mis (ou y en mettant vn autre), iusques à tant que l'excressance soit desseichée : aydant au lien de quelque corrosif, et mitigeant la douleur auec aulbin d'œuf, ou huile rosat, ou populeon, ou quelque sedatif. Et quand elle sera tombée, qu'on pouruoye à la maniere des autres cy-dessus dittes.

CINQVIESME CHAPITRE

Du Schirre, et autres Apostemes melancholiques.

IL est jà temps de passer à vn autre genre de tumeurs, sçauoir est à celuy qui est engendré d'humeur melancholique, ayant double difference : c'est du vray, et non vray, tout ainsi que les autres apostemes. Le vray aposteme est, qui est fait de melancholie naturelle, laquelle n'est autre chose que gros sang, trouué en la masse sanguinaire pour nourrir les membres melancholiques. Le non vray, qui est fait de melancholie non naturelle. Melancholie est

humeur froid et sec, engendré de la portion plus grossiere du chyle. Elle
est double, naturelle, et non naturelle. La naturelle est, la lie et bourbe
du bon sang, grosse en substance, en couleur declinant à quelque noirceur, en saueur à asperité et aigreur. La non naturelle, est qui desvoye
de celle-là dans les termes de sa largesse, lesquelles si elle outrepasse,
n'est plus melancholie, ains autre humeur [1], ce qu'aduient en quatre manieres : l'vne en soy, quand elle se brusle, et pourrit, et deuient cholere
noire, aigre, laquelle si on verse sur la terre, boult comme vinaigre, et
les mousches la fuyent.

La seconde maniere, quand elle est faite par adustion des autres
humeurs, comme de la cholere aduste quand elle se brusle dauantage.
Et elle est aussi tant maligne, qu'elle boult, et les mousches la fuyent.
Quand le sang et la pituite bruslent, il se fait aussi melancholie non
naturelle par adustion, et ces deux especes sont les plus doulces, comme
dit Auicenne. Toutesfois Galen, et Halyabbas ne font mention que des
deux premieres. Tiercement, est faite melancholie non naturelle par
congelation, et endurcissement, comme exterieurement de phlegmon [2], et
autres apostemes d'humeurs naturels, quand ils sont indoctement refroidis,
ou resolus : car adonc le subtil est resolu, et le gros empierré, et conuerty en melancholie. Quartement, est fait innaturel, quand vn autre
humeur luy vient par dehors : combien que tous humeurs l'addoucissent,
exceptez les deux choleres adustes.

Dequoy il appert que de melancholie sont engendrez quatre apostemes.
Premierement, de la cholere naturelle est engendré Schirre [3] vray, et
certain, phlegmonique. donnant repos, auquel y a quelque sentiment ,
sans douleur. Secondement, de melancholie non naturelle par meslange ,
sont faits trois apostemes : comme Schirrhe Phlegmoneux, Oedemateux ,
et Erysipelateux. Tiercement de melancholie innaturelle par congelation ,
et endurcissement est engendré Schirre, vray et certain, endurcy, auquel
n'y a sentiment ne douleur. Quatriesmement, de melancholie innaturelle
par adustion sont engendrées toutes especes de chancres. Schirre donc
est aposteme dur, reposé, et appaisé, et indouloureux [4].

---

1. Mingelousaulx interprète ainsi : « La non naturelle s'éloigne des conditions de
la naturelle gardant néantmoins encore quelqu'vn de ses caracteres et de ses pro-
priétez desquelles si elle s'éloigne ce n'est plus proprement melancholie, mais
quelque autre humeur. »

2. Ms. de Montp. : « comme par cause foraine, qui vient de dehors, comme de
flegmon et de empostumes... »

3. « Sephyros siue sclirosis vel Scirrho. »

4. « Apostema durum, quietum, sedatum et indolorosum. » — Mingelousaulx :
« Le Scyrrhe donc que les Arabes appellent Zephirus, est une tumeur dure, immobile
et sans douleur, qui a des bornes et des limites dans lesquelles elle se contient sans
s'estendre sur les parties voisines comme fait le cancer. »

Ses *causes* sont triples, comme des autres apostemes, sçauoir est primitiues, comme est mauuais regime multipliant la melancholie, et le gros sang : antecedentes, l'humeur melancholique multiplié, et n'estant bien attiré de la ratte, et tres mal rejetté du corps : conjointes, sont la melancholie mesme, encoignée en la partie.

Les *signes* et *iugemens*, sont tumeur dure auec assez de resistance, et couleur moyenne, entre rouge et noir, ainsi que est la couleur de lie : plusieurs medecins l'appellent, couleur Liuide : et si la particule a des veines notables, elles semblent esleuées à raison d'vn sang gros, et aucunement plus noir, tel que plusieurs Hepatiques rejettent par le ventre[1] : comme nous lisons au quatorziesme de la *Therapeutique* : et auec ce il y a signes qui denotent la melancholie.

Les apostemes melancholiques commencent le plus souuent à paroistre petits, et peu à peu deuiennent grands. Quelques-vns sont seulement en vn membre, quelques-vns se muent d'vn membre en l'autre, et est nommé Fermos[2], selon Auicenne. D'auantage les apostemes melancholiques souuent terminent par resolution : toutesfois souuent demeurent endurcis, et souuent aussi, sont conuertis en chancre.

La *curation* a trois choses : la premiere est en la vie, la seconde en la matiere entecedente, la troisiesme en la conjointe. La vie soit ordonnée sur les six choses non naturelles, sobre, et moderée, declinante à chaleur, et humidité. Qu'il vse de bonnes viandes, de bon suc, et qui engendrent bon sang, comme est pain de froment pur, bon vin, et bonnes chairs de gelines, cheureaux, et pourceaux, et leurs bouillons, principalement de gelines : car leur boüillon repare toute la nature. Qu'ils vsent d'espinars, bourraches, hoblon, laictuës et autres qui ont à purger le sang. Qu'ils se gardent de toutes choses qui engendrent sang melancholie, lesquelles sont recitées au troisiesme des *Lieux affligez* : comme sont chairs de bœuf, de chieure, d'asne, de chameau, de renard, de lieure, de chien et de sanglier : et comme sont gros et enormes poissons et les ostracées[3] : les herbes, des choux rouges, et la substance des legumes.

La lentille est viande[4] tres vtile. Aussi le pain fait de son, et de legumes : et des vins, le gros et noir, et le vieux fromage. Qu'ils s'abstiennent du grillé, rosty, frict : du salé, aigre, et acre, comme sont les aulx,

---

1. « Per aluum », ventre, déjections (Celse).

2. Les autres lisent Ferinos, par une faute très aisée. (J.) — L'édition latine de 1559 ecrit : « et nominatur ferinos ». Le ms. de Montp. dit : « et les appelle Auicene fernis c'est a dire creux ».

3. « Ostracosi. » Le ms. de Montp. : « comme sont poissons qui sont ainsi que bestes et oistres qui ont escassottes ». — Mingel. : « et toutes sortes de coquillages ».

4. « Cibus. »

oignons, poivre, moutarde, et tout ce qui brusle le sang. Se gardent de courroux, et de pensement, de trop grand exercice, et de veiller trop. Tiennent le ventre lasche, qu'ils ayment resioüyssance, et tranquillité.

Pour le second, Auicenne commande que le corps soit purgé, et saigné. A ce loüe Mesüe, le Séné, l'epitheme, le polypode, la fumeterre, le houblon et le lizeron, la casse fistule, les myrobolans Indiens [1], et la pierre d'azur : le Diasene, Catholicon, et l'hierre de Roux, sont à ce ordonnées.

Pour la troisiesme, ie me tiens auecques Auicenne, qu'on y procede sagement : car la matiere est de si grande malice, que si elle est indoctement resoluë, s'endurcit comme pierre : si elle est trop remollie, il faut craindre qu'elle se corrompe, et soit conuertie en chancre. Et parce il commande faire deux renolutions : la premiere auec mollificatifs, la seconde auec resolutifs.

Mais d'autant qu'il seroit difficile ordonner ces renolutions à part l'vne de l'autre, sans erreur, pourtant il est plus seur ordonner tels remedes, qui ayent leur vertu meslée, sçauoir est, remollissante et resolutiue, auec quelque repercussion au commencement. Auicenne a ordonné pour cela plusieurs formes : toutesfois pource qu'elles sont plus propres au Schirre engendré du phlegmon, ou de Erysipele, comme sera monstré au chapitre suiuant, ie prens (apres quelque refrenation faite au commencement auec certains familiers medicaments) le médicament de Rhasis au septiesme à *Almansor* qui est tel :

PR. *du bdellion, ammoniac, et galban, en esgales parties.* Soyent broyez dans vn mortier, les ayant remollies auec l'huile de Ben, ou de lys : puis faut prendre mucilage de fenugrec, de la semence de lin, et des figues, en mesme quantité que toutes les susdites choses, et que tout soit broyé, iusques à tant que s'vnissent, et emplastrent.

A cela mesme Galen, au quatorziesme de la *Therapeutique*, recommande extrémement les escorces de racines de guimaulue cuites, pilées et incorporées auec graisse de poulle.

Mais au cas que la matiere vint à suppuration, procedes-y sagement (comme a esté dit) sans l'eschauffer et irriter, de peur de l'enchancrement. Et s'il s'ouure, le Diachylon te soit ordinaire. S'il endurcit, et deuient pierre, il faut recourir au chapitre ensuiuant.

---

1. « Mirobolanum indas. » Quelques-uns lisent icy, *Tamarindes* : et de fait tous deux y peuvent convenir. (J.)

Chapitre adminiculatif au precedent.

Du Schirre et Aposteme melancholique
engendré de melancholie innaturelle, par congelation, ou endurcissement
du phlegmon.

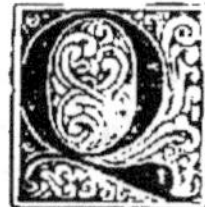 VELQVESFOIS il aduient comme cy-dessus a esté dit, que le phleg-mon est trop refroidy, tellement que la matiere est congelée : ou qu'il est si resolu, que le subtil se euacue, et reste en la partie un humeur gluant et gros, qui endurcist la matiere, et engendre Schirre : et de celuy-cy principalement, nous dirons en ce lieu. Quelquesfois, il aduient que la partie est endurcie, à cause de la tension faite de la ventosité, ou humidité : dequoy nous auons traité en l'apos-teme venteux et aigueux. Quelquesfois par priuation, et par exiccation de matiere : dequoy il sera parlé cy-après en l'endurcissement des iointures.

Les *signes* et *iugements* sont tumeur dure, et insensible aucunement, et sans douleur, n'ayant autre couleur que celle du corps. Or quant à l'insensible totalement (c'est-à-dire quand on le touche ou pique) il est incurable : quand à celuy qui a le sentiment obtus, il n'est pas incurable, ny aussi facile à guerir, au second *à Glaucon*. Le dur par exiccation et marasme, ne se guérit point : c'est assez si quelqu'vn empesche qu'il ne se seiche si-tost, comme sera dit cy-dessous de la maigreur, et engraisse-ment. Quand au Schirre suruiennent des poils, on n'y espere point de santé comme dit Auicenne. D'auantage, le grand et dur, qui est de la couleur du corps, ne guérit point, et ne se permute iamais [1].

La commune intention de sa *curation*, au quatorziéme de la *Thera-peutique*, est d'énacuer tout ce qui est contre nature, contenu en la partie; et le propre moyen de telle euacuation est qu'il faut repurger ce qui y est adherant, difficile à vuider: Dont si quelqu'vn s'essayoit de vuider tout à coup par medicaments attractifs, et euaporatifs, sans mol-lificatif, il semblera prendre melioration en peu de iours, mais il n'en est rien, car le surplus de la disposition, tout le subtil estant euaporé, demeure incurable, delaissé, comme vne concretion pierreuse.

Et pour ce és affections dures, nul medicament fort eschauffant, et dessicatif y conuient : ains ceux tant seulement qui en remolissant peuuent euaporer, sont propres à cette besongne : comme la moüelle de cerf et de veau, la graisse de bouc. Et encor auec ceux-là, l'ammoniac, galban, bdellion, et le styrax liquide. Aussi la racine de la guimauue arborescente,

---

1. Et ne change point de nature.

et les feuilles des manues sauuages (desquelles on trouue par tout) cuittes
et pestries auec graisse d'oye, ou de poulle, y sont fort vtiles. Auicenne
deffend les graisses salées, et adjouste aux precedents le mastic, ladan,
œsype, ordures de bains, fiente d'asne, et crasse d'huile de lys, d'alkanna, et de kerua. Et quand l'aposteme seroit de grand grosseur, on ne
se peut excuser du vinaigre. Mais il faut en vser sagement : car il
penetre fort et tranche, et blesse les nerfs. Et pourtant Galen, en la
cuisse scyrrée [1] du garçon, fomentoit premierement auec huile sabin [2], et
puis appliquoit de l'ammoniac destrempé en vinaigre. Mais aux tendons,
auec pierres de feu, ou marchasites, ou pierres de moulin rouges arden-
tes reiettées dans le vinaigre, estuuoit la partie et en faisoit fomentation :
et plusieurs (comme il dit) ont esté parfaitement gueris par ce moyen de
curation, tellement que l'œuure presque sembloit Magicienne : Toutesfois auparauant il mettoit d'huile, et par dessus il appliquoit vn emplastre
conuenable : ce que nous expliquerons d'auantage, quand nous traiterons
de la durté qui reste apres les fractures, au chapitre de la goutte, au
sixiesme.

CHAPITRE ADMINICULATIF.

De l'Aposteme chancreux.

CHANCRE est équivoque à deux : sçauoir est à chancre qui est
aposteme, duquel sera dit icy : et à chancre qui est vlcere,
duquel sera parlé cy-dessous. Chancre donc aposteme, est
tumeur dure, ronde, veineuse, brune, croissante en peu de
temps, ne donnant repos, chaud, et douloureux. Dont au liure des *Tumeurs
contre nature*, il est dit : quand la cholere noire paruient à la chair si
elle est mordante, elle ronge la peau, et y fait vlcere. Mais si elle est plus
moderée, fait le chancre sans vlcere. Il commence le plus souuent obscurement de la grandeur d'vn pois ciche, ou d'vne febue : tellement qu'à
peine on le cognoist, tout ainsi que les petites plantes : puis il croist
tant qu'vn enfant ne le peut ignorer, au quatorziesme de la *Therapeutique*.

1. « In coxa sclirosata. »
2. Les autres lisent, *sambucin*, combien que le vieil interprete aussi ait exprimé
le sabin, comme Galen requiert. Tagaut lit, *sambacin*, qui est huile de iascemin,
lequel certainement y peut conuenir, jaçoit que l'autheur ne l'ait voulu. (J.) —
Edit. de 1559 : « cum oleo Sambucino ». — Ms. de Montp. : « de huille de Sambuc ».

Les *signes* et *iugemens* sont, qu'il a substance dure, couleur liuide et obscure, veines à l'entour esleuées, à mode de pieds d'vn chancre, auec douleur, et chaleur estrange.

Le chancre de tout son genre est maladie pernicieuse. Chancre le plus souuent aduient aux mammelles, et és lieux glanduleux, principalement aux femmes quand n'ont les fleurs, et aux hommes ausquels les hémorrhoïdes ont failly. Chancre est vne ladrerie particuliere. Car la melancholie bruslée, en vne partie, fait le chancre, ou les varices, et espanduë par tout le corps, fait ladrerie, au second *à Glaucon*. Chancre confirmé n'est pas guery sinon qu'il soit extirpé auec les racines. Et pourtant du non vlceré souuent est fait vlcere : ce qui est tres-mauuais, suiuant ce que dit Hyppocras au sixiesme des *Aphorismes* : A quiconque les chancres sont occultes, il est meilleur de ne les curer pas. Car si on les cure, on en perit plustost : et si on ne les cure, on endure plus long-temps.

La *curation* du chancre non vlceré a trois intentions : La premiere ordonne des viures : la seconde égalise la matiere antecedente : mais la troisiesme traite particulierement le lieu.

La premiere intention est accomplie, par le regime dit en Schirre : et peculierement quand on met en leurs viandès ce qui refroidit et humecte, et engendre matiere saine : comme l'eau d'orge, les poissons pierreux, moyeux d'œufs qui soyent mollets, et leurs semblables, et quand il y a chaleur, pour lors soit donné laict de vache, duquel le beurre en soit retiré : et des herbes iusques à la courge.

La seconde intention est accomplie par purgatifs jà dits : mais l'Epithime en cecy est le principal, duquel sont ordonnées de Galen trois ou quatre drachmes auec du petit laict, de trois en trois iours. Auicenne ordonne l'hiere de hellebore. En chancre (selon Galen au second *à Glaucon*) il n'est pas incongru du phlebotomer, s'il n'y a rien qui empesche. Et (comme dit Halyabbas) quand tu auras euacué vne fois ou deux, il ne faut cesser de ces euacuations, ains en faire tant que l'humeur soit totalement euacué.

La troisiesme intention est accomplie par medicaments familiers [1], et non mordents, qui ont vertu meslée de refrener, et éuaporer. Car la matiere grossiere est desobeyssante, et de mauuaise condition : donc il suffit, que si le chancre n'est totalement guery, qu'on empesche de l'augmenter, ou que l'on garde qu'il soit vlceré, comme dit Auicenne. Et à ce Galen, au second *à Glaucon*, loüe suc de morelle, auquel il adjouste du pompholyx : à cause dequoy Theodore a ordonné l'*onguent Diapompholygos*, qui se fait ainsi : PR. *huile rosat, et cire blanche, de chacun*

---

1. « Cum medicinis domesticis. »

cinq onces : suc des grains rouges de morelle, quatre onces : ceruse lauée, deux onces : plomb bruslé et laué, et pompholyx (qui est thutie) *de chacun vne once : encens, demy once :* qu'il en soit fait onguent.

A cela mesme Galen au premier du *Miamir* ordonne cettuy-ci : PR. *litharge puluerisé, et ceruse :* soyent broyez en huile rosat, dans vn mortier de plomb, auec le pilon de mesme, au Soleil iusqu'à tant que reçoiuent couleur de plomb, et en soit fait onguent, ainsi qu'on dira au sixiesme, de la teigne. Combien grande est la vertu du plomb és dispositions chancreuses, celuy le sçait qui l'a esprouué, et qui a leu le neufiesme des *Simples Medicaments.* Pour la mesme disposition Auicenne loue l'emplastre des chancres fluuiatils [1], et specialement auec cadmie.

Ledit Auicenne commande de trancher auec leurs racines les petits chancres, és lieux où ils peuuent estre empoignez, et commande exprimer de toutes parts le sang, et puis cauteriser. Et iaçoit que Galen signifie le mesme, toutefois pour crainte du flux du sang, et du changement à vlceration, pour les scandales que i'en ay veu, ie supersede [2] auec le régime deuant dit. L'accomplissement de cette besongne, sera traité en chancre vlceré. Dieu aidant.

1. « De cancris fluuiatilis »; des escrevisses qui se prennent dans les fleuves (Mingelousaulx).
2. « Ego sum contentus. »

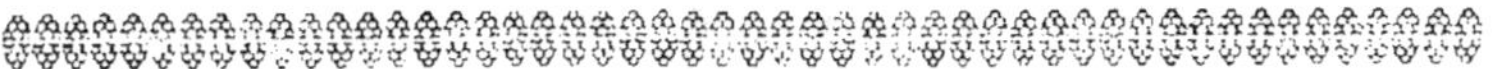

DOCTRINE SECONDE

*Des Apostemes, Exitures, et Pustules entant qu'elles
sont en membres composez : contenant
huit chapitres.*

PREMIER CHAPITRE

Des Apostemes qui sont en la teste.

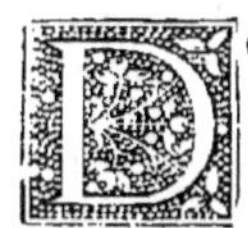Oncqves telles sont les curations des maux comme dit est, en
general : et elles sont diuersifiées, selon la nature des parties
organiques malades. Car il y a quatre indications qui en sont
prises : sçauoir est de leur complexion, composition, vertu,
et situation [1].

De la complexion, d'autant que les parties chaudes ont besoing de
remedes plus chauds, et les seiches de plus secs, et ainsi des autres.
Parquoy suiuant cela, les plus charnuës doiuent estre moins desseichées,
et à celles qui ne sont gueres charnuës, il suffit que leur naturel soit contregardé. Car comme le mal pour sa curation indique son contraire, ainsi
la partie [2] indique son semblable, au cinquiesme de la *Therapeutique*.

La composition enseigne qu'il faut autrement medicamenter les corps
rares, et autrement les espais [3].

Et selon la vertu on a l'adresse [4] des medicaments acres, et des domes-

1. Les autres lisent *Plasmation*, tant icy, qu'vn peu plus bas, où il n'y a lieu que
pour la position. Car Galen a proposé quatre choses, qui sont icy recitées et expli-
quées : sçauoir est la temperature ou complexion, la conformation, composition ou
plasmation : la troisiesme, vertu ou faculté, et la quatriesme, siège ou position. (J.) —
Le ms. de Montp. dit : « et de la plasmacion ou formacion ».

2. Canappe dit : « Ainsi la complexion est gardée par son semblable », selon
Galien.

3. Aux autres exemplaires il y a tres grande confusion de sentences, et de quelque
façon que vous les disposiez, les quatre choses proposées ne sont assez bien expli-
quées de Guy. Parquoy il en faut consulter Galen au second livre *à Glaucon*, où
tout est examiné très-elegamment. Or l'espéce du medicament n'est point changée,
pour quelque diversité des parties, ains seulement le degré est augmenté ou
diminué. (J.) — Le ms. de Montp. dit : « la composicion enseigne par quoy et comme
on doit euacuer : car on doit autremant mediciner... Item selon la vertu on doit
adrecer et ordonner les medicines aigres et domestics. »

4. « A virtute vero habetur directio acrium et domesticorum pharmacorum. »

ties : car les membres sensibles, comme l'œil, ne soustiennent medicaments acres, ne pesants : les insensibles, comme le crane, n'en sont point offencez. La situation de la passion au profond, ou en la superficie, varie aussi les medicaments : et enseigne par où et de quelle sorte il conuient éuacuer.

Ainsi il appert comment, selon les parties organiques, les curations sont changées. Et non moins aussi selon leurs proprietez, comme la tortuë en la teste, l'ophthalmie en l'œil, la squinance au col : et plusieurs autres passions, selon les membres, desquelles sera dit cy-dessous : mais icy nous faut dire des apostemes propres.

A la *teste* aduient des apostemes chauds, froids, sanieux et non sanieux, noüeux, glanduleux, et aigueux : desquels on a les causes et signes des susdits. Leur *iugement* est, que tels sont à craindre, à raison des commissures, et la prochaineté du cerueau, comme il a esté dit en l'anatomie. Il vaut mieux (suiuant Rogier) delaisser la tortuë, et la glande ou taulpe, qui adhere au crane, et la contaminé, que (comme il enseigne) la curer auec des trapans. Lanfranc, comme moy aussi, a veu homme qui auoit vne taulpe vlcerée sur la proue de la teste, auec corruption d'os, telle qu'on voyoit aussi bien le mouuement des tayes[1], que si le lieu eust esté descouuert : auquel il ordonna vn regime palliatif, et s'en alla.

La *cure speciale* des apostemes chauds et froids au pot de la teste, ne differe pas de la cure commune dessus ditte, sinon en trois choses. Premierement, en la maniere de viure, comme en toutes les passions de la teste, en special sont deffenduës toutes choses fumeuses et vaporeuses. Secondement, à l'euacuation de la matiere antecedente, aux matieres chaudes sont appropriez l'electuaire de suc de roses, et les pillules de myrobolans, et celles de fumeterre : aux froides, l'hierre, et les pillules coccies et dorées. Tiercement, pour le lieu, et la matiere conjointe, quand est en l'oulle de la teste, il y a trois preceptes appropriez. Le premier est, qu'au commencement de tels apostemes, il n'y faut appliquer des propres et fort repercussifs, à cause du voisinage d'vn membre principal. Car il y suffit huile rosat, et tels refrenatifs, dits repellans en large maniere. Le second, que quand ils viennent à suppuration, on n'attende longuement à les ouurir, afin que la sanie ne contamine le crane. Le troisiesme, que quand l'aposteme est grand, à ce qu'il soit mieux mondifié, il faut faire vne ouuerture en triangle, en forme de chiffre 7, de laquelle soit la pointe vers la partie superieure.

Quant aux nœuds et glandes soyent traitez comme dessus a esté dit.

L'*eau és testes des enfans*[2], suiuant Guillaume de Salicet et Lanfranc

1. « Motus panniculorum. »
2. Les Grecs l'appellent *hydrocephale* : duquel mal voyez Celse au quatriesme

son sectateur, soit desseichée en resoluant auec huile de camomille, ou d'aneth, auquel soit incorporé du soulfre, et s'il est necessaire, qu'on fasse deux ou trois cauteres, depuis le front iusques au derriere, par lesquels l'eau s'éuacuë petit à petit : et que par dessus on applique de la laine, ou de l'estoupe, trempez en huile et vin tiede, selon Auicenne.

SECOND CHAPITRE

Des Apostemes de la face et de ses parties.

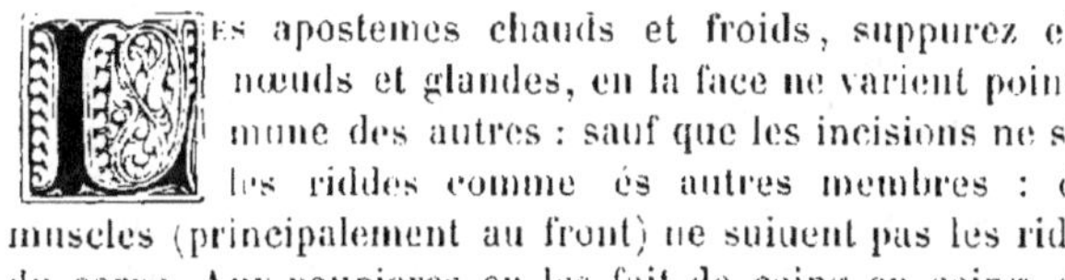 ES apostemes chauds et froids, suppurez et non suppurez, nœuds et glandes, en la face ne varient point de la cure commune des autres : sauf que les incisions ne s'y font pas selon les riddes comme és autres membres : d'autant que les muscles (principalement au front) ne suiuent pas les riddes, ains le long du corps. Aux paupieres on les fait de coing en coing, d'vne perforation demy lunaire, endossée suiuant la situation de l'œil [1]. Au derriere des oreilles, et des maschoires, on les fait esgalement [2], comme dit Auicenne.

De l'Ophthalmie, des Apostemes, et Exitures, de la sanie derriere la cornée, et de la douleur des yeux.

OPHTHALMIE est aposteme propre des yeux : dont au premier des *Maladies et Symptomes* : Ophthalmie est ditte phlegmon de la membrane innate, c'est à dire conjoinctiue. Et est passion de la coniointiue par soy, mais de l'œil, elle est maladie par accident, comme dit le texte. Et ainsi le veulent tous, que ophthalmie soit aposteme de la conjointiue.

Que sont pustules, vescies, botons, et sanie derriere la cornée, il appert des choses susdites.

Les *causes* des ophthalmies ne varient point des causes vniuerselles et particulieres des autres apostemes, sinon entant que le rheume en ophthalmie est plus deriué de la teste, qu'és autres apostemes des autres membres. Des causes primitiues, la fumée, la poussiere, le vent, le Soleil,

liure, et Paul Æginete au sixiesme liure : mais surtout le commentaire de M. Dalechamps tres-ample et tres-exquis. (J.)

1. « In palpebris ab angulo ad angulum perforatione semilunari dorsata secundum situm oculi. »

2. « Aequaliter », également, d'vn maniere uniforme. Mingelousaulx : « il les faut faire en long ».

l'acrimonie de ce qu'on a mis dans l'œil, aydent à la generation d'oph-thalmie : mesmement quand ils rencontrent vn corps replet[1]. Car adonc selon Auicenne, soudain elle est changée en apostème euident, tout ainsi que les fiévres ephemeres se permuënt en autres fiévres.

Suiuant cela il y a deux manieres d'ophthalmies : car il y en a vne petite qui n'outrepasse son terme, ains est seulement rougeur auec humidité : l'autre est grande, outrepassant son terme en magnitude, en laquelle le blanc couure la prunelle. Toutesfois Iesus fils de Haly, en a assigné trois manieres : car il a appellé moyenne, celle qui esmeut[2] la cause intrin-seque.

Les *signes* communs des ophthalmies, selon Iesus, ensuiuent les acci-dents des apostemes des autres membres, comme enfleure, douleur, durté, chaleur et rougeur, repletion des veines, et flux d'humiditez.

Les signes propres, qui signifient les matieres[3], sont prins d'Alcoatin, d'Azaram, Galaf[4], et d'Albucasis : comme s'ensuit : Que l'ophthalmie soit de sang, les signes sont la rougeur, et chaleur de l'œil, l'enfleure des tempes, et parties adiacentes, la grosseur des veines de la conjonctiue, chassie des paupieres, et l'abondance des larmes, tension et pesanteur de tout le corps, principalement de la teste, et les autres signes de sang[5].

Signes que la cause est cholere, sont douleur, et chaleur forte et aiguë, et rougeur vermeille en l'œil et parties adiacentes, abondance de larmes cuisantes, et peu de chassie : dedans l'œil, il se sent vne piqueure et mor-dication tout ainsi que s'il y auoit du sablon au dedans : et les signes de cholere apparoissent au corps. Signes que soit de phlegme, sont grande enfleure, auec rougeur remise[6] ou pale, chaleur, et douleur : larmes excessiues, sans cuiseur : pesanteur de corps, et les autres signes de phlegmes. Signes de cause melancholique sont, peu de rougeur, tumeur et humidité, auec les autres signes de melancholie.

L'ophthalmie a quatre temps, comme les autres apostemes, commence-ment, augment, estat, et declination. Les signes du commencement sont, les susdits signes petits, et commençans : et quand ils augmentent, et larmes, et humeurs cruds decoulent des yeux, et des narilles, on iuge que c'est l'augment, selon Iesus. Quand elle est en sa grande furie, et que commence vn peu à se remettre, c'est l'estat. Et quand il y a notable

---

1. « Maxime quando obuiant corpori plethorico. » Ms. de Montp. : « maiemant quant elles svruiennent en corps pletorique. »
2. « Quae mouet causam intrinsecam. » Mingelousaulx interprète : qui ébranle les causes internes qui contribuent après à l'entretenir.
3. Ming. ajoute : « differantes qui les causent ».
4. « Et ab Alcaram, Galas. »
5. Tous ceux qui signifient le sang abonder en la teste et en tout le corps. (J.)
6. « Cum remissa rubedine. »

retranchement de flux, qu'il y a peu de muscosité, et qu'elles sont espaisses, et quand les paupieres s'attachent, adonc est la declination. Et ledit attachement est des plus grands signes de maturation, comme dit Iesus.

Les ingements de la chassie sont tels : la chassie qui est hastiue, auec pesanteur et bonne maturation, esgalité et blancheur, qui bien-tost est separée et resoluë, est loüable : la contraire, et granuleuse, est mauuaise.

On cognoit l'ophthalmie estre capitale, par la pensanteur, et douleur de teste : s'il y a rougeur, eschauffement, douleur, pulsation à l'endroit du front, et des tempes, auec extension et repletion de veines, et enfleure, cela signifie venir de la membrane exterieure. Et quand lesdites choses n'y sont pas, et il y a flux continuel, esternnement, et demangement au nez, et au palais, cela vient de l'interieure. Si elle est stomachale, c'est auec nausée, ou desdain [1], vomissement et conturbation d'estomach.

Les douleurs aiguës des yeux sont fascheuses : il n'y a rien qui tant moleste les malades (dit Galen au quatrieme du *Miamir*) que la douleur. Car il y en a qui aimeroyent mieux mourir, que d'endurer douleur tout vn iour, et pourtant il faut en tres grand' diligence appaiser les douleurs et le mal de teste [2], quand ils sont joints aux maladies des yeux, comme sera dit cy-dessous. Les douleurs des yeux demonstrent que la matiere est mordicante ou abondante, ou qu'il y a du vent vaporeux, au treiziesme de la *Therapeutique*. Quand en ophthalmie la fiévre se renforce, elle prognostique grande occasion [3].

Outre, si les remedes ne profitent en l'ophthalmie, et qu'elle se retarde en l'œil, sçachez que le rheume descend en l'œil, ou que la matiere est retenuë dans les tuniques, ou qu'il y a de la rogne en la paupiere, qui continue l'ophthalmie.

D'auantage, sçachez que l'ophthalmie a ses periodes, et paroxysmes, qui suiuent l'analogie des matieres dont elle est faite, au second des *Differences des fiévres* : et le plus long de ses periodes est prolongé iusques à sept iours comme dit Iesus. En outre, sçachez que l'ophthalmie est mal contagieux, et passe volontiers d'vn œil à l'autre. Il est bon que celuy qui a mal aux yeux soit pris d'vn flux de ventre, au sixiesme des *Aphorismes*.

L'ophthalmie, selon Gordon, ne doit pas estre mesprisée : car si elle est mal curée, elle delaisse mauuaises restes : comme sont rompeure de la cornée, tasches, et tayes fascheuses.

La *cure* de l'ophthalmie plus grande, et plus petite, n'est point variée,

1. « Et vomitu. »
2. « Sunt sedandi dolores et soda. »
3. « Magna prognostica occasionum. »

sinon en plus, et en moins. Mais outre la commune curation des apostemes des autres membres, elle est specifiée en quatre choses.

La premiere est en la vie, la seconde en la matiere antecedente, la troisiesme en la conjointe, et la quatriesme en la correction des accidents.

Premierement, il est specifié de la vie, que le manger et le boire soient diminuez, principalement au soir, en éuitant les choses vapoureuses, et eslisant les viandes de petite et loüable nourriture : quittant la chair et le vin, specialement és premiers iours, et en matiere chaude, et en forte douleur [1]. Qu'il prenne après son repas quelque peu de coriandre, ou de coings, pour reprimer les fumées, à ce qu'elles ne montent à la teste. Et qu'il demeure en lieu obscur, et tienne deuant soy des draps verds, noirs, et bleux. Qu'il fuye la clairté, la lueur, fumée, poussiere, le vent, l'acte venerien, et la cholere. Qu'il ne se couche point sur le visage, ains qu'il tienne tousiours la teste haute. Que son ventre soit lasche : qu'il ayme le sommeil, et le repos. Qu'il ne greue nullement ses yeux d'attouchement, ou de regard.

La seconde chose est accomplie selon la diuersité de la matiere, comme dessus a esté dit, en euacuant, diuertissant, et retranchant la matiere : et en arrestant le rheume, et appaisant la douleur de teste, par saignée, et purgation auec Medecines laxatiues appropriées, et auec clysteres picquans, frictions, et ligatures douloureuses [2] aux extremitez : et auec ventosations, et setons [3] ou cauteres sur les espaules et sur le col : et emplastremens desseichans la matiere qui defluë, appliquez sur la teste, faits de millet, sel, fiente de colomb, camomille, anis, et semblables : et cauteres punctuals sur le mol de la teste [4]. Et s'il est besoin, pour mieux retrancher la matiere, mesmement celle qui est chaude, Galen commande au treiziesme de la *Therapeutique*, de couper les veines des temples, et du front : et de les boucher d'vn grain de froment, ou de l'encens rosty, ou de quelque corrosif : ou de lier les arteres (comme on fait des varices) en deux lieux, et couper au milieu, et puis incarner. Et lier sur le front, et sur les tempes, auec une bande, vn emplastre

1. « Et in materia calida, et forti dolore. »

2. « Ligationibus dolorosis secundum extremitates : et cum ventosationibus et sectionibus seu canteriis. »

3. Les autres lisent *sertions* (comme l'édit. de 1559), ce que nous pourrions interpreter de la scarification : mais ledit mot n'est pas en vsage à nostre autheur. Le ms. de Montp. dit : « et cauteres de instrumens appelle setones ».

4. On nomme ainsi le lieu où conuiennent les coustures coronnalle et sagitale. Et à cet endroit là sont appliquez tres-proprement les emplastres, et on y fait les embrocations pour diuerses affections de la teste : d'autant que de nulle autre part la vertu du medicament penetre plus facilement au cerueau. Or chaque homme a pour la mesure, la longueur de la paulme de sa main : la racine de laquelle soit à la racine du nez, entre les sourcils, le doigt du milieu estendu au deuant de la teste, dit sinciput. (J.)

restrinctif[1], fait de bol armenien, farine de lentilles, galles, escorce de grenades, accacie, aloës, encens, et semblables, incorporez auec des aulbins d'œufs. Et cela reïterer tant de fois, que l'on paruienne à son attente.

La tierce requiert, suiuant Heben Mesuë, alteration et digestion de ce qui a esté transmis. Et cela est accomply auec des repercussifs domestiques au commencement, et auec peu de resolutifs adioustez aux repercussifs en l'augment, et auec autant des vns que des autres en l'estat, et auec purs resolutifs, et dessicatifs en la declination.

Doncques au commencement quand la matiere est chaude, qu'on y mette de ceux qui ostent et repriment l'acrimonie de la matiere, et inflammation : comme sont l'eau rose, et aulbin d'œuf, pourpier pilé et mis dessus, endiue, morelle, et mucillage de psyllion : et le *collyre blanc* sans opion, ainsi que veut Halyabbas, car l'opion (sinon quand la douleur surmonte) esbloüit la veuë, et la rend confuse, au troisiesme de la *Therapeutique*. Sa forme est telle, selon Galaf, prise du liure de Damascene : PR. *de la ceruse lauée, huit drachmes : amydon, quatre drachmes : gomme Arabique, tragacanthe, de chacun deux drachmes :* soit fait collyre, auec de l'eau rose. Et si on emplastroit l'œil desdites choses, auec du cotton, legierement et sans douleur, il seroit bon.

Puis en l'augment est conuenable le laict de femme, et le mucillage des coings et de fenugrec, tiré auec eau rose. Et le *collyre blanc*, auquel y a de la sarcocolle, duquel la forme est prise de Rhasis, en cette sorte : PR. *de la ceruse lauée, huit drachmes : amydon, quatre drachmes : sarcocolle nourrie[2] en laict d'anesse, gomme Arabique, tragacanthe, de chacun deux drachmes : opion, demy drachme :* soit fait collyre, auec d'eau de pluye. Et d'emplastrer auec ces choses, et vn moyen d'œuf, pour lors est assez expedient.

Ie m'esbahys fort de Gordon, qui dit que tous les sages s'accordent en ce, que la Sarcocolle ne conuient sinon à la declination : et toutesfois en elle y a petite vertu resolutiue, sans mordication : ce qui est necessaire en l'augment. Et auec ce, Rhasis, Alcoatin, Heben Mesuë et Azaram la recommandent en l'augment. Parauanture il[3] a creu, que Iesus[4] le deffendoit aussi aux autres temps, parce qu'il l'a deffenduë au commencement en forme de poudre.

En l'estat on mettra du mucilage de fenugrec, auec eau extraite de

---

1. C'est *ancœllema*, appellé des anciens : sçauoir est, vn frontal pour arrester les fluxions sur les yeux, et autres parties du visage. (J.)

2. « Nutritae », mêlée.

3. Il semble que Guy est plus abusé que Gordon : car Iésus Haly deffend ouuertement au commencement et en l'augment. (J.)

4. Le ms. de Montp. dit : « Iohannice. »

melilot : ou le collyre blanc, auquel y a de climie, prins du grand antidotaire de Galaf, qui est cettuy-cy : PR. *de la ceruse lauée, huit drach-*
mes : amydon, quatre drachmes : climie, deux drachmes : gomme
Arabique, et encens, de chacun vne drachme : opion, demy drachme :
soit fait collyre, auec eau de fenugrec.

Le collyre citrin, et le collyre rosat sont faits à mesme intention. Et il
est vtile d'emplastrer auec ceux-cy mesme, ou auec mye de pain, ou
moüelle de pommes cuites en eau rose.

Le *sief rosat* est mis de Iesus [1], au chapitre de la meurtrissure [2],
et sanie derriere la cornée, comme s'ensuit : PR. *des roses rouges*
recentes, tirées de leurs botons, trois drachmes : verd de gris, escaille
de cuiure, de chacun deux drachmes : spicnard [3], *myrre, quatre*
drachmes : gomme Arabique, cadmie bruslée et lauée, de chacun
vingt et quatre drachmes : saffran, six drachmes : opion, trois
drachmes : Somme de tous ces medicaments, nombre neuf. Soyent pilez
et broyez auec eau de pluye, et en soit fait collyre.

Le *collyre citrin*, de la description d'Alexandre : PR. *de l'amydon,*
vingt et vne drachmes : sief memithe, huit drachmes : sarcocolle, tra-
gacanthe, et gomme Arabique, de chacun trois drachmes : saffran, deux
drachmes et demie : myrrhe, vne drachme : opion, deux drachmes :
Soyent confits [4] auec eau de pluye.

En la declination, le bain, et la fomentation ou euaporation, auec l'eau
de la decoction des roses, camomille, melilot et fenugrec, sont tres-bons :
et les collyres de tuthie, et les poudres, adonc ont lieu [5] : desquels y a
trois formes.

La premiere est de Montpellier : PR. *de la tuthie preparée, demie*
once : pierre calaminaire preparée, deux drachmes : cloux de giroffle,
cinq en nombre : rayon de miel, vne once : vin blanc, deux onces :
eau rose, vn quart ; camphre, vne drachme : soit fait collyre.

La seconde forme est, le *collyre de maison* : PR. *tuthie preparée,*
vne once : aloës succotrin, demie once : camphre, vne drachme : eau
rose, vne liure : suc de grenades, vn quart.

La troisiesme forme est, la poudre que Maistre Arnaud fist pour le
Pape Iean, contre la rougeur et humidité des yeux : PR. *tuthie pre-*
parée, vne once : antimoine preparée, demie once : perles, deux

---

1. Un peu auparavant il l'a appellé *Collyre*, parce que Collyre et Sief sont synonymes. (J.)

2. « De liuiditate. » Ms. de Montp. : « par Iohanice au chapitre qui parle de
l'umidité et de sanie ».

3. « Spicae nardi. »

4. « Confice », de conficere, apprêter.

5. « Tunc habent locum. »

drachmes : fleur de corail rouge, vne drachme et demie : soye crue du coccum ou œuf de vers [1], *demy drachme :* qu'on en fasse poudre tres subtile : et qu'on la garde en vne bouëtte d'airain : et qu'on en mette auec vne touche, ou esprouuette* [2].

Item, et la *poudre citrine* (laquelle, selon Rhasis, vaut à la fin de l'ophthalmie) est ainsi faite : PR. *de la Sarcocolle nourrie, deux drachmes* [3] : *collyre de memithe, trois drachmes : lycion, aloës, de chacun deux drachmes : saffran, vne drachme : myrrhe, demie drachme :* faites en poudre.

Si la matiere est froide, qu'on employe au commencement le *collyre d'espic* [4] : duquel la forme suiuant Heben Mesuë, est telle : PR. *de la sarcocolle, cinq drachmes : spic-nard, deux drachmes : roses et saffran, de chacun deux drachmes : amydon, aloës, gomme Arabique et tragacanthe, de chacun vne drachme : opion, demy drachme :* qu'on en fasse vn collyre, auec de l'eau de pluye.

Et l'œil soit emplastré auec emplastre de feüilles de maulue et d'aneth, cuits auec du vin : quand les signes de maturité apparoistront, l'œil soit fomenté auec l'eau de la decoction du fenugrec, et melilot : et qu'on y applique de la poudre citrine, et soit emplastré auec moüelle de pain trempée en vin, et exprimée : et qu'on luy donne à boire du vin pur. Et adonc sera verifié tout l'Aphorisme d'Hyppocras, que les douleurs des yeux sont gueries par boire du vin pur, par bain, fomentation, saignée, ou Medecine.

La quatriesme chose est accomplie, par les correctifs des accidents qui s'y rencontrent, etc.

De la douleur des yeux. A la douleur des yeux, qu'on administre les medicaments qui facent cesser picqueures, et morsures, ayans vn peu de vertu narcotique, sedatifs, selon que la disposition du plein et du venteux [5] le requerra. Tels sont suiuant Heben Mesuë, l'aubin d'œuf battu auec eau de pauot, et le muccilage du psyllion tiré [6] auec de la mesme eau, ou avec le suc des pommes de mandragore ou laictuë. Et quand la necessité se presentera, il y faut mettre de l'opion : mais il ne faut multiplier les narcotiques : d'autant qu'ils retardent l'estat et la maturation : et auec ce, nuisent à la veuë, comme dit est. A cecy

1. « De flosculo vermis. »
2. « Et ponatur cum stillo. »
3. Les autres lisent quatre drachmes, mais Guy en cela suit Rhasis. (J.)
4. « Sief de spica. »
5. « De pleno et ventoso. »
6. « Extracta. »

est loüé le collyre blanc, auec de l'opion : duquel la forme a esté ditte cy-dessus, pourueu qu'on y adiouste vne drachme d'opion.

Et à cecy mesme Azaram ordonne cette fomentation : PR. *du pauot et du plantain, de chacun deux parties : saffran, memithe, aloës, gomme Arabique, accacie, de chacun vne partie :* soyent cuits auec de l'eau, et qu'on en applique.

Cet emplastre aussi vaut à cela, comme on le prend de la vingt-unième partie du grand antidotaire d'Azaram : PR. *saffran, memithe, lycion, aloës, accacie, de chacun esgales parties :* soyent pilez, et reduits en liniment auec ius d'oreille de souris, et laict de femme nourrissant vne fille [1].

La nuisance qui prouient des narcotics, est ostée par vne fomentation de la decoction de camomille, melilot, et fenugrec.

La poudre d'Azaram, des escorces preparées des œufs de poulle, laquelle Iesus approprie à endormir le malade : ne la poudre de tuthie, et sarcocolle, et succre, laquelle Bien-venu benit en tout temps de l'ophthalmie, ne me plaisent point. Car toutes poudres au commencement et en la forte douleur irritent, et greuent les yeux, ainsi que Iesus [2] mesme le confesse. Le sommeil est prouoqué auec lesdits narcotiques, principalement en y adioustant du pauot, des violettes, du nenuphar, et des sandaulx, pestris auec du laict, et du ius d'hyosciame, et appliquez sur la proüe de la teste.

L'ordure ou chassie est ostée, en humectant les paupieres auec eau tiede, et les torchant auec du cotton délié à l'entour d'vne esprouuette [3]. Et vniuersellement en la curation de l'ophthalmie, et des autres mala-

---

1. Qu'importe-il que l'enfant qui est nourry soit fils ou fille, puis que le sexe du nourrisson ne change point la complexion de la nourrisse ou du laict? veut-on point plustost signifier, celle qui a fait vne fille (en lieu dequoy, Iean de Vigo dit improprement, *parturiente*, qui vaut autant à dire, qu'en trauail d'enfant), et qui la nourrit aussi? de sorte que s'il n'y auoit aucunes nourrices de loüage, et que toutes meres, comme elles sont tenuës de la loy de nature, allaitassent leurs enfans, nous ne serions pas trompez au choix du laict : estant plus froid celuy de la femme qui nourrit vne fille : parce qu'elle auroit fait aussi une fille : dont l'habitude de son corps a esté plus froide, et par consequent son laict aussi : au contraire, de celle qui nourrit vn fils. Mais cela n'est-il pas aussi faux : et le laict est plus chaud de la nourrice qui a fait vne fille : et pourtant moins conuenable à nourrir vn fils? Car veu que toutes choses se delectent et nourrissent de leurs semblables, la fille estant dans la matrice tire à soy le sang plus froid, comme le fils attire le plus chaud. Parquoy apres l'enfantement d'vne fille, le sang qui reste pour engendrer du laict, est plus chaud : et celuy d'apres l'enfantement d'vn fils, est plus froid. Dont aussi le vulgaire entend bien, que le laict de celle qui s'est deliurée d'vne fille est meilleur à un fils : et à vne fille, celuy d'vn fils : mais ignorant la cause, il dit que le fils a besoin de rafraichissement, par telle nourriture, et en dit autant de la fille. (J.)

2. Le ms. de Montp. dit encore : « Iohannice ».

3. « Stylum. »

dies des yeux, soyent obseruez les documents qui seront dits cy-apres
au traité des yeux.

De la sanie derriere la cornée [1]. Si l'ophthalmie a esté longue, et que
soit aduenu sanie derriere la cornée, qu'on y remedie [2] auec le *collyre
d'encens*, vtile aux vlceres, et à la grosse sanie, lequel est mis de Iesus
au chapitre de Dubellat [3] :

PR. *de la ceruse, huit drachmes : opion, sarcocolle nourrie, de
chacun vne drachme : tragacanthe, gomme Arabique, de chacun quatre
drachmes : encens, vne drachme : et* (selon Heben Mesuë) *ammoniac,
saffran, de chacun vne drachme :* soit fait collyre auec eau de pluye,
ou auec de muccilage de fenugrec. Et si elle n'est resoluë auec ces
choses, soit traitée auec diaphoretics, et consomptifs : à quoy souuerainement conuiennent infusions, et estuues, et les collyres données pour
la declination, et pour l'ophthalmie froide.

Le collyre de myrrhe y est fort recommandé, au quatorziesme de la
Therapeutique, et tout ce qui profite à la curation de l'eau descendente [4]
en l'œil, comme opopanax, euphorbe, et semblables : et le baume en cecy
est merueilleux. Et si elle ne peut estre resoluë, le conseil de Iesus, et
d'Alcoatin est, que l'on ouure le lieu, sur la cornée, auec vn petit rasoir,
entre la prunelle et le blanc [5], et que la virulence en soit retirée. Et
Galen dit au quatorziesme de la *Therapeutique*, que de son temps vn
certain Medecin oculiste guerissoit la sanie derriere la cornée, de cette
façon : Il faisoit asseoir le malade en vn siege, et tenoit sa teste des
deux costez : et l'esbranloit d'vn grand monuement, iusques à ce qu'il
voyoit la sanie descendre en bas.

Des bothors, ou boutons, et rescies [6]. Il est commandé de les resoudre
et meurir auec les mesmes choses. Et si ne peuuent estre resolus, ne
tirez hors par incision : pour decorer l'œil (comme il sera dit cy-des-

---

1. C'est la maladie que les Grecs appellent ὑπόπυον ou πύωσις, hypopyon ou
pyosis. (J.)

2. Ms. de Montp. : « on la doit *megier* par sief ».

3. « In capitulo de dubellati. »

4. C'est la suffusion ou cataracte, qui n'est encores confirmee, comme il enseignera cy-apres, traitant des cataractes et de la goutte seraine, au sixiesme traité,
doct. seconde, partie seconde, chapitre second. (J.)

5. « Cum spatumine parvo super corneam, inter pupillum, et album. » Il signifie
les limites qui sont communes en l'adnate et l'iris, par lesquelles on peut retirer
le pus contenu derriere la cornée (sous la prunelle) ou sous la dure tunique. (J.)

6. Les Grecs les appellent φλυκταίνας, phlyctaines. (J.)

sous, de l'eminence qui aduient és vlceres des yeux) soyent liez auec vn fil : et apres l'eruption [1], soyent regis de la cure des vlceres.

De la tache, et de la trace ou vestige qui les ensuiuent, il sera dit (Dieu aydant) cy-apres au sixiesme. Aussi de l'aposteme fait au lacrymal, il en sera dit au traité des vlceres.

Des apostemes des oreilles. Des apostemes des oreilles, chauds et froids, sanieux et non sanieux, les vns sont faits au profond de l'oreille, les autres en la superficie, les autres en la racine de l'oreille. Et ils ont causes, et signes, comme les autres apostemes, ainsi que dessus a esté dit aux communs apostemes. Mais ils ont *iugemens* propres : sçauoir est, qu'ils sont suiuis de plus grands douleurs que les autres, mesmement les chauds qui sont au profond vers le conduit de l'oüye.

Les fortes douleurs des oreilles sont dangereuses, car souuent elles sont suiuies de fiévre, resuerie, et syncope, et de la mort aussi. Et les ieunes sont en plus grand danger pour la douleur, que les vieux : dont les ieunes meurent dans sept iours, et à peine ils peuuent attendre la suppuration : les vieux passent outre, et leurs apostemes suppurent. Et c'est pour la diuersité de leur sensibilité, au troisiesme des *Prognostics.*

La *cure* de tels apostemes, quand est de la disposition, ne varie point de la cure commune des autres apostemes : mais quand au lieu, et au symptome douloureux, elle est diuersifiée. Car jaçoit que les apostemes au profond, et à la superficie des oreilles, soient traitées au commencement auec quelques repellents domestiques, propres aux oreilles, alterans et refrenans la matiere, toutesfois ceux qui sont és racines des oreilles, et emonctoires du cerueau (lesquels Galen nomme parotides) ne sont aucunement repercutez, ne refrenez : ains tant qu'on peut sont attirez dehors, comme sera dit cy-apres quand on traitera des apostemes des aisselles, et des aynes : nonobstant que Henric en ait douté. Aussi la douleur, d'autant qu'aucunesfois surmonte sa cause, elle peruertit l'ordre de la curation, et nous reduit à la necessité d'vser des Narcotiques.

Doncques en la curation de ces apostemes (sçauoir est profond, et superficiel des oreilles) on specifie quatre choses : La premiere est, en la vie : la seconde, en la matiere antecedente : la troisiesme, en la coniointe, et la quatriesme, és accidents.

La premiere et seconde sont accomplies par les chapitres communs, selon qu'elles ont esté completées, appropriéez, et specifiéez en la teste, et en l'ophthalmie. La troisiesme est accomplie selon la diuersité de la matiere : car en l'aposteme de matiere chaude, conuiennent au commencement les alteratifs froids et domestics : comme sont (suiuant

---

1. « Post eruptionem. »

Galen au troisiesme du *Miamir*) huile rosat boüilly auec du vinaigre, jusques à la consomption dudit vinaigre : et les trochises de glaucion (c'est à dire de memithe) [1], auquel soit adioustée la douziesme partie de gomme Arabic, paistris auec eau de pluye, et destrempez en vin. Halyabbas accorde les collyres blancs, dissouls auec du laict. Et Auicenne loüe le laict de femme, vne fois apres l'autre, iusques au troisiesme iour : puis passé le commencement il permet le muccilage de la semence de lin, et fenugrec, et l'eau de voluble : lequel il dit profiter à telle heure. En l'estat on ordonne vaporations qui aient vertu meslée : comme est decoction de roses, camomille, et melilot, employé auec vn entonnoir, et auec iniection d'huiles, declinans à quelque chaleur, comme est d'huile d'amandes.

Apres ces choses, Galen au troisiesme du *Miamir*, loüe le basilicon destrempé d'huile rosat, s'il y a encores chaleur : et auec du nardin, si elle est remise. Et Auicenne en ce cas, quand la chaleur est remise, commande y distiller vne fois apres l'autre, auec vne esprouuette enueloppée de cotton [2], de la graisse de Renard tiede, ou de Lesard, ou de Canard, et du beurre, ou de la moüelle de la cuisse de veau : laquelle Heben Mesuë dit estre esprouuée.

Si l'aposteme n'est pas chaud, il commande bailler vn medicament composé auec graisse de boue, miel, vin cuit, et suin de laine, huile laurin, de lys, de nard, de ruë, et huile de baume. Et si pour lors on faisoit vn parfum auec decoction d'hysop, marjolaine, betoine, fenoüil et ruë, ne seroit pas maumais.

Si les apostemes se conuertissent à sanie, on loüe ce medicament d'Heben Mesuë : PR. *farine de febres, farine d'orge, camomille, melilot, violettes, et guimauue :* qu'il en soit fait emplastre, et en vse.

Si l'aposteme est hors de l'oreille, parce qu'il ne fait grand peur, selon Auicenne, l'emplastre susdit y suffit, comme au Bothor qui est faite en l'oreille, suffit la decoction des figues, auec du blé.

La sanie est traitée auec du vin, et miel, et du reste de la cure des vlceres de l'oreille.

La quatriesme intention est accomplie, selon les accidents. La douleur (qui est le propre symptome de ces apostemes) est appaisée selon la matiere dequoy elle est faite. Si elle est de cause chaude, Galen loüe au troisiesme du *Miamir*, les trochises faits d'opion, et castorée, et vin cuit, destrempez auec du mesme vin tiede, et qu'ils soyent doucement distillez en l'oreille auec de la laine molle. Apres que tu auras bien fomenté, tu le lairras vn peu reposer : et qu'on applique de par dehors

----

1. « Trochiscis de glaucio »; glaucium (Pline), glaucium hybride, pavot cornu.
2. « Cum stillo cum cotone inuoluto. »

laine chaude à l'orifice de l'oreille, et à toute l'oreille. Et s'il est besoin
fomenter vne autrefois, soit derechef fomenté, en gardant tant qu'il est
possible, que tu ne touches, ne molestes le conduit de l'ouye [1]. Auicenne
loüe à cette douleur, huile rosat, ou violat tiede, ou aulbin d'œufs auec
de la camphre (mais il dit que l'huile violat est plus sedatif, que le
rosat, à cause de la mollification qui est en luy) et le laict de femme,
auec eau de morelle, et huile rosat, ou d'amandes, auquel on ait boüilly
des vers de terre, ou de ceux qu'on trouue sous les cruches ou pierres,
qui ont plusieurs pieds, et sont ronds, comme vne demie febve : et huile
de la semence de courge, et huile nenupharin, papauerin, et de saule,
instillez tiedes, et laine appliquée de par dehors. Et le glorieux Auenzoar
commande y mettre de l'huile de moyeux d'œuf, parce que (ainsi qu'il
dit) incontinent il oste la douleur, et haste l'issuë de la sanie.

Si la douleur est d'esprit venteux, ou d'humeur qui n'a issuë, mesle les
choses susdites auec quelque medicament aperitif : comme sont (selon
Galen au lieu dessus allegué) le nitre, qu'on nomme aphronitre, et les
deux ellebores, et les deux aristolochies, la ruë, centaurée, racine de concombre sauuage, racine de coleuurée, et aron et dragontée [2], et coste,
cannelle, et cubebes.

Il a escrit (comme il dit) plusieurs exemples de medicaments, afin qu'on
n'en eust faute : car tous ne se trouuent pas en toutes regions, ains certains en certaines.

Auicenne loüe les eschauffemens auec vne ventouse pleine d'eau
chaude, et du millet, et du sel, et des draps chauds. Et Heben Mesuë
l'euaporation auec vn entonnoir, faite de la decoction de camomille,
melilot, aneth, fenugere, choux rouges, marjolaine, herbe au vent, ou
paritoire. Et il faut (comme dit Auicenne) que l'on retarde l'vsage des
narcotics, iusques à tant qu'on craigne l'éuanoüissement, et singulierement quand les humeurs sont froids : car cela leur nuist grandement.
Et si de l'vsage des narcotics il en aduient dommage, baille seulement
du castorée apres cela.

Les glandes et escroüelles qui s'engendrent souuent en ces lieux, sont
traitées comme dessus a esté dit.

Les apostemes des emonctoires du cerueau soyent traitez comme il sera
dit des emonctoires du cœur. Mais en les ouurant aduise toy des veines,
et arteres, qui sont là grandes et grosses, de l'incision desquelles y a
plusieurs dangers : et du nerf recurrent, qui est là : car la voix se perd
de son retranchement.

1. « Ne ipsum porum tangas nec molestes »; le ms. de Montp. : « que tu ne
touche ne grieue le porre ».
2. « Et iarri, et dragonteae »; ms. de Montp. : « et iarri siue dragotee ».

Des autres passions qui viennent au visage, il sera dit cy-apres : car
jaçoit que le polype des narilles, le noli me tangere, et alcola, soyent
apostemes ou pustules dés le commencement, parce qu'ils deuiennent
bientost vlceres, seront remis auec eux. Les apostemes de la bouche,
sont traitez comme la squinance, de laquelle sera dit incontinent.

TROISIESME CHAPITRE

Des Apostemes du col, et du dos.

Les apostemes du col sont doubles : les uns sont és membres
exterieurs contenans : les autres és interieurs contenus.

Les premiers vsurpent le nom du genre, et s'appellent
simplement apostemes, bosses, glandes ou pustules, qui sont
traittez comme les autres communs. Les secondes ont vn nom propre :
ils se nomment squinance, et ont vne propre maniere de curation.

De l'Esquinance.

L'ESQUINANCE donc est aposteme du gosier, et de ses parties, empeschant
la voye de l'air, et de la viande.

Auicenne en assigne quatre especes, selon la distinction des lieux,
en suiuant la sentence de Galen, au quatriesme des *Lieux affligez*.

L'vne est quand l'aposteme est aux muscles [1] externes, de sorte que
l'aposteme appert seulement par dehors és membres contenans.

L'autre espece est, quand c'est aux muscles externes vers les spondyles : de sorte que l'aposteme appert seulement au dedans, vers le
gosier et les amygdales, quand on comprime la langue.

La troisiesme espece est, quand il est aux muscles internes de l'œsophage : et pour lors il n'appert pas au sens, ains est manifesté à la raison,
de ce que l'aualler est plus offencé que le respirer.

La quatriesme espece est, quand il est aux muscles internes de la gargamelle ou epiglotte [2], et pour lors aussi il n'appert pas au sens, ains à la
raison, car il offence plus le respirer, que l'aualler. Galen assigne vne
autre espèce, au quatriesme des *Lieux affligez*, qui est nommée escroüel-

---

1. « In lacertis extrinsecis. »
2. « In lacertis cannae seu epiglottis », édit. de 1539.

leuse [1] : laquelle est faite par dislocation de la premiere ou seconde vertebre du col : dont il en sera parlé cy dessous és dislocations.

Les *causes* des esquinances sont, comme des autres apostemes, vniuerselles et particulieres. Car elles *sont faites le plus souuent par voye de deriuation :* et ont matieres chaudes et froides, ainsi qu'il a esté dit au propos commun des apostemes.

Les *signes* et *iugements*, quand aux causes [2], ils sont comme des autres apostemes : mais quand au lieu (selon Galen au liure dessus allegué) toutes les especes font quelque difficulté à l'aualler, et au respirer : et les malades sont contraints demeurer droits, et sortir la langue, et le boire souvent monte aux narilles.

Auicenne adjouste, que les yeux sortent, la langue est empeschée, et qu'ils parlent du nez. Mauuais signes et à craindre en esquinances sont : fort difficile respiration et auec soupirs et sanglots [3], grand difficulté d'aualer, contrainte du col [4], la sortie de la langue, et de l'escume à mode d'un cheual lassé : mauuaise couleur de la langue, des levres, et des yeux : les extremitez froides, sueur froide et defaillance de cœur.

Les bons signes sont repos, sommeil tranquille, allegement de douleur, d'aleine [5], et d'aualler, et priuation des mauuais signes.

L'esquinance est maladie courte et dangereuse : et selon Hippocras [6] au troisiesme des *Prognostics*, elle est tres-mauuaise, et fait plustost meurir celle qui n'appert au dedans du gosier, et ny par dehors : et qui est avec tres poignante douleur, ou il faut haleiner debout. Cette espèce estouffe au premier ou second, ou troisiesme, ou quatriesme iour. L'autre espece aussi est mauuaise, quand elle appert dedans au gosier, et non par dehors : mais elle fait plus tard meurir que la premiere. La troisiesme, qui appert, et dedans et dehors, est plus longue que les précédentes. La quatriesme espèce, qui totalement auance au dehors, est plus seure que les autres.

L'esquinance qui ne se transmuë pas, et en laquelle le patient ne crache

---

1. Non pas de Galen, mais des nouveaux praticiens. (J.)

2. Il semble dire icy, *causes*, pour les maladies mesmes, qui sont les causes des symptômes. (J.)

3. « Sunt dyspnae fortis et origmonica. » Oregmon, disent les barbares, pour le souspir et sanglot penible duquel trauaillent plusieurs qui tirent à la mort, à faute de pouuoir respirer. Et de là ils appellent, dyspnoée (qui signifie difficile respiration) *Oregmonique*, celle qui est auec souspirs et sanglots, comme Joubert l'a icy traduit. Guy ensuit, fort ce que Gordon escrit touchant cette maladie, mesmement aux signes et iugements. Le ms. de Montp. dit : « forte disma et oregmica ».

4. « Colli contractio. »

5. « Anhelitus », respiration pénible.

6. Ms. de Montp. : « et selon Galien au tiers de pronostiques ».

la pourriture, et à qui la douleur semble donner repos [1], et qui soudain s'esvanoüit : promet la mort, ou retour de peine [2]. Item, au cinquiesme des *Aphorismes*, à quiconques l'esquinance retourne au poulmon ils meurent dans sept iours : s'ils passent outre, viennent en empyeme. Outre ce, au sixiesme des *Aphorismes*, au trenteseptiesme [3] : Il est bon en esquinance que l'aposteme sorte en dehors, et laisse les membres internes. D'auantage, selon Auicenne, tout aposteme qui suffoque, ou il se resoult, ou il se change, ou fait amas, ou il tuë.

Les signes de resolution sont, les bons signes jà dits. Signes de changement, sont la soudaine desenfleure, auec nuisance d'vne autre partie. Signes d'amas, sont lizeur [4], et prolongation outre le quatriesme iour. Signes de mort, sont les signes pernicieux ja dits. En outre, l'esquinance critique est suspecte : car (selon Auicenne) la crise par aposteme suffoquans, sans doute est pernicieuse.

La *cure* de l'esquinance conuient auec la cure des apostemes communs, en diete, et substraction de matiere, et en l'application des repercussifs au commencement, et des resolutifs et meurissans à la fin, et d'iceux meslez au milieu. Mais elle differe en cela, que les repellans ne sont appliquez de par dehors, ains par dedans : et auec ce les euacuations et deriuations doiuent estre faites sans aucun delay. Doneques la curation de tels apostemes est specifié en quatre : premierement, en la vie : secondement, en la matière antécédente : tiercement, en la conjointe : quatriesmement, és eccidents.

La premiere est accomplie, qu'outre la diete commune ditte auparauant, ils se contentent pour le commencement (comme veut Heben Mesuë) de l'hydromel, et eau sucrée. Puis ils procedent à l'eau de lentilles escorcées, et d'orge (car elles estaignent la soif, l'acrimonie, et l'inflammation). Puis au broüet des poix ciches [5], auec eau d'orge : Puis de degré en degré, aux sorbitions de farine de febues, et de l'amydon, et de la collature de son auec du miel [6]. Apres cela, qu'ils viennent aux moyeux

1. Il faut entendre que ce soit un faux semblant et repos mensonger, lequel doit estre suspect de trahison. (J.)
2. « Mortem vel laboris iterationem promittit. »
3. « Par l'aphorisme xxxvii du livre sixieme », Mingel.
4. « Lenitas », douceur au toucher, mollesse.
5. « Deinde ad ius cicerum..... ad sorbitiones ex farina..... et ex colatura furfuris. »
6. Mesmes escrit : *Et au broüet de son* qui est tout vn. Cela signifie le broüet, ou la menestre, qu'on appelle icy *du brenat*. Il nourrit moins que l'admydon, et la farine des febues, mais plus que les choses susdites, et deterge assez. De cecy le malade peut estre soustenu enuiron quatre iours, lesquels estans passez, il faut proceder au boüillons de poulets, et aux œufs mollets, si la maladie est en declinaison. (J.)

d'œufs mollets, et boüillon de poullets, et semblables : qu'ils ne se remplissent aucunement. Que leur ventre soit tousiours lasche. Le dormir soit mesuré : car au long dormir on craint vne soudaine suffocation : parquoy il faut qu'ils dorment peu, et soyent souuent réueillez.

La seconde est accomplie par euacuations, et diuersions communes, auec saignées et medicaments laxatifs, selon la matiere qui peche, et auec clysteres picquants [1], et fortes frictions faites en haste : car la maladie, à cause de l'operation [2] du membre ne donne point de tresues. Soyent donc faites premierement frictions, et ligatures aux extremitez, et qu'on luy donne incontinent vn clystere : et soudain apres soit saigné de Saphenes : et puis (si la vertu le souffre) des bras : puis le mesme iour des veines sous la langue. Et s'il est possible d'aualer, que l'endemain on luy donne en matière chaude, du Diaprunis, ou du Catholicon fortifié auec electuaire de suc de roses, et en matiere froide, de l'Hierre pierre, ou des pilules cochies, ou d'agaric. Et que le rhume soit arresté auec du millet, et sel torrefiez, et appliquez sur la tête : ou auec fiente de colomb : et qu'on baille à lecher du Diapapauer : ou qu'il tienne des pillules Storacines sous la langue [3].

La troisiesme chose est accomplie suiuant Galen au sixiesme du *Miamir*, par les repercussifs, au commencement par dedans, lenitifs par dehors, afin que la matiere ne soit encoignée dans le gosier : et par resolutifs à la fin, et iceux meslez (comme dit est) au milieu. Mais non pas quels que ce soit (car le vitriol n'y vaut rien, comme il dit : d'autant que s'il descendoit aux parties internes, seroit nuisant) ains certains, et appropriez à la nature de la partie. Ainsi pour le commencement il permet le Dianucum ou Diacaryon (c'est-à-dire, fait de noix), auquel soit imprimée la vertus des roses, balaustes, myrtils, lentisc, ronce, galles, sumac, menithe, et semblables astringents. En l'augment, de Diamoron, auquel soit imprimée la vertu de la myrrhe, du saffran, et semblables. A la fin, le Diahirundinum, ou des arondelles, auquel soit imprimée la vertu des figues seiches, du calament, origan, ou poliot, hysop, sarriete, et plus outre (si besoin est) du soulphre, et du nitre : et ceux qui ont proprieté comme la fiente d'arondelles [4], de chien, de loup, et d'enfant qui soit

1. « Et clysteribus acribus. »
2. A cause de l'usage.
3. Les Grecs et les Arabes en ont diuerses descriptions, comme Rhasis au neufiesme au Roy Almansor, chap. cinquante cinquiesme, et Mesué au chapitre de la toux. La description qui nous plaist dauantage, est celle en laquelle consentent Galen, Aëce, Æginete, et plusieurs autres Grecs : sçauoir est, du styrax, de la myrrhe, du galbau, et de l'opion en parties esgales, qui soient receus de vin cuit. (J.)
4. La fiente d'vn enfant, qui ait esté nourry durant trois iours de seul pain, et des lupins, auec du vin vieux : et celle du chien qui ait esté nourry d'os, l'espace de deux iours, sont requises de Galen, afin de resoudre mieux, et que soient

nourry de lupins : et comme sont testes de harencs, poissons salez, et l'herbe ditte mors de Diable, et semblables.

Le *Diamoron* se fait ainsi, selon Galen au lieu dessus allégué : PR. *ius des deux sortes de meures, cinq parts : du miel, vne part :* soyent cuits à l'espesseur du miel.

Le *Dianucum* se fait de mesmes : PR. *ius d'escorce de noix, cinq parts : du miel, vne part :* soyent cuits à l'espesseur du miel.

Ce sont leurs simples compositions qui conuiennent aux femmes, aux enfans, aux debiles. Et moy (dit Galen) guidé de la raison, i'ay trouué meilleur du Dianucum fait auec quelqu'vn des susdits astringents, au commencement des phlegmons : quand ils augmentent, auec du saffran et de la myrrhe : en l'estat, auec les diaphoretiques susdits.

Le *Diahirundinum* se fait ainsi [1] : PR. *de la cendre des arondelles, quatre drachmes : saffran, nard, myrrhe, de chacun vne drachme :* paistrissez-les auec du miel, et en soit fait composte.

Ce sont les remedes que Galen approprie par dedans, à gargoüiller, lecher, oindre, et souffler au dedans. Quant au dehors, Auicenne commande pour le commencement d'enuclopper legerement le col auec laine à tout le suyn [2], trempée en huile d'oliue, ou de camomille. Puis il ordonne, qu'à la fin on y adjouste des attractifs, comme bourrac, souffre, coste, moustarde, castorée, et tout ce qui fait rougir et vescier.

Or ces choses ont lieu, si l'aposteme prend la voye de resolution. Mais s'il tend à suppuration, Heben Mesuë commande cet emplastre : PR. *farine d'orge, et semence de lin, de chacun vne once : chaire de dactes, figues seiches grasses, de chacun vne once et demie : moüelle de pain, demy quarteron :* tout soit cuit en vin cuit [3], et puis pilé, et

moins puantes. Mais il n'y a aucune proprieté en la fiente du chien contre l'esquinance, comme il appert de ce qu'elle est aussi fort recommandée du mesme Galen à la dysenterie, estant destrempée en laict ferré. Ce que dit Celse, suiuant l'opinion vulgaire, est encor plus vain : que celuy qui aura mangé vn poussin d'arondelle, cette année là n'est en danger d'esquinance. Mais ce que Galen dit que de la seule fiente de l'homme, broyée auec du miel, et appliquée en forme d'onguent, l'esquinance est incontinent guerie (mesmes sans auoir tiré du sang) n'est pas croyable. Cela est vain aussi qu'il recite au chapitre de la piuoine, que le lin, duquel vne vipere aura esté estranglée, teint en pourpre, est le plus excellent de tous remedes à ce mal. Car sa vertu est manifeste, de seicher bien fort : de laquelle il profite indifferemment à toutes tumeurs du col. (J.)

1. C'est la description de Galen prise d'Asclepiade au 6e liure Caratopons, laquelle est ainsi intitulée, *autre medicament de bouche, fait d'arondelles, sans rhuc sauuage.* Auicenne descrit vn autre diahirundinum, composé de beaucoup plus de simples. Soyez icy aduerty, que Guy écrit (le ms. de Montp. et Canappe) *nard, myrrhe, etc.,* où nous lisons, suiuant Galen, *nard Indien.* (J.)

2. « Lana succida », laine grasse (Pline.)

3. « Coquantur in rubis. » — Faites les cuire avec du Sapa (Mingel.). — Sapa : vin cuit jusqu'à la réduction de la moitié ou des deux tiers.

reduit en emplastre. Et si on engraissoit cela auec vn peu de beurre, il en seroit meilleur.

Rogier ordonne cettuy-cy : PR. *racine d'Hyebles, berles ou cardon benoist* [1], *aloyne, de chacun vn manipul : farine d'orge, semence de lin, de chacun demy quarteron : du miel, deux onces : oing de porcs, vn quarteron* : soyent cuits, et pilez, et reduits en emplastre.

Lanfranc fait ainsi : PR. *vn nid d'arondelle*, et faites le boüillir longuement en eau, puis couler par vn crible : et en la colature cuisez *racine de lys, guimaulue, et brionie, feuilles de maulue, violettes, paritoire* [2] : soyent fort pilez et que l'on incorpore auec eux du leuain bien acre, et *farine de semence de lin*, de chacun autant qu'il en faudra : soyent boüillis, et à la fin adioustez y vn peu d'*huile vieux, et oing de porc sans sel*, et soit fait emplastre : lequel miraculeusement resoult ou suppure toute esquinance. Et auec ces choses, qu'on face tousiours vn gargarisme maturatif auec eau et vin cuit, et miel, de la decoction de la racine de guimaulue, des figues, semence de lin, fenugrec, et semblables.

L'aposteme estant meur, commande qu'il soit rompu ou percé, s'il est apparent, auec vne lancette : et qu'il soit mondifié auec le mondicatif d'ache, ou auec quelqu'vn des communes exitures. Et s'il est de par dedans non apparent, soit rompu auec les ongles, ou en le frottant de quelque chose, s'il est possible : ou auec gargarismes maturatifs, et aperitifs : comme est de la decoction des figues, dactes, et fenugrec, y adioustant du leuain. Et le plus fort selon Auicenne, est le borax, nitre, myrrhe, poiure, fiente d'arondelle, et de loup, graine de moustarde, et de ruë sauuage. Et selon Rogier, que l'on prenne vn petit lopin de chair de bœuf demy cuite : soit lié auec vn fil long et ferme, et fais tant qu'il l'aualle, et quand il sera sur le point de l'aualler, retire le soudain par le fil, auec violence, et ainsi l'aposteme sera rompu. Cela mesme peut estre fait auec vne esponge.

L'aposteme estant ouuert, soit mondifié auec gargarismes mondificatifs de vin, miel et semblables.

En la matiere froide, pour le commencement soit fait gargarisme auec oxymel : puis qu'il monte à la cannelle, le spic, pyrethre, et asse puante. Et qu'on mette par dehors huiles, et emplastre conuenable. Mais s'il vient à s'endurcir, soit mollifié auec diachylon remolly auec graisse de poulle, ou semblables : ou auec quelqu'vn des remollitifs cy dessus dit chapitre de Schirre, et qu'on dira cy apres.

La quatriesme chose est accomplie, selon les accidents : comme s'il y a forte douleur, qu'on face vn gargarisme de laict tiede : car il est loüé de

1. « Senationum, vel cardonis benedicti. » Senation est autre chose que Senecion, dit en Grec εφυσιμω. (J.)
2. « Parietariae. »

tous. Et à cela mesme vaut le syrop violat, et de pauot, et les penides et le muccilage de la semence de lin, psyllion et coing, dissoulte en quelque eau astringente : comme seroit l'eau rose, de plantain, et de morelle. Et Halyabbas recommande extremement à cecy la casse fistule, destrempée en eau de regalice. Et s'il y auoit si grande estroitesse qu'il ne peut aualler, qu'on mette des ventouses tout à l'entour du col pour eslargir le canal. Et quelquefois (dit Auicenne) on y doit introduire vne canule faite d'or ou d'argent [1], et semblables pour aider à la respiration. Et quelquefois sert à l'eslargissement des voyes de la viande, et de l'air, de presser les espaules auec force.

Or quand les esquinances sont plus vehementes, et que les medicaments n'y valent rien, et on croit que le malade se perdra, Auicenne dit, que ce dequoy on espere qu'il cuadera, est *l'ouuerture de la canne* ou gargamelle, non pas de l'épiglotte [2], entre les deux anneaux [3], tellement qu'il puisse halciner : le laissant ouuert durant trois iours, et non plus (et pour cause, qui sera ditte cy bas), iusques à tant que la malice du mal soit passée. Puis soit cousu et incarné.

Ce que Albucasis preuue, par le tesmoignage d'vne chambriere, qui d'vn cousteau s'estoit coupé vne partie du canal du poulmon. Et Auenzoar a esprouué ladite opération sur vne chiévre.

Du Goitre [4].

GOITRE est aposteme, ou exiture, ou excroissance au col, de matiere humorale conuertie en autre matiere.

Ses causes et signes sont, comme des autres apostemes exiturals susdits : mais il a quelques iugemens propres.

1. La cannule peut estre faite courbe, laquelle sera mise par force dans le gosier, pour succer l'air et les viandes sorbiles, qui autrement ne peuuent attaindre le gosier. Mais si l'estroitesse est sous le gosier, il faut mettre le tuyau dans la trachée, si faire se peut [1], ou pour le moins dans l'œsophage, de mesme que le vulgaire y fourre un pourreau aux catharres suffocans auec tres-bon succez. (J.)

2. Les autres lisent *canne* ou *Epiglotte*, qui signifient mesmes choses, selon Albucasis, et plusieurs autres. Joubert a mieux aimé imiter celuy qui escrit *canne*, et *non pas l'epiglotte*. Or est icy proposée la section du larynx, dit en Grec *laryngotomie*, que l'on peut entreprendre (mais sagement) en l'extreme suffocation, tandis que les forces sont asseurées. Les Barbares l'appellent *subscannation*, d'vn nom vulgaire *Escannar*, qui signifie suffoquer et estrangler, comme si on disoit priuer de la canne, ou de son vsage. Paul Eginete en son sixiéme liure, recognoit et ordonne ce genre de remede, suiuant Antylle, chirurgien tres-excellent. Aurelian escrit que c'est vne invention fabuleuse, caduque et temeraire d'Asclepiade. Arætée, plus ancien que ceux-là, reprouue tel remede, de ce qu'il aduient plus grande inflammation de cette playe-là, et consequemment la suffocation en augmente, la toux en est esmeuë, et la playe demeure sans se pouuoir agglutiner. (J.)

3. Le ms. de Montp. dit : « et doit on fere le trou entre deux anneaux ».

4. « De botio. »

1. C'est le tubage du larynx.

Le goitre naturel [1], selon Albucasis, ne reçoit pas curation. Au goitre qui est entrelacé de nerfs et arteres, on n'opere point seurement. Il faut laisser le grand goitre, qui occupe les deux costez. Il faut craindre suiuant Arnauld, d'extirper le goitre comme que ce soit, par corrosion ou incision. Le goitre est estimé maladie regionale, ou de pays, et hereditaire à l'endroit de plusieurs.

La *cure* de goitre, n'est pas diuerse de la cure commune des autres bosses et glandes [2], ditte cy-dessus, sinon en ce que : si ne peut estre guery par les resolutifs, ou par les maturatifs dit au lieu allégué, ne par dessiccatifs et consomptifs appropriez, desquels nous dirons incontinent : qu'on fasse, selon Rogier, auec vn fer chaud deux setons, l'vn de long, et l'autre de trauers : que tous les iours matin et soir, on les tire en dehors, iusques à tant que la chair, ou matiere soit du tout consumée. Et s'il y en demeure quelque chose, soit détruite auec poudre d'asphodeles, ou semblable : et puis soit traité comme les autres playes.

S'il est libre, et non entrelacé de veines et arteres, que l'on coupe la peau, et soit décharné et *tiré totalement dehors* auec son sachet, comme dessus a esté dit, et soit guery : ou s'il te semble expédient, ainsi qu'il a esté dit des escroüelles, soit sagement extirpé auec des corrosifs.

Les dessicatifs appropriez et esprouuez par les maistres, sont ceux-cy : premierement pour le dedans, Rogier ordonne vn tel electuaire : PR. *racine de couleuurée blanche, racine de courge sauuage, pain de pourceau, polypode, myrrhe sauuage, asperges, aristolochie ronde, racine de concombre sauuage, racine d'aron, racine de boüillon blanc, esponge de marine, et balle marine, de chacune vne partie.* Ayant bruslé l'esponge, et la balle, le reste soit mis en poudre : et soyent confits en mode d'electuaire, auec du miel. Il commande d'en mettre quelque peu sous la langue, quand on s'en va dormir : et qu'on luy baille au matin vn plein goblet du breuuage, fait du vin de la decoction de la racine d'aristolochie ronde, racine de boüillon blanc, polypode, betoine, branche ursine : et il ordonne de continuër ainsi par dix, ou vnze iours. Il commande aussi d'adiouster à ceux-là, du laict de truye allaictant ses premiers cochons [3]. Cela est empirique : pourtant il ne m'en chaud guiere : n'aussi du remede dessusdit, sinon en tant qu'il est diuretique : et que la purgation par vrines a esté cy dessus recommandée en telles dispositions au chapitre des glandes.

Des emplastres à dissoudre il enseigne auec ses maistres, de les faire de racine de parelle, raifort, concombre sauuage, et saxifrage, cuits, et

---

1. Il dit *naturel*, ce qui est de nativité, et le plus souvent héréditaire. (J.)
2. « Aliorum botiorum et glandularum. »
3. Ms. de Montp. : « qui naie heu que une fois porceaux ».

meslez auec quelque graisse. Mais cy dessus au chapitre des escroüelles, nous auons mis plusieurs emplastres à meurir, et resoudre, parquoy on les prenne de là. Lanfranc dit à cecy vn autre breuuage, auec du vin de la decoction d'une petite plant de noyer [1] auec tout ses racines, et du poivre. Maistre Dyn fait vne poudre d'esponge bruslée, os de seiche, sel gemme et sel commun, racine de chelidoine, souchet, suc de cyclamen, gimgembre, poivre, bedegar, noix de cypres, et paille marine [2]. I'y adiouste de la racine de scrophulaire et filipendule, et qu'il en vse comme dessus.

Tels medicaments ont beaucoup de promesses, mais peu d'effect.

Des Apostemes du dos.

PARCE qu'en l'anatomie du col, a esté mise l'Anatomie du dos, pourtant en nous despeschant nous disons que les apostemes du dos, en causes, signes, et cure, conuiennent assez auec les communs : sinon en ce qu'ils sont plus dangereux, à cause que la Nuque est prochaine, laquelle (comme il a esté dit en l'anatomie) est lieutenante du cerueau.

Dont il est dit au douziesme de *l'Vsage des parties*, que les accidents de la Nuque, sont semblables à ceux du cerueau. Et pource nous les deuons repercuter si fort que les autres : Car il suffit du commencement y mettre des alterans, et refrenatifs domestiques, tel que l'huile rosat. Et auec ce, quand ils suppurent, il ne faut attendre la parfaite maturité pour les ouvrir, et en les ouurant, qu'on suiue le profond [3], et qu'on se garde de l'origine des nerfs : car leur piqueure et incision est dangereuse.

La *gibbosité* est proprement passion du dos : mais parce qu'elle n'est proprement aposteme (iaçoit qu'elle puisse estre causée d'aposteme), ains desnoüeure [4], il en sera dit cy-après.

1. « Paruae plantae nucis cum suis radicibus. »

2. Jouhert a écrit « balle marine », il a mieux aimé suiure un exemplaire, où est escrit balle, qui signifie vne paume, ou est œuf de mer. C'est vn mousseau ou plotton qu'on trouue souuent au rivage de la mer, comme celuy du ventre des chevreaux. Il pense que ce soit des poils de l'alge, rompus, et amoncelez du coup inconstant et diuers des ondes. Si quelqu'vn aime mieux lire *Paille marine* (comme aussi lisent Arnaud, Rogier, Dyn, et autres) ce sera parauanture celle que les Latins appellent *elue*, de laquelle voyez Constantin, sur Dioscoride. En ce pays elle est très cognuë et fort vulgaire, et s'appelle *sagne*. Quelques-vns la nomment abusiuement *foin marin*, pour quelque semblance. De la paille marine semble auoir eu mesme aduis que nous, Maulie autheur du liure intitulé *Luminaire maieur*, sur le cerat d'Arnaud de Ville-neufue pour les creuez. (J). — « Paleae marinae », édit. 1559 ; — ms. de Montp. : « pallee marine ».

3. Il dit, *qu'on suiue*, signifiant qu'il faut couper du long des nerfs, et comme ils vont, de peur qu'ils ne soient coupez de travers. (J.)

4. « Sed dislocatio. »

Nicaise. — Guy de Chauliac.   11

QVATRIESME CHAPITRE

Des Apostemes de l'espaule et des bras.

ES apostemes de l'espaule, et des bras, ne sont pas différents de la cure commune, sinon qu'à l'endroit des jointures on anticipe l'ouuerture, afin que la sanie, de son sejour ne ronge et ne dissipe les nerfs et les liens, et que par consequent entre auant dans la iointure, et y fasse vne fistule, principalement vers le coude [1], où il y a plus grand entrelaceure de liens et d'os. Et que l'on se garde bien de faire ouuerture enuiron la sommité, ains aux costez : car le mouuement, et la denudation de l'os empeschent la consolidation.

De l'aposteme apres la saignée. Il aduient quelquesfois que les bras s'apostement apres la saignée : à quoy est bon ce qu'Auicenne conseille pour le commencement : sçauoir est que de l'autre bras il soit saigné, selon qu'il aura enduré, et qu'on mette là dessus vn emplastre de ceruse, et qu'on fasse tout à l'entour un epitheme de refrigeratifs. Touchant à moy i'y mets l'emplastre de bol armenien, et aulbin d'œuf. Et quant à ce que dit Iamier, de la fomentation remollissante, et resoluante, de l'estoupade, et ligature, cela y conuient, à la procedure [2], etc.

De l'aneurisme. L'emborisme ou aneurisme est un aposteme legier, plein de sang et de ventosité, selon Auicenne au quatriéme de son *Canon*, au chapitre du flux de sang. Dequoy Galen au liure des *Tumeurs contre nature* dit : L'artere estant ouuerte ou destruite, la passion est nommée aneurisme. Il se fait, l'artere estant diuisée, quand la peau qui luy est au deuant, est jà vennë à cicatrice. Ce qui aduient le plus souuent (comme dit Auicenne) és plys [3] comme du col, et des aynes : et ce de soy-mesme d'vne cause interne, ou de la phlebotomie. Et parce qu'il se fait plus au bras, pourtant il est mis au chapitre des bras. Telle passion est cogneuë, selon les susdits personnages, de ce qu'elle pousse comme vne artere : et en pressant se recule, et reuient, comme en la rompure.

Sa curation est doublement faite : l'vne des manieres, est compression faite auec vn emplastre astringent, et la ligature à mode de rompure.

L'autre, que des deux costez l'artere soit descouuerte, et liée auec du

---

1. Il dit *coude*, en façon vulgaire, pour *olecrane*. (J.) — « Circa cubitum. »
2. « Compelit in processus »; cela y convient aprés, selon la marche.
3. « In curuaturis. »

fil : et ce qui sera entre les deux liens, soit tranché : et puis soit traité
comme les playes communes : Albucasis assigne vne autre maniere, liant
auec deux éguilles, de laquelle nous dirons cy-apres en l'eminence du
nombril.

De la chiragre. Quelquefois aduient aux mains vne enfleure charnuë
et phlegmatique, nommée de plusieurs Chiragre [1], de laquelle les causes,
et signes ont esté dits cy dessus és apostemes phlegmatics. Or celle qui
est naturelle, ancienne, et confirmée, ne reçoit point de guerison, et la
cure de la guerissable ne differe point de la commune cure des apostemes
phlegmatics, sinon qu'elle a certains propres remedes, et la cauterisation [2], dont elle a besoing du long des os du brasselet, auec vn cultelaire, à ce que le mal ne retourne.

Les propres remedes sont ceux-cy : premierement, celuy que faisoit
mon maistre de Montpellier : PR. *des choux rouges, cinq manipuls :
hyebles, et tribule marin, de chacun deux manipuls.* Soyent cuits en
lexiue de cendres grauelées [3], et vn peu de vinaigre et du sel : soyent
pilez, et reduits en emplastre.

Secondement, selon *mon maistre de Tholose*, qu'on face vn gant ou
vne bourse de bon cuir, et qu'on la remplisse de bonne lexiue de cendres
de figuier et serment, et de feugere, auec vn peu de sel et de vinaigre,
qu'on y mette la main, et soit tellement fermée et liée, que rien n'en
sorte, et qu'on la rechauffe souuent d'eau chaude, dans vn autre vaisseau, et que l'on continuë cela tant que la main soit desenflée.

Quelques vns la baignent premierement en l'eau de la decoction de
squinant, ou d'autre chose subtiliante : puis y appliquent de la poix, et
de la cire, qu'ils retirent violemment, et ainsi remollissent la main. Consequemment ils la parfument, et estuuent [4], auec la fumée qui s'esleue du

---

1. Ἄγρα signifie proye et prise : delà est dit ποδάγρα, γονάγρα, χειράγρα, proprement
la goutte des pieds, des genoüils, et des mains, par laquelle les malades sont
comme prins et garrottez. Mais les barbares prennent *chiragre*, pour tumeur sans
douleur : sçauoir est, quand la main apparoit fort grosse et énorme. A ce mal respond, suiuant les mesmes autheurs, l'elephantie, laquelle ils definissent, addition
de chair aux pieds et aux iambes, grosses outre mesure : comme l'on peut voir
és iambes de ceux qui sont malades de vraye ladrerie : et tels que sont naturellement les pieds de la beste nommée *elephant*, desquels aussi l'appellation de cette
maladie semble estre derivée. (J.) -- Guy réunit sous le nom de chiragre plusieurs
lésions, parmi lesquelles la carie et la suppuration des os du carpe et du métacarpe.

2. Le cautère sert non seulement pour donner issue à la matière, ains aussi pour
esboire une portion d'icelle et corroborer la partie, que desormais ne s'y fasse
recheute. (J.)

3. On les fait du tartre bruslé, qui est la lie du vin. (J.) — « Cinerum clauel-
latorum. »

4. « Suffumigant, et stuphant. »

vinaigre, ietté sur la marcasite, ou pierre de molin ardente. Finalement ils l'emplastrent auec du galban, et ammoniac, et semblables.

I'ay plus esprouué les premiers moyens : toutes fois en tel cas i'acoustume plus les esponges trempées en lexiue forte et chaude, en laquelle il y ait de l'alun, du soulphre, et du sel, en liant plus estroitement [1] (comme il a esté dit aux apostemes phlegmatics) qu'en aucun autre aposteme : et il en sera dit encor plus parfaitement au traité de l'Elephantie.

En toutes ces dispositions, la matiere soit destournée à l'autre main, par frictions, et vn pois [2]. Et enfin, qui veut, y peut proceder auec les cauteres susdits.

De l'aposteme fistuleux des doigts. Quelquefois, à l'endroit des joinctures des doigts, naissent des apostemes phlegmatics, durs, de couleur brune, enuironnés de veines esleuées, vlcerans, et rongeans les os, et leurs liens (comme dit Guillaume de Salicet), courans, et se changeans aucunefois de membre en membre, comme le sephire, dit Fermos d'Auicenne [3].

Leurs causes, iugements, et cures sont comme des escroüelles escailleuses : en oignant du commencement avec huile de spic, et de lys, et mettant par dessus le diachylon. Et s'il aduient qu'ils s'vlcerent, soyent mondifiez auec l'onguent des Apostres, et la poudre des Asphodeles. Et s'il est de besoin, auec l'arsenic, comme il a esté dit aux escroüelles. Mais si l'os est corrompu, qu'il soit cauterisé, et le corrompu rejetté, car le cautere oste toute corruption, comme il sera dit. Et puis soit traité de la cure des autres vlceres.

Du pannarice. Le Pannarice est vn aposteme [4] chaud, exitural, engendré prés de la racine des ongles.

On a ses causes, et signes, des chapitres des apostemes chauds cydessus mis. Mais il y a quelques *iugements* propres : car (selon Auicenne) il est difficile, et de vehemente douleur : de sorte qu'il donne quelquefois fiévre, resverie et syncope, et par consequent fait mourir. Quelquesfois il deuient vlcere, et meine à corrosion, et corruption de la

---

1. Canappe dit : « en la liant estroitement ».

2. « Cum fricationibus et pondere. »

3. Canappe dit : « comme *scirrhus* dit de Auicenne *fermos* ». — « Velut sephyros dictus ab Auic. ferinos. » — V. chap. du Schirre (p. 131) et le *Glossaire* à la fin du volume.

4. Les Grecs l'appellent παρωνύχιον, dont il y a en Dioscoride, liure 4, chapitre 49, et en Galen au huictième liure des *Simples*, une certaine herbe nommée παρωνυχία, de ce qu'elle remedie principalement à ce mal. Paul Æginete, au dernier chapitre de son troisiesme liure, descrit cette maladie, disant que c'est vne aposteme, consistant à la racine de l'ongle. Les Latins l'appellent, *Rediuie*, et *Réduuie :* les Barbares, *Pannarice* et *Pannaricie*, corrompans le mot grec. (J.)

chair des os, et par consequent à Esthiomene, et perdition de tout le doigt : et iette le plus souuent sanie subtile et puante.

Sa *cure* ne differe point de la cure commune, sinon qu'il faut plus refroidir et refrener au commencement, et appaiser plus la douleur.

Doncques ayant saigné, euacué, diuerty, et institué la diette des matieres chaudes, soit au commencement refrené auec du vinaigre pur ou meslé auec du muccilage de la semence de l'herbe aux pulces, ou auec des galles, et escorces de grenades. Surquoi Halyabbas disoit, que le sage Hyppocras au quatriesme des *Epidemies*, traitoit le Doboham [1] auec galle verte et vinaigre. La camphre aussi est fort loüée d'Auicenne. En l'augment, et en l'estat on y applique du vinaigre auec farine d'orge, ou du son. Et à la fin y conuient l'huile, auec l'encens, et la nielle [2], pour resoudre.

S'il fait amas, qu'on l'ayde a meurir auec muccilage de psyllion, meslé auec quelque graisse, ou de cet emplastre, qui est de Guillaume : PR. *trois ou quatre moyeux d'œufs cuits, farine de fenugrec, et semence de lin, muccilage de guimaulue, de chacun vne once : beurre frais, demy quarteron.* Tout soit incorporé, et reduit en emplastre.

Quand il est meur, soit percé, en faisant vn subtil et petit trou pour vuider ce qui y est : puis soit mondifié auec du miel, et farine de lentilles et de lupins : l'aloës est des meilleures choses à incarner.

Si l'ongle pique la chair, soit retranchée. Et s'il y aduient vlcere soit desseiché auec trochisces d'Asphodeles, ou chalidicon, ou auec de l'arsenic. Et au cas que l'os fut corrompu, soit descouuert : et l'os soit cauterisé auec vn fer chaud : car le cautere est de grand ayde en cecy, comme dit Albucasis. Et s'il estoit Esthiomene, soit scarifié, finalement traité de la cure d'Esthiomene. Et si la corruption marche vers le doigt, tellement que l'on ait peur de luy, soit retranché et cauterisé. Et en toute disposition, pour couper chemin à la matiere, soit faite onction tout à l'entour du doigt et de la main, auec huile rosat, ou onguent de bol armenien. Auicenne appaise la douleur auec de l'opion : et si on adioustoit du muccilage de psyllion, ce seroit vne chose parfaite.

Guillaume fait pour cecy vn tel onguent, auquel consent Halyabbas : PR. *d'huile rosat, vne once : opion, hyoscyame, de chacun vn scrupule : semence de ache, demy scrupule : vinaigre, deux drachmes :* soyent pilez et reduits en onguent.

Tous les remedes soyent appliquez auec vn linge mollet, sans douleur, car l'accident surmonte icy sa cause.

---

1. Les uns lisent *la douleur*, d'autres *doboham*. Joubert a mis « Dahasen » aymant mieux suiure la phrase de Halyabbas, qui appelle Dahasen, ce que les autres disent Pannarice. Et c'est sa curation, non pas de la douleur, celle qu'on fait par galle verte. (J.) — Le ms. de Montp. écrit : « il curoit ung emposteme appelle duboham ».
2. « Et nigella. »

CINQVIESME CHAPITRE

Des Apostemes de la poitrine.

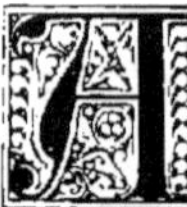 la region de la poitrine, ou thorax, de par dehors, sont engendrez plusieurs manieres d'apostemes, comme bubons sous les aisselles, et apostemes des mammelles, et des costez. Il en faut dire par ordre, et premierement des bubons.

Des bubons. Surquoy il conuient sçauoir, que bubon est pris en trois manieres.

En la premiere proprement, pour le seul aposteme caché aux aisselles, tout ainsi que l'animal qui [1] se cache par les murailles. En la seconde largement, pour l'aposteme engendré *és trois emonctoires*, sçauoir est du cerueau sous les oreilles, et du cœur sous les aisselles, et du foye aux aines. En la troisiesme plus largement, pour les apostemes engendrez és membres glanduleux : comme és susdits, et outre ce aux mammelles et aux testicules : lesquels combien que soyent nobles, et principaux, neantmoins ne sont pas necessaires à l'estre de l'indiuidu, ains de l'espece. Et pourtant ils soustiennent quelques repercussifs, les autres non. Et ainsi l'a entendu Auicenne en son quatriesme.

Toutesfois bubon est prins icy, en la premiere et seconde maniere, pour l'aposteme des emonctoires, principalement du cœur, comme du plus principal membre.

De ces apostemes il y en a de chauds et de froids, et de durs (qu'Auicenne nomme Fugiliques [2]) selon les matieres desquelles ils sont faits. Et nonobstant que la matiere de leur generation soit le plus souuent par

1. Cet animal est dit Buho, oyseau que les François appellent *Chathuant* et *Hybou.* Il habite volontiers és lieux déserts, inaccessibles et rudes. C'est vn oyseau de nuit, et des plus malheureux, habitant aux cauernes. Les Grecs l'appellent βυάς, et non pas βυβῶν. Car en Grec, βυβῶν signifie la partie du corps que nous appellons vulgairement *Aine*, et aussi l'inflammation de ladite partie. Dont en fin est aduenu, que les phlegmons des glandes des autres lieux, ont esté semblablement nommez βυβωνες, mesmement estans sanguins. Car les bilieux s'appellent φυγεθλα : comme ceux qui sont tres-aptes, ou fort proches de la suppuration, sont nommez φυμαια, suiuant Galen au second *à Glaucon.* (J.)

2. Fugile est definy, tumeur fort dure, qui ne change point la couleur de la peau, profonde et arrestée, ne bougeant point pour estre touchée : de petite douleur, et quelquefois suppurable. Le plus souvent advient sous les aisselles, de grosse matière pituiteuse. (J.)

deriuation, et expulsion faite de nature, comme dessus a esté dit, neantmoins les vlceres et apostemes des extremitez les attirent [1].

On a leurs causes speciales, et leurs signes, par la doctrine generale cy-dessus mise.

Ils ont quelques iugemens propres : et l'vn est, que la fiéure les suit volontiers. Toutesfois (selon Hippocras au quatriesme des *Aphorismes*) les fiéures en sont tousiours mauuaises, excepté les ephemeres : et la cause est, parce qu'elles signifient que tels bubons sont germes et effets des apostemes internes, comme dit Galen au *commentaire*. Et les apostemes internes, mesmement qui sont prés de membres principaux, sont dangereux.

La grande mortalité de 1348 et 1360.

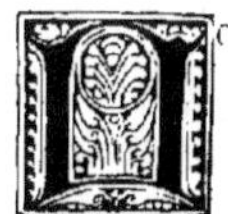ous auons manifestement veu les apostemes internes estre dangereux en la *grande mortalité*, et telle qu'on n'a ouy parler de semblable : laquelle apparut en Auignon, l'an de nostre Seigneur 1348, en la sixiesme année du Pontificat de Clement VI, au seruice duquel i'estois pour lors, de sa grace, et moi indigne [2].

NOTES SUR LES ÉPIDÉMIES DU XIVᵉ SIÈCLE. — Nous avons vu, à propos de la Biographie de Guy de Chauliac, qu'il ne parait pas avoir donné d'autre description de l'épidémie de 1348, que celle qui se trouve dans sa *Grande Chirurgie*. Cette description est considérée comme supérieure à celles qui ont été faites par d'autres auteurs.

Comme la plupart de ses contemporains, il emploie pour désigner l'épidémie l'expression de *grande mortalité* (in illa ingenti, et inaudita mortalitate), c'est la *mortaleya grande* des Italiens. Elle a été appelée aussi *peste de Florence*, parce que c'est par cette ville qu'elle commença ses ravages en Europe; on s'est encore servi des dénominations de *mal des aines, anguinalgia, pestis inguinaria* (Simon de Covins), de *mortalité des boces* (G. de Machaut), de *peste à Bubons*, de *pestis atra*, dont on a fait *peste noire*; mais selon Michon *atra* en latin, même au XIVᵉ siècle, n'est jamais pris qu'au figuré: on aurait dû traduire, dit-il, *peste terrible*; il n'admet aucune des explications qui attri-

---

1. Mingel. : « Ils peuvent pourtant quelquefois venir de certaines tumeurs ou ulceres qui survenant aux extremitez du corps attirent les humeurs sur les émonctoires ».

2. « In seruitio cuius sui gratia licet indignus tum existebam. » — Ce passage nous indique clairement que Guy était déjà au service du Pape, au moment de l'épidémie de 1348, et qu'il ne fut pas appelé par Clément VI, de Lyon à Avignon, pour combattre cette épidémie.

Et ne vous déplaise si ie la racompte pour sa merueille, et pour y pouruoir si elle aduenoit derechef.

buent ce nom aux symptômes de la maladie ou à l'état du malade; pour lui
il est né de la terreur des peuples.

Tous les écrivains contemporains parlent de la peste de 1348; elle est décrite
par Villani, l'historien du xive siècle, par Boccace, dans le *Décaméron,* qui fut
écrit pendant la peste de Florence, par Pétrarque, etc.

Au point de vue médical, outre la description de Guy de Chauliac, nous
avons celles de Chalin de Vinario, son contemporain, qui a donné une relation
des épidémies de 1348, 1360, 1373 et 1383, que l'on trouve dans un ouvrage
publié à Lyon, en 1542, par Guillaume Lothier, chirurgien de Montpellier. Il y
a beaucoup d'autres travaux médicaux plus récents.

En dehors de ces travaux nous signalerons celui de Simon de Covins, qui a
écrit sur la peste un petit poème latin, le *Conry des Dieux,* que Littré a publié
sous ce nom : *Opuscule relatif à la peste de 1348, composé par un contemporain* (Bibl. de l'École des chartes, tome II, 1840-1841, p. 201); l'auteur attribue
l'épidémie à l'influence des astres.

Guillaume de Machaut, poète du xive siècle, a donné, en vers français, un récit
de la peste, qui a été publié pour la première fois en 1860, par Michon [1].

Pendant l'épidémie, le roi Philippe VI de Valois ordonna aux médecins de
l'École de Paris de rédiger une consultation sur les moyens de la combattre; la
consultation, écrite en latin, est de 1348, c'est le plus ancien document que
l'on possède de l'École de Paris; il est resté inédit jusqu'en 1860, époque à
laquelle Michon l'a publié. Il y a joint une *consultation d'un praticien de Montpellier,* écrite aussi en latin, en 1349. Ces documents du xive siècle ont une
réelle importance.

La consultation de l'École de Paris a été traduite en vers français, en 1426,
par Olivier de la Haye, dont le manuscrit est à Lyon, au palais Saint-Pierre.
L'on doit la publication du poème d'Olivier de la Haye [2], à M. Georges Guigue,
archiviste paléographe des plus distingués. Il a fait précéder le poème d'une
introduction intéressante et a reproduit à la fin un précieux *glossaire alphabétique,* qu'Olivier de la Haye a placé, en 1426, à la suite de son poème « pour
declarer et exposer plusieurs termes estranges et obscurs a aucunes personnes,
contenuz en ce livret ».

Cherchant quelle était la nature de la peste de 1348, Michon la rattache à
la peste d'Orient. Voici ce qu'il dit : « L'épidémie de 1348, qui se renouvela
du reste trois fois dans le même siècle (1360, 1373, 1382), fut une véritable
peste à Bubons. Les travaux d'Hecker, d'Haeser, d'Ozanam, de Littré, ont
établi que ce fut la peste d'Orient, telle qu'elle revint depuis encore visiter
l'Europe, telle qu'elle ravagea Marseille en 1720, telle enfin qu'on l'observe
encore aujourd'hui en Égypte, en Palestine et en Syrie [3]. »

1. Michon, *Documents inédits sur la grande peste de 1348* (consultation de la
Faculté de Paris, consultation d'un praticien de Montpellier, description de Guillaume de Machaut). Paris, J.-B. Baillière, 1860.

2. Olivier de la Haye, *Poème sur la grande épidémie de 1348,* publié par
G. Guigue, archiviste de la ville de Lyon. Lyon, H. Georg, 1888.

3. Voy. aussi Duhamel, *Les grandes épidémies à Avignon et dans le comtat Venaissin.* Annuaire du département de Vaucluse. Avignon, 1885, Chassaing.

La dite mortalité commença à nous au mois de Ianuier, et dura l'espace de sept mois.

En 1348, l'on admit, dès le début, que la peste était contagieuse; c'était, entre autres, l'opinion de Guy de Chauliac. — La dissémination de la maladie est attribuée à la présence dans l'air de poudres et de cendres, dont la production était le résultat de la conjonction des planètes Saturne, Jupiter et Mars. (V. G. de Machaut.)

A propos de l'épidémie de 1720, un médecin lyonnais, Goiffon (1658-1730), admet un autre mode de contagion que par des molécules terreuses, il croit qu'elle se fait par des corpuscules animés, par des vers ou des insectes : « Des insectes venimeux, invisibles, contre lesquels les sens ne sont d'aucun usage, apportés de quelque contrée étrangère avec des marchandises, d'où ils se répandront dans les airs d'une ville, produiront tous les funestes effets qu'on remarque dans la peste. » — C'est à M. Humbert Mollière [1], médecin de l'Hôtel-Dieu de Lyon, que l'on doit la connaissance de la théorie de Goiffon, laquelle ce dernier avait exposée en 1721 [2]; aussi M. Mollière présente-t-il Goiffon comme un précurseur des théories microbiennes.

La peste de 1348 fit un grand nombre de victimes à Avignon. Achard, dans ses notes manuscrites sur l'*Histoire d'Avignon*, notes que j'ai pu compulser, dit, avec Guy de Chauliac, que l'épidémie commença au mois de janvier et dura l'espace de sept mois; or, dans les trois jours seulement qui suivirent le quatrième dimanche de carême, il mourut quatorze cents personnes; sept cardinaux succombèrent (dont le cardinal Giovanni Colonna, le mécène d'Avignon, le protecteur de Pétrarque, qui mourut le 3 juillet); et la ville pontificale et le comtat Venaissin virent les funérailles de plus de cent vingt mille victimes du fléau [3]. C'est pendant cette épidémie que mourut la Laure de Pétrarque, qu'il avait choisie pour représenter l'être idéal de ses poésies. — Laure sentit les premières atteintes du mal le 3 avril. Elle eut la fièvre avec crachement de sang, et mourut le 6 avril 1348, à la première heure du jour, c'est-à-dire vers les six heures du matin. L'on a supposé qu'elle avait été soignée par Guy de Chauliac. — Pétrarque était alors à Parme; c'est là qu'il apprit la mort de sa déesse, le 19 mai. Laure de Noves laissait neuf enfants, six garçons et trois filles; par son testament, son mari, Hugues de Sade [4], hérita de ses biens.

Pendant l'épidémie de 1361, Avignon fut encore très éprouvée : du 29 mars au 25 juillet, la peste enleva dix-sept mille personnes, dont cent évêques et cinq cardinaux. Un grand nombre de clercs et d'officiers de la Cour romaine moururent, et le nombre total des membres que perdit le sacré collège fut de

1. Mollière, 1885, *Un précurseur lyonnais des théories microbiennes : J.-B. Goiffon et la nature animée de la peste*. Lyon, H. Georg.

2. Voy. *Observations faites sur la peste qui règne à présent à Marseille et dans la Provence*, avec avertissement; à Lyon, chez André Laurent, MDCCXXI. — L'avertissement est de Goiffon.

3. Papon, *De la Peste*, t. I, p. 119. — L'abbé Christophe, *Histoire de la papauté pendant le xive siècle*. 3 vol. in-8°. Paris, Maison, 1853, t. II, p. 201, 202. — Henri Rehdorff, *Annales*, p. 419. — *Istorie Pistolesi*, t. XI, p. 524.

4. *Mémoires pour la vie de Pétrarque*, par l'abbé de Sade. Amsterdam, 1764, t. II, p. 417, 460, etc.

Elle fust de deux sortes : la premiere dura deux mois; auec fiéure continuë, et crachement de sang; et on en mouroit dans trois iours.

La seconde fust, tout le reste du temps, aussi auec fiéure continuë, et apostemes et carboncles és parties externes, principalement aux aisselles, et aines : et on en mouroit dans cinq iours. Et fut de si grande contagion (specialement celle qui estoit auec crachement de sang) que non seulement en séjournant, ains aussi en regardant, l'vn la prenoit de l'autre : entant que les gens mouroient sans seruiteurs et estoyent enseuelis sans Prestres. Le pere ne visitoit pas son fils, ne le fils son pere : La charité estoit morte, et l'esperance abbatuë.

Ie la nomme grande, parce qu'elle occupa tout le monde, ou peu s'en fallut. Car elle commença en Orient, et ainsi jettant ses flesches contre le monde, passa par nostre region vers l'occident. Et fust si grande, qu'à peine elle laissa la quatriesme partie des gens.

Et ie dis qu'elle fust telle qu'on n'a iamais ouy parler de semblable : car nous lisons de celle de la cité de Cranon [1], et de la Palestine, et des autres au liure des *Epidémies*, qui furent du temps d'Hippocras : et de celle qui aduint aux sujets des Romains, du temps de Galen, au liure de *Euchymia* : et de celle de la Cité de Rome au temps de Gregoire [2] :

neuf. En 1348, la grande peste n'avait pas fait, à beaucoup près, tant de nobles victimes (Achard) [3].

Nous avons vu que Polycarpe de la Rivière, dans ses *Annales sur l'histoire d'Avignon*, parle d'une épidémie de peste survenue en 1368, année de la mort de Guy de Chauliac, qui a succombé au mois de juillet; malgré le dire de plusieurs historiens, je n'ai pu établir qu'il fût mort de la peste.

Les épidémies furent aussi très meurtrières à Montpellier, d'après une chronique de cette ville, intitulée le *Petit Thalamus*, que Michon nous fait connaître ainsi (p. 13) : « Ce curieux ouvrage contient des détails intéressants sur les différentes apparitions de la peste à Montpellier. En 1348, six consuls de cette ville moururent et furent, la même année, remplacés par six autres dont deux succombèrent également.

« En 1383, l'épidémie reparut avec une nouvelle violence et sévit surtout sur les enfants de vingt ans. Pour implorer la miséricorde de Dieu, les consuls firent mesurer avec un fil les murailles de la ville, et ce fil fut employé à faire un cierge qui brûla sur l'autel de Notre-Dame (Petit Thalamus, 4e partie. *Mém. de la Soc. archéologique de Montpellier*, 1840). »

1. Aux autres exemplaires de Guy [1], il y a *de la cité de Thrace*, pour dire *d'vne cité de Thrace*. Car Thrace est le nom du païs : et la ville que Guy entend, suiuant les memoires dudit Hyppocrate, estoit nommé Cranon. (J.) — Canappe et Mingelousaulx mettent aussi dans leur texte la cité de Cranon, ainsi que le ms. de Montp.

2. L'an de nostre Seigneur mil deux cens vingt-sept, sous le Pontificat du Pape Grégoire IX, qui est icy signifié, la peste fut si grande, qu'à peine en resta la dixiesme partie des hommes. (J.)

3. Rebdorff, *Annales*, p. 143. — Christophe, t. II, p. 290. — Baluze, *Ad notos*, p. 973, et t. I, p. 293.

1. Edit. 1559.

et nulle ne fut tant grande que cette-cy. Car celles-là n'occuperent qu'vne region : cette-cy tout le monde : celles-là estoient remediables en aucune maniere, cette-cy en nul.

Parquoy elle fut inutile, et honteuse pour les Medecins : d'autant qu'ils n'osoient visiter les malades, de peur d'estre infectes : et quand ils les visitoyent, n'y faisoyent guieres, et ne gaignoient rien : car tous les malades mouroient, excepté quelque peu sur la fin, qui en eschaperent auec des bubons meurs.

Plusieurs donterent [1] de la *cause* de cette grande mortalité. En quelques parts, on creust que les Iuifs auoient empoisonné le monde : et ainsi on les tuoit. En quelques autres, que c'estoit les panures mutilez : et on les chassoit. Ez autres, que c'estoyent les nobles : et ainsi ils craignoient d'aller par le monde. Finalement on en vint iusques là, qu'on tenoit des gardes aux villes et villages : et ne permettoient l'entrée à personne, qui ne fust bien cognu. Et s'ils trouuoient à quelqu'vn des poudres ou onguents, craignans que ce fussent des poisons, ils les leur faisoyent aualler.

Mais quoy que dit le peuple, la verité est, que la cause de cette mortalité fust double : l'vne agente vniuerselle, l'autre patiente, particuliere.

L'vniuerselle agente fust la disposition de certaine conjonction des plus grandes, de trois corps superieurs, Saturne, Iupiter, et Mars : laquelle auoit precedé, l'an 1345, le vingt-quatriesme iour du mois de Mars, au quatorziesme degré [2] du Verseau. Car les plus grandes conjonctions (ainsi que i'ay dit au liure que i'ay fait d'Astrologie) [3] signifient choses merueilleuses, fortes et terribles : comme changements de regnes, aduenement de Prophetes, et grandes mortalitez. Et elles sont disposées selon la nature des signes et les aspects de ceux ausquels les conionctions se font. Il ne se faut donc esbahir, si telle grande conjonction signifia vne merueilleuse mortalité et terrible : car elle ne fust pas seulement des plus grandes, ains presque des tres grandes. Et parce qu'elle fust en signe humain, elle addressa dommage sur la nature humaine : et d'autant que c'estoit vn signe fixe, il signifia longue durée. Car elle commença en l'Orient, vn peu apres la conjonction : et dura encor en l'an cinquantiesme en l'Occident. Elle imprima telle forme en l'air, et és autres elements, que comme le aiemant meut le fer [4], ainsi elle esmouuoit les

1. « Hæsitauerunt », furent hésitants sur la cause...
2. Les autres (Canappe parmi eux), lisent *au dix-neuvième*. (J.)
3. « Vt dici in libello quem feci de astrologia. » Il ne s'agit pas d'un livre, mais d'un opuscule, d'un mémoire (libellus) qui du reste est perdu.
4. « Sicut adamas mouet ferrum »; le ms. de Montp. : « car tout ainsi que le aiemant actrait le fert alui et le fait mouuoir ». Joubert, au lieu de « aimant », met « diamant », ce qui n'a pas de sens.

humeurs gros adustes et venimeux : et les assemblant au dedans, y faisoit des apostemes : desquels s'ensuiuoient fiévres continües, et crachas de sang pour le commencement, tandis que ladite forme estoit puissante et troubloit nature [1].

Puis quand elle fut remise, nature n'estoit si troublée et rejettoit comme elle pouuoit au dehors, principalement aux aisselles, et aux aines : et causoit des bubons et autres apostemes, de sorte que ces apostemes exterieurs estoient effects des apostemes internes.

La cause particuliere et patiente fust la disposition des corps, comme la cacochymie, debilitation, et opilation, et pource mouroit la populace, les laborieux, et ceux qui viuoient mal [2].

On se trauailla sur la *cure* prescruatiue auant la cheute [3], et sur la curatiue en la cheute.

Pour la prescruation il n'y auoit rien de meilleur, que de fuir la region auant que d'estre infect, et se purger auec pilules aloëtiques : et diminuer le sang par phlebotomie, amander l'air par feu : et conforter le cœur de theriaque, et pommes [4], et choses de bonne odeur : consoler les humeurs [5] de bol armenien, et resister à la pourriture par choses aigres.

Pour la curatiue on faisoit des saignées et euacuations, des electuaires et syrops cordials. Et les apostemes exterieurs estoient meuris auec des figues et oignons cuits, pilez et meslez auec du leuain et du beurre, puis estoient ouuerts, et traitez de la cure des vlceres.

Les carboncles estoient ventousez, scarifiez, et cauterisez. Et moy pour euiter infamie, n'osay point m'absenter : mais auec continuelle peur me prescruay tant que ie pûs, moyennant les susdits remedes.

Ce neantmoins vers la fin de la mortalité, ie tombay en fiéure continuë, auec vn aposteme à l'haine : et maladiay prés de six semaines, et fus en si grand danger que tous mes compagnons croyoient que ie mourusse : mais l'aposteme estant meury, et traité comme i'ay dit, i'en eschappay au vouloir de Dieu.

En apres, l'an soixante, et le huictiesme du Pontificat du Pape Innocent sixiesme, en retrogradant d'Allemagne, et des parties septentrionales, la mortalité reuint à nous. Et commença vers la feste de Saint-Michel, auec bosses, fléures, carboncles, et anthrax, en s'augmentant petit à petit : et quelquefois se remettant, iusques au milieu de l'an soixante et

---

1. « Dum sanies fuit valida, et confundebat naturam. »
2. « Moriebantur populares laborantes, et male viuentes. » — Joubert traduit « laborantes » par « laboureurs » ; « laborieux » est mieux, c'est la trad. du ms. de Montp.
3. « Ante-casum » ; avant la venue, avant l'attaque.
4. « Et pomis » ; pomum, toute espèce de fruit (Pline).
5. « Consolare humores. » Canappe dit : « Conforter les humeurs ».

vniesme. Puis elle dura si furieuse, iusques aux trois mois ensuiuans, qu'elle ne laissa en plusieurs lieux la moitié des gens. Elle differoit de la precedente, de ce qu'en la premiere moururent plus de la populace : et en ceste cy plus des riches, et nobles, et infinis enfans, et peu de femmes.

Durant icelle ie colligeay et composay vn tel electuaire theriacal, des propos de maistre Arnaud de Villeneufue, et des maistres, tant de Montpellier que de Paris : PR. *graine de geneure, deux drachmes et demie : girofles, maris, noix muscade, gingembre, Zedoarie, de chacun deux drachmes : des deux aristolochies, racine de gentiane, tormentille, racine de l'herbe tunix, dictame, racine d'enule campane, de chacun vne drachme et demie : saulge, ruë, balsamite, mente, polemonie* (qui est poulliot cernin, selon maistre Arnaud : ou chelidoine, selon maistre Mundin), *de chacun vne drachme : bayes de laurier, doronic, safran, semence d'ozeille, semence de citron, basilic, mastic, encens, bol armenien, terre scellée, spode, os du cœur de cerf, ratisseure d'yuoire, perles, fragments de saphir et d'esmeraude, corail rouge, bois d'aloës, sandal rouge, et muscatelin, de chacun demy drachme : conserue de rose, conserue de buglosse, conserue de nenuphar, theriaque esprouuée, de chacun vne once : pain de sucre, trois liures.* Soit fait electuaire auec eau de scabieuse, et eau rose vn peu camphrée.

I'en prenois comme de la theriaque : et ie fus preserué, Dieu aidant, duquel le nom soit benit aux siecles des siecles. Amen.

***

La *cure des bubons*, selon Auicenne, est differente de la cure des autres apostemes, en euacuation et repercution : d'autant qu'ils sont par voye de crise, ou d'expulsion d'vn membre principal, lors il ne faut pas que tu commences par euacuation, ains que tu appliques soudain les topiques : et non des repulsifs, ains de ceux qui attirent la matiere au lieu apostemé, de quelque attraction que ce soit, et mesme auec des ventouses, comme il a esté dit au propos general.

Et s'ils ne tiennent ladite voye, ains prouiennent des vlceres des extremitez, ou d'autre cause primitiue, et s'il y a repletion, ou sans icelle, pour occasion de la douleur (comme cy dessus a esté allegué au troisiesme de la *Therapeutique*) adonc l'éuacuation est la racine de leur curation auec la diminution, et subtiliation des viures, comme dit Auicenne. Et en ce cas pour refrener le cours des humeurs au commencement, on peut appliquer quelques alteratifs aucunement confortatifs, comme est l'huile rosat auec celuy de camomille : et non en autres cas, ains les remollitifs (nonobstant Henric, qui enseigne de mettre indifferemment des reper-

cussifs au commencement, apres l'euacuation), et non pas des remollitifs
quels qu'ils soyent, ains domestiques : sinon en la necessité ou et quand
les domestics ne suffiroient pas. Car ainsi que dit Auicenne, comme des
repellans [1] on craint le retour de la matiere aux membres principaux, semblablement des remollitifs on a crainte de superfluë attraction : desquelles
deux choses en ce cas on est asseuré par l'euacuation.

C'est ce que Galen disoit au troisiesme du *Miamir* : Combien que les
parotides (c'est à dire, apostemes derriere les oreilles) soient du genre
des phlegmons, toutesfois nous n'vsons pas en elle de la premiere intention
des parties attaintes de phlegmon, ains de la contraire, vsans des medicamens attractifs. Et s'ils ne profitent notablement, on y apporte la ventouse. S'aduisant toutesfois que si la fluxion est vehemente, et impe-
tueuse, nous n'y faisions rien : ains commettions le tout à nature, afin
que la douleur vehemente ne saisisse l'homme, à cause de trop vehemente
attraction : et que parce aduiennent veilles, et fiéures, et que la force
soit dissipée.

Pour lors il conuient mitiguer d'auantage, et n'aider pas aux flux, et
à l'impetuosité des humeurs : en vsant de tous cataplasmes mitigatifs,
quiconques (outre ce qu'ils ont commoderation d'humide chaleur, de
laquelle ils peuvent mitiguer) peuuent aussi cuire, et suppurer les
humeurs qui defluent. Et c'est ce qui est dit au treiziesme de la *Thera-*
peutique : Il faut eschauffer et humecter moderement tout le membre
externe, et la glande (c'est à dire, l'emonctoire) afin qu'ils soyent sans
douleur : en y appliquant le premier iour, de la laine trempée en huile
chaud : non pas comme quelques-vns soudain auec du sel. Ainsi nous
vserons par apres du sel, meslé auec de l'eau chaude, en fomentant
et cataplasmant, afin de resoudre ce qui est amassé.

Ayant appaisé la douleur, si ce qui est accumulé ne peut estre resolu,
il le faut digerer et suppurer [2] auec des cataplasmes suppuratifs, comme
est le triapharmac de farine, eau, et huile, cuits ensemble : ou quelqu'vn
des susdits au propos general : et puis proceder selon qu'il a esté dit là
mesme.

De l'aposteme fugitic, et endurcy és emonctoires. Les apostemes
durs, que Galen appelle Schirres, et Auicenne fugiliques, sont difficiles
à guerir esdits lieux : Galen au quatriesme de la *Therapeutique*, ordonne
de les traiter de la cure des escroüelles. Mais Auicenne lui approprie vn

1. « In expulsiuis » ; expulsivus, qui a la vertu d'éloigner. (V. Tr. VII, Doct. i,
ch. v.)
2. A parler proprement, c'est tout vn resoudre et digerer. Mais selon Guy il y
a difference : Car *digerer*, signifie particulièrement cuire et meurir, selon luy. Et
pource il dit, s'il ne peut estre resolu, il le faut digerer, c'est-à-dire cuire. (J.)

emplastre de cendre de limaces, auec de la graisse; et Galen les recommande en ce cas auec du miel, de l'authorité d'Archigene.

Plusieurs coupent la durté, et arrachent les glandes naturelles [1], ce que ie ne fais pas : car le lieu s'endurcit apres en cicatrisant, contre l'intention de nature, qui a ordonné molles ces parties là, pour conceuoir [2] les superfluitez des membres principaux.

Toutesfois, quoy qu'on fasse, les incisions aux aisselles et aines, doiuent estre faites à demy trauers en forme de lune, ainsi que monstre Albucasis : derriere les oreilles, esgalement dit Auicenne. I'entens esgalement c'est à dire du long [3].

Des apostemes des mammelles. Des apostemes des mammelles, les vns sont propres, les autres similitudinaires : comme le caillement de laict, et leur grosseur contre nature [4] : desquels on dira cy-apres.

Les apostemes chauds et froids en cette partie, ont les causes et signes des apostemes communs susdits, sauf que pour les engendrer, aux femmes, la retention des menstruës fait beaucoup, et à leur guerison, la prouocation des menstruës, et la saignée des saphenes.

Ils ont aussi quelques *signes et iugements propres* : car és apostemes il y a tousiours quelque chaleur, et douleur et tumeur : et au caillement du laict, il y a peu de cela, ou rien. Aussi le laict caillé s'epand esgalement par la mammelle : et l'aposteme monstre son eminence en vne partie, principalement quand il vient à l'augment. Auec ce, le laict ne vient qu'aux femmes grosses, ou apres l'enfantement : et l'aposteme s'engendre en tout temps.

Es apostemes de mammelles il faut craindre la manie, suyuant cette sentence du cinquiesme des *Aphorismes* : Aux femmes, ausquelles le sang se conuertit aux mammelles, signifie manie. Et iaçoit que l'aphorisme soit suspect à Galen, neantmoins il le modifie et verifie, et dit aussi : quand le sang repugne à sa conuersion, à cause de sa mordacité [5], et multitude, dequoy il offense le cerueau.

Toutesfois Lanfranc tesmoigne de l'auoir veu; quant à moy, ie ne l'ay jamais veu, non plus que Galen, ainsi qu'il tesmoigne au *commentaire*.

1. « Multi autem duritiem incidunt, et glandulos naturales euellunt. »
2. « Ad repercutiendum membrorum principalium superfluitates », édit. 1537. Le ms. de Montp. dit : « pour receuoir les superfluites... »
3. « Debent fieri semi transuersaliter secundum formam lunae, vt ostendit Albuc., retro autem aures, aequaliter inquit Auic. » Ms. de Montp. : « Selon la fourme de lune nouvelle », c'est-à-dire en croissant. — Aequaliter, d'une manière égale, régulière.
4. M. de Montp. : « comme quand le lait se endurcit et engroisse oultre nature ».
5. « Mordacitate »; mordacitas, mordacité, virulence.

Auicenne veut bien, que Birsen se resolue en apostemes des mammelles [1], ou à pleureusie, mais non pas au contraire.

La *cure* de l'aposteme des mammelles n'a rien de propre, sinon qu'il faut que les repellans soyent domestiques ; parce qu'elles sont prochaines du cœur. Car il suffit aux chauds (pour la pluspart) qu'ils soyent au commencement, tels que l'huile rosat, auec vn peu de vinaigre, ou l'eau auec du vinaigre : non pas froids, mais chauds. Et quand ils auront passé le commencement, soit fait emplastre auec farine de febues, et fueilles de morelle, et melitot, pilez, et cuits auec de l'oxymel, et huile sesamin ou d'amandes.

S'il semble faire amas, soit meury auec les emplastres maturatifs, qui sont dits et à dire, specialement auec cettuy-cy qu'Auicenne loüe :

PR. *de la moüelle de pain, vn quarteron : farine de febues et racine de guimaulue, de chacun vn demy quarteron : farine de fenugrec, vne once : moyeux d'œufs cuits, trois en nombre :* y adjoustant vn peu de saffran, myrrhe [2], et asse puante, soit fait emplastre.

Estant meur soit ouuert au lieu plus bas, en forme de Lune, ainsi que monstre Albucasis. Et qu'on n'y mette pas vne grande tente à cause de la douleur : et soit mondifié comme les autres.

Mais si l'aposteme estoit froid, soit oingt auec huile de spic, et de lys,

1. Les plus vieux exemplaires ont icy, Sirsen, du texte d'Auicenne semblablement corrompu, et ce d'vne faute tres lourde, veu que celuy mesmes auoit donné auparauant vn aduis, de l'abus que quelques-vns font en la signification de ces mots, *Birsen*, et *Sirsen*. Apres lequel aduertissement, Auicenne adiouste cette explication, Birsen (dit-il) est diction Persique : car *bir*, signifie poitrine, et *sen*, apostome; Sirsen aussi est Persique : car *Sir*, veut dire teste, et *sen*, apostome, ou maladie. C'est, que par ce mot est denotée principalement la phrenesie qui est inflammation des meuynges ou tayes du cerueau : comme *Karabite*, selon la mesme autheur, est proprement l'aposteme de la substance du cerueau. Il faut donc icy lire *Birsen*, qui signifie tres proprement la pleuresie par inflammation du diaphragme, à laquelle s'ensuit necessairement resverie, et quelquefois *Sirsen*. De là est, que ledit Auicenne demande, parlant des signes de la pleuresie, quelle différence il y a entre Sirsen, et Birsen, quant à la resverie. C'est, que la permixtion de l'entendement (ainsi appelle-il la resverie) aduient en Sirsen dés le fin commencement : mais en birsen vient apres, et quelquefois ne suruient que quand on est prés de mourir. Quant à ce Guy adiouste, « ou à pleuresie » il est mal transcrit : car il faut ainsi lire du texte d'Auicenne : Et bien souuent birsen se résout en aposteme mammillaire, *et il y a quelquefois lieu de craindre la pleuresie.* Desquels mots le sens est tel : Tout ainsi que l'aposteme du diaphragme est souuent conuerty en mammillaire, auec bon succez, aussi quelquefois il faut craindre, que cettuy-cy ne se transmuë en pleuresie (de laquelle birsen est espece) comme par l'indu vsage des repellens. Guy adiouste, « mais non pas au contraire » : enquoy il ne signifie pas qu'Auicenne contredise à Hippocrate, et qu'il nie de l'aposteme des mammelles pouuoir aduenir sirsen (car il semble que Guy a ainsi leu, s'abusant auec les autres), ains seulement qu'Auicenne n'a pas dit cela. (J.)

2. Les autres lisent *vin*, en lieu de *myrrhe*. Toutefois Auicenne n'a point fait mention du vin. (J.)

comme les autres. Et s'il tend à durté, Auicenne y met vn emplastre de rys [1], cuit auec du vin doux, huile violat, et moyeus d'œufs.

Si la durté se conuertist en chancre, il n'y a autre conseil à la guerir, que de retrancher toute la mammelle : ce qui est toutesfois (comme dessus a esté dit) fort à craindre. Car il vaut mieux en tel cas pallier, que de vouloir guerir et encourir infamie.

Du caillement du laict. Le caillement du laict, qui communement aduient de froid, est dissolu par les mesmes remedes qui ont esté dits en l'aposteme froid : et auec embrocation d'eau chaude, de la decoction de bette blanche, ache, mente, et calament. Et Lanfranc loüe cet emplastre : PR. *moüelle de pain pur et net, farine d'orge, fenugrec, et semence de lin, de chacun vne once : racine de guimaulue, feuille de roquette, de chacun vn manipul.* Les deux derniers soient bien cuits et pilez, et en les incorporant auec vn peu d'huile, soit fait emplastre.

Des apostemes des parois de la poitrine. Les apostemes qui sont és parois de la poitrine n'ont rien de propre, sinon qu'ils soient sagement repercutez, pour la cause dite : et qu'ils soient ouuerts selon que les costes vont : et qu'on n'attende pas longue maturation de peur que la sanie deriuant au dedans n'y engendre fistule. Car il est escrit d'Hippocras au premier des *Prognostics*, que ceux sont mauuais qui ont versé dedans et dehors : et il est commenté par Galen, que nature n'y troue lieu auquel elle se puisse appuyer, comme fondement en terre, sur lequel elle engendre, et consolide la chair. Parquoy elle enfante vne fistule, de laquelle la curation est mauuaise, comme sera dit cy apres. Et comment on doit regir la fistule, qui en ce cas penetre auant dans l'espace intérieur, il en sera parlé quand on parlera de fistule. Ceux qui par dedans sont paruenus à suppuration soient brûlez ou incisez : et si la sanie est loüable, ils en peuuent échapper : si elle est mauuaise, ils meurent, au septième des *Aphorismes.* On monstrera aussi le lieu auquel se doit faire l'ouuerture, cy-apres.

1. Riz, graminée (oryza, ὄρυζα).

SIXIESME CHAPITRE

Des Apostemes du ventre.

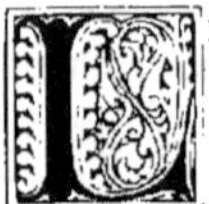ES apostemes communs de la part externe du ventre, n'ont rien de propre, sinon ce qu'a esté dit de propre en la poitrine : et encor cecy, qu'à tous resolutifs, et maturatifs on mesle quelques aromatiques astringents et confortatifs : parce qu'estans prés des membres nutritifs, ils les pourroient debiliter, et affoiblir leur action nécessaire à tout le corps. Qu'on mesle donc auec iceux de l'huile nardin, ou de coings, du myrtin, mastichin, d'aloine, et de spic : lesquels Galen approprie à conforter les entrailles, specialement le foye, au treiziesme liure de la *Therapeutique.*

Ainsi au commencement on appliquera d'huile rosat, auec huile de coings, ou de myrre : en l'augment, huile de camomille auec celuy d'aloine, ou le nardin : Et si l'aposteme tend à suppuration, qu'on y applique de l'artomel (c'est-à-dire, pain auec miel) non pas pur, comme y mettoit Attale disciple de Soran [1], ains meslé auec huile de mastic, ou d'aloine.

Si l'*aposteme de l'estomach* decline à durté, prens y garde sagement : car tels apostemes facilement s'endurcissent, et estans endurcis, sont difficiles, et dangereux d'induire hydropisie, comme dit Lanfranc.

Toutesfois Guillaume de Salicet leur approprie le diachylon, quand ils sont en l'orifice de l'estomach : et i'y mesle vn peu de poudre d'hierre picre [2], malaxée auec huile d'absinte.

Pour la *dureté du foye* il dicte cet emplastre, commun à toute durté : PR. *du galban, serapin, et opopanax, de chacun vne once : farine de fenugrec, et semence de lin, de chacun deux onces : terebentine, demy liure : huile de camomille, quatre onces : farine de froment, tant qu'il en faut pour espaissir.* Les gommes tranchées menu, soient mises en huile de camomille, et fonduës au feu : et que puis on y adjouste la terebentine : soient colez [3], et en apres incorporez auec les farines, et reduits

1. Voyez l'histoire non moins vtile que plaisante, au treizième liure de la *Meth.*, chap. 15. La maladie estoit, vne inflammation au foye, de laquelle estoit detenu Theagene, Philosophe Cynique. Attale methodique le traittoit de purs relaxatifs : dont il mourut dans quatre iours, par l'ignorance du Medecin, accompagné d'arrogance. (J.)
2. Picre, de πικρος, amer.
3. De « colare », tamiser, filtrer.

en emplastre. Mais il seroit bien meilleur d'y adjouster de l'huile rosat, ou de coings, ou d'aloine, pour conseruer la vertu du foye.

Pour la *durté de la ratte* : **PR.** *de l'ammoniac, serapin, bdellion, et opopanax, de chacun vne once : huile le spic, cinq onces : terebentine, deux onces : farine de fenugrec, et semence de lin, de chacun vne once : farine de lupins, tant qu'il en faudra à incorporer*, soit fait emplastre, comme du foye a esté dit.

Albucasis conseille pour ces lieux (quand il y a froideur, et grand humidité, et que les autres cures n'y profitent) des cauteres punctuels, trois ou quatre, selon la grandeur de l'aposteme : et qu'ils ne passent guieres outre la peau.

De l'Hydropisie.

HYDROPISIE (selon Brun) est ditte de hydros [1], qui est eau, et pisis passion : c'est à dire passion aigueuse; specialement au ventre. Car l'hydropisie est (en ce qu'appartient au Chirurgien) aposteme et enfleure du ventre de matiere aigueuse, et venteuse, dedans l'espace du ventre, engendré par erreur de vertu digestine du foye. Dont il est dit au cinquiesme des *Lieux affligez*, que telle passion n'est jamais faite, sans que le foye endure mal. Et le foye endure quelquefois par sa proprieté, quelquefois par alliance. Ce qu'Hippocras signifie au second des *Prognostics*, disant que l'hydropisie procede du foye et des flancs : Telle passion est ditte erreur au foye, et refroidissement ou diminution de sa chaleur naturelle, faite de froid par soy, et vniuoquement : ou du chaud par accident, et équiuoquement, en resoluant la chaleur naturelle dudit foye. Et pource disoit Gordon, que ce n'est pas merueille, si en l'hydropisie de cause chaude, il y a ensemblement froid et chaud en vn mesme endroit du foye : l'vn comme formé et conjoint, l'autre comme formant, et antecedent : l'vn naturel, et l'autre contre nature : l'vn materiel, l'autre formel : l'vn apparent, l'autre occulte. Or de ce refroidissement (au liure des *Tumeurs contre nature*, et au sixiesme des *Maladies et Symptomes*) s'assemble beaucoup de matiere aigueuse en l'ascite, de venteuse en la tympanite, et de phlegmatique en celle qu'on nomme Anasarque, et Leucophlegmatie. Il y a donc, suiuant cela trois especes d'hydropisie.

Quant aux *causes* d'hydropisie, il ne faut pas que le Chirurgien les recherche autrement qu'elles ont esté dittes cy dessus, és propos des

1. Par l'ignorance de la langue Grecque, Guy controuue vne etymologie inepte, *Hydor*, signifie eau, *hyrops*, *hydere* et *hydropisie*, est la maladie par laquelle est contenuë de l'eau dans la capacité du ventre inferieur. (J.)

apostemes phlegmatics. Il doit receuoir des Medecins [1] leur perquisition exquise et parfaite.

Les *signes* communs des trois especes sont enfleure, et mauuaise couleur du visage, et des extremitez, et debile excretion des superfluitez.

Les signes propres de l'Ascite, sont amaigrissement des parties superieures, et enfleure des inferieures : et si le ventre est agité, il sonne comme vne peau de bouc à demy plaine d'eau : et les signes dits des apostemes aigueux.

Les signes de Tympanite sont de mesmes : sinon que le ventre estant frappé, il sonne comme vne peau de bouc plaine de vent : et les signes dits des apostemes venteux.

Les signes d'Anasarque sont tumeur vniuerselle de tout le corps : et si la chair est pressée avec les doigts, elle retient apres vne enfonceure ou cauité, et les autres signes dits du phlegme : et le ventre n'est pas ainsi enflé comme és autres especes.

Les signes qu'on prend du poulz, de l'urine, et de ce que rend le ventre, et des autres excremens, sont apprins des Physiciens.

De l'hydropisie, Hippocras iuge au second des *Prognostics*, que toute hydropisie est mauuaise en fieure aiguë. Car celle qui suit la fieure continuë, n'est jamais, ou difficilement guerie. L'hydropisie en complexion chaude et seiche est mauuaise : parce qu'elle est auec disconuenance des parties. L'hydropisie qui prouient du foye, est pire que celle qui prouient de la ratte, ou des autres membres. Entre toutes les especes d'hydropisie, l'Ascite est pire, l'hyposarque [2] plus guerissable, et la tympanite tient le milieu. Mais quoy que ce soit, l'hydropisie est maladie difficile : et pourtant ne promets gueres d'elle.

En la seule Ascite l'operation chirurgicale a lieu : les autres soient laissées aux Physiciens.

La *cure de l'hydropisie*, outre les choses communes dites aux apostemes phlegmatics, en a quelques vnes de propres.

Premierement, que la vie soit plus étroite, et dessicative : secondement, que le foye soit amandé, conforté : tiercement, que les purgatifs par le ventre, et les euacuatifs par les vrines, soient plus fréquents : quatriémement, que l'on s'attende plus [3] à éuaporer par dehors et non pas à suppurer. Et c'estoit le commandement de Galen, qu'on alleguoit cy dessus des apostemes aigueux, du second *à Glaucon*, et du septiesme des *Aphorismes*, au commentaire : A quiconque le foye... Pource, en Ascite (de laquelle particulierement nous parlons) la matiere soit vuidée auec *pilules de rheubarbe*, qui sont telles selon Rhasis : PR. *du rhubarbe, suc d'eu-*

1. « Recipere debent a medicis aliis physicis » (1499).
2. « Hyposarca. » C'est l'Anasarque (Mingelousaulx).
3. « Attendatur », que l'on soit plus attentif...

patoire, semence de scariole, de chacun trois drachmes : agaric, cinq drachmes : mezereon (c'est à dire lauréole) [1] *dix drachmes.* Soient faites pilules, et qu'on en donne deux drachmes et demie.

Que l'on vuide aussi les humiditez par la vescie auec *l'apozeme des racines,* qui est tel selon Rhasis : PR. *escorce de la racine de ache, et fenoüil, de chacun dix drachmes ; semence d'ache, et fenoüil, amni, schenanth, chacun cinq drachmes : roses rouges, spic-nard, de chacun trois drachmes : soient cuits en une liure d'eau, tant que reuienne au tiers,* et qu'on en donne à boire.

Et selon Galen au troisiesme des *Tempéraments,* le medicament des cantarides corrigées par adustion, ou admixtion de la gomme du cerisier, donné auec du vin, à la quantité d'vn petit grain, aide fort les hyderiques, c'est à dire hydropiques, parce qu'il vuide par l'vrine grande abondance d'hvmidité.

Que le foye soit conforté par dedans, auec des *trochises de berberis,* qui sont tels selon le mesme Rhasis : PR. *suc de berberis, dix drachmes : semence de scariole, semence de citroüille, semence de pourpier, de chacun trois drachmes : roses, deux drachmes : rhubarbe, vne drachme : spic-nard, demy drachme :* soit faits trochises, du poix d'vn escu : qu'on en donne vn, auec du syrop aceteux.

Par dehors, le foye soit épithemé auec des sandals, cannelle, et roses détrempées en vin aspre.

Et en tous les susdits remedes, quand au foye y a chaleur contre nature, qu'on y adjouste de l'endiue, scariole, chicorée, et hepatique. Et qu'on euapore la matiere, en emplastrant le ventre d'vn emplastre fait de farine d'orge, fiente de brebis, souchet, soulphre, nitre, bol armenien, terre cimolée, et des limaces [2] pilées auec leur coquille, le tout incorporé auec de la lexiue, et vn peu de vinaigre. Et que de cela il soit frotté au soleil, en contregardant la teste, et le foye : car en cet affaire la chaleur du Soleil est admirable. Et si les susdites choses n'y profitent, ou si on ne les peut auoir, le ius de la racine de l'iris, beu au matin, à la quantité de deux cuillerées, les purge extremement par le haut et par le bas. Aussi l'eau distillée des escorces du milieu des racines du sureau, et de ses fleurs, est tres-bonne selon Gordon. Et si auec ces remedes on mesloit de son urine propre, ils auroient plus d'efficace.

Si la curation par ces remedes ne reüssit, il faut (comme dit Albucasis) que tu le cauterises, auec plusieurs cauteres clauals, qui ne profondent

---

1. Mezereon, proprement est la chamelée : mais plusieurs signifient d'vn mesme mot, la chamelée, et le daphnoide, en latin dite laureole : l'erreur desquels Guy a suiuy. Car Rhasis escrit simplement *mezereon.* (J.)

2. « Atque limaciis cum testis suis. »

guieres outre la peau : sçauoir est, quatre à l'entour du nombril, trois sur le foye et la ratte, et l'estomach, et deux au dos entre les vertebres, auec vn cultellaire. Laisse-les long-temps ouuerts, afin que l'eau se puisse vuider par là.

Et si on mettoit vn seton à la bourse des testicules, seroit tres-bon.

Mais si tu ne peux faire autre chose, et tu en es requis à grande instance, ayant predit le danger, si tu trouues que le patient soit fort et non debile, jeune, et non pas vieux, n'enfant, et qu'il n'ait point de toux, ne flux de ventre, n'autre accident qui empesche l'operation auec le fer, de l'authorité d'Albucasis, Halyabbas, et Auicenne, fais luy vne incision par deuant, à trois doigts sous le nombril, si l'hydropisie est à cause des boyaux : du costé gauche, si c'est du foye : du dextre, si c'est de la ratte, afin qu'il se puisse coucher sur le costé moins douloureux, non pas sur l'incision, à ce que l'eau ne verse qu'à nostre volonté.

Et le moyen est, que tu mettes le patient dressé deuant toy, ou assis s'il ne peut demeurer debout : Qu'il y ait des seruiteurs derriere qui le soustiennent, et qui rameinent l'eau auec leurs mains au lieu de l'incision : puis tire la peau du ventre en haut, par l'espace d'vn doigt : et là auec vn rasoir ou spatule, perce iusques au lieu vuide, tellement que l'eau en puisse sortir. Et lors, auant qu'il en sorte notable quantité d'eau, lasche la peau, afin qu'elle bouche le trou du siphac, et empesche que l'eau ne sorte, iusques à tant qu'auec vne rostie de pain trempée en vin, ou semblable chose, le patient soit recreé.

Puis tire la peau en haut, et y mets vne cannule d'airain, ou d'argent faite artificiellement, et permets qu'il en sorte de l'eau, non pas beaucoup, ains tant que la vertu du malade le pourra supporter. Car il vaut mieux (comme dit Auicenne) se tenir au dessous, et par fois, et de peu à peu vuider, en conseruant la vertu, que de vuider tout à vn coup, et exactement, et conduire le malade à syncope, ou à la mort : estant tousiours memoratif, qu'à toute éuacuation la foiblesse est conjointe. Quand tu en auras tiré quelque portion, retire la canule, et laisse abaisser la peau, afin qu'elle bouche la playe du siphac, et bande le. Et qu'il ne soit pensé iusques à l'autre iour. Et derechef conforte le malade, le nourrissant de viandes, et breuage d'eslite, subtils, de bonne odeur, et confortatifs. L'autre iour opere de mesmes, et le suiuant aussi, iusques à ce que la plus grande partie de l'eau soit sortie : puis consolide la playe. Et s'il y reste de l'eau, desseiche là auec les dessicatifs des susdits. Quelques-vns font la premiere incision iusques au siphac : Puis en escorchant descendent vn peu, et là ils percent le siphac : puis ils y procedent comme dit est, mais tout reuient à vn : car ils sont percez diagonalement, et les trous se bouchent diagonalement en toutes les deux façons.

En la *tympanite,* la matiere soit vuidée par le ventre, et par la vescie,

suiuant ce qu'a esté dit de l'ascite. Et les clysteres et suppositoires
d'huile de ruë, de cumin, et borax, y sont vtiles. Le foye soit aussi conforté, comme dit est. Qu'on dissipe la ventosité de par dedans, auec le
diacumin et l'électuaire des bayes de laurier : et de par dehors qu'on
frotte souuent auec des ails, et soit éuaporé auec du millet, et souphre.
Et quelquefois il est necessaire d'y mettre des ventouses.

En l'*hyposarque* il est bon d'éuacuer auec des *pilules d'agaric*, lesquelles se font ainsi : PR. *de l'agaric, deux drachmes : suc d'eupatoire,
rheubarbe, aristolochie ronde, de chacun deux drachmes.* Qu'on en
fasse des pillules auec l'oximel squillitic, et en soit baillé deux drachmes.

Le foye soit conforté de par dedans auec des *trochisces de lacca* qui se
font ainsi : PR. *lacque, et rheubarbe, de chacun trois drachmes :
semence de ache, amni, et generre, spicnard, amandes ameres, mastic,
squinanth, coste cabaret, garence, aristolochie, gentiane, suc d'eupatoire, de chacun vne drachme et demie.* En soyent faits troschisces,
pesans vne drachme : et qu'on en donne auec l'apozeme de racines. De
par dehors soient faits epithemes sur le foye, avec le spic-nard, mastic,
souchet, squinanth, canelle, canne aromatique, saffran, et myrrhe, destrempez en vin adstringent. Que le patient soit aussi enseuely dans l'areine
chaude [1], au soleil chaud, et soit estuué au four, duquel on aura retiré le
pain : et qu'on fasse les autres choses à euaporer et resoudre la matiere,
que l'on verra estre expediente.

SEPTIESME CHAPITRE

Des Apostemes des hanches, et de leurs parties.

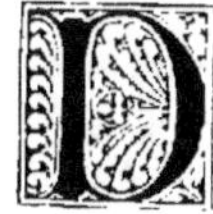ES apostemes des parties des hanches [2], les vns sont faits és
parties contenantes : et iceux n'ont rien de propre en causes,
signes et cures, ains sont traitez comme les apostemes communs des autres membres.

1. « Cum arena calida. » Canappe dit : « en sablon ou en arene chaude ».
2. Par hanches, il entend les parties basses du ventre, depuis le sumen, iusques
aux cuisses et parties honteuses, comme il a dit au septiesme chapitre, doctrine
seconde, du premier traité. Leurs parties sont quant aux contenantes, le mirac
(c'est-à-dire, abdomen), le siphac (c'est-à-dire peritoine), le Zirbe (qui est la coiffe)
et les os. Les contenus sont le boyau culier, l'amarrhy, la vescie, les vreteres, les
vaisseaux spermatiques, les nerfs, veines et arteres qui descendent en bas. Finalement celles qui procedent au dehors, sont les testicules, leur bourse, et la verge,
les aynes, les fesses, les muscles qui descendent aux cuisses, etc. (J.)

Les autres sont faits és parties contenuës, qui ne sont pas de cette escriture [1].

Les autres sont faits és parties, qui sortent en dehors comme és aines, testicules, verge, vulue, et fondement.

De ceux qui sont faits és aines, il en a esté dit cy dessus aux aisselles. Il nous faut icy dire des autres.

Et premierement de l'hernie, et des apostemes de l'oschée ou bourse [2] des testicules, qui sont appellez d'vn nom commun hernies ou ramices.

Des *hernies* donc des testicules, les vns sont proprement dits apostemes, et les autres par similitude. Il y en a cinq qu'on nomme proprement apostemes, et le sont : sçauoir est l'hernie humorale, l'aigueuse, la venteuse, la charnuë et la variqueuse. Par similitude sont hernies (ains plustost eminences, rompures ou greueures) la Zirbale, et l'intestinale. De celles qui sont proprement apostemes, il en sera dit icy : des autres cy apres au sixiesme traité.

De l'hernie humorale. L'hernie humorale est aposteme chaud ou froid, sanieux ou non sanieux, d'humeurs ne declinans guieres du naturel, engendré en la bourse des testicules. Ses causes, signes, et presque la cure, sont de mesme que des apostemes des autres membres, excepté que d'autant que ces membres là sont fort sensibles, et logez en lieu bas et quasi emonctoires de nature, cachez [3] et pourrissables, et honteux à monstrer, sont de plus difficile curation. Excepté aussi qu'ils ont quelques remedes propres, comme au purger, de bailler des suppositoires [4], selon Auicenne : car en attirant la matiere au fondement ils profitent magnifiquement. Et à repousser, est approprieé la Cymolée auec du vinaigre, nonobstant que les testicules soyent membres principaux, toutesfois ils ne sont pas necessaires à l'estre de l'indiuidu, ains de l'espece, comme dessus a esté dit. A resoudre on appropie la farine des febues, et l'eau des choux : et pour appaiser la douleur, les fueilles d'hyoscyame obtiennent le premier rang. Ce que ie dis en matiere chaude. Car en matiere froide, on met du fenugrec, et du cumin, auec la farine de febues.

S'ils tiennent la voye de maturation, soyent meuris, et ouuerts comme

1. C'est à dire, du traité de la Chirurgie. Car tous maux internes et cachez appartiennent aux Medecins. (J.)

2. Oschée, est la bourse des testicules nommée des Latins *scrote* ou *scarte* : et son milieu est appellé *cousture* ou *commissure.* Or toutes les tumeurs de ce lieu icy, soit en la substance de la bourse, ou des testicules, ou en l'espace interieur, en quelque façon que la bourse soit enflée, sont nommez des Grecs *cele*, les Latins *Hernie et Ramice.*

3. « Absconsa », secrets.

4. « Vt in purgando administrentur suppositoria. »

les autres : sauf que l'ouuerture pour crainte d'vne fistule, soit esloignée tant que sera possible du fondement, aupres duquel elle s'engendre aisément.

S'ils se conuertissent à durté, soyent remollis comme les autres : mais Auicenne a remollir la durté des testicules, aproprie le son qui soit incessamment pilé et criblé, et puis paistry auec oxymel, auquel on ait destrempé de l'ammoniac. Soit appliqué chaud sur le lieu, et souuent renouuellé : car il est conuenable à toute durté, comme il dit. Et en tous il faut que les testicules soient soustenus auec vne ligature en coëffe, jointe au brayer.

De l'hernie aigueuse et venteuse. Hernie aigueuse est aposteme aigueus en la bourse des testicules tout ainsi que la venteuse, venteux. Elle est double, l'vne espanduë par toute la bourse, l'autre non espanduë, ains enclose dans vn sachet, comme si c'estoit vn œuf, ainsi que dit Albucasis, laquelle peut estre menée par le dydime iusques à l'aine [1] comme le testicule. Et quelquefois elle entre par le trou du siphac. Parquoy i'en ay veu beaucoup de trompez, croyant que ce fust vne rompure.

La *cause* de ces hernies est debilité de la vertu digestiue, principalement du foye. Et à cela fait aussi le mauuais regime, comme dessus a esté dit de l'hydropisie, et des apostemes venteux, et aigueux : ausquels il faut recourir pour l'accomplissement de la cure de ceux-cy.

Les *signes* de l'hernie aigueuse sont enfleure et pesanteur, auec mollesse et splendeur luisante. Signes de la venteuse sont, enfleure et legereté auecques resistance, claire splendeur. Or comme l'aigueuse vient successiuement, ainsi la venteuse soudain, ainsi que dit Guillaume de Salicet. Aussi comme les apostemes communs rarement sont trouuez simples, ainsi ceux-cy le plus souuent sont meslez, mais ils sont nommez de l'humeur qui domine comme dessus a esté dit.

En toute hernie apostemale, il se faut aduiser des testicules : car le long sejour des choses estrangeres, aupres d'eux, les altere, et corrompt, comme disent les docteurs [2].

La *cure* topique (supposé l'vniuerselle ditte en hydropisie et és apostemes aigueux et venteux) selon Galen au quatorziesme de la *Therap.*, est euacuation de l'aquosité, laquelle se fait par medicamens, ou par chirurgie. Par medicamens elle est accomplie en toutes deux, auec les em-

---

1. Didyme, proprement, est le testicule mesme, parce qu'il est gemeau : mais à nostre autheur il signifie la tunique elythroïde, ou la gaine, par laquelle passent et repassent les vaisseaux spermatiques. Et il est appellé didyme, parce qu'il est double : comme a esté dit au septiesme chapitre, doctrine seconde, du premier traité. (J.)

2. « Vt innuunt doctores », 1499; ms. de Montp. : « se dient les docteurs ».

plastres de l'hydropisie, et des apostemes venteux et aigueux. Et à l'aigueuse, Auicenne aproprie cette emplastre : PR. *du nitre, dix drachmes : cire, deux drachmes et demie : huile, deux onces* [1] *: poivre, et bayes de laurier, de chacun vingt-cinq :* soit fait emplastre.

Et à la venteuse on permet le cumin, la ruë, le calament, et l'huile costin et nardin. Par la chirurgie qui proprement conuient à l'aigueuse [2] (car en la venteuse Albucasis n'a veu aucun qui ait osé entreprendre sa curation avec le fer : jaçoit que Halyabbas dise, qu'il en opere comme d'vn aneurisme) elle est accomplie en plusieurs sortes :

Premièrement, Galen au quatorzième de la *Therapeutique*, commande d'en extraire l'eau auec vne syringue, ou auec vn seton. Le seton est fait ainsi : auec des tenailles plattes, percées au bout, on prend la bourse (se desnoyant de sa cousture) jusque au vuide : puis on passe par le trou des tenailles, vne aiguille longue ardente [3], à la teste de laquelle est le seton : puis en ostant les tenailles et l'aiguille, on y laisse le seton, sur lequel és premiers jours on applique de l'huile, auec blanc d'œufs, et és ensuiuans vne fueille de choux. On l'agite et remuë : et on l'y laisse jusques à tant que l'eau soit vuidée. Mais Auicenne (lequel Guillaume ensuit ayant haussé les testicules, auec vn phlebotome large il fait ouuerture en la mesme part, iusques au lieu de l'eau : et l'eau estant vuidée, il ferme. Et à ce qu'elle ne reuienne, il commande mettre vn emplastre restrinctif sur l'aine, auecques le brayer. Et si l'eau reuient (comme elle fait communément dans six mois, ainsi que dit Albucasis) il commande reïterer l'operation : et ainsi le malade passera sainement ses iours : Albucasis et Halyabbas font ouuerture du milieu de la bourse, iusques auprès de l'aine, et en ayant retiré l'eau, ils consolident tellement le didyme, que l'eau ne peut plus descendre. Quant a moy, j'obserue la maniere qui s'ensuit, principalement en l'eau qui est enclose dans vne vescie : ie conduis l'œuf par le didyme, iusques à l'os du penil, et de la part du ventre, afin qu'il n'entre dedans, ie commande au seruiteur de tenir ferme. Et moy, de la part de la bourse, afin qu'il ne descende, tiens aussi ferme : et a donc ie fais ouuerture auec vne lancette, et en retire l'eau. Puis à consumer le sachet i'y mets vn peu d'arsenic auec du cotton, et après que l'eschare est tombée, ie consolide et cicatrize bien ferme. Quel-

----

1. Les autres lisent *huile vieux*; les autres, *huile laurin*. Mais Auicenne, duquel ce remede a esté prins, demande simplement de l'huile. (J.)

2. Tous les autres lisent : *Et à la venteuse on permet, et l'huile costin et nardin, excepté la chirurgie, qui proprement convient à l'aigueuse.* Nous avons restitué ce lieu, de façon qu'on entend plainement que la chirurgie convient à la seule aigueuse. (J.) — Le texte que Joubert a restitué est celui du ms. de Montp. et de l'édit. de 1559.

3. « Ignita. »

ques-vns (comme maistre Pierre d'Orliac) ouurent le lieu sur le penil [1], auec vn caustique et corrosif, iusques au vuide du dydime, puis en perçant, conduisent la queuë de l'esprouuette iusques au lieu de l'eau, et ils l'en sortent, et l'escharre tombée, ils consolident et cicatrizent.

Les autres parfont ladite operation auec vn cautère actuel. Quelque façon que ce soit, pourueu seulement que l'aquosité en soit retirée, et ne reuienne point, elle est bonne. Mais si le testicule estoit corrompu (ce qu'on apprend par la puanteur, et mauuaise couleur) suiuant le conseil d'Albucasis, le didyme soit lié au dessus, et retranché, et l'ayant sorty, pour plus grande asseurance, que l'on cauterise, comme dit Rogier, et le lieu soit traité comme des autres vlceres.

De l'hernie charnuë et variqueuse. L'hernie charnuë, selon Galen, des *Tumeurs contre nature,* est ditte schirrosité des testicules ou de la chair née aupres d'eux [2], comme dit Halyabbas : tout ainsi que la variqueuse (qui est vn mot nouueau) est ditte naissance de veines contre nature en iceux.

Leurs causes sont, l'abondance des gros humeurs qui courent au lieu et la foiblesse de la partie.

Les signes de la charnuë sont, durté et enfleure, auec longue durée de temps, et petite ou nulle diminution : et quand on la touche, tout ce qui est dans le testicule s'esmeut.

Les signes de la variqueuse, sont repletion de veines entortillées en façon de vigne, et remollissement des testicules.

Les iugements de ces deux hernies, selon Albucasis, sont qu'elles sont difficiles, et dangereuses à operer. Parquoy il luy semble qu'il vaut mieux les laisser, que les extirper : toutesfois il faut reciter l'operation que les premiers y ont fait.

La *curation* locale (supposée la diette vniuerselle) doit estre esprouuée premièrement auec les mollificatifs et resolutifs, dits cy dessus és chapitres des glandes et du schirre. Mais si cela ne profite, et tu es fort importuné de prieres, après avoir predit le danger, suiuant la doctrine d'Albucasis, incise la peau des testicules [3]. Et si tu peux, separe librement la chair du

---

1. « Super pecten. » Pecten, le pubis, les os du pubis (Celse, Pline).

2. Elle naist facilement contre l'externe tunique des testicules qu'on nomme elithroïde, laquelle est aucunement charnuë. Là où nous lisons *scirrhosité,* les autres ont *schiracon,* et Halyabbas *sclirre.* Or cét autheur veut, que ce soit vne autre espece de hernie charnuë, en laquelle on trouue vne tumeur dure et pierreuse. (J.) — « Dicitur testiculorum, vel carnis natae, iuxta ipsos : vt dicit Halyab. schiracon, sicut varicosa... », 1539.

3. C'est-à-dire, leur propre tunique, et non pas la bourse : car nous supposons qu'elle est desia ouuerte. S'ensuit le mot *scirrhé,* en lieu duquel les autres lisent *soub cirat :* qui signifie *corrompu,* au langage de Languedoc : comme ils disent le

testicule, coupe, et l'en oste. Si tu ne le peux séparer, ou que le testicule mesme soit schirré, ou corrompu, lie au dessus le didyme, et coupe,
cautérise, et en oste tout : puis coulds la playe.

Si elle est variqueuse lie là en haut et en bas : et coupe tout net ce qui
sera au milieu, et le tire dehors, coulds, puis gueris la playe, comme
dit est. Ou fais l'operation auec vn caustique et corrosif, ainsi que faisoit
maistre Pierre [1], comme il a este dit cy dessus aux glandes.

Des apostemes de la verge et de l'amarry. Les apostemes de la verge,
et aussi de l'amarry [2], s'approchent fort de la curation des apostemes des
testicules, toutesfois d'autant que ce sont parties plus chaudes et inflam-
mables que les testicules, elles supportent mieux au commencement
les astringents : nonobstant que ce sont quasi emonctoires, et membres
principaux, quant à l'espece, non pas quant à l'individu, comme souuent
il a esté dit. Et en la procedure, ils ont besoin de plus grand'sedation,
à cause de leur grand sentiment, et de plus grand'transpiration, d'autant
qu'elles se pourrissent promptement. Et parce és apostemes chaudes,
quant au commencement, Auicenne loüe les lentilles, escorce de grenades, roses cuites en eau, incorporées auec huile rosat : et le populeon,
et la morelle y valent. Et à la mitigation de douleur, on accorde fomentation de mauues, et d'hyoscyame : et l'epitemation auec huile violat, et
aulbins d'œufs meslez ensemble. Et la moüelle de pain blanc infuse
et trempée au laict, bien melée auec moyeux d'œufs à demy cuits, et vn
peu d'opion, et de saffran, incorporez auec huile de pauot. A la transpiration et mondification aide beaucoup le frequent remuëment : et que le
trou de la verge soit tenu ouuert, auec tentes de cire ou de drapeau. Et
les bandages à soustenir soyent faits en forme de sachet, auec le brayer,
à quoy ils tiennent, et que le bandage n'apporte aucunement douleur.

De l'extension venteuse, qu'on nomme Priapisme, on en dira cy
apres.

Des apostemes du fondement. Les apostemes du fondement ont aussi
tres-grande conformité auec les susdits apostemes : et outre ce, ils ont
de spécial, qu'aux maturatifs et sedatifs, on y adjouste du tasse barbat.
Et estant meurs, qu'on ne permette pas que la sanie soit longuement au

---

vin ou le laict, *soub virat* ou *girat*, pource que les François disent *tourné* et *gasté*.
Mais le texte latin dit *schirratus.*

1. Celtuy-cy est Pierre de Orlhac, duquel il a fait mention vn peu auparauant.
Souuent il l'appelle *maistre Pierre* absoluëment : parauanture parce qu'il estoit fort
cognü de sa renommée. (J.)

2. « Et etiam vuluae. » Vulva, vulve, matrice (Pline). — Canappe dit : « Les apostemes de la verge et de la vulue ou matrice... »

lieu. Les ouuertures soyent faites rondes, quasi en forme de Lune, afin que les humeurs en soient retirées plus aisément, et ne s'assemblent au lieu, et y fassent des fistules.

Comment on doit curer les hemorroïdes, et les fistules du fondement, il sera dit cy après.

IIVICTIESME CHAPITRE

Des Apostemes des cuisses et des iambes, ou grands pieds.

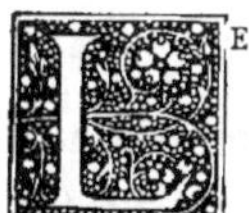 ES apostemes des cuisses et des iambes, ne varient point des apostemes communs des autres membres, sinon qu'il ne faut pas faire ouuertures profondes deuant la roüelle du genoüil : d'autant qu'il s'en ensuit de mauuais accidens, desquels peu de gens sont deliurez, comme dit Auicenne : et Henric le confirme de son experience.

De l'Elephantie, des Varices, et de la veine Meden.

 UELQUEFOIS aduiennent aux iambes des enfleures et grosseurs contre nature, qu'on dit varices [1], veine Meden, et Elephantie. Varices sont veines dilatées et entortillées en manière de vigne, diuersifiées, et ramifiées, à la cuisse et au pied le plus souuent : car elles sont quelquefois trouuées és autres parties. La veine Meden (ainsi ditte d'Auicenne, et crurale d'Albucasis, et fameuse d'Halyabbas) est vne veine allongée en façon de varice et de vers, qui se meut volontairement : et commence avec inflammation, vesication, et douleur. Elephantie est addition de chair és pied, et iambes, outre mesure : comme l'on void és pieds des Elephans.

Les *causes* de ces maladies sont presque tout vnes [2], sçauoir est gros sang mélancholic et phlegmatic et aduste : lequel descend à ces lieux-là à cause de sa multitude ou des grands trauaux. Et pourtant elles aduiennent à ceux qui viuent melancholiquement, et qui portent fardeaux, et apres les maladies aiguës, quand la matiere est rejettée en cet endroit.

1. Albucasis, en lieu de varice, dit assez elegamment, vigne : parce qu'il y a un tel retortillement de ces veines, comme sont les fleaux d'une vigne. (J.)
2. « Sunt eadem. »

Les *signes* sont manifestes : car la chacune est distinguée de sa semblable, par la douleur et le regime precedent, comme dit Auicenne.

On iuge qu'elles sont difficiles, et qu'il faut craindre de les traiter, mesmes[1] quand sont vieilles, et confirmées. Parce que quand la matiere qui souloit[2] courir és lieux vils est retenuë et paruient aux supérieurs, elle ameine pire disposition, selon Auicenne, et pour ce il est escript au douziesme *Aphorisme* d'Hippocras[3], au sixiesme liure : A celuy qui est guery de vieilles hemorroïdes, si on n'en reserue vne, il y a danger que ne se fasse hydropisie ou phthisie. Et pourtant il vaut mieux en tels, ne les guerir pas : car en estant gueris ils meurent plustost, et sans en estre gueris, ils viuent longuement. Ie l'ay ainsi veu aduenir en plusieurs : et Lanfranc tesmoigne de mesmes. Dauantage ces passions s'entresuiuent, et le plus souuent engendrent vlceres mauuais et de difficile guerison. Outre ce le retranchement de ces maux est suspect d'hemorrhagies, et de cancrositez : Or ces passions sont regionales[4], et quasi hereditaires, surtout la veine Meden, qui est multipliée en cette region là : et par consequent elle se multiplie és autres ainsi chaudes. Albucasis met dehors la veine Meden ou crurale, auec vn poix de plomb, à la longueur de quinze ou vingt espans[5]. Iamais ie n'en vis, ne Galen aussi, comme tesmoigne Auicenne.

La *curation* a trois intentions. La premiere est en la vie, à ce que l'humeur gros et melancholique ne soit engendré. La seconde en la matiere antecedente, afin qu'estant engendrée elle soit vuidée. La troisiesme en la coniointe, qu'elle soit consumée en la desseichant ou vuidant.

La premiere intention est accomplie selon Rhasis, qu'on s'abstienne de viandes grossieres et melancholiques, comme sont chairs de vache et de venaison, confitures de miel, lentilles, choux, et blé cuit : pain sans leuain, vin gros, doux : et qu'on obserue toute la maniere de viure ditte cy-dessus és apostemes melancholiques. Qu'il se garde aussi de cheminer trop, et d'estre debout sur ses pieds. Soit content de viandes subtiles, qui nourrissent peu, et engendrent sang subtil : comme sont chairs de poulets, pigeons, et cheureaux. Les herbes subtiles[6], les moyeux d'œufs mollets, et le vin blanc subtil sont bons, et le pain bien appresté.

---

1. « Praecipue. »
2. « Solebat », de solere, avoir coutume. — Souloir, avoir coutume (Du Cange).
3. L'édit. de 1559 dit : « Juxta illud Gal. sexto aphorismorum duodecimo ».
4. Le ms. de Montp. : « Viennent en certaines régions ».
5. « Albuca. cum pondere plombi in longitudine xv, vel xx palmarum extrahit. » — Espan, mesure de la main étendue (Du Cange).
6. Le vulgaire les appelle *herbettes*, et *bonnes herbes*, comme sont, la laictuë, la bourrache, l'ozeille, et le pourpier. Le chou, la porée, et semblables, sont plus grosses, et estimées moins saines, parce qu'elles engendrent plus gros suc. (J.)

La seconde intention est accomplie, par la saignée et les pillules d'hermodactes majeurs, et l'hiere de Roux[1], epithyme, polipode, et pierre d'azur[2], et par le vomir vne fois la sepmaine, et en vsant de la tryphere mineur.

La troisiesme est accomplie en mettant des astringents dessicatifs et fort resolutifs, sur le pied et la iambe.

Et qu'auec ce, il vse de ligature de bas en haut, comme dessus a esté dit des aposthemes phlegmatics, et de la Chiragre : ou il faut recourir pour cet affaire. A cela sont ordonnez trois ou quatre formes de remedes.

Le premier est, le lauement de la communauté auec l'eau des mareschaux[3], et terre Cimolée[4], et vinaigre.

Le second est, l'Epitheme de Rhasis, auec eau de cendres, et la decoction de la semence de choux, stœchas Arabic, lupins, fenugree, nitre, et crotte de chieure.

Le troisiesme est du mesme Autheur, auec de la myrrhe, aloës, acacie, hypocyste, et alun, dissouls en vinaigre.

Le quatriesme est de Theodore, propre à la matiere qui est plus phlegmatique, et venteuse. Il se fait ainsi : PR. *racine d'asphodeles, d'hiebles et feuchere, fueilles de sureau, pariloire, et choux rouges,* cuits auec du vin, et eau de mer.

Ils seront meilleurs pilez et incorporez auec lie de vin. Et si de cecy on faisoit vne estuue, il ne vaudroit pas moins. Or s'il y a inflammation, et vesication auec douleur (comme il aduient en la veine Meden) Auicenne commande l'emplastrer auec les sucs froids cognus, et des deux sandauls, psyllion, aloës, myrrhe, et camphre.

Et, s'ils ne valent rien, et tu es instamment requis, incise la chair prés du ply du genoüil, là où est apparent le tronc, et la racine de toutes varices : Ou, sans incision, la veine soit prinse auec des crochets, en deux parts distantes de deux ou trois doigts : et lie fort auec bon fil de soye : puis hausse en descharnant, et tranche qui est entre deux[5]. Puis deffais la ligature faite vers la partie basse de la varice; et en ramenant le sang en haut, auec les mains, mets le dehors tant qu'il sera possible, et consequemment cauterise le chef de la veine superieure, et toute la playe,

---

1. « Hiera Rufi », la hiere de Rufus (Mingel.), yera rufini.

2. « Et lapide lazuli. »

3. « Lauamentum communitatis cum aqua fabrorum. » Mingelousaulx dit : « Vne espece de lotion ou de bain particulier duquel tous nos Chirurgiens se servent, on prend de l'eau de la forge, de la terre cimolée et du vinaigre ».

4. Cette terre est auiourd'huy incognuë, et en son lieu coustumierement on prend la ratisseure de la meule, contre laquelle on aiguise les cousteaux. Elle s'amasse au fond du vaisseau qui reçoit et contient l'eau, de laquelle la meule est moüillée et arrousée. (J.) — V. le Glossaire.

5. Le ms. de Montp. : « et puis si coupe ce qui est entre les deux ligatures... »

auec vn fer chaud, ou auec de l'arsenic : et ayant mondifié, consolide fermement. Et s'il y reste quelque portion de ce sang-là, consomme-le, et desseiche tant que tu pourras, auec les medicaments susdits.

Quelques-vns, comme Albucasis, ordonnent telle operation auec le fer, en deux manieres : l'vne est, que en incisant, le sang noir en soit retiré : l'autre qu'on arrache la veine auec le sang.

L'incision est ainsi faite : Ayant lié la cuisse iusques au genoüil, d'vn bon tissu, la veine soit taillée et ouuerte en deux ou trois lieux, puis en pressant et conduisant le sang iusques aux lieux ouuerts, tant qu'il sera possible, soit mis dehors : puis tel regime soit ordonné au malade, qu'il n'en soit offensé à l'aduenir.

On enleue et arrache toute la veine, en incisant la peau vis à vis des varices, en tant de lieux et tels [1], que l'on prenne la veine auec des crochets, sans qu'elle soit ouuerte : et qu'on la tire tant qu'elle soit arrachée d'en haut et d'en bas. Puis la playe soit traitée auec laine trempée en huile et vin, iusques à la guerison.

La premiere maniere me semble plus asseurée : et Galen commande de la faire aux tempes, pour le rheume chaud des yeux, au treiziesme de la *Therapeutique*, où il adiouste : Nous traitons ainsi les varices, mettans premierement vn lien aux tempes comme dessus, et coupans l'entre-deux. Et Halyabbas au neuuiesme Sermon de la seconde partie de la *Disposition royale*, l'approuve, et la met.

De la podagre, et de la douleur des iointures, il en sera dit au sixiesme traité, auquel seront mises les passions qui ne sont proprement apostemes, ne playes, ne passions des os.

---

1. « In tot et talibus locis. » — Canappe : « en tant, et en tels lieux que sans ce que la veine soit ouuerte soit comprise avec crochet et soit tirée hors jusqu'à tant qu'elle soit arrachée. »

TROISIESME TRAITÉ

Cy commence le troisiesme traité, qui est des playes, contenant deux doctrines.

La première doctrine *est des playes, entant qu'elles sont en membres simples.*

La seconde doctrine *est des playes en special, entant qu'elles sont en membres composez.*

La **PREMIÈRE DOCTRINE** *a cinq chapitres.*

Le premier chapitre *est un propos général des playes et solutions de continuité : où il est traité de l'engin de retirer les dards, et autres choses fichées : la maniere et qualité d'vnir les lèvres des playes, et de les coudre : de faire tentes, mesches et plumaceaux : et les manieres des ligatures communes (car les propres ligatures seront trouuées és propres chapitres), du regime, et dietté des blessez, de la correction des accidens suruenus aux blessez, comme de la douleur, intemperature, aposteme, fièvre, conuulsion, paralysie, éuanouissement, resuerie et semblables.*

Le second chapitre, *de la playe faite en la chair : de l'incision, et playe simple, petite, sans deperdition de substance. D'incision, et playe grande, superficielle, et non profonde. De la playe profonde, et occulte. De la playe caue, auec perte de chair. De la playe, auec perte de cuir. De la playe, en laquelle y a chair superfluë. De la playe contuse, et altérée de l'air, douloureuse, et apostemeuse. De la playe morduë et venimeuse.*

Le troisiesme chapitre, *de la playe et flux de sang des veines et arteres.*

Le qvatriesme chapitre, *des playes des nerfs, cordes et liens. De la piqueure des nerfs, de l'incision des nerfs. Du nerf desnué, du foulement, et concussion de nerfs.*

Le cinqviesme chapitre, *de la playe des os, et cartilages.*

La **SECONDE DOCTRINE**, *de la curation des playes en particulier, entant qu'elles sont en membres instrumentals composez; a huict chapitres.*

Le premier chapitre, *des playes de la teste. De la playe faite par incision, sans fracture du crane. De la playe faite par incision, auec frac-*

ture du crane, non penetrante. De la playe faite par incision auec fracture du crane sans deperdition de substance, penetrant iusqu'à la superficie interne. De la playe auec contusion, et petite fracture de l'os. De la playe auec contusion, sans fracture du crane. De la playe auec contusion, et petite fracture. De la contusion auec grande fracture. De la correction des accidents. Des medicaments capitaux et des instruments auec lesquels est faite l'operation.

Le SECOND CHAPITRE, des playes du visage, et de ses parties. Des playes des yeux. De ce qu'est entré dans l'œil. Du tarfe, qui est sang venant dans l'œil, à cause des playes et coups. Des playes des paupieres. Des playes du nez. Des playes de oreilles, et des leures.

Le TROISIESME CHAPITRE, des playes du col, du dos, et de leurs parties.

Le QVATRIESME CHAPITRE, des playes des espaules, et des bras.

Le CINQVIESME CHAPITRE, des playes de la poitrine, et de ses parties.

Le SIXIESME CHAPITRE, des playes du ventre, et de ses parties.

Le SEPTIESME CHAPITRE, des playes des hanches, et de leurs parties.

Le HVICTIESME CHAPITRE, des playes des cuisses, iambes et pieds.

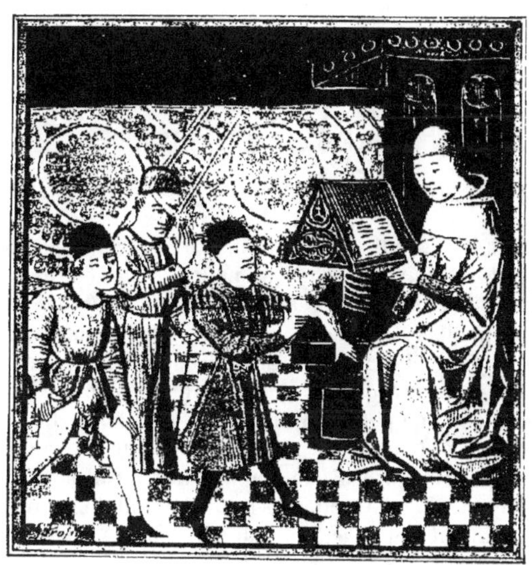

Miniature 3. — Cette gravure est la reproduction en même grandeur d'une miniature qui se trouve en tête du *Traité des plaies*, fol. 66 du *ms. français* nº 396 de la Bibliothèque nationale. — *Ms. du xvᵉ siècle*.

CY COMMENCE LE TROISIESME TRAITÉ

qui est des playes, contenant deux doctrines.

LA PREMIÈRE DOCTRINE est des playes, entant qu'elles sont en membres simples.

LA SECONDE DOCTRINE est des playes en special, entant qu'elles sont en membres composez.

La première doctrine a cinq chapitres.

PREMIER CHAPITRE

Propos general des playes et solutions de continuité.

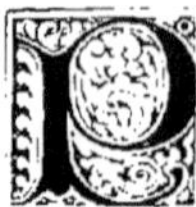PLAYE est solution de continuité recente, sanglante, sans pourriture, faite en parties molles. Solution de continuité est mise là pour genre, au premier des *Maladies et Symptômes*, laquelle est maladie commune aux parties simples, et composées, toutes fois elle aduient plus proprement aux simples, qu'aux composées, selon Auerrhois au second et troisiesme *Colliget* : veu qu'en icelles est sauuée [1] vne plus vraye raison de continuité. Le surplus est mis pour difference : sçauoir est « recente, sanglante, et sans pourriture », à difference d'vlcere, qui est auec pourriture. « En parties molles », est mis à la difference des fractures, lesquelles aduiennent aux membres durs. Aussi suiuant cette generale diuision des parties, Ioannice disoit

NOTICE SUR LE TRAITÉ DES PLAIES. — Je n'ai que peu de remarques à faire sur ce Traité, ayant déjà parlé des plaies dans l'Introduction. C'est un des plus remarquables de Guy, dans lequel il présente une bonne classification des plaies, en donne une description détaillée et insiste minutieusement sur les sutures, les pansements, etc., prouvant ainsi qu'il était un médecin praticien, attentif et soigneux. Fidèle à la doctrine d'Hippocrate et de Galien, il recommande les pansements desséchants (antiseptiques), qui préviennent l'humidité de la plaie, la pourriture, la suppuration, la sanie.

Voici ce que Mingelousaulx disait du chapitre général des plaies en 1683 : « Ce discours general des playes est un chef-d'œuvre de Guidon, tous les Chirurgiens le doivent lire, l'apprendre, et se venter hardiment qu'ils possèdent tout ce que les anciens et modernes ont écrit sur cette matiere. COURTIN dans son *Traité neufième des playes en general* n'a fait autre chose qu'exposer toutes les maximes de nostre Autheur, les estendre un peu plus au long, et les partager en divers chapitres, qui servent comme de reposoirs pour delasser le lecteur, et afin qu'il les mette plus commodément dans sa mémoire. PARÉ [2] tout au contraire les reduit en petit, sans avoir rien oublié de ce qui est necessaire, afin que son Lecteur ne fut pas rebutté par un discours trop vaste et estendu. FABRICIUS D'AQUAPENDENTE dans son *Traité des playes*, a répandu tout ce qui est contenu dans ce propos general en divers endroits de son Traité; de sorte que quoy qu'il ait depaïsé ces maximes, il ne les a pourtant pas déguisées, il n'a fait que les embellir et leur donner quelques agréemens nouveaux pour les rendre plus éclatantes; et si on prend la peine de lire les ouvrages des autres qui ont fait des traittez des playes on y trouvera tout ce que Guidon enseigne en ce lieu et pas grand chose au dela : pour TAGAULT il a trouvé ce chapitre si beau qu'il là creu digne d'estre inseré mot à mot dans

1. « Soluetur. » Le ms. de Montp. dit : « est trouvée ».
2. A. Paré a reproduit en grande partie ce qu'avait dit Tagault.

que la chirurgie est double : ou en la chair, ou en l'os : car il a entendu
par chair, les muscles, nerfs, et veines, lesquelles, le nouueau Commentateur sur le troisiesme de l'*Art medicinal* [1], comprenoit sous parties
molles et moyennes.

Solution de continuité a plusieurs especes, selon Auicenne au second
Fen [2] du premier *Canon* : playes, vlceres, ouuerture, piequeure, incision,
arrachement, fractures et semblables : desquelles nous dirons les descriptions et differences en leurs lieux. Et ne se faut soucier de la diuersité des mots, pourueu seulement que les choses soyent entendues. Aussi
ie trouue bien souuent l'vn mis pour l'autre, car playe et vlcere en la
traduction grecque [3] c'est tout vn : mais en l'Arabique ils different.
Et certainement la translation grecque a mieux dit : car des playes ou
vlceres selon Galen au quatriesme de la *Therapeutique*, il n'y a que
deux tres-grandes differences : sçauoir est, l'une sans cause presente,
et l'autre associée de la cause efficiente. Haliabbas au sixiesme Sermon
de la *Royale Disposition*, estime tout un, vlcere, et playe.

Les *especes* de solution de continuité, prennent leurs *differences* principales de trois choses : *premierement* de la nature des parties où elles
sont faites : et ainsi nous disons au troisiesme du *Techni*, que les vnes
sont faites en parties similaires, et simples, les autres en organiques. Et
de celles qui sont en parties similaires, les vnes sont en parties molles,
les autres en dures, et les autres en moyennes : Et de celles qui sont
és molles, aucunes sont en la chair, et quelques-vnes en la graisse. De
celles qui sont en parties dures, les vnes sont en la substance de l'os,
et les autres en la jointure. De celles qui sont en moyennes, les vnes
sont és nerfs et ligaments, les autres és arteres et veines. Mais de celles

sa Chyrurgie, de sorte que tous les autheurs ont unanimement approuvé cette
doctrine, et ie vois qu'elle est suivie de tous les plus fameux Praticiens : ce
qui prouve puissament qu'Hypocrate et Galien desquels on la tirée, ont
fourny des sources vives et abondantes pour le soulagement des hommes,
lesquelles on ne peut divertir ny altérer, sans porter un tres grand preiudice
à tous ceux qui ont besoin du secours de la Chyrurgie. »

Guy de Chauliac se sert quelquefois du mot ulcères, pour désigner les
plaies; Galien faisait de même, mais Hippocrate a appliqué constamment le
mot ulcères à la désignation des plaies et des ulcères vrais.

1. C'est le *Techni* de Galien.
2. Fen est une section du livre. Le *canon* est divisé en *livres*, le livre en *fen*, le fen
en *traités* ou *doctrines*, la doctrine en *sommes*, la somme en *chapitres*.
3. Il signifie la traduction faite par Nicolas de Reggio, du Grec immediatement
en langue Latine. Car ayans esté les liures de Galen traduits premierement en
langue Arabique, depuis auoient esté traduits de langue Arabique en Latin : et Guy
ayant toutes les deux interpretations, suit presque ordinairement cette derniere de
Nicolas (de laquelle aussi il est fait mention au chapitre singulier) laquelle est de
beaucoup plus vraye que l'autre. (J.)

qui sont en parties instrumentales, les vnes sont és principales, comme
au cœur, au foye, au cerueau : les autres en celles qui seruent aux principales, comme en la trachée artere, en l'oesophage, vescie, etc. : et les
autres en celles qui ne leur seruent pas, comme en l'oreille, en l'œil, etc.
Albucasis dit que les playes sont distinctes selon les lieux : car aucunes
sont faites en la teste, les autres au col, en la poitrine, au ventre, etc. :
et sont aussi distinguées selon les choses de quoy sont faites, comme
sera dit incontinent.

La *seconde difference* est prinse de l'essence de la solution, au
troisiesme de la *Therapeutique* : c'est que l'vne est simple, et l'autre
composée : simple, en laquelle il n'y a aucune disposition compliquée :
composée, en laquelle y a complication de deux ou de plusieurs dispositions. Dispositions qui n'ont pas raison comme de causes principalement faisantes playe, mais sans ' lesquelles la guerison n'est obtenue,
au quatriesme de la *Therapeutique* : et comme nous dirons au chapitre
suiuant, et encor plus cy dessous en traitant des vlceres.

La *troisiesme difference* est prise des propres differences de la solution mesme, au troisiesme dudit liure : comme de la grandeur et petitesse, de l'esgalité et inesgalité, de la profundeur et superficialité, de la
totalité et en partie, de la rectitude et obliquité, et leurs semblables.
Car de telles differences sont prins les iugements, et les intentions
curatiues, et les remedes, et la maniere de les accomplir. Dont Galen
disoit au troisiesme de la *Therapeutique*, qu'outre les indications premieres (qui ne sont dignes d'estre estimées parties de l'art, veu qu'elles
sont cogneuës des ignorans) il faut contempler les indications particulieres, de la substance, et action de chasque particule, de l'vtilité, et
situation : desquelles procedant, le Medecin cognoistra celuy qui ne
pourra guerir, et pour celuy qui peut receuoir guerison, il pensera
d'inuenter les remedes.

Des *causes*, iaçoit que selon Galen, au second des *Maladies et Symptômes*, les causes de toute solution de continuité en general sont, que les
vnes procedent du dehors, les autres du corps mesme : neantmoins les
causes des playes recentes, entant que playes, sont toutes choses qui
peuuent exterieurement percer, ou casser.

Halyabbas les a signifiées au quatriesme sermon de la *Disposition
Royale*, quand il dit que telles causes sont faites ou de corps sans ame,
comme d'espée, dard, pierre et semblables, ou qui ont ame, comme de
la picqueure des bestes venimeuses, et morsures des bestes sauuages.
Dequoy est prise autre difference des playes, que les vnes sont taillades,
les autres concussions ², et les autres morsures : de laquelle aussi est

1. Canappe dit : « mais sans la remotion desquelles ».
2. « Quaedam sunt incisiones, quaedam contusiones. »

prise indication curatiue, par accident toutes fois : car il est prouué au quatriesme de la *Therapeutique*, que de la disposition est prise indication : mais de la cause primitiue (comme de ce qui n'est) et du temps est prise signification [1].

Les *signes des playes* sont demonstrés au sens, et par la presence de chacun. Quand au iugement des playes, et autres solutions de continuité, il est comprins de la cognoissance de la substance, et action, et vsage des parties, et l'essence des dispositions [2], comme il a esté cy-dessus allegué. Et pour ce Galen iuge au quatriesme de la *Therapeutique*, que la playe, et autres solutions de continuité grandes et fortes, sont grandement perilleuses. Et qu'elles sont faites fortes en trois manieres : ou pour la principalité de la partie affligé, ou pour leurs mauuaises conditions [3], ou pour la grandeur de la disposition. Parquoy tous les coups prins en la teste, dans la poitrine et au ventre, apportent grand danger, et principalement, lorsque quelque partie interieure est aussi frappée. Et presque tous sçauent que tous les coups és iointures deuiennent bientost de mauuaise condition. Car où il y a tendons et nerfs, et endroit ossus desnuez de chair, il y a danger de douleur, veilles, conuulsions, et resverie. Outre ce, toutes playes qui sont si grandes qu'ont besoin de cousture, comme celles qui se font tout au trauers des muscles principaux : et celles qui conculent les grandes veines, arteres, nerfs, et moüelles, apportent tres grand danger.

Le premier iugement est approuvé de Galen, en ce sixiéme des *Aphorismes* [4] : Si la vescie est taillée de part en part, ou le cerueau, ou le cœur, ou le diaphragme, ou quelqu'vn des intestins grailles, ou le foye, ou le ventre, la playe est mortelle. Le second est approuvé au cinquiesme des *Aphorismes* : A quiconques és vlceres apparoissent Oedemes (c'est-à-dire tumeurs) ils ne tombent pas en conuulsion. Et si en playes grandes et fortes n'apparoissent Oedemes, c'est vn grand mal. Il [5] appelloit vlceres malignes (comme Galen mesme expose au *Commentaire*) les playes faites és testes ou queuës des muscles, et principalement de ceux

---

1. « A causa vero primitiua tanquam a non ente, et tempore significatio. » Le ms. de Montp. dit : « mais de la cause primitiue qui est non ente et du temps on prent la significacion. » — Canappe dit : « et la signification est prise de la cause primitiue, comme de ce qui n'est pas permanent. »

2. « Et esse dispositionum. »

3. « Vel propter principalitatem patientis partis : vel propter malam morigerationem... (édit. de 1539, et 1537). Vel propter praecellentiam patientis partis, vel propter cacoethiam, seu malam morigerationem... (édit. de Joub.) » — Cacoëthie en grec signifie de mot à mot mauuaise morigération (de κακος, mauvais, et ηθος, caractère, nature) : et on l'attribue aux maladies qui ont des accidents fâcheux. Joubert ajoute, au texte, le mot « cacoethiam ».

4. Mingelousaulx dit : au sixieme liure de l'aphorisme dix huitiéme, ou Hippocrate dit : etc.

5. Hippocrate.

qui sont nerueux [1]. Suiuant ce, il faut estre aduerty, que par le danger
on entend la mort de tout le corps, ou d'vn membre particulier, qui est
priuation de vie, ou malefice [2], ou bien impuissance perpétuelle, et incor-
rigible du membre, qui est priuation de mouuement et sentiment, et de
sa propre action : apres laquelle le membre n'est dit membre, ne partie
du corps proprement, ains de nom seulement et par equiuoque, tout
ainsi qu'vn œil de pierre ou d'airain [3], comme escrit Aristote au second
livre de l'*Ame*, et au quatriesme des *Meteores*.

Cecy est fort necessaire au Chirurgien *faisant deposition en la Cour,
des blessez* [4] : sçauoir est, d'entendre quelles playes sont mortelles, et
quelles sont malefiques. A raison de quoy il faut sçauoir, selon l'intention de Galen au commentaire du sixiesme des *Aphorismes*, si la vescie
est taillé de part en part, etc., ou il dit : que des playes, les vnes sont
grandement et necessairement mortelles, et les autres non necessairement, ains pour la pluspart. Et au contraire, les vnes sont du tout guerissables, les autres pour la pluspart.

Les *playes necessairement mortelles* sont celles de la substance du
cœur, qui font mourir incontinent. Car par le commandement de nature,
tout le sang est mandé au cœur : de quoy vient hemorragie, resolution,
aposteme, et opilation qui empesche que la vie soit deleguée à tout le
corps. Et le cœur ne peut longtemps souffrir solution de continuité, ne
apostemes chauds durant la vie [5], ainsi que met Auicenne.

Outre ce, Playes necessairement mortelles sont les grandes et qui
penetrent la substance du cerueau, et du foye, diaphragme, estomach,
les boyaux graisles, les rognons, la trachée artere, l'oesophage, le
poulmon, la ratte, la vescie du fiel, et de tous autres membres principaux, et des seruants aux membres principaux, de seruice necessaire à
la vie. La raison est, parce que d'icelles nul en guerit comme il sera
discouru.

Consequemment playes mortelles non necessairement, ains pour la
pluspart, sont petites playes, et superficielles és susdites parties, et qui
penetrent iusques à icelles, et aux chefs des muscles. La raison est,
parce que s'elles ne sont bien traitées, il aduient qu'on en meurt : et si

---

1. Ms. de Montp. : « et maiemaut des parties neruouses ». — Édit. 1559 : « et
maxime nervosorum ».

2. « Aut malefactio »; Canappe dit : « ou malefaction ». On peut comprendre :
déformation, infirmité.

3. Le ms. de Montp. ajoute : « n'est pas œil ».

4. « Necessarium Chirurgico disponenti in cura de vulneratis. » — Le ms. de
Montp. : « necessaire au cirurgien qui depose en cour des plaies et naureures. » —
Il s'agit du rapport judiciaire.

5. Le mot chauds manque dans les édit. de 1537 et de 1539 : « Nec apostemata
durante vita... »; il se trouve dans le ms. de Montp. et dans Canappe.

sont bien traitées, on en guerit : ainsi que i'ay veu de la partie posterieure du cerueau, de laquelle sortit vn peu de la substance du cerueau,
ce qui fut reconnu par l'offense de la mémoire, laquelle il recoura
après la curation. Ie ne dis pas toutesfois qu'on vesquit, s'il en sortoit
toute vne cellule, comme Theodore raconte d'vn cellier [1]. Aussi Galen
ne dit pas, de deux blessez qu'il vit guerir en Smyrne du vinant de
son maistre Pelope, qu'il en fust sorty de la substance de cerueau, ains
seulement que le cerueau auoit esté blessé : Ne, de celuy qu'il vist guery
en Smyrne (comme il recite au huitiesme de *l'Vsage*), il ne dit pas qu'il
en sortit de la substance du cerueau, ains qu'il fust blessé en l'vn des
ventricules gemeaux. Et auec ce on pensoit qu'il fust guery par le vouloir de Dieu. Car si tous deux eussent esté blessez, il n'eust gueres duré,
comme il dit : et de ce il conclud l'vtilité de la duplication de quelques
instruments, ainsi qu'a esté dit cy dessus en l'anatomie. Et tant de
celluy-cy, que de ceux-là, la guerison rare est fort rarement faite [2],
comme il est dit au commentaire dessus allegué.

La raison pourquoy les playes du *cerueau*, et de ses tayes sont mortelles en ladite maniere, est parce que à la lesion du cerueau, s'ensuit
lesion de la poitrine, et des membres respiratifs : dont la bonne temperature du cœur est corrompuë [3], de laquelle s'ensuit necessairement que
tout l'animal perisse, comme dit Galen au cinquiesme des *Lieux affligez*.

Du *foye* aussi i'ay veu guerir des playes petites qui estoient és
penons [4] : mais non pas des profondes, ne auec deperdition d'aucune
portion d'iceluy, comme le mesme Galen tesmoigne, dequoy il rend la
raison au cinquiesme des *Lieux affligez* : car pour defaut de nutrition, le
cœur est mortifié, et l'animal perit : toutesfois cela aduient en plus long
temps.

Les playes au *diaphragme*, principalement qui sont faites aux endroits
nerueux, sont incurables : d'autant qu'elles ont faute de sang, et auec ce
ont mouuement continuel. Car les playes ne guerissent pas, qu'elles ne
soient en repos, et que leurs léures ne s'adjoustent : neantmoins és
endroits charnus, elles sont bien souuent consolidées, selon Galen
mesme, au cinquiesme de la *Therapeutique*.

Les playes du *poulmon*, parce que bien-tost s'apostement, sont aussi

---

1. « De illo cellario. » — Cellarius, sommelier. — Celerier, buvetier (Du Cange).
2. « Et tam de isto quam de istis sanatio rara rarorum valde fiunt. » — Le ms.
de Montp. : « et en tel cas on en sane trop peu souuent. »
3. « Eucrasia cordis. » — « La excrasie du cuer » (ms. de Montp.).
4. Les autres lisent *Lombes*, mais non pas si bien. Car Guy signifie les extrémités
du foye, que les Grecs ont dit *Lobes*. (J.) - On trouve dans les édit. de 1537 et de 1539 :
« Vidi vulnera parua circa lumbos sanari »; et dans le ms. de Montp. : « les parties
appellees lobus ».

incurables le plus souuent, d'autant que les propres remedes des playes ne peuuent attoucher l'vlcere [1], et d'autant qu'il se meut par la respiration et est agité par la toux.

Aussi les playes de la *trachée artere* qui sont grandes, principalement en la part cartilagineuse, sont peu souuent gueries : parce qu'elle est dure, et despourueuë de sang, et la respiration se fait continuellement par la playe.

Aussi les playes de l'*œsophage*, s'ils sont grandes ne guerissent point, car le passage de la viande et du breuuage empesche la consolidation.

Aussi les grandes playes des *reines organiques* [2] ne sont gueries que peu souuent : car à raison de leur grand flux de sang, l'esprit se perd, et la vie : et aussi d'autant que pour crainte de suffocation, elles ne peuuent souffrir la ligature [3] necessaire à restraindre le flux de sang.

Les playes de l'*estomach* sont mortelles, en la maniere dite : et des intestins grailes, principalement du ieuneur, et de la matrice, des rognons, et de la vescie urinaire et du fiel : parce que sont parties nerueuses, et exangues, et c'est le lieu et passage des malins humeurs : et leur seruice est continuellement necessaire à la vie, et auec ce les medicaments n'y peuuent estre conuenablement appliquez.

Les playes de la *ratte* aussi, veu qu'elle a office necessaire à tout le corps, comme estant vn autre foye (ainsi que plusieurs ont dit), sont dangereuses, mais non pas si dangereuses que des autres membres.

Aussi les *playes qui penetrent* au dedans des membres sont iugées mortelles pour le plus souuent, pour autant que l'air qui entre par icelles sans estre altere, offence les parties internes [4] : et aussi d'autant que par icelles, expire ou exhale l'esprit, dont la vertu est offencée et debilitée, et auec ce, elles ne peuuent estre bien mondifiées : Parquoy finalement engendrent fistules, et empyemes : dequoy ils meurent.

Quant aux signes que ces parties sont blessées, et plusieurs autres choses qui sont icy obmises à cause de briefueté, seront dittes cy apres en leurs lieux. Dauantage, les playes, et les piqueures faites és chefs des muscles, ou les nerfs sont assez desnuez [5], et les tendons et ligaments, quand c'est à trois doigts prés de la jointure, et és tempes, sont mortelles le plus souuent, au troisiesme de l'*Art medicinal*.

Touchant la *piqueure du nerf et du tendon*, elle est preste à faire venir

1. « Vlcus » : ulcère, plaie (Celse).
2. Il s'agit des vaisseaux du cou.
3. « Ligaturam », le bandage.
4. « Quia aër qui ingreditur ad ea sine alteratione, offendit intrinseca membra. » « Sans avoir esté préparé. » (Mingel.)
5. « Denudati. » — Ms. Montp. : « sont faites ou chief des muscules ou les nerfz et les cordes et les liguemans sont asses denues. »

la conuulsion, à cause du grand sentiment qu'ils apportent au cerueau, et par consequent la mort. Et la nuisance qui vient du cerueau aux membres de la respiration, en est cause, ainsi que dessus a esté dit. Et pour ce , disoit Hippocras au cinquiesme des *Aphorismes* : En la playe suruenant conuulsion, icelle cy est mortelle : non pas necessairement, ains le plus souuent, dit Galen au commentaire.

Les membres particuliers sont iugez mortels, quand les principales veines, et arteres, et les os, par lesquels estoient viuifiez, nourris et soustenus, sont du tout coupez et destruits, et qu'ils commencent à noircir, s'amollir, et deuenir cadaureux en maniere d'Esthiomene, comme en l'incision [1] des bras, et des iambes. Aussi les membres sont iugez maleficiez, et impotens à iamais, quand les nerfs, tendons, et ligaments qui les regissoient sont retranchez et du tout destruits, et qu'ils perdent incontinent leur operation, commençans à se transir, et dessecher.

Mais *plaies du tout guerissables* sont celles qui sont en corps de bon suc, et en lieux charneux, ou il y a peu de nerfs, et de veines, et ne sont gueres amples, ny profondes. Et la raison est qu'à icelles ne s'en doit ensuiure fiéure, ne mauuais accidents, pourueu seulement que soient bien gouuernées. Et pour ce il est bon, qu'en la deposition de telles playes, tu dies cela : et aussi, pourueu seulement que autre cas ne suruienne, qui n'appert de present, et n'a regulierement accoustumé de venir.

Les *playes pour la pluspart guerissables* (lesquelles auec certaine difference sont dittes mortelles, pour la pluspart [2] : et pource sont indifférentes, et moyennes, et, en la troisiesme signification, neutres), sont les playes és chefs des muscles, et du crane, de la poitrine, et du ventre. La raison est, pource que si elles sont bien artificiellement traitées, et qu'on y mette bonne diligence, et que le malade soit obeyssant, et ait les choses qui sont necessaires exterieurement, elles peuuent guerir : sinon, elles peuuent faire mourir.

Et pour ce, en la deposition de telles playes, il faut sagement faire mention de cela. Mais en ta deposition sois attentif que tu ayes commandement de la *Cour*, de voir le blessé, et les playes, et que tu nommes les playes, et les lieux des playes; et que tu rendes raison de ta deposition. Et ie te prie, qu'à iuger et deposer, tu ne sois hastif et soudain, ains bien deliberé et preuoyant. Car il est escrit de nostre pere Hippocras, le iugement est difficile. Et combien que (ainsi que sera dit cy apres de la playe de la teste) le dernier terme des playes est de quarante iours : le premier dans sept, et le moyen à quatorze, selon la forme des maladies aiguës :

---

1. L'édit. de 1559 dit : « ut in incisione... »; comme il arrive quand on est contraint de faire l'amputation... (Mingel).

2. « Mais qui quelquefois aussi sont mortelles » (Mingel).

neantmoins és playes suspectes, il faut attendre le septiesme iour à deposer et en iuger, d'autant que communement dans tel temps ont accoustumé d'apparoistre les accidents, et bons, et mauvais, auec fiéure, defaillement de cœur, resverie, conuulsion, et semblables. Et cependant il faut considerer les actions des vertus, par le pouls, par l'vrine, par le vomissement, et autres rejections. Il faut aussi considerer l'appetit, et le support [1] et l'aspect du blessé, et semblables. Et selon que tu troueras, suinant la doctrine d'Hippocras, et de Galen aux *Prognostics*, compare la force de la vertu, et de la maladie : et de ce forme toy vn chef, et vne clef de toute la prognostication, et iugement de la mort et de la santé, auec quoy tu iugeras, et deposeras sagement. Et ne vaut rien si on disoit, qu'il ne fut pas mort auec tout le mauuais regime du monde, s'il n'eust esté blessé : car aussi ne fust-il pas mort, s'il eust voulu, et eust fait ce qu'estoit de raison. Car il faut non seulement s'exhiber soy-mesme [2], ains aussi le patient. Et de fait, iaçoit que des choses qui aduiennent fortuitement, il n'y ait arts preseruatifs, toutefois il y a art curatif au troisiéme de l'*Art medecinal*. Nature humaine doit estre conseruée en diuerses manieres, ainsi qu'elle est de soy subiette à diuers perils, comme il est dit en autre faculté [3]. Il faut aussi entendre selon Auicenne, au quatriesme de l'*Arrachement des flèches*, que nonobstant que les playes soyent mortelles, il ne faut pourtant obmettre qu'on ne fasse par raison ce qui est à faire, pourueu seulement que le Chirurgien en soit bien requis.

Mais soit premise vne bonne prognostication, pour les paroles des lourdauts, car bien souuent quelques-vns guerissent miraculeusement contre toute esperance. Et si nous les abandonnions, la mort s'en ensuiuroit, et nous serions comparez à ceux qui ont peu de miséricorde et pitié.

En outre, seachez que l'vnion en parties organiques est impossible, au troisiesme de l'*Art petit*. Et la raison est, parce qu'estans du tout coupez les conduits par lesquels venoient la nourriture, et la vie et le sentiment au membre organique (selon le nouueau commentateur sur l'*Art petit*), soudain expirent les esprits, et les vertus, pour la grande subtilité qu'ils ont (ce qui n'aduient pas aux animaux imparfaits, et aux plantes), non pas à cause de la repugnance des medicamens, ainsi que disoit Halyabbas au *Commentaire*. D'auantage l'vnion est possible en la chair, selon la premiere intention : et en l'os, selon la seconde intention.

On appelle la *premiere intention*, quand les choses diuisées sont rejointes sans moyen estranger, ains par la *rousée alimentaire* : laquelle

1. « Et tolerantia. »
2. « Seipsum praebere »; faire soi-même ce qui convient.
3. Le ms. de Montp. ajoute : « cest en philosophie ».

par petite conuersion deuient chair du tout semblable, et conforme à la premiere.

La *seconde intention* est appellée, quand les choses diuisées sont rejointes par vn moyen estranger [1], tout ainsi que celuy qui besongne de cuiure, le consolide de plomb, comme dit le susdit commentateur. Ce moyen est nommé *Pore sarcoïde*, et est fait de humeur plus gros que pour la chair, et moins gros que pour l'os. Et la cause pourquoy l'os n'est consolidé selon la premiere intention, est sa durté, comme Galen met au texte, car les seuls humides, sont vnis de premiere vnion : et la foiblesse de la vertu nutritiue alteratiue, veu que l'os est partie froide, comme dit le nouueau commentateur dessusdit : et non pas faute de matiere spermatique, ainsi que disoit Halyabbas, car les os ont touiours nourriture spermatique : a savoir par conuersion et assimilation.

Des nerfs et des veines. Auicenne dit, de l'authorité de Galen, au cinquiesme de la *Therapeutique*, qu'ils sont entre deux, selon qu'ils sont moyens en durté et mollesse. Dont ils s'incarnent quand le tail est petit et le corps humide : et ne s'incarnent pas, quand il est autrement. Pour ce, Galen disoit au lieu dessus allegué : Il semble que l'expérience tesmoigne à la raison : Car i'ay veu consolider l'artere és enfans et és femmes, pour l'humidité et mollesse de leur corps, et à vn jeune homme, qui l'auoit peu diuisée. Cela mesme est confirmé par l'authorité d'Hippocras, au sixiesme des *Aphorismes* [2] : Quand vn os est trenché, ou vn cartilage, ou vn nerf, ou le plus mince de la joüe, ou le prepuce, il ne croist, ne s'agglutine. Et l'instance ne vaut rien de l'os de l'enfant que l'on peut consolider, ainsi que met Galen au troisiesme du *Techni*, car il a molesse et force de vertu, parce qu'il est encor prés de sa naissance : Ne des dents, qui sont engendrées [3] non seulement en l'enfance, ains aux autres aages : car ils ne sont pas engendrez de matiere ordonnée, ains de superfluité : non par la vertu premiere informatiue, ains par la nutritiue, laquelle induit l'acte de la generatiue, comme disoit Albert de Bologne, en la leçon des *Aphorismes*. Finalement iuge Hippocras au sixiesme des *Aphorismes* : Que les vlceres qui sont faits és corps hydropiques, ne guerissent facilement. Dont Auicenne dit : La solution de continuité, et l'vlceration, et leurs semblables, quand elles sont en membre de bonne

---

1. « Per medium heterogeneum. »

2. Ms. de Montp. : « et Galien le conferme par lautorité de Ypocras au vi⁰ des aphorismes... »

3. En Languedoc, près de Pezenas y a vne gentil femme, nommé Mademoiselle de Lobatiere, dès long temps vieille edentée, à laquelle (comme tesmoïgnent beaucoup de gens très-dignes de foy) enuiron l'an 70 de son age, sont sorties cinq ou six dents nouuelles. Le conciliateur tesmoigne auoir veu, à qui les dents perduës denant l'an 60, ont esté derechef engendrées, moindres toutesfois que les premieres et plus foibles. (J.)

complexion, guerissent bien-tost : et quand elles sont en membre de mauuaise complexion, restent long-temps : et d'autant plus, quand elles aduiennent és corps de ceux qui souffrent hydropisie, et mauuaise construction, et ladrerie. Dauantage, au cinquiesme des *Aphorismes*, le froid est cuisant aux vlceres, il endurcit la peau, cause douleur sans sanie, et induit liuidité, rigueurs, conuulsions [1].

On iuge que les grandes solutions mal gueries, mesmement enuiron la jointure, induisent maigreur en la partie qui est au dessous : et c'est a cause de l'opilation et foiblesse de la vertu, comme il a esté et sera dit. Il conuient obseruer plusieurs autres iugements és chapitres particuliers, et au traité des vlceres, en ce que les vlceres et les playes ont de commun, ainsi qu'il sera dit cy-apres, Dieu aydant.

Curation des playes. L'intention commune en toute solution de continuité, est vnion, comme il est dit au troisiesme du *Techni*. Et c'est l'indication premier cognuë d'vn chacun, prise de l'essence du mal, qui commande reietter le contraire par son contraire. Laquelle intention generale et premiere, est accomplie par deux : par nature, comme du principal ouurier, qui opere auec ses vertus, et conuenable nourriture : et par le Medecin, comme seruiteur operant auec cinq intentions qui sont l'vne à l'autre subalternes.

La premiere, commande oster les choses estrangeres, s'il y en a entre les parties diuisées.

La seconde, ramener les parties distantes l'vne à l'autre.

La troisiesme, de contregarder les parties remises en leur forme, et ramenées ensemble en vn.

La quatriesme, de conseruer et preseruer la substance du membre.

La cinquiesme, enseigne de corriger les accidents.

De la premiere intention, qui est d'oster les choses étrangeres. La premiere est accomplie, que si la playe n'est assez ouuerte, et qu'entre les parties ait quelque chose estrangere, comme escaille d'os separée poignante, ou quelque chose affichée comme fleche, ou autre chose estrangere, comme vne espine, qu'elle soit ouuerte. Et s'elle est suffisamment ouuerte, qu'on les retire, et soyent arrachez legerement et sans douleur, auec les doigts ou pincettes, ou tenailles, ou quelque autre engin inuenté par toy mesme.

De l'engin de tirer les fleches et autres choses fichées. Or on arrache

---

1. « Ulceribus frigidum mordax, cutem indurat, dolorem sine sanie facit, et rigores, et passiones inducit. » Édit. 1537, 1559. « Ulceribus frigidum mordax, cutem indurat, dolorem insuppurabilem facit livorem, rigores, febriles spasmos et tetanos inducit. » Édit. Joub. — Ms. Montp. : « et se fait rigour et spasme ».

les choses fichées par l'inuention des engins Et le moyen de les inuenter, est prins de la consideration de la nature et diuersité des affichez, et de la consideration de la nature et diuersité des membres. Desquelles deux choses est tiré le troisiesme, sçauoir est, le moyen de les arracher, et l'inuention des instruments. Et combien que la diuersité des affichez soit infinie et ne puisse estre certainement descrite par lettres, et qu'à raison de ce, on ait pour conseil d'examiner les formes des traits de l'ennemy : ce neantmoins Auicenne tasche à les comprendre sous vne diuision octuple, desquels (pour estre plus briefs) je prends les plus communs. Des affichez les vns sont de fer, les autres d'espines, les autres d'os, ou d'autre nature. Item, quelques-vns sont plains, et les autres barbelez. D'auantage, aucuns ont le fer dans lequel entre le fust, les autres vn clou qui entre dans le fust [1]. Outre ce, les vns sont venimeux, les autres non.

La diuersité des membres est apprise par l'anatomie, c'est, que les vns sont principaux, les autres non : et quelques-vns charnus, esquels les affichez ne tiennent gueres, les autres ossus, esquels l'affiché adhere fermement. D'auantage, il y en a qui sont au descouuert, esquels l'affiché n'a gueres penetré, les autres qui sont au profond, esquels se plonge l'affiché, voire quelquesfois à tant profonde, qu'il est paruenu à la part opposite.

Les *instruments* qu'on inuente par moyen de ces considerations, nonobstant que soyent plusieurs, toutefois j'en ay huit chez moy des plus communs [2].

Le premier, sont les tenailles [3] d'Auicenne : qui sont en demie lune dentelées.

Le second, tenailles d'Albucasis : et sont à mode de bec d'oiseau, dentelées.

Le troisiesme est, tenailles canulées, pour les fleches barbelées.

Le quatriesme, tariere [4] renuersée, à prendre la deüille de fer.

Le cinquiesme, tariere droite à eslargir les os.

Le sixiesme, sont impulsoires caues, et impulsoires sourds [5].

---

1. « Habent doleam in qua intrat lignum : quaedam clauum quod intrat lignum. » Le ms. de Montp. : « Aucunes ont bouterolles ou la fuste entre. Aucunes ont ung clou qui entre dedans la fuste. » — Bouterole : ce qu'on met pour servir de garniture au bout de quelque chose (Du Cange). — Fuste : pièce de bois (Du Cange).

2. « Octo tamen apud me sunt magis communia. » — Ms. Montp. : « Toutesuoies VIII en y a qui sont plus communs quand est a moy. »

3. « Tenaculae. »

4. « Terebella reuersata ad capiendam cannam ferri. » — Ms. Montp. : « pour entrer en la canne ou tuel du fer. » — Terebella : trépau (Celse). — Tuel : canal, tuyau (Du Cange).

5. « Impellentia concaua : et impellentia surda. »

Le septiesme, sont ciseaux [1] à dilater la chair, afin que les affichez soyent plus aisément arrachez.

Le huitiesme, est l'arbaleste.

Le *moyen d'ouurer*, qui prouient desdites choses, est tel : que si l'affiché ne peut sainement estre arraché au premier rencontre, il doit estre delaissé, iusques à tant que la chair se fletrisse, et pourrisse, et lors en le contournant et remüant çà et là, il sera plus legerement retiré, nonobstant le dire de Henric qui commande, qu'ils soyent arrachez tout incontinent : car ainsi le veulent Auicenne, Albucasis, et Brun. Puis il faut auoir soin de la playe, comme des autres, excepté qu'on doit exprimer le sang alteré de l'affiché, à ce que la playe soit asseurée de putrefation : et y faut verser d'huile chaud, mesmement si on se doute de douleur. Et s'il est enuenimé, soit traité comme les morsures venimeuses. Mais si on ne le peut auoir aisément par le susdit moyen, le patient estant desarmé, et ce qu'il faut apprester estant prest, et en ayant prognostiqué s'il est de besoin, selon la forme donnée, soit prins auec tenailles communes en tournoyant et soit arraché. Et s'elles n'y valent rien, qu'on en prenne d'autres plus fortes. Et si les fleches sont barbelées, que ses barbes soient apprehendées auec tenailles canulées. Si le bois est sorty de la deüille, elle soit arrachée auec tariere renuersée, mise dans la deüille. Et si le bois est auec la deüille, soit arrachée auec tariere droite : Et si autrement ne peuuent estre arrachées, soit eslargy le pertuis (s'il est possible) de la chair auec vn rasoir, et de l'os auec des tarieres droites, ou auec trepans [2], et qu'on les arrache comme dit est. Et si cela n'y vaut rien, l'arbaleste soit liée auec tenailles et le patient estant bien affermy, l'arbaleste soit desserrée, et on l'arrachera. Mais si la sagette est enfoncée, et ne peut estre retirée par l'endroit par où elle est entrée, soit poussée auec impulsoires caues, ou sourds, à la part opposite, et si se peut faire commodement, soit arrachée par ce costé là : mais s'il n'est possible qu'on la laisse iusques à tant que nature l'en sorte, ou la demonstre [3]. Albucasis raconte de plusieurs esquels les sagettes ont demeuré longuement cachées, qui ont vescu long-temps auec elles sans dommage : et à quelques-vns, aucunes ont esté manifestées par nature, et rejettées, et sont gueris. De ces enchantements et coniurations de Nicodeme [4], que met Theodore et Gilbert, il ne m'en chaud.

---

1. « Incisaria. » — Ms. de Montp. : « Cizeaux ou tranchans ». — Mingel. : Des tenailles propres à dilater la chair.

2. « Cum terebellis directis, aut cum trypanis. »

3. « Natura eam extrahat aut manifestet. »

4. Theodoric dicte ainsi cet enchantement : Que l'on die trois fois (estant à genous) l'oraison Dominicale : et icelle dite qu'on prenne à deux mains jointes ensemble une flesche, et qu'on die : Nicodeme a tiré les clous des mains et des pieds de nostre Seigneur, et que puis on tire la flesche, et elle sortira soudain. (J.)

Des medicaments qui retirent les choses affichées, i'en ay ouuré, en espines, arestes, pierres, verres, pieces d'os: et y ay trouué vn medicament propre, qui est prins d'Auicenne : PR. *du leuain, du miel, ou de l'ordure des ruches, de chacun demie liure : guy de chesne, vn quarteron : ammoniac, demy quarteron : huile, vn quarteron :* soit fait emplastre, et applique le dessus. Rogier affirme estre esprouué, que la racine de la canne pilée, appliquée auec du miel, sur l'affiché, le retire sans douleur. Plusieurs autres remedes sont mis en l'antidotaire, et ainsi est accomplie la premiere intention.

Seconde intention, qui est de ramener les parties distantes. La seconde est accomplie, en tirant des mains et joignant les parties separées, et remettant le membre en sa forme, auec la moindre douleur que faire se peut, comme cy apres sera dit en particulier.

Troisieme intention, qui est de conserrer en un les parties replasmées. La troisiesme est accomplie, par bonne et decente ligature, et deuë situation, et cousture si besoin est.

Du moyen et qualité de bander. Quant au bandage, il faut sçauoir, que suiuant l'intention d'Auicenne au quatriesme, il y a triple ligature : incarnatiue, expulsiue, et retentiue.

I. La *ligature incarnatiue* conuient aux vlceres recents, et aux fractures : et est faite auec bande pliée des deux chefs iusques au milieu, commençant de la partie opposite au lieu blessé, et conduisant l'vn des chefs vers la partie superieure du membre, et l'autre vers la partie inferieure, prenant des parties voisines, autant qu'il semblera estre expedient, en estraignant plus sur le lieu blessé, qu'és parties adjacentes. Toutesfois il se faut garder de trop grande estroitesse, et de trop grande lascheté, le terme soit, la bonne tolerance du malade. Les chefs de la bande soyent cousus. Et s'il est besoin de plusieurs bandes, qu'elles y soyent mises et par mesme moyen entortillées. Par cette maniere de ligature vn bord est conjoint à l'autre, et l'apostemation en est empeschée, comme il est prouué au sixiesme de la *Therapeutique*. Quelques-vns accommodent vn drap en double, et en restraignant, le cousent sur le lieu de la solution.

II. La *ligature expulsiue* conuient aux vlceres, et cauernes, à repousser la matiere du fond, et à defendre qu'autre matiere ne vienne au lieu. Et est faite auec vne bande pliée deuers vn chef, commençant de la part inferieure du membre, en estraignant là plus fort, puis en tournoyant on va iusques à la part superieure. Ie dis la part superieure, comme Galen au cinquiesme de la *Therapeutique*, celle qui est deuers le cœur, ou le foye, desquels naissent tous les membres. Quant à moy, aux membres inesgaux, comme sont les iambes, i'adapte vne telle bande en la descoupant d'vn costé de palm en palm, et la cousant, en la profilant roidement de la part courbée et descoupée, et laschement devers le dos et la part non descoupée. Et en liant je tiens le costé large du dos, deuers le gros du membre : et la part courbée descoupée, vers la partie plus graisle : Dieu sçait combien de profit m'a fait cette ligature aux vlceres, et varices, enfleures de iambes.

III. La *ligature retenant les medicaments*, conuient aux membres esquels on ne peut estraindre, ne faire autre ligature : comme au col, et au ventre, et en tous apostemes et dispositions douloureux. Et est faite auec bande d'vn chef ou de plusieurs chefs ou bras, en commençant au lieu blessé, et liant à son opposite.

Le moyen du desbander soit suave [1], et sans douleur : Et si les bandes tiennent trop, soyent mouillées de vin, tant qu'elles se separent.

Outre ce, Galen veut que les bandes soyent faites de linge net [2], larges et longues selon la nature des parties : comme celles qui bandent l'espaule, doiuent auoir de largeur six doigts en trauers : Et pour la cuisse, cinq : pour la iambe, quatre : pour le bras, trois : pour le doigt, vn. La longueur soit, selon qu'il faut d'entortillement : car en cela fait beaucoup l'engin du Medecin [3] (qui aide à l'art, et à nature ouurante, comme dit Damascene) [4] et la science de la conformation des membres. Et c'est ce que disoit Galen au quatriesme de la *Therapeutique* : qu'il n'aduient à personne de bien bander vne partie vlcerée, sans ce, qu'il prenne indication de la conformation des parties.

Du moyen et qualité de coudre. Touchant la maniere et qualité de coudre, il faut sçauoir qu'il y a triple cousture : l'incarnatiue, la retentiue du sang, et la conseruatiue des bords ou léures à temps [5] :

I. La *cousture incarnatiue* conuient à toutes playes qui ont les bords esloignez, si on les peut approcher, et esquels ne suffit le seul bandage : qui n'ont aucunes choses estrangeres entre les léures, et sont recentes, ou vieilles renouuelées par scarification et ablation de la peau [6], comme dit Halyabbas. Elle est faite en cinq sortes.

La *premiere* auec du fil fort, esgal, et plain, comme de soye, és playes communes : mettant le premier poinct au milieu de la playe, et vn autre au milieu de l'espace qui reste de chaque costé : et ainsi proce-

1. « Sit suavis ». soit doux.
2. « De panno mundo. » *Mundus* : net, propre, purifié.
3. « Ingenium medici » : le génie, l'habileté du médecin.
4. Ms. Montp. : « ce dit Auicene damacenus ».
5. « Ad tempus. » — Ms. de Montp. : jusques a certains temps. — Ming. : pour vn temps.
6. « Et pellis remotionem. » — *Pellis* n'est pas *cutis*, il s'agit d'une pellicule qui recouvre la plaie. — Ming. : « renouuellées par scarifications, ou en les ecorchant »; c'est de l'abrasion.

dant aux espaces entre deux points, y faisant vn point, iusques à ce que soit conuenablement cousu : comme il sera, quand entre deux points restera l'espace d'un trauers de doigt.

Les aiguilles soyent longues, plaines et lizes [1], de pointe triangulaire, et cauées à la quenë, pour loger le fil, qui n'empesche le passage. Qu'on aye vne canule fenestrée par laquelle soit appuyé l'autre costé de la léure, afin qu'elle ne diuague quand l'aiguille passe : et que par la fenestre on puisse voir quand l'aiguille aura passé. Lors soit tirée l'aiguille et le fil, en appuyant la léure prés du fil auec l'esprounette [2], afin qu'en tirant le fil la léure ne suiue. Et soit lié premierement auec deux tours : secondement auec vn, puis le fil soit tranché vn peu loing du nœud.

La *seconde* maniere de la cousture incarnatiue est auec aiguilles, ou auec haste de plume [3] mise au dedans auec aiguille, pour les playes grandes et profondes, desquelles les léures sont fort separées. On y met des aiguilles enfilées, tant qu'il est de besoin, et les met on auec leur fil, en le tournoyant, ainsi que font les femmes pour les garder enfilées dessus leurs manches : et demeurent là iusques à consolidation de la playe.

La *tierce* maniere de la cousture incarnatiue est auec des cheuilles esgales, faites d'estoupes bien torses, gresles comme vne paille, longues comme un once de doigt [4], ou d'vn tuyau de plume : laquelle conuient és lieux, ou nous voulons que la cousture dure longtemps. Et est faite, en mettant vne aiguille enfilée à trauers des deux léures, puis retournant l'aiguille par le mesme trou, iusques à tant qu'il y demeure vne anse, dans laquelle on met vn des chefs de la cheuille : cela fait, on estraint la quenë des deux fils, qu'on lie dessus l'autre teste de la cheuille, et la sont tranchez les chefs des fils, et la cheuille y demeure iusques à parfaite consolidation.

La *quatriesme* maniere de faire cousture incarnatiue, est selon Galen, auecques des crochets, qui doiuent estre petits selon le membre, et courbez de chaque costé : et en fichant vn en vne des léures, soit amenée icelle léure à l'autre : en laquelle il soit aussi fiché, comme font les tondeurs des draps.

---

1. « Planae et linitae »; planus : plan, uni; linitus : oingt. enduit.
2. « Cum tasta »; Ming. : « avec une sonde ou une tente. »
3. « Hasta plumae »; Ming. : tuyaux de plume.
4. « Cum cannulis aequalibus.... longitudinis ut digitorum unica », édit. 1537; « longitudinis ut digitorum unguis », 1539. — Les autres lisent *ongle*, mais non pas bien. Cette mesure dénote autant qu'il y a d'une jointure de doigt à l'autre, le vulgaire l'appelle *once*. Toutesfois cette mesure n'est pas certaine, veu qu'en chaque doigt, la distance des jointures est inesgale. (J.) — Ming. : de la longueur d'vne des phalanges des doigts.

La *cinquiesme* façon de la cousture incarnatiue, est auec du drapeau [1]. Elle conuient és lieux où nous voulons que les cicatrices n'apparoissent point, comme à la face. Et est ainsi faite : On prend deux pièces taillées en triangle, grandes selon la grandeur du membre : et sont oingtes d'vn liniment gluant, fait de la poudre de sang-dragon, encens, mastic, sarcocolle, poix, farine folle de moulin, incorporez auec blanc d'œuf : appliquez chasque pièce, de chasque costé de la playe en distance d'vn poulce : et quand elles seront desseichées, les pieces soyent cousuës subtilement, et les léures s'attoucheront.

II. La *cousture restrinctiue* de sang, est faite auec aiguille et fil, en entrant et retournant, comme on could des peaux. Et ce, quand les autres coustures ne peuuent estre faites, pour la grande impetuosité du sang, és playes des veines. Elle est aussi vtile à coudre les boyaux et membranes, et lieux desnuez de chair : toutesfois elle est suspecte : car vn point estant rompu, les autres laschent.

III. La *cousture conseruatiue*, est faite comme les autres, sinon qu'elle n'est pas si estroite : parce que n'est faite sinon à maintenir les léures, iusqu'à tant que la playe soit affermie. Et conuient aux playes deschirées, et esquelles il y a chair de perduë, pour approcher les parties, afin qu'elles soient plustost consolidées : et desquelles il faut à l'aduenir en retirer quelque chose [2].

Le temps d'oster la cousture est, quand elle a accomply sa fin. Le moyen de l'oster est, qu'on mette vne espronuette [3] dessous le point, et que le fil soit coupé sur l'espronuette : en mettant l'espronuette sur la léure par laquelle le fil est retiré : de peur qu'en le retirant elle ne soit deschirée.

Du moyen et qualité des plumaceaux. Or d'autant que les plumaceaux ou coussinets, sont à l'appuyement et compression des parties desvnies, et à conforter la chaleur naturelle du membre desvni, et pour empescher la pesanteur des bandes : pource il en faut icy traiter.

Mais il faut sçauoir, qu'ils ont receu tel nom, de ce qu'anciennement on les faisoit de plume cousuë entre deux linges. Mais d'autant qu'il y auoit de l'ennuy pour ce qu'il les falloit souuent renouueler, on a inuenté de les faire d'estoupes de chanure, principalement bien peignées et nettes. Quelquefois on les fait de laine ou de coton. Et plusieurs en leur lieu appliquent des drapeaux mollets, doubles ou triples, ou vne esponge accommodée. On y met deux, ou trois, et d'auantage, ainsi qu'on voit estre expedient.

---

1. « Cum pannis. » Pannus, morceau d'étoffe, linge pour couvrir les plaies (Pline).
2. Ms. Montp. : « et enquelles plaies ou veult en apres oster aucune chose ».
3. « Aliqua tasta. »

Et quelquefois on les applique secs, quelquefois mouillez et trempez en aulbin d'œuf, ou en vin, ou en oxycrat, et quelquefois en huile, selon que la disposition le requiert. Ils sont de trois figures, triangulaires, ronds et quarrés. Les triangulaires sont loüez d'Auicenne à incarner : un sur chasque bord, qui se joignent dessus la playe [1]. Il y en a aussi de ronds, qu'on met secs par dessus les autres, pour conseruer la chaleur naturelle, et pour esboire les immondices. Il y en a aussi de quarrez, qui sont mis pour empescher que le bandage ne blesse.

Du moyen et qualité des tentes et meches. De la maniere et qualité des tentes et meches, il faut entendre, que nous les mettons en huict cas seulement.

Premierement, aux playes que nous voulons eslargir, nettoyer, ou en retirer quelque chose du fond : comme sont playes profondes, qui ont besoin de contr'ouuerture, à cause de la liqueur, ou liquide excrement [2] qui s'amasse au fond, et en ses espaces. Secondement, aux playes caues, esquelles nous deuons engendrer chair. Tiercement, aux playes alterées de l'air, qu'il faut mondifier. Quatriesmement, aux playes contuses. Cinquiesmement, aux apostemeuses. Sixiesmement, aux morsures. Septiesmement, aux playes esquelles il faut operer sur les os. Huitiémement, aux playes vlcerées. En toutes autres playes, nous entendons à consolider sans tentes et meches.

Pour quoy tu dois sauoir que les tentes et meches sont diuersifiées selon la fin pour laquelle sont faites, car aucunes sont faites à mondifier les playes, et telles sont faites de charpie d'vn drapeau doux, mesmement qui sont vieux. Les autres sont faites à tenir les bords ouuerts : et telles sont faites d'estoupe bien nette [3], et des pieces du drapeau susdit, ou de cotton, comme faisoit Rhasis : ou d'vne cannule d'arain ou d'argent pertuisée, comme aux narilles a cause de l'air, et aux playes profondes, afin que l'ordure en sorte d'elle mesme, et ne soit enclose. Aucunes sont faites pour amplifier l'orifice de la playe : et telles sont faites d'esponge bien torse, ou de la racine de gentiane.

La forme des meches doit estre egale : et des tentes, inesgale en façon de cheuilles. Et quelquefois elles sont appliquées seiches, autrefois ointes de quelque onguent selon qu'on void estre expedient.

Les autres choses concernantes les susdites operations sont laissées à l'esprit de l'operateur : car ie serois à reprendre, si ie t'enseignois ce

1. « Unum in latere cuinslibet labij, supra ipsum vulnus se iungendo. » Il en applique vn sur le costé de chacune des leures, en les faisant apres entre-toucher precisement sur la plaie. (Ming.)
2. « Propter ichorem. »
3. « Bene mundata. »

qu'est à toy, dit Galen au premier *à Glaucon*. Et ainsi est parfaite la troisiesme intention.

Quatriesme intention. — De l'emplastration. La quatriesme intention (qui est, de contregarder la substance du membre, et empescher la douleur, apostemation et autres accidents) est accomplie en emplastrant et oignant le membre auec aulbins d'œufs, et choses froides (comme dit Rhasis) és premiers iours. Puis auec du vin gros astringeant : et par ouuertures, et controuuertures, et figure conuenable [1], en saignant et purgeant quand il sera de besoin, et auec bonne et artificielle maniere de viure.

Nonobstant ce que plusieurs disent, que la playe (entant que playe) n'a besoin de telles choses : ce qu'il faut confesser en petites occasions, et és corps de bonne complexion : mais où ils sont, Dieu le sçait. Quand aux grandes occasions, et és corps cacochymes, pour les preseruer d'accidents, il est necessaire d'ordonner conuenablement les susdites choses. C'est ce que disoit Galen au sixiesme de la *Therapeutique* : Supposons quelqu'vn qui vienne à nous estant piqué, et blessé, et desvni. Cet homme là, s'il est de bonne vlcere (c'est à dire, bien complexionné), il se passera de medicament, et n'endurera aucun mal. Mais s'il est de mauuais vlcere (c'est à dire cacochyme), premierement il sentira douleur, et apres en la partie y aura battement et inflammation. Car en toute partie charnuë y a des nerfs et veines qui preparent à tels accidents mauuais. Pource disoit Hippocras au premier des *Prognostics*, que des meilleures choses est vser de prenoyance.

De la phlebotomie. Quant à la phlebotomie, les sages Rhasis, et Albucasis conseillent, que si de la playe n'est sorty du sang à suffisance, qu'elle soit faite du costé opposite. Car la purgation par reuulsion a fort pleu à Hippocras, dit Galen au quatriesme de la *Therapeutique*.

Du ventre. Du ventre s'il est constipé, qu'on face des suppositoires ou clysteres : ou qu'on luy baille quelque lenitif de la casse fistule, ou de manne.

Des potions vulneraires. Touchant les breuuages qu'on donne coustumierement aux blessez, ie dis que ie n'ay accoustumé donner aucun breuuage en playes recentes, d'autant qu'ils sont chauds et aperitifs, esmeuuent le sang, et disposent la playe à aposteme, et à flux. Mais en vlceres vieux, fistuleux et achancris [2], comme aussi quand le sang est congelé au dedans, et pour la sanie assemblée dans la poitrine, et pour les glandes internes, et greueures [3], ie les ay permis quelquefois, comme il sera dit en leurs chapitres. Toutesfois les anciens (comme Rogier, et

---

1. « Et figura apta. » — Tenant la partie dans une situation convenable. (Ming.)
2. « Et canceratis », et chancreux. — Ms. Montp. : « et en chancres ».
3. « Crepaturis », 1559 ; hernies (Ming.).

les quatre Maistres, ordonnoient indifferemment en toutes playes, et rompures, des breuuages composez de garence en plus grande quantité, et des consouldes, de plantains, tanesie, chanvre, choux rouges, herbe Robert, pied colombin, herbe benoiste, langue de chien, pimpenelle, piloselle, et semblables. Ils en tiroient le suc, ou les cuisoient en eau, vin, et miel : et en donnoient chasque matin vn demy quarteron : et mettant par dessus la playe vne feuille de choux rouge à l'enuers, matin et soir la bandoient [1]. Et affirment tels empiries, que si on vomit le breuuage, c'est mauuais signe : mais si on le retient est bon, mesmement s'il sort par la playe tel qu'on l'a pris : ainsi Dieu leur aide. Il est bien pis de Theodore et de Henric, qui commandent donner de tres-fort cleré [2] surtout à ceux qui sont fraichement blessez en la teste, et en la poitrine. Ie ne sçay d'où vient cette folie. Ie sçay bien que Galen ne le commande pas.

De la diette des blessés. La maniere de viure de tous blessez, et desvnis, depuis le commencement iusques à sept iours (dans lesquels communement ils sont asseurez de fiéure et aposteme), doit estre subtile, froide et seiche : mesmement si le patient est replet, et ieune, et l'air chaud. Qu'on luy oste doncques le vin, principalement pur : et les chairs grossieres, gros poissons, pain sans leuain, et mal cuit, le fromage, et les fruits, ails, oignons, moustarde, et toutes espices fortes, toutes choses salées, et aigres. Qu'il vse de poulets, perdrix, et petits oyseaux, assaisonnez auec eau rose. Qu'il vse aussi d'auenat, orge mondé, amande, amydon, espinars, bourraches, laictuës, plantain, boüillon simple ou composé auec des œufs. Son boire soit d'eau boüillie, en laquelle ait trempé du gros pain : ou d'eau d'orge, ou d'eau auec vn peu de vin gros, et astringeant. Qu'il ne soupe gueres, et se repose : que sur tout il se garde des femmes. Quand il sera asseuré de l'aposteme, qu'on engrossisse sa maniere de viure, et qu'il retourne de peu à peu à sa coustume.

Qu'il vse donc pour lors de bon vin, bonnes chairs de geline, chappon, et mouton, et de tout ce qui engendre bon sang et repare nature. Or que telle façon de viure soit vtile aux blessez, il est ainsi approuué : Aux blessez est vtile la façon de viure, qui maintient la vertu, et n'esmeut fiéures ne apostemes, et n'excite flux de sang, et qui prepare nourrissement connenable au temps connenable. Telle est cette-cy. Doncques elle est vtile. Et pour cela la recommande Galen, Rhasis, Haliabbas, et Auicenne, Brun, Guillaume et Lanfranc. Mais non pas Theodore, qui commandoit vne diette vineuse et tres chaude dès le commencement. Ie suis plus esbahy de Henric, qui fut nourry à Paris entre les Philosophes, de

1. Ms. de Montp. dit : « vne fueille de choulz rouges *boutee en la diete possion.* »
2. « Pigmentum fortissimum. »

l'auoir suiuy en cela. De l'Anglois [1] ie ne m'en esbahy pas : car il ne dit rien, que ce qu'il a eu de Henrie. Et leur raison ne vaut rien, quand ils disent que le debile soit conforté. Car Galen dit le contraire au commencement des *Aphorismes* : A ceux qui sont malades, nous ne nous hastons pas d'augmenter la force, ains nous la diminuons moderément, ou nous la conseruons telle qu'elle est, au moins és maladies longues : Sinon qu'il y eust si grande foiblesse, qu'elle mit en arriere toutes autres indications, ce que n'est pas és playes communes. Et auec ce, quand les indications se contredisent, il ne faut pas en desirant l'vn extrememant, oublier du tout l'autre, ains les mesler, au septiesme de la *Therapeutique*. Dont au huictiesme, enuiron la fin il dit : le Medecin doit estre exercé, et de nature bien aduisé, afin que pesant subtilement la force de chasque indication et les comparant toutes les vnes aux autres, il accumule vn sommaire ou chef, des plus propres manieres de viure du malade. Ce qui les a abusez, a esté la traduction de l'Arabic, au quatriesme de la *Therapeutique*, chapitre penultiesme, qui dit : Item, il te faut abstenir du vin quand l'aposteme est chaud : mais en autre temps non. Car il deuoit dire, tant qu'il y peut auoir aposteme. Ce qu'appert de la traduction du Grec, qui dit : Il est notoire, qu'il faut s'abstenir de l'vsage du vin, au temps des phlegmons, autrement rien n'empesche d'en donner. Et ainsi on accorde, que du commencement iusques à sept iours (qui est le temps de l'inflammation), on ne donne point de vin : mais ce terme passé, qu'il ne soit deffendu. Et ainsi est accomplie la quatriesme intention qui estoit de conseruer la substance du membre.

Cinquiesme intention. La cinquiesme intention, qui est de corriger les accidents introduits, est accomplie selon la diuersité des accidents. Or les accidents qui ont accoustumé de suruenir és solutions de continuité, sont douleur, aposteme, dyscrasie, fiéure, demangement, conuulsion, paralysie, éuanouissement, et resuerie. Et il faut sçauoir, que la playe n'est iamais guerie iusques à tant que lesdits accidents soyent corrigez. Car les accidents qui surmontent leur cause, peruertissent l'ordre de la curation, au commencement du liure *à Glaucon*.

De la douleur. Quant à la douleur, parce qu'elle est cause d'attraction de matiere au lieu blessé, et d'engendrer aposteme, il faut sur toutes choses l'éuiter. La douleur communement est appaisée, en fomentant la partie auec huile chaude : et si l'huile estoit rosat, il seroit plus vtile : et si on y adioustoit aulbin d'œuf, ou le moyeu, quand il n'y a pas grand chaleur, il ne maculeroit pas tant la playe. Et s'il est necessaire d'assopir aucunement la partie, l'huile soit de pauot : et si besoin

1. Gaddesden.

est. qu'on y adiouste vn peu d'opion, ou de mandragore, ainsi que conseille Guillaume. Les quatre Maistres loüent à cecy la racine de morelle incorporée auec oing de pourceau. Theodore recommande fort l'emplastre des fueilles des petites maulues, cuites et pilées, et meslées auec cribleure de son. Et si on y adioustoit vn peu d'huile rosat, il seroit meilleur. Aussi la moüelle du pain de froment trempée en eau boüillante, y est tres-bonne comme cy dessus a esté dit. Mais s'il y a forte douleur, il signifie que le nerf est blessé : et pour lors qu'on ait recours à la playe des nerfs.

De l'aposteme. Aposteme est engendrée, cognue, et guerie, selon qu'a esté dit au second Traité, qui est des apostemes. Neantmoins Auicenne loüe et approprie à tout membre, depuis la teste iusque aux pieds, l'emplastre fait de grenade douce, cuite en vin adstringeant, pilée et appliquée. S'il ne peut estre repoussé ne dissipé, il le faut suppurer auec emplastres dits à suppurer apostemes. Et à ce Rogier ordonne vne embrocation de maulues, aloyne, armoyse et farine de froment, cuits en vin et vn peu de miel, et assez d'oing. Si la sanie ne s'escoule par la playe, il faudra faire ouuerture au lieu plus propre.

De la discrasie. Discrasie, si elle est chaude (ce qui est cognu par la rougeur, et vesication) refroidis le lieu, non pas auec hyosciame, ou mandragore, comme dit Galen : car ils refroidissent trop : mais auec des roses, du plantain et de l'onguent blanc, lesquels desseichant, refroidissent moderement. Si elle est froide (ce que tu cognoistras par la mollesse et priuation de couleur) eschauffe le lieu non pas auec resine, poix, et bitume, ains auec du vin, et onguent noir (sçauoir est l'onguent fusc)[1] et le basilicon. Mais quand ces accidents conuertissent les playes en vlceres, qu'on ait recours à la doctrine des vlceres. Si la discrasie est seiche ou humide, soit corrigée par ses contraires : et ainsi des discrasies composez, comme sera dit cy apres.

De la fiéure. S'il y suruient fiéure, soient refroidis, et regis comme a esté dit des apostemes chauds. Et à cela soyent appelez messieurs les Medecins[2].

De la Conuulsion[3].

Par conuulsion, Auerrhois entend l'accourcissement des membres, ou telle roideur qu'on ne les peut fleschir ny estendre : car en icelle l'operation n'est pas abolie, comme en la paralysie, ains est changée, d'autant que la conuulsion (au cinquiesme des *Maladies et Symptômes*) est vn

---

1. « Et vnguento nigro fusco »; ms. Montp. : « vnguent noir et fust »; Ming. : onguent noir brun.
2. « Domini physici »; ms. de Montp. : « les phisiciens ».
3. Le spasme ou convulsion décrit ici comprend le tétanos.

mouuement vicieux, et aduenant à la vertu motrice volontaire, d'vne disposition de maladie. Et pourtant c'est vne maladie de nerfs (au troisiesme *Canon*) en laquelle les muscles se meuuent vers leurs principes [1], et sont desobeissants à la dilatation.

Causes. Le chef ou source de ce mal (selon Galen au mesme lieu) est double, ainsi que l'a indiqué Hippocras, repletion et euacuation : sçauoir est, és dispositions phlegmoneuses, est repletion : és fiéures tres-ardentes, et tres-seiches, est euacuation. Or qu'il aduienne, que tout corps nerueux qui est remply, ou qui est vuide, soit plus tendu, les cordes tenduës aux instruments de musique le demonstrent. Car elles se rompent, si on les repose tenduës, en maison humide ou seiche. Et pource, les joüeurs les laschent, auant que les poser. Et suiuant cela, le mesme est démonstré par les corroyes presentées au feu, ou exposées à l'air humide, au troisiesme du *Colliget*. Auicenne y adiouste vn troisiesme chef, lequel combien qu'il ne soit proportionné à la matiere, toutesfois c'est une nuisance qui contriste le cerueau, à raison de laquelle les nerfs refuyent, et se ramassent pour rejetter la cause qui les empesche.

Doncques il y a trois manieres de spasmes, d'inanition, de repletion, de compassion du cerueau. La premiere est causée principalement à raison des grands flux, au cinquiesme des *Aphorismes* : et des chaleurs demesurées, et des pourritures qui liquifient, au second des dits *Aphorismes*, le vingt sixiesme : il vaut mieux que la fiéure suruienne à la conuulsion, etc. La seconde est faite des apostemes et tumeurs qui s'esuanoüissent (en fin, au cinquiesme des *Aphorismes* : À tous ceux qui ont des Oedemes, etc.), et aussi, des froids excessifs, qui remplissent et espaississent les nerfs (au mesme cinquiesme : Le froid cause conuulsions). La troisiesme est faite à cause de la douleur, au troisiesme du *Techni*, par pointure de nerfs et de tendons, et à cause de la mordication faite du mauuais humeur et qualité venimeuse, au commentaire sur le cinquiesme : La conuulsion causée de l'hellebore, etc.

Or des susdites conuulsions, les vnes sont vniuerselles, qui sont faites quand la nuisance paruient iusqu'au cerueau : lequel s'essayant de repousser l'iniure, retire les nerfs, et parties nerueuses, et les rend conuulses. Les autres sont particuliers, quand la nuisance ne paruient au cerueau, ains s'arreste au membre, le rendant courbe. Et cela mesme tesmoigne Auenzoar. Ie dis la conuulsion estre vniuerselle, quand elle tient la plus grande partie des membres : à la difference de l'epilepsie, qui les tient tous, et pour tant elle est appelée conuulsion de tout le corps, sçauoir est humide [2] : toutesfois elle est intermittente, et non

---

1. « Ad principia sua »; à leurs commencemens (Canappe).
2. « Et ideo spasmus totius dicitur scilicet humidus. » — Ming. dit que « l'epi-

continuelle, auec nuisance de l'entendement et des sens, ainsi qu'il est declaré au troisiesme des *Lieux affligez* : ce que n'est pas és conuulsions, desquelles est icy faite mention.

D'enquerir exquisément les differences de conuulsion, ses causes, et comment elle se fait, est d'vn autre contemplation : et pourtant je le quitte. Il suffit au Chirurgien de sçauoir ce qu'en a esté dit, et leurs signes, et les corrections s'il y en a.

Les *signes* communs sont, difficile mouuement des membres, tension du col, contraction des leures, comme s'il vouloit rire, estroitesse des maschoires, dents, et gosier : estorsement des yeux, et de tout le visage : Les signes peculiers de la conuulsion faite par inanition, sont qu'elle aduient de peu à peu et apres maladies qui consument. De celle qui est par repletion, qu'elle aduient soudain, et apres apostemes, et repletions, et froideurs espaississantes. Les signes de la conuulsion par compassion, sont qu'elle aduient de causes externes, et est auec douleur et mordication, et contristation. Si la nuisance de conuulsion paruient aux membres de la respiration, le patient meurt soudain. La conuulsion confirmée ne guerit pas, mesmement celle qui est d'inanition : car la seicheresse estant du tout accomplie, demeure incurable, au septiesme de la *Therapeutique*. Mais celle qui n'est confirmée, reçoit quelque correction, specialement quand elle est de repletion : ce que signifioit Hippocras au second des *Aphorismes*, disant : Il vaut mieux que la fiéure suruienne à la conuulsion, que la conuulsion à la fiéure.

La *curation* et preseruation de la *conuulsion seiche* est mauuaise, comme dit Auicenne : toutes fois la plus conuenable curation est le baing [1], et apres le baing vne onction d'huile humide, et que cela soit souuent réiteré. Et s'il estoit possible que le baing fust de laict, et les nasals [2], et gargarismes, et clysteres, et finalement les potages, il seroit tres bon, pourueu seulement qu'il n'y eust point de fiéure : car pour lors, lesdites choses soyent faites auec eaux et huyles, esquels ayent cuit fueilles de saule, orge rompu, violettes et nenufar : de quoy il faut appliquer sur les jointures, et à l'origine des muscles. Leurs viandes soyent, boüillons gras, et legers faits d'amandes, orge, et bon succre, et eau de chair prise de la chair d'aigneau, et de cheureau. Et si auec lesdites choses on mestoit vn peu de bon vin pour les faire penetrer, ne seroit pas s'esloigner du droit chemin.

Quand la *conuulsion est humide,* il la faut traiter auec fortes euacua-

lepsie est mise par les autheurs au rang des conuulsions causées par vne trop grande humidité. »

1. « Est tina. » — Canappe : « est estune en tine. » — Tine : vaisseau qui sert à porter la vendange (Du Cange).

2. « Et nasalia »; les errhines.

tions des gros humeurs, comme par la hiere et les pilules d'agaric. Les clysteres piquans y sont tres-bons, comme aussi la phlebotomie quelquefois. Item les gargarismes, et nasals sternutatoires auec choses piquantes, y sont expediens : et les onctions par le col, sous les aisselles, et aux aynes, auec huiles chauds, de lys, du cost, despic, de laurin, et de pouliot, fortifiez auec castorée, et euphorbe, y sont bonnes : et de mettre par dessus grandes quantité de laine bien molle.

A telle conuulsion Rogier dicte vn tel onguent, et Theodore l'a accepté : PR. *huile muscellin, vne once : petrehuile* [1], *demye once : huile commun, et beurre, de chacun quatre onces : cire, vne once : styrax calamite, et stirax rouge, de chacun deux drachmes et demie : mastic et encens, de chacun demie once : gomme de lierre, trois drachmes et demie.* Tout ce qui se peut fondre soit mis sur le feu, et le reste puluerisé soit meslé : finalement y soit adiousté le stirax, et en soit fait onguent, duquel on oindra le col et deuant et derrière, l'espine, et tout le corps entre deux feux. Theodore en vn autre lieu, semble adiouster à cet onguent les herbes qui entrent en l'onguent Aragon et Agrippa : et d'huile castorin, et graisse de limaces rouges : et l'appelle *Alabastre*. Il est fort propre à la contraction des nerfs. S'il y suruenoit fiéure, pourueu que ne fust que d'vn iour, il seroit bon.

Les estuues, et parfums secs [2], et tout ce qui prouoque la sueur, sont profitables à cette conuulsion. Quand à celle qui est faite par compassion, s'elle est de douleur, est curée par medicaments de parties subtiles, et auec autres qui appaisent la douleur : ainsi qu'il sera dit au traité des playes des nerfs. Et si c'est de piqueure de beste sauuage, soit traitée auec de la theriaque, et ventouses sur le lieu. Et si c'est vne mordication d'estomach, soit prouoqué le vomissement, et l'estomach soit conforté : Et en tous spasmes, le cerueau soit conforté, et en oignant la teste, le col, le dos, les aisselles, et les aines, auec huile de lys : lequel est propre medicament au spasme humide, ainsi que dit Auenzoar. Et qu'vn baston soit tenu entre les dents, afin qu'elles ne se ferment du tout. Et si on n'y peut faire autre chose, *le nerf qui mande la nuisance soit totalement retranché*, comme Rhasis le conseille : car il vaut mieux perdre l'action d'vn membre, que de tout le corps.

De la Paralysie. Paralysie aussi ensuit les playes, et les contusions, mesmement de la teste, et de tout le dos : ainsi qu'il est declaré par plusieurs exemples au troisiesme des *Lieux affligez*. Mais sçauoir mon s'elle ensuit les playes du costé mesme, ou de l'opposite, il en sera fait

---

1. « Petrolei. »
2. « Stuphae et suffumigationes siccae. »

mention cy apres, és playes de la teste. Or Paralysie est remollissement des nerfs, auec priuation du sentiment, et du mouuement, pour la plus-part : tout ainsi que spasme estoit endurcissement, auec mouuement mauuais et changé, comme il est dit au troisiesme du *Colliget*. Dont au troisiesme des *Lieux affligez* il est escrit, que comme Apoplexie est mollesse de tout le corps, ainsi Paralisie est mollesse d'vne moitié, quelquefois de la dextre, autrefois de la senestre, et quelquefois d'vne partie, comme du pied, ou de la main. Et pour ce on peult diuiser la Paralysie, ainsi que on fait du spasme, que l'vne soit vniuerselle, et l'autre particuliere : l'vniuerselle, de tout vn costé, particuliere, d'vn membre.

Les *causes* de Paralysie, et de telle ablation de mouuement et sentiment sont doubles : sçauoir est extrinseques, et intrinseques. Extrinseques, comme cheute, percussion, incision, dilatation, froideur, apostemes, et autres telles choses qui par dehors separent et bouchent les passages des esprits [1]. Les intrinseques, sont humeurs gros et visqueux, qui opilent les nerfs au cerueau et en la nuque, qui est ditte le Lieutenant du cerueau. D'enquerir comment cela se fait, et comment quelquefois le mouuement est perdu, et reste le sentiment, aussi les differences, et toutes les causes exquisement, c'est d'vne autre speculation. Car il suffit au Chirurgien d'en sçauoir ce qu'a esté dit, et de recognoistre la partie de laquelle procede la nuisance : ce qu'il sçaura par l'Anatomie. Car si la nuisance est vniuerselle, parce que les nerfs qui regissent tout le corps viennent du cerueau, tu sçais que la nuisance prouient du cerueau. Si elle est particuliere et és membres superieurs, tu sçais qu'elle prouient du col : si aux inferieurs, des vertebres inferieures : si à ceux du milieu, des vertebres moyennes : comme on lit ces choses au premier et troisiesme des *Lieux affligez*. Tu cognois l'humeur qui peche, par les signes des humeurs. Les causes extrinseques, tu le sçauras par le iugement du patient.

On peut aussi *iuger*, que la Paralisie, et toutes maladies des nerfs sont difficiles à curer, d'autant qu'ils ont peu de nature chaude, laquelle est ouuriere de la cure. Et pourtant il est dit, que Paralysie aux vieillards est difficilement guerie. D'auantage on inge, que tremblement et les fiéures signifient bien en la Paralysie. Outre ce, Paralysie qui est faite de coup qui ne froisse grandement les nerfs, quelquesfois est guerie, comme il apert de ce que dit Galen dans celui de Pausanie [2], au troisiesme liure des *Lieux affligez*. Mais s'ils sont desmesurement froissez,

---

1. « Quae ab extra separant, et claudunt spirituum vias. » — Ms. Montp. : « qui cloient les voies aux esperis et les separent par dehors. »

2. « Vt apparet ex Gal. in illo Pausania. » — Canappe : « comme il a apparu à Galien de celuy de la mulle. »

il n'y a point d'espoir de guerison, parce que les playes des nerfs ne se consolident pas parfaitement, ainsi qu'il a esté dit. Et Auenzoar escrit, que si l'offence est aux nerfs de la respiration, le patient mourra en bref, suffoqué. Si le membre n'amoindrit pas, et sa couleur ne change point, il y a quelque esperance de guerison : Mais s'il amoindrit, et la couleur change, c'est mauuais signe, comme dit Gordon.

La *cure* de paralysie faite *de causes internes*, appartient à messieurs les Medecins : laquelle Heben Mesue accomplit par double regime, commun et propre. Le commun regime touche ores la part ou est la maladie, ores la proprieté, et aucunesfois la diette. La premiere chose est accomplie en employant tout son estude à la partie posterieure de la teste, et à la nuque : parce que le plus souuent le dommage naist de ces lieux-là. Ce qui est commun à cinq infirmitez : sçauoir est à paralysie, spasme, tremblement, stupeur, et torsement [1]. La seconde est accomplie par administration de medicaments, qui de leur proprieté et vertu confortent les nerfs : comme la flambe bastarde, rue, et castorée. La troisiesme est accomplie auec le peu manger et boire, et par regime exiccatif dit au chapitre de phlegme [2]. Quant au regime propre, il comprend quatre choses : la premiere est, egalisation de la matiere : la seconde, son retranchement : la troisiesme, contournement du residu à la part opposite et contraire : la quatriesme corrige les accidents. Or comment ces choses sont accomplies, le docteur allégué le vous dira.

Anicenne parfait la curation de celle qui est *de causes externes*, comme de coup ou de cheute, s'ils y suruient apostemes, et que matiere soit descenduë au lieu, par phlebotomie, et medicaments chauds et euaporatifs : comme sont onguents et emplastres sur le lieu frappé, et quelquesfois on y met des ventouses. De ma part i'ay accoustumé vn liniment louë de Heben Mesue aux passions du cœur : duquel on oingt le col, le dos, et les parties blessées et est fort bon. Les paroles du Docteur Euangelique [3] sont telles, *Propos de l'inunction de l'espine* [4] : Ie croy que les experts Medecins, et experts Philosophes ont caché la tradition, memoire, et loüange d'vn si grand benefice de nature : veu que sa marque est retranchée de leurs traitez. C'est vn des plus gentils [5] remedes preseruants la substance de la vie. Tu as sçeu que le commencement des os et des nerfs, est la nuque, laquelle pullule [6] du cerueau : et que l'espine est la place publique des arteres, nerfs, esprits, et vertus :

1. « Et torturae. » Ms. Montp. : « et torture. »
2. « In capitulo phlegmatis. » Au chapitre des apostemes phlegmatiques (Ming.).
3. Heben Mesue (Ming.).
4. « Sermones inunctionis spinae. » Inunctio : application d'un liniment (Celse, Pline).
5. « De elegantioribus. »
6. « Generatur vel germinatur. »

et le lict des membres spirituels : et qu'elle contient vne moüelle de vraye humidité. Ainsi tu assembleras beaucoup de bonnes intentions. Car en confortant la substance qui conure, et la substance des esprits, et les nerfs, et tous les os, tu secourras à la Paralysie, et à toutes maladies des nerfs, au battement de cœur, et au tremblement: il subuient [1] manifestement aussi à la lassitude, et est le medicament des medicaments le plus soudain à conforter.

La maniere de le faire est : PR. *myrrhe estite, aloës hepatic, spicnard, sang dragon, encens, mumie, opopanax, bdellion, carpobalsame, saffran, mastic, gomme arabique, stirax liquide, stirax rouge, de chacun deux drachmes et demie : musc, demy drachme : therebentine, au poix de tout le reste :* tout cela mis en poudre, soit meslé auec la therebentine, et mets tout en vn alembic, et le distille ingenieusement : et reçoy l'eau distillée en vn vaisseau de verre : car elle approche fort du beaume [2]. J'y adioustois quelquefois les herbes de la paralisie, et elle estoit plus precieuse.

De la Syncope. Syncope, selon Galen, au douziesme de la *Therapeutique*, est vn soudain et fort abbatement de la vertu, qui a accoustumé suiure les euacuations demesurées, et les douleurs. Tu la cognoistras par le poulz defaillant, et par la couleur pasle, et le mouuement (principalement des paulpieres, et des extremitez) difficile, comme s'il ne les pouuoit hausser, et par la sueur froide, mesmement à l'entour du col. La syncope ne doit estre aucunement mesprisée : car c'est vn chemin à la mort, voire est appellée de chacun *petit mort*.

Son *regime et curation* est, quand à présent, d'obuier tant qu'on peut que syncope n'aduienne en consolant le malade et chassant la multitude des personnes, afin que n'eschauffent la chambre, et n'espouuantent le malade. Il y a à preuoir auant qu'elle vienne, qu'on donne au patient vne petite roustie de pain blanc, trempée en tres-bon vin, auec vn peu d'eau rose : et qu'il boiue vn peu de ce vin là. Car (comme dit Galen au lieu dessus allegué) il faut donner à ceux qui syncopisent quelque vin de nature chaud, et prompt à estre distribué. Qu'il soit aussi arrousé, et qu'on iette roidement en son visage de l'eau rose, ou d'eau froide, si on n'a de l'eau rose : qu'on frotte les extremitez : qu'on luy tire le poil, le nez, les oreilles, et qu'on l'appelle haut par son nom propre : qu'on luy donne des soufflets, et autres choses soyent faites, ainsi que commendent en ce cas Messieurs les Physiciens.

De la resverie. Resueries [3] (selon Galen au cinquiesme des *Maladies*

---

1. « Subuenit. » Subvenire, soulager, remédier à...
2. « Suspia in vase vitreo; et forti. vicinatur enim balsamo. »
3. « De alienatione. Desipientiae vero.... » Du délire.

et Symptômes) sont tous defauts de l'action princesse, c'est à dire de la vertu regente : lesquels Auicenne, au troisiesme *Canon,* appelle alienations. Et combien qu'il y ait de tels accidents les vns propres, et les autres par communication, toutesfois icy ne s'en traite, sinon entant qu'ils sont accidents venants par communication et liaison [1], lesquels suruiennent aux playes et aux coups des jointures [2], comme il est dit au quatriesme de la *Therapeutique.* Or la generation de tels symptomes est semblable (au troisiesme des *Lieux affligez)* à ceux qui ont suffusions : c'est à dire, qui par vne disposition d'estomach, endurent és yeux des imaginations. Car comme à ceux-cy l'occasion [3] est ennoyée d'ailleurs, semblablement les resueries aduiennent plus promptement des parties nerueuses malades, que des autres : quelquesfois par la seule chaleur, qui monte à la teste par la continuité : et quelquefois par l'esprit vapoureux ou fumeux. Et telles choses sont finalement de celles qui dessichent, comme dit Auicenne. Dont aussi Galen au treiziesme de la *Therapeutique* dit : Comme nous auons demonstré és liures de cecy : du froid il aduient paresse, et de la chaleur, mouuement demesuré : et de la malice des humeurs, folie.

Leur *curation ou regime,* entant qu'il concerne au Chirurgien (car messieurs les Physiciens doiuent incontinent estre appellez), est de diuertir de la teste par frictions et ligatures des extremitez, les mauuaises fumées. Et à ce cas, les clysteres plaisent à Auicenne. Et que la partie blessée soit du tout appaisée. Il est aussi necessaire, selon le mesme autheur, de souffleter [4] le patient, afin de luy faire reuenir sa raison. Galen, au treiziesme de la *Therapeutique,* recommande pour le commencement, l'oxyrrhodin : c'est à dire l'huile rosat, auec vn peu de vinaigre. Car il faut repousser de la teste l'humeur et la vapeur. Et les infusions somniferes, qu'on fait de semence de pauot, sont tres-bons. Aussi nous presenterons au nez chose odorante, et oingdrons les aisles du nez, et le front de semblables medicaments. Des choses qui y profitent, selon Auicenne, est qu'on verse au dessus de leur teste, vne decoction de pieds et testes [5]. Et le plus souuent alfesur (qui est racine de bryonie) [6] les guerit, quand ils en boiuent, ou en mangent durant certains iours, auec quelque viande qui conure sa saueur.

Du *demangement,* il sera dit au cinquiesme et sixiesme Traité.

1. « Et colligantiam », par sympathie (Canappe).
2. « Quae contingunt in vulneribus, et articulorum percussionibus. » — Ms. Montp. : « qui viennent es plaies es percussions des articles. » Ce passage manque dans Canappe et Mingelousaulx.
3. L'occasion « du mal », ajoute Ming.
4. « Percussio cum alapis. »
5. « De moutons », ajoutent le ms. de Montp. et Canappe.
6. Alfesur ou Alfescera, est la plante dite bryoine ou couleurée.

De la *durté*, et de l'*impuissance du mouuement*, qui suit les mauuaises solutions de continuité, il en sera dit cy dessous au sixiesme, és passions des jointures, et en l'antidotaire à son lieu.

SECOND CHAPITRE

De playe faite en la chair.

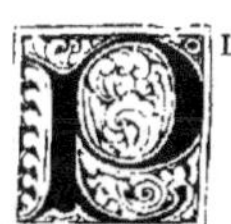PLAYE charnuë proprement est ditte, au troisiesme de la *Therapeutique*, diuision faite en membre charnu, auec sang, sans putrefaction, comme cy dessus a esté dit au chapitre commun. Et selon le mesme Autheur, elle n'est exempte de ces differences, que l'vne soit simple, sans deperdition de substance : et l'autre auec deperdition d'icelle. Et celle qui est simple, n'est pas exempte de ses propres differences, qu'elle ne soit superficielle ou profonde : et tant l'vne que l'autre, ne soit grande ou petite. Aussi la playe auec deperdition de substance, n'est exempte de n'auoir perdu la peau, et quelquefois la chair et la peau. Et les playes ayans telles differences ne sont point exemptes qu'il n'y en ait de pures sans accidens, et d'autres qui ayent aucuns accidens, lesquels n'ont pas raison de cause (car lors elles cherroient sous la raison des vlceres difficiles à guerir, desquels il sera dit cy bas au traité des vlceres), ains ont raison sans quoy non, ainsi qu'a esté cy dessus allegué du quatriesme de la *Therapeutique*[1] : comme sont discrasie, douleur, aposteme, demangemens, desquels a esté dit auparauant. Il ne m'en chaut, si telles differences sont dittes differences, ou dispositions, car nonobstant que Galen au troisiesme de la *Therapeutique*, en ait fait grande détermination, toutesfois cela ne profite gueres à la cure. Et il est dit au commencement de la *Therapeutique*, que des appellations on ne guerit pas bien les maladies, ains de la droite opinion des choses.

Des *causes* des playes, entant que playes, il a esté dit cy dessus, que ce sont toutes choses qui peuuent, de par dehors, percer, casser ou mordre. Desquelles dispositions delaissées desdites causes, sont prises

---

1. « Non habentia rationem causae :... Sed habentium rationem sine quo non, vt superius fuit allegatum quarto therapeutices, non obtinet sanatiuam. » — Ms. de Montp. : « qui ne sont pas cause de telle maladie, car lors ceulx plaies cherroient sur la consideracion des plaies qui sont de difficile sanacion.... Et se les accidens estoient cause de la maladie sans quoy la plaie ne peult estre curee lors la consideracion appartiendroit ad ce chappitre. » On peut dire : mais sans leur disparition, on n'obtient pas la guérison.

les intentions curatiues. Et les significations prises de l'estre de la disposition, et de la nature des membres, et de la diuersité des accidents qui se rencontrent, font trouuer les remedes et la maniere d'ouurer, comme cy dessus a esté dit.

Les *signes* et iugements ont esté dits au chapitre general.

La *curation* des playes charnuës recentes, outre les cinq intentions communes ià dittes, à vne speciale intention qui est de retenir le flux de sang, toutesfois cela est modifié ainsi par Auicenne, s'il est superflu : car peut estre c'est bon qu'vne quantité modérée flue, entant qu'elle empesche l'aposteme, l'oppilation, et la fiéure, qui empeschent extrémement la guerison des playes. Et ce fut le commandement d'Hippocras, selon Galen au quatriesme de la *Therapeutique* : Car par l'effluxion du sang la playe deuient plus seiche, et par consequent plus saine : veu que le sec approche du sain, et l'humide de ce qui n'est pas sain. Si le flux de sang immoderé n'est restraint par choses qui appartiennent aux playes, qu'il soit restraint par ce qui sera dit au chapitre des playes des veines. Or combien qu'il ait esté dit en general comment on accomplit les intentions de toutes playes, toutefois le moyen special comment on les accomplit en la chair, est inuenté selon les différences ià dittes, en la maniere qui s'ensuit.

De l'incision et playe simple, petite, sans deperdition de substance. Galen en telle playe ne commande, au troisiesme de la *Therapeutique*, que d'approcher les léures par seule ligature. Dont il dit : si tu amenes diligemment en vn les choses separées, sans autre quelconque artifice exterieur, elles s'agglutinent : Rhasis dit le mesme. Ce, neantmoins, le commun cours a receu [1] et Lanfranc le met, vn blanc d'œuf batu, auec legere estoupade, est bien : car (selon Galen à l'onziesme des *Simples medicaments*) il restraint le sang, et fait cesser la douleur, altere et prohibe l'aposteme, non seulement des yeux, ains aussi de tous lieux vlcerez. Sur tout garde toy de la douleur, car ce qui est endolenti, prouoque la fluxion et l'aposteme, comme souuent a esté dit. Comment on appaise la douleur, il a esté jà dit cy dessus. Et ne soit remué iusqu'au troisiesme iour. Car (selon Galen au troisiesme), les petites sont ainsi, que si elles sont assemblées, n'ont besoing que d'vn iour, ou deux au plus, pour se reünir. Mais si n'estoit consolidée, soit apres pensée ainsi que sera dit incontinent.

De l'incision et playe grande, superficielle, et non profonde. En icelle, d'autant que la seule ligature n'y suffiroit pas, Galen commande la cousture et illaqueation [2]. Mais le commun vsage a accoustumé d'y

---

1. « Communis cursus habet », 1559.
2. « Laqueationem », enlacement. — Ms. Montp. : « elle soit cosue et lacee. » — Canappe : « de la coudre et egaler. »

mettre après la cousture poudre rouge incarnatiue et conseruatiue : laquelle on fait de deux parts d'encens, et d'vne de sang dragon. Albucasis y adjouste trois parts de chaux viue, et Lanfranc y consent. Quant à moy i'y adiouste du bol armenien, en lieu de la chaux. Halyabbas y met des sandals. La poudre seule y est appliquée, en contregardant qu'elle n'entre dans la playe, ne poil aussi, n'huile, car chacune de ces choses empesche la consolidation. Ou elle peut estre incorporée auec blancs d'œufs, et par dessus vne ou deux estoupades destrempées és susdits aulbins d'œufs : sur la playe immediatementt il met vn drapeau delie [1], moüillé de mesme afin qu'en releuant, les estoupades ne deschirent les points. Et si on oignoit d'huile rosat les entours pour deffendre de la douleur et apostemation, il seroit bon. Quand à la ligature et cousture, et estoupades qui y conuiennent et comment sont faites, a esté dit au propos commun. Et ne soit reueuë iusques au quatriesme iour, sinon que la douleur, ou autre accident molestast. Apres le quatriesme iour, si tu ne la troures consolidée, soit lauée de vin adstringeant chaud, et y ayant trempé des estoupades, soient exprimées, et appliquées, et bendées, et qu'on les remuë de iour en iour : car en peu de temps elle sera consolidée, tesmoin Galen au quatriesme *contre Thessale*, qui prolongeoit la curation des playes à vn mois, qu'il pouuoit parfaire en six ou sept iours au plus.

On loüe le premier appareil auec blanc d'œuf, et ladite poudre, d'autant qu'il refrene, et défend, et arreste le sang, la douleur, et l'aposteme. Et le second auecques du vin : parce que *le vin* (selon Galen au troisiesme) *est tres-bon medicament de toutes playes*, entant que sont playes, c'est à dire, qu'elles n'ont impliquée aucune disposition qui contredise. Ce qui est ainsi prouué : La playe entant que playe, requiert d'estre seichée, et restrainte, mesmement celle qui est grande. Or le vin fait ces deux choses. La majeure est ainsi prouuée : Car, selon Galen, en ce temps y a besoin de medicament qui desseiche la partie, afin que s'il y reste encore quelque serosité, il la consume [2] : et qu'il empesche celle qui deuoit decouler aux espaces vuides : Et pour ce le consolidatif ou agglutinatif (c'est tout vn, au troisiesme du *Techni*) doit estre plus desseichant, que l'incarnatif : scauoir est jusques au second degré. La mineure est ainsi deduite : Le vin nouueau (au huictiesme des *Simples medicaments*) est chaud au premier degré, le vieux au troisiesme, le moyen au second : et en proportion des chaleurs sont ses seicheresses. Et pour ce selon les diuerses natures, il desseiche et consolide, ains il ne humecte pas ne refroidit, ainsi que disoit Theodore. Et c'est ce que

1. « Pannus subtilis », linge léger.
2. « Vt si quidem iam fuerit ichor adiacens, consumatur. » — Ms. Montp. : « afin que se aucune sanye ou ordure y venoit ou estoit pres que elle fut cousumee. »

dit Galen, de l'authorité d'Hippocras, au quatriesme de la *Therapeutique* : Il ne faut mouiller (c'est à dire, lauer) aucuns vlceres, sinon auec du vin. Il rend la cause, disant : Tout sec est plus prés du sain : et l'humide du non sain. Et pour ce disoit maistre Arnaud, que *les playes fraiches lauées d'eau ardent, reçoiuent bien tost l'effet de guerison* : car elle est fort desseichante. Quelques-vns, apres le premier appareil y mettent emplastres et onguents qu'ils ont propres à cela : et par dessus vne estoupade. Galen en cecy recommande fort l'emplastre noir, Auicenne l'onguent de lin. Et i'ay accoustumé vser d'vn onguent fait de poudre rouge, incorporée auec terebentine lauée : desquels les formes, ensemble de plusieurs autres pour cecy, seront dites en l'antidotaire.

De la playe profonde et occulte. La playe profonde et occulte bien souuent est guerie par cousture, et conuenable ligature. Et si cela ne se fait, Galen commande au troisiesme du *Techni,* de les curer au temps ensuyuant par effluxions, et contr'ouuerture et figure conuenable [1]. Auicenne entend la figure estre conuenable, que l'orifice de la playe soit tousiours en bas et le fond en haut, afin que la serosité [2] en puisse librement sortir. De laquelle figure il dit de l'authorité du sage [3], second *à Glaucon,* qu'il a guery vne playe profonde en la cuisse, qui auoit le fonds vers le genoüil, et l'orifice vers la cuisse, en accommodant la figure sans contr'ouuerture. Car il luy. fit tenir le genoüil éleué, et lors l'orifice fut plus bas. On pourroit faire de mesme au bras. Mais si on ne pouuoit preparer figure conuenable et que la playe ne s'expurgeast bien par le trou, *soit fait contr'ouuerture* suiuant le conseil de Galen. Dont il disoit à la fin du troisiesme de la *Therapeutique* : Si la playe a cauité profonde et occulte, il faut considerer si les liqueurs peuuent estre conuenablement expurgées, ou non. Si elles peuuent, la curation est de mesme que les autres playes. Si ne peuuent, il est bon d'inuenter vne effluxion auec compressures, et finisse enuiron l'orifice. Mais s'il ne se peut faire, il faut inuenter autres effluxions. Or il y a double inuention : quelquefois en tranchant toute la concauité, quelquefois ne faisant que contr'ouurir au profond. Et comment il faut faire chacune de ces choses, la nature des lieux, et la grandeur de l'vlcere, l'indiqueront. Car si les lieux ont l'incision suspecte, et l'vlcere est grand, il vaut mieux contr'ouurir. Si au contraire, il vaut mieux trencher, et lier comme dit est. Brun auec telle contr'ouuerture, met des tentes [4] de chaque costé. Mais i'y passe vn

1. « Figura apta », position conuenable.
2. « Ichores. »
3. Galien.
4. « Suellos siue tentas. » — Ms. Montp. : « tuyaux ou tentes. »

seton [1], car il nettoye mieux et passe partout, et fait moins de douleur. Et ie l'y mets auec vn intromissoire, fait à mode d'aiguille, ou bien ie mets dedans vne esprouuette de bois [2], et faits plus seurement l'incision là dessus, et par dessus ie mets quelque mondificatif, et vne estoupade, et la pense deux fois le iour.

De la playe caue, auec perte de chair. En la curation de cette playe (selon Galen au troisiesme du *Techni*) il faut auoir double intention, car aussi la disposition est double : sçauoir est solution de continuité, qui est vlcere, ou playe : et deperdition de substance, qui est cauité. L'vne consiste à reünir. L'autre à engendrer la substance perduë. Il faut premierement guerir la cauité, puis entreprendre l'vnion, parceque la nature de telles choses indique la playe ne ponuoir estre guerie, que la cauité ne soit premierement remplie. Car toute cauité contre nature, indique repletion : parquoy aussi celle qui est en partie charnuë [3]. Or cette repletion, est le terme de l'inuention de la guerison, et est indication cognuë de tous idiots. Mais comment on inuentera les choses qui rempliront, c'est à l'ouurier [4] : et à ce faire auons besoin de grand raison, et de plusieurs particulieres indications, et de méthode certainement rationnelle [5]. Doncques les particulieres indications par lesquelles on trouue ce qui remplira la cauité de la playe, sont quatre. La premiere est prise de l'essence de la playe : la seconde, de la nature du corps, et des parties : la troisiesme, des choses conjointes : la quatriesme de la contrarieté des indications. Car tel fust l'ordre de Galen au troisiesme de la *Therapeutique*. L'essence de la playe importe en soy les indications des propres differences [6], desquelles sera traité à la fin.

La *premiere intention* ou indication est trouué, de ce qu'en la generation de chair (qui est faite de sang coagulé quant à la matiere : et effectiuement par nature) tousiours se presente deux superfluitez : l'vne grosse, et l'autre subtile. Si nous les voulons extirper, comme choses contre nature par contrarieté, il n'y aura temps auquel nous n'ayons besoin de tous ces deux medicaments : sçauoir est, de celuy qui desseiche l'humidité, et de celuy qui nettoye la saleté, non pas simplement, ains moderément au premier degré (car si on y appliquoit vn plus fort,

---

1. « Cum colone transeo. »

2. « Cum intromisso facto ad modum acus, aut tastam ligneam impono », 1559.

3. « Quare et quae in carnosa particula »; Canappe : « parquoy repletion est faite es particules charnues. »

4. « Artificis est. »

5. Ms. Montp. : « Mais trouuer medicines qui remplissent il appartient au mestre et ha mestre de grant raison et discrecion et de pluseurs indicacions particulieres et de science certaine et raisonable. »

6. « Substantia enim vulneris secum importat differentiarum propriarum indicationes ». 1559.

il consumeroit, et ne cailleroit la matière de la chair) comme sont l'encens, et farines d'orge, de febues, et d'ers, iris, aristolochie, cadmie, panax, et terre séellée. Or tous ces medicaments different entr'eux selon plus ou moins. Car l'aristolochie, et le panax desseichent plus que les autres, et sont plus chauds de nature. Les farines d'orge et de febues desseichent beaucoup moins, et participent en moindre chaleur. L'encens est moyennement chaud, mais il desseiche moins que les autres. La farine d'ers, et l'iris, sont entre ceux-cy, et l'aristolochie, et panax.

La *seconde intention* est inuentée, de ce que des corps, et des parties, les vnes sont plus froides, les autres plus chaudes : les aucunes plus seiches, et les autres plus humides : et il les faut conserver en leur naturel, tout ainsi qu'il conuient rejetter ce qui est contre nature. Si doncques le semblable contregarde son semblable, comme le contraire destruit son contraire, les parties naturellement plus chaudes ont besoin de remedes plus chauds, et les plus froides de plus froids, etc. : car il faut que la chair surnourrie, soit semblable à celle qui estoit auparauant. Doncques si la precedente chair estoit plus seiche : il en faut engendrer de nouuelle qui soit plus seiche : parquoy il conuient la plus desseicher. En l'humide, au contraire. Et pour ce, l'encens és natures humides, desseiche et engendre chair : és seiches, il humecte et suppure.

La *troisiesme intention* est trouuée des choses annexes : comme premierement, de la complexion non naturelle. Car si (dit Galen) ou par quelque rencontre, ou du temps de l'vlceration, la chair blessée deuient plus chaude qu'il ne conuient, ou plus froide, elle aura besoin de medicament qui non seulement desseiche mediocrement, ains aussi qui eschauffe, ou refroidisse à tel degré que la chair sujette est esloignée de sa nature[1], comme cy-dessus a esté dit. Si cela est ainsi, il nous faudra ensemble et consequemment regarder la temperature de l'air[2], car il faut que le medicament soit opposé à ses excez. Et pource Hyppocras vse de ceux qui ont vertu plus froide, en saisons chaudes, des chauds, en froides, tousiours conseruans nature[3].

La *quatriesme intention* est prise des contraires indications, non pas de celles qui se font selon diuers temps (desquelles a esté dit en quelque notable des indications, cy-dessus au chapitre exécutif du premier traité), ains de celles qui se font selon vn mesme temps : comme quand la complexion du patient est plus humide qu'il ne conuient, et la partie plus

1. « Sed et calefacere, et infrigidare intantum, in quantum et subiecta caro superegressa est ab eo quod est secundum naturam. » — Ms. Montp. : « Mais aussi que la medecine fust chaude et froide moderemant en tant que la cher qui y doit venir soit de telle nature comme celle qui estoit pardevant selon nature. »

2. « Coaspicere aëris cracim »; ms. Montp. : « regarder la maniere du temps. »

3. « Seruando semper naturam. » — Ming. : « pour conseruer le temperament des parties. »

seiche, et la playe plus humide, et les annexes plus secs, tu iugeras que
le medicament doit seicher au second et troisiesme degré. Et si c'est au
contraire, qu'il desseiche seulement, au premier degré. Et c'est pour
ce qu'en la premiere, la maladie est fort esloignée de la disposition du
membre, et en la seconde peu, comme dit Auicenne. Toutes ces choses
(dit Galen au troisiesme de la *Therapeutique*) sont comprises par conjec-
ture, et est notoire, que celuy pourra tres-bien conjecturer des medicaments, qui sera exercé en ces discours [1], s'entend des complexions et
medicaments. Tu vois donc manifestement de combien de considerations a besoin l'homme qui doit guerir vn vlcere par droite methode.
Car puis qu'il a esté trouué, qu'en l'affection y a humidité, le medicament
exiccatif en a esté demonstré. Mais pource que d'iceux les vns desse-
chent plus, les autres moins, et que les vns eschauffent, les autres
refroidissent, on doit prendre ce qui est profitable, de la difference des
vlceres, et de la nature du patient, et de leurs annexes. Thessale ne faisoit pas ainsi, n'aussi plusieurs qui auiourd'huy thessalizent [2], croyans
qu'il n'y a qu'vne cure de tous hommes : à la mode des mauuais cor-
donniers, qui (suiuant le prouerbe) chaussent tous sur vne forme de
soulier, au neufiesme de la *Therapeutique* chapitre treiziesme, et au
cinquiesme de *Garder la santé* chapitre onziesme.

La commune pratique en telles playes est, que le sang estant arresté,
et le lieu asseuré d'aposteme et de douleur, on laue la playe de vin chaud,
puis l'ayant essuyée [3], on y mette poudre ou onguent regeneratif de chair :
et en aprés mesches, ou plumaceaux de charpie, et quelque emplastre ou
onguent regeneratif de chair : desquels il sera dit amplement en l'antidotaire. Par dessus on met estoupes seiches, ou trempées en vin : et on
bande du bandage qui retient les medicamens : et on la remuë deux fois
le iour en esté et vne en hyver.

De la playe auec perte de cuir. D'icelle Galen dit au troisiesme du
Techni, que quand ce qui estoit caue est remply, et l'vlcere est egal, il
y suruient vne autre intention. Car la nouuelle chair estant au milieu
entre les bords de l'vlcere, il est impossible qu'ils s'vnissent. Dont il faut
trouuer vne autre intention curatiue : et *ce seroit couurir de peau, s'il
estoit possible.* Veu donc que la generation de la peau est impossible, à
cause de sa durté, il conuient faire quelque chose semblable à la peau :
sçauoir est, de la chair calleuse. Telle sera la chair desseichée. Parquoy
il y aura besoin pour la cicatrisation de medicamens exiccatifs et astrin-

<hr>

1. « Qui in ratiociniis et exercitatus puta de complexionibus. » — Ms. Montp. :
« qui sera bien exerce en la pratique et es causes ratiocinatiues, si comme on le
puelt voir des complexions et des medicines. »
2. Qui imitent Thessale. »
3. « Deinde ipso exiccato »; ms. Montp. : « et puis secher. »

gens, sans mordication, non pas simplement, ains excessiuement iusques au troisiesme degré.

Doncques à la playe sont necessaires trois degrez de dessicatifs : sçauoir est, de ceux qui rengendrent la chair, desquels la seicheresse (comme dit est) attaint le premier degré : de ceux qui incarnent ou agglutinent, desquels la seicheresse (comme aussi a esté dit) attaint au second et troisiesme : le tiers doit estre ces cicatrisans, qui excedent tous. Car tel medicament n'a pas seulement à seicher l'humidité accidentale qui defluë, ains aussi la naturelle, afin que la chair deuienne calleuse à mode de cuir. Et cela est fait par soy des astringens, qui le plus souuent sont froids et secs, comme galle verde, escorce de grenade, fruit de l'espine Egyptienne, et semblables qui seront dits cy-après. Mais telle cicatrisation est faite par accident, des chauds consomptifs, comme sont calcytis [1], alun, cuiure bruslé, escume de cuiure, vitriol, et semblables : non pas en quelque sorte que ce soit, ains bruslez et lauez et bien puluerisez, en petite et non grande quantité.

De la reparation des cicatrices. Les cicatrices laides sont reparées, comme dit Rhasis, les minces auec diachylon, ou auec litharge nourry [2] : les grosses et vieilles auec huile de baume : ou bien que tout le superflu soit retranché avec vn rasoir, ou soit osté auec vn cautere, puis soit curée auec graisse de geline, ou de canard, et du mastic.

De la playe en laquelle y a chair superfluë. De cette-cy Galen dit au troisiesme de la *Therapeutique*, que sa grandeur contre nature indique ablation de la surabondance. Cela est fait par medicaments seulement et non par nature : au contraire de l'agglutination et regeneration de chair, car ces operations sont de nature, et des medicaments. Mais cet autre est des seuls medicaments fort exciccatifs, comme sont tous genres d'encre, couperose, vitriol, esponge, racine d'asphodel, et d'hermodacte, estoupes taillées menu, alun, onguent verd, etc.

De la playe contuse et alterée de l'air, douloureuse et apostemeuse. En tout cecy nous supposons le regime commun, de la phlebotomie, purgation, et manière de viure, car toutes lesdites choses attirent matière au lieu (bien que tout le corps ne fust replet) et le disposent à vlceres malins.

La curation locale est, d'euiter les consolidatifs et exciccatifs : et d'appliquer tout à l'entour (non pas sur le lieu) ceux qui prohibent l'influxion, composez d'huile rosat ou de myrtils, ou auec onguent fait de bol, huile, et vinaigre. Mais sur le lieu, soient appliquez huiles linitifs, mollificatifs et maturatifs. Car selon Galen, ça esté le commandement

---

1. « Calces »; chalcitis : calamine, mineral qui contient du cuivre (Pline).
2. « Cum lithargyro nutrito. »

d'Hippocras : Si és playes quelque chair est cassée et taillée du trait[1], il la faut traiter de sorte, que fort promptement vienne à suppuration, car elle sera moins pressée d'inflammation : et il est necessaire que les chairs cassées et coupées pourrissent et se fondent en suppuration, et que par après naisse nouvelle chair. Desquelles choses nous auons deux intentions en telles playes.

La *premiere* est accomplie auec maturatifs chauds et humides : comme sont maunes cuittes, et racines de guimaulue, et le tetrapharmacon, pain de froment, et autres choses dites cy-dessus és apostemes, et qui sont à dire cy-dessous en l'Antidotaire : et auec mondificatifs de farine, eau, huile, et miel : ou auec mondificatifs de ache, ou autres qui seront dits en l'Antidotaire. Et en toutes ceux playes est permise vne tente, et soit trempée en miel rosat, ou en l'onguent des Apostres : et par dessus l'onguent ou emplastre mondificatif, soient mises estoupes seiches, et soit faite ligature à retenir les medicaments, iusques à parfaite mondification.

Apres vient la *seconde* intention, que la chair soit engendrée, en amoindrissant et delaissant la tente, de sorte que soit incarnée et consolidée. Si la chair estoit fort deschirée, et que la cousture y fust vtile, soit consuë de lasche cousture à retenir les léures. Et si la playe estoit alterée (pourueu qu'il n'y ait autre disposition repugnante[2]), ses bords soient retranchez d'vne lancette[3], et renouuellez et cousus.

De la contusion. Or d'autant que contusion en la chair, sans playe exterieure notable (que Galen au quatriéme de la *Therapeutique*, appelle Ecchymose, et Auicenne au premier *Canon*, Fen quatriesme, Alfac) est quelque espece de playe et solution de continuité, pourtant à raison de sa conionction auec la susdite playe il sera dit quelque chose d'elle.

Contusion est separation et deschirement fait profondement en la chair musculeuse, de chose qui casse[4] : à laquelle souuent ensuit douleur, et s'espand beaucoup de sang, pourquoy il s'apostume quelquefois (combien que le plus souvent se resoult) et engendre marques et liuiditez, et quelquefois excoriations. On iuge que la grand contusion est dangereuse, et suspecte de corruption du membre, et par consequent du corps. On iuge aussi, que la peau separée et pendante est tard reprinse : de sorte qu'il vaut mieux de la couper et desseicher par medicaments, ou la laisser sans ligature : car l'air aide à la reparer, comme dit Auicenne.

---

1. « Aliqua telo, tum contusa tum caesa fuerit », est contuse ou coupée par le trait. — Le ms. de Montp. dit : « quant la compression ou froissure est faite dung dart ou dune pierre ou dung baston ou de chose semblable. »
2. « Dispositionem repugnantem », disposition qui s'y oppose.
3. « Cum scarpello remouendo eorum labia remouentur. »
4. « A re contundente. »

Pour sa *curation* il y a maintes intentions, ainsi que met Galen ou que dessus. Car (comme il dit) en pluralité de dispositions, il y a tousiours pareil nombre de premieres intentions curatiues.

La *premiere intention* est, que la matiere qui defluë soit destournée, en l'euacuant. Dont Auicenne dit qu'il n'y a point d'excuse de ne saigner, ains que les maistres en l'art se hâtent à cela, nonobstant que le corps soit net.

La *seconde* est, que la douleur soit apaisée, et le lieu deffendu auec refrigeratifs et adstringents domestiques. A laquelle intention Rhasis et Lanfranc acceptent onction d'huile rosat, et par dessus aspersion de poudre de myrtils, auec mediocre ligature. Toutesfois le commun vsage met au commencement, aubins d'œufs auec huile rosat.

La *troisiesme* est, qu'après le commencement on resolue, s'il est possible (comme quand la matière est subtile, ou superficielle) auec quelque resolutif, de ceux qui seront dits cy-apres. Ou, s'il n'est possible, soit retirée par scarification [1]. Et si encores, n'estoit possible, soit regy du regime dit aux abscés [2]. Le premier des resolutifs familiers est fait de vin, miel, et sel. Le second, de farine d'orge, du calament, et du vin. Le troisiesme, de cire et du cumin. Le quatriesme, de fleurs de camomille, melilot, et stœchas, et du cumin boüillis en vin. Le cinquiesme, de maulues, son, absinthe..et cumin, ou anet, boüillis en vin. Le sixiesme de farine d'orge, fenugrec et saffran, auec vn peu d'orpiment, boüillis en eau de calament, et sel. Et à ce font les breuuages qui aident par dedans à departir et resoudre le sang mort, comme sont bdellion, cost, centaurée, auec syrop aceteux et autres qui seront dits cy-apres, en cheute et coup : auquel chapitre faut recourir pour cecy. Comment sont gueries les liuiditez, et autres accidents qui s'en ensuyuent, sera dit en leurs lieux.

De la playe faite par morsure, et de la venimeuse. De telles playes ie m'en passe legerement, parce que rarement aduiennent : et quand elles aduiennent, le populaire sans appeller chirurgien y fait ses medecines d'ails, d'oignons, et d'huile. Neantmoins si tu veux entendre exquisement cette matiere, soyent leus Auicenne, Rhasis, Rabby-Moyses, et Henric qui ont traité à plain de tout venin. Car cela est plus du physicien, que du chirurgien, sinon entant que sont playes.

La morsure et pointure est double : l'vne non venimeuse, l'autre venimeuse. Non venimeuse, ou presque, est la morsure d'homme, de chien, de pourceau, de cheual, de puces, de mouches et semblables. Venimeuse est, comme celle du chien enragé, du lézard, serpent, scorpion, mouches à miel, et semblables. Leurs curations sont semblables [3] en quelques

1. « Cum scarpellis. »
2. « Dicto exiturarum. »
3. « Conueniunt. »

choses, et different en autres. Elles conuiennent en ce, qu'elles ne doivent être desseichées ne repoussées, ains attirées, remollies et mondifiées, et puis incarnées. Elles different en ce, que és non venimeuses
suffisent les familiers attractifs, et maturatifs : comme sont les oignons,
ails sauuages, et domestics, cuits et pilez, et incorporez auec du leuain,
huile, et sel. Mais si la morsure et piqueure sont venimeuses, ce que
tu cognoistras par la douleur, et mordication, et changement de couleur
en la playe, et par la detresse, ardeur, et engourdissement qu'il sent au
corps, tu peux iuger qu'elles sont dangereuses, d'autant que le venin de
sa nature cherche tousiours la destruction du cœur : et auec ce, qu'il
n'y a point d'asseurance en la *morsure du chien enragé*. Car combien
qu'au commencement on n'en sente aucune marque, elle se peut demonstrer (selon Gordon) passé vn mois, ou vn an, voire apres sept ans.
D'auantage, l'hydrophobe quand il commance auoir l'eau en horreur,
iamais il n'est guery.

Galen au troisiesme de la *Therapeutique* met la *curation* de toutes
morsures venimeuses, par ces paroles : Quand il aduient que douleur est
faite de beste sauuage piquante ou mordante, il y a double scope [1]
d'appaiser la douleur : vuider et extraire le venin, et alterer ce qui fait la
douleur. L'euacuation est faite par toutes choses qui eschauffent, et par
celles qui sans eschauffer attirent fort, comme les ventouses et cornets [2],
desquels vsent quelques-uns. Il y en a aussi qui attirent le venin de leur
propre bouche. Le cautere est du susdit scope, et tous medicamens qui
font escarre, tout ainsi que le cautere. Or toutes ces choses euacuent
toute la substance de ce qui fait le mal [3].

On trouue vn autre genre de remedes alterans la qualité par contraires.
Dequoy nous auons deux intentions : de retirer le venin, et de guérir la
partie.

Pour la premiere est loüé cet emplastre : PR. *galban, serapin, opopanax, asse fetide, myrrhe, poirre, soulphre, de chacun demy once : calament, mentastre, de chacun vne once : fiente de colomb et canard, de
chacun deux onces.* Les gommes soient destrempées auec du vin, et le
tout soit incorporé auec miel et huile vieux, et soit fait emplastre. Quelques-vns pour succer, plument le cul d'vne geline, ou d'autre oiseau, et
l'y appliquent, et si l'oiseau meurt, c'est signe que le venin est retiré.

Pour la seconde, cecy est loüé en toutes deux. PR. *de la cire, de la
poix noire, de la resine, graisse de mouton, et huile vieux, de chacun
vn quarteron : de galban, vne once :* soit fait onguent, et est de maistre
Din.

---

1. « Duplex intentio. »
2. « Ventosae et cornua. »
3. Ms. Montp. : « toute la substance du venin. »

TROISIESME CHAPITRE

De la playe et flux de sang des veines et arteres.

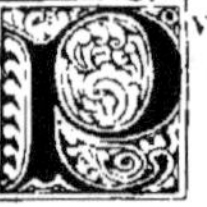Vis que nous auons à plain traité des playes qui sont faites en parties charnuës, il est jà temps de passer à celles qui sont en veines et arteres, suiuant la doctrine de Galen, au cinquiesme de la *Therapeutique.*

Si à quelqu'vn (dit-il) vne grande artere ou veine est blessée, soudain il en aduient vn grief flux de sang. Dont il faut dire de chacun à part, et premierement du flux de sang (car il est plus fascheux, et requiert la premiere curation), en second lieu, de la playe qu'il faut guerir consequemment. Le sang est versé (selon le mesme Galen au lieu dessus allegué) quand leur tunique est diuisée, ou quand lesdits vaisseaux sont ouuerts ou creuez en leurs extremitez, ou quand (par maniere de dire) il en sort à mode de sueur. Mais pource, que pour les deux derniers Messieurs les Pysiciens sont appellez : icy sera parlé du premier, qui prouient de playe, lequel semble mieux appartenir aux Chirurgiens.

Le flux de sang quelquefois est de l'artere, quelquefois de la veine : quelquefois d'vne, quelquefois de plusieurs : et aucunesfois des grosses, autrefois de petites. Dauantage, quelquefois il est auec playe, en laquelle il n'y a deperdition de substance : autrefois auec celle qui a substance deperduë. Outre ce, quelquefois il est auec corrosion, et quelquefois sans elle : quelquefois il est fait, quelquefois il est à faire : aucunesfois sa cause est apparente, comme corrosion, ou la flesche presente et non retirée de la playe. Ce sont les principales differences, desquelles sont prises les intentions curatiues.

Les *causes* du flux de sang, sont les causes qui font playe, et qui pressent, et aussi les corrosiues. Celles qui font playe, sont choses poignantes et taillantes, comme flesche ou glaiue [1]. Les comprimantes ou cassantes, sont choses dures et pesantes, comme pierres et massuës. Les corrosiues sont humeurs piquants, comme cholere et melancholie bruslez. Dont il appert, que la veine ne peut estre blessée, que la chair et la peau ne soient blessez. Parquoy ayant retenu le sang, il faut prendre d'icelles parties indication en incarnant, ainsi qu'il sera dit.

Le *signe* de la veine et artere blessées, est flux de sang, mais quand il sort en saultant, auec impetuosité et pulsation, et est subtil et rouge, il signifie qu'il vient de l'artere. Et s'il sort posément, et est grossier,

---

1. « Res acutae et incisiuae : vt sagitta, vel gladius. »

declinant à quelque noirceur rougeastre, signifie qu'il prouient de la
veine. Il est iugé de tous, que toute hæmorrhagie est dangereuse, car si
elle n'est restrainte, conduit à la mort : parce que le sang est le thresor
de la vie.

Dauantage, syncope, conuulsion, resverie, hoquet, et flux de sang sont
mauuais, comme dit Auicenne. Maistre Arnauld dit merueilles, que la
section de l'artere en large, est plus promptement consolidée, que l'ouverture en long.

En la *curation* de l'hæmorrhagie, Galen commande deux intentions,
et Auicenne y adjouste vne troisiesme, tellement que de toutes soit faite
vne division à trois membres : c'est que des causes retenantes le sang,
aucunes sont diuersiues, les autres refrenantes, et les autres locales.

On les subdivise : car des diuersiues (qui sont plus appropriés au flux
des veines que des arteres) les vnes sont sans euacuation, comme celles
qu'on fait par ventouses seiches auec feu : et celles qu'on fait par frictions
et ligatures, en commençant dés la partie plus prochaine et allant vers
la partie esloignée. Les autres sont auec euacuation, comme celles
qu'on fait auec estroite phlebotomie, de la partie opposite, en lieu loin-
tain, selon la droite ligne d'vn diametre : comme de la main dextre à la
senestre, et au contraire : et du costé droit de la teste, au pied droit,
non pas au gauche : et du costé senestre, au pied senestre. Car (dit
Galen) ce sont les inuentions d'Hyppocras, communes à toute euacuation desmesurée. Doncque on deriue és lieux prochains, on fait reuulsion és opposites.

Des causes refrenantes : les vnes sont, refrenantes engrossissantes,
comme lentilles, rys, iuiubes, coings, et tous fruits adstringents, qu'on a
de coustume ordonner contre les fluxions. Les autres sont stupefactiues,
comme l'eau froide beuë et iettée à l'enuiron, d'où vient la defluxion, non
pas sur le lieu, ainsi qu'il est dit au cinquiéme des *Aphorismes* : et toutes
choses excessiuement froides : et la venuë d'vn syncope, auquel à cause
de la retraction du sang, tout le corps est refroidy, et le sang retenu.

Des causes locales, nonobstant qu'Auicenne mette huict *moyens locaux
d'estancher le flux de sang*, ie me les reduits, pour maintenant, à cinq :
desquels le premier est par cousture : le second, par mesches : le troisiesme, par la totale incision de la veine : le quatriesme, par ligature de
la veine : le cinquiéme, par adustion.

I. Le premier moyen qui est fait *par cousture*, conuenant aux playes
esquelles il n'y a pas deperdition de substance, est accomply, que la playe
estant bien nettoyée des grumeaux de sang, s'il y en a, les leures de la
playe soient ramenées ensemble par les mains, et cousuës de cousture
commune, *des peletiers*, quand le flux est impetueux. Et en cousant
qu'on prenne assez auant de la chair. Puis soit mise par dessus poudre

restrainctiue et refrigerante, et estoupes baignées au medicament fait d'aulbin d'œuf, et de la poudre restrainctiue, de laquelle sera parlé cy après. Puis soit bandé et situé comme il faut. Or que ce moyen soit vtile, il en appert, de ce que par iceluy sont assemblées en vn les léures distantes, et le lieu est refroidy et restraint : comme vouloit Galen au cinquiesme de la *Therapeutique*. Et Auicenne, au quatriesme, dit que bien souuent il est necessaire que tu couses la fente de la chair, et colliges ses léures et les couure de bandelettes. Car maintesfois la collection des léures suffit, et l'application des plumaceaux les contregarde, en ramassant leurs veines : Theodore et Henric y consentent : nonobstant que plusieurs disent, que Galen ne commande pas de coudre les veines, ne les intestins, d'autant que comme parties dures, ayant faute de sang, ne pourroient estre consolidées. Certes (sauue leur reuerence) Galen ne l'a pas deffendu : ains s'il l'a teu, il l'a affirmé, voire mesme le texte semble vouloir cela. Car (dit-il) nous ne pouuons coudre la playe de l'artere, ou de la veine, comme diront ceux-là qui disent ny auoir aucune indication de la substance et nature des parties blessées : Mais toutesfois (par la reigle des opposites) nous qui prenons indications de telles choses, les coudrons. Et *si nous ne les cousons separement*, ce sera ensemble auec la chair, à la mode du peritoyne. Et si ne sont consolidées selon la premiere intention, seront consolidées selon la seconde, comme il a esté dit cy dessus au propos commun.

II. Le second moyen, qui est fait *par mesches*, convenable aux playes où il y a deperdition de substance, est accomply : que le lieu soit poudré de poudre restrinctiue, et deuëment remply de mesches, et estoupes baignées en medicament, et soit bandé et situé comme dit est. Que ce moyen soit vtile, Galen le tesmoigne au lieu preallegué, disant : Le trou sera bouché du grumeau de sang [1], et des choses qu'on applique exterieurement comme sont les mesches, et tous les medicaments emplastiques.

III. Le troisiesme moyen, qui est *par tranchement de la veine*, est plus conuenable aux veines qui sont profondes en la chair, et est accomply selon Galen en tranchant toute la veine. Car ainsi les deux pieces de la veine se retirent d'vne part et d'autre, et la playe est cachée et couuerte de la chair, et de la peau surjacente. Par dessus on mettra poudres, et on liera des estoupes auec les medicaments : et la partie soit située.

IV. Le quart moyen, qui est fait *par ligature*, est plus conuenable aux arteres qui sont au profond. Il est fait selon Auicenne, que l'on escorce

---

1. « Obstruetur autem orificium a thrombo. » — Ms. Montp. : « on doit estouper le orifice dung estoupail. »

l'artere, et soit tirée auec vn crochet, et entournée d'vn fil de soye, et soit fort liée : puis on y applique medicament incarnatif : soit bandé et situé. Sur ce Galen disoit : Le plus seur est, de mettre vn cordeau à l'entour de la racine du vaisseau. Il appelle la racine du vaisseau, la premiere partie qui s'allie au foye, ou au cœur. Ce que au col est en bas, és mains et aux cuisses en haut. Cela fait, il conuient promptement incarner la playe, auant que le lien tombe du vaisseau. Car si la chair sur-nourrie, n'anticipe de boucher le lieu qui est entour l'artere couppée, il s'y fait Aneurysme.

V. Le cinquiesme moyen, qui est fait *par bruslure*, est plus conuenable aux veines ouuertes par erosion, et est accomply auec fer chaud, ou auec medicament brulant, qui auec chaleur ait astrinction : comme la coupperose, et vitriol, bruslez, et non bruslez : non pas auec chaux, parce quelle n'a point d'astrinction, dont ses escarres chéent plustost : mais celles qui sont faites des astringents, adherent plus és corps, et demeurent comme vn couuercle iusqu'à tant que la veine soit incarnée. Car il ne faut pas haster la cheute de l'escarre : veu que souuent par la cheute des escarres s'en est ensuiuy hæmorrhagie, qu'à peine on pouuoit arrester. Et pource dit Auicenne, que l'on a commandé cauteriser fort auant, de fer bien chaud, afin qu'il fasse des grosses et profondes escarres, qui ne chéent facilement. A ces fins Théodore louë (et bien) entre les medecines bruslantes, l'arsenic sublimé : car il restraint incontinent tout flux, et fait escarre profonde, et de durée.

Il y a autre moyen particulier de restraindre le flux, lequel bien que ne soit de present, est prest de uenir quand on arrache la chose fiché, qui est jà au lieu. Et est que l'on appreste des plumaceaux ou estoupades rondes, trois ou quatre, percées au milieu : trempées au medicament, et faisant entrer le fust de la flesche par le trou des estoupades, elles soyent pressées par le seruiteur sur la playe à l'entour du fust de la flesche. Et que lors la flesche soit arrachée par le maistre, et qu'icelle retirée, les plumaceaux soient vnis, et comprimez sur la playe, et d'autres non percez y soient appliquez.

Ce sont les moyens de retenir le sang des veines et arteres blessées, lesquels en leur artifice, requierent quelques *enseignemens*.

I. Le premier est de Galen au cinquiesme de la *Therapeutique*, qu'en tout flux on applique soudainement le doigt au trou de la veine qui est blessée, la fermant tout bellement et la pressant sans douleur. Car par mesme moyen tu retiendras le sang, et cailleras le grumeau par dessus. Or le sang figé et caillé en la playe, est de ceux qui restraignent comme nous auons dit.

II. Le second est, qu'en tout flux, apres qu'on y a mis de la poudre restrinctiue, soyent appliquées trois ou quatre estoupades mouillées premierement en vinaigre et eau, et exprimées : puis oingtes de medicament, et bandées par dessus.

III. Le troisiesme est du mesme Autheur, touchant le bandage. Qu'il soit bandé, dit-il, d'vn bandage de linge : et que nous faisions les quatre ou cinq premiers tours en pressant et estraignant sur le vaisseau qui verse le sang : puis aux circonferances, laschant de peu à peu. Et ainsi est repoussée la matiere, et la veine restrainte, comme dit Auicenne.

IV. Le quatriesme, que le membre soit deuëment situé. Dont Galen dit : Outre tous les susdits remedes du flux de sang, est la conuenable figure de la partie blessée. Et elle est convenable, ayant ces deux intentions, qu'elle soit sans douleur, et que regarde en haut. Car s'elle regarde en bas, est douloureuse, et quand il n'y auroit flux de sang, elle l'excitera, et augmentera l'inflammation.

V. Le cinquiesme est aussi de Galen, que de trois ou quatre jours on ne remuë rien, et quand en remuëra, qu'on esleue sagement les bendes, estoupades, et mesches : et s'il est besoing, soient humectées, y appliquant durant quelques heures du premier medicament, ou de blanc d'œuf battu auec huile : ou soient mouillées de gros vin.

VI. Le sixiesme enseignement est, qu'on ferme les yeux du patient, ou qu'il demeure en lieu obscur, afin qu'il ne puisse voir son sang, ne voir choses rouges : mesmement qu'on luy dise tousiours, qu'il ne fluë plus, ou s'il fluë, que c'est à son profit, et ainsi la vertu naturelle est confortée par contraire imagination [1]. Pource disoit Auicenne, que le plus grief des accidents de l'ame qui meuuent l'imagination, est le mouuement du sang : et la consecution d'iceluy qui y est preparé, quand quelqu'vn est fort attentif à contempler choses rouges [2].

Finalement il nous faut dire de *medicaments restrinctifs*, desquels le premier est de Galen au cinquiesme de la *Therapeutique*, tel que s'ensuit : PR. *d'encens, vne partie : aloës, demy partie : soient meslées et puluerisées, qu'on les incorpore auec telle quantité de blanc d'œufs, qu'il y ait consistence de miel* : puis cela soit receu auec des poils de liéure tres molets, et en soit appliqué sur le vaisseau ou veine, et sur l'vlcere. Et s'ensuit : J'vse de ce medicament en maintes façons : quelquefois comme dit est, meslant à l'aloës le double d'encens pour les corps mols : et quelquefois les deux meslez également, pour les durs.

---

1. Il y en a qui estiment qu'il se fait impression au sang, par laquelle il est esmeu à la semblance de la rougeur de la chose externe. Et pour cette cause on vest et enueloppe ceux qui ont la petite verolle de drap d'escarlatte, ou autre de couleur rouge, afin que les taches et boutons sortans par la ferueur du sang soient de plus en plus attirées. (J.)

2. « Et propter hoc dicebat Auic. quod grauissimum accidentium aminalium mouentium imaginationem est motus sanguinis, et consecutio eius qui praeparatus est ad eum, cum multum intentus fuerit ad considerandum res rubeas. »

Le second medicament est prins de ceux qu'Auicenne a donné, et de toute la communauté : PR. *du bol armenien, sang dragon, encens, aloës suscotrin, de chacun égalles parts :* soit faite poudre, et appliquée comme dit est.

Le tiers est de Brun, qu'il a prins du liure des *Diuisions* de Rhasis et d'Albucasis, quand à la chaux : laquelle seule restraint le sang comme il dit : PR. *de la chaux riue, sang dragon, plastre, aloës, encens, et vitriol, de chacun égales parts,* soient mis en poudre, et auec blanc d'œufs, et toile d'araigne soient incorporez, et appliquez dessus. Halyabas recommande fort la galle bruslée, iettée en vin, ou vinaigre, pilée, et appliquée sur l'artere. Rogier à ces poudres adjouste de la consoulde.

Curation de la playe des veines et arteres. Apres que le sang est restraint, il faut venir à la curation de la playe, comme dessus a esté dit. Combien que selon Galen, l'artere est plus difficile à guerir que la veine, et la veine que la chair, toutesfois l'vsage des medicaments n'est pas beaucoup diuers pour ces deux vaisseaux, ains est de mesme en espece, differant seulement du plus et du moins. Car l'artere a besoin de medicaments qui desseichent plus, de tant qu'elle est naturellement de complexion plus seiche que la veine : et la veine, que la chair. Si donc il n'y a aucune deperdition de substance, il faut essayer de consolider cela par medicaments deubs aux playes sanglantes, ou (comme on les appelle) consolidatifs. Mais s'il y a deperdition de substance, faite par la blessure, ou apres la cheute de l'escarre és cauteres, ou quand on a enlacé le vaisseau, nous vserons totalement des medicaments que la methode nous a enseigné d'user és vlceres caues.

QVATRIESME CHAPITRE

Des playes des nerfs, chordes et ligamens [1].

 ES playes des parties nerueuses (selon Auicenne au quatriesme) sont aucunes fois piqueures, autrefois coupures, et autrefois froissures ou concassures [2]. Et des poinctures aucunes sont closes, aucunes ouuertes. Et des coupures, les vnes sont en long, les autres de trauers. Et tant des vns que des autres,

1. Les nerfs, les tendons et les ligaments sont considérés par Guy ainsi que par Galien comme étant des parties nerveuses; il les désigne indistinctement par les noms de nervi, tenantes, tendoni, chordae, ligamenta, colligationes, que les textes français traduisent par nerfs, tendons, chordes, ligaments, liens, colligations. Le sens du sujet indique le plus souvent au lecteur de quel organe il s'agit.

2. « Sunt puncturae, quandoque scissurae : quandoque vero attritiones, siue conquassationes. » — Conquassatio, ébranlement.

les vnes sont sans deperdition de substance charnuë, les autres auec
deperdition, telle que le nerf se monstre denué [1]. Et de toutes, en aucunes
il y a douleur, et apostemes, et occasion de spasme : és autres non, ains
a passé [2]. De ces differences sont prises les indications curatiues.

Les *causes* de tout cecy, sont les choses qui peuuent percer, tailler, et
casser, comme il a esté dit au propos commun. De quoy il **appert** que le
nerf ne peut estre blessé, que la chair et la peau ne soient blessées, et
quelquefois les veines, dont il en aduient hemorragie, et complication de
dispositions.

Le *signe* du nerf blessé est douleur, et à ce aide le lieu nerueux, la lesion
du mouuement, et du sentiment.

Il est iugé par Galen au troisiesme du *Techni*, que les playes des nerfs,
et des tendons [3], sont grandes, et douloureuses (à cause du sentiment de
la partie, et de la continuation auec le cerueau) et par consequent apostemeuses, et suspecte de conuulsion, et resverie, comme dit Auicenne.
Es playes des nerfs s'il y apparoit tumeur, et puis elle s'esuanoüit, c'est
signe de conuulsion, et resverie. Et pour ce les lasches sont bonnes,
et les cruës mauuaises, au cinquiesme des *Aphorismes*. Outre ce, Galen
dit au sixiesme de la *Therapeutique*, que l'incision du nerf en largeur
non totale, est plus dangereuse que la totale, parce qu'en celle qui n'est
du tout, les nerfs non coupez apportent nuisance au cerueau, et non pas
ceux qui sont coupez, combien qu'en la totale incision, pour le plus souuent, la partie perde son action : comme il a esté dit cy-dessus de la
conuulsion. D'auantage on remenbroit que le froid est plus piquant aux
playes des parties nerueuses que des charnuës.

Or veu que les ligaments ou colligations, sont de mesmes especes que
les nerfs et tendons selon Galen au sixiesme de la *Therapeutique*, ils
soustiennent vne mesme curation : néantmoins differente seulement de
plus ou moins. Car le ligament a besoin de plus secs et plus forts medicaments (mesmement celuy qui naist de l'os) que le nerf et le tendon.
Mais celuy qui prouient des muscles, de tant qu'il est moins dangereux
que le tendon, et le nerf, il est d'autant plus deceuable [4] que les autres
ligaments, s'il n'est bien traité.

Curation des blessures des nerfs.

Doneques la *cure* de toutes ces playes a mesmes intentions, et est
accomplie presque de mesme sorte que les playes des membres charnus,

1. « Denudatus. »
2. « In aliis non : imo transiuit. » — Ms. Montp. : « et en aucunes non, car cest
passe. »
3. « Vulnus neruorum et tendonum chordarum. »
4. « Tanto aliis colligationibus fallacior... »

sinon que l'accident (qui est douleur) surmonte les intentions communes, et generales : de sorte qu'il faut tenir vn milieu és choses par lesquelles on accomplit les intentions durant la douleur, tel qu'on subvienne à la douleur, et que l'on n'oublie les susdites indications communes, et generales : qui estoyent, sçauoir est, la premiere, oster les choses estrangères : la seconde, ramener les léures en vn : la troisiesme, les contregarder vnies, et la quatriesme conseruer la substance de la partie. Le moyen par lequel ces choses sont accomplies, est moyenné selon les differences dessus dittes, commençant à la plus simple, qui est la piqueure.

De la piqueure des nerfs. La curation de la piqueure n'a besoin d'vnion, ne de conserver les vnis : ains de retirer, s'il y a quelque chose de fiché, et d'entretenir la substance de la partie. Comment on retire ce qui est afficché, a esté ja dit cy dessus. L'entretien de la substance, outre ce qu'il faut remedier à la douleur, et empescher l'aposteme, qui peuuent estre cause de conuulsion comme dessus est dit, a trois ou quatre intentions.

La premiere est, ordonner la maniere de viure : la seconde, soustraire la matiere antecédente, afin qu'à raison de la douleur elle n'accoure au lieu. La troisiesme est, munir le corps contre la nuisance de la conuulsion. Or ces trois indications sont communes à toutes playes de nerfs. Mais la quatriesme, propre à la piqueure est d'extraire la matiere æruginouse du profond de la piqueure, en sedant [1] la douleur.

I. De la premiere, dit Auicenne, qu'il faut que le régime de celui qui est blessé és nerfs, soit subtil en toute extremité, selon la forme dite cy dessus au propos commun des playes. Et outre ce, il faut que sa couche soit humide [2], et molle et qu'il demeure en tranquilité, et repos, comme dit Galen.

II. De la seconde, dit Galen au sixiesme, qu'il faut garder tout le corps de superfluitez, en ouurant la veine de la part opposite, combien que le corps ne soit replet (à cause de la douleur, ainsi qu'auparauant a esté souuent allegué), et par medecines, si le corps est cacochyme.

III. De la troisiesme, il a esté dit cy dessus en traitant de la conuulsion, que quand elle suruient aux playes, la teste, le col, et tous le dos soient confortées auec huile de lis ou huile commun chaud, comme enseigne Galen au sixième : Haliabbas, et Auicenne aussi, approprie aux apostemes vn emplastre de mineraux, auec du vinaigre : non pas des boüillies pourrissantes, ne de l'eau chaude, qui a accoustumé de profiter aux autres phlegmons : parce que telles choses pourrissent, et gastent les nerfs. Il

1. Sedare, calmer.
2. « Humidus et mollis. »

l'allegue du troisiesme de la *Composition des medicaments selon les genres* : toutesfois il n'est pas en nostre sommaire. Sa forme est telle : PR. [1] *du chalcutis, vne drachme et quart : dragaganthe, huit drachmes et demie : escorce d'encens, vne once et demie : bezard (c'est à dire) galban, vne once : cire, huit onces : et d'huile, autant : vinaigre fort, deux liures et quart.* Les medicaments secs soient pilez auec du vinaigre, durant quatre jours [2] : et ce qui peut fondre, soit fondu. Estant tout refroidy, soit meslé dans vn pot de terre, en le remüant d'vn tres exquis remuëment, iusques à tant que tout soit ésgalis. Ie n'ai pas accoustumé d'en vser, ains ay esprouué que celuy de Galen, et d'Auicenne est bon, qui se fait des farines d'orge, de febues, et d'ers, cuites en eau de cendres. Auicenne met la decoction, miel, et vinaigre.

IV. De la quatriesme (qui est plus propre à la piqueure), Galen conseille au sixiesme, plusieurs medicamens, qui sont appliquez à la playe, pour ouurir le passage aux ichores : toutesfois le plus asseuré est d'ouurir la peau auec vn rasoir, ou auec vn cautere [3], qui est le meilleur, comme dit Henric : et puis desseicher (comme a dit Galen au troisiesme du *Techni*) par medicament de subtiles parties, qui puisse penetrer iusques au profond du nerf pertuisé. Tel est (comme il choisit au sixiesme) l'huile sabin (non pas le rosat, ne le mirthin, comme plusieurs font : car ils bouchent, et ne resoluent pas) chaud, et non pas froid. Car suiuant ce qui est dit au cinquiesme des *Aphorismes*, le froid est ennemy des nerfs. A cette intention aussi est choisie, par le mesme Galen ou que dessus, et est confirmée par Auicenne, la resine, therebentine, seule, aux enfans, et femmes, et autres qui ont la chaire molle : et auec Euphorbe, à ceux qui ont la chair dure.

Et s'ensuit : nous avons jà composé vn *onguent* à cette intention, de *cire, resine, therebentine, poix, et euphorbe :* Nous y mettons, de cire, vne partie : de la therebentine, et poix, de chacun la moitié : d'euphorbe, la douziesme partie de la cire, et quelquefois d'auantage, si tu le veux faire plus fort. Semblablement i'ay vsé du propolis (qui est la crasse du miel) seul, et auec de l'euphorbe, et serapin, et opopanax és corps plus durs, en les remollissant auec de l'huile et therebentine. Et auons esperé que le soulphre qui n'a senty le feu, et qui n'est pierreux, profiteroit aux nerfs blessez, à raison de la subtilité, estant meslé auec quelque huile de subtiles parties, tant qu'il soit fait gluant. Car cela a esté esprouué par experience. Auenzoar dit l'auoir aussi esprouué. De la chaux lauée, pource qu'elle est plus propre aux nerfs desnüez, il en sera dit cy bas.

1. Joubert au lieu de dragaganthe met du vitriol, la même quantité.
2. « Cum aceto decem diebus. »
3. « Aut cum tenitemo », édit. 1559.

Par dessus les medicaments il faut mettre vne estoupade [1] de laine douce, auec ligature.

De l'incision des nerfs. L'incision des nerfs, outre les trois susdites intentions, a besoin de trois ou de quatre autres intentions particulieres. La premiere, que si elle est sans deperdition de substance, soit cousüe auec la chair : la seconde, qu'on mette doucement quelque tente au lieu qui est plus en bas : la troisiesme, qu'on y mette par dessus quelque medicament sedatif et incarnatif, propre aux nerfs : la quatriesme, qu'on la bande auec vne estoupade de laine molle par dessus.

Or que telle cousture soit vtile, il est prouué, de ce que par telle cousture les levres esloignées sont rassemblées et conseruées en vn : outre ce, par la couuerture de la peau et de la chair, le nerf est contregardé du froid qui le degaste. Et ainsi le veut Auicenne, quand il dit au quatriesme : Si le nerf est rompu en sa largeur, adonc il est necessaire de le coudre : et sans cela il n'est pas agglutiné. Guillaume de Salicet et Lanfranc tesmoignent de mesme, nonobstant que plusieurs disent que Galen ne commande pas de les coudre, d'autant qu'ils ne pourroient estre consolidez, et que la piqueure de l'aiguille est prouocative de conuulsion. Certes (sauf leur reuerence) Galen ne la pas deffendu : mais s'il s'en est teu, il l'a affirmé. Qui plus est, il semble bien y consentir au sixiesme de la *Therapeutique,* chapitre troisiesme, quand il dit : Le nerf estant du tout coupé il n'y a plus aucun danger, mais la partie en sera mutilée. Et la curation sera des autres ulceres semblables. Or il est certain que les autres vlceres sont cousus, afin qu'on entretienne les parties approchées. Cela mesme a-il signifié, quand au troisiesme du *Techni,* il ne fait aucune différence de la curation des playes és nerfs, d'auec les autres, sinon de la piqueure seulement : Ne au sixiesme de la *Therapeutique,* sinon d'icelle, et des playes du nerf decouuert, et de l'accident de celuy seulement qui est taillé du tout, et non du tout, et de leur attrition. Et c'est pour ce, que, selon ledit autheur, par telle cousture, les parties nerueuses du ventre sont agglutinées. Et ne vaut ce qu'ils disent, de la piqueure du nerf par l'aiguille : car le nerf est percé du tout, non bouché d'vn costé [2], veu que la piqueure penetre toute la substance. Ne ce qu'ils obiectent, que les nerfs ne se consolident pas : car s'ils ne se consolident selon la premiere intention, au moins ils se consolident selon la seconde, comme dessus a esté dit. Et si on replique que cela ne profite de

---

1. L'estoupade n'est-elle pas d'estoupes ; ou si c'est vne appellation seulement de la forme, comme vn plumaceau? Doncques par tout où il dit *estoupade,* il ne requiert pas des estoupes. (J.)

2. « Non excæcata », de excæcare, aveugler, ou de execare ou exsecare, couper. Canappe traduit en effet : « car pource la substance est pertuisee et non pas tranchee. »

rien, car aussi bien, depuis que le nerf est coupé (veu qu'il n'est consolidé que selon la seconde intention, qui est faite par substance estrangere) il perd la continuité de ses pores, de sorte que les esprits n'y sont portez, et ainsi est perdu le mouuement de la partie : Ie dis qu'il profite à deux choses, premierement aux enfans, ausquels ils sont consolidez presque vrayement, et si se perd vne partie de l'action, elle ne se perd toute. Et aux ieunes aussi, quand les parties du nerf sont plus approchées, il entreuient moins de substance estrangere : et par ainsi quelque esprit y peut reluire, et outre ce, le membre en est plus decoré. I'ay veu, et ouy dire, que, en plusieurs, les nerfs et tendons coupez ont esté si bien restaurez par cousture et autres remedes, que depuis on ne pouuoit croire, qu'ils eussent estez coupez.

Et qu'il y faille mettre vne tente souëfue [1], il en appert, de ce qu'autrement la pourriture s'y pourroit enclorre dessus et pres du nerf, et le corrompre. Halyabbas a entendu cela, où il est dit : Quand aux nerfs sera aduenu playe, il ne faudra pas faire venir la chair par dessus (c'est à dire, incarner du tout) iusques à tant que plusieurs iours passez, on soit asseuré d'aposteme et de conuulsion. Mais Rhasis n'a entendu cela, que de la playe estroite.

Or vn medicament conuenable à telles playes, est l'*onguent des vers* ainsi descrit : PR. *de la centaurée mineur, langue de chien, petit plantain* [2], *piloselle, consouldu maieur et mineur, de chacun vne poignée : de vers de terre, demy liure : huile, vne liure : du vin blanc, vne liure et demie.* Qu'on pile tout ensemble, et soient ainsi nourris [3] durant sept iours : puis apres qu'on pile auec cela vne liure de suif de belier : poix noire, et resine, de chacun vn quarteron : ammoniac, galban, et opopanax destrempez en vinaigre, de chacun cinq drachmes : soient vn peu boüillis, iusques à tant que le vin et le vinaigre soient consumez : qu'on les coule, et quand ils seront presque refroidis, qu'on y adiouste de la terebenthine, demy quarteron : de l'encens, mastic et sarcocolle, de chacun trois drachmes : saffran, deux drachmes, et en remuant avec l'espatule, soit fait onguent qui est précieux.

Rogier en met vn semblable (y adioustant de la mille-feuille) et Lanfranc aussi, mais il commande que la cousture estant faite, on fomente deux iours durant la playe cousnë, auec huile rosat, auquel ayent boüilly des vers de terre : et que par dessus on respande de la poudre conser-

---

1. Souef, doux, de suavis (Du Cange).
2. Il entend les deux especes de plantain. Toutesfois il n'appelle pas bien l'vne *langue de chien*. Il deuoit plustost dire *langue d'agneau*, à l'imitation du mot Grec. Car c'est Arnoglosse, non pas Cynoglosse. Au reste cette description est de Lanfranc, comme tesmoigne Guy en l'antidotaire. (J.)
3. « Nutriantur ita... » 1559. Soient macérés.

natiue des coustures. Tadiouste auec telle poudre autant desdits vers
desseichez et puluerisez. Desquels Galen escrit ainsi à l'onziéme des
Simples medicaments : Les boyaux de la terre ou lumbries, subtilient [1] :
et appliquez aux nerfs coupez, y profitent merueilleusement. De la
Centaurée il est dit au septiéme, qu'elle agglutine et guerit les grandes
playes et de difficile consolidation. Qui plus est, Auicenne témoigne au
second, qu'on dit, que si on cuit la centaurée auec de la chair hachée, elle
la fait reprendre. Les Allemans en Prague soustenoient tout le membre
auec un *glossocome*, ainsi qu'il sera dit incontinent des os, afin que la
consolidation ne fust empeschée à cause du mouuement.

Du nerf desnué. Or si le nerf apparoit desnué, il ne luy faut pas
presenter aucun des susdits medicaments, qui sont faits en forme
d'emplastre auec euphorbe, ou autres ainsi acres. Car estant desnué, il
ne supporteroit pas ainsi leur force, comme il la supporteroit par le
moyen de la peau. Doncques pour lors il est tres bon vser de la chaux
lauée, et destrempée auec force huile. Aussi est tres-bon le medicament
fait de pompholix (c'est à dire tutie) lauée et fonduë en huile rosat. Ces
choses soient lauées souuent de bonne eau en temps d'esté. Car tous
medicaments faits de metaux, doiuent estre lauées, s'ils ont à desseicher
sans mordication. Le miel aussi est bon meslé auec tres-bon huile rosat,
therebentine, raisine et cire : qu'il faut semblablement lauer. Car par tout
medicament que tu laues, l'ichore acre et mordicante en est mondifiée et
abstergée sans mordication. Mais si le blessé est robuste, et la playe auec
grande pourriture, et auec ce, le corps est sans superfluitez, on peut en
celuy là vser de quelques medicaments plus forts, comme ie fis quelquefois, destrempant des troschics de Polypode en syrée [2] (lequel en Asie
est nommée Hepsema, et des nostres vin cuit) le rendant tiede dans l'eau
chaude : auquel i'ay appliqué, en trempant les mesches. Il faut aussi
lauer la playe de ses ichores auec de la laine trempée en vin cuit, chaud,
non pas en eau, ne en huile, car l'eau pourrit les nerfs, et l'huile les
macule, d'autant que ce n'est pas tout vn de presenter l'huile au nerf
desnué, ou par la peau interposée.

S'il est besoin de mondifier, mondifie plaisamment par l'onguent fait de
vers, ou auec quelque autre mondificatif, auquel y ait du miel, de la therebentine, farine d'orge et de febues : ou auec onguent de resine, ou quelqu'vn de ceux qui seront dits en l'antidotaire. Roland auec Rogier attes-
tent, que si on touche d'vn fer ardant les bouts des nerfs retranchez, sans

1. « Terrae igitur intestina siue lumbrici subtiliant. »
2. « Polipodii trociscos mittens in syreo » (1537). — « Polyide trochiscos soluens
in sirio » (1539). — Ce vin cuit, c'est le *sapa* (σίραιον, ἕψημα), suc de raisin cuit eu
consistance de rob.

toucher à la chair, ils se consolident tres-bien. Et ainsi font les Chirurgiens de nostre pays [1].

Du foulement et concussion des nerfs [2]. La concussion des nerfs (selon Galen au sixiesme), quand il y a vlceration auec la peau cassée [3], elle requiert medicamens qui ayent intention de seicher auec quelque adstriction : comme seroit pour le commencement, huile rosat auec aulbin d'œuf : et apres que la douleur est appaisée, vin gros astringent. Mais s'il y a concussion sans playe en la peau, qu'il soit fomenté souuent auec de l'huile chaud, qui ait vertu de resoudre. Dauantage Galen tesmoigne, apprins de l'experience des Athletes, que, aux deux cas susdits, vaut le cataplasme fait d'oxymel et de farine de febues. Or si quelque douleur est auec la concussion, il faudra mesler de la poix liquide, et tout estant bien boüilly, sera appliqué chaud : comme fait Lanfranc en la contusion des pieds et estorse des mains [4]. I'en fais de mesme. Et quand tu voudras faire le medicament plus dessicatif, il y faut mesler de la farine d'ers. Et si tu le veux encor plus desseicher, de l'iris illirique. Quant au pensement du corps par la maniere de viure et la purgation, il est commun à toutes ces playes, ainsi qu'il dit.

CINQVIESME CHAPITRE

De la playe des os et cartilages.

COMBIEN que selon Galen au sixiesme de la *Therapeutique*, toute solution de continuité en l'os soit appellée *Catagme* [5] selon la langue grecque, toutesfois la coustume des Latins, est d'appeller *Fracture*, la solution de l'os qui est faite sans incision, de laquelle sera dit cy apres : et incision, celle qui est faite en taillant, de laquelle on parle icy. Or playe en l'os est incision faite en l'os auec espée, ou quelque autre taillant, ou perçant : laquelle aucunefois est totale, autrefois partiale. De quoy il appert que l'os ne peut estre

1. « Et ita faciunt chirurgi terre nostrae. »
2. « De attritione et conquassatione neruorum » (1559).
3. « Cum cuti quassata », avec la peau broyée.
4. « In pedum contusione et contritione manus » (1537). — « In pedum contusione et contritione magnis » (1559). — Le ms. de Montp., Canappe, Ming. disent « des mains ».
5. κάταγμα, fracture.

playé, ne taillé, que la chair ne soit tranchée, et les particules surjacentes : parquoy souuent en aduiennent accidents de flux de sang et de douleurs, qui donnent indication.

Les *signes* sont apparents. Galen iuge au troisiesme du *Techni*, et au sixiesme de la *Therapeutique*, que la fracture ou incision de l'os n'est pas restaurée selon la premiere intention, mais selon la seconde : il est consolidé et lié d'vn pore sarcoïde qui lie les parties de l'os diuisé. Toutesfois il en excepte l'os de l'enfant, qui peut estre consolidé selon la premiere intention. La cause en a esté renduë au propos commun. Outre ce, Hyppocrate iuge au septiesme des *Aphorismes*, que l'os estant desnuë, l'Erysipele est mauuais, combien que cela aduienne peu souuent, selon Galien au *Commentaire*.

En outre, souuienne toy que le froid nuit extrémement aux os descouuerts. Dauantage, selon Rogier et Lanfranc, l'incision totale des grands os comme de l'adiutoire de la hanche, et des deux focils ¹ ensemble, tellement que la moüelle en sorte, est dangereuse, et le plus souuent mortifie le membre. Et la cause est, parce qu'en telle grande incision sont tranchées les veines, arteres et grands nerfs qui apportoient la vie au membre. Nonobstant Guillaumme de Salicet, qui a nié cela pour auoir mal entendu Auicenne au quatriéme, qui dit : Et ce qu'on dit de l'incision de la moüelle, qu'elle fait mourir, est vne intention en laquelle n'y a point d'utilité : Car la moüelle a lenité et viscosité, et ne se taille pas. Auicenne a entendu cela de fracture sans playe : en laquelle ie croy que la moüelle n'est coupée, combien que puisse être alongée à raison de sa viscosité. Mais qu'elle ne puisse estre coupée en la totale incision de l'os, qui en doute? Et parauanture, il a entendu, qu'il ne meurt pas pour la deperdition de la moüelle, comme ie croy aussi : et Albucasis le tesmoigne de ce ieune homme de trente ans, qu'il guerit de la corruption de l'os de la cuisse, auec extraction de la moüelle, mesmement veu qu'elle a restauration : mais que non pas l'homme, ains le membre puisse mourir, estant retranchées les voyes par où vient la vie, cela est conforme à ce qu'a esté dit au propos commun. Car l'incision semble estre organique ², où il y a plusieurs parties similaires incisées : dequoy l'vnion est impossible, au troisiesme du *Techni*. Or il faut sur tout se donner de garde, qu'aucune portion de l'os blessé ne soit tirée par violence ou soudain. Car ce qui est ainsi arraché n'est exempt de faire venir fistule, et danger de conuulsion, de resverie, et de fiévre, comme dit Auicenne au quatriesme. Il vaut mieux laisser par quelque temps ce qui est à tirer, et aider à nature auec quelque medicament

---

1. « Vt adiutorij coxae, et duorum focilium. » Le ms. Montp., Canappe et Joubert disent « de la cuisse ».

2. C'est-à-dire faite dans une partie organique (Ming.).

attractif (comme dessus a esté dit, de l'extraction des flesches), que de les arracher soudain auec violence.

En la *curation* des playes de l'os, on particularise quatre intentions communes. La premiere est qu'ayant retiré les choses estrangeres, affichées, et les piecettes, s'il y en a, on ramene ensemble les pieces separées, et que la playe de la chair soit cousuë profondement, et ferme. La seconde est d'eslire par quels remedes elle sera traitée. La tierce est, de bander tellement, que la playe puisse estre pensée quand il sera de besoin, sans defaire tout le bendange et appuy. La quarte est, qu'apres qu'il sera asseuré de l'aposteme, on luy face tel regime que le pore en soit engendré.

I. Comment est accomplie la premiere, il a esté dit au propos commun de la cousture. Or que la cousture de la playe faite en la chair soit vtile en ce qu'est proposé, on le prouue ainsi : Ce qui fait à l'approchement de choses desiointes, et à la conseruation des conjointes, et tuition [1] de la substance de la partie, est vtile à ce qui est proposé (comme il appert au sixiesme de la *Therapeutique*, et sera encor plus declaré cy bas au Traité des fractures). Mais telle cousture est de mesme, car la chair qui y est assemblée, tient les parties approchées, et est en lieu de bendage, et d'astelles : et deffend que l'air n'altere l'os, en quoy il faut bien aduiser : Doncques, etc. Et Galen sembloit estre de mesme aduis, au lieu dessus allegué, quand il dit qu'Hippocrate commande, que leurs medicaments soyent sanguinolents ou tels qui conuiennent aux playes sanglantes. Or le meilleur medicament des playes sanglantes est la cousture et le bandage. Auicenne, Halyabbas et Albucasis l'ont desia commandé par tout, és fractures auec playes. Aussi Guillaume de Salicet, Theodore, et Henric, veulent de mesme : nonobstant Lanfranc, qui constituë vne reigle generale qui est, és playes esquelles les os sont blessez, la chair ne doit iamais estre consolidée sur l'os par le milieu [2], que l'os ne soit premierement reparé à plein. Et comment sera l'os reparé, sinon par la chair entreuenante? Ie ne sçay. La nourriture dont est fait le calle ou pore [3], ne vient elle pas de la chair? Ie croy que rien ne nourrit de vraye nutrition, qui ne vienne de l'estomach au foye, et aux veines semées par la chair, et de là aux os : par tout le traité des facultez naturelles. Car il faut laisser remplir de chair la playe, et icelle endurcir par exciccatifs, afin qu'il en soit fait vn pore : et par dessus, la chair calleuse, non autre : car la cauité demeure

---

1. « Custodiam substantie partis. » Tuition, tutelle (Du Cange).

2. « Per medium consolidari. » — Ms. Montp. : « consolider par le milieu ». — Joubert a écrit : consolidée sur l'os par le medecin, ce qui est une erreur de texte et n'a pas de sens. J'ai trouvé dans l'édit. de Joubert plusieurs erreurs aussi singulières.

3. « Porus », de πωρος, tuf blanc, imitant le marbre (Pline).

incurable, comme il est dit au troisiéme de la *Therapeutique*, chapitre second.

II. La seconde intention est accomplie, qu'ayant fait la cousture, on mette vne tente au lieu qui est plus bas, afin que s'il y estoit resté quelque chose estrangere, ou des piecetes, ou de sanie (s'elle s'y engendre), puisse estre expurgée par ce lieu-là. Qu'on mette par dessus de la poudre conseruatiue des coustures, et aulbin d'œuf és premiers iours : Et en apres, l'incarnatif commun de ladite poudre incorporée ensemble auec la terebentine : puis y soit appliqué des autres, selon que sera veu estre expedient. Et la petite tente soit moüillée de miel rosat, auquel y ait de la poudre incarnatiue auecque myrrhe, qui selon Auicenne conure les os desnuez. Et si l'os estoit descouuert, soit conuert de telle poudre auec mesches de bonne charpie : et qu'on applique vn emplastre par dessus, ensemble d'estoupades trempées en vin chaud.

III. La troisiéme est accomplie, que si l'os est totalement coupé, apres auoir fait la cousture de tout le membre, iceluy soit enueloppé, excepté la playe (ainsi que Rhasis commande), d'vn drapeau en double : qui és premiers iours soit trempé en aulbin d'œuf, et puis apres en vin chaud astringent, et soit bandé d'vne bande longue et large selon le membre : et qu'elle commence vers la fin du membre, et en tournoyant iusques pres de la playe, on la fasse passer à la partie opposite de la playe : puis montant vers le corps, en renersant la bande et tournoyant reuienne en bas, iusques à tant qu'on soit pres de la playe. Et lors il la faut passer par la partie opposite dessus l'autre, afin qu'elle vienne au lieu d'où elle a commencé : et là soit cousuë auec son commencement : ainsi demeurera la playe descouuerte. Cela fait, qu'on mette deux ou trois attelles bien polies, et aduenantes au membre, couuertes et garnies de bon drapeau, lesquelles soustiennent le membre tellement, qu'elles ne conurent point la playe : soient liées auec vne bandelette. Cela ne soit défait iusques à tant qu'il soit guery : sinon qu'on fust pressé de la douleur ou demangement, ou de l'aposteme, ausquels comment on doit secourir, il a esté dit au propos commun. Quant à la playe, qu'elle soit bandée par dehors auec estoupades et bandelettes, et soit pensée chaque iour, nettoyée, desseichée, et traitée comme les autres playes. Quelques-vns (ainsi qu'a esté dit auparauant des nerfs) en ce cas, et és playes des nerfs, y appliquent le Glossocome (c'est vn instrument artificiellement fait de deux ais, et vn bois rond à la closture de la main, et vn autre plat à la sole du pied) en le liant par dessus : et ainsi poursuiuent la curation comme deuant.

IV. La quatriesme, comment sera accomplie, on le dira cy-apres, quand on traitera de la fracture, Dieu aidant.

De la *durté*, qui ensuit les solutions et les fractures, il sera dit au sixiesme traité des gouttes, et passions des iointures, et en l'Antidotaire.

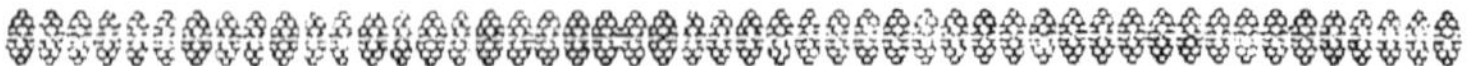

DOCTRINE SECONDE

*De la curation des playes en particulier,
entant qu'elles sont és membres instrumentals composez* [1].

PREMIER CHAPITRE

Des playes de la teste.

OMBIEN que Galen et Auicenne n'ayent exquisement determiné de la diuersité en la curation des membres instrumentals externes, sinon de la teste et du ventre, neantmoins d'autant qu'il y a quelque diuersité és autres parties, selon la diuision donnée cy-dessus, au moins quant à la ligature, cousture, situation, instrumens propres, et la maniere de les appliquer, et l'inuention des medicamens : Car (selon Galen au cinquiesme de la *Therapeutique*) telles indications sont des parties instrumentales, tout ainsi que l'indication de seicher est de la substance des similiaires [2] : Car il y a quatre indications qui sont prises de la nature des parties (comme il a esté dit en la seconde doctrine du Traité des apostemes) : Pour ce, en faueur des ieunes pour lesquels est cette escriture, nous traiterons des playes selon les parties organiques, puisque nous en auons traité en la precedente doctrine, selon les similiaires et semblables [3], commençans à la teste.

Des differences des playes en la teste. Il aduient aucunesfois que la *teste* est blessée auec incision, et aucunesfois auec contusion. Et l'vn et l'autre quelquesfois est sans playe et fracture du crane : autresfois auec fracture d'iceluy. Et des playes qui sont auec fracture, l'vne est penetrante, et l'autre non : et des deux, l'vne est petite, l'autre grande : et auec ce, les vnes sont pures et simples, les autres composées ou compliquées auec accidens, de douleurs, aposteme, et lesion des tayes. Ce sont les diuisions communes aux playes de la teste.

Quant aux particulieres, elles sont telles : Des playes auec incision qui

---

1. « Prout insunt membris organicis compositis »; organicus : d'instrument.
2. « Sicut quæ in siccando, a substantia eorum quæ in homiomeris », 1559.
3. « Secundum homiomeres et consimiles particulas », 1559.

penetrent le crane, les vnes sont sans deperdition de substance, les autres auecques deperdition : et tant de l'vne que de l'autre sortes, les vnes sont plaines et esgales, les autres aspres et squilleuses. Et de toutes ces deux, il y en a aucunes au sommet de la teste, d'autres aux costez. En outre, des playes auec contusion, et fractures de crane penetrantes, les vnes sont petites, de sorte qu'elles ne font compression, ne piqueure dessus le cerueau : les autres sont si grandes, que elles font compression et le picquent.

Ces differences sont propres aux playes de la teste, desquelles sont prises les indications curatiues, comprises des paroles de Paul Æginete en son sixiesme liure de la *Fracture du crane*. Galen n'a fait mention que de celles esquelles y auoit plus grand diuersité, sçauoir est : de la simple fracture grande, faite au sommet de la teste, et à ses costez, penetrante et non penetrante. Et ne s'est pas soucié des petites fractures, comme n'estans que forme et siege des choses qui ont frappé. Et auec ce, il a determiné des grandes contusions, ainsi qu'on verra cy-dessous. Albucasis outre celles-là en adiouste vne, en laquelle il fait que la lame de l'os entre au dedans; et là se fait vne enfonsure, comme il aduient aux chauderons de cuiure, quand ils sont heurtez : ce qui est plus commun aux testes des enfans. Aucuns veulent dire, du propos d'Auicenne au quatriesme, qu'il y en a vn autre, qui n'est fracture en l'endroit qui est frappé, *ains à l'opposite* : laquelle diuision est reprouuée au sixiesme de la *Chirurgie de Paul*. Auicenne semble n'auoir eu soin que des playes de la chair auec incision et contusion : et aussi de la fracture auec incision et contusion, auec playe en la chair, et sans playe : mais par les diuisions des communes fractures, il a entendu lesdites differences.

Les *causes* des playes de la teste sont de mesme que des autres playes, deduites cy-dessus au propos commun.

Quant aux *signes*, et *iugemens* des fractures de la teste, il faut entendre, que les vns signifient fracture du crane, les autres incision du cerueau, et de ses tayes, les autres apostemation, les autres lesion causée de la matiere qui descend, et greuant le cerueau, et ses tayes.

Les *signes de la fracture* du crane sont prinses de plusieurs choses.

Et premierement, sont prinses de la consideration de la cause qui rompt : comme de ce qu'il est tombé d'enhaut, où qu'il a esté frappé de chose forte. Secondement de la consideration de la grandeur de la blessure, entant qu'il y a grande contusion, ou grande playe. Tiercement, de la qualité du lieu : de ce qu'il y a douleur, et il presente souuent la main en ce lieu : et auec les doigts, et esprouuettes on apperçoit mincete [1] en la peau, et separation de l'os : et quand il souffle, ou retient son

1. « Tenuitas. »

haleine, on void de l'humidité pulluler par la fente. Quatriesmement,
des accidents qui suruiennent à l'heure, comme apoplexie, esblouïssement [1], perte de parole, vomissement, etc. Cinquiesmement, de la consideration du son : car quand on frappe sa teste d'vne verge, elle sonne
caz ou enroüé [2]. Sixiesmement, de la consideration du grincement ou
crissement des dents. Car elles crissent, quand on frappe ung fil qu'on
leur fait tenir aux dents : et quand ils essayent de rompre vn nœud de
paille, ou autre chose dure, ils en sont offencez. Septiesmement, en considerant l'encre et liniment de mastic sur la fente : car la noirceur
demeure en la fente, et le liniment est sec sur le lieu de la fente : et
ce signe est certain.

Les *signes de l'incision des toyes* sont prins aussi de plusieurs choses.
Premierement de la douleur, et de ce que soudain dés le commencement s'ensuit esblouïssement, vertige, et semblables. Secondement, de
la couleur du visage, et des yeux : car la face rougit, et endure pustules :
les yeux rougissent, deuiennent gros, et tenebreux, etc. Tiercement, des
choses qui sortent : car le sang sort des narilles, des oreilles, et du
palais. Quatriesmement, de la lesion des vertus : car il se remuë difficilement, son parler est troublé, il a angoisse, est tout abbatu, et estonné :
il a fiévre, et rigueur [3], ne dort pas bien, n'a aucun appetit, il a desdain et vomit, ne va pas bien à la selle et n'vrine pas bien.

Les *signes de l'incision du cerueau* sont prins de plusieurs choses.
Premierement, de ce qui en sort : comme s'il en est sorty vne substance
grossiere amassée ou ronde, et mofielleuse, non sanieuse. Secondement
de la lesion des vertus : Car on perd la raison, si la playe est aux parties anterieures de la teste, et la memoire, si aux posterieures. Et auec
les susdits accidents y a estonnement de sens, et plus grande resverie [4].

Les *signes que l'apostéme chaud* y est suruenu, sont prins aussi de
plusieurs choses. Premierement de la tumeur : car les membranes
s'enflent, et sont eminentes hors de la playe, rougissent, ne se mouuent
point. Secondement des yeux : car ils sont rouges et enflez, et semblent
sortir hors de la teste, sont inconstans et de trauers [5]. Tiercement de la
chaleur : car ils ont fiévre et inquietude. Quatriesmement des vertus :
car ils resvent, sont en conuulsion, et en phrenesie.

Les *signes que la matiere qui descend en bas*, offence et greue les

---

1. « Scotomia »; scotoma, vertige, étourdissement.
2. « Rauce sonat », sonne d'une manière rauque.
3. « Riget. » Rigere, être raide. Canappe : « et si roidist ».
4. « Desipientia maior »; égarement d'esprit.
5. « Mobilitantur et obliquantur. » Ms. Montp. : « Se mouuent et tournent de
travers. »

tayes, et le cerueau, sont les susdits signes de l'incision des tayes, venans
de peu à peu après le commencement.

Quant aux *iugements*, la fracture du crane, selon tous est dangereuse.
D'auantage, l'incision du cerueau, et la corruption et lesion de ses tayes,
est mortelle selon Hippocrate, sinon qu'elle soit petite, expose Galen,
ainsi qu'il a esté dit cy-dessus, au iugement des playes. Et pource les
mauuais accidents, comme fiéure aiguë, tremblement, conuulsion, res-
veries, éuanoüissement, parole perduë, sorties des yeux, obscurcissement.
rougeur, et biglement, sont signes à craindre, et mortels principalement
s'ils perseuerent, et ne se remettent point.

Plus, dit Auicenne au troisiesme, traitant de la playe et incision de la
teste : Et aux playes qui paruiennent iusques à la taye du cerueau, il
aduient lascheté du costé de la playe, et conuulsion à l'opposite. Et pource
veut dire Guillaume de Salicet, que quand la playe est faite en la partie
dextre [1], la senestre deuient paralitique, et au contraire, d'autant que les
nerfs qui vont à la partie dextre, ont leur racine en la senestre, et au contraire ainsi qu'il dit. Considere si la lettre dit cela : et sur ce prens aduis
de Galen, au second liure des *Maladies et Symptômes*.

Dauantage, en la fracture de la teste, on attend les dangers et mauuais
accidents, selon Rogier, iusques à cent iours : et selon les Legistes, et
Iuges, à quarante six : car tel est le dernier terme des maladies aiguës.
Et selon les quatre Maistres, à quinze, qui est le commum terme des
maladies aiguës. Outre ce, le noircissement de la dure mere, qui n'est
mondifié auec du miel, signifie la mort, dit Paul. En outre, la fracture
du crane est à craindre en pleine Lune, comme dit Rogier. Dauantage,
en consolidant le crane, s'il y appert chair rouge, c'est bon signe. Plus.
és playes de la teste, petite tumeur, et bonne digestion de la sanie, est
bon signe. Mais la tumeur grande, mesmement s'elle disparoit soudain
sans cause raisonnable, est mauuais signe. Item, en la fracture du crane
on attend le calle, foible, et rare, non espais, iusques à trente cinq
iours [2].

Curation.

En la maniere de curer, il faut entendre et sauoir que la multitude des
discordants en icelle, demonstre que le iugement de sa curation est dif-

---

1. Joubert annote : la conclusion de Guillaume est fausse et Auicenne affirme le
contraire. Car cestuy-cy consent à Hippocrate, que ce qu'on pense estre conuulsion
se fait en la partie opposite, et la paralysie en la mesme.

2. Guy de Chauliac ne s'est pas occupé de la *commotion du cerveau*; ceux qui l'ont
suivi s'en sont également assez peu occupés, jusqu'à A. Paré, d'après Malgaigne
(A. Paré, t. II, p. 24). Berenger de Carpi, dans ses définitions, admet une commotion sans fracture.

ficile. Car Galen, Paul, Halyabbas, Auicenne, Albucasis, Rogier, Iamier, Brun, et Guillaume de Salicet semblent (ou pour le moins on le leur impose) proceder en toutes fractures de la teste indifferemment, en descouurant, ruginant, trepanant, et arrachant les os auec instruments de fer, se fondans (comme ils disent) sur ce propos commun, qu'il est necessaire de descouurir, et couper l'os, afin que la virulence qui s'amasse dessous le test, puisse convenablement estre mondifiée, et desseichée.

Les autres, comme maistre Anserin de la Porte[1], et quelques Padoans, et presques tous les François, et Anglois y procedent, incarnant et consolidant auec leurs emplastres, et breuuages, bon vin, et bandage, se fondans aussi sur ce commun propos : Que si nous pouuons rejetter la sanie sans rejetter les os, c'est le meilleur. Ce que nous pouuons faire par medecines principalement : car selon cette maniere, il ne s'y engendre point de sanie, comme selon la maniere des autres, ains est inhibée. Et si elle y est engendrée, par le moyen d'icelles, est conuenablement mondifiée, et desseichée.

Mais quelques-vns, comme Theodore, Henric, et Lanfranc (qui entre autres dit le mieux) s'efforcent de tenir vn chemin moyen, differemment toutefois. Car Theodore incarne les playes recentes auec breuuage, vin, et estoupes. Et Henric auec son emplastre, sans breuuage. Et tous deux trepanent, et esleuent (comme faisoient les anciens) les fractures vieilles, quand elles ont passé quatre ou cinq iours. Lanfranc procede en toutes, en incarnant auec mesches baignées en deux parts d'huile rosat, et vne de miel : et par dessus il met vn mondificatif de farine d'orge, et de miel, ou de cire, et de resine, auec poudre capitale : excepté en deux cas, esquels il procede en ruginant, faisant ouuerture, trepanant, et esleuant les os : Le premier cas est, quand l'os presse : le second quand il pique. Et se fondent sur les fondements des deux voyes devant dites : adjoustant, que à l'operation des instruments peuuent ensuiure plusieurs dangers, à cause de l'*alteration que fait l'air*, et la douleur que fait l'operation, et l'aposteme que l'vn et l'autre ameinent.

Quant à moy, voyant ce discord mis entre les maistres, estant ieune me trouuois en grande perplexité. Mais depuis i'ay consideré les œuures, les accusations, et les nouuelles experiences. Ceux que i'ay trouué discordans, ie les ay eus pour suspects. Or, que pour le dire de deux ou de trois, on quitte du tout la sentence des bons, c'est mal fait. Car il est escrit au premier des *Aliments*, qu'il est injuste de croire à vn plus qu'aux autres, sans demonstration. Et Halyabbas, au second sermon de la seconde partie de la *Disposition royale* : Il est plus seur (dit-il) vser de ce qui est inuenté, que d'vser de nouuelles experiences. Car en esprouuant les

1. « Anselmus de Janua », 1559.

medicaments és corps des hommes, il y a imminent danger des ames :
et és dangers, il faut tenir le chemin plus commun, et plus approué. Et
pource, auec l'aide de l'autheur de toutes choses, ie ne laisseray point le
chemin de Galen : car ç'a esté celuy du diuin Hippocrate, comme il tesmoigne au sixiesme de la *Therapeutique*, disant que des fractures en la
teste, Hippocrate en a escrit tout vn liure, enseignant toutes choses qu'il
faut faire en icelles, et quand nous aurons mis fin à cette besongne, nous
le commenterons. Ie ne quitteray pas aussi la voye d'Halyabbas, de Paul,
et d'Auicenne : ains en les interpretant, i'accorderay de tout mon pouuoir
leurs propos, auec ce qui appert euidemment. Car telles doiuent estre les
demonstrations des Medecins : comme il a esté allegué ey-dessus au chapitre executif. Ie cognoy bien qu'on estimera que ie prolonge mes paroles,
mais il est necessaire, que là où se presente plus de danger, on en traite
plus sagement et longuement. Et afin qu'il ne soit fascheux de repeter les
choses communes en la curation de chaque espece ou difference, ie mets
en auant neuf enseignemens fort necessaires à cette curation.

Enseignemens qu'il faut obseruer en la curation des playes de la teste.

I. Desquels le premier par voye, est notable[1], que la playe de la teste
(mesmement auec fracture d'os) a maintes particularitez et differences
des playes des autres membres, tant pour raison de la prochaineté, et
noblesse de la moüelle du cerueau, que aussi de ce que pour sa figure
ronde, elle ne peut estre vnie, ne conseruée par bandage, ainsi que les
autres membres.

II. Le second est que és playes de la teste, principalement és notables, il faut obseruer les intentions communes susdites au propos commun,
touchant la saignée, la purgation, et le ventre, que au moins vne fois le
iour il aille à la selle de soy mesme, ou par vn suppositoire, ou clystere,
ou quelque lenitif. De la maniere de viure, qu'elle soit plus subtile. De
l'extraction des affiches, la moins fascheuse. Du flux de sang, qu'il soit
restraint. Et de la correction, et preseruation des accidens, comme il a
esté et sera dit.

III. Le troisiesme est, que aux playes de la teste, auant toutes choses
on oste les cheueux, et la teste soit rasée en la moüillant d'eau et d'huile,
comme dit Guillaume, en contregardant bien que le poil, ne eau, ne huile
entrent dans la playe : car ils empescheroient la consolidation, ainsi que
dessus a esté dit. Et que dés le commencement soit refrenée la matiere,
et la douleur, en mettant aulbin d'œuf dessus, et dedans la playe. Et

---

1. Ms. Montp. : « est tel par maniere de notable que. »

apres le commencement soient faites les autres choses, comme sera dit és propres lieux, à nettoyer, et incarner. Et aux entours soit tousiours oingt d'onguent, de bol, ou d'huile rosat, à ce que la douleur et l'intemperature [1] soient appaisées, et l'apostemation empeschée.

IV. Le quatriesme, qu'on se garde du froid : car comme tu as souuent ouy d'Hippocrate, le froid est ennemy des nerfs, et des os et des moüelles : et auec ce l'air offence et altere les membres principaux. Pource Guillaume conseilloit, qu'en hyuer, quand on les panse, on mette auprés d'eux de la braise, et que les fenestres fermées on ait lumiere de chandelle : et que apres le bandage, on luy couure la teste d'une coëffe de peau de mouton.

V. Le cinquiesme, que si sanie y est faite, ils soient pansez vne fois le iour en hyuer, et deux en esté : et que le rechangement et nettoyement [2] soit fait auec coton, charpie et drapeaux mollets, doucement et sans douleur.

VI. Le sixiesme, que dessus les mesches on mette vne piece d'esponge souëfue, afin que par icelle la sanie soit succée et receuë, que ne descende au cerueau.

VII. *Des bandages de la teste.* Le septiesme, que bandage conuenable y soit accommodé : comme quand nous voulons incarner, soit faite vne bande à deux chefs, laquelle pour le moins est demy incarnatiue. Et est faite ainsi : Qu'on ait vne bande longue plus d'vne brasse, et large de quatre doigts : et soit toute roullée, excepté deux espans [3], desquels soit commencé au long du front, tirant vers l'oreille qui est à l'opposite de la playe : et l'autre partie roullée vers l'oreille du costé de la playe (ne couurant toutesfois les oreilles), la menant iusques à l'autre chef de la bande : et là prés de l'oreille, soit contournée en estraignant [4] : et le chef des espans soit mené en bas, le chef roulé soit mené en haut vers la teste, en le ramenant par le costé derriere de la teste, vers le chef des espans : et de rechef comme deuant, la contournant auec l'autre, et la retournant sur la teste. Et cela soit fait tant de fois, que tout soit couuert et bien bandé. Cela fait, les Bolognois lient les deux chefs dessous le menton, et les Parisiens les cousent au milieu du front.

Mais si nous voulions seulement retenir les medicaments, nous ferions vn bandage à plusieurs chefs, lequel se fait en la teste par ce moyen. Qu'on ait vne grande piece de linge longue de trois espans, et large de deux. Soit taillée de chaque costé du large de trois doigts, iusqu'a ce que

1. « Dyscrasia. »
2. « Remutatio et mundificatio. »
3. « Duo palmi », palmus, palme.
4. « Circumuoluatur stringendo. »

n'y demeure qu'vn espan au milieu. Adonc vn de ses chefs soit lié auec l'autre par derriere, en estraignant à l'entour de la teste. Et l'autre estant passé auec l'autre par le col, soit lié par deuant sous le menton.

VIII. Le huictiesme enseignement est, qu'à toute aduenture si quelque squille d'os estoit demeurée en la playe, luy soit hardiment baillé auec du vin (s'il n'y a fiéure) la poudre capitale de pimpinelle, betoyne, gariophyl-latte, valeriane, et osmonde, de chacune égales parties : et autant de pi-loselle, que de toutes les autres.

IX. Le neutiesme, que le blessé soit posé et couché au commencement sur la partie en laquelle il sera moins greué : et en apres, si fait sanie, sur le lieu blessé, afin que la sanie se puisse mieux escouler. Or ayant mis en auant ces communs preceptes, il faut venir à *la cure selon les differences.*

De la playe de la teste faite par incision sans fracture du crane. Si elle est simple, sans deperdition de substance, soit cousuë et bandée et pensée comme les autres playes, et incarnée. Mais si elle est auec deperdition de substance, soit engendrée la chair, et la peau cicatrisée, auec ses mesches, poudres, vnguent et emplastre à ce propres, et soit traitée comme les autres playes.

Que la cousture soit profitable, non seulement en toutes simples playes de la teste, ains aussi en plusieurs autres (non petites, entendez, mais grandes), il est ainsi prouué, car cela est vtile à plusieurs playes de la teste, qui fait demeurer les parties distantes approchées en vn, et auec ce empesche l'alteration de l'air, laquelle est fort nuisante. Or la cousture est telle, au troisiesme du *Techni* et par toute la *Therapeutique* : Parquoy, etc. Et ce fut l'intention d'Auicenne, au quatriesme, disant : Es coupures, esquelles il n'y a que coupure, si elle est grande, soit cousuë. Et que plus fort est, il parle quand il y a fracture du crane, ainsi qu'il appert par la procedure du chapitre. Et notamment il dit : si cela est necessaire. Car si telle fente estoit au sommet de la teste, elle ne seroit pas cousuë : mais aux costez seroit bien cousuë, comme on dira cy apres. Et telle cousture permettent Guillaume de Salicet, Lanfranc et Henric. Et Henric l'a per-mise, entant qu'il luy fust aduis que Theodore l'auoit permise : lequel l'a du tout niée (et mal) contre Auicenne, et aussi d'y mettre huile rosat, car Auicenne et Paul l'ont souuent permise : et commandent moüiller la playe de la teste auec huile rosat, pour appaiser la douleur, quand les playes paruiennent iusques à la peau nerueuse qui couure le crane : et pour remollir les os adherans, afin qu'ils soient plus legerement arra-chez : et pour reprimer l'acuité, quand nous voulons mondifier les mem-branes interieures auec du miel. Et leur raison ne vaut rien, quand à la cousture : car le bandage incarnatif est fort defectueux en la teste, comme il sera dit. Ne, quant à l'huile rosat : car nonobstant que l'vnctueux rend

sales les playes simples, toutesfois il racoustre et emende celles qui sont
composées auec douleur, et autres dispositions requerantes l'huile. Or
Galen commande, que tousiours on tienne le milieu és indications contraires.

*De la playe de la teste faite par incision auec fracture du crane
non penetrante.* Telle playe, ou est grande, ou petite. S'elle est petite
(que plusieurs ont appelé Rimule ou petite fente) elle est pensée de
mesme que la precedente sans fracture du crane : car en telle playe
s'engendre peu de sanie, et à cause de son espesseur ne peut descendre
par telle petite fente.

Mais si elle est grande, ou elle est aux costez de la teste, ou en la partie
superieure. Si elle est aux costez, elle est traitée aussi de mesme cure
que la premiere simple : sauf qu'en la partie inferieure on met vne tente,
afin que si aucune matiere estoit retenuë en la fente, elle peut estre purgée
par le trou de la tente. Si en la partie superieure, elle ne sera pas cousuë,
ains la sera faite la curation de Galen au sixiesme de la *Therapeutique*,
qui dit : Les fractures simples qui paruiennent iusques au Diploë (qui est
le milieu d'entre les deux tables du crane), ont besoin des rasoirs, c'est
à dire des ragines [1] estroites. Or il faut qu'il y en ait plusieurs quant au
nombre, mais inégaux en grandeur, à ce qu'on n'ait faute du plus necessaire à la besogne. Puis ayant desnüé l'os malade, comme il est de coustume, vser pour le premier du plus large, et pour le second du plus
estroit apres celuy-là, et ainsi consequemment des autres, iusques au
plus estroit de tous : et de celuy-là il conuient vser au diploë. Puis
mesme (si la douleur ne requiert autre chose) il faut curer par medicamens secs, dés incontinent et iusques à la fin, lesquels sont nommez
Cephaliques (desquels à la fin du chapitre sera parlé), avec leurs mesches et exiccatoires, et autres remedes opportuns.

Mais pourquoy cette playe n'est cousuë? Pource qu'estant au milieu de
la teste, ne se peut expurger d'elle-même, et si la sanie n'estoit inhibée,
et desseichée par mesches et autres remedes, quelque matiere pourroit
estre entretenuë au milieu des tables, et là se pourrit, et engendre pourriture aux os [2].

*De la playe par incision, auec fracture du crane sans deperdition
de substance de l'os, penetrante iusques à la superficie interne.* Telle
playe a squilles, ou non, ains est plaine et égale. S'elle a squilles, qui
puissent piquer la dure mere, estant les squilles et asperitez applanies

---

1. « Dictorum rasorum, scilicet ruginorum strictorum indigent », 1537.
2. « Et ibi putrefieri, et putredinem in ossibus generare. »

et égalisées auec vn lenticulaire, et autres instrumens, est guerie de mesme sorte qu'a esté dit immediatement. Et c'est ce que Galen disoit consequemment : De celles qui penetrent iusqu'à la taye, s'il y a seule fracture, c'est à dire fente, et non pas cassure, il faut vser des susdites rugines : Et ce quant à celles qui sont au bregme, c'est à dire en la partie superieure. Car en celles qui sont à costé, il ne les traitait pas beaucoup des instrumens, mais qu'elles fussent cousuës et mondifiées auec tentes. Ce qu'il a monstré à la fin du chapitre en deux exemples : i'ay veu autresfois l'os parietal fracassé, et celuy qui vient apres, nommé du temple (auquel se rencontre l'assemblage escalleux) auoir vne tres grande scissure iusques bien auant, laquelle nous ne touchâmes aucunement : ains ayant coupé seulement de l'os parietal, guerismes l'homme. de sorte qu'il vit encores depuis beaucoup d'années. Mais si nous eussions delaissé l'os parietal, par ce moyen la taye qui est dessous fut pourrie, plustost que la fracture n'eust eu son pore ou calle. Galen donne la raison de l'vne et de l'autre curation, disant : Car si des parties blessées ne decouloit au dedans aucune liqueur, ce seroit chose superfluë de couper l'os. Maintenant donc, parce que au tempe (qui est a costé) [1] ne descendoit ichore des parties blessées, et s'il descendoit, il estoit en lieu conuenable à s'expurger : à cette cause, il n'estoit pas necessaire d'y faire incision par instrumens. Mais à l'os parietal, d'autant que la playe n'estoit en lieu convenable à expurger les ichores (ains plustost à les retenir). pourtant il fut necessaire d'eslargir la playe, et par mesches et autres remedes opportuns empescher l'ichore, et celle qui estoit engendrée la retirer et tarir [2] : En l'autre exemple il fait de mesme sorte. Car il craignit d'esbranler fort le cerueau à cause de la durté de l'os temporal, et que s'il y faisoit vn trou, le cerueau ne sortit par là ; outre ce, que par les costés sortent plusieurs nerfs notables.

De la mesme playe auec deperdition de la substance de l'os. Si telle fracture est auec squilles poignantes, soient applanies d'vn lenticulaire et autres instrumens. Puis apres (quant on aura fait le premier appareil [3] cy-deuant dit és enseignemens) soit mise par dessus vne piece de drapeau delicat, ou taffetas mollet [4], infuse en miel et huile rosat, la poussant auec la queuë de l'esprouuette, en aucune maniere, entre l'os et la dure mere, à ce qu'il deffende que les tayes ne soient offencées de leur

---

1. « Quod est in latere. » Ms. Montp. : « Qui est au coste du chief. »
2. « Extrahere et desiccare. »
3. « Prima remutatione. »
4. « Pecia panni delicati, aut sindonis mollis infusa in melle. » Pannus, morceau d'étoffe, linge (pour couvrir les plaies). Sindon, lin tissu de lin, toile fine.

monuement contre l'os. Et par dessus, mesches delicates baignées (au moins pour la premiere fois) en la mesme mixture. Et sur icelles et l'os mesme, vne piece de drapeau aussi baignée : afin qu'elle empesche la sanie de couler en bas. Mais les anciens y mettoient vne piece de tasse [1], et c'estoit vne tromperie, car les assistans qui n'estoient au second appareil [2], croyoient qu'elle demeurast là, en lieu de l'os perdu. Et par dessus, en la playe de la chair, soient mis autres plumaceaux secs, ou vne piece d'esponge, qui esboyue la sanie : et par dessus vn emplastre capital, qu'il soit percé, afin qu'il n'enferme la sanie, et finalement estoupades baignées en vin chaud, et espraintes, et vne qui ne soit trempée. Et soit bandé si délicatement, que le bandage retienne et ne comprime point. Or quand la playe sera bien mondifiée, qu'on oste le premier drapeau, et qu'on y mette de la poudre capitale : et que l'on continuë à incarner. Finalement, quand elle sera incarnée, soit close et consolidée par poudre cicatrizatiue. En cette operation ie loüe assez Henric.

De la playe auec contusion, sans fracture du crane. Le conseil d'Auicenne est, que la matiere soit refrenée dès le commencement, auec le commun appareil d'aulbin d'œuf. Et si tu y veux adiouster d'huile rosat (parce qu'il est mitigatif), sera bon. En apres, la matiere soit resoluë par vin salé et miel : ou par quelque medicament de ceux qu'on a dit au chapitre de contusion, au propos commun. Et si sanie s'y engendre, soit meurie, et ouuerte comme les autres exitures.

De la playe auec contusion et petite fracture. Le conseil de Galen est, que si la fracture est petite, soit traitée comme la susdite contusion. Car Galen ne faisant mention de cette difference (laquelle il a nommé seulement siege ou marque des choses qui ont frappé), taisant aussi la curation, il a voulu affirmer qu'elle seroit traitée comme l'autre. Toute la curation consiste en ce qu'elle soit tellement resoluë, qu'elle ne fasse de la sanie, au moins qui soit notable. Quant à Auicenne, il dit au troisiesme *Canon*, traitant du mal de teste aduenant d'vn coup, et du regime de celuy à qui est aduenu commotion de cerueau, que toute ton intention doit estre en ce cas, que tu appaises la douleur tant que pourras, et esloignes la matiere du lieu blessé, afin qu'il ne s'aposteme. Et ce, par éuacuation et attraction a la partie contraire, par saignée et clysteres piquans, et pilules coccies. Aussi, soit emplastré le lieu dés le commencement auec des choses confortatiues : comme sont les emplastres

---

1. « Peciam vnius ciphi. » Ms. Montp. : « vne piesse de hanap. » Canappe : « vne piece de hanap ou tasse d'argent. »
2. « In secunda remutatione. »

qu'on fait de l'eau ou suc de myrte, de saule, verge à berger : ou d'huiles
myrtin, de lys, et rosat : et de la poudre de rose, de fleur de grenadier,
de cyprès, roseau aromatique, lentilles, camomille, melilot, bol armenien, alun, myrrhe, encens, et coings confits en vin. Et donne à boire
du stœchas, auec de l'eau ou hidromel. Car auec cela ils sont deliurez,
comme il dit.

Et quant à raison du coup, il sort du sang du cerueau, il faut que tu
abreuues le patient de ceruelles de gelines rosties, auec eau de grenades.
Theodore fait pour cela vn emplastre de bayes de laurier, cumin, anis,
sel, mastic, encens, et cribleure de son, cuits en vin, qui me plaist pour
la fin. Et en cette fracture peuuent conuenablement estre ordonnées les
potions : car comme petites, nature les peut reparer, ou de soy, ou aidée
auec peu de secours.

De la contusion auec grande fracture. Si la fracture est grande, il
faut necessairement venir à l'operation manuelle, et à la dilatation des
fractures. Ce que Galen a approuué au sixiesme, et Auicenne au quatriesme, par trois raisons.

I. Il faut faire par ouuerture, ce que ne peut estre fait par la ligature.
Or par la ligature on ne peut preseruer la teste d'apostemation, et
decoulement de matiere (qui est la principale intention en toutes fractures concassées), d'autant que la forme de la teste n'est pas conuenable
à la ligature, comme il est deduit là mesme. Doncques, etc.

II. Dauantage, si ce qui semble moins estre, est, et ce que plus [1]. Or il
semble moins necessaire de faire ouuerture aux bras et autres os, pour en
retirer les ichores, qu'à la teste : et neanmoins il est quelquefois necessaire. Doncques il est plus necessaire en la teste, à raison du cerueau.

III. Item, si quelque chose la pouuoit excuser, ce seroient les medicaments. Mais ne peuuent rien sans bandage [2], comme il dit, et c'est
vne parolle notable : Parquoy il est necessaire és grandes contusions
de descouurir et eslargir quelque portion de la fracture, afin que nous
puissions nettoyer et absterger la taye de ses ichores. Doncques ne
soient pas ouys les propos des sectateurs de Theodore, et de Portes [3],
qui se vantent de guerir toute fracture de teste auec leurs pigments [4] ou
clerez et breuuages, sans operation manuelle et eleuation des os. Car
bien qu'il soit possible des petites, comme i'ay dit, toutefois ie ne l'ay

1. « Praeterea quod minus videtur inesse et inest, et id quod magis. » — Canappe :
« s'il est veu que petite quantité de matiere face grand inconuenient, par plus forte
raison grande quantité le peut faire. »
2. « Siue ligatura. »
3. Januensis, Anserin de la Porte.
4. Cum pigmentiis. Pigment, liqueur faite de miel, de vin et de différentes épices.
(Du Cange.)

iamais veu des grandes. Et la raison du Conciliateur [1] ne vaut rien, que les medicaments forts puissent releuer du profond et mettre dehors. Car tels sont suspects; d'autant que pour leur trop grande force peuent-ils induire aposteme, principalement à ceux qui sont disposez, comme sont le plus souuent nos corps, ainsi que Dyn escrit sur le quatriesme d'Auicenne. Ne, celle de Henric, qu'ils puissent guerir toutes playes sans notable sanie. Car il est force qu'aux grandes contusions aduienne notable sanie, au quatriesme de la *Therapeutique*. Ne ce qu'ils alleguent de Nature puissante : Car cela est entendu de peu de matiere : mais quand elle est copieuse, il faut contr'ouurir, comme en l'empyeme sous la quatriesme coste, ainsi que sera dit cy-apres. Et ie suis plus esbahy, quand ils disent que leur breuuage ne vaut rien passé le quatriesme iour. Ie pensois qu'elle vaudroit mieux apres, d'autant que la playe est asseurée de fluxion, douleur, et aposteme. Et ils ne disent pas, que c'est qu'il faudroit faire, si leur breuuage n'y profitoit. Ie croy qu'ils feroient, comme il est dit au cinquiesme de la *Therapeutique*, du mauuais nautonnier, lequel par sa nonchalance perdant le nauire, en apres baille vn ais à chacun des nauigueurs, afin qu'il se sauue par-là s'il peut.

Il est donc necessaire d'en venir à la *Chirurgie des fractures du crane*, laquelle Galen met ainsi, au sixiesme de la *Therapeutique*, sous certain epilogue. Si elle est auec quelque grande concussion, il faut retrancher ce qui est cassé, ou le pertuisant en cercle, premierement auec des tarieres, puis vsant des cyseaux : ou auec rugines caues soudain dés le commencement [2].

Mais d'autant que les briefs discours ne suffisent pas és pratiques, en commentant l'epilogue de Galen, ie feray deux choses.

Premierement, ie mettray en auant huict enseignemens fort vtiles à cette operation. Puis ie mettray l'operation accordée par Galen, Halyabbas, Paul et Auicenne.

Le premier enseignement est, que l'operation ne soit exercée en celuy duquel la vertu est debile. Car (selon Galen au second des *Aphorismes*) où il y a indigence, ne faut pas trauailler. Le second, qu'auant toutes ces choses on mette en auant et proteste du danger, afin que l'on éuite le propos des lourdauts [3], au quatriesme *Canon* d'Auicenne. Le troi-

1. Sa raison est telle, les médecines mises sous le nombril, attirent les humeurs du corps, et retenues en la main, attirent les humeurs, et mesmes mises sous le pied, tirent de la teste. Doncques l'emplastre ou onguent proposé pourra beaucoup mieux attirer, veu qu'il a voye par la fente, et que l'agissant n'est pas loing. (J.)

2. « Vel per *terebella* in circuitu primo perforando : deinde ita vtendo *abscisoriis*, vel per *tortellos* mox principio. » Joubert dit que « tortellos » signifie des rugines qu'on nomme *gouges*.

3. « Sermones stolidorum. »

siesme, qu'en l'operation il s'éloigne des commissures tant qu'il pourra.
Car il y auroit à craindre de la cheute [1] et lesion de la dure mere,
comme il a esté dit en l'anatomie. Le quatriesme, qu'il se garde de la
Lune pleine, car durant icelle le cerueau s'augmante et s'approche du
crane, au troisiesme des *iours critiques*. Le cinquiesme, que la dilatation
soit faite au lieu plus declin. Car tel est plus propre à l'expurgation, au
treiziesme de la *Therapeutique*. Le sixiéme, qu'en dilatant, on ne suiue
les fentes iusques à la fin : car selon Galen, il suffit oster tant de l'os,
que la sanie puisse estre expurgée. Le septiesme, que si l'os qu'il faut
extraire resiste à son extraction, soit trempé d'huile rosat, à ce qu'il
soit tellement amolly [2], qu'on l'arrache sans douleur. Le huictiesme, que
le plustost que tu pourras, te depesches de l'operation, mesmement
quand les tayes sont pressées ou piquées : car à tels maux s'ensuiuent
promptement apostemes, et mauuais accidents. Et quand la matiere descend d'enhaut, n'attens pas en Esté le septiesme iour, n'en Hyuer le
quatorziesme [3] : car apres on soupçonne telle impression estre faite aux
tayes, que l'operation n'y vaudroit rien.

Consequemment, ie trouue l'operation accordée par Auicenne, au quatriesme. Comment (dit-il) cette curation est faite, nous en dirons ce que
les premiers ont dit. Ils disent, qu'il faut, en premier lieu raire [4] la teste
du blessé, et qu'on y fasse deux fentes, s'entrecoupantes en forme de
croix (ou de la figure du chiffre 7, comme dit Lanfranc), et faut que l'vne
des deux soit le tail du coup. Puis il faut escorcher les coins [5], et que
soit descouuert tout l'os cassé, auquel doit estre faite l'excauation. Et si
de là suruient flux de sang, lors il faut remplir la playe de drapeaux
baignez en eau et vinaigre, ou auec aulbin d'œuf. Et s'il n'y aduient flux,
soit remplie de drapeau sec delié. Puis mets par dessus vn plumaceau
trempé en vin, et huile, et y soit employé le bandage qui conuient en
cela : tellement que quand on viendra au matin, s'il n'est suruenu aucun
des mauuais accidens, lors commence à cauer l'os rompu. Et c'est qu'il
faut que tu fasses asseoir le malade comme il appartient, puis boucher ses
oreilles auec laine ou coton, à ce qu'il ne soit offencé du bruit des coups,
et deffaits le bandage de la playe, oste le drapeau d'icelle, et la nettoye.
En apres, commande à deux seruiteurs qu'ils tiennent, auec drapeaux
delicz, les coins escorchez (ou si on les perce auec du fil, vn seul le pourra
faire). Et adonc si l'os est foible, et ne tient gueres, separe-le auec

---

1. « De casu. »
2. « Taliter mundificetur. »
3. « Neque in hyeme quartam... » Canappe : le quatrième. — Ms. Montp. : le
dixième.
4. Radatur, soit rasée.
5. « Encorientur anguli », les angles soient disséqués.

cyseaux, ou rugines [1] et lenticulaire. Et s'il est necessaire de frapper
auec le marteau, que ce soit doucement. Mais si l'os est fort, il le faudra
percer auec des tarieres, y faisant plusieurs trous, l'vn prés de l'autre,
du large d'vne esprouuette [2], selon que tu voudras rejetter de l'os. Puis
auec incisoires, separe d'vn trou à l'autre, jusques à tant que l'os soit
separé. Et adonc releue-le d'vn eleuatoire, et tire-le hors auec les
doigts, ou auec des petites tenailles. En apres tu applaniras du lenticulaire auec le marteau, toutes les squilles et asperitez : et la playe de la
chair, et de l'os soit traitée, ainsi qu'il a esté dit de la fracture auec
deperdition d'os.

De la correction des accidents. S'il aduenoit aposteme (qui le plus
souuent aduient par la compression, et piqueure de l'os, des tentes, et
du bandage, ou à cause du froid, ou pour le mauuais regime) lors
haste-toy d'enleuer et separer les causes, et desrobe la matiere par saignée, et autres euacuations : et appaise le lieu auec huile rosat chaud :
ou auec eau chaude, en laquelle aye boüilly guimaulue, fenugrec,
semence de lin, camomille, et semblables. Et l'Emplastre de mauues est
fort loüé en cela. Si és tayes aduient noirceur, de la nature des medicaments, on la doit absterger et mondifier par huile rosat et par miel [3].
Mais si la noirceur est aduenuë d'elle-mesme, et est paruenuë iusques
à l'oeil [4] auec autres mauuais signes, lors il ne faut esperer de la santé
du malade, car telle noirceur denote la destruction de la chaleur naturelle, ainsi que dit Paul.

De la chair superfluë, et des autres accidents il a esté dit au propos
commun.

Des medicaments capitaux. Les medicaments de la playe de la teste,
depuis le commencement iusques à ce qu'on soit asseuré de l'aposteme,

1. « Cum incisoriis. »
2. « Ad quantitatem taste. » Ms. Montp. : « la quantité de la teste ou de lescaille. »
— Ming. : chacun de la grandeur d'vn bout de sonde.
3. « In meryngibus ex natura medicaminum, abstergatur, et mundicetur cum
mele oleo ros.. » — Ms. Montp. : « et se noirssure venoit es miringnes par la nature
des medicines on la doit torcher et mondifier par huille rosat et par miel. » — Joubert : « de la nature des medicaments qui la peuuent rendre telle, nous la cure-
rons en meslant le triple du miel à l'huile rosat, et l'appliquant avec charpie. »
4. « Ad oculum. » Joubert dit « jusqu'à l'occulte », c'est à dire au bas et profond,
et outre la superficie. Il l'a ainsi corrigé du texte de Paul Æginete (auquel appartient cette animaduersion entiere) où il dit : La membrane du cerueau, si elle est
noircie par dessus, à cause des medicaments qui le peuuent faire, nous la pen-
serons en mettant le triple de miel avec huile rosat, et l'appliquant auec des plumaceaux : y mettant le reste par dessus. Mais si la noirceur est aduenuë d'elle
mesme, et principalement au profond auec autres griefs indices, on ne la doit pas
toucher comme donnant indice, que la chaleur naturelle y est morte.

doiuent estre mitigatifs, comme est la mixtion de trois parties d'huile rosat, et vne de miel. Ce neantmoins le vieillard [1] du sixiéme de la *Therapeutique* y appliquoit de l'oxymel. Et si la douleur n'est fascheuse, pour mieux nettoyer il y doit auoir au contraire, trois parties de miel, et vne d'huile rosat. Apres qu'il sera asseuré de l'aposteme, le medicament doit estre dessiccatif sans mordication, comme est la poudre capitale, qui est faite selon Galen, de iris illirique, farine d'ers, manne (c'est l'encens menu), aristolochie et escorce de la racine du panax. Brun y adiouste de la myrrhe, sarcocolle, et sang dragon : et Lanfranc auec Guillaume, des grains de myrte, noix de cypres.

L'*emplastre capital de Betoine*, qu'on met par dessus, est ainsi fait selon Henric : PR. *jus de la betoyne, plantin, et ache, qui soient coulez, de chacun vne liure : resiné et cire neufue, de chacun vn quarteron : therebentine, vne liure :* Le tout soit cuit iusques à la comsomption des sucs : finalement y soit adioustée la therebentine, et en soit fait emplastre.

L'*emplastre de Centaurée*, duquel i'vse volontiers és playes de la teste, est ainsi fait : PR. *de la petite centaurée, six poignées, soient trempées en vin blanc durant vne nuict, puis soient cuilles iusques à la comsomption de la moitié, puis soit coulé, et la coulature boüillie tant que vienne à l'espesseur du miel, de laquelle tu prendras trois onces : du laict de femme, deux onces : de la therebentine, vne liure : cire neufue, vn quarteron : resine, demy quarteron : encens, mastic, gomme arabique, de chacun vne once :* soit fait emplastre.

Le breuuage pour les playes qui sont en la teste, a esté dit aux enseignemens de ce chapitre.

Des instruments auec lesquels est faite l'operation. Les instruments capitaux sont six, et de chaque sorte y en doit auoir trois, plus grand, plus petit, et moyen.

Premierement y a des *trepans*, qui sont à faire des trous pour esleuer les os, et sont de diuerses manieres. Galen les fait à mode de *tariere*, auec vn *certain entour ou chaperon*, vn peu eminent, audessus l'aiguë pointe de la tariere, afin qu'en pertuisant il ne chée sur la dure mere. Les Parisiens pour éuiter la multitude des sortes, qui doiuent estre selon l'espaisseur de l'os, en lieu de ladite éminence, font des tarieres percées dessus la pointe, et auec vne *cheuille* qu'ils changent par les trous, les

---

1. C'estoit vn concitoyen de Galen, nommé Eudeme, homme d'age, et bien exercé en la cure des playes de la teste. Il appliquoit sur la membrane nuë, vn emplastre des plus exiccatifs, et par dessus de l'oxymel en dehors. Et Galen tesmoigne de cettuy-là, qu'il guerissoit plus de gens par telle procedure, que ceux qui vsoient de medicaments plus doux. (J.)

accommodent à toute espesseur d'os. Ceux de Boulongne [1] les font *à mode de lance*, car la partie aiguë y peut entrer, et celle qui est large l'empesche de choir dedans contre la volonté.

Secondement il y a des *separatoires*, à separer d'vn pertuis à l'autre : et sont de deux sortes. La premiere est Françoise. La seconde est des Bolognois, courbe, et de la queuë on peut faire vne éleuatoire.

Tiercement il y a des *éleuatoires*, pour esleuer les os trepanez, et separez.

Quatriesmement sont les *rugines*, à dilater les fentes : et sont de la forme des rugines des menuisiers [2].

Cinquiesmement il y a des *lenticulaires*. C'est vn instrument fort loüé de Galen, d'autant qu'il aplane, et separe les aspretés qui doiuent estre separées : et ce auec asseurance, à raison d'vne éminence en forme de lentille, qu'il a pour teste, et est en forme de trancheplume, auec vne lentille à sa pointe.

Sixiesmement est le *marteau* à frapper le lenticulaire par derriere. Il doit estre *de plomb*, afin qu'en petite quantité il pese dauantage, et qu'il sonne plus sourd [3].

1. Bonou, Bologne.

2. Ms. Montp. : « Et sont en maniere des rugis des fustiers [il ajoute], c'est à entendre je croy ainsi que vne lime ou que vne soie si comme cy. » Suit la figure d'une sorte de rugine pointue, recourbé en crochet. Le ms. donne le dessin des tarieres de Galien, des Parisiens et des Bolonais, des separatoires droit et courbe, d'un élévatoire et d'un couteau lenticulaire. — Fustier, charpentier (Du Cange); soie, partie d'un couteau, etc., qui entre dans le manche.

3. DES TRÉPANS. Il ressort de ce passage de GUY, que de son temps on ne connaissait pas les trépans à couronne que nous employons aujourd'hui. JOUBERT a eu tort de les figurer parmi les instruments dont GUY a pu se servir. Celui-ci ne connaissait que la *tarière de Galien*, garnie d'un bourrelet circulaire au-dessus de la pointe, qui empêchait l'instrument de pénétrer trop avant, et qu'on appelait *abaptiste*; la *tarière des Parisiens*, dans laquelle le bourrelet est remplacé par une cheville que l'on place dans des trous plus éloignés de la pointe, à mesure qu'on avance; et enfin la *tarière des Bolognais*, dont l'extrémité est en forme de lance.

MALGAIGNE a fait, des trépans, un historique intéressant, qu'il convient de résumer ici. (A. Paré, t. II, p. 55, etc.)

« La forme des trépans a singulièrement varié. HIPPOCRATE en connaissait deux : le trépan à couronne et le trépan perforatif ou tarière. Ce dernier seul parait avoir été conservé dans la pratique vers le temps de GALIEN, et la crainte de léser la dure-mère en faisant pénétrer trop profondément sa pointe, avait engagé quelques chirurgiens à munir celle-ci d'un bourrelet circulaire qui ne lui permettait pas de s'enfoncer trop en avant. Le trépan était dit alors *immersible*, *abaptiston*. On trouve ce trépan *abaptiste* dans ALBUCASIS; et GUY DE CHAULIAC nous a transmis les diverses formes que les chirurgiens de son temps donnaient au trépan pour l'empêcher d'enfoncer; mais jusque-là le trépan à couronne n'était pas encore retrouvé et Malgaigne ne sait comment Sprengel a écrit le contraire.

La première notion que l'on retrouve appartient à JEAN DE VIGO, qui a décrit dans sa Chirurgie abrégée, 1517, son *divinum instrumentum mespulatum*.

NICOLAS GODIN, dans sa traduction un peu libre, dit que la figure de ces instruments n'est pas encore parvenue en ses mains.

Marianus Sanctus, dans son *Compendium de capitis lesionibus*, ne nomme que trois instruments, *raspatorium* (rugines), *terebella* et *trepanum*, sans les décrire, et ne donne aucun éclaircissement sur ceux de son maitre J. de Vigo, qui probablement ne les avait pas encore inventés lorsque Marianus avait quitté Rome. Toutefois on peut juger d'après ce qu'il dit que le trépan abaptiste était tombé en désuétude. Ce *terebella* et ce *trepanum* seraient-ils le trépan à couronne et le trépan perforatif renouvelés de Celse, dont Vigo et Marianus connaissaient bien l'ouvrage? Il est difficile de l'affirmer; cependant il est à noter que jusqu'à Guy de Chauliac, le trépan *abaptiste* était seul adopté, et que les instruments de Marianus n'étaient point *abaptistes*. En effet, après avoir déclaré qu'il préfère le *terebella*, il ajoute que cet instrument a cet inconvénient, que s'il n'est pas manié par une main habile, il trouera facilement le cerveau. — Vigo déclare également que ce qui lui a fait imaginer son instrument, c'est la difficulté de perforer le crâne, avec les instruments anciens et ceux des jeunes docteurs, sans courir le danger de léser les membranes cérébrales. Enfin, d'après les épitres de Langius, les chirurgiens allemands ne connaissaient pas non plus les trépans abaptistes. Ceux-ci du moins n'avaient pas pris les leurs dans Celse qu'ils ne lisaient point; et je ne sais, dit Malgaigne, si Langius, en se moquant de leur ignorance, n'a pas plutôt donné une preuve de la sienne. Il est très possible, en effet, et même probable que les barbiers d'Allemagne eussent gardé les instruments de leurs pères, qui auraient été abaptistes en réalité, sans porter cette dénomination grecque. En effet, si l'on retrouve la chose dans les Arabes et les Arabistes, le mot n'y est pas : il a été traduit selon le génie de chaque langue : et à l'époque même de Jean de Vigo, Bérenger de Carpi faisait encore graver la figure d'un trépan perforatif *abaptiste* sous le nom de *Terebrum non profundans*.

Pour revenir aux instruments de Vigo, il faut aller jusqu'à André de la Croix pour en avoir une idée plus exacte.

André de la Croix a figuré une quantité prodigieuse de trépans, malheureusement sans rappeler les noms des inventeurs, ce qui ôte à son livre beaucoup de l'utilité qu'il aurait pu avoir pour l'histoire de la chirurgie. Toutefois on trouve un *instrumentum securitatis* qui est très probablement celui de Vigo; c'est une couronne de trépan garnie à quelque distance au-dessus de la scie d'un bourrelet circulaire qui le rend véritablement abaptiste. Au-dessus se trouvent figurés deux *medioli mespilati*, qui rappellent et expliquent le *mespila* de Vigo. Ils sont ainsi nommés, dit l'auteur, parce qu'ils ont la forme d'une nefle, en latin *mespilum*. Ce sont des couronnes de trépan dont chaque dent de scie forme la pointe d'une petite pyramide triangulaire à base supérieure, toutes accolées parallèlement tout autour de la couronne. En sorte que l'on peut assez bien maintenant se figurer les instruments de Vigo : d'abord la couronne mespilée armée d'une pointe centrale, et appelée à cause de cela *instrument mâle*, pour frayer la voie; puis une couronne sans pointe, *instrument femelle*, pour continuer jusqu'à la table interne, et alors seulement la couronne abaptiste, ou *instrument de sécurité*.

Bérenger de Carpi, outre le trépan perforatif déjà indiqué, ne figure pas moins de huit trépans sans couronne, dont quelques-uns, mais non pas tous, ont été reproduits sans nom d'auteur par André de la Croix, sous les dénominations de *trépan à deux et à plusieurs ailes, trépan à lime, trépan à image* : ce dernier est un véritable trident. Mais de plus Bérenger avait un trépan à couronne, armé de deux ailes pour l'empêcher d'aller trop avant, et qui, moins heureusement imaginé peut-être que celui de Vigo, tendait cependant à remplir la même indication: et enfin c'est dans Bérenger que Malgaigne trouve pour la première fois l'arbre du *vilebrequin* appliqué au trépan.

On peut voir dans le commentaire de Vidus Vidius sur le *Traité des plaies de la tête* d'Hippocrate, ou bien encore dans André de la Croix, les moyens de rotation dont l'on s'était servi jusqu'à cette invention moderne, que Vidus Vidius ne parait même pas encore connaître.

On trouve dans l'ouvrage d'André de la Croix, comme il a été dit, une foule

SECOND CHAPITRE

Des playes du visage et de ses parties.

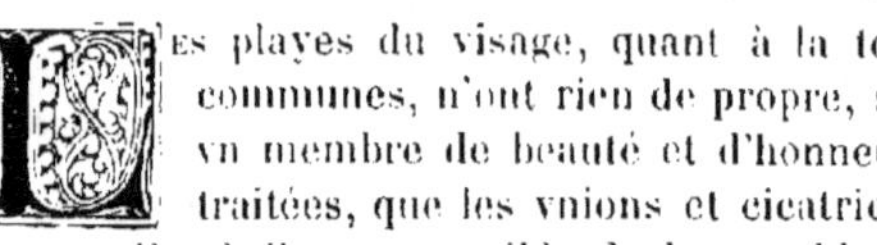

Es playes du visage, quant à la totalité, outre les intentions communes, n'ont rien de propre, sinon que d'autant que c'est vn membre de beauté et d'honneur, elles soient si sagement traitées, que les vnions et cicatrices ne s'y fassent laides. Et pource, là où il sera possible de les couldre auec pieces de drapeau [1], comme dit est, qu'il soit fait. Mais où il ne sera possible, et que la partie sera charnuë, ferme, et non mobile, soit cousuë suffisamment auec du fil, d'vne cousture à points separez. Et où la partie seroit mobile, soit cousuë auec des aiguilles à fil entortillé, qui demeurent au lieu. Si la partie est seiche, soit cousuë de la cousture des peletiers : et où il sera possible d'vser de ligature incarnatiue [2] qu'elle y soit faite. Albucasis ordonne que les playes du nez, des oreilles, et des léures, quand elles sont sanglantes, et recentes, *ou renouuellées* auec laucette ou rasoir, soient cousuës de la cousture qui sera dite au ventre. Mais d'autant que le visage participant aucunement auec la teste en rondeur, et figure de boule, a défaut de telle ligature, outre ce, que le coucher la relasche, il est forcé de la faire moyenne, approchant de l'incarnatiue le mieux qu'il sera possible. Et pource le conseil de tous operateurs est que

d'autres trépans qui appartiennent au xvi⁰ siècle, mais dont les auteurs sont restés inconnus. Du reste ces richesses instrumentales pourraient fort bien remonter jusqu'à Bérenger de Carpi lui-même, et jusques avant lui; car il déclare que les instruments propres à trépaner sont si nombreux qu'il ne saurait les décrire tous. Et il ajoute ces paroles bien remarquables : Certes, il m'est plus d'une fois arrivé de faire ou de fabriquer moi-même, de mes propres mains, de nouveaux instruments pour les fractures du crâne, dont je n'avais jamais vu de modèles, et qui depuis ne m'ont jamais servi.

On remarquera que le trépan d'A. Paré est aussi un trépan abaptiste, et qu'il semble calqué sur celui de Vigo.

Enfin Malgaigne fait observer qu'André de la Croix ne reproduit pas le trépan de Paré, et que dès lors on peut présumer qu'il n'avait pas connaissance de son livre.

Il s'ensuit que toutes les figures d'instruments qu'il reproduit et qui se trouvent également dans Paré, ne sauraient appartenir à ce dernier, mais faisaient partie de l'arsenal chirurgical de l'époque. Quelquefois seulement Paré les a modifiés.

Ainsi son élévatoire à trois pieds (voyez p. 13, édit. Malg.) parait avoir été copié sur celui du feuillet 50 recto d'André de la Croix. Les secondes tenailles de la page 16 représentent le *mordens* figuré au verso de ce même feuillet; le tire-fond de la page 12 ressemble presque absolument au *terebrum non profundans* de Bérenger. Il faut en dire autant du couteau lenticulaire, du marteau, de plusieurs pinces et rugines, etc. »

1. « Suere eum cum peciis pannorum. »

2. « Ligare ligatura incarnante » (1559), panser avec bandage incarnatif.

ceux qui sont blessez au visage, ayent en la teste vne coëffe ou capeline de linge de lin, forte, bien et fermement liée à la teste, à laquelle toutes les bandes [1] soient cousuës. Et est aussi de besoin, d'autant que la face est de plusieurs petites particules, que en lieu des estoupades, quelques-fois on y mette des drapeaux doubles et triples, afin qu'ils soyent mieux appliquez, et aisément ostez.

Quand à *ses particules*, elles a de propre ce qui s'ensuit.

Des playes des yeux. Les playes des yeux sont à craindre, à raison de la veuë et de ce que les yeux sont voisins du cerueau. I'ay veu plu-sieurs fois (ce qu'aussi atteste Bienvenu) pour les playes des entours de l'œil, suiure opilation des nerfs optiques et cataractes. Que diray-ie donc, quand elles seront en la substance de l'œil? Il est certain, que si les humeurs versent, il s'ensuit destruction de l'œil, et de son action. Et si Galen au quatriesme des *Maladies et Symptomes*, vit guery vn enfant piqué d'vn poinçon, d'où sortit incontinent l'humeur aqueux, ce fust des choses qui rarement aduiennent, et cela a pû estre selon nature (nonob-stant que Rabbi Moyse, comme en se moquant de Galen, dit que ç'a esté de ses merueilles), car les parties spermatiques és enfans chascun iour sont r'engendrées, ainsi que vous voyez.

Sa *curation* est selon Iesus, d'empescher que matiere ne flue en l'œil. Et si n'en est sorty du sang, qu'on y applique collyre de tuthie, auec vn peu de camphre. Et s'il en est sorty du sang, soit traité auec de la pierre sanguine [2] : car elle a grande vertu à cela, et mets dessus l'œil aulbin d'œuf, et soit lié ferme d'vne bandelette.

Bienvenu en ce cas louë extremement les germes des œufs [3], battus et broyez au mortier, en forme d'onguent, et appelle cette médecine, vertu donnée de Dieu.

De ce qu'est entré dans l'œil. Si quelque chose est entré dans l'œil, qui le blesse, et fasse douleur et l'offence, soit comme fumée, pousiere, pierrette, paille, ou areste, Iesus commande de faire distiller souuent en l'œil du laict de femme, ou de l'eau douce. Car cela le mondifie, et en retire tout ce qui y est cheu. Et s'il n'en sort, renuerse les paupieres. Et si tu le vois, enueloppe vne esprouuette, ou ton doigt d'vn linge de

---

1. « Omnes ligaturae. »

2. « Cum sedeng curetur. » Ms. Montp. : « on le doit curer par sedehug [il ajoute], et je croy que ce soit vne herbe. » D'aprés une note manuscrite de l'édit. 1559, sedong est *malabatron* (malabathrum; feuilles d'un *Laurus*). — Canappe dit : c'est la pierre dite *haematites*.

3. « Germina ouorum. » Ms. Montp. : « Germons de œuf [il ajoute] fres et nou-neaux. »

iin delicat : et nettoye cela, et s'il tient trop, soit osté auec des pincettes : et distille en l'œil du laict de femme qui alaicte vne fille.

Du tarfe qui est sang renant dans l'œil, à cause des playes et coups. Iesus y louë l'instillation du laict de fille [1], et d'vn aulbin d'œuf, et du sang de colomb prins dessous l'aisle. Et est tres bon d'emplastrer l'œil auec moüelle de pain trempée en vin. Et s'il ne se deffait ou resould, distille dans l'œil eau d'ammi [2], et de sel gemme : fomentant l'œil auec eau de la decoction d'orge, et d'hysope sec. Et s'il ne s'en va, prens eau claire, en laquelle ait reposé de l'arsenic rouge puluerisé, et mets en l'œil.

Et des choses qui profitent au tarfe, est ce collyre : PR. *pierre sanguine lauée, trois drachmes : arain brûlé, deux drachmes : corail, perles non percées, de chacun demy drachme : gomme arabique, et tragacanthi, de chacun deux drachmes et demie : poiure, trente deux grains : ceruse laué, vne drachme : arsenic rouge, sang dragon, ambre jaune, de chacun demy drachme.* Qu'il en soit fait collyre, auec sang de gelines : et qu'on en vse auec du laict de fille.

Des playes des paupieres. Il est commandé qu'elles soient cousuës auec aiguilles courbes. Et si on y faisoit cousture auec des cheuilles, à cause du mouuement des paupieres, elle seroit plus asseuréc, specialement quand l'aire des poils est coupée. Car elle est tant cartilagineuse, que difficilement se reunit. Et puis elle soit artificiellement, et ingenieusement bandée, auec poudres, et drapeaux qui la soustiennent bien.

Des playes du nez.

L e nez quelquefois est playé, quelquefois cassé, autrefois brisé, et froissé. On traitera icy particulièrement des playes et taillades : d'autant qu'elles aduiennent plus souuent que les autres, toutefois pour la communion il sera traité des autres, comme de la teste a esté dit.

Du nez coupé. — Le nez quelquefois est coupé du tout : autrefois non du tout, ains adhere, et se tient auec la chair des léures. Si le nez est cheu du tout, il ne peut plus estre reüny, car la reünion est impossible és parties organiques, au troisiesme du *Techni* (et la cause a esté dite aux iugemens vniuersels) quoy que dient les jaseurs. Mais n'estant du tout coupé, si la playe est sanglante (ou que soit renouuelée en scarifiant) soit cousuë

---

1. C'est à dire duquel est nourrie vne fille. Car il a tout maintenant demandé du laict d'une femme qui nourrit une fille. (J.)

2. Ameos (G.), ammi (L.), ombellifère.

sagement et conuenablement, à la maniere qu'a esté dite cy-dessus de la cousture auec le fil, en faisant tant de points que seront necessaires. Et si les aiguilles droites ne se peuuent bien accomoder à la cousture, soient courbées en les chauffant au feu. Et qu'on mette és narilles deux tentes rondes d'estoupes, ou des canons de plumes d'oye, afin que l'air et la sanie puissent auoir leur souspirail. Et puis qu'on y mette de la poudre, qu'on y applique des plumaceaux de linge faits conuenablement, vn de chaque costé, et vn autre par dessus qui comprenne tout[1] : baignez pour le premier appareil en aulbin d'œufs, et depuis pour les autres en vin blanc chaud. Et quand il sera de besoin, soit pensé auec emplastre ou onguent incarnatif et consolidatif, et soit bandé ingenieusement.

Des bandages du nez. — Or du bandage de cette partie, plusieurs ont debatu : car Albucasis et Auicenne semblent le deffendre. Lanfranc et Theodore (comme Henric se le fait accroire) commandent lier de deux ligatures : l'vne sous le nez, pour soustenir, l'autre sur le nez, pour tenir les medicamens. Rogier et Guillaume lient d'vne bande coupée au milieu, par où le nez puisse passer à mode de cheuestre. Henric reproue tout cela, et dit qu'il seroit mieux sans ligature : car si elle est trop estroitte, difformera le nez, si elle est trop lasche, ne sert de gueres, et tant l'vne que l'autre pourra nuire en dormant, par la compression, au contournement, et mouuement desordonné. Ce neantmoins il la permet, au cas qu'elle soit liée dessous, et non dessus. Quant à moy ie me soucie peu de cette altercation : parce que (comme i'ay dit) en la face ne peut estre donnée certaine reigle de la ligature incarnatiue. Parquoy chacun fasse selon qu'il pourra trouuer mieux de son esprit : pourueu seulement qu'en la teste soit vne bonne coëffe ou cappelline, à laquelle on couse les bandes, et que en cousant et y mettant assez d'estoupes, et conuenables soustenemens (comme Theodore le commande) on les accommode en la meilleure maniere qu'il sera possible : à ce qu'on tienne les parties approchées, et les medicamens appliquez, il suffit. Si le nez estoit refroidy, et alteré, Henric conseille, qu'il soit eschauffé de la vertu naturelle des poulets[2] jusques à tant qu'il soit racoustré. Et s'il ne peut estre rabillé, soit osté : mais le plus tard qu'on pourra, à cause de la diffamation du peuple, puis le lieu soit guery et cicatrizé. Que le premier appareil demeure par trois ou quatre iours : les autres soient remuez deux fois le iour.

Fracture du nez. — On espere que l'os du nez soit restauré dans dix-huit iours. Pour la fracture on adjouste que le nez soit soustenu par l'intromission des doigts ou de quelque baston au dedans, et que par dehors

1. Le ms. de Montp. ajoute : « le nes. »
2. « Pullorum. »

il soit esgalisé de l'autre main. Puis qu'on y introduise des tentes conuenables : et par de costé et au dessus on mette des plumaceaux premierement trempez en aulbin d'œuf, en apres soit pensé de diachylon, auquel
on ait malaxé auec huile rosat, farine folle et poudre rouge. Qu'il soit
accortement soustenu et bandé.

Brisement du nez. — Quant auecques fracture, il y a attrition, soit
curé comme les autres contusions.

S'il y a separation de cartilage, qu'elle soit agglutinée.

Des playes des oreilles et des léures. Elles n'ont rien de propre.
Soient cousuës et bandées à la meilleure façon qu'il sera possible, et
traitées comme les autres membres charnus.

TROISIESME CHAPITRE

Des playes du col et du dos, et de leurs parties.

Es playes du col, les vnes sont faites en la seule chair : les
autres és os des vertebres : les vnes és ligamens des costéz :
les autres és veines organiques : les autres és passages de la
viande et de l'haleine. Parquoy, outre les communes intentions, elles ont ligature propre, et quelques prognostics propres, et peu
de curatifs.

La *ligature incarnatiue* du col se fait d'vne bande longue à deux chefs,
en mettant le milieu de la bande à la partie opposite de la playe, enuiron-
nant le col, et les menant en croix dessus la playe : puis les faisant
passer par sous les aisselles, on les retourne au col, et en les tournoyant
on les coud là. Et s'il y a vne capeline en teste, que l'on y couse la bande,
afin que la capeline la maintienne et empesche de descendre. Rogier commande faire la ligature retentiue des medicaments comme s'ensuit : Que
la bande soit coupée des deux costez, et les deux bras ou chefs d'enhaut
passant sur les oreilles, soient liez au front : les autres deux d'en bas,
passans sous les aisselles, soient liez à la poictrine, et les autres deux du
milieu soient liez par le milieu du col.

On *prognostique* et iuge des playes du col, selon Rogier, que s'il y a
nerf ou chorde blessée au col, il aduient rarement que du reste le col
ait libre mouuement. Il dit en outre, que si la playe vient à faire sortir la
nuque, elle est iugée mortelle et incurable : Car les passions de la nuque

sont semblables aux passions du cerueau : comme il a esté allegué en
l'anatomie du liure de *l'Vsage des parties*. Mais si elle ne paruient à la
moüelle, combien qu'elle soit guerissable. il faut craindre (pour la lesion
des nerfs qui naissent d'icelle partie de la nuque) de la nuisance du sentiment et mouuement des membres ausquels ces nerfs sont deleguez,.....
comme cy-apres sera dit de la fracture des vertebres. Dauantage, les
playes qui attaignent les nerfs recurrents, causent vn enrouëment perpetuel. Et si elles paruiennent à certain nerf qui passe prés des oreilles, on
dit que l'homme n'engendrera iamais. Quant à l'incision de quelque
veine spermatique, c'est vne moequerie, ainsi que cy-dessus a esté allegué
en l'anatomie. Outre ce, les playes des grosses veines, et arteres sont
perilleuses, d'autant que à raison de leur hemorrhagie. l'esprit et la vie
s'exhalent bien tost. Dauantage, il a esté dit, que les playes de l'œsophage
et de la trachée artere sont perilleuses, parce qu'elles font seruice immediatement necessaire à la vie, et auec ce, telles parties sont de difficile
consolidation : d'autant qu'elles sont les passages de l'air et de la viande.

Leur *curation*, touchant la playe de la chair. n'a rien de propre. Soient
cousuës, et traitées auec poudre. et vin, et autres remedes. Quant aux
nerfs et cordes, soient aussi cousues profondement, et traitées auec huile
de vers, et emplastrées.

Quant aux grosses veines et arteres, soient cousuës, et emplastrées de
la poudre de Galen, et poil de lieure, aubin d'œuf. Et si cela ne vaut. les
chefs de veines, soient escorchez [1], *et soient liez*. comme dessus a esté dit
en flux de sang. Quant aux passages de l'air et de la viande, soient cousus
et traitez par dehors auec de la poudre et autres remedes : et qu'on baille
par dedans à sucer aux malades, du Dragaganthe, ou Dyasymphyton [2].
Touchant à la nuque, qu'on arrouse la playe d'huile rosat chaud : et qu'on
mette par dessus au commencement moyeu d'œuf, iusques à tant que la
douleur soit appaisée.

Quand il aura fait sanie, soit mondifié et incarné auec cet emplastre,
qui est de Guillaume et de Lanfranc : PR. *miel rosat coulé, quatre
onces : farine d'orge. demy once : therebentine, trois drach. : cire et
resine, de chacun deux drachmes : encens et mastic, de chacun vne
drach. : myrrhe, sarcocolle, mumie, de chacun demy drachme : huile
de mastic, trois drachmes :* soit fait emplastre.

1. Excorientur, soient desnudés.
2. Dragaganthum, aut Diasimphytum, 1537.

QVATRIESME CHAPITRE

Des playes des espaules, et des bras.

Les playes de ces membres n'ont rien de propre, que la prognostication, la ligature et situation. Elles sont quelquefois faites en la chair, quelquefois és os.

On *iuge* que les playes des espaules, à cause des nerfs qui descendent aux bras, sont suspectes de douleur, et de perte de sentiment et mouuement aux bras. D'auantage les playes du ply du coulde sont à craindre, pour raison des grosses veines qui font grande hæmorrhagie. Outre ce, les playes du coulde et de toutes jointures, sont suspectes de douleur, et apostemation, et endurcissement ou particuliere conuulsion, à cause de l'infiltration des os et ligaments : et pour la situation du lieu, d'autant qu'elle est basse. Car elles ne peuuent estre mondifiées parfaitement et ainsi la matiere est enclose, retenuë et endurcie, et le mouuement de la jointure se perd.

De la playe qui est à deux ou trois doigts prés de la jointure, il a esté cy-deuant iugé.

Quant à leur *cure*, elle differe peu de la commune curation susdite : sinon que la cousture des playes de l'espaule a besoin d'estre forte, et specialement auec des cheuilles, à cause de la grandeur et pesanteur du bras.

Bandage de l'espaule. La ligature incarnatiue est icy faite, d'vne bande à deux chefs, et qu'en mettant vne pelotte d'estoupes sous l'aisselle, on commence là mesme par le milieu de la bande, et en mettant la bande sur l'espaule, la tournoyant [1] en croix dessus la playe, soit liée, ou soit cousuë sous l'autre aisselle : et soit ainsi tant de fois reuoluë [2], qu'il soit assez. Celle qui est pour retenir les medicaments, se fait en façon d'vne manche, la liant auec deux rubans à l'autre aisselle.

Et és playes des bras, il faut que le bras soit tenu contre la poitrine auec vne seruiette, pendant du col : sauf en la playe du coulde. Car en cette-cy il faut que le bras ait situation droite, afin que la playe ne se rompe. Les ligatures et soustenements des doigts et de toute la main, soient faites à la volonté ingenieuse de l'operateur.

Du remollissement des durtez qui restent apres la guerison des playes de ces membres, il en a esté dit en partie en la curation du schirre, et en sera dit cy-apres dauantage.

1. « Voluendo », volvere, rouler, enrouler.
2. « Renoluat », revolvere, rouler en arrière, etc.

CINQVIESME CHAPITRE

Des playes de la poitrine, et de ses parties.

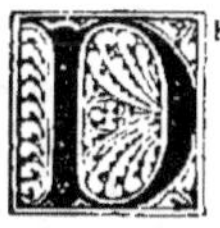Es playes de la poitrine, c'est grande merueille, que nous en trouuons si peu traité par Galen, Halyabbas et Auicenne, mesmement quant aux membres contenants, car des contenus ils en ont dit beaucoup. Touchant aux autres qui en ont traité apres ceux-là, nous les trouuons assez discordants.

Car Rogier, Roland, Iamier, Brun, Guillaume et Lanfranc, semblent vouloir (au moins aux playes penetrantes), qu'elles ne soient aucunement estraintes, et que le sang ne soit retenu au profond, ains qu'elles soient tennës ouuertes auec des mesches et tentes, et mondifiées auec vnguents et emplastres et lauements[1] attractifs. Et se fondent sur ce, que si la matiere estoit retenuë au dedans, elle recourroit au cœur, et aux autres parties, et tueroit le malade. Mais Theodore et Henric veulent qu'on les ferme du tout, et qu'on n'y mette aucune tente, ains soient cousuës, si besoin est : et que pour conforter nature, on leur donne du pigment ou clairé, auec les poudres qu'on a accoustumé donner aux playes de la teste. Et se fondent, sur ce, que si elles n'estoient bien tost fermées, la chaleur naturelle exhaleroit par ces playes, et la froideur de l'air qui confond ladite chaleur, y entreroit.

Quant à nous, excusants Galen et ses sectateurs, et accordans ceux qui discordent en cette cure, dirons, quand est de present, ce qu'appert euidemment, commençans de la substance de la chose proposée.

Différences. Des playes de la poitrine, tant de la part anterieure, que des autres endroits, les vnes sont externes et non penetrantes : les autres penetrent dans l'espace interieur. Et celles qui penetrent, quelquefois sont simples, sans playe des membres contenus, quelquesfois lesdits membres sont blessez, comme le cœur, poulmon et diaphragme. Et en toutes les deux, quelquesfois il est descendu vn peu de sang dedans l'espace interieur, et quelquesfois beaucoup. Ce sont les differences, desquelles en telles playes, on prend indications curatiues.

Les *causes* desdites playes, suiuant ce qu'a esté dit és propos communs, sont toutes choses qui peuuent percer et tailler, comme flesche, trait, et espée.

Le *signe* que la playe de la poitrine penetre, est que l'haleine sort par la playe, mesmement quand on ferme la bouche et les narilles du malade,

---

1. « Lauamentis », de lavare, laver.

ce qu'est monstré par vne chandelle allumée, ou par laine, ou coton charpy, mis auprès de la playe : car la preuue auec vn intromissoire, ou sonde, n'est pas tant asseurée.

Les signes du cœur blessé, sont la noirceur du sang qui sort, froideur des extremitez, sueur copieuse, et syncope petite [1], et le lieu sous la mammelle gauche.

Les signes du poulmon blessé, sont que le sang qui sort est rouge et escumeux : le malade s'eschauffe, toussit et paslit : et le lieu est enuiron les costez. Ce que dit Galen, qu'il en sort beaucoup de sang, et sans douleur, s'entend par la bouche en la rupture d'vne veine.

Les signes du diaphragme blessé, sont la respiration frequente et grande, toux resonnante et douloureuse, resverie, crachat liuide, soif, desdain de viande auec rottement [2], rigueur poignante : et le lieu pres des fausses costes.

Les signes que le sang est descendu au dedans, qu'il se corrompt et suppure (jouxte le dire de Galen aux *Aphorismes* : Si le sang est versé au ventre contre nature, il est force qu'il pourrisse), sont granité et pesanteur des costez iouxte les fausses costes, et le crachat pourry, auec beaucoup de toux, et que le malade commence d'auoir fievre. Iamier adjouste à ceux-là, que l'haleine qui sort par la bouche et par la playe est d'insupportable puanteur : et les drapeaux qu'on y met, en sortent infects de sang caillé et pourry.

On *iuge* de ces playes, que celles qui penetrent de la part du dos, soient plus dangereuses que de par deuant : à cause des veines, arteres et nerfs, de l'œsophage, de la trachee, et des ligamens du cœur : lesquelles parties gissent là : auec ce que la lesion de la nuque n'est pas de petit compte. On iuge aussi de telles playes, que celles qui ne penetrent ne sont pas dangereuses. Les autres signes et leurs causes, soient recherchées au propos commun.

Curation. Bandages de la poitrine. En la cure des playes de la poitrine qui ne penetrent point, outre les intentions communes susdites, on n'adiouste rien de propre, sinon la ligature : laquelle pour estre incarnatiue, est faite auec vne bande longue et large, commençant du costé opposite de la playe, la menant en roulant ses deux chefs sur la playe en croix : puis la conduisant et retournant tant de fois que ce soit assez. Et les chefs de la bande soient cousus par deuant, loin de la playe. Et (comme dit Henric) qu'on y attache des bandelettes, vne qui passe sur les espaules, et l'autre sous les cuisses.

Rogier fait la retentiue des medicamens d'vne bande large, percée en

1. « Syncopa minuta. »
2. « Et cibi fastidium cum eructuatione, rigor pungitiuus. »

l'un des bouts, et fenduë en l'autre : tellement qu'il fait entrer le haut de l'espaule par le trou : puis tournoyant la poitrine, il retourne à l'espaule d'où il a commencé, et auec les bouts de la bande fenduë, il lie en ladite espaule. Et si se pouuoit faire (comme il dit) sans incision, en tournoyant la poitrine, il seroit bandage plus legier.

La ligature pour les apostemes des aisselles, est faite auec vne bande taillée des deux costez : vne partie est liée en tournoyant la poitrine sous l'autre aisselle : et l'autre, on ia fait passer par dessus l'espaule en croix, et la ramaine on par deuant et par derriere à l'autre aisselle.

Quant à la *cure des playes penetrantes*, s'il est constant par les susdits signes, que nul des membres internes soit blessé, et que nulle matiere soit descenduë au dedans, soient traitées comme les autres, sans tente, auec emplastres et onguents incarnatifs, estoupes bagnées en vin, et ligature, et qu'on les pense rarement. Et parce Galen, et ses sectateurs, n'ont fait speciale mention d'icelles, d'autant qu'elles n'auoient aucune diuersité des autres. Or qu'en telles playes on ne doiue mettre aucune tente, et qu'il ne les faut tenir ouuertes, il est prouué, de ce que la tente est mise là où il est necessaire de rejetter par la playe quelque matiere assemblée : mais nous supposons qu'il n'y en a point en telles playes. Donecques en vain la tente y seroit mise. Et supposé qu'il y eust quelque matiere, toutefois en petite quantité, nature la resoult et euacuë. Et qu'on ne doute point par où : car à nature forte rien n'est impossible. Elle ne fait pas seulement passer les matieres à trauers des membranes, ains aussi à trauers des os, comme dit Galen au septiesme des *Aphorismes*. Et si tu luy veux aider auec ton breuuage, tu le peux faire. Mais de l'imposition de la tente, procederoient les nuisances que disoyent les autres (quant à la debilitation, et à l'alteration de l'air), lesquelles Auenzoar a reputé grandes en l'esquinance, quand on coupe l'vuule, au quatriesme traité [1].

Touchant aux playes qui penetrent, esquelles sont *blessées les parties internes*, s'il n'y est descendu aucune matiere, elles soient traitées de mesmes par dehors, comme dit est. Mais par dedans, il leur faut donner à lescher [2] medicaments visqueux et gluants. Et c'est ce qui est dit au cinquiesme de la *Therapeutique* : Il faut essayer de seicher par tous moyens de medicaments appliquez au dehors, et par ceux qu'on boit auec de l'eau et du vin subtil. De ceux-cy les plus conuenables sont, le nommé Diaspermaton, et celui qui nous est coustumier, duquel nous vsons tousiours à la confortation de la poitrine [3], qui est de cassie. Par le Diasper-

---

1. Ms. de Montp. : « Comme il est escript ou x⁰ traitiez. »
2. « Ad labendum. »
3. L'édit. de 1559 dit : « quo ad thoracis *perforationes* semper vtimur quod ex casia componitur. » — Canappe : « duquel vsons à la perforation de la poitrine. »

maton, il semble qu'Auicenne entende le Dyacodyon (qui est Diapapauer) ou le Diatragacanth [1], ou Diasymphyton, et par la cassie [2], ce qu'on met par dehors : comme seroient embrocations auec du vin, ou emplastres dessiccatifs : tel est l'huile rosat, et de coings en Esté [3] : et en Hyuer, le nardin, et l'emplastre qui est fait de calcytis, duquel il a dit au premier *Catageni*, c'est à dire de la *Composition selon les genres*. Ie croy que ce soit le Diapalma. Dont aussi parlant des vlceres internes au quatriesme de la *Therapeutique*, chapitre penultiesme, il dit : La commune indication en toutes parties internes est, d'eslire les aliments et les medicaments tres vsitez à l'animal : fuïr et éuiter les contraires : comme le verd de gris [4], la cadmie et le pompholix (qui est tutie), litharge, ceruse, et semblables. Car il est dit au troisiesme des *Temperamens*, et des *Simples medicamens*, que ceux-cy, combien qu'ils consolident les membres externes, neantmoins irritent, et ouurent les internes [5]. Il faut donc choisir les viandes si nous voulons cicatrizer ou agglutiner, qui soient austeres et visqueuses, et sans mordication. Comme sont hypociste, balauste, galles, escorce de grenades, terre scellée (de Samos), sumach, suc de roses et acacie et semblables. Et il les faut bailler auec quelque decoction d'astringents, comme de coings, ou d'extremitez de ronce, ou de vigne, ou de myrte, ou de quelque vin austere : pourueu seulement que ce ne soit le temps du phlegmon : meslant encor du tragacanthe, et de la gomme, qui est gomme Arabique.

Mais si nous voulons expurger, nous donnerons des mediocres abstersifs : à quoy le meilleur de tous, est le miel cuit. Et generalement auec tous tels medicaments, il faut mêler du miel. Car le miel est instrument de leur distribution, et est comme vn vehicule, ou chariot qui porte viste : auec ce, qu'il ne nuist pas aux vlceres.

De par dehors on ne peut appliquer bonnement autre chose que du vin, à la confortation des membres internes [6]. Nonobstant Roland et

1. « Vel diagragin. » — Ms. Montp. : « ou diagragant. » — Canappe : « ou diatragacantum. »

2. « Per casiam. »

3. « Quale est oleum rosatum, et maluinum. » — Ms. Montp. : « et huille de mauues. » — Canappe : « et melinum, c'est huile de coings. »

4. « Vt aeruginem aeris. » Canappe : « de aerugo, c'est verdet, ou ver-de-gris, d'airain brulé ; d'escaille d'airain. »

5. « Irritant et aperiunt intrinseca. » — Ms. Montp. : « toutesuoies elles euacuent et esmouuent les membres intrinceques. » Canappe : « ils emouuent et ouurent les membres du dedans. »

6. Joubert donne, dans son édit. latine, la phrase suivante qui manque dans les éditions de 1537 et 1559 et dans le ms. de Montp. : « Nec aliud extrinsecus recto modo potest applicari quam vinum, ad membrorum internorum confortationem. » Canappe dit : « n'autre chose par dehors ne peut estre appliquee a la confortation des membres du dedans que le vin. »

Theodore (lequel aussi reprenant Roland parce qu'il s'est vanté d'auoir guery par dehors auec poudre rouge, vne partie du poulmon trenchée), affirment auoir veu cela mesme.

Mais si és playes penetrantes, tu cognois par les signes susdits, qu'aucune *matiere soit descenduë au dedans*, ne tardes point à l'en sortir, ains (comme Guillaume a conseillé) toute ton intention soit à dilater la playe, afin que le sang ou la sanie engendrée au dedans, puisse manifestement et librement sortir par la playe : auec vne tente bien faite, ample par dehors, à ce qu'elle ne tombe dedans, et liée avec du fil, afin que si elle tomboit, en peut estre retirée : et trempée en huile chaud. Et puis Rogier commande, que le patient soit tourné sur vn lieu plat [1], ramenant la matiere çà et là, et la retirant par la playe. Ou selon Iamier, que par trois ou quatre iours on fasse injection dans la poitrine, auec vn clystere, de certaine quantité de vin, ou de melicrat : et en roulant le corps deçà et delà, la liqueur en soit retirée, considerant sa quantité et qualité. Et quand tu y en trouueras moins que tu n'y en as mis, et qu'elle sortira nette et claire ainsi qu'elle y est entrée, cesse et consolide : tenant tousiours du cotton vieux (comme dit Albucasis) en l'orifice de la playe, afin qu'il succe les humiditez qui en sortent. Et fais que le malade dorme sur la playe, pour faire issir ce qui s'y assemble. Mais (dit le mesme Albucasis) si la playe a passé trois iours, et qu'il ne soit aduenu spasme au malade, ne mauuais tremblement de cœur, ne contrainte d'haleine, et tu vois ses dispositions bonnes, seaches adonc que la playe est saine, et nature forte, à laquelle rien n'est impossible, comme dessus a esté dit.

Pense le donc depuis de sa curation, en amoindrissant le cotton ou tente.

Et si tu n'aduances gueres par ton agitation et injection, ou que le malade ne puisse endurer telles reïterations, traite la playe (selon Guillaume) en diminuant la tente, et en icelle, et sur la playe, mets en mode d'emplastre vn mondificatif qui soit ainsi fait : PR. *du miel rosal coulé, vne liure : myrrhe, encens, sarcocole, de chacun demy once : farine d'orge, farine de fenugrec, de chacun autant qu'il suffise à espaissir.* Et si tu y veux adiouster vn peu de therebentine, il sera bon. Pour lors (à mon iugement) tu peux donner tes breuuages faits de centaurée, costé, nepite, garyophyllate, pimpinelle, piloselle, sommitez de chanvre, tendrons de choux rouges, tanesie, garence, regalice, autant d'vn que d'autre, soient cuits en vin et miel : et qu'on en baille vn petit gobelet tous les iours au matin.

Si *la penetration de la playe est en doute*, et ne peut estre mani-

1. « Supra discum. » — Ms. Montp. : « sur ung drap. »

festée par tentes moüillées d'huile rosat, ne par autre chose, ou si le
malade n'a pu endurer le lauement et l'expulsion de la matiere, et qu'il
ait pesanteur, enfleure et eminence au costé [1], et autres signes signifians
que la matiere est assemblée sur la reflexion du diaphragme : s'il est fort
et le veut, adonc Guillaume conseille que tu fasses nouuelle playe auec
vn rasoir en la partie inférieure, et decline du costé malade vers l'espine
(en s'esloignant d'icelle du long des costes, et de leur rugation) entre la
cinquiesme et quatriesme coste, ou entre la quatriesme et troisiesme.
Mais d'autant que le diaphragme se refleschit là où il attouche l'espine et
les costes, iusques à la troisiesme et plus, et que telle reflexion pourroit
empescher l'issuë de la matiere, et faire accroire au Medecin [2] qu'il n'a
pas assez penetré auec le rasoir, pource il vaut mieux qui se fasse entre
la quatriesme et cinquiesme, qu'entre la troisiesme et quatriesme. L'incision faite, qu'on y procede, en mettant vne tente iusques au profond,
trempée en huile rosat chaud, et à ce iusques à tant qu'il commence à
rendre sanie. Et sois aduisé d'estre sage [3] et court à l'heure du penser, afin
que l'air n'y entre, et que l'expiration n'offence et debilite les membres
interieurs. Et quand la sanie commence à paroistre, le lieu interne soit
mondifié par la nouvelle playe, auec du vin de la decoction de camomille
en plus grande quantité : farine de lupins, encens et myrrhe en moindre :
miel rosat, tant qu'il en faudra. Soient cuits audit vin, et que de la colature, on en iette au dedans vne liure auec clystere. Qu'on tourne et
retourne le malade, et soit couché sur la playe, de sorte que ladite decoction en sorte. Puis y soit mise vne tente tainte de miel rosat, et par
dessus le susdit mondificatif. Et dès cette heure-là, qu'on laisse fermer et
guerir la vieille playe. Or que cette cure soit artificielle, il est prouué par
Galen au cinquiesme de la *Therapeutique*, qui la fit à Rome en quelque
rheumatic, lequel auoit vn aposteme empyique dans la poitrine : auquel
il fut necessaire de l'ouurir, et *retrancher l'os de la coste pourry*. Nous
auons doneques accoustumé (dit-il) en cette cure de ietter au dedans de
l'eau miellée par la playe, leur commandant quelquefois de souuent tous-
sir, eux inclinez sur la partie malade, souuent de se mouuoir paisiblement,
et quelquesfois en retirant ce que reste du melicrat au dedans auec vn

1. « Et inflationem seu enucham in latere », 1537, 1559. Aux vulgaires exemplaires on lit *ou enuche* : lequel mot a long temps abusé Joubert, tandis qu'il luy con-
trouuoit quelque signification prinse du langage de Languedoc. Mais finalement
il a trouué par la lecture de Guillaume, qu'il falloit lire *eminence*, et que le mot
auoit esté corrompu par vne abreuiation. (J.) — Ms. Montp. : « et qu'il aye grieuete et
inflation ou eminence au coste. »

2. « Et facere medico credere quod non penetrauerit cum rasorio sufficienter. »

3. « Et facias quod hora mutationis sit breuis et cauta. » — Ms. Montp. : « et fait
cautemaut. » — Caut, prudent (Du Cange).

pyulque [1], c'est à dire instrument à tirer le pus. Cela fait, apres que nous asseurons que tout le pus, et les ichores de l'vlcere sont lauées, incontinent nous y iettons des medicaments. Et adonc, quand il sera conuenablement mondifié, nous cesserons, et le clorrons.

On prouue cela mesme par Auicenne au troisiesme *Canon*, disant ainsi de l'Empyeme : Quand tu estimeras qu'en la pleuresie y a beaucoup de matiere, et qu'elle n'est mondifié en quarante iours, n'en moins, ains fait choir le malade en phthise, lors il est necessaire de faire cautérization auec vn cautere menu, duquel la poitrine soit percée à l'endroit de la sanie : afin que la matiere soit desseichée, et soit de peu à peu retirée, et soit lauée auec eau miellée, et soit aidée à l'extraction en dehors, et quand elle sera mondifiée, paruiendra à consolidation.

Halyabbas au neufiesme sermon de la seconde partie du liure de la *Disposition royale*, tient cette incision et cauterization auec le fer, pour douteuse et suspecte en telles emissions pleuretiques : parce que le patient (comme il dit) n'est pas déliuré par icelle du péché de mort [2], ou il passe en fistule, à laquelle n'échet aucune guerison. Et pource munis-toy tousiours d'vn bon prognostic, et de grande requisition, comme il a esté souuent dit en telles choses. Il baille vne façon de cauterizer [3] auec la racine d'aristolochie longue, et huile, fort ardents, laquelle ie n'ay pas accoustumé : toutesfois cela est dit probablement. Et si (comme dit Albucasis) il y a excuse de guerir tel vlcere [4], lors seaches que fistule y est ià faite, de laquelle nous dirons cy-dessous.

SIXIESME CHAPITRE

Des playes du ventre, et de ses parties.

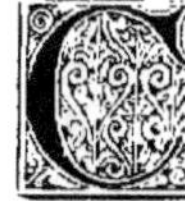

OMME au ventre y a doubles parties, sçauoir est contenantes, et contenuës, ainsi qu'il a esté declaré en l'anatomie, aussi les playes sont quelquesfois en la partie contenante, quelquefois és contenuës. Doncques les playes du ventre sont aucunes fois au dehors, non penetrantes, au dedans : autresfois penetrent au dedans. Et celles qui penetrent, quelquefois sont telles que rien ne

1. « Cum pyulco. »
2. « Peccati morte non eripitur. »
3. « Modum coquendi..... et oleo fortiter incensis. » Ms. Montp. : « vne maniere de curer..... et par huile et soient fortement alumes. »
4. Ms. Montp. : « et se tel vlcere ne se peult curer. »

sort des membres interieurs : quelquefois il en sort la coëffe, ou les boyaux, ou quelques autres choses. Celles qui sont faites és membres contenus, quelquefois sont faites en la coëffe, quelquefois aux boyaux, autrefois en l'estomach, et ainsi consequemment. Voila les *differences* desquelles sont prins les iugements et les curations.

Les *causes* de ces playes, sont de mesme celles des autres : espée, lance, flesche, et tout ce qui peut tailler et percer.

Signes. Il est signifié que la playe du ventre ne penetre point, par la veuë et par l'esprouuette, et quand de là il ne sort rien. Et il est signifié qu'elle penetre, quand l'esprouuette y entre bien auant, et que la coëffe, le boyau, ou quelque autre membre en sort. Signe que la coëffe soit dehors, et altérée, est qu'on void la substance graisseuse, et remplie de veines, et qu'on void liuide, et noire. Signe que les boyaux sont blessez, est que la fiente en sort. Le signe, que ce sont les grailes, ou les gros, est prins du lieu : car sur le nombril sont les grailes : là dessous, les gros. Signe que l'estomach soit blessé, est qu'il en sort du chyle, et que le lieu est de par deuant. Signe que le foye soit blessé, est l'issuë du sang, et le costé droit. Signe que c'est la ratte, yssuë de lye, et le costé gauche. Signes des roignons, l'yssuë du *sang aigueux*, et leur endroit.

Iugemens. Il est iugé par Galen au sixiéme de la *Therapeutique*, que les playes sont plus dangereuses et difficiles, comme aussi les coustures, enuiron le milieu du ventre, que environ les costez, d'autant que ces parties-là, à raison des muscles sont plus traitables, et rejettent ou laissent choir les boyaux plus aisément que les autres. On iuge aussi, que si bien tost il n'y a pas secours à les reduire, les boyaux s'enflent et remplissent de vent pour la froideur de l'air, et puis ils sont difficilement reduits. Aussi on iuge, suivant Hippocrate au sixiesme des *Aphorismes*, que si on ne prenoit bien tost à la coëffe qui sort, elle s'altere, et corrompt incontinent, et à cette cause les Medecins en couppent ce qui est desnué, et alteré. Cela n'est pas vray tousiours, ains le plus souuent, selon Galen au *Commentaire*. Il est aussi iugé par le mesme Galen au sixiesme de la *Therapeutique*, que les gros boyaux sont de facile guerison, les grailes de difficile : et que le ieun ou vuide est totalement incurable, pour la multitude et grandeur de ses vaisseaux, auec la minceté, et neruosité de ses tuniques : et encor de ce que ledit boyau reçoit toute la cholere pure, et est plus prés du foye que les autres.

D'auantage, on peut entreprendre de guerir les parties basses de l'estomach, d'autant qu'elles sont charnuës, et parce que le medicament peut arrester au lieu : mais en la bouche de l'estomach, le medicament ne touche que en passant les parties malades : et auec ce, son grand sentiment repugne à la curation. Les autres iugements, et leurs causes ont esté dites cy dessus au propos commun.

Quant à la *curation*, les *playes du ventre* qui ne penetrent dedans, n'ont rien de propre sinon la ligature dessus ditte en la poitrine. Car elles sont traitées comme playes charnuës : auec cousture s'elles en ont besoin et autres remedes incarnatifs. Celles qui penetrent, par lesquelles il ne sort rien d'aucun membre, et n'y en a aucun de blessé, sont pensées de mesme sorte, sinon qu'elles ont vne cousture propre, laquelle est de diuers diuersement ordonnée.

De la cousture du ventre. Quelques-vns (comme Galen) commandent de les coudre tellement, que siphac s'vnisse auec mirac : car de soy, sans chair, estant exangue, et nerueux, il ne peut conuenablement estre consolidé; qui plus est, il s'en ensuyuroit rupture, pour la lascheté de la chair du mirac.

I. La cousture est ainsi faite : Que au premier point, l'aiguille entrant par vne léure, ne touche pas au siphac : puis de par dedans poignant l'autre léure, qu'il le perce auec tout le mirac, et soit fait vn nœud sur la playe. Au point ensuiuant l'aiguille entrant par vne léure, perce tout le mirac et le siphac, et r'entrant par l'autre léure, laisse le siphac, et perce le mirac, et soit noüé exterieurement. Que l'on procede ainsi par les autres points, tant que tout soit suffisamment cousu.

II. Galen assigne vne autre façon, Albucasis la reçoit. C'est la commune façon et la plus legere, mais non pas la plus seure. On fait ainsi : tous les quatre bords des deux léures soient cousus ensemble, auec vn point et vn nœud : et qu'on y face tant de points que seront necessaires.

III. Albucasis met la troisiesme façon, poignant auec des aiguilles, comme dit est, et y laissant les aiguilles, tournoyant le fil par dessus, ainsi que font les femmes en leurs manches, suiuant ce qu'a esté dit auparauant de la cousture au propos commun, auquel il faut recourir pour cette-cy.

IV. La quatriesme façon est de Lanfranc, et Henric l'a acceptée. C'est, que l'on fiche vne aiguille auec du fil à vne léure de par dehors, et qu'on perce tout le mirac, et siphac. Puis de par dedans en l'autre léure, tirant au dehors, soient aussi percez le siphac, et mirac. En apres laissant espace d'vn petit doigt depuis le premier point, feras le second point de la mesme aiguille, auec le mesme fil non coupé ne noué, en cette sorte : En la léure qui a esté dernierement percée, l'aiguille soit fichée du dehors au dedans : puis en l'autre léure soit fichée du dedans au dehors, comprenant tousiours les siphac et mirac. Et adonc prés de l'aiguille tu trouueras le bout du fil, que tu as auparauant laissé dehors. Lors soient liez ensemble les deux chefs du fil, faisant en deux points vn seul nœud à costé. Et ainsi le fil ne passera iamais sur les léures de la playe, ains paroistra seulement és costez. La cousture estant faite qu'on y applique les autres remedes, et soit bandé.

La ligature de la poitrine est icy conuenable : et la raison soit prise de là.

En la *playe du ventre penetrante*, en laquelle les parties internes sont blessées, et ne sortent point, si ladite playe est suffisante (ou si n'est suffisante, qu'elle soit amplifiée auec instrument propre, qui sera dit cy apres) soient attirées dehors sagement. Et si elles ont besoin de cousture, et qu'elle leur profite, comme au fond de l'estomach, et aux gros boyaux, soient cousuës de la cousture des peletiers, et non pas auec teste de formis, laquelle ont dit quelques expérimenteurs, comme tesmoigne Albucasis. Car elle est fascheuse et inutile ainsi qu'il appert de fait. Quelques-vns (comme Rogier, Iamier, et Theodore) mettent dans le boyau vne cannule de sureau pour garder que la fiente ne pourrisse la cousture. Les autres, ainsi que Guillaume a recité, y mettent vne portion de boyau de quelque beste, ou vne portion de trachæe artere, comme disent les quatre Maistres : ce qui ne me semble pas raisonnable. Car nature attentiue à l'expulsion des choses estrangeres, rejette et oste ces choses-là de la cousture : et ainsi perit la fin pour laquelle on les applique. Il est meilleur (à mon iugement) que le boyau estant comme dit est, et nettoyé de ses ordures, on mette par dehors sur la cousture de la poudre conseruatiue des coustures : et que la partie soit reduite dans le ventre à la maniere qui sera ditte.

Si la coëffe est sortie, et est noircie, et corrompuë, les parties noircies (comme dit Galen) soient comprises d'vn lien, et soit retranchée la portion qui est apres le lien au fin bout de la cousture du ventre : en laissant dehors les chiefs du lien, et du fil de la susdite cousture des boyaux, afin qu'ils puissent sortir, la playe ayant suppuré [1].

La cousture, ou la ligature estant faite en la coëffe, soit reduite dans le ventre comme il sera dit.

Et incontinent la playe du ventre soit (comme dit est) cousuë, et ne soit aucunement tenuë ouuerte iusques à la guerison des membres internes, ainsi que commandent Iamier et Rogier : et en ce Lanfranc les a ensuiuis. La raison est, parce que rien n'offence plus les membres internes, et la chaleur naturelle, que l'attouchement de l'air non alteré de nature [2]. Car de ce elles encourent le pernicieux accident de douleur, et trenchées de boyaux, dequoy les malades peuuent tomber en conuulsion, et par consequent mourir. Et auec ce la playe ouuerte (laquelle necessairement a esté grande pour l'operation) dispose ou inuite les boyaux à sortir continuellement : ce qui est tres-nuisant et dangereux. Telles choses doiuent estre ordonnées par dehors.

---

1. « Vulnere suspirato. » — Ms. Montp. : « quand la plaie sera supuree ou soudee. »

2. « Quam contactus aeris a natura non alterati. »

Par dedans qu'on luy donne, dit Auicenne, de la centaurée, et terre séellée, et les choses dites és playes des membres internes de la poitrine : car elles conuiennent aussi à celles-cy. Et la queuë du cheual [1] (selon Galen au sixiesme des *Simples medicaments*) est fort recommandée de quelques-vns, aux playes des boyaux et de la vescie. Et les clisteres de vin aspre, noir, tiede principalement s'ils sont du tout percez iusques à la cauité interne [2] sont recommandez en ce cas de Galen au sixiesme de la *Therapeutique*.

La diette ou *maniere de viure*, soit (au moins durant sept iours) mince, et telle que n'engendre fiente, ne superfluitez putrefactiues, ains qui consolident. Et à ce louent les quatre Maistres cette bouillie [3], et est bonne : PR. *Du son de froment, qu'on le trempe vne heure dans l'eau chaude, et si elle estoit de playe seroit meilleur : puis soit coulé, et qu'on y mette de l'amydon, tragacanthe, gomme arabique, sang dragon, grand consoulde, et poils de lieure.* Qu'on en donne tous les iours trois ou quatre fois.

Si la vertu est debile, on luy peut donner du broüet de poules cuites à se mettre en pieces. Et si on y mettoit du tragacanthe et gomme arabique, qui n'irritent point la saueur, seroit tres-bon. Guillaume loüe grandement en ce cas, l'eau de la decoction d'encens et de mastic.

En la *playe du ventre penetrante, de laquelle tombent les boyaux,* ou autres parties non blessées ou blessées (mais cousuës ou liées, comme dit est) Galen et Auicenne ont quatre intentions. La premiere est, de remettre en son propre lieu ce qui tombe : la seconde, coudre la playe : la troisiesme, appliquer le medicament : et consequemment la quatriesme, de pouruoir que aucune partie interne ne souffre tumeur ne douleur.

I. La premiere est accomplie, si la playe est assez grande qu'on introduise les boyaux en pressant doucement auec les mains, ou en secoüant le malade, en le haussant par les bras et par les pieds, et ainsi (comme dit Rogier) on les reduira. Si par cette maniere ne peuuent rentrer, c'est d'autant qu'ils sont enflez, ou que la playe est petite. N'est-il pas adonc (dit Galen) necessaire en cecy, l'vn des deux, ou vuider la ventosité, ou faire plus grande la playe? Il est meilleur, comme ie pense, que premierement s'il est possible, on la fomente. Et quand on la fomentera, l'on ostera la cause de la ventosité, qui est la froideur de l'air qui le contient [4]. Parquoy la guerison gist à l'eschauffement. Il faut donc tremper en eau

---

1. « Et cauda equina. » Ming. : l'equisetum. C'est l'hippuris ou prêle des bois.

2. « Si perforatum fuerit totum vsque adeum qui intra porum. » — Ms. Montp. : « Se la plaie va jusques a lintestin qui entre dedans le porre. »

3. « Illud pulmentum. » Joubert dit : cette meuestre. — Ms. Montp. : cest chaudel ou pantille ci. — Chaudel, sorte de bouillon, bouillie (Du Cange).

4. « Continentis aeris », de l'air qui l'entoure.

chaude vne esponge molle, et en eschauffer les boyaux, et que cependant on appreste du vin aspre chaud : car il échauffe plus que l'eau, et donne force aux intestins. Quelques-vns, comme Rogier et Theodore, fendent des cochons ou autres bestes par le milieu, et le plus chaud qu'ils peuuent, les appliquent sur les boyaux, et le font tant de fois, que les boyaux soient eschauffez et desenflez, et qu'ils puissent rentrer. Halyabbas ordonne, que l'on pende le patient par les extremitez dans vn baing, et qu'il soit secoué : ou que les boyaux soient engraissez d'huile violat (ou d'oing de porc chaud comme dit Iamier), et ainsi r'entreront les boyaux. Or si vsant de tout cela, encor le boyau demeure enflé, Galen et tous commendent, de tailler autant de la playe du ventre, que ce qui en sort puisse estre remis. A telles incisions sont idoines, selon Galen, les instruments appelez *syringotomes* (c'est à dire, inciseurs des fistules) à deux testes, qui soient courbes, et obtus tant du dos que de la pointe, et non aigus : desquels Albucasis descrit la forme.

La figure ou situation conuenable du patient, si la playe tire en bas, soit haute : et si en haut, soit basse [1] : et en toutes deux on ait cette intention, que le boyau qui sort ne soit greué des autres.

II. La seconde intention est accomplie, que vn idoine ou habile seruiteur, de par derriere auec les mains, repousse et comprenne toute la partie, et en decouurant successiuement, toute la playe soit asseurément cousué par le Medecin. Quel sera le moyen de la cousture du ventre, cy-dessus a esté dit.

III. La troisiesme intention est accomplie, selon Galen, auec medicaments qu'on nomme sanglans, lesquels nous auons demonstré, par les precedents, consolider aussi les playes és autres parties, comme sont la poudre conseruatiue des coustures, et les estoupades auec du vin, et emplastres et autres remedes incarnatifs. Et outre ce, ligature de par dehors est icy plus necessaire : laquelle nous auons dit deuoir estre prise de la poitrine.

IV. La quatriesme partie de la cure, ne s'esloigne pas peu de la cure des autres : car il faut mesmement tremper de la laine molle en huile chaud, et comprendre tout à l'entour ce qui est entre les aynes et les aisselles. Il seroit encor meilleur, de faire injection dans les boyaux de quelque chose semblable par vn clystere. Auicenne au troisiesme *Canon*, en la cure de l'hydropisie ascite faite par incision, dit : Et par fortune à l'incision succedent douleur et pointure, parquoy il faut qu'on administre effusion d'huile anethin, ou camomillin sur la pointure : et qu'on mette sur le lieu de l'incision des emplastres faites de fenugrec, semence de lin, et de guimauue et semblables. Quelques vns, comme Henric, pour effacer telles

---

1. « Figura vero idonea laboranti versus inferius quidem deorsum, superius dorsum vero vulneratum locum. »

tranchées perforatiues insupportables, font boüillir du sel auec du vin,
ausquels ils adjoustent du son tant qu'il deuienne espais, et mettant cela
dans vn sac, qui comprenne toutes les parties douloureuses, autant
chaud qu'il pourra estre, l'appliquent sur la ligature. Et quand il se
refroidit, ils le changent à vn autre de mesme, faisant cela tant de fois
que les tranchées et douleurs soient appaisées. De la matiere, si aucune en
restoit dans l'espace du ventre, laquelle ne peut sortir à cause de la cousture, il ne s'en faut gueres soucier, car elle ne peut estre copieuse, veu
que ces parties ne sont gueres sanguines : et comme dit Guillaume,
nature la resoudra, ou la deleguera aux aisnes, et là soit traittée, ainsi
que les autres apostemes sont coustumierement traittez en ce lieu.

Les playes qui sont faites *au dos*, sont curées de mesme façon qu'il a
esté dit des vertebres, et de la nuque, cy-dessus au col.

SEPTIESME CHAPITRE

Des playes des hanches, et de leurs parties.

ES playes des hanches, les vnes sont faites és parties contenantes, les autres és contenuës, et les autres en celles qui
sortent dehors. Celles qui sont és parties contenantes, ont la
mesme sorte de curation que celles du ventre superieur.
Celles qui sont és contenuës (ce sont la vescie et l'amarry) n'ont rien
de propre, qui ne soit de la playe des contenus au ventre, exceptez les
signes, car les iugements ont esté dits cy-dessus au propos commun.·

Il est signifié que la *vescie* est couppée par l'yssuë de l'vrine, et par le
lieu designé au penil. Signe de l'*amarry* blessée, est noté du lieu sous le
nombril, et de l'yssuë de matiere sanglante.

Leur curation est comme des autres, par la cousture principalement à
l'endroit de leurs cols : d'autant qu'ils sont plus charnus, et pourtant sont
plus consolidables. Et en telles playes on peut faire injections des choses
qui ont esté ordonnées pour lecher [1] és parties de la poitrine.

Les playes de la *verge*, des testicules et des fesses, sont traitées comme
les autres des parties charnuës.

Les playes des *hanches* sont mal liées de ligatures incarnatiues, mais
bien de celle qui tient les medicamens, ainsi qu'il sera dit és ulceres
cy-apres.

1. « Quæ præcepta sunt lambere in thoracis particulis. »

HVICTIESME CHAPITRE

Des playes des cuisses, iambes et pieds.

Es playes de ces membres ne different gueres des playes des bras, ne des playes communes, sinon en la prognostication, laquelle a esté ditte pour la pluspart au propos commun. Toutesfois les playes des genoüils et des cheuilles, parce qu'il y a plus grande infiltration d'os, de ligamens, cordes et nerfs, et parce qu'elles sont en lieu plus bas, auquel les humeurs descendent plus promptement, sont plus dangereuses. Dont Auicenne dit, les playes qui eschéent au genoüil vers la roüelle, sont mauuaises, et sont suiuies quelquesfois de mauuais accidens, desquels on est peu deliuré. Mais elles ont vne maniere propre de ligature, mesmement à l'endroit du pied, auec vne bande longue et large competemment [1], commençant de long, à costé de la cheuille, passant dessous par la plante du pied et roullant sur le pied, et derriere le bout de la iambe sur le talon : et y retournant tant qu'il suffise. Quelques-vns pour s'en depescher font vne ligature à retenir, en forme d'esperon, et lient à la part opposite de la playe. Ces playes ont aussi vne maniere de situation, suiuant la rectitude, en reposant au lict, pour verifier le dire des Lombards : *La man al petto, il piede ad letto.* Dieu nous soit en aide. Amen.

1. « Competenter », convenablement.

QVATRIESME TRAITÉ

RVBRIQVES DV QVATRIESME TRAITÉ

Cy commence le qvatriesme traité, qui est des vlceres, et contient deux doctrines.

La premiere est des vlceres, entant qu'ils sont en parties simples.

La seconde est d'iceux en particulier, comme ils sont és membres composez.

La **PREMIÈRE DOCTRINE** *a six chapitres.*

Le PREMIER CHAPITRE, *des vlceres en general, où il est traicté de la correction des accidents, et des dispositions qui rendent l'vlcere composé : comme de l'intemperature des vlceres, et de l'vlcere douloureux, de l'vlcere apostemeur, de l'vlcere contus, de l'vlcere auec chair superfluë : de l'vlcere auec durté, et obscurité des lerres, de l'vlcere auec varices : de l'vlcere auec os corrompu, et de l'vlcere difficile à guerir, auec proprieté à nous occulte.*

Le SECOND CHAPITRE, *des vlceres propres fameux : et premierement de l'vlcere virulent et corrosif.*

Le TROISIESME CHAPITRE, *de l'vlcere sordide et pourry.*

Le QVATRIESME CHAPITRE, *de l'vlcere profond et cauerneux.*

Le CINQVIESME CHAPITRE, *de fistule en commun : car des fistules particulieres, il en est dit en leurs lieux.*

Le SIXIESME CHAPITRE, *de chancre vlceré : car du non vlceré, il en est dit aux apostemes.*

La **SECONDE DOCTRINE**, *des vlceres entant qu'ils sont en membres composez.*

Le PREMIER CHAPITRE, *des vlceres de la teste, comme est talparie et testudinaire.*

Le SECOND CHAPITRE, *des vlceres de la face : où il est traité du Noli me tangere, des vlceres, cancrositez, et vescies rompues des yeux : et de l'éleuation de l'vuée. De la cornée rompuë, et sortie de l'vuée. De la fistule au lachrymal, et domestique, ou interne prés du nez. Des vlceres et polipe au nez.*

Du flux de sang qui verse par le nez. De alcola, et des vlceres de la bouche. Des vlceres des oreilles.

Le TROISIESME CHAPITRE, *des vlceres qui sont au col : et par consequent de ceux qui sont au dos.*

Le QVATRIESME CHAPITRE, *des vlceres qui sont aux espaules, et aux bras.*

Le CINQVIESME CHAPITRE, *des vlceres qui sont en la poitrine.*

Le SIXIESME CHAPITRE, *des vlceres du ventre.*

Le SEPTIESME CHAPITRE, *des vlceres des hanches, et de leurs parties. La curation des vlceres, et hæmorrhoïdes du fondement. Du fic qui est au fondement. Des fistules qui sont au fondement. Des rhagades.*

Le HVICTIESME CHAPITRE, *des vlceres des cuisses, iambes, et pieds, où il est traité des Cancrenes, et du mal-mort des iambes et des pieds.*

CY COMMENCE LE QVATRIESME TRAITÉ

qui est des vlceres, et contient deux doctrines.

LA PREMIÈRE DOCTRINE est des vlceres, entant qu'ils sont en parties simples.

LA SECONDE DOCTRINE est d'iceux en particulier, comme ils sont és membres composez.

La première doctrine a six chapitres.

PREMIER CHAPITRE

Des ulceres en general.

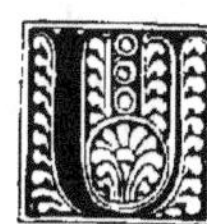LCERE (selon l'intention de Galen au quatriesme de la *Therapeutique*) est solution de continuité en la chair, en laquelle consiste vne ou plusieurs dispositions qui empeschent la consolidation, desquelles (ainsi qu'adjouste Auicenne) est causée sanie ou pourriture. Car ce que Henric adjouste à la definition, n'y est pas necessaire, sçauoir est qu'il rende ordure plus longuement que de sept iours, car le temps ne fait rien au rhomb [1] : ains en quelque temps

1. « Nam tempus nihil facit ad rumbum. » Il y en a qui veulent que ce prouerbe soit prins de la bonté et excellence du poisson nommé rhomb, et en François turbot, sçauoir est quand quelque chose ne doit estre comparée. Mais cet adage ne conuiendroit assez à l'argument proposé, par lequel Guy veut signifier que la contemplation ou consideration du temps ne sert de rien à ce qui est proposé. (J.) — Mingelousaulx (t. II, p. 258, édit. 1683) fait aussi remarquer et auec raison que l'explication rapportée par Joubert ne convient pas; pour lui, il s'est contenté de dire : « le terme prefix des jours ne contribue rien. »

Je proposerai une explication bien différente du proverbe « le temps ne fait rien au rhomb ». — Il ne s'agirait pas du turbot, mais du *mistral*, qui souffle dans toutes les saisons. Les deux mots ont la même étymologie, ρομβος, qui exprime la forme ronde.

Dans ses *Mémoires pour la vie de Pétrarque* (t. I, p. 25, 1764), l'abbé de Sade

que se trouue la prescrite disposition en la chair, quand ce seroit bien au premier iour, c'est vn vlcere. Et Galen parlant desdicts sept iours contre Thessale, n'a point dit qu'iceux passez ce soit vlcere. Aussi ne vaut rien ce que dit Henric, que les anciens disoient, que tout aposteme apres qu'il a passé quarante iours, il passe en ulcere : veu qu'ils ne disent pas en vlcere, mais en fistule. Car l'aposteme et l'exiture peuuent passer en vlcere dés aussi tost qu'ils sont ouuerts. Mais en fistule il faut qu'entreuiennent plusieurs iours, auant que la callosité (qui est la difference essentielle) soit engendrée.

Doncques la susdite definition est assez bonne. Car solution de continuité y est mise pour genre : duquel les especes, quelles et combien, il a esté cy-dessus euidemment declaré au traité des playes. Les autres choses sont mises pour difference : En parties charnues ou molles, est mis à la difference des corruptions d'os, qui ne sont proprement vlceres, ains corruption, et aussi disruptions, ainsi que met Auicenne au quatriesme. Le reste est mis à differences des playes. Car playe est solution a par soy, sans communication d'aucune disposition qui ait précédé, ne qui l'ensuiue (comme dit Galen au lieu dessus allegué), c'est à entendre, qui fasse et augmente l'vlcere, et empesche la consolidation. Ie ne dis pas toutesfois qu'elle ne puisse auoir composition de dispositions à elles propres et qui l'ensuiue de nécessité : comme grandeur, petitesse, deperdition de substance, et nulle deperdition, esgalité, inesgalité, et autres : desquelles l'intention ne répugne gueres à la generale intention des playes, entant que playes : comme cy-dessus a esté aucunement dit en leur traité. Dequoy il appert, que generalement playes au regard des vlceres, sont simples : et que les vlceres sont tousiours dits composez, car ils sont composez auec dispositions, qui peuuent estre à part et d'elles-mêmes. Auicenne adiouste que les vlceres ont sanie et pourriture, par lesquels il entend ordure, escailles et croustes, qui peuuent aduenir aux vlceres.

parle d'un vent, le *Rhumb*, qui varie entre le nord-ouest et le sud-ouest; il augmente à mesure qu'il avance et il est d'une violence extrême à Narbonne, à Beziers, à Agde, où il se perd dans la mer, ne s'étendant guère au delà de Montpellier.

Une note que je dois à l'obligeance de M. G. Bayle, d'Avignon, me confirme dans mon opinion. Voici ce qu'il m'écrit : « L'ancien proverbe provençal est *Lou tem fai ren aù Raù.* — Le Raù (prononcez *raou*) est, en Provence, une des appellations du vent du nord-ouest que l'on nomme plus communément le mistral (*lou mistraù*), soit à cause de sa violence qui subjugue tout, soit parce qu'il est considéré comme le roi des vents. Ce mot *raù* est dérivé du grec ρομβος, qui désigne tout corps de forme circulaire et qui figure le cours giratoire du mistral. Pour la même raison les Latins avaient appelé ce vent *Circius*, qui souffle en tourbillonnant. Le proverbe dont il s'agit veut dire que le mistral souffle en toute saison, ce qui est vrai, surtout à Avignon. »

Les *especes d'vlceres*, combien que selon Halyabbas au septiesme sermon de la premiere partie de la *Disposition royale*, prennent leurs principales differences de trois choses, dont elles sont accomplies et composées, sçauoir est, des causes, des maladies, et des accidens : neantmoins pour faire plus court (sans compliquer les dispositions, comme faisoient les premiers, au premier de la *Therapeutique*), afin de mieux comprendre les propos d'Auicenne, qui entr'autres a le mieux parlé des vlceres, disons que les especes des vlceres sont prises de deux : c'est à sçauoir, des causes et des accidens. Car les differences qui sont prises des membres, affinitez et cognations [1] communes sont assez manifestes du traité des apostemes et des playes : et encor sera expliqué cy-apres en Fistule.

Des causes sont prises cinq especes d'vlcere les plus propres et fameuses : sçauoir est vlcere virulent et corrosif, sordide et pourry, cauerneux et profond, fistule, et chancre. Des accidens, sont prises quelques especes communes, qui sont trouuées aucunefois en degré diminué auec les playes [2] : comme vlcere discrasié, douloureux, auec aposteme, contus, auec chair molle et superflue, vlcere auec durté et tenebrosité de léures, auec os corrompu, auec des varices, ou vlcere de difficile consolidation, auec proprieté à nous occulte.

L'vlcere est dit virulent, corrosif, et ambulatif, qui de sa malice et acuité rejettant virulence, en mortifiant consume et gaste le membre.

Vlcere sordide et pourry est dit, celuy qui de sa malice pourrit le membre, delaissant viscosité, ou chair molle, ou crouteuse puante, de laquelle s'esleue vne fumée puante, et cadauereuse.

Vlcere cauerneux est, duquel l'orifice est estroit, la profondité large, et cachée, et se desuoyant çà et là à plusieurs voyes, sans dureté et callosité.

Fistule est semblable vlcere, auec durté et callosité.

Chancre est vlcere large, horrible, sordide, duquel les bords sont durs et renuersez.

Vlcere discrasié est vlcere auquel domine mauuaise qualité contre nature.

Vlcere douloureux est vlcere auquel on trouue sentiment de chose contraire.

Vlcere apostemeux, est vlcere auquel y a tumeur contre nature, engendrée de quelque humeur.

Vlcere auec chair molle superfluë, est auquel se trouue chair marcide [3] ou fanée contre nature.

---

1. Cognacion, parentée (Du Cange).
2. « Qui sont à la verité communes aux playes, mais qui paroissent beaucoup plus parmy les vlceres que parmy les playes. » (Ming.)
3. « Caro marcida. »

Vlcere auec tenebrosité et durté, est vlcere dur, liuide à l'entour, sans puanteur.

Vlcere auec os corrompu, est vlcere recidiuant, ayant chair molle, en laquelle facilement penetre la tente, laquelle trouue l'os aspre.

Vlcere variqueux, est vlcere auquel sont à la partie superieure, veines outre nature grosses et pleines, qui abreuuent l'vlcere.

Vlcere de difficile consolidation auec proprieté, est vlcere qui sans cause manifeste ne peut estre consolidé.

Les *causes des vlceres* sont doubles : antecedentes et conjointes. Car comme parle Dyn sur le quatriesme *Canon*, ils n'ont proprement causes primitiues, d'autant que de premiere rencontre en deschirant la chair, ne peuuent engendrer sanie [1], mais le peuuent bien consequemment : d'autant que peuuent esmouuoir les antecedentes et corporelles.

Les causes antecedentes sont malice d'humeurs, et quantité superfluë d'iceux qui peuuent ronger et corrompre les parties du corps, lesquelles sont engendrées de mauuais regime, et du peché de tout le corps, ou de quelque partie, sçauoir est du foye, et de la ratelle.

Les causes conjointes sont, les malices des complexions introduites és parties vlcérées, par les causes dites antecedentes, et des playes et des exitures, et aussi des pustules ouuertes. Car comme de la formy et du herpes est engendré vlcere corrosif, ainsi du carbonele et anthrax, le sordide, et des apostemes, le profond et cauerneux. Dont Galen au quatriesme de la *Therapeutique*, disoit : Il semble qu'il y ait trois manieres d'vlceres difficiles à guerir : l'vne à cause que la chair subjette est intemperée [2] : et l'autre pour le vice du sang qui y affluë : et la troisiesme, de sa quantité. La quatriesme, qui est de la dyscrasie, sera que l'intemperature est quelquefois des seules qualitez [3], et autrefois auec tumeur et matiere. Et il en adjouste vne cinquiesme au sixiesme commentaire sur les *Aphorismes*, où il est dit : Les vlceres d'vn an (et selon la traduction du Grec toutefois), lesquels sont pour cause de la passion de l'os corrompu. Et s'ensuit au quatriesme de la *Therapeutique* : Quelquefois il aduient qu'aucunes des susdites dispositions, ou toutes ensemble sont meslées, desquelles prouiennent maintes especes d'vlceres, jà cy dessus denombrées. Toutesfois nous traiterons des simples, afin que par icelles on ait les composez.

---

1. La cause primitiue fera premierement playe, ou contusion, ou brusleure, etc. Dequoy pourra aduenir generation de sanie ou boüe : mais non pas immediatement d'icelle cause externe. Car il faut qu'il y ait deperdition d'aucune substance, laquelle induise cette necessité qui cause generation de sanie : comme cy-dessus a esté expliqué. (J.)

2. « Qui ad dyscrasiam subiectae carnis. »

3. « Et quartus qui a dyscrasia : quandoq. quidem ex qualitatibus solis... » 1559.

De pus ou suppuration ou sanie. Les causes de fluxion, et deriuation des humeurs, soient recherchées au propos commun des apostemes. Sanie [1] est vne humidité alterée et pourrie, engendrée de sang, ou de chair froissée (ainsi que la cendre, du bois) par la chaleur naturelle deuenuë estrangere. Elle est dite, alterée : Car selon Galen au cinquiesme des *Simples medicaments*, il y a triple alteration : l'vne est faite de la chaleur naturelle, en viande loüable : l'autre de la chaleur estrangere en matiere pourrissable : la troisiesme de chaleur meslée en matiere mediocre. De la premiere alteration est faite la matiere nourrissante, des autres deux est faite la sanie. On dit qu'elle est faite de sang ou de chair brisée : lequel sang quand il vient à l'vlcere, est conuerty (comme dit Auicenne) en corruption, à cause de la debilité du membre, à raison de laquelle sont attirées a iceluy les superfluitez des membres voisins : ou à cause des vnguens, qui le remollissent et lenisent [2] de leur humidité et vnctuosité. Et c'est la cause de sanie principale et coadiuuante, disoit Dyn sur le lieu. Et pour lors (ainsi que le mesme tesmoigne) d'autant que les superfluitez attirées, ne peuuent estre parfaitement regies de la chaleur naturelle, il aduient qu'en icelles est faite chaleur estrangere : parquoy en icelles y a quelque maniere de pourriture : dont il aduient qu'elles sont conuerties en sanie : Et ainsi on a la cause materielle. Or parce qu'en telle conuersion la chaleur augmente tousiours, et deuient estrangere, et il y a debat auecques la matiere, iusques à tant que la sanie soit faite, il est dit par Galen au commentaire du second des *Aphorismes*, que sanie est faite d'humeur inflammé, comme du bois la cendre. Et l'aphorisme d'Hyppocrate dit cecy qu'enuiron la generation de sanie, les douleurs et fiéures suruiennent plus, qu'estant faite la sanie.

Sanie est prinse en deux sortes : proprement pour celle chose qui est blanche, lize, exempte d'horrible puanteur, telle qu'auons loüée au propos commun des apostemes : et largement, pour toute humidité alterée outre nature. Et de cette-cy il est dit, que l'vne est subtile, nommée virulence, l'autre grossiere, qu'on appelle sourdicie ou ordure, l'autre mediocre, qui est nommée simplement sanie. Et il faut sçauoir, que cette sanie quelquefois est en petite quantité, et telle aduient és playes caues, et autres entant que sont playes, l'autre est abondante, laquelle aduient és vlceres. Et pourtant Henric disoit (et bien) qu'il faut que la sanie des vlceres soit plus que du deuoir. De ce vous pouuez iuger, que sanie est superfluité mediocre engendrée de la mediocrité des humeurs, changée

---

1. Canappe met en tête de ce paragraphe : « De pus ou suppuration, que les Arabes appellent sanies. »
2. « Vnguenta mollificantia, et lenientia. »

en qualité seminale et blanche[1], comme disoit le nouueau Commentateur sur le troisiesme du *Techni*. Car les membres qui engendrent la sanie et le sperme, sont blancs, ainsi que l'experience de la longue lotion de la chair[2] monstre.

Virulence est superfluité subtile, engendrée de la superfluité des humeurs aigueux : laquelle est double, chaude et froide, sereuse et rougeastre. *Sorditie* est superfluité grossiere, engendrée d'humeurs grossiers. Elle est triple, l'vne espaisse, inegale, caillée, et blanche : l'autre noire, et l'autre comme lie cendreuse. *Escailles*, sont superfluitez dures, et petites, qui en mode d'escailles de poisson s'engendrent és corps, à l'entour de l'vlcere, de la nitrosité des humeurs. Les *croustes* sont de mesmes, sinon que sont plus espaisses et plus grosses : et s'engendrent sur les vlceres.

On a les *signes des vlceres*, par les definitions qu'on leur a données. Les signes des matieres qui defluent, ont esté dits en la doctrine des apostemes. Toutesfois et quantes tu vois vne playe et vne exiture rendre sanie illouable, et plus qu'elle ne doit, estime qu'elle deuient vlcere. Hyppocrate au sixiesme des *Aphorismes* iuge, qu'en tous vlceres qui sont faits annuels, ou qui ont plus long-temps, il est force que l'os soit rejetté, et que les cicatrices soient faites caues. Et du commentaire de Galen (toutesfois plus clairement en la traduction d'Arabic) nous auons, que l'vlcere demonstre tres-grand mauuaistié, quand il est diuturne et recidiuant.

D'auantage, selon Auicennes au premier *Canon*, Fen quatriesme : tout vlcere qui retourne soudain, apres estre remply de chair, lors qu'il doit estre consolidé, est en chemin de deuenir fistule.

Aussi Halyabbas au huictiesme sermon, de la premiere partie de la *Disposition royale*, iuge que tout vlcere simple ou composé s'il passe le terme de quarante iours[3], est depuis nommé *Fistule*, non pas vraye, mais similitudinaire : comme il explique en ce qui s'ensuit, et sera demonstré cy-apres au traité de Fistule. Outre ce, Auicenne au quatriesme, iuge que les vlceres durs, tendans à verdeur et noirceur, sont mauuais, car c'est signe, qu'en eux la chaleur naturelle est destruite. Dauantage, il dit que les vlceres froids sont blancs et molets, qui s'appaisent par les medicaments chauds : Et les chauds declinent à rougeur, et se delectent

---

1. Seroit-ce pas mieux dit seminale, c'est à demy mauuaise? Car Galen sur Hyppocrate dit ainsi, que le pus est engendré du sang lequel a vne transmutation seminale, c'est à dire, d'vne alteration de matiere à demy corrompuë. (J.)

2. Si on laue et relaue diligemment la chair, elle perd la rougeur qu'elle retenoit du sang. Cela est encor plus euident par la cuite, soit en boüillant ou en rotissant. Car la chair deuient fort blanche (si c'est son naturel) quand on la cuit suffisamment : comme on la void sanglante et rouge, n'estant à demy rostie. (J.)

3. « Si 28 transiuerit dierum spatium. » 1559. — Ms. de Montp. : s'il passe oultre xl jours.

au froid. Et l'attouchement tesmoigne beaucoup d'iceux. Les secs et humides aussi sont cogneus par leurs effects. En outre, quand les vlceres malings sont accompagnez de couleur mauuaise du corps, comme blanche, plombine[1], ou citrine, il est signifié que le foye et son sang sont corrompus. Item les vlceres qui prouiennent par succession de maladies, sont de mauuaise curation. Les vlceres qui rejettent le poil d'alentour d'eux, sont mauuais : et si les poils renaissent, sont bons. Et est dit par Hippocrate au liure des *Signes de la mort soudaine* : Que quand vn homme a des vlceres legers, et des apostemes, et sa raison est destruite, il se meurt. En outre, les vlceres qui apres virulence consecutiuement engendrent sanie loüable, sont bons : Car il signifie que Nature est forte, et la matiere obeissante.

Les iugements de la sanie ont esté dits auparauant.

De ce qu'escrit Auicenne, en son texte assez confus, on conclud que les vlceres des extremitez des muscles du dos, et des cuisses[2], et des bras, et aussi des membres internes, et ceux qui penetrent iusques ausdits membres, sont dangereux. Outre plus, és vlceres ausquels auant parfaite mondification, on administre les incarnatifs, il s'y engendre chair mauuaise et superfluë. Dauantage les vlceres ronds sont de tardiue consolidation, et pource font mourir les enfans[3] : et en tels vlceres on conseille de rectifier leur forme auec cautere. Item, les vlceres des extremitez ameinent aposteme aux lieux glanduleux, et principalement quand le corps est replet[4] : car les matieres qui decoulent aux vlceres passent par là, et à raison de la spongiosité d'iceux, elles sont receuës et encoignées en ce lieu. D'auantage, quand les medicaments profitent aux vlceres, ou pour le moins ne nuisent pas, c'est signe qu'ils sont conuenables. Mais quand ils nuisent, et ajoustent à l'humidité, lors ils ne sont conuenables : et il faut adjouster à la force des exsiccatifs. Et quand ils augmentent la chaleur et rougeur, il faut diminuer la chaleur auec des refrigeratifs : Et quand ils augmentent la froideur, et l'obscurcissement[5], lors diminuë les refrigeratifs par ceux qui eschauffent. Et quand ils adjoustent à la mollesse de l'vlcere, lors il y faut adjouster des astringents. Et quand ils rongent et cauent l'vlcere, alone conuient rompre leur vertu abstersiue. Et que le medicament abstersif ne te fasse errer plus qu'il ne faut. Car en rongeant le membre, il multiplie son

1. « Purulentus. »
2. « Vlcera extremitatum lacertorum dorsi et coxarum, et brachiorum. »
3. Cecy est transcrit d'Auicenne, lequel dit : Et les vlceres de mauuaise cure, comme les ronds et leurs semblables, font mourir les enfants pource qu'ils ne peuuent supporter la vehemence des douleurs et vlceres, et la difficulté de leur cure, et leur mauuaistié. (J.)
4. « Corpus est plethoricum. »
5. « Et obfuscationem. »

humidité et virulence : et toy croyant que ce soit de la malice de l'vlcere, y adjoustes plus grand detersion, et par ce moyen l'vlcere deuient plus profond, et plus chaud, semblable à l'apostemeux : parquoy le malade y sent mordication.

Outre ce, des choses plus nuisantes aux vlceres, est le iour austral [1], et l'humidité de l'air auec chaleur. Et parce on dit que les vlceres des jambes guerissent plus difficilement en Auignon qu'à Paris.

Dequoy le contraire est trouué des playes de la teste, à cause de la froideur et seicheresse desdites regions, extremement nuisante au cerueau.

Dauantage tu dois sçauoir, que comme les ingcments des playes ont communication auec ceux-cy, de mesme ceux-cy auec ceux-là : et parce il faut recourir à iceux, au propos commun du traité des playes.

La *cure des vlceres* concerne deux choses, sçauoir est, l'vlcere entant qu'vlcere, l'vlcere comme tel composé auec sa cause, ou son accident, ou en tel membre, ou auec quelconque autre disposition.

Or vlcere entant qu'vlcere requiert exsiccation, ainsi qu'il est desduit par plusieurs propos d'Hippocrate, au quatriesme de la *Therapeutique.* Et jaçoit qu'en cela conuiennent les vlceres auec les playes, neantmoins ils different en plus grande exsiccation. Car les vlceres ont besoin de plus grande exsiccation que les playes, veu qu'ils ont plus grande humidité. Et pource les intentions, auec lesquelles sont accomplies cecy, soient recherchées au traité des playes, specialement de celles qui sont caues.

Mais entant que tel vlcere est composé auec sa cause, ou autre disposition qui l'engendre et augmente, il requiert ablation de la cause, et de la disposition qui engendre et augmente ledit vlcere : comme il est discouru par tout le quatriesme liure de la *Therapeutique.* Et celle curation n'est proprement de l'vlcere, ains d'icelle disposition. En ce conuient la cure des vlceres, auec la cure des apostemes. Parquoy ce qui defaut icy, soit requis du traité des apostemes, et du Propos des accidents de la playe.

Doneques de telles dispositions il y a double intention, selon Galen au commencement du quatriesme de la *Therapeutique,* ou de retrancher finalement du corps ses dispositions, ou de surmonter la nuisance qu'elles apportent. Qu'est autant à dire, que la cure est double, curatiue et preseruatiue. Et cecy est faisable, quand la disposition est de toutes sortes petite : car si elle est grande, il n'est loisible conduire l'vlcere à cicatrice, auant qu'icelle disposition soit curée.

---

1. « Dies meridionalis. » — Canappe : cet le vent de midy. — Ming. (t. II, p. 274) dit qu'à Bordeaux les ulcères des jambes sont difficiles à guérir, au lieu que les playes de teste y sont promptement guéries ; cependant qu'à Toulouse les playes de teste y sont mortelles ou difficiles à guérir, et que les ulcères des jambes y sont guéris en peu de temps.

Doneques la cure des vlceres, comme tels vlceres composez auec leurs dispositions, a trois ou quatre intentions speciales. La premiere ordonne la vie. La seconde esgalise la matiere antecedente. La troisiesme rectifie les accidents, et dispositions conjointes. Et la quatriesme ayant retranché les dispositions, commande de reduire la cure de l'vlcere à celle des playes concaues.

La *premiere et seconde intention* sont accomplies, selon la nature de la matiere qui peche, et qui s'engendre au corps : en l'éuacuant, destournant, auec saignée, purgation, diette, cauteres, vomissements et autres diuersions : Aussi en coupant chemin aux flux par ligatures, epithemes, vnction de bol armenien, et autres refrigeratifs et adstringents : desquels tous, a esté suffisamment baillé doctrine au traité des apostemes.

Et ainsi Galen dit au quatriesme de la *Therapeutique* : Quand mauuais humeurs defluent aux particules de l'vlcere, la cure est comme des vlcères comme sera dit icy. Si cest la guerison de cacochymie ou de la repletion, elle a esté ditte cy-dessus en leurs propres discours au traité des apostemes. Et il specifie le moyen de tous deux. Quand donc l'humeur qui defluë aux parties vlcerées, est vn peu plus copieux, mais non pas beaucoup plus vicieux, que celuy qui est selon nature, il conuient le inhiber et repousser en restraignant et refroidissant les parties qui sont deuant les vlceres. Et faut aussi que la ligature (supplées, repulsiue) commence dès la partie malade, le conduisant après vers la saine [1], comme Hyppocrate a commandé faire és fractures. Car tel bandage restraint les conduits par lesquels la matiere defluë aux parties. Et aux vlceres mesmes nous apporterons des medicamens plus dessiccatifs, que ceux qu'on presente aux simples, cest à savoir és plaies. Et voilà la difference. Mais si on ne peut contenir la fluxion par medicamens (voicy bonne pratique), il faut s'enquerir de sa cause, et la retrancher premierement.

Si donc cela aduient pour quelque imbecilité de la partie qui reçoit le rheume, il la faut guerir. Et ce sera aussi quelque propre guerison des parties vlcerées. Mais si c'est pour la multitude du sang ou pour le vice des humeurs ou de tout le corps, ou d'aucune des parties superjacentes, il les faut premierement corriger. Or l'imbecilité de la partie est d'intemperature [2], et nous dirons incontinent par quel moyen on guerira l'intemperature. Mais comment on remedie à la partie, ou à tout le corps, qui enuoye la matiere defluante, il a esté dit cy-dessus au traité des apostemes.

La *troisiesme intention*, qui corrige et amende les accidens, et dis-

1. « Deduci vero versus sanam. » 1559.
2. « Imbecillitas quidem particulae discrasia fuit. » 1559.

positions jointes à l'vlcere, est accomplie selon la nature d'iceux accidens ou dispositions, qui font l'vlcere composé. Or il faut (selon Galen au susdit quatriesme, premiere doctrine, premier chapitre) enseigner le moyen curatif, non de tous ensemble, ains de chacun à part.

Et premierement de l'*vlcere dyscrasié*, duquel incontinent apres il est escrit au texte : Doncques tu gueriras la dyscrasie de la chair : si elle appert aride, et dure, et seiche, tu racoustreras la chair, en la fomentant maintes fois d'eau bien tempérée [1]. Mais toutes les fois que tu en vseras, ayes pour terme de la fomentation, quand tu verras que la partie commence à rougir, et s'esluer en tumeur. Car si tu arrousois d'auantage, elle resoudroit ce que tu as attiré. Il conseille de l'eau, non pas du vin : parce que la vertu du medicament en tels vlceres doit estre plus humide que en la chair saine qui est diuisée. Et si la chair est plus humide que de son naturel, il faut faire au contraire : c'est que la vertu des medicamens rende plus à exsiccation, et qu'on n'vse aucunement d'eau, ains si tu veux lauer l'vlcere, qu'on appreste du vin, ou du vinaigre trempé, ou vne decoction de quelque herbe astringente. Semblablement, si la chair est plus chaude que ne doit, tu la refroidiras : et si elle est trop froide, l'eschaufferas : comme aussi a esté dit cy-dessus de l'intemperature des playes.

Quant à l'*vlcere doloreux*, Galen dit par tout que rien n'aiguise plus le rheume, ne prosterne la vertu, n'empesche la droite operation, que la douleur. Et pourtant, Auicenne conseille qu'il faut qu'és vlceres doloreux, qui sont de vehemente douleur, vous soyez premierement occupez à mitiguer la douleur, et ce auec des mollificatifs, lesquels vous sçauez (sans doute) combien ils sont contraires à l'vlcere : toutesfois tant qu'on n'appaise la douleur, la curation ne nous est preparée. Or vous auez eu plusieurs medicamens sedatifs de douleur cy-dessus au traité des apostemes, et des playes : et encor vous en aurez en maints lieux.

De l'vlcere apostemeux, Auicenne dit, qu'il faut que tu aydes à prohiber l'aposteme : d'autant qu'il n'est possible, que l'vlcere soit guery tant qu'il est auec aposteme. Et si ne t'est possible de l'empescher, cure-le quel qu'il soit, de sa curation, auec obseruation d'iceluy vlcere [2].

La cure des apostemes est ditte cy-dessus au traité des apostemes : et pareillement au commun propos des playes.

De l'*vlcere contus*. Galen dit, qu'en quelconques vlceres ou la chair est meurtrie, il faut qu'elle soit pourrie, et conuertie en sanie, puis en produire de nouuelle. Car selon Auicenne, tels ont premierement besoin

---

1. « Fomentas eucrata multoties aqua. »
2. « Cum obseruatione ipsius vlceris. » Ms. de Montp. : sans blecer le dit vlcère. — Canappe : gardant l'vlcere.

d'estre mollifiez et humectez, comme il a esté dit cy-deuant des apostemes et des playes contuses.

Des *vlceres auec chair superfluë*, Auicenne dit : Et parauanture s'y engendre chair mauuaise : dont il est necessaire qu'elle soit rongée et consumée par medicament acre : et que par dehors on fasse vnction des refrigeratifs : puis soit deracinée auec ce dequoy on déracine l'escharre : et apres soit curé l'vlcere. A corroder ou ronger telle chair, sont bons les trochises des Asphodelles, et l'vnguent des Apostres, et l'Ægyptiac, et autres qui ont esté dits de la chair superfluë au traité des playes, et seront dits cy-apres bien tost.

De l'vlcere auec durté, et tenebrosité des léures. Auicenne dit que quand l'entour de l'vlcere est corrompu, et tire sur le verd ou sur le noir, cure le auec scarification et extraction de sang : aussi auec des ventouses, puis applique-y vne esponge seiche, et en apres medicaments dessicatifs. Mais si la disposition s'estend dauantage, Galen dit au quatriesme de la *Therapeutique*, qu'il faut rechercher ou deliberer, s'il conuient retrancher tout ce qui est contre nature : ou s'il vaut mieux guérir en plus long temps, auec des medicaments forts ou aigus. Et est tout euident, qu'en tels cas il faut s'informer de la volonté du malade. Car aucuns ayment mieux estre gueris en plus longtemps, sans incision, et aucuns sont prest d'endurer ce qu'on voudra, pourueu qu'ils soient plustost gueris. Toutesfois il dit plus bas : C'est bien vne chose fort prompte ou aisée, que de couper, mais c'est plus grande chose, et plus artificielle [1] de guerir par medicaments.

De l'vlcere auec des varices. Galen au susdit quatriesme conseille, que premierement on les guerisse, et qu'apres nous deuons guerir l'vlcere.

La cure des varices a esté ditte cy-dessus au traité des apostemes.

De l'vlcere auec os corrompu, Auicenne dit : Et si suruiennent aux vlceres des pieces d'os, de membranes ou choses semblables, ne te haste pas de les arracher, ains faits ce que nous auons dit cy-dessus au chapitre des playes des os. Mais si l'os est corrompu, son conseil est de couper la chair, et descouurir l'os tant qu'il sera possible : et ce auec des rasoirs ou auec des corrosifs, comme il sera dit cy-apres de jambe vlcerée. Et l'ayant descouuert, s'il est possible d'oster ce qui est dessus luy en le rasclant, nous le ferons : sinon, nous inciserons, et nous ferons ce qui est exposé au chapitre de la corruption de l'os, où il dit : La curation de l'os corrompu est, de ratisser, couper, et scier. Car il est necessaire de rascler et cauteriser, en paruenant iusques à la fin de sa corruption, afin que les escorces tombent d'elles-mesmes, ou par ayde des medicaments : à quoy Auicenne loüe cettuy-cy :

---

1. « Artificialius », plus remplie d'artifice, plus ingénieuse.

PR. *aristolochie, iris, myrrhe, aloës, escorce de la plante d'opopanax, cambil bruslé* [1] (c'est terre rouge, menuë comme arene), *cuiure,
escorce de pin, autant d'vn que d'autre*, soient meslez auec du miel, et
soit fait emplastre. Et il est merueilleux, comme il dit, faisant tomber
les escorces des os, et naistre bonne chair par dessus.

Lanfranc en ce cas loüe le cautere actuel, apres toute rasclure : et il
dit bien, car si la corruption de l'os est d'humidité qui le contamine, il
n'y a chose qui la desseiche si tost, et sans faillir, et prés et loin, que
le feu actuel. Apres le cautere, Lanfranc commande arrouser le
lieu d'huile rosat chaud. Mais moy, apres le cautere i'applique durant
trois iours de l'huile rosat auec blanc d'œufs, et durant trois autres
iours, auec vn moyeu d'œuf : et puis du beurre auec miel rosat, et par
dessus ie continuë vn des mondificatifs, iusque à exfoliation d'os : apres
i'incarne et consolide, auecque la poudre de l'emplastre dit.

Et si la corruption est paruenuë iusques à la moüelle, lors dit Auicenne, qu'il n'y a point dexcuse que l'on ne oste cet os auec la moüelle :
comme Albucasis raconte d'avoir fait en la corruption de l'os de la
cuisse, d'vn ieune homme de trente ans. Et s'il est de ceux qu'on
peut scier, asseure-toy du lieu auec vne tente, iusqu'à ce que tu ayes
trouué l'adhérence de la chair auec l'os : car là est le terme, et couppe
hardiment. Mais si c'est la teste de la cuisse, ou hanche, et comme les
vertebres du dos, adonc il vaut mieux s'abstenir de sa curation à cause
de la nuque.

De l'vlcere difficile à guerir auec proprieté à nous occulte. Auicenne
dit que tels ne sont pourris, ne corrosifs, ne ambulatifs : ains sont d'vne
disposition, plans, qui souuent se ferment et reouvrent [2]. Ausquels sont
necessaires medicamens fort dessicatifs : comme sont la merde d'arain,
et la fleur d'icelui brûlée, merde de fer, colle d'or, colcotar, dragacanth,
auec alun, et galles, qui empeschent les matieres de courir au membre.
Et de ceux-cy Galen fait des cerats, vnguents, et poudres, au quatriesme
de la *Composition selon les genres* : d'où i'ay prins vne forme qu'Auicenne recite, et Brun la confirme :

PR. *cadmie, alun, colle d'or, de chacune huict parties : fleur
d'arain, et escorce d'arain bruslée, de chacun vne partie : gomme de*

---

1. Belunensis l'interprete au texte d'Auicenne, pierre ponce. Mais luy mesme en
l'explication des dictions Arabiques annote, que cambil, suiuant l'opinion de
Sirasis, est vne espece de manne, qui a les grains tendans à rougeur : et que les
autres disent estre grains de alkekengi. Guy a suiuy la vieille traduction d'Auicenne, où il est escrit : Cambil est terre rouge menuë, laquelle on apporte de
Medie, ou Athenie : et quand on en frotte la main, elle entre sous la peau. On en
fait vn vnguent qui penetre la main. (J.)

2. « Sed sunt unius dispositionis, plana, claudentia, et recidiuantia saepe. » 1559.

cypres, quatre parties : cire, huile rosat, ou myrtin, de chacun autant qu'il suffira, soit fait vnguent. Et ainsi est accomplie la troisiesme intention.

La *quatriesme intention*, laquelle apres que la disposition repugnante à la consolidation sera ostée et racoustrée, guerit le lieu vlceré, est accomply auec mesmes intentions et moyens qu'auparauant ont esté dits, par lesquels sont curées les playes caues esquelles y a deperdition de substance. Et qui ne cognoit, dit Galen au quatriesme, que tout vlcere mal morigeré est caue, comme estant né d'erosions? Or que tels vlceres à la fin doiuent estre ainsi curez, le mesme Galen en tesmoigne au quatriesme disant : Nulle de ces curations (desquelles on traite au quatriesme s'entend) est de l'vlcere, ains de la disposition qui l'engendre ou l'augmente. Et il adjoûste plus bas, loing de ce propos, que apres icelles la curation est de l'vlcere qui a esté dite au troisiesme liure.

Tu vois donc manifestement combien grande communication a la cure des vlceres auec la cure de la playe, et aussi des apostemes. Parquoy ne sois esbahy si Galen en beaucoup a meslé les doctrines.

SECOND CHAPITRE

*Des vlceres propres sanieux, et premierement
de l'vlcere virulent et corrosif.*

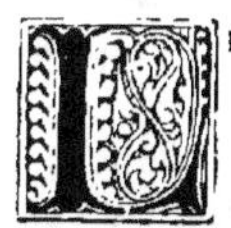Es vlceres virulens ne different des corrosifs, sinon selon plus ou moins. Car au commencement quand ils ne rejettent que seule virulence, ils sont nommez *virulens*. Et quand l'acrimonie et malice s'augmente, si que en rongeant est aggrandie la capacité, ou l'escharre, on l'appelle *corrosif*. Et s'il chemine çà et là sans profonder beaucoup en la chair, il est dit *ambulatif*. Et si sa malice accroit tant. qu'il consume le membre, il est dit *mangeur* : et de là il passe en *loup*, et en *chancre*.

Les *causes de ces vlceres* sont mauuais humeurs cholerics, acres et mordificatifs, qui à cause de leur adustion acquierent quelque fraudulence. Ils viennent le plus souuent apres les formis, et pustules pruriantes : et apres les playes qu'on a irritées par remedes mordificatifs.

Leur *cure* gist en conuenable maniere de viure. et en purgation, comme a esté dit dessus de Herpes, et de Formy : parquoy Galen disoit au quatriesme de la *Therapeutique contre Thessalus* : Or sus donc faignons de parole (comme nous auons plusieurs fois veu de fait) vn homme, auquel faille guerir vn vlcere mal morigeré [1] : Soit quelqu'vn à qui, estant au reste sain, pour s'estre gratté soudain quelque partie, incontinent suruienne vne vessie. Et que depuis la mesme partie soit souuent tourmentée d'vn demangement : que la pustule creue, et s'y engendre vn vlcere de mauuaise couleur, inesgalement rongé, et que cecy aduienne en trois ou quatre iours depuis le commencement. Que quelqu'vn des Medecins Thessaliens me die icy par quel moyen il faut guerir tel vlcere. Quant à moy ie dis, qu'il est du tout malin : et pource ie contempleray soudain quelle est la disposition de tout le corps. Et ie trouueray, tant par les accidens [2] de l'vlcere, que par les signes que tout le corps presente, de quel genre principalement est l'humeur qui redonde, et le vuideray incontinent par medecine. Car (comme il auoit dit auparauant) il est commandé presque de tous les anciens qui ont escrit la cure des vlceres auec quelque raison et methode, qu'il faut retrancher premierement les causes qui les font, comme (ie pense) de toutes autres maladies. Car c'est erreur de dire, que il conuient premierement oster la cause qui a fait les vlceres, s'elle perseuere encore, et des autres maladies, non : ains absoluëment en toutes celles où la cause efficiente demeure encores, et la curation doit commencer à elle [3]. Aussi c'est vn commun aduertissement, au treiziesme de la *Therapeutique*, chapitre dernier : d'autant que les medicaments resolutifs appliquez à aucune partie, tandis qu'en tout le corps y a repletion, attirent à mode de ventouse, la remplissent plus que ne la vuident, tu n'entreprennes l'vsage d'aucun resolutif, auant que d'auoir euacué tout le corps, ou la partie superiacente qui enuoye l'abondance. Et de ce a esté conclud vn canon au troisiesme du *Techni* : Nous auons vn commun precepte, qu'il conuient en premier lieu retrancher toute la cause efficiente, puis venir ainsi à la discrasie, qui est faite de telle maladie [4].

Donecques ayant euacué, comme il fut fait en la femme Romaine qui auoit vn herpes [5], il faut venir à la disposition faite : laquelle si tu vois eschauffée, refroidis-la auec medicamens froids et secs, adstringens et dessicatifs, en lauant l'vlcere et toute la partie auec eau alumineuse, car

1. « Age igitur sicut opere multoties vidimus, ita et sermone hominem formemus sanatione ulceris male morigerati egentem, si quidem aliquis scalpens aliquam particulam per quam erigatur confestim vesica, deinde virus, et rursus scabiosa fiat illa eadem particula. » 1559.

2. « Ex symptomatibus. »

3. « Quod abscindere oportet operantes eas causas prius. Et non solum in vlceribus esse puto necessarium : sed in omnibus egritudinibus simpliciter, quorum efficiens causa adest, ab illa incipienda est curatione. »

4. « Quae facta est ex illa aegritudine. »

5. « Patiente formicam. »

elle laue, repousse, et desseiche, comme dit Auicenne : ou auec eau de
plantain et de roses, ou auec eau ferrée, ou auec la decoction de souchet,
ou myrobolans, cyprés, plantain, escorce de grenades, et balaustes et
semblables. Et à l'entour (comme a esté dit) soit mis pour deffensif l'onguent de bol. Et au dedans de l'vlcere on mettra quelque poudre dessicatiue de litharge, plomb bruslé, tuthie, antimoine, arain brûlé, corail,
pierre sanguine, et spode lauez [1] : aussi escorce de grenades, myrobolans,
et semblables : Item plagelles de charpie, oingtes de l'vnguent blanc de
Rhasis, ou d'vn vnguent fait de la sixiesme partie de litharge (auquel
tous s'accordent), ou auec Diapompholygos : desquels les formes seront
dites en l'antidotaire. Et par dessus vn plumaceau trempé en oxycrat.
Puis on bandera de ligature espraignante, de laquelle auez oüy parler
cy-dessus.

De ma part, i'ay accoustumé en tels vlceres, apres qu'ils sont lauez,
sans autre chose, y appliquer vne *lame de plomb* mince, en laquelle soit
imprimée la vertu de l'argent vif auec eau de plantain, et la lier de ligature espraignante. Et i'ay trouué en cela tant grand effet, qu'il n'est loisible d'en parler, à cause des Idiots [2]. Mais regarde au neufieme liure
des *Simples medicamens*, chapitre de molybdo, cest a scauoir de plomb,
et tu entendras choses incroyables de iceluy. De l'eau alumineuse, tu
apprendras choses raisonnables, si tu lis le premier du liure allegué. De
la ligature, on t'en a dit autre part merueilles. Or si l'erosion croist et
augmente, nonobstant les choses appliquées, purge et repurge, consume
et tary la matiere conjointe, qui est corrosiue, auec cautere actuel (si tu
veux : car c'est le plus excellent), ou potentiel auecque poudre, ou trochises d'asphodele, ou calidicon. Apres celuy-cy, l'encre y est utile. Et
s'il est necessaire, auec de l'arsenic sublimé, toutefois en petite quantité,
comme il a esté dit en Esthiomene, au traité des apostemes. Et le lieu
d'enuiron soit tousiours deffendu par refrigeratifs. Mais si l'erosion
encor passe outre, quelquefois il est necessaire (comme dit Auicenne)
de retrancher la partie [3].

---

1. « Spodio lotis. » *Spodium*, cendre (Pline), a aussi le même sens que *spodos*
(Pline), spode, oxyde de zinc.
2. « Quod non est fas loqui propter idiotas. »
3. « Incidere membrum. »

TROISIESME CHAPITRE

De l'vlcere sordide et pourry [1].

CES deux aussi ne different, sinon à raison de plus ou de moins. Car quand l'vlcere n'a que saleté et sanie grosse et visqueuse, il est nommé *sordide*; mais quand sa malice augmente tellement qu'elle pourrit et mortifie la chair, y laissant escharre, de laquelle s'esleue vne fumée puante et cadaureuse, il est appelé *pourry* fraudulent. Et si sa malice est ambulatiue, il passe en *Esthiomene*, et à la mort de l'homme.

Les *causes* de tels vlceres sont humeurs sanguins gros, mauuais et bouillants : de laquelle ebullition ils ont acquis vne venenosité. Le plus souuent ensuiuent les carboncles et enthraces : aussi les apostemes, et playes qu'on a mal traitées.

La *cure* de tels vlceres consiste en maniere de viure, et en euacuations telles qu'on a dit cy-dessus des Carboncles et des Pustules crouteuses et pourries. Dont Auicenne dit au quatriesme : La curation de ces meschants vlceres est meilleure quand on nettoye le corps, ou la partie seulement, si le corps est net, auec ce qui la nettoye seule : comme ventouses, caraxations [2], sangsuës et epithemes, qui rectifient l'oppilation : aussi en faisant meilleur sang, par conuenable maniere de viure.

I. Puis il faut venir à l'vlcere : et qu'*en premier lieu* soit laué de son ordure auec eau miellée, ou auec eau de mer. Apres soit mondifié auec l'vnguent des Apostres, ou auec l'vnguent Ægyptiac : et par dessus soit appliqué (ainsi que Lanfranc commande) vn mundificatif composé de suc d'aloyne, miel rosat, farine d'orge, et de la myrrhe. Et tousiours aux enuirons, vnguent de bol : et au dessus, estoupes auec oxycrat.

II. Mais si la sordicie est conuertie en pourriture et corruption, le lieu soit laué d'oxycrat, ou d'eau de cendre ou de sauon. Et soit emplastré auec chairs de poissons salez, et farine d'orobe, et aristolochie (non pas ronde, mais longue, ainsi que dit Theodore) et de squilles cuits en vin, et meslez auec du miel.

A mesme intention Auicenne ordonne ce medicament esprouué, lequel Brun concede : PR. *dragacanth rouge, vne once : de chaux viue, alun, et escorce de grenades, de chacun six drachmes : encens et galles, de*

---

1. « Putrido. »
2. « Aut staraxaconibus... rectificantibus oppilationem. » 1559. — Canappe : « ou auec scarifications... qui rectifient les opilations. » — Joubert dit : qui rectifient la complexion.

chacun quatre drachmes : cire et huile, de chacun tant que suffira, soit fait vnguent.

Et derechef : PR. *du vitriol, douze parties : du colcotar, dix : de dragacanth, neuf :* soient cuits en vinaigre, et en soit composé liniment. Et tousiours soit mis à l'entour vnguent de bol : et par dessus, estoupes auec oxycrat.

III. Or quand tels vlceres deuiennent excessifs en corruption, il est necessaire (comme dit Auicenne) que les portions corrompuës soient emportées auec cautere de feu actuel, ou par medicament acre, ou auec incision, afin que n'y reste sinon la chair saine, que tu cognoistras de la bonté de sa couleur, et de son sang. Certes l'arsenic sublimé est medicament acre n'ayant son pareil en ce cas, ainsi qu'a esté dit auparauant en Esthiomene et aux glandes, et sera dit cy-apres, où il faut auoir recours pour cette matiere. Et quelquefois on est contraint (comme dit Auicenne, et à ce propos, et du parauant) de retrancher le membre, pour preseruer le corps de sa pourriture.

QVATRIESME CHAPITRE

De l'vlcere profond, et cauerneux.

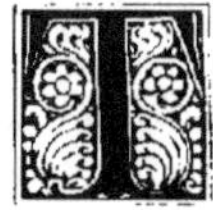
ELS vlceres ont l'orifice estroit, et la profondeur large, cachée, vnique ou multipliée, droite, ou tortuë, sans durté et callosité. Et en ce different reellement des fistules, nonobstant que les Idiots [1] appellent fistule tous tels vlceres : ce que toutefois n'est pas vray comme il sera dit.

Les *causes* de ces vlceres sont apostemes, et playes mal curées. Car quand la sanie sejourne plus que ne doit en vn exiture, ou playe profonde (laquelle ne peut estre nettoyée par son orifice, d'autant qu'elle est en haut, et le fond en bas, et que l'on differe la contr'ouuerture), la sanie deuient nitreuse et maligne, dont les parois de la cauerne sont si contaminées, qu'elles ne peuuent estre incarnées et consolidées. Parquoy s'y fait vn sinus [2] ou cauerne, à laquelle pour l'imbecilité de la partie, sont attirées les superfluitez des membres voisins, et de tout le corps : d'où est fait vlcere mal aisé à guerir.

La *nature de la cauerne* est signifiée ou recognuë par *tentes et*

1. « Idiotæ », le populaire.
2. « Sinus talpus, seu cauerna » (1537, 1559), pour talpinus, un trou de taupe?

esprouuettes d'argent, de plomb, de racines, de chandelles de cire, et par injections de couleur. La matiere qui en sort, est signifiée de sa couleur : car estant semblable à laueure de chair, auec subtilité, est chaude : estant blanche et sereuse, elle est froide.

On iuge que tels vlceres s'agglutinent, par la bonté et petite quantité de ce qui en sort, et par la priuation de douleur, et de tumeur, au second *à Glaucon.* Et par les conditions opposites, on iuge qu'ils ne s'agglutinent pas.

La *cure* de ces vlceres consiste en conuenable maniere de viure, et en purgation, selon la nature de l'humeur pechant, ditte cy-dessus au traité des apostemes. Puis venant à la partie, tu essayeras si tu la peulx guerir par onguents et emplastres mondificatifs, et dessicatifs, ou incarnatifs, et bonnes pressures [1], et estoupades infusées en vin astringent, et decente ligature. Et à ce on loüe l'onguent des Apostres, le noir, et le Diapalma, au second *à Glaucon.* Mais si on ne peut, parce que la figure n'y est pas propre, ains la racine du fond est en bas et l'orifice en haut, s'il t'est possible de changer la situation (ainsi que Galen recite audit second *à Glaucon,* auoir fait à celuy qui auoit vn vlcere profond au bras, et à la cuisse) en haussant la partie, de sorte que la racine soit en haut, et l'orifice en bas, fais-le.

Et s'il n'est possible, adonc il vaut mieux que soit ouuert à la racine, ou que la cauerne soit du tout incisée iusques au fond. Et lors soit tellement nettoyé et desseché auec mesches ou setons [2], qu'il soit incarné et guery, selon qu'il a esté dit auparauant des playes profondes et caues, où il faut recourir pour cette matiere. Toutesfois il faut aduiser de laisser amasser la sanie en son lieu, auant que faire l'incision, à celle fin que les parois de la cauerne soient attenüées, et la sonde [3] y soit mieux introduite. Secondement, que la sonde qu'on y mettra soit vnie, et oingte de quelque chose grasse, afin qu'elle soit introduite sans douleur. Tiercement, que la sonde ou quelque esprouuette qui sera mise au dedans soit percée à la queuë en façon d'aiguille, par où puisse estre mis vn seton [4] fait de chanvre, ou de quelque bande graisle, ou d'vne cordelette que l'on y passera. L'incision faite, la douleur soit appaisée, et le flux de sang, auec blanc d'œuf, et autres remedes qui seront veus à propos. Puis soit le seton oingt, et remué, en cousant ou liant vn autre à cettuy-là, ou les

---

1. « Et bonis pressuris. » — Ms. de Montp. : « et par bonnes pressures ». — Pressura, action de presser, pression.

2. « Cum lichiniis, au cetonibus. » — Ms. de Montp. : « par lichens et part cetones. » — Canappe : « avec moiches, ou auec coton. »

3. « Attenuentur, et tasta. » Attenuare, amincir (par la distension).

4. « Ceto factus de canabo. »

mesches, et soient induits ou oingts de quelque mondificatif. Quant au dessus, et à l'entour, qu'on y mette les choses cy-deuant dittes.

Mais s'il ne t'est possible de faire incision, Auicenne conseille vn lauement [1] auec clysteres, selon la maniere d'Albucasis, premierement auec mondificatifs, si on doute qu'il y ait sanie adherente : puis auec des incarnatifs. Et pour mondifier, Galen ordonne au second à *Glauron*, l'eau miellée seulement : et en apres il permet le vin, auquel il adjouste quelquefois du miel. Or à purger ou mondifier les liqueurs qui sont à l'entour, l'eau miellée est meilleure, comme il dit : mais pour la future agglutination, le vin. Et par dessus vne esponge neufue infusée en vin. Les autres comme Auicenne (principalement si la malice est notable), le lauent auec eau de cendre, ou auec eau de mer, et eau alumineuse, laquelle outre ce qu'elle est lauatiue, est aussi prohibitiue de ce qu'est attiré au membre : Albucasis commande d'y mettre onguent Ægyptiac dissoubs auec eau et miel. Quelques-vns, comme Lanfranc et Henric, si l'vlcere est chaud, et la virulence rouge comme laueure de chair, le lauent d'eau et miel, et de la decoction d'orge, de lentilles, roses et balaustes. Et si l'vlcere est froid, et la virulence aigueuse, le lauent de vin et miel, de la decoction d'aloyne, marrube, pimpinelle et myrthe.

Et pour incarner, Auicenne dit qu'il faut que les medicamens soient courans ou liquides, et lauatifs, ayans viscosité adherente : et que d'iceux soit faite injection auec clysteres, et qu'il soit mis au dedans auec mesches et tentes. Quant à nous (dit Auicenne) auons desia esproué l'emplastre Apostolic, c'est à dire des Apostres, et la centaurée, que quand on en remplit l'vlcere, c'est chose fort admirable. Apres, Galen y adjouste d'iris illyrique, et de la consoulde : puis farine d'ers, et semblables. Par dessus qu'on mette emplastres, et drapeaux oingts de quelque chose qui les puisse amender, comme Diapalma, l'emplastre noir ou roux, auec des galles : et du miel cuit auec poudre d'enceus, myrrhe, et aloës (de ceuxcy aucuns ou tous ensemble) et gros vin astringent. Puis soit bandé comme enseigne Galen au second à *Glauron*, et Henric approue fort cette ligature. Et combien que le texte de Galen soit là assez embroüillé, neantmoins il en faut prendre ce sommaire : Qu'apres auoir rejetté et purgé la matiere, soit mis sur toute la cauerne vn emplastre incarnatif des susdits, pertuisé autant que contient l'orifice de l'vlcere [2] : et sur cet orifice soit mis ce qu'on aura osté du pertuisé. En apres soient estroitement liez auec vne bande qui comprenne les deux extremitez de la cauerne, commençant au fond d'icelle, et tirant vers l'orifice, en las-

---

1. « Ablutionem. »
2. « Perforatum quantum tenet orificium ulceris. » 1539. « Perforatum quantum spatii habet orificium... » (Ed. J.)

chant : puis soit lié l'orifice d'ung petit emplastre auec vne bandelette,
de façon que le premier bandage ne soit deslié iusques à l'accomplissement de l'incarnation : mais le second soit remué de trois en trois iours.
Communément on lie de ligature exprimente, auec telle industrie, que
par son moyen, et des bonnes pressures on restraigne par tout le fond.
Plusieurs font doute quant à la tente, comme Henric et mon maistre de
Bologne, qu'elle ne soit pas solide (parce qu'elle retient la sanie en son
lieu), ains cannulée, ou doublée, afin que la sanie puisse tousiours auoir
yssuë. Et que sur l'orifice on mette vne esponge, afin qu'elle attire la
sanie au dehors en la succeant.

CINQVIESME CHAPITRE

De fistule.

ISTULE est vlcere profond et cauerneux, auec durté calleuse de
la part interieure : duquel procede le plus souuent sanie virulente qui en decoule. Et c'est ce que disoit Galen au liure des
Tumeurs contre nature. Aussi ce qu'on nomme fistule, est
vn sinus estroit et long, semblable aux autres seins : ayant contraction
(c'est à dire durté) de la part interieure, et derechef *apostemant (c'est
à dire, iettant pus)* à cause de la fluxion des superfluitez, tout ainsi que
les autres. Car aucunes fois elle se ferme et ne iette rien, quelquefois
se reouure et iette, selon qu'on est nourry et purgé. Doncques sanie virulente n'est pas sa difference essentielle, ains ladite callosité, auec la
forme fistuleuse. Nonobstant ce que dit maistre Arnaud, que tandis que
la sanie de Fistule est aigueuse, ou gluante, ou de mauuaise qualité, la
Fistule demeure viue. Car il ne s'ensuit pas, que si ne iette, elle soit
estainte : combien qu'il y a adjousté, que tant que viura la fistule, iamais
elle ne pourra estre bouchée. Il est bien vray, que non parfaitement :
mais qu'elle ne puisse estre pour vn temps et imparfaitement desseichée
et close, Galen ne l'a pas cuidé, ne Albucasis aussi, quand il dit : Et à
quelques heures elle rend humidité, et à quelques heures l'humidité en
est retranchée. Ce mesme, a soustenu Halyabbas et Brun, Iamier, et les
quatre Maistres. Quant à la durté, de laquelle Henric reprend Rogier
et Roland, ie ne doute point qu'ils ne l'ayent entenduë, veu qu'ils commandent la panser auec choses qui consument la chair dure, et leurs
glosateurs l'ont ainsi glosé.

Des Fistules, l'vne est en la chair, l'autre és veines, l'autre aux nerfs, et l'autre aux os. Outre ce, l'vne est droite, l'autre oblique ou tortuë : et quelqu'vne n'a que vn sinus et vn orifice : l'autre en a plusieurs. Il y en a qui sont és jointures, d'autres aux yeux, les autres au gosier, autres en la poitrine, autres aux parties honteuses, et ainsi consequemment. Car de ces differences est prise, la prognostication et l'indication curatiue.

Les *causes des Fistules* sont les mesmes que des vlceres cauerneux. Car toute Fistule est procedée d'vn vlcere cauerneux, et en est engendrée. Neantmoins les humeurs qui defluent et corrompent le lieu, sont pires en Fistule qu'en l'vlcere cauerneux. Car telle matiere est phlegmatique et melancholique, ainsi que dit Guillaume de Salicet, en laquelle adustion ameine acreur et venenosité. Parce, disoit Arnaud, que l'humidité dominante, et la froideur qui luy est subjette (entendez qu'elle soit corrompuë) donnent vie ou voye à la Fistule.

Les *signes* de Fistule sont prins des choses qui luy adherent essentiellement, comme de cuir calleux, et de la façon d'vn instrument nommé fleute : et des accidents et effets, comme de la virulence et horribilité qui en découle quelquefois, et de la douleur qui est petite, sinon qu'elle soit prés du nerf. On cognoit qu'elle est en la chair par l'humeur gros, visqueux, trouble, et crud, qui en découle. Qu'elle soit au nerf, par la douleur et la tenuité de ce qui en sort. Que soit aux veines, il est demonstré, parce qu'il en sort du sang et lye. Que soit en l'os, par la tenuité et subtilité de ce qui en sort, comme dit Auicenne. Et à ce aident les preuues auec tentes et esprouuettes, et lauements de couleur : aussi le lieu et le temps font à cela. Car si c'est aupres des nerfs, et des os, nous pouuons penser qu'il les ait infectez. Pareillement si elle a passé vn an, qu'elle est en l'os, sinon [1] qu'elle est en la chair, ou aux nerfs.

De la corruption de l'os, comment on la cognoistra, il a esté dit cy-dessus.

On iuge que la fistule de tout son genre est difficile à guerir, principalement la profonde et tortuë, enossee [2] et enuiellie, et qui a plusieurs concauitez. D'auantage, la fistule qui est au membre noble, et aupres d'iceluy, et qui penetre au dedans de la poitrine, du ventre, et de la vescie, ou à aucunes des costes, ou des vertebres, ou à quelque jointure (comme de la main ou du pied) est suspecte, et de mauuaise guerison. Et s'amuser à elle, comme dit Albucasis, n'est que peine et ignorance.

La *curation* de fistule a deux regimes, sçauoir est l'vniuersel, et le particulier. Le *regime vniuersel* a trois intentions. La premiere ordonne la manière de viure : la seconde éuacuë la matiere peccante : mais la

---

1. Ms. de Montp. : « et se elle ne la passe elle est en char. »
2. Les édit. de 1537 et 1539 portent « massata », celle de Joubert « inossata ». Ms. de Montp. : enossee.

troisiesme, en confortant les membres interieurs, et en desseichant la fistule, la rend apte à consolidation.

La premiere intention est accomplie auec regime conuenable, ordonné selon la matiere. La seconde est accomplie par euacuations propres à la matiere : desquelles deux intentions il a esté dit cy-deuant assez amplement au traité des apostemes, et specialement des froids.

Mais la troisiesme est accomplie par breuuages esprounez contre la fistule, desquels cettuy-cy m'est plus agreable : PR. *d'agrimoine, trois parties : de plantain, deux parties : feuilles d'oliue, vne partie*, soient hachées menu, et pilées, et cuites en vin blanc. De ce bouillon coulé on en ordonnera vn plein verre tous les iours à l'aulbe.

A cela mesme : PR. *les trois parties d'osmonde, les deux parties de gentiane, et vne partie de centaurée.* Cuisez-les en vin blanc, et en soit ordonné comme dessus : car cela est d'efficace à l'expulsion des os.

Le *regime particulier* a trois ou quatre intentions. La premiere élargit l'orifice estroit. La seconde oste la fistule, et la mortifie. La troisiesme nettoye le lieu mortifié. Mais la quatriesme remplit de chair le lieu mondifié, et le guérit.

I. La première est accomplie, que quand on sera bien certifié du sentier, et de la profondeur, on mette par le trou vne tente de la racine de gentiane, ou d'aristolochie ou de couleunrée, ou dragontée, ou de pieces d'esponge bien torse, et bien accommodée. Car la moüelle du suz et de l'hyeble [1], ne me plaist point, d'autant que bien souuent quand on la retire, elle se rompt. Ainsi pour cette occasion ie conseille, que les tentes soient liees auec du fil, afin que si elles y arrestoient, ou alloient trop auant, on les peust retirer sans aucune faute. Qu'elles soient faites grosses, et longues, selon la grandeur du trou. Que la tente y sejourne l'espace de douze heures, puis en soit retirée. Et si le trou est assez ample, la premiere intention est accomplie.

II. Et vient la seconde, qui est d'amortir la fistule, laquelle seconde intention est accomplie par vn des trois moyens : L'vn est sans incision, par injections de medicaments acres et corrosifs. L'autre par incision et cauterization. Le tiers par incision et arrachement de la callosité.

Guillaume enseigne de faire le premier, en y mettant vne tente faite des trochisces asphodelics. Et Rogier auec tente de chaux et de sauon : ou auec tente oingte d'arsenic, laquelle ne faillit point. Mais si la fistule a plusieurs cauernes, lors il faut destremper tels medicaments acres auec du vinaigre, ou autre liqueur, et faire injection auec vn instrument, de sorte qu'ils paruiennent à toutes les profondeurs. Et soit bouché le trou, afin qu'ils demeurent dedans, iusques à ce qu'ayent fait leur operation.

---

1. « Quia de medulla sambuci, et ebuli... » Sambuceus, de sureau (Pline).

C'est ce que disoit Arnaud : la fistule tourtuë et entrelacée n'est iamais amortie, qu'elle ne soit abbreuuée de liqueurs ameres comme fiel, ou nitreuses. Et à cela est fort bonne l'eau forte des Alchimistes, au moins la premiere : car elle mortifie et desrompt toutes fistules.

Cette seconde intention est accomplie auec incision et cautere, comme s'ensuit. Ayant mis au dedans vne sonde de bois, iusques à la racine du fond, toute la cauerne soit tranchée depuis l'orifice iusques au fond, ainsi qu'a esté dit auparauant de la playe et des vlceres cauerneux. Et soudain pour le flux, soit fait appareil de blanc d'œuf et auec tentes qui dilatent les léures de l'vlcere. Puis lendemain soit cauterizé le lieu, auec cautere actuel, ou potentiel fait de poudre d'asphodeles, ou d'arsenic (Auicenne fait cela auec de l'argent vif sublimé), tellement qu'en l'vlcere ne demeure rien de corrompu, et calleux, ne chose contre nature : ains tout soit desseiché, consumé et rejetté. A l'entour soient tousiours appliquées choses refrigerantes, comme dit est. Et comment il faudra separer l'os corrompu, cy-dessus a esté dit.

Le signe que le medicament acre a parfait son operation, est l'enflure de l'vlcere, comme dit Rogier, et la demeure de trois iours, suiuant le commun usage. Or quand la fistule aura esté cauterisée et desseichée, il la faut secourir auec medicamens qui mitiguent : comme est pour les premiers iours, l'huile auec l'œuf, puis du beurre, ou autre chose grasse, iusques à ce que le feu soit esteint, et l'escharre chée, et soit conuerty en sanie.

Et quand la sanie qui auparauant estoit indigeste, vient digeste, et en moindre quantité, c'est signe que la fistule est amortie. Ce que Arnaud disoit bien : De quelque part que la fistule jette sanie pure et parfaite, elle est estainte en cet endroit.

Cette seconde intention est accomplie auec incision, sans cautere, si ayant fait incision iusques au fond, comme dit est, on oste auec le rasoir toute la chair qui est à l'entour, calleuse et pourrie, de sorte que le lieu demeure net : ce qui apparoistra par la presence de la bonne chair, ainsi que dit Auicenne. Cette-cy est la vraye mortification, et curation de fistule.

Et si par ces moyens n'est guerie, soit remise à S. Eloy, comme disent les gens : nonobstant que Lanfranc promet de la guerir auec agrimoine et sel, ce que toutesfois ie n'ay pas rencontré par effet. Et si on l'a trouué, c'est és vlceres cauerneux, qu'Auicenne appelle fistules recentes : et suffit que l'herbe soit cueillie en disant *Pater noster*. Et ainsi est accomplie la seconde intention.

III. IV. La troisiéme intention qui est de mondifier le lieu, et la quatriéme, qui est d'incarner et guerir le lieu mondifié, sont accomplies ainsi qu'il a esté dit des autres vlceres cauerneux.

Cure palliative de fistule. — Or quand la fistule est en tel lieu, qu'elle ne peut estre guerie, comme quand elle est aux membres nobles, ou voisins des nerfs et veines : ou si le malade est foible, et ne peut soustenir la peine : ou si estant craintif, encline plus à ce que le mal luy demeure : ou si dauanture, de la curation s'ensuiuroit pire maladie, comme de la fistule du boyau culier, excretion inuolontaire de la fiente : lors il est necessaire de la pallier, auec maniere de viure, et purgation et diuersion de la matiere à la partie moins noble. Et la nettoyer de la chair trompeuse, et onctueuse [1]. Puis soit remplie d'exsiccatifs domestiques, et soit couuerte de Diapalma, ou de l'emplastre noir. Car elle demeurera long temps coye, pourueu seulement qu'elle soit preservée de l'eau [2], et de situation douloureuse, et mouuement penible. Cette palliation met Auicenne, et Arnaud a discouru là-dessus quand il dit : Le conduit contre nature qui a jetté longuement, comme en fistules vieilles, ne peut estre bouché sans crainte de plus grand inconuenient, sinon que la rejettion accoustumée soit destournée aux parties voisines.

SIXIESME CHAPITRE

Du chancre vlceré.

HANCRE vlceré est vlcere apparent rond, horrible, puant, auec gros bords, durs, et noüeux, renuersez, esleuez et cauerneux, ayant couleur liuide, et obscure, et à l'entour veines pleines de sang melancholique.

Il semble selon Auicenne, qu'il est appelé chancre, pour l'vne des deux choses, ou pour sa tenacité auec le membre, comme le chancre se tient fort à sa proye, ou pour la figure, car elle est ronde, et jette à l'entour des veines, qui sont comme les pieds du chancre : et est de couleur obscure, ainsi que le chancre [3]. Et Henric adjouste qu'il chemine en rongeant, comme ce poisson-là [4].

Les *especes*, et differences des chancres sont prinses de trois choses : sçauoir est de l'essence du mal, de la matiere dequoy ils sont faits, et de la nature du membre.

1. « A carne fraudulenta et vnctuosa. »
2. « Caueatur ab aqua »; Ming. : « pourueu qu'on empesche qu'il ne fasse point dessus quelque fluxion d'humeurs aqueuses. »
3. « Vt cancer. » Cancer signifie un *crabe*, une *escrevisse*.
4. « Ut piscis ille. »

Pour le premier on dit, que des chancres, l'vn est souef ou traitable, petit, et peu douloureux : l'autre grand, violent, et de vehemente douleur. Pour le second, on dit que l'vn est de melancholie bruslée d'ellemême : l'autre de melancholie bruslée des autres humeurs, et principalement de cholere aduste. Pour le troisiesme on dit, que l'vn est fait aux membres simples, comme en la chair, veines, nerfs et os : l'autre aux composez, comme en la face, qui communément est appelé *Noli me tangere*, c'est à dire ne me touche point : aux cuisses, *loup* : au milieu du corps, *ceinture*, ainsi que dit Rogier : nonobstant que Brun et Theodore escriuent, que nul des anciens l'a ainsi nommé.

Causes. — Le chancre vlceré est causé du non vlceré et des vlceres irritez, et ignoramment traitez. Du chancre non vlceré est causé l'vlceré, quand on l'incise, comme dessus a esté dit des apostemes melancholiques en chancre [1]. Il est causé des vlceres et playes, quand par l'irritation auec medicaments acres, les mauuais humeurs melancholiques sont bruslez, et esmeus : et qu'ils defluent, et sont attirez de tout le corps, et des membres voisins au lieu malade, où ils pourrissent, et s'eschauffent, acquerans acrimonie, et venenosité : dont est engendrée, et augmentée la mauuaise disposition, et s'y fait chancre. Or les causes primitiues peuuent esmouuoir les antecedentes, et de celles-là ou de celles-cy sont faites les conjointes [2], ainsi qu'il a esté souuent dit.

Les *signes* de chancre sont prins de ce qui adhere essentiellement, comme de la substance dure des leures, et de l'vlcere, de la figure large, ronde, cauerneuse, et renuersée. Aussi des causes efficientes, et de ce qui y adhere accidentellement : comme de la virulence horrible et puante, et telle qu'on ne peut denoter par escrit : mais ceux qui l'ont pratiquée, l'aperçoiuent incontinent de loin : Et auec ce, quand on le laue de lexiue, il deuient cendreux et visqueux. Dauantage, il est irrité des petits corrosifs, et sa malice en est augmentée, comme dit Lanfranc et Henric.

On *iuge* du chancre vlceré, ce qu'on a jugé cy-dessus du non vlceré. Et outre on dit que sa diuturnité et perseuerance arguent sa malice et grande difficulté à curer. Partant disoit Albucasis, que quand il s'enuieillit et est grand, il ne s'en faut pas approcher. Et quant à moy (dit-il) ie n'en ay guery aucun, ne ay veu aucun deuant moi qui y sceust aduenir. Et pource Galen (au commentaire de l'*Aphorisme* : A quiconques sont faits chancres occultes, etc., au sixiesme liure), dit que tu ne cures le chancre, sinon à grande instance et requisition. Dauantage, le chancre qui est enuieilly et habitué au membre, qui est infiltré aux veines, nerfs et os, qui est caché et profond au dedans, qui est en lieu où il ne peut estre

1. « Sicut superius de apostematibus melancholicis in cancro fuit dictum. »
2. « Et ex eis vel ex illis coniunctae fiunt. »

tout apprehendé, qui est en personne foible et craintiue : il vaut mieux
le pallier, que curer. Car si on les cure, ils en mourront plustost : si on
ne les cure et sont palliez. continuent vn long-temps, comme il est dit au
sixiesme des *Aphorismes*, et a esté allégué au chapitre du chancre non
vlceré. Pourtant Auicenne disoit cette merueille, qu'aucunesfois de celuy
qui est vlceré s'en fait vn non vlceré. Car s'il est guery en vn lieu, souuent se muë à vn autre. Finalement Guillaume de Salicet iuge, que
chancre est maladie despiteuse et fascheuse, d'autant que plus on la
manie, plus il est indigné. Parquoy il conseille que ne soit touché, sinon
legerement, et à cette cause est appellé *Noli me tangere*.

La *cure* du chancre vlceré a deux regimes, sçauoir est, l'vniuersel et
le particulier. Le regime vniuersel a trois intentions : la première ordonne
la vie : la seconde euacuë la matiere antecedente : mais la troisiesme
racoustre les membres interieurs en les confortant.

La première et seconde intention sont accomplies auec due regime
et conuenable purgation : dequoy il a esté dit auparauant és aposternes
melancholiques. La tierce intention est accomplie par breuuages, et
choses penduës au col à ce esprouuées : et parauanture plus y fait la
confiance que la propriété. De ceux-cy sont toutes les herbes capillaires,
et principalement Ceterac, et l'herbe Robert, et la scrophulaire, laquelle
pour cette raison est nommée l'herbe chancreuse : qui sont bonnes
à faire breuuages. La renoüée [1] est louée d'Arnaud. Et les chancres
fluuiatils [2] y valent souuerainement. Et l'émeraude et le saphir portez,
sont bons contre le chancre, comme dit Albert. La theriaque, la chair des
thyres [3] y profitent extremement, parce qu'ils chassent vers le cuir tout
le venin.

Le *regime particulier* a deux intentions, selon Galen au *Commentaire*
dessus allegué, et au second *à Glaucon*. La premiere est, que soit du
tout arraché, s'il est en lieu qu'on le puisse. La seconde, que si n'est en
lieu que l'on puisse, il soit pallié. Les lieux ont esté nommez cy-dessus,
et audit *Commentaire*. Or le moyen de l'extirper est double : l'vn est fait
par incision, expression et cauterisation : l'autre par érosion, sans incision. En l'incision aduise-toy qu'il soit tout comprins et retranché auecques ses racines, autrement ne vaudroit rien : ains adonc l'erreur dernier seroit pire que le premier. Et apres l'incision, il faut exprimer deçà

1. « Centinodia », centinode (Marcellus Empiricus).
2. Chancres fluuiatils ou de riuiere ne sont pas les escreuices vulgairement
appellées, comme plusieurs estiment : ainsi que M. Rondelet a tres-bien remonstré,
au second tome de son *Histoire des poissons*. En lieu d'iceux, fort rares et cogneus
de peu de gens, nous prenons (suiuant le conseil de Dioscoride) les cancres marins
et non lesdites escreuices. (J.). — Je crois, au contraire, qu'il s'agit des écrevisses.
3. « Et carnes thirorum », 1499 ; « et carnes therorum », 1559 ; Canappe : et la
chair des vipères. — Tyros en arabe signifie serpent, vipère.

et delà, afin que le sang melancholique en soit retiré : puis soit cauterisé auec fer chaud. Par le second moyen il est extirpé auec érosion et mortification forte, qui extirpe le tout ensemble. Car à forte maladie conuient appliquer fort medicament, ensuiuant la doctrine d'Hyppocrate au premier des *Aphorismes*. L'arsenic preparé n'a son pareil en cela, comme a esté dit cy-dessus en Esthiomene et és glandules, et sera dit cy bas. Car du premier iour (dit Theodore, et bien) il occit et extirpe le chancre, le loup, l'esthiomene, le *Noli me tangere*, la fistule, et toutes maladies tres mauuaises. Toutesfois donne-toy garde du lieu, et de la quantité. Et en tous les deux moyens, le lieu soit toujours deffendu auec vnguent de bol. Et quand le medicament aura fait son operation (laquelle, comme dit est, tu cognoistras par l'enfleure du lieu, et de ce qu'il y aura demeuré trois iours) la douleur soit appaisée, et qu'on y pouruoye à la cheute de l'escharre, comme il a esté dit de la fistule. Le chancre estant mortifié, ce que tu cognoistras par la bonté de la chair, et qu'il n'y aura plus de virulence et puanteur, soit guery l'vlcere à la maniere des vlceres caues.

De la cure palliative. — Mais quand le chancre est en tel lieu, qu'il ne peut du tout estre comprins, comme celuy qui penetre iusqu'au dedans, ou qui est voisin des membres principaux, ou en lieu fort entrelacé de veines et de nerfs : ou si le malade est foible et ne peut, ou craintif, n'ose attendre la cure, ou si de sa curation il s'ensuiuroit pire maladie, lors sera bon de le mitiguer et pallier, et ce auec maniere de viure, et purgation et diuersion de la matiere en autre partie. Aussi de le refroidir et dessecher auec eau de morelle, et auec vnguent blanc et de litharge, et de tuthie, et plomb bruslé, et du diapompholigos, et d'autres mineraux lauez : et auec des eaux et sucs camphrez, battus en mortier de plomb : et auec ligature de lame de plomb, et autres choses dites en vlcere virulent, et au chancre aposté non vlceré. Or combien grande vertu a le plomb aux dispositions chancreuses, celuy qui rien n'ignore, le sçait. Aucuns le pallient auec l'herbe Robert, et scabieuse, cerfeüil, cheurefueille, boüillon, poudre de fiente humaine, et aneth bruslez. Et plusieurs appaisent sa fraudulence et rage lupine auec vne piece d'escarlate, et en y appliquant chair de geline. Et pour ce le peuple dit, que à cette cause il est appellé *Loup*, car tous les iours il mange vne poulle, et que s'il ne l'auoit, il mangeroit la personne. Quoy qu'il en soit, telles choses sont temperées : et si elles ne profitent ne peuuent apporter grand dommage.

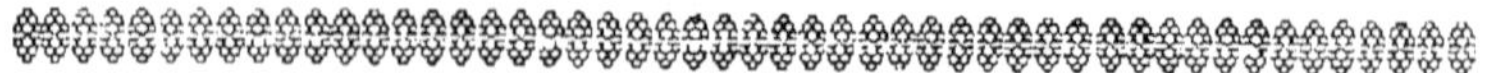

DOCTRINE SECONDE

Des vlceres, entant qu'ils sont en membres composez :
elle a huict chapitres.

PREMIER CHAPITRE

Des vlceres de la teste, comme est Talparie,
et Testudinaire [1].

ENONS de rechef à la methode, et remonstrons combien est changée la commune curation des vlceres selon l'espece, en chaque partie de l'animal. Car il y a quatre indications qui sont prises de là, comme il a esté dit en la seconde doctrine du traité des apostemes : lesquelles bien que ayent esté desduites selon les parties similaires, neantmoins il en faut parler selon les instrumentales [2], en commençant à la teste. Et qui voudra bien rechercher, il trouuera qu'outre les intentions communes dites au propos commun des vlceres, il y a indications particulieres d'icelle teste en prognostication et maniere de curer.

Touchant le prognostic, nous sçauons que si les vlceres de la teste paruiennent iusques au crane, et aux menyngues [3] interieures, comme souuent il aduient és passions dites Talparia et Testudinaria, l'operation n'importe pas petit danger, mesmement prés des commissures. Et pource Rogier conseille de laisser plustost telle cure, que de la poursuiure par operation. Ce consideré, ainsi que est dessus dit, i'ay conseillé auec Lanfranc de pallier plus en tels maux, que de curer. Toutesfois Rogier, quant à la maniere d'operer (au cas que le malade conuoite et requiere la curation) commande que tout le cuir soit separé de la racine, et que le crane infecté soit trepané et enleué, et accortement separé de la dure mere, et

---

1. Ces mots viennent de talpa, *taupe*, et testudo, *tortue*, et sont pris de la forme de la tumeur, qui est comme une tortue sur la téte, ou comme une *taupinière*.
2. « Secundum organicas. »
3. « Menyngas intrinsecas. »

en ruginant applané. Puis soit mondifié, et incarné par le moyen des
drapeaux et mesches trempées en miel rosat, et autres remedes, ainsi
qu'a esté dit cy-dessus és playes de la teste. Et ainsi faisoit mon maistre
de Bologne : et ie l'ay fait en ce Grec qui auoit vne fistule, et corruption
d'os en la teste au derrier des oreilles. Mais Iamier qui remettoit ces
vlceres au chapitre des fistules, conseilloit apres la trepanation et purifi-
cation de l'os, vne telle poudre : PR. *des grenouilles aquatiques bruslées, demy once : galles, sauge (et adjoustez-y myrrhe), de chacun
deux drachmes*, soit faite poudre. Et dessus la playe, suffira en ce cas
le Diapalma, ou l'emplastre noir.

SECOND CHAPITRE

Des vlceres de la face.

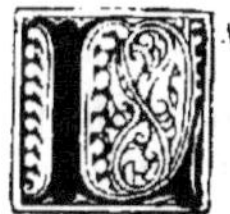 A face selon qu'elle contient plusieurs parties, a diuerses
especes d'ulcere : sçauoir est, aux joües, aux yeux, aux
oreilles, à la bouche, et semblables. En premier lieu, il faut
parler de ceux qui communément viennent en tout le visage,
et principalement aux joües prés du nez.

Du Noli me tangere.

S ouuent il aduient, que apres les formis, et erysipeles malins, et autres
vlceres et pustules maltraitées en la face, surtout en la racine du nez,
és joües et aux léures, suruient vn vlcere corrosif, serpigneux, horrible,
puant et virulent, qui vulgairement est appellé *Noli me tangere*. Et est
du genre des chancres, prouenant de cholere deux fois bruslée, ainsi que
dessus a esté dit.

Ses *signes* sont, corrosion mordicatiue auec ardeur et piqueure, virulence puante, et sorditie mauuaise. Dont son arrachement est difficile et
contagieux. Car tant plus on le touche plus est multiplié, et par ce est
nommé *Noli me tangere*. Et auec ce le visage, specialement à raison de
sa foiblesse, reçoit aisément les matieres.

Sa *curation* outre le regime vniuersel de la maniere de viure et frequente purgation, dites aux apostemes, et pustules de cholere, et vlceres
virulents, est qu'on laue le lieu de vinaigre trempé, ou d'eau alumineuse :
et que par quelques iours on essaye si on le pourra desseicher et guerir
auec les vnguents des vlceres virulents. Car telle a esté l'intention de
Iamier : Et si on ne peut, on appliquera dessus auec vn plumaceau du

liniment de Theodore, fait du suc de linaire et de plantin, auec sel gemme.
Et par raison de la mordication, soient appliquez tout à l'entour drapeaux
mouillez en vinaigre trempé, ou en suc de quelque herbe froide : et soit
remüé trois fois en vingt et quatre heures, durant trois iours. Puis si le
mal est estaint, et le lieu soit mondifié auec du miel, suc de ache, et farine
d'orge (ce que vous cognoistrez par la bonté de la chair), soit incarné et
consolidé auec les vnguents des vlceres virulents. Et si le mal n'est estaint,
qu'il soit traité comme il a esté dit du chancre vlceré, ainsi que fait Rogier,
et les quatre Maistres : auec attention, que les corrosifs et les cauteres
soient conduits sagement. Car le lieu est sensible et mince, et les os spongieux, cartilagineux et faciles à alterer : tellement que quand ils se percent des deux costez, ils ne se consolident iamais : comme il a esté
cy-dessus allegué du sixiesme des *Aphorismes*. Et pource pour l'estaindre
on y met plus seurement d'eau forte, auec une piece.

Des vlceres, cancrositez, et vescies rompeus des yeux, et de l'eleuation de l'vuée.

D'AUTANT que les vlceres des yeux, outre ce qu'aucunes fois ils prouiennent des playes, le plus souuent ils sont faits des aposteme,
exitures, boutons, et pustules ou vescies : pourtant ce n'est pas de merueilles, si Iesus les a appellez vlceres, Auicenne exitures, et Azaram pustules. Et jaçoit qu'ils en ayent raconté sept especes distinctes, où selon
les escorces de la cornée, ou selon leur situation superficielle et profonde,
neantmoins parce qu'elles ne diuersifient pas beaucoup les intentions
curatiues, soient laissées pour le present, ainsi que conseille Lanfranc.
Mais, s'il vous plaît, tous vlceres des yeux soyent comprins, ainsi qu'il a
esté presque dit de l'ophthalmie, en trois especes : sçauoir est en petits
virulents, et en fort grands et chancreux, en mediocres et sordides :
desquels tous (comme a dit Iesus) les causes sont humeurs poignants et
mordants, qui defluent aux yeux.

Les *signes* des vlceres aux yeux sont, douleurs et fluxions de larmes,
et rougeurs ophthalmiques. Et quand on ouure l'œil, s'ils sont en la conjonctiue on y verra vn point rouge : si en la cornée, il sera blanc et nebuleux. Car les vlceres de la conjonctiue sont rouges, et de la cornée blancs,
à raison de leurs corps, comme dit Iesus et Auicenne : ce que declare la
rascleure d'vne corne noire [1]. Et de cela procede, que plusieurs sont deçeu

---

1. Ming. : « et pour preuve que ceux de la cornée paroissent blancs par le propre
corps de cette membrane, on ne doit qu'observer qu'en ratissant une corne les
raclures paroissent blanches. »

(comme dit Gordon) croyans que la blancheur de la cornée soit par addition [1], et y appliquant des consomptifs, ils gastent l'œil : et toutesfois la
blancheur [2] est, à cause que la cornée est creuse et vuide en cet endroit.

On *iuge* des vlceres des yeux, que s'ils s'enmalignent [3], ils achemine-
ront la cornée à disruption et à sortie et eleuation de l'vuée, et par consequent à perdition de l'œil. On iuge aussi, que tels vlceres sont suiuis
de cicatrices blanches qui ne peuuent estre effacées, d'autant que la
cornée est membre spermatique, duquel les consolidations ne sont pas
selon premiere intention, ains sont consolidées par vn moyen estranger,
comme jà cy-dessus a esté dit, et sera encor dit. Dauantage, plusieurs
iugements des vlceres communs ont icy lieu : parquoy il faut à eux
recourir. En outre, il est conseillé à l'operateur, que si auec les vlceres
il y a notable ophthalmie, rheume et douleur de teste, il ne trauaille
point le patient, iusques à tant que ces choses soient appaisées. On
conseille aussi, qu'auant que cette passion poursuiue, on recoure au
chapitre d'ophthalmie, parce que les intentions des vlceres et des ophthalmies communiquent en plusieurs choses.

La *cure* des vlceres des yeux (suiuant Galen au quatriesme de la *Composition des medicaments selon les lieux*) requiert la mesme. selon le
genre, que les autres vlceres : mais pour le naturel de la partie, il faut que
les medicaments soient totalement exempts de mordication, mondifians,
remplissans, et tels qui cicatrizent : entre lesquels on loue ceux qui ont de
la tuthie : et qu'on y mesle de ses semblables lauez, et des sucs qui non
seulement n'ayent aucune mordacité, ains qui puissent aussi mitiguer les
vehementissimes douleurs : comme est le suc de mandragore. Pour ceux
qui sont sordides, il y faut mesler quelqu'vn des abstersifs : comme est le
ceroyne auec quelques metalliques detersifs. Or, parce que les autres
vlceres en leur curation ont quatre intentions, les vlceres des yeux auront
pareillement quatre intentions. La premiere soit en la vie : la seconde en
la matiere antecedente et fluente : la troisiesme soit en l'administration de
l'intention à l'endroit de l'vlcere : et la quatriesme en la correction des
accidents.

La *premiere et seconde intention* sont accomplies, comme cy-dessus
a esté dit, qu'on les accomplit en ophthalmie, en y adioustant cecy tou-

---

1. « Credentes quod sit ab illa propter additionem... et tamen est *albedo*. » —
Ms. de Montp. : « et cuident que ce soit *albula* pour la addicion. »

2. Il y a trois causes de la blancheur en la cornée : l'vne à raison de la cicatrice :
et telle blancheur est incurable, ne receuant que palliation. L'autre est bothorale,
de quelque substance blanche, qui s'est là attachée : et telle estant par addition, se
guerit au moyen des consumptifs. La troisiesme est d'vn vlcere, laquelle empire
par l'vsage desdits consumptifs, qui sont detersifs vn peu acres. (J.)

3. « Si malignantur. »

tesfois : que le patient ne se couche, ne dorme sur le costé où est l'vlcere, afin que la sanie ne ronge les tuniques de l'œil. Qu'il ne crie pas aussi, n'esternuë, ne vomisse. Car tout cela ameine les matieres en l'œil; et toute ton intention doit estre, de diminuer, de diuertir et empescher la matiere rheumatizante (à ce qu'elle ne paruienne à l'œil) et d'appaiser la douleur.

La *troisiesme intention* est accomplie, que si la pustule n'est ouuerte, qu'on face degoutter en l'œil de l'eau de fenugrec, ou de melilot : car elles ouurent hastiuement l'vlcere, comme dit Iesus. Puis soit mondifié l'vlcere, auec ce qui laue et deterge la sanie, comme d'y faire degoutter du syrop rosat, car il est souuerainement loüé de Rabby Moyse, en la vingt et deuxiesme partie de son liure. Et après la mondification, soit remplie la cauité auec ce qui produit la chair; comme est le collyre blanc, auquel y a de l'opion, auec du laict de femme, ou auec aulbin d'œuf, s'il y a douleur. Mais si la douleur est reprimée, qu'il vse du collyre blanc qui reçoit de la cadmie, lequel Auicenne appelle Lubans [1]. Et le collyre d'encens est loüé en cela, au cinquiesme de la *Therapeutique* : d'autant qu'il meurit et mondifie les grosses matieres, comme dit Iesus. Leurs formes et receptes se trouueront au chapitre de l'ophthalmie, et en l'*Antidotaire*. Aussi le collyre de plomb est loüé pour la fin, d'Heben Mesue, Alcoatin, et Azaram, car il remplit et consolide les vlceres des yeux, duquel la forme est prise de Rhasis : PR. *du plomb bruslé, antimoine, tuthie lauée, arain bruslé* [2], *gomme arabique et tragacanth, de chacun huict drachmes : opion, demy drachme :* soit fait collyre, auec eau de pluye.

La *quatriesme intention* est accomplie, selon la nature des accidents. De la douleur il a esté dit assez en l'ophthalmie.

De la cornée rompuë, et sortie de l'vuée.

Or si la cornée se rompt à cause de l'erosion, et que l'vuée sorte en dehors, tellement qu'il s'en ensuiue esleuation d'icelle, il est euident (selon Galen au lieu dessus allegué) et qu'à raison de ladite cornée, et à raison de ce qui en sort, nous auons besoin de medicamens repercussifs et adstringens et de bonne estroitesse, par compresses et ligature [3]. Et à ce est tres-admirable le collyre de la pierre sanguine (et mesme la

---

1. « In quo est chimia. » 1499. — Auicenne escrit *Luber*, non pas *Lubans*. (J.)
2. « Chalcucecaumenu, quod est aes ustum. » 1559. — Canappe : « Chalkikekaumeni, id est, aeris vsli. »
3. « Et bona strictura compressis, et ligatura. » Canappe : et de bonne estroiture et ligature compressive.

pierre sanguine, frottée sur vne queuë éguisoire [1], auec blanc d'œuf)
qui se fait ainsi : PR. *de la pierre sanguine lauée, quatre drachmes :
ceruse, cadmie, de chacun deux drachmes : arain bruslé, amidon,
gomme arabique et tragacanth, opion, de chacun vne drachme :* soient
faits collyres auec le suc des feuilles d'oliuier.

Quelquefois il est necessaire, quand l'eleuation est grande, de presser
fort d'vne lame de plomb. Mais si la maladie est vieille d'vn an ou deux
ans, ne t'en approche pas, car elle n'a point de cure, comme Iesus a
dit. Et si tu veux decorer l'œil, lie l'éminence auec filet de soye, et
refroidis et conforte l'œil, iusques à tant qu'elle et le filet tombent. De
la cicatrice, et de la marque qui en reste apres, sera dit cy-dessous.

De la fistule au lacrymal domestique ou interne prés du nez [2].

L a fistule au lachrymal se fait le plus souuent d'vn petit aposteme
appellé Garab, qui naist là-mesmes des mauuais humeurs : et meurissant, il tarde si longuement à s'ouurir, que la sanie se conuertit en
nitrosité, et vlcere le lieu et endurcit les circonferences interieures, et
corrompt et contamine l'os même. Il s'ouure quelquefois en dehors,
quelquefois vers le dedans de l'œil sous le lacrymal, et quelquefois à
tous les deux côtez, et quelquefois vers les tuyaux des narilles. De ces
fistules, l'vne est en la chair, et l'autre en l'os.

Ses *causes* sont humeurs gros, qui (comme dit est) à la longue se meurissent au lieu, et le corrompent. A cette corruption, s'ensuit debilitation :
Parquoy sont attirez audit lieu mauuais humeurs, acres et nitreux, qui
y font vn vlcere fistuleux.

La fistule de l'œil est *signifiée*, de l'aposteme qui a procédé, et de la
durté et forme calleuse et profonde, et de sanie sereuse et gluante qui
sort du trou, mesmement quand on le presse. Et les yeux sont rouges,
et ophthalmiques [3]. Par l'attouchement aussi on en est bien acertainé.
Car si c'est en l'os, on y sent asperité : si c'est en la chair, mollesse, et
lenité. On *iuge* que la fistule lachrymale est de difficile guerison à cause
que la chair y est subtile : et encore plus pour la prochaineté de l'œil,
car c'est vne partie tres sensible. Et souuent l'ouuerture s'approche tant
du lachrymal, que l'aire de la paupiere se rompt, et la chair du lachrymal

1. « Cum albumine oui in cote fricatus. » 1559. Cos, pierre à aiguiser, queue.
2. « De fistula in lachrymali domestico iuxta nasum. »
3. « Oculi sunt rubei, et ophthalmici. » — Ms. Montp. : « et sont les yeulx rouges
et empostumiz. » Canappe : « les yeux sont rouges ou ophthalmiez. »

se consume [1], dont à perpetuité les larmes decoulent, et le lieu ne se consolide point, ains deuient difforme.

La *curation* de fistule lachrymale a deux regimes, vniuersel et particulier. Le regime vniuersel a esté dit au chapitre de fistule en commun. Le *regime particulier* a trois infentions. La premiere est de repercuter, resoudre et meurir, selon ses temps, et d'ouurir l'aposteme quand il n'est ouuert. La seconde de mondifier quand il est ouuert. La troisiesme, de mortifier la fistule quand elle est confirmée.

Le *premier* point est accomply, ainsi qu'il a esté dit de l'ophthalmie, auec repercussifs, resolutifs et maturatifs. Et est meury specialement auec emplastre fait de farine d'orge, et de coquilles [2], du saffran, aloë et myrrhe, confits auec opopanax d'estrempé en vinaigre. Car il meurit et fait rompre de soy-mesme l'aposteme. Mais s'il ne s'ouure de soy-mesme, qu'on n'attende pas la maturation, ains soit ouuert d'vne lancette, loin du lachrymal.

Apres l'ouuerture vient la *seconde intention*, laquelle est accomplie (ayant fait bonne expression et expulsion de la sanie, et lauement auec eau de rhuë miellée, si besoin est) auec trois remedes.

Le premier est d'Auicenne, du coton qu'on trouue en la partie interieure des cannes [3], et specialement vers la racine : Que l'on en amasse tant, que toute la profondité en puisse estre remplie. Et qu'on la couure de Diapalma, ou de quelque emplastre approprié. Qu'on le remuë deux fois le iour. Et quand il sera assez mondifié qu'il soit consolidé.

Le second remede est de Rhasis, que l'on mette par le trou vn collyre fait *d'encens, de sarcocolle, d'aloës, sang-dragon, balaustes, antimoine, et alun, parties esgales : et de fleur d'arain, la quatriesme partie d'vne,* et auec eau de pluye, soit fait collyre. Et specialement (dit Auicenne) quand on le destrempe auec eau de galles. Et qu'on y en iette deux ou trois gouttes : et que le patient se couche de l'autre costé. Et qu'il soit pensé deux ou trois fois le iour, en continuant ainsi durant vne semaine. Car ce collyre est de si grand vertu, qu'il guerit la fistule de l'œil, comme dit Rhasis : ou il la retarde tellement, qu'elle semble estre guerie.

Le troisiesme remede est de Guillaume de Salicet, que le pertuis estant élargi soit mondifié auec *vnguent verd*, fait de fleur d'arain, alun, et miel : ou auec poudre d'asphodeles, et apres la mondification, soit guery auec des consolidatifs.

1. « Et saepe ita appropinquatur opertura de lachrymali, quod rumpitur area palpebrae, et consumitur caro ipsius. » — Ms. Montp. : « la aperture rompt la paupiere et sen consume la char. » Canappe : « l'aree de la palpebre est corrompue, et est degastee sa chair. »

2. « Et conchyliis... et myrrha confectis. »

3. « De lanugine arundinis. » — Ms. Montp. : « on prent la medule de rosel qui est dedans le rosel. »

Et si ces choses ne valent, vienne la *troisiesme intention*, qui est de mortifier la fistule, laquelle (estant le pertuis élargi, et nous acertenez du fonds, ainsi qu'il a esté dit de la fistule en commun) est accomplie en deux manieres : l'vne par incision, et cauterization : l'autre par corrosion.

Par incision, en cette sorte, que d'vne forte lancette, ou d'vn rasoir, soit tranché tout droit iusques au fonds, en s'esloignant du lachrymal tant qu'il sera possible. Et adonc soit remplie la playe de tentes, trempées en aulbin d'œuf. Lendemain en le pensant, qu'on regarde à l'os, et qu'il soit cauterizé selon la grandeur de sa corruption auec cauteres clauals et ronds, en contregardant l'œil auec vne cannule, comme fait Alcoatin, ou auec de la paste, comme Iesus : ou auec vn cuillier d'argent [1] ou d'arain, comme Theodore. Apres la cauterization, qu'on appaise la douleur, et sa brusleure : et que l'on procure la cheute de l'escharre, et l'exfoliation de l'os, comme il a esté dit au propos commun de fistule.

Par corrosion, on procede en cette sorte : qu'on y mette vne tente teinte de quelque caustique et que l'œil soit auparauant muny des choses froides.

Le premier moyen me plaist dauantage, et à Lanfranc : car par le cautere auec le fer on peut mieux mesurer, à ce qu'il ne s'approche de rompre le lachrymal, que auec le medicament.

Apres que la fistule sera mortifiée (ce que l'on cognoistra, ainsi qu'à esté dit cy-dessus), soit traitée et consolidée.

Quant à la maniere de curer, en perçant d'vne alene [2] aux tuyaux des narilles, elle n'est point loüée d'Heben Mesue, et ie n'y ay point trouué d'effect. Car assez tost apres, le pertuis de l'os se remplist, et il n'y a rien qui puisse courir ou defluer aux narilles. Mais i'aime bien la deriuation de la matiere aux tuyaux des narilles, laquelle Arnaud loüe, auec des caputpurges.

Or, si ne s'y peut faire autre chose, qu'on la pallie, comme il a esté dit cy-dessus, et ce auec vn tel collyre loüé de Theodore :

PR. *cliniie lauée, et pierre sanguine lauée, de chacun deux drachmes : cendre de la fournaise en laquelle on purge l'arain, trois drachmes : myrrhe, aloës, memithe, saffran, opion, de chacun vne drachme :* soient confits auec du vin, et qu'on l'applique auec blanc d'œuf.

---

1. Theodoric ne l'appelle pas cuillier, ains instrument fait à la façon d'une demie coquille de noix, selon la grandeur de l'œil pour faire que l'œil soit pressé à l'autre costé comme il dit. (J).

2. « Cum subula. »

Des vlceres, et polype au nez.

DES vlceres qui se font au nez, les vns sont sans chair superfluë, et les autres auec chair superfluë. Et de ceux qui n'ont chair super-fluë, les vns sont virulents, les autres sordides, les autres corrosifs. Et de ceux qui ont chair superfluë, les vns l'ont molle, pendante et quasi separée : lesquels sont nommez de Galen Ozæna, et d'Auicenne Alharbat. Des autres la chair est dure, non separée, ne pendante, ains adherente : lesquels sont nommez de Galen polype, et d'Auicenne chancre.

Les *causes* des vlceres du nez sont, humeurs acres et pourris descen-dans de la teste : qui, s'ils ont acquis grosseur par adustion, germent vn polype : et s'ils sont engrossis sans adustion, par refrigeration [1], font ladite chair molle. Dont Galen disoit au troisième du *Miamir* : Les ozænes se font de l'influence des humeurs acres et pourris : le polype est germe des gros humeurs.

Polype est dit, à la semblance du poisson ainsi nommé parce qu'il a plusieurs pieds (et pourtant il est nommé d'Auenzoar, Multipes [2]), et parce qu'il se tient ferme au lieu où il est, ou de ce qu'il ressemble à sa chair [3], comme dit Galen.

Ces passions *sont demonstrées* à la veuë, en ouurant les narilles avec vn instrument apellé miroir au soleil [4], comme dit Halyabbas, et à l'attou-chement. Le Polype est different de ladite chair superfluë, selon Auicenne et Lanfranc, d'autant que cette chair est molle, pendante, de la couleur et substance du poulmon, non douloureuse, ne adherente, sinon vers sa racine : et le plus souvent elle vient apres les maladies catharreuses : Et le *Polype* est dur, sec, douloureux, obscur, horrible et puant, veneneux, non pendant, ains attaché ferme aux narilles : et qui le plus souuent com-mence de soy, d'vne pustule en forme de pois chiche, laquelle s'augmente et croist de peu à peu, iusques à ce qu'elle paruienne au palais.

Il ne faut pas mespriser les vlceres du nez : d'autant qu'ils font le chemin à Polype, comme tous disent, et le Polype est de tout son genre

---

1. « Per fricationem. » 1490, 1559. — Le ms. de Montp. et Canappe disent froi-dure ou refroidissement. — Fricatio veut dire friction.

2. Edit. 1537, « *multipes* »; édit. 1559, « *multiplex* », comme il y a aussi au texte d'Auenzoar, mais Joubert se doute, qu'il faut escrire *multipes* (beaucoup de pattes) : afin qu'il responde à la diction populaire, laquelle ceux-cy ont voulu représenter.

3. « Vel assimilatur carni ejus. » 1559.

4. « Speculum ad solem. »

pernicieux : car on le iuge estre de la race des chancres occultes, lesquels il vaut mieux ne curer pas, que de les prendre en cure, comme dit Hippocrate. Et il luy suffit, selon Auicenne, d'vser de la voye blanditiue[1], sans incision et corrosion. Mais la chair adioustée, auec laquelle le nez est traitable, et de bonne couleur, soit curée sans crainte, comme dit Brun. Dequoy il appert, qu'en la distribution mise de Rogier, et de plusieurs autres, que des Polypes, l'vn est guerissable, et l'autre incurable : le Polype n'est prins proprement, ains largement, pour quelque chair que ce soit, née contre nature és narilles.

La *curation* commune des vlceres, et du Polype (ayant supposé le regime de vie, et la purgation, comme il a esté dit auparauant és matieres acres, et melancholiques) est selon Galen au lieu dessus allegué, de seicher et fortifier la teste. Et de quelle sorte il conuient fortifier toute la teste, tellement que d'elle ne defluë[2] aucune superfluité aux parties inferieures, il a esté souuent dit en l'ophthalmie : et sera dit és rheumes des yeux.

Et s'ensuit, qu'apres que vous aurez fortifié la teste par ces remedes, vous viendrez à la curation de l'ozæne, et des vlceres, ayans cette intention, de seicher la particule patiente auec medicamens de vertu meslée, sçauoir est repercussiue, et resolutiue. Dont au cinquiesme de la *Therapeutique* il est dit, que le medicament doit estre beaucoup plus sec pour les narilles que pour les yeux, et moins que pour les oreilles.

Et pource, si les vlceres sont virulents, les onguents blancs, auec du plomb bruslé, leur sont propices, ainsi que met Halyabbas. Mais s'ils sont sordides, et croústeux, soient lauez auec du vin et miel, de la décoction de camomille, melilot, nasitort, ellebore et myrrhe, et s'il est necessaire auec de la lexiue. Puis soient mondifiez auec l'onguent des Apostres. Et si on y met vne tente de la racine de flambe bastarde, longuement infuse en huile de genevre, dans lequel y ait de la scammonée destrempée, elle mondifie tres-bien, et guerit. Et l'onguent des quatre Maistres, est en cecy special : lequel est fait de mente, agrimoine, œil de Christ, et veruaine, pilez auec oingt de pourceau. Et en apres soient consolidez auec lesdits onguents blancs.

S'ils sont corrosifs, il faut commencer par le medicament de Galen au troisiéme du *Miamir*, qui est receu d'Auicenne, des trois genres de grenade, aspre, douce et aigre. Il est fait selon luy, en cette maniere : Il les faut decouper, estans recentes et meures et les piler diligemment, afin qu'on en puisse exprimer le suc, lequel il conuient reposer en vn vaisseau d'estain, ou de verre, le cuisant vn peu, s'il est trop liquide. Ce qui

---

1. « Blanditia », caresse, douceur (palliative).
2. « Fluat vel influat. »

en restera de solide et gros, soit fort repilé, afin qu'il s'en puisse faire
des mesches, lesquelles on mettra aux narilles. Et quand on l'aura tout
consumé à faire des mesches, prens du suc que tu as mis en reserue, et
en vse ou auec vne plume, ou auec de la laine entortillée en vne touche
à escrire[1]. Cedit collyre opere auec approbation.

Et si ledit suc deuient sec, l'ayant puluerisé, on le pourra appliquer
en soufflant. Et que cela soit souuent fait afin que la partie ne soit
iamais sans en auoir. Si ce remede n'est de valeur, il faut recourir aux
trochisces aldaron et calidicon destrempez auec du vin doux ou du vinaigre,
si la passion est dure. Et puis soit mondifié comme dit est, et consolidé.

Et si les vlceres estoient de vehemente douleur, soient traitez auec
lesdits onguents esquels on mette un peu d'opion. Et s'il y auoit chaleur,
Halyabbas commande inspirer de l'huile rosat, ou du nenupharin. Et
qu'on mette dessus, et prés du nez, des sandaux, memithe, pourpier, et
semblables, auec eau rose, et vinaigre.

Les vlceres secs, et les ragadies ou fendillures, sont gueries auec de
la cire, et moüelle de la cuisse de veau, et mucilage de la graine de
coings, dragacanth, et huiles d'amandes.

Quand à la chair superfluë, qui est legere, non fraudulente, ne chancreuse, elle est ainsi retranchée selon Albucasis. Il faut que tu fasses
asseoir le malade entre tes mains, à l'opposite du Soleil, et ouure ses
narilles, et tire les chairs en dehors, et tranche ce que tu en as compris,
auec vn subtil rasoir taillant d'vn costé[2], iusques à tant, que tu saches
toute la chair en estre ostée. Et s'il en reste quelque chose, qu'il soit
impossible de trancher, ratisse-le doucement, iusques à tant qu'il n'en
demeure rien. Si le sang te surmonte, ou l'aposteme, coupe leur chemin
auec ce que tu sçais. Mais s'il ne t'est possible de couper ce qui est en
haut, és os superieurs des narilles (ce que tu cognoistras, en faisant
succer[3] du vinaigre, ou autre chose telle, si ne passe à la bouche)
adonc introduits, en le faisant succer par le nez, et cracher par la bouche, ainsi que font les enfants à l'escole, ou auec aiguille de plomb, vn
fil noüé[4], tant qu'il paruienne à la bouche, puis en sciant remuë tant ce fil
noüé, que la chair en soit tranchée et aneantie. En apres retire le fil noüé,
et mets dedans, auec vne tente, de l'onguent Egyptiac, iusqu'à tant
que tout le reliqua soit consumé. Et si le susdit fil estoit oingt dudit
onguent, il seroit bon. Quelques-vns comme *les quatre Maistres*, quand
il ne leur est possible de consumer tout iusques à la racine, *fendent le*

---

1. « Circum graphio. » 1559.
2. « Cum spatumine subtili acuto a parte una. »
3. « Sugere », succer, humer.
4. « Filum nodosum », fil avec des nœuds.

nez au costé, iusques à l'os : puis ils couppent cette superfluité, et cauterizent : en apres ils le cousent bien, et ferme.

Toutesfois, ie ne conseille pas de le coudre, iusqu'à tant qu'on soit asseuré que le sang soit arresté, et le tout extirpé dés la racine : car il n'en peut demeurer si peu de la racine qu'il ne retourne, et ainsi l'operation auroit esté faite pour neant, et telle playe peut estre vtilement cousuë par apres *en renouuelant les téures*.

Les autres, comme Rogier, couppent cette chair, y apportant vn fer chaud, par dedans vne cannule. Mais i'ay souuent veu que ladite cannule receuoit tellement la chaleur du cautere, que le patient ne pouuoit souffrir l'operation, et quand on la garnit de drapeaux, elle est si empeschante, que difficilement on fait l'operation. Si le patient craint le fer chaud, Rogier commande y appliquer vn stuël [1], ou tente teincte d'vn ruptoire, et quand l'escharre sera tombée, le guerit comme les autres playes. Or en tout cas, on doit mettre à l'entour des refrigeratifs, et deffensifs et sedatifs de douleur : et qu'on y applique des tentes de plomb cannulées quand sera besoin.

Du flux de sang qui verse par le nez.

GALEN a escrit au troisiesme du *Miamir*, que Heraclide Tarentin, pour restraindre, apres auoir osté les grumeaux [2], appliquoit premierement vne tente oingte de lycion destrempé en eau, et prenant par dehors auec ses doigts la narille, la comprimoit iusqu'à ce qu'il s'arrestast, où il y mettoit vne mesche oingte d'encens et autres remedes ordonnez aux playes, trempés en ius de la renoüée, qui est la verge ou bourse du berger [3]. Il y sert aussi (comme il dit) de refroidir le front auec des esponges trempées en vinaigre tres fort, et de tenir haussées les parties de la teste : aussi de lier et frotter les bras, les mains, aynes, testicules, en retirant les genoüils et les pieds [4]. Car par ces moyens le sang est destourné, et laisse les narilles ; et doit on donner à boire choses refroidissantes, et boucher souuent les narilles auec des drapeaux, et tenir en la bouche eau de pluye froide.

Au cinquiesme de la *Therapeutique*, Galen ne loüe pas les adstrin-

1. « Stuellum. »
2. « Thrombos. »
3. Il y a icy de l'erreur au synonyme : car la renouée (en grec, *poligonon*) et les autres deux, sont herbes différentes. (J.)
4. « Genua et pedes contrahendo ligare et fricare. » — Ming. : en pliant un peu les genoux et les pieds.

gents tout à l'entour, auant que la diuersion soit faite : car ils nuiroyent euidemment à la teste. Dont il commande premierement diuertir ailleurs : sçauoir est premierement par phlebotomie, ou ventouse à l'hypochondre, et au derriere de la teste, et par friction et ligature des extremitez.

Des aphthes, et des vlceres de la bouche.

LES vlceres qui se font en la bouche, reçoiuent les mesmes diuisions que ceux des narilles : ceci adjousté que des vlceres corrosifs, les vns sont en la langue, les autres aux genciues, les autres en l'os de la maschoire. Donc comme Galen au sixiesme du *Miamir*, a nommé les vlcerations superficielles de la bouche, *Aphthes*, et Auicenne au troisiesme, *Alcola*, et quelques-vns Chancres de genciues, ayans certaine chaleur ignée : ainsi la Communauté appelle fistules, celles qui sont aux os, et fics et hæmorrhoïdes, celles des chairs adjoustées.

Les *causes* de ces passions, sont telles que du nez : excepté qu'elles aduiennent le plus souuent aux enfans, pour la malice du laict, et sa mauuaise digestion.

Les *signes* se monstrent à la veuë et à l'attouchement. Et de la couleur on iuge dequoy ils sont faits : les rouges, de sang : les orangers, de cholere : les blancs, de phlegme : les noirs, de melancholie.

Les vlceres de la bouche pour la pluspart succedent aux pustules, boutons et apostemes qui se font en la bouche. Galen au lieu dessus allegué, iuge que les vlceres de la bouche sont difficiles, parce qu'ils sont en lieux chauds et humides, esquels promptement s'augmente la pourriture et corrosion. Et auec ce, le medicament appliqué ne peut gueres demeurer au lieu : car il est incontinent destrempé de la saliue.

La *cure* aussi est aucunement semblable à celle des vlceres au nez, sauf que la phlebotomie des veines de la langue leur est fort vtile, ainsi qu'a esté dit de la squinance : et auec ce, ils ont des medicaments propres. Aux bothors virulents suffisent les medicaments qui desseichent moyennement, comme le diamoron, et le ius des fruits de la ronce et de l'escorce des noix vertes : et les pommes de cyprès, ainsi qu'il est dit au cinquiesme de la *Therapeutique*. Auicenne y adjouste des lentilles, et du sumach : et de la Communauté, de l'eau de plantain, de roses, de cheurefeuille et semblables. Ez pourris, on loüe le vin miellé, de la decoction de chelidoine, cyprès, souchet, mentastre, gallie, saffran, et myrrhe. Ez corrosifs, alun, et vitriol. Dont Galen au sixiesme du *Miamir* dit : ie donne aux petits de la lentille auec vn peu de pain, mouelle de cerf et de veau, et ie mesle à leur viande des fruits adstringents, comme sont

coins et nefles. Quelquefois ie leur donne des laictuës, endiue et pourpier. et leur faits lauer moderément la bouche auec des adstringents,
comme sont le sumac et les roses. Consequemment ie faits liniment de
diaphoretiques. Aux plus grands, i'adjouste du calchant [1] et du vin aspre :
et si les aphthes sont sordides, i'adjoûte du miel : s'elles sont corrosiues,
du verd de gris, et ie fais un medicament temperé auec huile et caleytis :
tout ainsi que ie tempere pour les vlceres caues, le cerat auec du verd
de gris.

Si donc tels vlcères corrosifs et chancreux sont és genciues, elles
estant premièrement frottées et exprimées du mauuais sang, soient souuent lauées de vinaigre squillitic cuit auec des fueilles d'oliue, et que puis
on y applique tel liniment : PR. *des deux aluns, et du sel bruslé, des
galles, escorce de grenade, coquilles de gland, cannelle, clous de girofle,
noix muscade, aristolochie, sauge, roses, os de dactes, jambes de chancres bruslées [2], de chacun vne partie :* Tout soit mis en poudre, et estant
meslez auec ledit vinaigre et du miel, en soit fait liniment : ou bien soit
appliqué en forme de poudre sur le lieu.

Et si ces choses ne valent, qu'on y mette des trochisces d'asphodeles,
ou calidicon, ou alandaron [3], ou de l'eau forte. Et s'il est besoin, le lieu
soit cauterisé auec des cauteres actuels.

Si la fistule est enossée és genciues, les dents soient ostées, et le trou
soit dilaté, et si la fistule ne peut estre amortie [4] auec vne goutte d'eau
forte, ou d'arsenic sublimé et reprimé, que l'on descouure l'os tant qu'il
sera possible : et ce qui sera corrompu soit cautérisé (comme dit Rogier)
auec vne esprouuette [5] d'argent ou d'arain : et puis y soit pourueu comme
il sera de besoin. Et si ne peut estre bien mondifié par en haut, plusieurs conseillent de la contr'ouurir par en bas : toutes fois cela est difficile à consolider pour cause de la saliue : et parce que l'ouuerture du
dedans et du dehors ne trouue pas lieu auquel il s'appuye comme fondement sur terre, au premier des *Prognostics*. Mais parce que la douleur
ensuit ces vlceres, et empesche les operations de cette partie, il commande de l'appaiser auec huile rosat, l'appliquant dedans et dehors.
Galen au sixieme du *Miamir*, conseille l'huile de lentisc retenu à la
bouche. Car il repercute sans fascherie et asperité, et resould sans mordication.

---

1. « In maioribus chalcanthum. » Ming. : « pour les grandes personnes j'y ajoute
le vitriol. » Chalcanthum, vitriol.

2. « Tibiarum cancrorum adustarum. »

3. « Siue audacaron. » — Ms. de Montp. : « ou aldegaron. » — Canappe : « siue
alderaton. »

4. « Mortificari. »

5. « Cum acu argentea, aut aenea. »

Quand la douleur sera appaisée, et la cancrosité et fistule mortifiée, et conuenablement mondifiée, que lors on procede à incarner, lauant la bouche auec du vin et du miel, de la decoction d'encens, et auec liniment fait d'aloë, myrrhe, sarcocolle, mastic, encens, sang-dragon et miel rosat.

La *chair adjoustée*, s'elle est dure et chancreuse, ne la touche pas pour la guerir, ains pour la pallier. Mais si elle est molle et bien traitable, couppe-la, et la cauterise (s'il est necessaire) à la maniere ditte au nez. Et si tu la pouuois lier auec du fil à l'entour de la racine, ce seroit vne plus seure voye pour raison du sang, et de la peur du malade.

Les scissures, ou *fendilleures des léures* sont corrigées auec vnguent dit au nez, ou auec l'huile qui sort du noyau de la noix quand on le brusle, car estant appliqué il les guérit merueilleusement, ainsi que dit Rogier. Albucasis ordonne, que si ne guerissent auec ces choses, on les cauterise iusques au profond, auec vn petit cultelaire, et que puis on les traite iusques à la guerison.

Des vlceres des oreilles.

Les vlcères des oreilles ont les mesmes distinctions, causes et signes que ceux du nez et de la bouche, toutes fois ils ont besoin de médicaments plus secs, au cinquiesme de la *Therapeutique*, ainsi que Galen a declaré euidemment en l'vlcere qu'vn tres-sage Thessalien traittoit. Dont il dit au troisiesme du *Miamir* : Le Glaucin [1] (qui est le collyre de memithe) guerit tous les vlceres recens des oreilles, et sans douleur, seulement pilé auec du vinaigre : et guerissent aussi par ceux que les Medecins appellent Diamyrrha et Diacroca : Et les vlcères qui sont douloureux, on les cure par les troschics d'Andron [2]. Mais s'ils enuieillissent [3], vse hardiment de la merde de fer, le plus souvent destrempée au Soleil auec du vinaigre, ou au feu dans vne pesle à frire. Si donc l'oreille a besoin de lauement, soit lauée d'oxymel ou de vin et miel, et eau ferrée. S'il y a fistule ou chair adjoustée, qu'on y procede comme dessus est dit : et qu'en tout cas on appaise la douleur, comme il a esté dit cy-dessus des apostemes [4].

---

1. « Et sine dolore, curat glaucium »; glaucion : glaucium hybride, pavot cornu.
2. « Andromachi. »
3. « Si vero haec comitantur. » 1499, 1559.
4. Canappe donne des ulcères des oreilles un texte qui diffère en plusieurs endroits de celui-ci; nous reproduisons la partie qui renferme ces variantes.
    « Et au iij. *Secundum locos*, que les Arabes appellent *Myamir* : il dit en ceste maniere

TROISIESME CHAPITRE

Des vlceres qui sont au col, et par consequent
de ceux qui sont au dos.

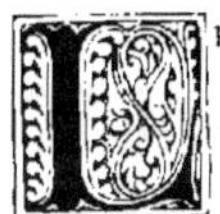

ES vlceres qui sont au col et au dos, ne sont point differents des autres, sinon au prognostic, d'autant qu'ils sont plus dangereux à cause des veines, arteres et nerfs, et les passages de l'air et de la viande : et ceux qui sont au dos, sont dangereux à cause de la nuque.

QVATRIESME CHAPITRE

Des vlceres qui sont aux espaules et aux bras.

ES vlceres de ces parties, ne sont aucunement differents des vlceres des autres parties, sinon au prognostic, et en la manière du bandage : de quoy il a esté assez dit en la cure de leurs playes.

que *glaucium* seul battu avec vinaigre (ainsi que i'ay dit paravant) guarist les recentes ulceres des aureilles. Item tous collyres faits de *glaucium* et aussi ceux qui sont appellez des Medecins *diacrocum*, à cause du saffran, et *diarhodon*, à cause des roses, comme celuy qui est attribué à Nileus medecin. Aussi celui de Democrates dit *diasmyrnon*, à cause de la myrrhe. Et les aureilles purulentes, que les Arabes appellent sanieuses sans douleur, si la suppuration est mediocre, sont curées par les remédes dessusdits. Mais si la suppuration est grande, elles acquiérent plus forts medicamens, comme pastille ou trochisque d'Andro et de Musa dissolu avec vin cuit et un peu de vinaigre : desquels la varieté de composition sera derechef expliquée. Et si par ces remédes le mal ne s'en va, tu useras hardiement de l'excrement du fer dit *scoria ferri*, battu bien menu avec vinaigre bien fort par plusieurs iours au soleil. Jaçoit ce qu'il semble que ce soit contre la raison de dire que l'aureille puisse supporter medicamens acres et forts (comme l'ay devant dit) veu qu'elle ne peut seulement souffrir sans douleur et moleste, ceux qui sont très mols que on y instile dedans, lesquels aussi l'irritent et blessent. Voilà qu'en dit Gal. »

CINQVIESME CHAPITRE

Des vlceres qui sont en la poitrine.

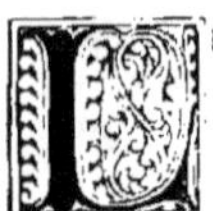ᴇꜱ vlceres qui sont en la poitrine non penetrans, sont traitez comme les autres. Ceux qui penetrent sont mis au genre des fistules, ausquelles (comme dit est) il n'y a curation qui vaille, car il suffit de les pallier ; et la cure palliatiue quelquesfois deuient curatiue. Et c'est qu'ayant supposé vn bon regime (comme dessus a esté dit des playes de la poitrine), si on s'aduise que matiere s'assemble au dedans, et y tombe, et qu'elle empesche les membres de la respiration, et qu'elle se puisse espurger par ce lieu-là, le trou soit eslargy (s'il n'est suffisant pour y mettre la cannule d'un clystere) auec vne tente de gentiane bien liée, afin qu'elle ne chée au dedans, et puis soit mondifiée y iettant [1] du melicrat, comme enseigne Galen au cinquiéme de la *Therapeutique*, ou du vin miellé, ou quelqu'vn des lauements dits en la cure des playes de la poitrine, à laquelle il faut recourir pour cette matiere. Et qu'on mette par dessus vn mondificatif de miel cuit, ou de ceux qui attirent la matiere du profond, et des cauitez des vlceres, dits és vlceres cauerneux, ausquels aussi il faut auoir recours pour cette matière : sauf en ce que les medicamens aigus (comme est la fleur d'arain) ne soient pas iettez dans ces vlceres.

S'il ne peut estre conuenablement expurgé, soit ouuert entre la quatriesme et cinquiesme coste, comme il a esté dit en ce chapitre là : et à cet vlcere soit pourueu de l'vnguent des Apostres, ou de quelque mondificatif, et qu'on laisse consolider le vieux vlcere d'enhaut, quant sera consumé la callosité de la fistule auec vn cautere.

Les breuuages en ce cas sont loüez, desquels vous auez eu cy-dessus abondance : mais Henric en approuue vn, qu'il a veu bailler par vn certain maistre, et en guérir plusieurs : qui est fait de la racine du chardon des foullons, pilée et meslée auec du miel, donnée matin et soir, à la quantité d'vne noix commune. Dequoy Auerrois au cinquiesme du *Colliget* dit : Carsof (c'est à dire, le chardon des foullons) est chaud au second, et sec au troisiesme. Il mondifie toute pourriture par l'vrine, estant cuit auec du vin : oste puanteur des aisselles et de tout le corps : et generalement il resiste de toute son espece [2] à toute pourriture : et est medicament que on peult manger, et sauoureux.

---

1. « Iniiciendo. »
2. « A tota specie. » Canappe : de toute sa propriété.

SIXIESME CHAPITRE

Des vlceres du ventre.

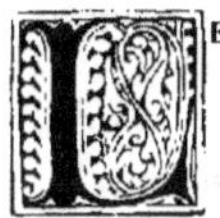 es vlceres du ventre qui ne penetrent, sont traitez comme les autres. Ceux qui penetrent, sont mis au genre des fistules, ausquelles peu vaut la curation. Car il suffit qu'ils soient palliez auec bon regime et breuuage conuenant, et nettoyement auec emplastre mondificatif et consolidatif.

SEPTIESME CHAPITRE

Des vlceres des hanches et de leurs parties.

 vx hanches quelquefois y a des vlceres és membres contenans, quelquefois aux contenus, et quelquefois és membres qui en procedent : comme en la verge, en la bourse des testicules, et au fondement [1]. Quant aux vlceres qui sont faits és membres contenans, ils sont traitez de mesme que les vlceres du ventre. Ceux qui sont faits és membres contenus, ne sont pas de la connoissance du Chirurgien. Ceux qui sont faits és parties qui en procedent, comme en la verge et au col de la matrice, sont escorchures, eschauffements [2], vlceres virulents, pourris, corrosifs et chancreux : au fondement, rhagades, vlceres, fistules : en tous deux, hæmorrhoïdes, chairs adioustées, atrices [3], fics, et condylomes.

Les *causes* sont, mauuais humeurs corrompus, et apostemes, et playes mal traitées, frottemens et attouchemens desordonnez.

Leurs *signes* sont manifestes à la veuë, à l'attouchement : et l'instrument dit miroir [4] aide fort à cecy, selon Auicenne.

---

1. « Et oscheo et ano. »
2. « Sunt excorationes, calefactiones. »
3. Canappe : « attrita. »
4. Miroir (speculum). — Ce n'est pas le miroir qu'on appelle *matrical*, ains celuy qui est nommé proprement, auquel on contemple le visage. Car Auicenne dit ainsi, au

On iuge par Galen au neufiesme du *Miamir*, et par Auicenne au troi-siesme, que les vlceres de ces membres sont difficiles : parce que ces membres sont tres-sensibles et aussi par la sortie des superfluitez, qui sont d'elles-mesmes (et principalement auec la cholere) piquantes : outre ce, que les medicamens appliquez n'ont pas le temps suffisant, car ils chéent tres facilement auec les excretions. Dauantage, ces parties sont chaudes, et humides, deffenduës de l'air, bien-tost saisies de pourriture. Et on y adiouste, qu'à raison de la honte, on ne monstre pas ces vlceres iusques à tant que soient emmalignez. Et les pires sont ceux-là (comme dit Aui-cenne) qui sont au muscle [1] qui est en la racine de la verge, et au fonde-ment : et ceux qui sont profonds au dedans, plus que ceux qui sont au descouuert.

Quant à la *curation des vlceres de la verge, et du fondement*, sans phlegmon, n'ont besoin (selon Galen à la fin du cinquiesme de la *Thera-peutique*) d'aucun cataplasme remollitif, ains d'vn medicament cicatri-zatif : non pas tel que les autres vlceres, ains, de tant plus sec en vertu que ses parties sont plus seiches que la chair : et ceux qui sont à la teste de la verge, plus qu'en autre endroit de toute la verge. Ce qu'vn ne croyant pas, fut contraint vser de tels remedes, et l'vlcere fut guery dans trois iours : dequoy il fut plus marry, qu'esbahy, parce qu'il auoit esté nourry en l'heresie d'vne mauuaise doctrine.

Et pourtant, s'il n'y a qu'escorchure et eschauffement, il suffit de lauer auec eau rose, et de plantain, et à la fin d'eau alumineuse : et y mettre onguents blancs, mesmement camphrez, ou de l'escorce de berberis, ou des balaustes, ou de fungus bedegaris mis en poudre, et l'essuyer auec des linges delicats.

Si les vlceres sont recents, virulents et aucunement corrosifs, en tels, le seul aloës est bon medicament, semblablement le plomb bruslé, la cadmie lauée auec du vin, et la tuthie, litharge, et ceruse. Des plus forts sont l'arain bruslé, l'escorce de pin, et la pierre sanguine : et le medica-ment familier de Galen, fait du *papier de linge* brûlé [2], alun brûlé, et la courge seiche bruslée. Item le medicament d'Auicenne, esprouué en ceux qui ont besoin de forte exsiccation, auec incarnation : PR. *tuthie, aloës, sarcocolle, encens, pierre sanguine, escorce de canne bruslé, galles, balaustes, acasie, escorce de grenades, de chacun deux drachmes : fleur d'airain, demy drachme.* Soient mis en poudre et reduits en onguent auec d'huile rosat.

---

lieu que Guy allegue : Il est possible de paruenir a l'attestation ou connoissance des fendilleures, en mettant dessus la femme vn miroir au deuant de sa vulue. Puis on ouure ladite vulue, et on considere ce qui est representé au miroir, etc. (J.)

1. « In lacerto. »

2. « Per chartam de panno combustam. » Paunus, étoffe, linge.

Et si les vlceres sont en la partie interieure de la verge, Auicenne commande que ledit remede y soit introduit auec vn iniectoire [1].

S'ils sont vieux, pourris, et chancreux, soient lauez et epithemez auec vn tel collyre, que Lanfranc met en partie : PR. *du vin blanc, vne liure : eau de plantain, eau rose, de chacun vn quarteron : orpigment, deux scrupules : fleur d'arain, vne drachme.* Ceux-cy soient pilez subtilement, et meslez auec les autres, et en soit fait collyre. Car il amortit, desseiche et guerit.

Les trochises d'asphodele et aldaron sont encor plus forts, et l'arsenic ne defaut point. S'ils deuiennent malins, tellement que le lieu en noircisse, lors il vaut mieux que le noircy soit du tout retranché, et que puis on cauterize : ou que auec quelque caustique (sur tout auec l'arsenic) mis entre le vif et le mort, comme il a esté dit en l'esthiomene, soit separé, et quand le lieu sera mondifié, qu'on y engendre la chair, et soit consolidé.

Mais si en ces vlceres aduenoit flux de sang, et qu'il ne peust estre estanché auec les poudres et autres remedes restrainctifs communs (ou auec celuy des quatre Maistres, fait d'alcanne, et de feutre bruslé, et des plumes de geline bruslés), apres qu'on aura bien osté tous les grumeaux, qu'on y mette de l'arsenic : car il ne manque point, pourueu seulement qu'il tombe sur la veine ouuerte. Auquel cas, si les medicamens ne peuuent attaindre au lieu, lesdits Maistres commandent de couper la peau, et adonc y appliquer les remedes, ce que ie fais à regret : car en apres elle se consolide mal, et le prepuce choit et s'amasse, et fait tumeur sous la verge, ce qu'est fort ennuyeux, parquoy les Iuifs circoncis sont exempts de cette peine. Toutesfois, selon Galen au dixiesme de la *Therapeutique*, qui n'a qu'vne voye, combien que ne soit seure, il luy conuient, vueille ou non, de passer par là. En tout cas, il faut estre attentif à la douleur, et ardeur, auec de populeon meslé auec du suc de morelle, et vn peu de farine d'orge, ou auec aulbin d'œuf, et huile violat, ainsi que met Rogier : et si on n'a peur du sang, auec vn bain de la decoction de maulues, et semblables. Et que la matiere soit deffenduë auec onguent de bol armenien : et en refroidissant les parties iusqves aux aynes, auec de l'oxycrat et sucs froids. Et à ce que par l'apostemation, le pertuis de la verge ne soit bouché, qu'on y mette vne tente de cire, ou de linge deslié : et le lieu soit bandé et soustenu auec sachet [2] et bandage.

Les *rhagades* et *fendillures* et les *fics* qui viennent en la *verge* et en l'*amarry*, comme aussi les chairs superfluës, sont traitées de mesme qu'au fondement, dequoy il sera dit cy-apres.

1. « Cum iniectorio. »
2. « Cum sacculo. »

La *grosseur qui se fait sous la verge*, à raison de l'incision du prepuce, soit liée et retranchée : et puis si besoin est, à cause de l'hæmorrhagie soit cauterisée.

Les *trous qui viennent au prepuce et en la verge*, par où souuent l'vrine sort, sont mal-aisément consolidez, au sixiesme des *Aphorismes*.

Des hæmorrhoides du fondement.

Parce que communément les hæmorrhoides sont suiuies de flux et d'vlceres, voire que ce sont vlceres, et flux, ou causes d'iceux, comme Galen signifie au sixiesme des *Aphorismes*, pourtant il en sera parlé en cette doctrine.

Hæmorrhoides sont tumeurs et enflures douloureuses, engendrées de fluxions d'humeurs és chefs des veines hæmorrhoidales. Et pour ce Lanfranc disoit bien, qu'hæmorrhoide estoit nom commun à la partie, et au mal : car il y a cinq veines qui terminent au fondement nommées hæmorrhoïdes, ainsi qu'il a esté dit en l'Anatomie. Et tant le mal que le membre, est dit du mot Grec Hæmorrhois, qui est Flux de sang en Latin : d'autant que par icelle le sang fluë et se purge (au moins iusques aux chefs des veines, afin de sauuer les sourdes [1]), quelquefois naturellement, et quelquefois contre nature : parlant du naturel selon certain esgard, et non pas comme au flux des menstruës (lequel est simplement ordonné au salut de toute l'espece), ains en partie, comme és corps qui ont de la melancholie, car il les preserue de plusieurs maladies. Nonobstant que Galen ait dit au sixieme des *Maladies et Symptomes*, que tout flux de sang est contre nature, excepté le menstrual, suppléez moderé. Car il a entendu cela au troisiesme dudit liure, de la disposition, et non pas de nature regulierement operante, et rejettant le mauuais sang.

Il y a plusieurs *especes et differences d'hæmorrhoides*. Car les vnes sont prises de la part de la matiere, les autres du lieu, les autres des choses annexes.

De la part de la matiere sont prises differences, de ce qu'elles peuuent estre faites de tous humeurs, excepté la cholere. Les meurales sont faites de sang gros : les verrucales, de melancolie : les vésicales, de phlegme : les vuales, de mediocres humeurs. Et sont ainsi nommées, de la sem-

---

1. « Et saluatur quantum ad surdas. » — Les *sourdes* ne fluent pas. — Ming. : pour le moins coule-t-il jusques à leurs extremitez, afin qu'on puisse dire la mesme chose des hemoroïdes, qu'on appelle *sourdes* ou borgnes, lesquelles souvent ne rendent point de sang qui s'arreste dans leur bout.

blance des choses desquelles ont prins le nom, comme il est veu és dits d'Auicenne au quatriesme de son *Canon* [1].

De la part du lieu, les vnes sont manifestes, les autres occultes.

De la part des annexes, les vnes sont sourdes non fluantes, les autres ouuertes et coulantes.

La *cause des hæmorrhoides* est ditte, selon Rabby Moyse, abondance de gros sang melancholique, le plus souuent : et rarement des autres humeurs (comme il a este dit), toutesfois de celles qui s'approchent du naturel de la melancholie. Car d'vn mauuais regime les humeurs s'engrossisent, et bruslent, puis de leur pesanteur ils descendent aux parties basses, et remplissent les veines qui sont au bord du fondement, l'eschauffent, et font douleur, dequoy elles s'enflent et creuent, et fluent. Elles sont excitées des mauuaises matieres piquantes qui accourent au lieu, ou des medicaments acres, comme aloës et scammonée, et semblables à ceux-cy, comme dit Heben Mesue, etc.

On a les *signes des hæmorrhoides* par la veuë, et par l'attouchement : et à cecy aide beaucoup l'instrument dilatatoire, dit miroir, mesmement aux occultes : car par iceluy ou ouure et dilate le fondement.

Les hæmorrhoides sont suiuies coustumierement de douleur et pesanteur des hanches, et du dos, et de mauuaise couleur au visage. Et pour la pluspart elles viennent par periodes de mois en mois, ou des quartiers de l'année, ou de l'année. On iuge que si elles coulent moderément, elles seruent, et on le supporte bien, et adonc ne les faut pas restraindre : parce qu'elles preseruent le corps de ladrerie, manie, strangurie, et maladies melancholiques. Mais si elles sont desmesurées, et ne font bien, qu'on les restraigne, car le patient les supporte mal, et ameinent à hydropisie, ou phthisie. Et en cela la doctrine d'Hippocrate au sixiesme des *Aphorismes* soit suiuie : Qui guerit celuy qui a des hæmorrhoides anciennes s'il n'en delaisse vne, il y a danger que n'en aduienne hydropsie, ou phthisie. On iuge aussi que si bien-tost on ne s'oppose à la douleur des hæmorrhoides, elles s'apostement bien-tost, et l'aposteme est bien-tost conuerty en fistule.

Le *regime* des hæmorrhoides est double, vniuersel et particulier. Le *regime vniuersel* a trois intentions : L'vne est, en la vie, qu'il ne s'engendre sang gros melancholique : la seconde est, en la matiere antecedente, que si elle est engendrée, soit familierement chassée : la troisiéme est, aux breuuages et antidots ayants proprietés, donnez par dedans, qui desseichent et guerissent.

---

1. Les *meurales* ressemblent à des mures, les *vuales*, à des grains de raisin. (Ming.)

La premiere est accomplie auec deuë administration des six choses non naturelles, et de leurs trois annexes : lesquelles seroit long de traiter exquisement, et c'est d'vn autre speculation. Et auec ce maistre Arnaud, et Rabby Moyse en ont dit beaucoup, et amplement. Il suffit, quand est de present, sçauoir que selon Rabby il y a quatorze viandes, desquelles se doiuent garder ceux qui endurent des hæmorrhoides : sçauoir est, du vinaigre, des febues, lentilles, geisses [1], choux rouges, dactes, poissons grossiers, chair de bœuf, et de chieure, et salées, chairs d'oyseaux aquatiques, testes des bestes, vieux fromage, pain sans leuain et mal cuit, sel et toute saulse piquante, et toutes choses dites auparauant és apostemes melancoliques. Et outre ce, qu'il se garde sur tout de la constipation du ventre.

La seconde est accomplie, en prenant parfois du Diacatholicon, ou Diacassia, ou des pillules de bdellion; qui sont telles selon Rhasis : PR. *des myrobolans bellirics, chebules, et indiens, de chacun quatre drachmes : serapin, trois drachmes : nasitor, deux drachmes : regalisse ratissée, vne drachme : bdellion, quinze drachmes.* Qu'on en face des pillules auec jus de porreau; et que leur dose soit de deux drachmes, iusques à trois. Toutesfois Auicenne dit, qu'elles ne profitent à ceux qui n'ont les hæmorroides par periodes.

La troisiesme est accomplie auec vn tel electuaire :

PR. *des myrobolans indiens, bellirics, et emblics* lauez d'eau de buglose, tant qu'ils ayent laissé leur amertume, *cinq drachmes : racine de tasse barbat, deux drachmes : gingembre, cannelle, galange, noix muscade, encens, de chacun vne drachme : ammi, spic-nard, squinant, de chacun demy drachme : merde de fer préparée et cuite en vinaigre, vne once : penides, demy liure : pain de sucre, deux liures, ou dauantage* si le patient est delicat, soient reduits en electuaires.

Au *regime particulier* des hæmorrhoides, selon maistre Arnaud, on tend à deux points. Le premier est, qu'on les restraigne si elles fluent trop : le second, que l'on appaise la douleur de tout son pouuoir.

Le premier est accomply par trois choses : premierement qu'on euite ce qui est acre, et piquant, et qui enflamme : comme le courroux, l'acte venerien, et l'exercice fort. Qu'on vse des choses delectables adstringentes, non pas auant le repas, ains apres, de peur que le ventre ne se constipe : Tels sont les poires, coings, et semblables. L'amidon, le rys et l'orge, sont pour lors esleus : comme aussi les pieds et oreilles de

---

1. Geisses, en langue de ce pays, sont pois plats, ou quarrez, que les François nomment pois cornus. Elles reuiennent bien à la Cicercule des anciens, comme les plus doctes annotent. Elles engendrent gros suc, et humeur melancholique, chose commune à toute espece de legumage. (J.) — « Gryssae. » C'est la *Cicerole*, nom vulgaire des pois chiches tête de bélier.

porc, le vin gros et astringent, et l'eau ferrée. Et si c'est en esté, il peut
vser matin et soir du syrop de roses, ou myrrhin, et de la miue ou gelée
de coings. Si c'est en hyuer, on loüe qui mange à jeun des racines de
truffes [1], ou racines de tasse-barbat, cuites en syrop rosat : et voila pour
la seconde.

La troisiesme est, qu'on applique exterieurement quelques astringents : comme en esté, qu'on face vn sachet de trois parties de rose, et
vné de myrtils, et qu'ils boüillissent vn seul boüillon en l'eau ; puis
soient exprimez, et appliquez dessus. En hyuer on concassera de la
sauge, laquelle on frottera auec force huile rosat, et estant mise dans
vn sachet on l'appliquera. On peut aussi estre assis ou sur l'vn ou sur
l'autre.

Rhasis pour restraindre, ordonne d'administrer les trochises de charabe, auec du sumac : et de mettre sur le foye l'emplastre de spic-nard.
mis au chapitre de la debilité du foye. Auicenne commande ventouser
les espaules, et qu'on applique dedans et dehors des mesches du poil de
liéure, et toille d'araigne, ensemble de la poudre faite d'aloës, encens,
sang dragon, balaustes, et semblables, incorporez auec blanc d'œuf. Et
les encres [2] sont de ceux qui retiennent le sang des incisions, comme il dit.

L'autre poinct auquel on tend, est accomply auec mitigatifs de douleur. Or la douleur est mitiguée (suiuant maistre Arnaud) en plusieurs
manieres, selon qu'elle est causée de plusieurs causes. Car elle est
aucunesfois causée de la retention du sang qui deuroit estre éuacué,
autresfois de l'impulsion de l'excrescence, quelquesfois a cause de leur
inflammation, et quelquefois pour la seicheresse et durté des excrements.
Quand la douleur est causée de la retention du sang, elle est appaisée
en deux manieres : l'vne seruant à la cure parfaite, l'autre à remede
seulement.

La cure parfaite est, que la cause de la douleur soit totalement retranchée. Ce qui est fait, si on vuide sensiblement le sang qui est superflu.
et sur tout par les endroits qui sont coustumiers à nature, et par lesquels elle s'efforce encor de vuider : sçauoir est, par les hæmorrhoides.
Et partant il se faut haster de les ouurir : ce qui est fait en trois
manieres : l'vne, par le phlebotome ou lancette : l'autre par les sangsuës
appliquées auec vne canne [3] : la troisiesme par medicaments. Et le meilleur des medicaments est la feuille du figuier, qu'il faut au prealable
frotter d'vne part à l'autre, tant que le laict en sorte : et puis on en frotte
les hæmorrhoides jusques à ce qu'elles s'ouurent. On les frotte semblable-

1. « Radice trypherum. »
2. « Atramenta. »
3. « Cum canna. »

ment d'une roüelle d'oignon. Ou qu'on y mette dessus, auec vn drapeau ou cotton, de l'aloës succotrin destrempé en fiel de bœuf : ou selon Auicenne : PR. *de la poulpe de colocynte, trois drachmes : amandes ameres, quatre drachmes.* Qu'on en fasse longues mesches qui soient tenuës au fondement, et y soient de cinq en cinq heures.

Si l'ouuerture en est tardiue, Arnaud conseille de saigner les veines qui apparoissent grosses sur le dos du pied : et qu'on tire de chacune trois onces de sang. Et si on ne le peut faire là, il conseille d'ouurir la basilique.

A seruir de remede seulement, sont à propos les fomentations remollitiues, qui font desenfler doucement et insensiblement, en resoluant la superfluité du sang. Et ces fomentations sont faites (suiuant ledit Arnaud) par deux moyens : l'vn est que les medicaments cuits en quelque pot, soient mis sous vne selle percée, et le malade estant assis en cette chaire, la vapeur en sera receuë par le bas. L'autre moyen est, que les medicaments, auec l'eau de leur decoction soient mis dans vne terrine ou conque et qu'on s'assied là dessus. Ou bien que l'on plonge vne esponge en cette eau, et soit exprimée : ou qu'on en remplisse vn sac, et soit appliquée.

Les medicaments qu'on fera boüillir en l'eau, seront ceux-cy : PR. *des feuilles de langue de chien ou de maulues, ou de guimaulue, deux manipuls : riolettes, vn manipul : melilot et paritoire, autant : fenugrec, demy liure.*

Rhasis loüe à cecy l'oignon blanc, cuit et pilé auec beurre de vache, tant qu'il soit remolly, et qu'on l'applique tiede. Auicenne loüe le melilot et les lentilles pelées, cuites et meslées auec vn moyeu d'œuf, et huile rosat. Et quelquefois (comme il dit) on y met du diachylon remolly auec huile rosat, ou graisse de canard, auec vn peu de saffran et d'opion.

Halyabbas fait cet emplastre : PR. *de camomille, melilot, porreau commun, et racines de guimaulue, de chacun vn petit faisseau.* Et il ordonne qu'estant pilez, soient forts cuits en eau, tant qu'ils se deffassent. Puis soient pilez dans vn mortier, et qu'on y mesle *vn moyeu d'œuf* : puis de la *farine de fenugrec, semence de lin, et du bdellion* eschauffé en graisse de geline, *demy partie* : meslez et pilez tout, et faites-en emplastre qui soit mol.

Rabby Moyse ordonne du beurre cuit, et escumé, agité au Soleil dans vn mortier de plomb, tant qu'il deuienne noir : et il est merueilleux (ainsi qu'il dit) à mitiguer la douleur, et il appelle cela suc de plomb. Et si on y mesloit de l'huile de chrysomeles [1], auquel on eust destrempé du

---

1. Les abricots sont nommés *chrysomeles*, qui signifie pommes d'or ou dorées. On les appelle aussi pommes Armeniaques. Auicenne ordonne l'huile tirée de leurs noyaux, pour mitiguer la douleur des haemorrhoïdes. (J.)

bdellion, il seroit agreable à Auicenne. Les graisses de poulle et de canard, sont permises de tous en ce cas.

Guillaume de Salicet dicte à cela vn tel vnguent : PR. *huile rosat, quatre onces* [1] *: ceruse, vne once : litharge, demy onre : cire, deux drachmes : opion , vn scrupule : escorce de mandragore , demy drachme :* soit fait vnguent.

A l'extremité, si la douleur est trop fascheuse, il faut secourir auec le medicament esprouué d'Alexandre, lequel m'a acquis beaucoup d'honneur aux tenesmes, et à toutes douleurs du fondement.

Lanfranc l'a trouué de mesmes, comme il dit : PR. *de l'encens, de la myrrhe, du lichyon et saffran, de chacun vne partie : opion, deux parties :* soient pilez et confits auec vn moyen d'œuf et muccillage de psyllion et huile rosat : qu'on les reduise en liniment, duquel on trempe la mesche, qui sera mis par dedans, et le plumaceau par dehors.

Quand la douleur est causée à raison de l'excrescence, si les hæmorroides sont vuales (lesquelles s'engendrent de la retention du sang), lesdits remedes y profitent. S'elles sont verrucales, le moyen d'œuf battu auec huile violat y sert en Esté, et en Hyuer, meslé auec huile d'amandes, ou beurre ou quelque muccillage. S'elles sont meurales, les dessiccatifs sans mordication y profitent, comme la poudre faite de feuille de tasse barbat, ou de plantain, ou des racines de cannes bruslées, y adjoustant de la ceruse et litharge. Et qui veut, de cecy mesme peut faire vn vnguent.

Mais és autres, et aussi en celles-cy n'estant point appaisées, il faut proceder à leur *ablation.* Toutesfois si elles sont vieilles, il faut qu'vne demeure tousiours ouuerte, à raison de l'enseignement dit. Ce qui peut conuenablement estre fait auec de l'aloës meslé auec vne figue appliqué là-dessus. Et auec ce, au regime doit tousiours estre sobrieté. Et qu'on ne les oste pas toutes à la fois, mais successiuement.

Maistre Arnaud aime mieux qu'on les oste petit à petit auec des corrosifs legers, tels que sont ceux qui ont la nature du sel. comme le sel gemme, et sel de nitre [2] et la lie du vin bruslée, incorporez auec miel.

Quelques-vns, comme Rhasis, Auicenne et Halyabbas, commandent d'y mettre des medicaments acres, comme les trochises Diabardich (qui

---

1. La description de Guillaume est aucunement différente de cette-cy. Car Guy se contente quelquefois de prendre les principaux simples de la composition, et mesurer la dose de son propre aduis. (J.)

2. 1537, 1559 : « Sal nitri ». Joubert dit en ses notes : *Sagimen vitri,* qui est le sel de verre, dit des simples, *axungia vitri,* en vulgaire la graisse du verre. (J.)

est du verd de gris) et Calidicon. Rogier y applique dessus vn vnguent ruptoire, auec vne capsule.

Il semble qu'il plaist mieux à Auicenne, et Albucasis, et Brun auec sa secte, qu'on les tranche auec vn fer chaud ou froid. Et s'elles estoient occultes, ils enseignent de les faire sortir auec vne ventouse, ou d'vn effort en s'exprimant : puis de les prendre auec les doigts, ou auec vn drapeau, et les tenir iusques à tant que l'operation soit acheuée. Ils enseignent aussi, auec Maistre Arnaud, de les lier auec du fil, et continuellement les serrer, en sorte qu'elles tombent d'elles-mesmes.

Quand la douleur sera à cause de leur inflammation : Adonc (selon Arnaud) il suffit qu'elles soient lauées auec eau tiede, cuite auec semences froides, concombre, courge et pourpier : et soient oingtes d'aulbins d'œufs, et jus, ou eaux froides, et muccillage de psyllion : ou qu'elles soient engraissées auec du populeon, ou du cerat de Galen.

Quand la douleur aduient de la durté des excrements, qu'il vse de choses lenitiues, et qu'on luy donne à l'entrée de son disner, vne once de casse fistule. Et aussi qu'en l'acte d'aller à la selle, il plonge ces parties basses en l'eau de la decoction des mauluës : et qu'on luy engraisse le fondement auec huile rosat tiede, et cela est esprouué.

Du fic qui est au fondement. Fics, atrices, et condylomes [1], qui se font au cul, à la verge, et en la matrice : si ne sont gueris (ainsi que met Theodore) auec mille fueille et paritoire, pilez auec vn peu de sel, et appliquez tous les iours, qu'on les lie et tranche et brusle auec cautere actuel ou potentiel, comme il a esté dit des hæmorrhoïdes, et la douleur soit appaisée, comme on l'appaise en icelles.

---

1. *Fic*, est vne excressence molle et spongieuse, de couleur cendrée ou pale, grainée, et ayant vne petite queuë menuë, comme vne figue (dequoy elle a pris son nom), le plus souuent pendante entre les fesses. Quelquesfois elle rejette vn excrement blanchâtre. On n'en rencontre gueres de durs, et tels sont engendrez d'humeur melancholique, comme les autres sont de pituite crasse.

Atrice, est vne excressence en forme de meure, engendrée de cholere grossiere, qui fait grand douleur. Il est rouge, tirant au violet, marqué de petites testes à la façon d'vne meure. Arnaud l'appelle *Attrite*, et le definit chair superfluë, qui pend à l'entour du fondement.

Condylome est fait d'humeur gros et melancholique. C'est vne excressence de chair calleuse qui se prend le plus souuent au siege, ou à l'entrée de l'amarry. Il est ainsi nommé, de ce qu'il fait eminence à mode d'vne jointure, qu'on nomme en Grec *Condyle*. (J.)

Des fistules qui sont au fondement.

DES fistules qui sont au fondement, les vnes penetrent dans l'espace du boyau culier, les autres n'y penetrent point, ains tendent à autres lieux. Et de celles qui penetrent au boyau, les vnes s'enfoncent plus de trois doigts vers le milieu des muscles du fondement : les autres s'arrestent en deçà vers le bord du cul. De celles qui ne penetrent au boyau, ains tendent à autres lieux : les vnes vont vers la chair des hanches, et és bords de l'extreme partie du fondement : les autres vers les os des hanches et de la queuë : les autres vers la vescie et racine de la verge. Ce sont les differences qui font diuersifier l'operation.

Les *causes* de ces fistules, sont comme des autres : sçauoir est, apostemes et hæmorrhoides, et playes mal traitées. Car quand on laisse, outre le denoir, sejourner la sanie en ces lieux chauds et humides, de prompte pourriture, elle les ronge et alterè, et fait sinuosité et fistules.

Les *signes* des fistules de ce lieu, sont que les susdites causes ont precedé : et la durté, nodosité et engrossissement qui aduient prés du fondement : laquelle aucunesfois s'ouure, quelquefois se ferme : et d'icelle sort virulence aigueuse ou sereuse. La profondeur de la fistule est recogneuë auec vne esprounnette de plomb, ou de racine de persil, ou de la coste d'vne feuille de maune ou de peruenche.

On entend qu'elle penetre au boyau par l'issuë de la fiente, et de la ventosité, par le trou de la fistule : et auec l'esprounnette mise par le trou d'icelle, et par le doigt preparé (c'est d'auoir rogné l'ongle et oingt le doigt auec quelque chose grasse) mis par le fondement, quand ils se rencontrent ensemble sans aucun entre-deux. Il est signifié qu'il est au corps des muscles, par la priuation de leurs operations, car ils ne peuuent suffisamment retenir la fiente, ny presser le doigt mis dans le fondement.

On comprend qu'elle tend à la vescie par nuisance de l'vriner : et qu'elle va aux parties des os, l'esprounnette le declare.

Il est iugé par Auicenne, qui est suiuy de Lanfranc en cela, que si la fistule du cul ne fait grande fascherie, on la laisse : soit tenuë nette auec drapeaux et cotton mollets, et auec lauemens, et le collyre de Rhasis ordonné cy-dessus pour les fistules des yeux, et l'emplastre noir, car sa cure est fort fascheuse. Et parauanture que le patient ne viura pas moins par elle, ains (sans parauanture) dauantage, veu qu'elle est en lieu des hæmorrhoides, et comme vn emonctoire. Et la matiere des emonctoires naturels (ou qui sont faits de naturelle accoustumance) ne peut estre empeschée sans grand danger.

Outre ce, Albucasis veut que les fistules qui penetrent iusques à la vescie, et aux os des hanches et de la queuë, ne soient curées, car leur curation n'est que peine aux malades, et vanité des fols Medecins : il suffit de les pallier. Car elles sont tant enfoncées et entrelacées auec ces parties-là, que l'on ne peut paruenir à leur racine.

Dauantage, c'est l'intention de tous, que la fistule penetrante plus que du milieu des muscles du fondement ne soit pas curée : d'autant que pire maladie s'en ensuiuroit, qui est, la sortie inuolontaire des excrements : il vaut donc mieux qu'elle soit palliée.

Mais la fistule qui ne penetre pas, ains va dans la chair prés du fondement et des hanches, et celle qui penetre sans s'esloigner gueres du fondement, peut estre curé sans crainte, comme dit Rhasis.

Quant à la *curation*, ces fistules comme les autres ont double regime, vniuersel et particulier. L'vniuersel a esté dit par cy-deuant au chapitre des fistules en commun.

Le *particulier* sera dit icy. La cure donc de la *fistule non penetrante*, ains qui va dans la chair, est curée (ayant eslargy le trou auec vne tente de gentiane) par l'incision de la cauerne et cauterization auec cautere actuel ou potentiel, comme il a esté dit des autres : sinon que ce lieu, à raison de son naturel, a plus besoin de refrigeratifs et defensifs que les autres. Brun et Theodore recommandent plus en cette fistule le cautere actuel que le potentiel, car il y aide extremement, et n'ameine pas matiere au lieu.

Les *fistules penetrantes*, selon Rhasis, ne sont point gueries, sinon par ligature [1], et extraction auec vne faucille : puis elles sont traitées (comme il dit) auec medicament incarnatif. Et la cause est, selon Brun et Theodore, parce qu'autrement, ces humiditez qui s'assembloient és cauernositez, ne pouuoient estre vuidées ne taries : mais quand on a mis le trou en vn [2], les humiditez des excremens mesme du ventre purgent et nettoyent telles humiditez.

Le moyen de lier selon Albucasis est, que par le trou de la fistule on introduise vne *aiguille de plomb*, au chef de laquelle y ait vne cordette de soye, de trois ou quatre filets : puis auec le doigt preparé, mis dans le fondement, en pliant la teste de l'aiguille, on l'ameine par le fondement. On tire l'aiguille dehors, et le fil demeure. Qu'on le lie, en l'estraignant chaque iour tellement, que tout cet espace du passage de la fistule iusques au fondement, soit tranché. Et adonc il faut appliquer la dessus des seda-

---

1. « Cum ligatione, et extractione cum falce. »
2. « Adunato foramine », quand on a réuni les orifices.

tifs de douleur. Si le patient ne peut attendre la douleur, en ce cas, Rogier conseille qu'on lie au bout du fil vne petite bandelette de linge oingte de quelque corrosif, et en retirant le filet ou cordette, on y lairra la bandelette. Qu'elle soit liée, mais non pas estroitement. Et que lors on applique par dessus des mitigatifs de l'ardeur.

La maniere du retranchement auec la faucille est que l'on attire tant qu'on pourra, auec vne cordette mise par dehors, le boyau compris par ladite cordette, et puis introduisant l'instrument dit *Bien-tranchant* par Albucasis, tout ce qui a esté comprins par la cordette soit tranché, de sorte que la cordette soit deliurée. Ou autrement selon mon Maistre, qu'on introduise par le trou de la cordette vn instrument courbe et caue d'vn costé[1] : et que par dessus auec vn cultellaire ardant soit tranché tout le comprins, tellement que la cordette et l'instrument en soient deliurez. Ayant tranché du boyau ce qui estoit comprins par la cordette, et ayant vny le trou non naturel auec le naturel, le lieu estant mondifié de l'escharre (si aucun y en a), soit incarné auec fomentation de vin, et vnguent des Apostres, et emplastre noir, et poudre incarnatiue (s'il en est de besoin), comme disoit Rhasis.

Nonobstant que Brun et Theodore veulent, qu'il faut apres l'incision, que la fistule soit mortifiée, et la callosité destruite, ie ne vois pas qu'il profite aucunement d'oster cette callosité : qui plus est, il la faut retenir[2] et procurer plus grande. Car toute l'intention doit estre apres l'incision, que tout le trou soit coriacé et cicatrizé, comme est le boyau : afin que les excrements ne chéent sur la chair nuë, et qu'ils y causent douleur.

Des rhagades. Aux rhagades ou fendilleures qui sont au fondement, en la verge, et en la matrice, supposée la diette remollitiue, il profite de fomenter le lieu auec eau de la decoction des maulues et de leurs racines, et semence de lin : et oindre le lieu de cet vnguent de Rhasis, qui est receu de Lanfranc : PR. *d'huile rosat, huict onces : cire, trois onces : ceruse, demy once : plomb bruslé, deux drachmes : amydon et tragacanth, de chacun vne drachme : opion et camphre, de chacun demy drachme : deux aulbins d'œufs,* soit fait vnguent.

Les bandages de toutes ces parties ne sont (pour la pluspart) qu'à retenir les medicaments, et se font és passions du fondement et des aynes, auec le braye[3] et la bande pendante fourchuë : en la bourse des testicules, auec vne coëffe : en la verge, auec vn sachet, tous liez au braye.

---

1. C'est une sorte de sonde cannelée.
2. Theodoric reprouue fort cette opinion. (J.)
3. « Cum brachali. » Bracae, braies, chausses, caleçons.

HVICTIESME CHAPITRE

Des vlceres des cuisses, iambes et pieds.

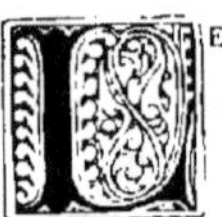ES vlceres se font en ces parties, commes és autres, et n'ont autre moyen particulier de curation, que les autres, excepté la ligature, laquelle aux cuisses commence du genoüil, et en la iambe sur la cheuille. Et ils ont besoin de plus grand repos, parce que les humeurs sont prompts à y descendre. Toutefois il est bien vray que les chancres qui se font en telles parties, le vulgaire et Rogier aussi les appelle en la cuisse *loups*, et aux iambes *cancrænes*. Lanfranc les nomme *esthiomenes*, et fait difference entre icelles, et *mal mort*, qui est vilaine rogne, de laquelle sera dit cy-apres. Mais il ne se faut pas soucier des noms, comme souuent dit Galen.

Quoy que ce soit, si tels vlceres chancreux ne sont gueris auec eau alumineuse et de plantain, ainsi que dessus a esté dit, il me plaist que (comme dit Lanfranc) on les cauterise totalement auec vn cultelaire : et que leur forme ronde soit par ce moyen reduitte en longue, afin qu'ils soient plustost consolidez, et que puis on mitigue le feu auec vn œuf et huile rosal. Soit suppuré [1] : et l'escharre mondifiée auec l'emplastre de ache : et le lieu soit deffendu auec vnguent de bol, ainsi que tousiours a esté dit.

Si l'os est contaminé, et que sur iceluy apparoisse quelque eminence, Rogier conseille que les circonferences estant munies de quelque paste, ou toille cirée [2], ou diachylon, ou quelque emplastre froid adherent, la chair qui est par dessus soit emplie de quelque caustique, lequel y demeure le matin iusques au soir, ou au contraire. Et quand la chair sera noircie, et mortifiée, pour estaindre le feu, mets si tu veux là-dessus vn œuf auec d'huile rosat, et pourchasse auec du beurre et des choux pilez, que la chair mortifiée tombe. Quand elle sera tombée, l'os soit diligemment ratissé, et qu'on en oste iusques à tant qu'il demeure net. Et s'il est necessaire, soit cauterisé et traité comme dessus a esté dit de l'os corrompu : puis soit pensé comme les autres vlceres. Mais au cas que tout l'os fust mortifié et corrompu, soit quitté, car il est incurable, comme il dit. Toutesfois, garde toy de la quantité du corrosif, ou caustique, car i'en ay veu aduenir de grands dangers : desquels nous vueille deliurer, celuy qui nous deliure de tous. Amen.

1. « Maturetur. »
2. « Vel panno cerato. »

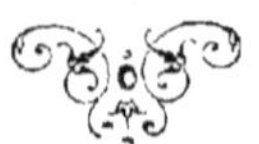

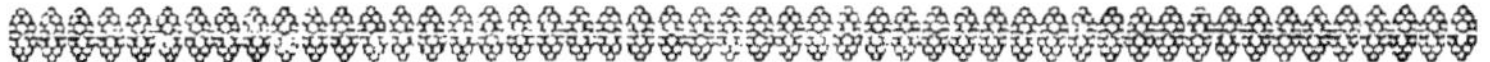

CINQVIESME TRAITÉ

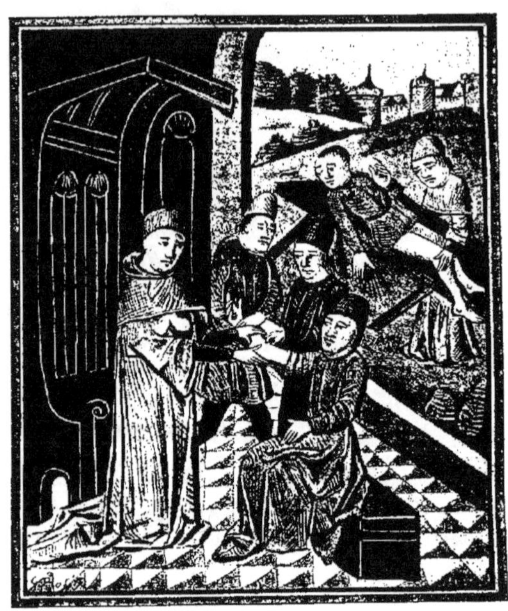

Miniature 4. — Reproduction en même grandeur d'une miniature qui se trouve en tête du *Traité des Fractures et Dislocations* de GUY DE CHAULIAC, fol. 80 du *ms. français* n° 396 de la Bibliothèque nationale. — *Ms. du XVᵉ siècle.*

CY COMMENCE LE CINQVIESME TRAITÉ

qui est de la fracture et dislocation et de la rabilleure des os rompus et desnouez, auquel y a deux doctrines.

LA PREMIERE DOCTRINE est de la rabilleure des fractures.
LA SECONDE DOCTRINE, du renoüement des dislocations.

En la premiere doctrine y a huict chapitres [1].

PREMIER CHAPITRE

Propos general de la rabilleure des fractures.

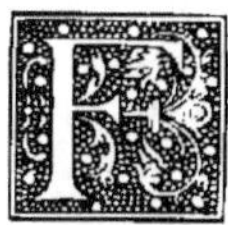RACTURE d'os, comme il a esté dit ci-dessus au traité des playes des os (en Galen au sixiesme de la *Therapeutique*), suiuant la langue Grecque c'est toute solution de continuité faite en l'os. Mais selon nostre langue, elle est ditte solution faite en l'os, non pas dequoi que ce soit : ains de ce qui casse [2]. Et ainsi la premiere difference de la solution en l'os est vraye, que l'vne est tranchée, l'autre est cassée [3] : laquelle difference n'est pas prise de la cause efficiente, ains de la disposition delaissée. Pour ce dit Galen au quatriéme de la *Therapeutique* : Car, des causes procatartiques ou primitiues, comme

1. De algebra, et extensione, et restauratione ossium fractorum et dislocatorum. Cujus sunt duæ doctrinæ.
Doctrina prima est de restauratione fracturarum.
Doctrina secunda de restauratione dislocationum.
2. « Sed a contundente. »
3. « Quaedam est incisa : quaedam contusa. »

de celles qui ne sont plus, on ne prend pas indication curatiue, ains signi-
ficatiue tant seulement. Doncques la seule disposition delaissée, et la
nature de la partie, sont les choses principales qui indiquent la curation.
Or la disposition contient l'essence du mal, et ses accidents ou dispositions consequentes. Et suiuant cela il est dit, que des fractures l'vne est
simple, l'autre composée : et des simples, selon Galen au sixiéme dessus
allegué, l'vne est en verge, ou de trauers : l'autre fendilleuse, ou de
long [1]. Et de chacune d'icelles (comme dit Lanfranc), il y en a de com-
pletes où l'os est rompu tout en rond : et d'incompletes, où il n'y a de
rompu que la moitié, ou quelque partie seulement. Et encore de ces
deux façons, l'vne est esgale et plaine [2], l'autre inesgale, squilleuse, et à
pieces. Et outre ce, chacune d'icelles est en vn seul os, ou en deux os
associez.

Des composées, l'vne est auec playe, l'autre auec douleur, l'autre auec
aposteme. Il y en a qui cheuauchent, et sont noüez de l'os mal consolidé,
et ainsi des autres. Ce qu'on prend de la nature des parties, est selon
Albucasis, que les vnes sont en l'os de la teste, les autres en l'os du nez,
les autres en l'os de la maschoire, les autres en la clauette, és bras, et
ainsi consecutiuement. Car de telles differences on prend les indications
curatiues.

Les *causes* des fractures sont (comme des autres playes) tout ce qui
peut casser et rompre les os : comme est la cheute et le coup.

Les *signes* des fractures, selon Halyabbas au huictiesme sermon de la
premiere partie de la *Disposition Royale*, sont manifestes au sens. Car si
la main s'en approche, et touche le membre rompu, elle trouue les parties de l'os separées l'vne de l'autre, et variables, et la figure du membre
inégale. Et selon Rhasis et Auicenne, en palpant auec la main, on oyt vn
criquement en l'os : et la douleur, quand on y touche, et l'impuissance de
se soutenir, tesmoignent là dessus : et les causes qui rompent aident à
cela, comme dit Auicenne. Vray est qu'en la fracture qui est de long, on
ne trouue qu'vne grosseur contre nature en la substance de l'os [3], comme
dit Lanfranc, sans presence des autres signes, comme dit Rhasis. Toutesfois il y a douleur et quelque inesgalité, ainsi que le sens monstre. Les
autres differences sont cognuës du sens et de la presence de chacune.

Il est *iugé* par Auicenne (outre les iugemens donnez auparauant és
playes des os : auquel chapitre il faut recourir en plusieurs choses pour

---

1. « Quaedam est virgalis seu transuersalis, quaedam est scissuralis seu longi-
tudinalis. »

2. On appelle ainsi la fracture qui est de travers esgalement, et sans squilles ou
brises : comme si vous auiez rompu vne coste au tronc de chou, de laquelle
similitude les Grecs disent telle fracture καυληδόν. (J.)

3. « Verum in longitudinali non inuenitur grossities naturalis in substantia ossis. »

cette matière) que la fracture de trauers entière, est de mauuais rabiller : parce que les os difficilement demeurent comme en leur continuité naturelle, et pourtant il aduient souuent, que les os cheuauchent l'vn sur l'autre : et mesmement quand elle est en vn os seul, non associé, comme en la cuisse : ou en deux associez. Dauantage, la fracture qui est prés de la jointure est difficile : car elle ne peut estre bien liée, et le plus souuent il y demeure mouuement difficile et dur. En outre, la fracture auec douleur et aposteme et fouleure de chair, et qui est à pieces, est mauuaise : d'autant qu'elle ne peut estre bien raccoustrée, iusques à tant que ces choses soient corrigées

La fracture aussi qui est auec playe et deschirure, est mal aisée, car il y faut laisser vn trou pour penser la playe : et les bandes et astelles y defaillent, parquoy le membre ne peut estre bien retenu en son esgalisation. La fracture, tant plus elle tarde à estre rabillée, tant plus est mauuaise : parce qu'elle s'endurcit, et ses espaces se remplissent de substance estrangère : et ainsi au rabillement, elle a besoin de grande extension : et la grande extension est suspecte de conuulsion [1], ainsi que met Auicenne.

Dauantage les fractures sont differentes selon le temps et terme qu'elles demeurent à s'agglutiner et guerir, comme le crane en trente et cinq iours, l'os du nez en dix-huict, vne coste en vingt, et ainsi des autres, comme il sera dit cy-apres. Et à cecy l'âge adjouste et diminuë, ainsi que Iamier escrit. En outre, Auicenne et Halyabbas au neufiesme sermon de la seconde partie, disent, que les causes pourquoy les os sont tardifs à se consolider, sont la grande embrocation auec eau chaude, et quand on les remuë souuent, et qu'on se haste de mouuoir la partie, et quand il y a peu de sang visqueux, ou trop grande estroitesse [2] empeschant le membre d'estre nourry, ou la presence des pieces d'os. Et pourtant dit Auicenne, que la restauration est moindre és cholerics, et aux conualescens, et aux vieillards aussi : voire Albucasis et Iamier disent, qu'aux decrepits il ne se fait aucun rabillement.

Les choses qui signifient, que le membre soit raccoustré, est l'égale composition, comparée à l'os associé et pareil : et le plaisir qu'on sent, et le sang qui apparoit, jetté de Nature soigneusement à la fracture : et pourtant il est dit, que l'enflure du membre, sans grande douleur, apres le premier appareil, et la desenflure apres le temps de réparation, est bon signe.

La *cure generale* des fractures, ensuit les intentions generales des playes, dites au traité des playes cy dessus. Et (comme nous auons de

1. « Suspecta est ad spasmum. »
2. « Nimia strictura. »

Galen au sixiesme de la *Therapeutique*, et d'Auicenne au premier et au quatriesme) il y a quatre principales intentions : la premiere est d'esgaliser l'os : la seconde, conseruer l'os esgalisé : la troisiesme, de le lier auec vn calle : la quatriesme, est de corriger les accidents.

Mais auant que proceder à monstrer comment lesdites intentions seront accomplies, nous mettons en auant *six documents*, qui sont necessaires aux susdites opérations.

Le *premier document* est, qu'auant toutes choses on prepare tout ce qui est necessaire à la reduction.

Premièrement, vn lieu conuenable : Secondement, des scruiteurs idoines.

Troisiesmement, de blancs d'œufs en bonne quantité, et de l'huile rosat, et vn linge trempé en iceluy, qui soit grand selon la grandeur du membre rompu.

Quatriesmement, du fil, et trois bandes larges et longues selon le membre, d'vne ou deux brasses, mouillées en oxycrat et exprimées.

Cinquiesmement, estoupades legeres, bien escharpies, et esgalement faites selon la grandeur du membre, moüillées pareillement en oxycrat, et exprimées, comme Rhasis conseille.

Sixiesmement, des astelles, lizes et legeres, de sapin, ou du bois des fourreaux des espées, ou de corne, de fer, ou de cuir, longues selon le membre, qui passent trois ou quatre doigts outre la fracture, comme dit Albucasis, et plus s'il est necessaire, pourueu seulement qu'elles ne touchent, ne blessent la jointure : plus grosses au milieu qu'aux extremitez : en tel nombre qu'il faudra pour enuironner tout le membre : qu'il y ait toutesfois de l'vne à l'autre le large d'vn doigt. Qu'on les couure de drapeau, et soient moüillées de blanc d'œuf.

Septiesmement, s'il est necessaire, qu'on ait des canons[1] liez d'vne cordette chacun à part, tant qu'il en sera besoin, selon la longueur du membre, et auec la cordette soient liées les astelles, et en tournant auec les canons soient estraint a suffisance, puis on introduira par tous les canons vne petite verge, afin qu'ils ne perdent leur reuolution et estroitesse.

Huictiesmement, qu'on ait vn *berceau ou suspensoire* : auquel le membre soit fermement et planement situé.

Neufiesmement, vn lict de matelas, auquel il se couche : et s'il est necessaire, soit percé, pour aller à la selle.

Dixiesmement, vne corde pendente sur le lict, ou quelque autre chose à s'appuyer et aider quand il voudra aller à la selle, ou se dresser et tourner.

---

1. « Cannuli cum chordula ligati. »

Le *second document* est, de l'esgalization. C'est qu'au temps de l'esgalization il y ait deux seruiteurs, et que l'vn tienne et tire le membre d'vn bout, et l'autre de l'autre directement, afin que les eminences ou pointes ne se rompent. Et s'ils ne peuuent auec les mains conuenablement estendre le membre rompu, qu'on luy mette à l'entour des laqs, ou instruments tels qu'Hippocrate nous a enseignez, comme dit Galen au lieu dessus allegué. Ie croy que ces instruments sont des tournoirs de bois, auec colomnes [1], comme disoit Albucasis, ou faits en façon d'espingales, comme auoit celuy de Lunel [2]. Le membre estant ainsi estendu, que le maistre en le maniant de ses mains selon la longueur tout bellement, rameine au contraire ce qui est sorty, vsant de l'éxemple du membre sain, ainsi que dit Galen au lieu dessus allegué.

Le *troisiesme document* est que la conseruation qui se fera par ligature, et par situation, soit aisée et non douloureuse. Donc que chacun élise, dit Galen, à l'estendre, au façonner, au bander, et au poser, la maniere et figure la plus quitte de douleur. Car il n'y a rien qui cause plus la destruction du membre, que la douleur prouenant de trop grande estroitesse et inepte situation. Et soit aduisé, que i'ay veu beaucoup de membres esthiomenes et corrompus à cause de cela : dequoy Rhasis aussi aduertit l'Operateur. Car le bandage qui est lasche, ne tient pas les os : et celuy qui est fort serré, fait douleur, et ne permet que la vie paruienne au membre. Qu'on le fasse donc mediocre, et sa limitation est, la bonne tolerance, comme Rhasis dit, et a esté dit par cy-deuant.

Hippocrate conseille trois bandes en la ligature d'vne fracture. La premiere commence au lieu de la fracture en montant, qui empesche la descente de la matiere. La seconde en descendant dudit lieu, qui exprime la matiere. Ces deux premieres bandes gardent ensemble, et fortifient la fracture, et la preseruent d'inflammation, comme dit Galen, en contenant la fracture de plusieurs reuolutions, gaignant vers le sain tant qu'il est de besoin. Toutefois elles ne suffisent pas, s'il n'y a vne troisiesme, laquelle a esté inuentée pour la garde des plumaceaux. Et à ce qu'il n'y suruienne inflammation, il commande vser du cerat, au lieu duquel on met huile rosat : et si c'est auecques playe, le vin aspre et noir. Et Rhasis conseille qu'enuiron le septiesme iour, on commence à faire ligature plus estroitte, laquelle toutesfois soit plus lasche au commencement et à la fin : au commencement, pour crainte de l'aposteme, et à la fin, afin que la partie soit mieux nourrie.

La *situation conuenable* est preparée en deux façons, ainsi que dit

1. « Sint corni lignei cum columnis... aut facti ad modum spingularum. » 1559. — Canappe : « Ie croy que ce soyent bois courbez auec coulonnes... ou faits en la maniere d'espingales. »
2. « De Limello. »

Galen : l'vne de l'intention commune, qu'elle soit exempte de douleur ; l'autre de la nature de la partie, et de la coustume. Ces deux façons s'accordent ensemble : d'autant que la figure naturelle et accoustumée de la partie est grandement sans douleur, et de cette situation on aduertit infiniment le patient qu'il l'a garde. A ces fin sont inuentez les berceaux et suspensoires [1] et instruments mecaniques, pour tenir les membres plus fermement et seurement.

Le *quatriesme document* est, que dès le commencement on applique des astelles legeres, ou quelque chose en lieu d'icelles : non pas à restraindre, ains seulement à soustenir iusques au septiesme iour, que le temps de l'apostemation soit passé. Et pour lors qu'on y mette de bonnes astelles, et suffisantes à restraindre et soustenir : et soient continuées iusques à la fin que le cal soit bien ferme. Et (comme dit Auicenne) que l'on ne se haste pas de les oster. Surquoy dit Galen au sixiesme, quand tout apparoistra plus gresle, et sans aucun empeschement deu à l'inflammation, adonc il est permis de mettre les ferules [2] à l'entour, et les presser : mais auparauant quand le phlegmon dominoit, iaçoit que l'intention fust auparauant de les mettre pour soustenir, neantmoins il n'estoit pas seur de les presser [3].

Le *cinquiesme document* est du temps du remuëment : que le remuëment ne soit fait (s'il appert que la fracture soit bien racoustrée, et qu'il n'en aduienne rien de sinistre) iusques à dix, quinze, ou vingt iours : car tant plus tard on le deffait, tant mieux, dit Rhasis. Ains si on doute qu'elle ne soit racoustrée, on la peut remuër dans sept ou dix iours, car le cal ne s'engendre pas encores. Et s'il y a quelque chose à ramander, adonc elle peut estre ramandée. Mais s'il y aduient douleur, ou aposteme, ou demangeaison, dans trois iours soit remuée, et ainsi l'a voulu Auicenne. Donc Galen au lieu que dessus (vray est que la lettre est broüillée, et parauanture aux exemplaires Grecs elle est ainsi mal trouué : car ce « desbander dans » c'est vn argument negatif) [4] dit

---

1. Berceaux, sont caisses et estuis à tenir vn membre rompu en deuë figure. On les fait de diuerse figure et grandeur, selon la partie, et de diuerse matiere : comme de bois, fer blanc, cuir boüilly, crouste de courge, escorce d'arbres, etc. Les suspensoires sont cordes ou cordons, pendans au lict, ausquels le malade se prend pour soustenir le corps quand il se veut remuer, et accommoder. (J.) — L'interprétation de Joubert au sujet des « suspensoires » ne me parait pas exacte. Il s'agit plutôt d'appareils à suspension. — Le latin dit : cunabula et suspensoria.

2. « Ferulas », éclisses.

3. « Appareant vero iam omnia modo nihil impediat phlegmone libera, ac quam pro naturali habitu nonnunquam magis gracilia, tunc licebit ferulas circumponere et soluere ex maiori internallo : ante vero quando phlegmonis dominabatur intentio, licet supple esset bonum ad sustinendum ponere, tamen non erat tutum eas premere. » 1559.

4. « Verum *litera* est intricata, et forte in exemplis Grecorum male inuenta : quia

qu'Hippocrate commande desbander le troisiesme iour, s'il y a fascherie, ou prurit, ou si les transpirations de ce qui est deia fiché en la partie sont retenuës.

Mais s'il n'y a rien de cela, il n'est loisible de souuent desbander, ains faut attendre le septiesme d'apres le commencement. Et encor apres le septiesme, il n'est pas loisible de desbander gueres, sinon que la partie eut besoin d'en sortir ses ichores : ou que le pore ne se fist bien, ce qui est cognù enuiron le susdit temps. Lors il faut desbander : Et ainsi l'a entendu Brun et Theodore, et tous les praticiens.

Le *sixiesme document* est, de la generation du cal ou pore, que apres qu'il commence à s'engendrer vers le dixiesme iour [1], le regime soit engrossi. Car, dit Galen, il faut renourrir le corps de viandes de bon suc, et nourrissantes, desquelles coustumierement s'engendre humeur, non seulement benin, ains aussi visqueux, duquel il faut engendrer le cal (selon Auicenne). Tels sont le rys et le froment cuits en l'eau, les pieds, ventres et testes des animaux cuits, et le vin adstringent et gros. Qu'il se garde de tout ce qui subtilie et brusle le sang : comme est le vin subtil, les ails et oignons, la moustarde, les espices, la colere, l'acte venerien, et semblables. Dont Rhasis dit, il leur faut subtilier le regime au commencement pour quelques iours : et que les malades ne presument aucunement de s'approcher du vin : qu'on lasche leur ventre, et soient saignez, s'ils sont forts pour empescher l'aposteme : et quand on sera asseuré de l'aposteme, qu'ils retournent au regime qu'ils auoient accoustumé d'vser.

Ayant despesché ces documens, il faut venir aux susdites *quatre intentions*, comment elles sont accomplies, en somme.

La *premiere* qui est esgalisation d'os, est accomplie par denë extension du membre, auec esleuation de l'os deprimé, et par depression de l'esleué, sans douleur, iusques à ce que les bouts des os soient reduits à leur situation naturelle.

La *seconde* est accomplie, auec bonne et decente ligature et appuyement. Or combien que la maniere soit differente selon diuers autheurs, car il y en a qui immediatement oignent et bandent sur la fructure, et ne posent les astelles iusques au cinquiesme ou septiesme iour : les autres immediatement emplastrent des le commencement, et y appliquent nombre de plumaceaux d'estoupes, comme Theodore, ou de drapeaux, comme Maistre Pierre d'Argentine, et par dessus lient et astellent : il y a danger des deux parts : d'autant qu'en dormant, le membre se

illud solueretur intra acus est negative. Soluere autem jubet Hipp... » 1559. Vray est que le *texte* est confus.

1. « Versus 8 diem. » 1559. — Ms. Montp. : dixiesme iour.

peut tordre : et sur tant de plumaceaux ne se peut faire deuë ligature.

Si est-ce qu'en tenant le milieu, inclinant toutesfois plus à la maniere de Galen, Albucasis, Auicenne et Halyabbas, suiuant les documens donnez auparauant, *i'accomplis ces deux intentions auec trois ordres.* En premier, ie regarde, qu'en conseruant, la douleur s'appaise. En second lieu, que en conseruant, le cal s'engendre. Et pour le troisiesme, qu'en conseruant, le membre soit conforté, et remis à ses actions.

Le *premier ordre* est ainsi accomply : que la fracture esgalisée, tandis que le membre estendu est encor soustenu par les seruiteurs, soit liée, auec vne bande longue et large selon la nature du membre, ou immediatement (comme fait Rogier), ou y entreuenant quelque drapeau, ou legere estoupade (comme veut Lanfranc : pourueu qu'elle ne soit tant grosse, qu'elle empesche la decente ligature) plongée au meslange de l'aulbin d'œuf, et huile rosat : commençant sur la fracture, descendant et montant, prenant assez de la partie saine, pleinement [1], et sans douleur, estraignant toutesfois plus à l'endroit de la fracture. Et que dessus ce bandage on applique et couse vn feutre, ou vn drapeau en double, ou des estoupes trempées et exprimées, qui comprennent tout le membre, afin que les astelles ne l'offencent. Par dessus, on liera auec stuels ou bandelette les astelles de bois, ou de cuir, faites selon la nature du membre : lequel à ce qu'il repose en lieu ferme et tranquille, soit situé auec ses appuis. Lendemain, s'il est necessaire et possible, le patient soit saigné, et qu'on luy enjoigne l'abstinence [2]. Du ventre il ne s'en faut pas soucier és premiers jours, specialement, si la fracture est és parties basses. Et ne soit remuë, iusques à dix ou quinze iours : sinon que la fracture fust mal racoustrée, ou que y suruint autre chose qui en fist instance. Pour lors, soit deslié apres le troisiesme ou quatriesme iour : et ayant reparé ce qu'il falloit, soit rabillé, comme auparauant, et ainsi le premier ordre est accomply.

On accomplit le *second* de cette sorte, que passé le douziesme ou quinziesme iour, quand la matiere du cal commence à venir, ce que l'on apperçoit, par l'appaisement de douleur, et qu'il n'y vient point d'aposteme, et que le membre est bien coloré, etc., le bandage soit deffait, et le membre laué auec de l'eau chaude. Et s'il y a quelque chose à reparer, soit reparée : et l'emplastre fait de farine folle, et poudre rouge, auec aulbin d'œuf, estendu sur vn drapeau, y soit appliqué et bandé, et qu'on fasse toutes autres choses, comme au premier appareil : sinon qu'il faut vn peu plus restraindre : et que de là le regime soit engrossi, et si besoin est, le ventre soit amolly. Et ainsi soit remuë du septiesme au

1. « Plane et indolorose. »
2. « Et regimen subtile. »

neufiesme, ou plus tard, iusques à tant que l'os soit bien lié du cal,
ce que l'on sçait par l'attouchement et desenflure, et que le temps est
venu auquel il doit estre ferme.

A donc il faut commencer le *troisiesme*, qui est, de lauer de trois en
trois iours le membre de vin salé, auquel ayent boüilly des roses, de
l'aloyne, et de la mousse du chesne : et soit bandé auec bonne estoupade trempée dans ce vin, et exprimée, et auec deux ou trois astelles :
Et lors le membre soit remis de peu à peu, et sagement à ses actions
coustumieres, et enfin s'il est de besoin, soit adoucy auec Dialthæa, et
Oxycrat.

La *quatriesme ou cinquiesme intention* est accomplie, selon que les
accidents s'y rencontrent : comme s'il y a douleur ou aposteme, auant
toutes choses (mesmes s'il estoit lié) soit deffait : et qu'on les appaise
auec laine, huile et vinaigre, et autres remedes conuenables, et ne soit
point lié ne astellé, sinon à soustenir le membre, et à tenir les medicaments, en attendant que tout soit appaisé. Pour lors qu'on retourne à le
rabiller, comme dit est. S'il y suruient demangeaison, qu'on desbande,
et le membre soit arrousé d'eau salée, ou engraissé d'vnguent blanc ou
de populeon : et soit bandé comme deuant. S'il y a eu playe dès le commencement, ou depuis pour en retirer des pieces [1], elles en estant retirées doucement (ainsi qu'il a esté dit cy-dessus au traité des playes des
os, auquel lieu il faut recourir pour telles fractures), soit raccoustré
comme dit est. Et quand elle fera sanie, qu'on y laisse vn trou par où
la playe puisse estre mondifiée quand sera de besoin. Si le cal est petit,
que la nourriture soit attirée au lieu auec frictions et embrocations, et
emplastres de poix et ligature lasche. S'il est trop grand, soit restraint
par vne lame de plomb, et ligature. Si l'os a esté mal consolidé, et le cal
est recent de six mois, soit remolly auec vn baing, et emplastres de guimaulue, et semblables, durant quinze iours, comme dit Iamier : et en
l'estendant auec des tyssus ou lizieres des deux costez, l'os soit rompu
derechef, en luy donnant du genoüil [2], et incontinent soit esgalisé, et
rabillé comme dit est.

Souuent il est possible qu'en adoucissant le cal, la fracture soit esgalisée [3], auec ce que tu sçais, dit Auicenne : à quoy i'ay veu estre vtile le
poix auec vne poulie. Mais si elle est vieille, et le cal endurcy, qu'on le
laisse suiuant le conseil de tous les experts. Car il eust mieux valu à ce

1. « Frustula. »
2. « Cum vittis ab vtraque parte impingendo cum genu refrangatur. » 1559.
3. Les mots de ce propos sont tellement transposez, que le sens en est depraué.
Il faut ainsi lire du texte d'Auicenne, et souuentesfois il est possible de guerir la
fracture mal rabillée, sans la rompre vne autrefois, en adoucissant le cal, auec ce
que tu sçais puis soit esgalisée, etc. (J.)

sage-là [1], duquel parle Halyabbas au troisiesme du *Techni*, viure auec
son boitement, que de mourir en tels tourments. Toutesfois, si on en est
fort importuné, et qu'il ne se puisse faire autrement, Auicenne conseille
que l'on couppe la chair, et qu'en frottant, l'orosbot ou cal soit separé [2],
puis soit rabillé comme dessus. S'il y a eu attrition et que l'on craigne la
corruption du membre, soit scarifié [3] et gouuerné comme il a esté dit de
l'esthiomene. Et s'il y reste durté, soit traitée comme il sera dit au
sixiesme de la goutte et des passions des jointures, et en l'antidotaire.
C'est assez parlé de celles qui transuersent.

En celles qui vont de long, la procedure doit estre semblable : mais il
la faut presser dauantage à l'endroit de la fracture, et pousser plus en
dedans ce qui est sorty de place, comme dit Galen.

SECOND CHAPITRE

De la reduction particuliere de la fracture du crane,
de l'os du nez, et de la maschoire.

E la *fracture du crane et du nez*, il a esté dit cy-dessus au
troisiesme traité des playes.

En la *fracture de la maschoire* tous conuiennent, Halyabbas, Albucasis et Auicenne, que si elle est rompuë soit reduite en sa figure auec les doigts mis dans la bouche du patient. Ce
que l'on cognoit, que les dents de la partie saine s'adjoustent directement auec les dents de l'autre. Et adone ayant lié les dents malades
aux autres saines, auec vn fil bien ciré, ou d'argent ou d'or, soient
appliquez les remedes dits au commun propos : et la dessus, en lieu
d'estoupes, cuissinets de linge en plusieurs doubles : et puis vne astelle
de semelle de cuir. Et soit lié d'vne ligature qui commence derriere le
col, et venant sur la maschoire, et la retournant sous les oreilles, derriere
la teste, en la ramenant soit liée au front. Et si plusieurs reuolutions

---

1. Les paroles d'Halyabbas sont telles : I'ay veu vn vieillard de soixante et dix ans
duquel la hanche fut rompuë, et restaurée en figure torte d'vne restauration
ferme, etc. Puis il raconte, comment il se mit entre mains de quelque rabilleur,
qui luy rompit la cuisse pour la seconde fois : dequoy le vieillard mourut, auant que
le rabilleur eust acheué son operation. (J.)

2. « Et orosbot fricando separetur. » 1559.

3. « Scapelletur. »

y sont necessaires soient faites de la mesme sorte, iusques à ce que la ligature y soit bien ferme. Ses viandes soient sorbilles, afin qu'elles ne l'ennuyent en maschant. Le terme de sa fermeté [1], est presque de vingt iours, selon Auicenne et Albucasis.

TROISIESME CHAPITRE

De *la fracture du col, et des vertebres du dos.*

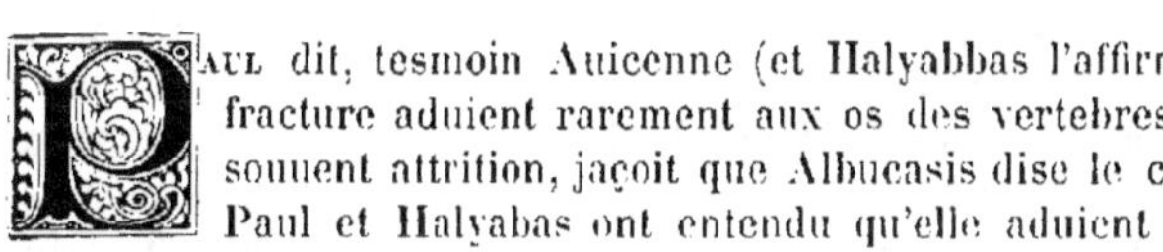

PAUL dit, tesmoin Auicenne (et Halyabbas l'affirme aussi), que fracture aduient rarement aux os des vertebres, mais le plus souuent attrition, jaçoit que Albucasis dise le contraire. Mais Paul et Halyabas ont entendu qu'elle aduient en leurs rondeurs, et Albucasis en leurs aisles. Quoy que ce soit, si la nuisance paruient à la nuque et aux nerfs qui en procedent, elle conduit à la paralysie (comme dit Albucasis) des mains, si sont des hautes : et des pieds, si sont des basses : et quelquefois s'ensuit la mort, comme dit Auicenne : parquoy il faut predire la perte. Et s'il aduient qu'il se vuide innolontairement, ou qu'il ne puisse vriner quand il le desire, sçaches que cela est mortel, comme dit Albucasis. Doncques ne te trauaille pas à le guerir. Mais s'il n'aduient rien de cela, sa curation sera en l'appaisement de la douleur et de l'aposteme, auec huile rosat, et moyeux d'œufs rostis [2]. Et quand tu les auras appaisez, mets leur dessus quelqu'vn des emplastres confortatifs et dessicatifs, et estraints le lieu auec vn bandage. Et ordonne au malade le repos, et la situation sur la partie qui moins luy deult.

Si le bout de l'*os de la queuë* est rompu, mets dans son fondement le poulce de ta main gauche, et égalise de l'autre main l'os rompu, comme tu pourras : puis mets-y dessus l'emplastre et les astelles, et serre auec le bandage.

1. Auicenne enseigne, que l'os de la machoire est restraint (c'est à dire, rafermy) auant trois sepmaines. Pourquoy il faut lire icy *vingt iours*, et non pas *vingt huict* (qui est le terme de quatre sepmaines) comme des autres lisent. (J.) (Edit. de 1539, par exemple.)

2. « Vitellis ouorum assatis. »

QVATRIESME CHAPITRE

De la fracture de la clavette, et de l'os de l'épaule ou palleron [1].

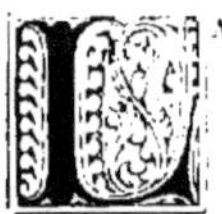 A fracture de la clauette de la poictrine est quelquefois en dehors, quelquesfois en dedans [2]. Celle qui est en dehors se peut aisément reduire : celle du dedans mal aisément. En celle qu'est en dehors, il ne faut que tirer vn peu le bras, et en pressant la fracture, la pousser en dedans, et y mettre les susdits remedes, et vne estoupade, ou drapeaux pliez, et vne astelle de semelle, large de deux doigts, et longue de huict, et bander d'vn long bandage, passant dessous les chatoüilloirs [3] où l'on ait mis vn peloton de laine ou d'estoupes. Et qu'on y face tant de tours, que le lieu soit bien affermy. Le bras soit pendu au col, et mis en repos. Il faut voir tous les iours que le bandage ne se relasche et soit tousiours raffermy, comme dit Albucasis.

Mais si la fracture est en dedans, appliquant le genoüil au milieu des espaules, comme faisoit mon Maistre de Boulogne, les espaules [4] soient fort tirez en arriere, et adonc la fracture soit reduitte auec la main. Ou bien le patient soit estendu à terre, comme dit Auicenne, et qu'on lui mette derriere ses espaules vn oreiller ou carreau, rond ou bossu, et qu'on presse fort les espaules contre terre, et adonc la fracture soit reduite auec la main. Et si elle n'est reduite, oingt ta main ou vn cuir de quelque glu, comme on fait pour les costes, et en releuant la main ou le cuir auecques violence, elle soit reduite. Et s'elle endommageoit la respiration, et que ne peut estre autrement reduite, qu'on la prenne sagement, sans rompre le siphac [5], auec vn crochet : et soit tirée dehors, comme on fait en retirant les pieces d'os. Soit emplastrée, bandée et soustenuë, comme dessus a esté dit. Le terme de sa fermeté est de vingt et quatre iours, selon Albucasis.

1. « De fractura furculæ, et ossis spatulæ, seu omoplatæ. »
2. « Ad exteriora, aliquando ad interiora », c'est-à-dire : les fragments se portent quelquefois en dehors, quelquefois en dedans.
3. « Sub titillicis. »
4. « Trahantur fortiter humeri. »
5. « Siphac. » Siphac désigne déjà le péritoine; ici il représenterait la plèvre; dans le *Traité de l'anatomie* (p. 57) Guy distingue le siphac de la plèvre.

CINQVIESME CHAPITRE

De la fracture de l'os adiutoire, du bras, et de toute la main [1].

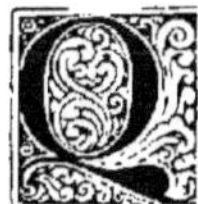QVAND l'os *de l'adiutoire* se rompt, le plus souuent il decline en dehors, comme dit Auicenne. Or en cette fracture il faut entendre outre les choses vniuerselles, que, jaçoit qu'Albucasis mette deux manieres de reduction et égalisation (desquelles la premiere m'est difficile, la seconde facile, car il s'accorde auec tous, sinon en ce qu'il commande, que en lieu des astelles le bras soit lié auec l'adiutoire, tellement que la paulme de la main se joigne à l'espaule [2]), toutesfois il vaut mieux, que apres la reduction faite doucement, tirant sans douleur l'adiutoire auec le bras et le coude par vn seruiteur, l'autre tenant ferme la partie superieure et l'espaule, la fracture soit esgalisée des mains, et bandée et astellée de cinq ou six astelles : et soit penduë au col auec vne seruiette, de sorte que le bras se couche à plein sur le ventre : et soit tellement appuyé auec compresses et drapeaux, qu'il ne se torde point. On le remuë du quatriesme au septiesme, et s'affermit en quarante iours.

Du bras [3]. Il aduient quelquefois au bras que les deux focils ensemble sé rompent, et quelquesfois l'vn deux seulement. La fracture du focile inferieur et plus grand, est de plus grande vehemence et plus laide, que du superieur plus petit, comme dit Auicenne, et Albucasis de mesme. Tous s'accordent en cette fracture, que soit rompu vn seul ou tous deux, on l'estende par deux seruiteurs : l'vn tirant vers le coude, l'autre vers la main : et le Medecin de ses mains les égalise doucement, les remette et bande, et face le demeurant dit au chapitre vniuersel. Au bras, quand l'vn des os est rompu, il suffit moindre astellement : quand les deux sont rompus, il requiert cinq ou six astelles. On le situë prés du ventre. On le pend au col. Il est ferme en trente iours.

Du carpe ou brasselet, et des doigts de la main [4]. Fracture n'aduient

---

1. « De fractura ossis adjutorii, et brachii, et totius manus. » V. la note de la p. 51 : Adjutorium, l'adjutoire, c'est ce que nous appelons le *bras*; l'os de l'adjutoire, c'est notre *humérus*. Brachium, ou bras de Guy, c'est notre *avant-bras*, avec ses deux os, les *focilles*.

2. « Vt *brachium* ligetur cum *adiutorio* taliter quod vola manus inugatur cum *humero*. »

3. « De brachio et focilibus ejus. »

4. « De rasceta et digitis manus. »

gueres aux os du brasselet (parce qu'ils sont fort durs), ains separation. Surquoy Albucasis conseille que la main soit estenduë sur vne table, et en pressant et façonnant ils soient reduits, emplastrez, bandez et astellez comme il appartient : et que la paulme de la main soit remplie d'estoupes, ou de drapeaux : et les doigts soient liez l'vn à l'autre. On la remuë de quatre en quatre iours, et est ferme en vingt.

SIXIESME CHAPITRE

De la fracture des costes, et des parties de la poictrine.

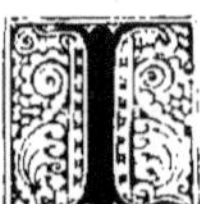
L faut entendre, que la fracture de la clauette, des costes, et des os de la poitrine, conuiennent en plusieurs differences et causes, signes, iugements, et maniere de curation. Car (comme il a esté dit de la clauette) elles sont quelquesfois rompuës en dedans, quelquesfois en dehors : mais autresfois les costes se plient, et ne se rompent point.

Les *signes* sont communs : outre ce, que quand elles se rompent ou plient en dedans, il en aduient des accidens de pleuresie, par nuisance de l'haleine, et crachement de sang, et toux : parquoy telle fracture est fort dangereuse.

En sa *curation* il conuient entendre, que Halyabbas, Auicenne, Albucasis, et plusieurs autres traitent diuersement et sans distinction de la fracture des costes. Car Albucasis, Auicenne et Halyabbas la pensent auec laine et huile, cuissinets et bandages. Rogier l'égalise, et reduit de ses mains oingtes de quelque glu, dans le bain, ou prés du feu, l'affermissant auec de l'Apostolicon. Iamier, de mesme : sinon que durant les quatre premiers iours, il l'emplastre auec du miel et cumin, bayes de laurier, pouliot et coste. Laquelle façon de faire [1], ainsi qu'affirme Theodore, Hugues son Maistre ensuiuoit.

Mais Brun vse de cette distinction : la fracture qui est en dehors, il l'égalise de ses mains, et l'emplastre et astelle conuenablement : celle qui decline en dedans, si elle est petite, il la fomente comme Auicenne, auec huile et laine : si elle est grande, il l'ouure et attire. Guillaume de Salicet l'égalise de ses mains, et l'emplastre auec blanc d'œuf, farine et autres

---

1. Cecy doit estre rapporté à la maniere de Rogier, selon Theodoric, qui descrit ce que maistre Hugues avait accoutumé de faire. (J.)

glutinatifs : Lanfranc y procede comme Rogier, sinon qu'il commande
que le patient en toussant aide à retirer la coste en dehors.

Quant à moy, en telle fracture, supposé le regime vniuersel de la phlebotomie, et du ventre et diette, et breuuage dissipant la matiere congelée
(comme le broüet de poix ciche), ie distingue, comme fait Brun : ou
elle decline en dehors, et adone en pressant des mains i'égalise, et
auec emplastre de blancs d'œufs, et farine, et autres glutinatifs, et bonnes
estoupades, astelle de semelle et longue bande, i'affermis le lieu : et enfin
ie l'adoucis auec dialthæa et oxyerat : Ou elle decline en dedans, et adone,
comme Rogier, Iamier et Lanfranc, estant le patient dans le bain, ou
prés du feu, mes mains ointes de therebintine, ou de quelque glu, et
appliquées sur la partie deprimée, en attirant (auec l'aide de la toux et
retention d'haleine du patient) ie l'esleue de tout mon sens : et s'il est
necessaire, i'y pose vne ventouse : ou ie l'ouure[1], comme dit Auicenne.
Et i'applique sur la partie durant les premiers trois ou quatre iours, pour
appaiser la douleur, et empescher l'apostemation, de l'huile rosat, et des
blancs d'œufs, auec des estoupes : et le bande d'vn leger bandage, seulement à retenir les medicamens. Puis ie le gouuerne auec l'emplastre de
farine de febues et de miel. En fin ie l'adoucis auec Dialthæa et oxyerat.
On le remuë de cinq en cinq iours, et est affermy en vingt.

SEPTIESME CHAPITRE

De la fracture de l'os de la hanche et de la cuisse.

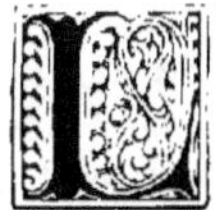*'os de la hanche* n'est guieres souuent rompu, mais quelques-
fois se fend, et ses bords se brisent. Quelquesfois il est
poussé au ventre : dequoy il en aduient douleur et stupeur
en la cuisse : et en sont les cuisses diminuées, et est chose
assez difficile à reduire. En la reduisant, il faut estendre les cuisses, et
pousser la hanche, et la reduire comme on pourra, puis l'emplastrer et
bander.

De la cuisse. Quand la cuisse est rompuë, la forte extension y est
necessaire, comme dit Auicenne. Or pour cette fracture, et de tous autres
membres, il faut entendre, que quant à leurs causes, et au regime aussi
en general, il faut auoir recours aux propos vniuersels dessusdits : sinon

1. « Aut aperio vt dicit Auic. »

quant est de la fracture de la cuisse, elle n'est guere exempte de boitement, comme dit Auicenne. Toutefois il faut sçauoir en special, que presque tous s'accordent, qu'il faut proceder de mesme en son regime, qu'en la fracture de l'adiutoire : sauf qu'il faut qu'on l'estende plus fort. Et pourtant, ils commandent de l'estendre par deux scruiteurs auec des ligaments, liez au dessus et au dessous de la fracture. Ils commandent aussi qu'elle soit plus fort bandée et soit astellée de six ou sept astelles : et Guillaume veut que les extérieures soient plus longues et plus fortes. Toutesfois trois suffiroient à Albucasis. Car il est commandé lier la jambe auec la cuisse en lieu d'astelles, de sorte que le talon paruienne aux fesses [1] : ce qui ne me plaist pas.

Mais en la maniere de situer, ils sont differents, car les vns (comme Rogier, Albucasis et Guillaume) la situent en vn lict plain [2], et l'appuyent deçà et delà, auec drapeaux et estoupes, ce que ie ne louë point. Les autres (comme Maistre Pierre) auec soustenements [3] faits de pailles longues, de la longueur du pied, enueloppées d'un linceul, et cousuës, lient par dessus auec trois ou quatre bandes. Les autres (comme Auicenne et Brun : à quoy consent Rogier) auec deux astelles longues iusques aux pieds, liées semblablement auec des bandeaux. Quelques-vns comme Lanfranc, et plusieurs modernes, la mettent dans vne caisse ou berceau, iusques aux pieds. Toutesfois quoy qu'ils diuersifient, tous entendent tellement situer la cuisse rompuë égalisée, qu'elle se repose sans fascherie, et ne bouge, ne decline à quelque costé. Et pource Rogier aduertit l'operateur, que la cuisse malade soit tenuë du long de la saine. Et pour plus grande cautelle [4], le Romain les situoit en vn lict estroit et percé, afin qu'il puisse aller à la selle, sans se leuer du siege, et lioit la cuisse et la iambe en trois ou quatre endroits auec les bords du lict, et le pied à vn pilier, à ce que le patient ne la peut tirer à soy, comme fait Theodore.

Quant à moy, la cuisse estant liée auec des astelles longues iusques aux pieds, ie l'affermis quelquefois auec les susdits *appuyemens de paille*, quelquefois auec vne caisse : et *i'attache au pied vn poids de plomb*, passant la corde sur vne petite poulie, de sorte qu'il tiendra la iambe en sa longueur : et s'il y a quelque defaut en l'egalisation, en tirant petit à petit il se racoustrera. On le remuë de neuf en neuf iours, et plus tard. Il est ferme dans cinquante iours.

---

1. « Quia crus loco hastellarum praecipiebatur ligati cum coxa, vt calcaneus perueniret ad nates. »

2. « In lecto plano. »

3. Ms. Monpt. dit : *deux* soustenans. — Il s'agit là des *fanons*.

4. « Et ad maiorem cautelam Rogeri? situabat...? » — Cautela, précaution. Au lieu de Roger, le ms. de Montp. dit « mesire romanus »; Canappe, romanus, et Joubert, le Romain.

HVICTIESME CHAPITRE

De la fracture du genouil, des iambes et de tout le pied.

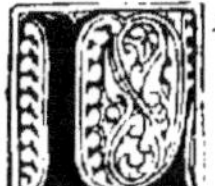A *roüelle du genoüil* [1] rarement est rompuë, mais le plus souuent elle se destord. Il faut en son rabillement (comme dit Halyabbas) assembler des doigts ses fragmens, et les esgaliser suiuant sa figure, emplastrer, et mettre vne ronde astelle faite de semelle : puis lier ainsi qu'il appartient.

De la iambe [2]. De la iambe quelquefois sont rompus les deux fociles, quelquefois vn seul, et c'est aucunefois le plus grand; et adonc il decline en derriere : autresfois le mineur, et il decline en deuant et en dedans. La fracture du grand focile, est pire que du petit, d'autant que le grand peut soustenir la iambe : mais quand tous deux sont rompus, c'est bien pire. Albucasis et Halyabbas veulent que la fracture de iambe soit gouuernée comme la fracture des bras, excepté qu'ils commandent de la mettre entre deux ais, selon la longueur de toute la iambe, ou en vn berceau. Ie le fais de mesme : et quand il est besoin, ie luy approprie les engins de la cuisse.

Du talon [3]. Le talon ne se rompt pas, d'autant que c'est vn os dur deffendu ou couuert de ligamens.

Du tarse, et plante du pied [4]. Cette partie aussi rarement est rompuë, et estant rompuë sa cure est difficile, comme dit Auicenne, et ameine souuent de mauuais accidens. Albucasis dit qu'on la rabille en mettant son pied à terre, et le foulant du tien. Soit emplastré et bandé auec astelle large, selon qu'est le ventre et semelle du pied, et les concauitez soient remplies, comme a esté dit de la main.

Des arteils [5]. La fracture des doigts du pied est esgalisée comme des doigts de la main, ainsi que dit Halyabbas.

1. « Rotula genu. »
2. « De tibia. »
3. « De calcaneo. »
4. « De rasceta pedis. »
5. « De articulis digitorum. »

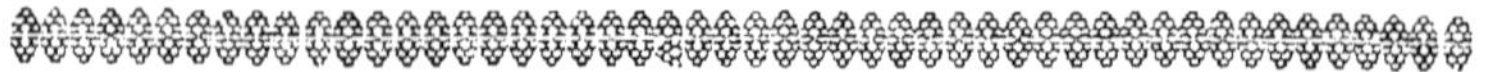

DOCTRINE SECONDE

Du renoüement des dislocations.

Elle contient huict chapitres.

PREMIER CHAPITRE

De la dislocation en general.

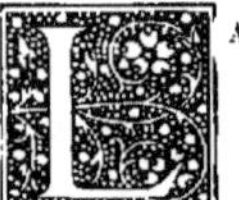A defloüeure ou desnoüeure (comme disent Auicenne et Albucasis) est l'issuë de l'os de son lieu naturel, auquel il est conjoint. Sur laquelle il faut entendre, suiuant l'intention dudit Auicenne, au premier liure, que la conjonction mutuelle des os est de quatre sortes : l'vne en scie, comme és commissures du crane : l'autre en ficheure, comme les dents sont fichées : l'autre en appuyement, comme la table pectorale : la quatriesme en lien, comme de la boitte et teste de la cuisse [1], à laquelle sorte de conjonction, proprement aduiennent desnoüeures, et non aux autres : ains mouuement, ou opertion [2], qui n'est proprement, ains largement ditte dislocation, comme dit Lanfranc.

Or des desnoüeures l'vne est complette, en laquelle l'os totalement sort de sa jointure, et est ditte vraye dislocation. L'autre est imparfaite, en laquelle l'os ne sort totalement : Auicenne l'appelle declination et estorse [3]. Il y en a vne autre, où l'os ne sort pas de la jointure, mais son ligament s'allonge, laquelle on nomme Gahen, et eslongation de ligament. Et est ainsi appelée au quatriesme *Canon*, en deux lieux.

Il y a aussi quatre manieres de dislocations, en deuant, en derriere, en

---

1. « Una est serratiua, vt in commissuris cranei : alia infixiua, vt in fixione dentium : alia est appodiatiua, vt in tabula pectoris (le sternum) : quarta est ligatura, vt pyxidis et vertebri »; pyxis, petite boite; vertebrum, os du bassin.
2. « Sed motio sive apertio. »
3. « Declinatio et contorsio. »

dedans, et en dehors. Et auec ce, l'vne est simple, l'autre composée, auec fracture, playe, et douleur et aposteme : l'autre auec durté. De ces differences on prend les indications curatiues.

Des *causes* de dislocation, les vnes sont externes, comme cheute, coup et extension inepte : les autres internes, comme humeur muccilagineux contenu en la jointure.

Des *signes*, les vns sont prins des choses substantiellement inherentes, comme du vice de la composition, qui a eminence, et enfonceure differente de l'ordinaire : les autres, de celles qui sont inherentes accidentellement, comme de la douleur, et difficulté de l'action et mouuement. Lesquels signes on tire par comparaison faite à sa pareille jointure saine, comme dit Auicenne.

Il est *iugé* par Hyppocrate et par Galen au sixiesme des *Aphorismes*, que quiconques estans molestez de desnoüeure, sont rabillez, s'ils rechéent de nouueau, il y a des muccilages en la jointure : la cuisse se transit [1] et ils clochent, si on ne les cauterise. Et combien que ces paroles ne soient droitement celles d'Hyppocrate, toutesfois Galen les expose ainsi. Albucasis donne la maniere de les cauteriser auec vn *instrument fait en cercle*.

Il est iugé par Auicenne, que les dislocations composées auec playes, douleur ou aposteme, sont difficiles et dangereuses, de sorte qu'elles nous contraignent aucunesfois de laisser la partie sans cure de reduction, comme disoit Galen au quatriéme de la *Therapeutique*. Outre ce, la dislocation vieille et endurcie est difficile, et quasi impossible à curer, et qu'on se haste de rabiller.

Dauantage, les desnoüeures sont diuerses, selon les jointures où elles sont faites : car l'vne est de facile dislocation, et facile reduction, comme en la jointure du iarret [2], pour la lizeur [3] du ligament : l'autre est mal aisée, comme en la jointure du coulde, des pieds et des doigts : l'autre mediocre, comme de l'espaule, de la hanche, etc. En outre, la dislocation en laquelle sont rompus les bords de la concauité des os, est tres mauuaise.

Pour fin on iuge la reduction estre faite, quand on a oüy vn bruit de l'os qui rentre, et qu'on y voit la figure naturelle, estant comparée à sa pareille, comme dit Iamier.

La *cure* generale des dislocations (ayant premis quelques documents dits en la doctrine des fractures, communs à toutes restaurations de frac-

---

1. « His mucillagines sunt in iunctura : tabescit crus et claudicant. »
2. « Vt in junctura poplitis. » — Les autres (Canappe) lisent du *pouce*, et mal. Car le pouce, soit de la main, soit du pied, n'est pas aisement ou souuent défloué. (J.)
3. « Propter levitatem ligamenti. »

ture et desnoüre) a quatre intentions. La premiere est, reduction de la
jointure : la seconde, firmation et conseruation de la jointure reduite :
la troisiesme, prohibition d'aposteme et douleur : la quatriesme, correction des accidents.

La *premiere* est accomplie par extension de la jointure, et impulsion
de l'eminence, et remplissement de l'enfonceure, le tout mollement et
sans douleur, tant qu'il sera possible.

La *seconde* est ainsi accomplie : Ayant oingt la jointure auec huile
rosat, et appliqué vn linge deslié, on y pose des estoupes ou drapeaux
pliez en plusieurs doubles, trempez en aulbins d'œufs. Et s'il est necessaire, on met par-dessus astelle de cuir. Soit lié auec des bandes trempées en oxycrat, larges et longues selon la grandeur du membre, comme
il sera specifié cy-dessous. Et le membre soit situé le plus en repos et
sans douleur, qu'on le pourra, le pensant du quatriesme au septiesme
iour. Ez seconds appareils, on y fera embrocation (si besoin est) d'eau
chaude : non pas au premier, si le mal est recent (car on augmenteroit
l'aposteme, comme dit Auicenne des draps chauds)[1] et soit emplastré
de farine folle, et poudre rouge, incorporez auec blancs d'œufs : Adonc
faut lier plus estroit, comme dit Rhasis.

La *troisiesme intention* est accomplie, auec saignée et purgation (si la
necessité y est) et bonne diette, qui soit subtile au commencement, et
engrossie apres que la douleur et l'aposteme sont appaisez : comme il
a esté dit auparauant de la fracture. Et en fin soit conforté auec embrocation d'eau de la decoction des roses, aloyne, et mousse blanche de
chesne, y appliquant du sparadrap, ou de l'oxycros[2], reduisant le
membre doucement à ses actions ordinaires.

La *quatriesme intention* est accomplie selon les accidents. Si c'est
douleur, et aposteme, qu'ils soient appaisez auant la reduction (car à
cause du tirement, il faut craindre la conuulsion, et autres mauuais
accidents) et ce auec laine trempée en eau chaude, et huile : puis soit
reduite, comme dit Albucasis.

Si elle est auec playe, qu'on reduise premierement la dislocation : la
playe soit guerie apres, et si besoin est, soit cousuë. Et quand elle fera
sanie, qu'on luy laisse vn trou pour s'expurger. Si elle est compliquée
auec fracture, qu'on rabille premierement la dislocation, et puis la fracture, s'il est possible. Mais s'il n'est possible, qu'on racoustre la fracture,
et quand le cal sera ferme, la desnoüeure soit rabillée.

Et si la desnoüeure est ancienne, et qu'il y ait durté, soit faite embro-

---

1. Auicenne ne dit pas cela des draps chauds, ains des secs qui echauffent le
membre. (J.)
2. « Spadagrapum aut oxicroceum. » 1499.

cation auec l'eau de la decoction de maulues, et guimaulues : puis soit oingte du Dialthæa, et emplastrée du grand Diachylon, ou de laine à tout le suin, trempée en muccilages, et escorce de la racine de guimaulue, cuites, et pilées, et graissées d'oingt. Le lieu ainsi bien remolly, la jointure soit reduite et guerie. Et si estant guerie, son mouuement reste difficile ou nul : soit traitée comme il sera dit au sixiesme, de la Goutte et des passions des jointures, et en l'Antidotaire aussi.

SECOND CHAPITRE

De la desnoüeure de la maschoire.

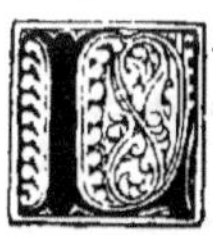A maschoire quelquefois se rend molle ou lasche, quelquefois est en spasme, et quelquefois se desnoüe : sa dislocation quelquefois est en deuant, et pour lors la bouche demeure ouuerte , tout ainsi qu'en la mollesse : quelquefois en derriere, au contraire de ce qu'aduient par la mollesse, comme dit Auicenne, et adonc les dents basses entrent sous les hautes, comme dit Lanfranc : et la bouche ne peut estre ouuerte, non plus que en le spasme.

Les *signes* de la desnoüeure, outre les signes vniuersels donnez, sont que iamais les dents hautes se peuuent esgaler aux basses.

Il est *iugé* par Auicenne et Halyabbas, que si on ne la reduit tost, elle s'endurcit, et ameine fiéure, douleur, flux cholerique, et mauuais accidents, iusques à ce qu'il tuë le patient au dixiesme iour.

Quand elle est en derriere, *on la reduit ainsi* : Que l'vn des seruiteurs tienne la teste, et celuy qui rabille mette son poulce dans la bouche, et les autres doigts sous la maschoire, ou vn coing de bois s'il n'y peut mettre les doigts : et adonc en tirant fort la maschoire, qu'il pousse l'os sous les oreilles en sa place. Si c'est en deuant, suiuant Guillaume et Lanfranc, il faut mettre vne bande assez forte sous le menton, qui comprenne tout le menton, et lors vn des seruiteurs (quand tu auras mis le coing dans la bouche le plus en arriere que tu pourras) tirera fort les bouts de la bande par derriere, tenant ses genoüils sur les espaules du patient, luy gisant à l'enuers, comme Iamier enseigne, et ainsi elle sera (Dieu aidant) rabillée. Apres le rabillement, qu'on y mette des emplastres, et les pieces accoustumées, et soit lié de ligature conuenable, ditte en fracture. On le remuë de quatre en quatre iours. Il est communément affermy dans douze iours. Qu'il couche sur vn coussinet ferme : et vse de viandes sorbiles, afin que ne luy faille mascher. Si elle a demeuré longuement desnoüée, et est dure, qu'on la baigne, et remollisse auec eau tiede, huile, et autres choses conuenables comme dit est, et soit rabillée. S'il y suruient de mauuais accidents, obuies-y selon qu'ils seront : comme à la douleur, en rasant la teste, et l'oignant, ensemble le derriere des oreilles, et le col, et sous les aisselles, auec huile rosat chaud : et traite-le.

TROISIESME CHAPITRE

De la dislocation du col, et des nœuds de l'eschine[1].

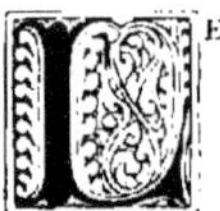

ES vertebres du col et du dos, quelquesfois se desnoüent entierement, quelquesfois non du tout. Et leur dislocation quelquesfois est en dedans, quelquesfois en dehors, quelquesfois à costé : et quelquesfois est aux vertebres hautes, et fait la squinance escroüelleuse, au quatriesme des *Lieux affligez* : quelquefois aux basses, quelquesfois aux moyennes, et fait gibbosité.

Les *signes* de ces desnoüeures sont éuidents à l'œil, et à l'attouchement.

Il est *iugé* que toute dislocation des vertebres est dangereuse et suspecte au rabiller, à cause de la nuque et des nerfs, sur tout celle qui se fait en dedans : parce qu'elle ne peut estre maniée ainsi qu'il conuient. On iuge aussi, que la desnoüeure des vertebres superieures nuist à l'aualler, des moyennes au respirer, des inferieures à l'vriner, et aller à la selle.

Le *moyen de la rabiller* est assez long en Albucasis, Halyabbas, et Auicenne : mais en somme, en la dislocation des vertebres du col, l'on tire la teste sagement en haut auec les mains, ou auec vne bande, comme dit Iamier, ayant mis vn coing entre les dents, par le menton, ou par les poils, ou par les oreilles : et les espaules sont poussées des pieds en bas[2], et l'eminence est pressée. Ez autres, qu'on estende le corps, et soit tiré des deux costez par tous moyens, ou auec bandes, à vn pilier, et cheuilles, ou poulies, ou vn tournoir, et semblables engins[3] : et l'eminence soit comprimée auec les mains ou les pieds, ou vne planche

1. « Et spondylium dorsi. »
2. « Ad superius humeri cum pedibus impellantur inferius. »
3. « Vel cum fasciis cum columna et cauillis, vel poleilhis, vel curuo, et consimilibus ingeniis. »

mise dessus. La maniere de l'affermir et conforter et remollir, soit pratiquée comme és autres, sinon qu'elle soit astellée et qu'il couche des sus, afin de la comprimer. Et soit pensée de cinq en cinq iours, car elle est affermie en vingt.

De la gibbosité humorale il en sera dit, quand on traitera cy-apres des propres passions du dos.

QVATRIESME CHAPITRE

De la dislocation de l'espaule, et de ses parties [1].

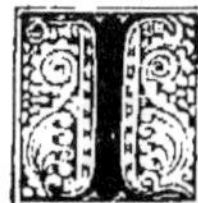 Iaçoit que Auicenne ne mette que deux sortes de dislocations de l'espaule, sçauoir est à la part inferieure domestique vers le chatouilloir, parce qu'elle s'y fait le plus souuent : et à la part exterieure sauuage [2], comme la moins frequente : toutesfois Albucasis met, et presque tous, qu'aucunesfois (mais rarement) il se desnoüe vers la poitrine, et non pas vers le haut, à cause des adioustemens qui sont là [3].

La desnoüeure de cette iointure est signifiée, selon tous, par les *signes* communs, lesquels sont, eminence et enfonceure ou cauité non accoustumée, et mouuement difficile, quelquesfois impossible, ce qu'on peut prouuer par son pareil. Et par les signes propres, comme quand il y a enfonceure ou cauité, et grand abaissement de l'espaule, et rondeur eminente en façon d'œuf sous l'aisselle, et la main ne peut estre portée à la teste, la dislocation est basse. Quand l'éminence est par deuant, et l'enfonceure par derriere, et la main estenduë demeure derriere, la dislocation est en deuant. Quand l'éminence est derriere, et l'enfonceure deuant, et la main ne peut estre separée du costé, c'est en derriere.

On *iuge* qu'il faut estre bien aduisé en cette desnoüeure : car souuent à raison de l'enfleure ou de l'aposteme, ou de l'estorse, l'on y est trompé, ainsi que recite Rhasis, et que de fait i'ay ouy dire en la fille du Roy de France.

Quant à la *curation*, cette desnoüeure, principalement la basse est rabillée en cinq sortes.

---

1. « De dislocatione humeri, et partium omoplatae. »
2. « Ad partem inferiorem *domesticam*... et ad partem exteriorem *sylvestrem*. »
3. Il semble signifier l'epiphise ou appendice nommée acromion, et le aneyroïde coracoïde : combien que cette-cy est plus en dedans qu'en haut. (J.)

La premiere conuient aux legeres : et c'est, que l'on estende le bras, et que tu mettes le poing, ou les doigts, ou ton espaule, sous l'aisselle : puis en tirant, le bras soit abaissé, et tiré en bas, et par ce moyen se remettra. La seconde sorte est, aux fortes, que l'on mette vn peloton ferme sous l'aisselle : et soit fort tiré en haut auec vne seruiette : ou que l'on presse fort du pied, tirant le bras en bas : elle sera reduite. La troisiesme sorte est, que y ayant mis vn peloton, on trauerse vne barre sous l'aisselle : et qu'il soit haussé par deux seruiteurs : et le bras soit fort tiré contre-bas, et elle sera reduite. La quatriesme sorte est, que ayant posé, et esleué le patient sur vne escabelle, il mette son aisselle en l'vn des degrez de l'eschelle, muni d'vn peloton, et en tenant et tirant fort le bras, l'escabelle soit ostée dessous ses pieds par vn seruiteur, et sera reduite. La cinquiesme, du manche [1], ie ne l'entends pas : mais Halyabbas, Albucasis, Auicenne, Brun et Theodore mettent toutes ces façons. Toutesfois Rogier (qui m'a assez pleu en ce cas) ne met que celuy du poing, et du pied auec le peloton, et celuy de la barre en lieu de l'eschelle, où neantmoins il adjouste vne escabelle sous les pieds. Iamier ne met que celle du peloton et du pied. Guillaume et Lanfranc ont mis celle du peloton et de la seruiette.

Les autres dislocations soient reduites par extension, et compression des mains : ou auec vne seruiette, ainsi que Lanfranc met [2]. Et si ne peut estre reduite parce qu'il y a long-temps, et elle est endurcie, soit fomentée et remollie auec des remollitifs longuement, et puis soit rabillée. La reduction faite, supposez les choses vniuerselles susdites : il me plaist, comme à Rogier, que és trois premiers iours, à cause de la douleur, soit pensé auec vn drap deslié, et estoupes plongées en aulbin d'œuf, et puis auec emplastre de farine et poudre rouge. Et soit bandé, mettant vn peloton d'estoupes ou de linge sous l'aisselle, et soit lié bien et ferme, auec vne bande large de cinq doigts, et longue de deux brasses, roulée des deux bouts, commençant par le milieu sur le peloton dessous l'aisselle : puis en tournoyant les deux bouts, et les croisant sur l'espaule soient conduits sous l'autre aisselle, et de rechef soient conduits sur

1. « De manubrio. »
2. Lanfranc propose ce moyen, si la deslouëure est faite en deuant. Car il faut pour lors, dit-il, qu'on mette vn torche-main de trauers sous l'aisselle du malade : de sorte qu'vn bout du torche-main voise (vadat) deuant la poitrine, et l'autre derriere par les espaules : et qu'on baille à tenir le torche-main à quelque homme fort. Puis le bras soit lié d'vne autre bande au derriere sur le coude : et qu'on la baille à vn autre seruiteur fort. Que le maistre commande aux deux seruiteurs, qu'ils tirent tout à la fois, à mesme heure, et luy s'efforcera auec les paumes de ses mains, de presser l'os en sa place. Et quand le Chirurgien aura senty l'os du bras estre à l'opposite de la boite, il commandera au seruiteur qui tient le coude, qu'il le lasche : ainsi la teste de l'adiutoire retournera à sa place. (J.)

l'espaule, en croisant, et les menant sur le peloton : et encore tournoyant tant de fois que soit bien affermy : puis soient cousus : et là où il aura besoin de plus grande fermeté, soit recousu. Soit soustenu au col auec vne seruiette, soit pensé de neuf en neuf iours, ou quand l'enfleure qui prouient du restraignement, sera abaissée. Elle est affermie en vingt iours. Puis le lieu soit adoucy auec dialthæa, ou auec quelque sparadrap, ou emplastre.

Les parties de l'espaule ne se desnouent gueres : ains se separent, mesmement la clauette de la poitrine : car en l'espaule, il n'y a autres os que la spatule receuante auec deux becs, et la clauette qui ferme, et l'adiutoire qui y entre, comme il a esté dit en l'anatomie. La separation de la clauette est guerie par les restraintifs dessusdits.

<hr>

CINQVIESME CHAPITRE

De la dislocation du coulde.

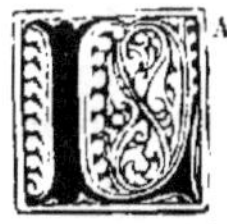A dislocation du coulde, selon Auicenne, aucunefois est petite, quelquefois grande, et selon Albucasis, et tous les autres, l'vn est de par deuant, l'autre par derriere. Toutesfois Rogier ne s'est point soucié, sinon de celle qui est faite en deuant, parce que le plus souuent elle aduient.

Les *signes* de telle desnouëure (outre les communs de l'eminence et enfonceure) sont courbement lateral, difficile mouuement, et qu'il ne peut toucher l'espaule.

On *iuge* que le coulde se desnoue difficilement, et difficilement se rabille, à cause de l'entrelaceure des liens et diuersité d'os. Outre ce, le focile d'en haut, rarement se desnoue, parce qu'il n'a pas grande diuersité : Celuy d'en bas, le plus souuent, à cause de l'addition receuë qui ne trauerse pas [1].

Du *regime* et de la *cure*, il faut entendre, qu'outre les deux manieres mises d'Auicenne (sçauoir est, en la dislocation anterieure, de frapper l'espaule auec la paulme de la main, et de l'autre pousser l'éminence au

---

1. « Propter additionem recepti non transversantem », 1537; « à cause que son apophyse qui reçoit la poulie ne trauerse pas et ne perce pas la cauité sygmatoïde. » (Mingel., 1683, t. II, p. 424.) — Le focile d'en haut est le radius; celui d'en bas est le cubitus.

lieu deu : en la posterieure, tirer fort le bras [1], et pousser par derriere le coulde, les mains ointes d'huile, le frottant fort tant qu'il rentre), Rogier met la maniere du talon, et l'estrief [2]. Lanfranc l'approprie à celle de par deuant : et celle de par derriere, il la guerit par l'extension et suspension, ou portement de quelque fardeau. Quant à moy, ie reduits celle de deuant, auec le genoüil : et celle de derriere, comme Auicenne met. Et de mesmes faisoit le Romain et le Bohemien, renoüeurs bienheureux.

La maniere de l'estrief, du talon, et du genoüil, sont propres à la desnoüeure en deuant. Et l'intention est quand on tire le bras, de pousser le rond de l'adiutoire en la fossette du focile, d'où il est sorty : et soudain plier le bras vers l'espaule, et voicy comment on fait : On lie l'estrief ou bande longue, sur l'éminence, et quand on estend le bras, ladite bande liée au pied à mode d'estriuiere, ou tirée en derriere par quelque seruiteur, soudain par le maistre est plié le bras contre l'espaule.

La maniere d'auec le pied : Le bras est estendu sur vn lieu esgal, et quand on le tire, l'eminence est pressée du talon, et le bras est plié contre l'espaule.

La maniere d'auec le genoüil : On estend le bras, et quand on le tire, l'eminence est poussée du genoüil : et on plie le bras contre l'espaule. En toutes ces manieres, il sert de ployer et estendre le bras, et sous-leuer quelque chose pesante, et la porter, comme dit Iamier.

Touchant à l'affermir, qu'il y soit procedé comme en l'adiutoire, sinon que le bras suspendu au col, soit de peu à peu contraint iusques à tant que la main puisse attaindre l'espaule. Soit pensé de quatre en quatre iours, haussant et baissant la jointure à chasque fois. Il est ferme en quinze iours.

1. Ce que Guy désigne sous le nom du *bras*, c'est ce que nous appelons *avant-bras*.

2. Estrief, étrier; en latin, strepa. (Du Cange.)

SIXIESME CHAPITRE

De la dislocation de la main et des doigts.

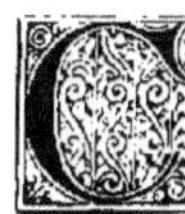ES os du carpe ou brasselet, facilement se desnouent, et facilement se remettent, pourueu seulement que cela soit fait recentement. Ils peuuent estre deslouës de toutes parts, mais principalement de par deuant et par derriere.

Cette dislocation est signifiée par les signes communs.

De son *regime*, il faut entendre que toute l'intention gist à bien estendre, plier et hausser la jointure deçà et delà, et presser l'eminence. Et si par tel moyen elle ne peut estre rabillée, Albucasis enseigne de presser l'eminence sur vne table, auec la main : pour l'affermir il n'y faut rien faire plus que aux autres : sinon qu'elle soit astellée auec bois ou semelle, et soit pensée de quatre en quatre iours. Elle est ferme (selon Iamier) en douze iours : Et puis soit adoucie, comme dit est.

SEPTIESME CHAPITRE

De la dislocation de la hanche, ou cuisse.

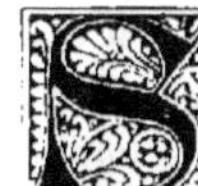VR la desnoueure de la cuisse, il faut entendre que les autheurs sont variables entre eux. Car Albucasis n'en met que de trois sortes : sçauoir est en dedans, en dehors, et en derriere. Brun, Theodore et Lanfranc, suiuant Auicenne, en mettent quatre : et en faisant la comparaison, ils disent que le plus souuent elle aduient en dehors, et rarement en dedans. Guillaume de Salicet leur contredit en la comparaison, parce qu'il dit que le plus souuent elle se desnoue en derriere, et iamais en dehors, à cause de l'os et le lien de la hanche. Mais veu que les moyens de la curation concurrent presque en deux poincts : c'est à sçauoir, de rabiller en dedans et en derriere, pourtant il ne se faut gueres soucier de cela.

Sur les *signes* il faut entendre, que outre les communs, Auicenne a le mieux de tous specifié les propres signes, des paroles duquel (auec ce qu'il a dit au second paragraphe de ce chapitre-là) nous auons, qu'à la desnoueure en dedans et en deuant, la iambe malade est plus longue que l'autre, et foule ou touche terre de tout le pied, et ne se peut joindre à l'autre, ne se plier (d'autant que la teste de la cuisse est entrée en l'ayne, et l'a enflée), et il y appert enfonceure par dehors. Au contraire, à la desloueure en dehors et en derriere, la iambe est plus courte, et ne touche pas du talon à terre, et ne peut estre separée de l'autre : et il y a enfonceure en l'ayne et eminence en dehors.

Sur le moyen de la *reduire* il faut entendre, que jaçoit que les autheurs mettent plusieurs et diuers moyens de reduire ces sortes de dislocations, neantmoins ils sont tous reduits en vn moyen commun et deux propres. Le moyen commun est (selon Albucasis) fort vtile à toutes les sortes, quand on ignore la propre sorte de dislocation. C'est que l'on tienne bien fort le patient par les espaules : où qu'il soit lié par là et par la racine de la cuisse, avec vne bande à vn pilier auec vn tournoir [1] : et qu'elle soit aussi tirée des mains par l'ayne, et de l'autre cousté par la partie du genoüil, la cuisse soit fort tirée : et à vne fois soit telle l'extension, que le patient soit presques esleué de terre, et adonc la cuisse soit tant remuée de tous costez, qu'elle soit reduite.

Le premier moyen, propre à la dislocation en dedans et en deuant, est que (comme nous auons dit), le patient soit tiré, et tandis qu'on pressera du talon l'eminence vers l'ayne, la cuisse soit par le genoüil menée en dedans.

Le second moyen, propre à la dislocation en dehors et en derriere, est que le patient soit semblablement tiré : et quand l'eminence sera poussée de dehors auec le genoüil, la cuisse soit tirée en dehors par le genoüil.

La perfection de la reduction est manifestée par la longueur pareille à la saine, comme dit Rogier, et Iamier son imitateur. I'ay autresfois fait cet engin à estendre la jointure : On estendoit vne table plus longue que le patient, et en chaque bout on asseuroit vn pilier : puis auec vne touaille ou nappe qui passoit par les aynes, audessous du dos, et dessus le ventre, on le lioit au pilier; et d'vne autre nappe ayant lié la cuisse sur le genoüil, enueloppant toute la iambe isques au talon, on le lioit à l'autre pilier : et auec des cheuilles mises entre la nappe et le pilier en tordant, elle estoit tirée de toutes parts.

Quant au moyen de l'affermir, il n'y faut faire autre chose, que aux autres : sinon qu'on le lie plus ferme, commençant sur l'eminence, passant deuant à la partie opposite, et derriere par les reins à la partie saine. Et à l'interne, on met vne piece de drapeau où d'estoupe sur l'ayne : et on la lie auec la iambe saine. Et quand elle est ancienne, le pied est

1. « Cum fascia ad columnam cum corio (avec un cuir)..... et tunc tantum coxa ad eadem partem moueatur (remuée à même endroit). » 1499, 1559. — Le ms. de Montp., Canappe et Joubert donnent un texte analogue à celui que je reproduis.

suspendu à l'espaule auec vne estriuiere, comme dit Auicenne. En
l'exterieure on met vne astelle longue iusques au talon : et quand elle
est ancienne, on lie le poix de trois ou quatre liures à la cuisse, en comprenant la iambe, et est pendue en vne poulie. On la pense de cinq en
cinq iours, et est ferme en trente iours.

HVICTIESME CHAPITRE

De la desnoüeure du genoüil, de la rouëlle, du pied, et de ses parties.

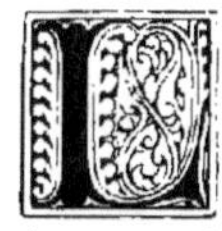 E genoüil est aisé à desloüer : car par fortune il se demet,
sans autre occasion que du marcher viste, ou il glisse vn
peu, comme vn canal [1]. Souuent il se desnoüe, sans autre
occasion que du sauter. Et il se desnoüe de toutes parts,
sinon en deuant, à cause de la rouëlle, et de son adiutoire.

Pour la *curation*, le malade soit assis sur vn siege prés de terre, et
que ses pieds soient vn peu esleuez : puis vn homme fort, estende de
sa main, le dessus et le dessous, d'vne forte extension, et le rabilleur [2]
reduise la iointure à sa disposition, selon le iugement de la dislocation
vniuerselle : et qu'il la bande.

De la rouëlle [3]. Qvand desnoüeure vient à la rouëlle, il faut que le
pied s'appuye planement en terre, et la rouëlle soit reduite : puis il faut
remplir la cauité du iarret de drapeaux, qui l'empeschent de se plier :
qu'on mette la dessus des astelles, qui luy resistent du costé qu'elle
enclinoit. Quand donc on la restraint, et elle est adherente, qu'on ne
double pas le genoüil [4] à la haste, ains de peu à peu, iusqu'à tant qu'il
y sente allegement. Auicenne remonstre bien qu'on le double de peu à
peu, car Lanfranc et Iamier disent qu'il n'y a aucun moyen de faire
tenir ferme la rouëlle, apres sa reduction, que de doubler la iambe auec
la cuisse : et partant soit tenuë liée durant vne heure.

Du pied et de ses doigts. Sur la dislocation du pied, il est à sçauoir,

1. « Aut lubricat parum sicut canalis. »
2. « Et reducat restaurator. »
3. « De rotula. »
4. « Non duplicetur genu », qu'on ne ploye pas le genou.

que le pied est aisément desloüe, et aisément reduit, mais difficilement affermy, à cause de la multitude des os qui composent sa iointure. Il peut estre desnoüé à tous endroits, principalement en dehors et en dedans.

Ses signes sont, l'eminence et enfonçeure non accoustumées, la douleur et priuation du mouuement.

A sa reduction n'y a autre chose, fors que le patient estant bien ferme, et la iambe estenduë, on tire le pied, et soit remué fort à tous endroits : et que l'eminence soit pressée des mains, iusqu'à tant qu'elle soit reduite. Soit affermy et astellé. On le pense de cinq en cinq iours. Qu'il se repose trente ou quarante iours, comme dit le texte, car souuent on erre en la reduction des parties du pied. Et Dieu par sa grace, nous exempte de tout erreur. Amen.

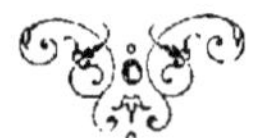

SIXIESME TRAITÉ

---

au Chirurgien : et qui sont propres à vn membre. Elle a huict chapitres.

Le PREMIER CHAPITRE, des maladies de la teste : de la teigne : de la pelade, chauueté, et cheutes des cheueux : de la chesnure, du changement et tainclure des poils, du nettoyement de la teste : de faire tomber le poil, d'empescher que le poil arraché ne renaisse.

Le SECOND CHAPITRE, des dispositions de la face, et de ses parties, contenant cinq parties.

La premiere est de l'embellissement de la face en general. Pour embellir ou faire bonne couleur : à oster les taches, lentilles, et pannes : contre le sang meurtry, et la bleũeure de la face, et autres lieux : contre la petite verolle, et ses cicatrices : de la goutte, ou couperose : des pustules et boutons qui se font au visage.

La seconde partie est des maladies des yeux, excepté de l'ophthalmie, et de la douleur, des pustules, exitures, et sanie derriere la cornée, desquels il a esté dit aux apostemes : et des playes des yeux, et palpebres, et de ce qui est entré dans l'œil, et du tarfen, au liure des playes : et des vlceres, cancrositez, rescies rompuës, éleuation de l'uuée, et de la fistule au lacrymal, au liure des vlceres. Lesquelles maladies si estoyent mises auec celles-cy, ce seroit vn traité des yeux accomply.

En cette partie premierement, est mis vn propos vniuersel des maladies de tout l'œil. Secondement, il est parlé des maladies de tout l'œil qui sont quatre; sçauoir est, larmes, et fluxions, prominence, ou engrossissement de tout l'œil, et son opposite (maigreur et diminution) et le regard louche. Consequemment, il est dit des maladies des parties de l'œil, commençant aux maladies des paupieres, que l'on compte vingt et quatre : de la rongne, de la cheute et relaxation d'icelles, de leur accourcissement, et renuersement : de leur inuiscation, ou agglutination : des poils adioustez, ou suruenus, et renuersez, ou respliez en dedans contre l'œil, de la cheute des poils, de leur blancheur, et des poulx, de la dureté, louppe, orged, greile, sulac, et xeruac : de la meure, et verruë aux paupieres : car des autres il a esté dit en leurs lieux. Des maladies de la conionctiuë, que l'on compte treize, et premierement de l'ongle, et de sebel. Des autres il a esté dit en leurs lieux. Des maladies de la cornée, que l'on compte dix. Et premierement, il est parlé des mailles, ou taches, puis des cataractes, et de goutte seraine, car des autres il a esté dit en leurs lieux. Des maladies des autres particules internes de l'œil, desquelles prouient debilitation et nuisance à la veuë.

La troisiesme partie, des maladies des oreilles : et premierement vn propos general de sourdesse : de l'aposteme, de l'vlcere. De la sourdesse, et du tintement, à cause des humeurs froids et venteux.

De la surdité, causée de la saleté des oreilles, de l'eau entrée dans l'oreille, d'vne pierrette, ou noyau, ou bestiolle et quelque chose qui soit entrée dans l'oreille : de la petite peau, et verruë, ou carnosité, qui bouchent l'oreille.

La quatriesme partie, *des* maladies du nez : *de l'opilation cathesiale : et de la puanteur d'haleine. Car du polype, et du flux de sang il a esté dit au traité des vlceres.*

La cinquiesme partie, *des* maladies de la bouche, *et de ses parties, et premierement des* maladies de la langue, *comme est l'enfleure, et aggrandissement d'icelle, de ranule ou grenoüillette et carnosité sous la langue, du spasme ou contraction, et du filet qui retire la langue, de sa paralysie et begayement. Car de alcola, et des vlceres, et apostemes, il a esté assez dit auparauant en leurs lieux.* Des passions des dents : *et en premier lieu estant en propos vniuersel. De la douleur des dents : de la dent esbranlée, et affoiblie : de la pourriture, vermine, corrosion, perceure : de la limonosité, et orde couleur des dents. De l'endormement, et congelation des dents. De l'arrachement des dents.* Des passions de leures, genciues, et luette : *de l'enfleure, et cheute de l'vuule : de l'enfleure, et engrossissement des* amygdales : *remede à celuy qui a auallé quelque chose qui l'empesche : car des chairs adioutées ou superfluës, des apostemes, boutons, fendilleures, vlcerations, arhancrissements, il a esté dit en leurs lieux.*

Le TROISIESME CHAPITRE, *des maladies du col, et de la bosse du dos : car de la squinance, et du goitre, il a esté dit au traité des apostemes.*

Le QVATRIESME CHAPITRE, *des maladies des espaules, et des bras : car de retrancher le doigt superflu, il a esté dit auparauant.* Des ongles.

Le CINQVIESME CHAPITRE, *des maladies de la poitrine, et des mammelles : comme de l'abondance du laict, et de la grosseur des mammelles, de la petitesse du tetin, ou petit bout de la tette : car des apostemes, et du caillement de laict, il a esté dit au traité des apostemes.*

Le SIXIESME CHAPITRE, *des maladies de la paroy du ventre : comme est l'eminence du nombril, ou hernie ventrale. Car de hydropisie, il a esté dit cy-dessus aux apostemes.*

Le SEPTIESME CHAPITRE, *des maladies des hanches, des parties qui en procedent. De la rompure, ou hernie didymale. Car de l'hernie humorale, aigueuse, venteuse, et charnuë, il en a esté dit aux apostemes. De la pierre en la vessie, et par raison de communauté, ès reins : de l'artifice du pisser par medicaments. De l'artifice du pisser par instruments, de la tailleure pour la pierre. Des passions de la verge : et premierement, du froid, et malefice, du priapisme. De l'eschauffe-*

ment et saleté en la verge, pour auoir couché auec vne femme sale. De la closture du prepuce. De la circoncision. Du chastrement. Du remollissement de la bourse, et de son allongissement. De l'Hermaphrodite. Des passions de la matrice, et premierement de sa closture, de l'amplification de la matrice, de sa tentige. De tirer l'enfant, et le lict : de la mole. De la sortie de la matrice, et du boyau culier. Car des hemorrhoides, et fics, attrices, fendilleures, et vlceres, il a esté dit cy-dessus en leurs propres lieux.

Le HVICTIESME CHAPITRE, des propres maladies des cuisses, iambes et pieds : comme de mal-mort, et du phlegme salé, et des achancrissemens. Des douleurs, et mulles qui se font au talon : car d'elephantie, et des varices, il a esté dit aux apostemes. Des cloux, et porreaux, ou verruës il a esté dit en la première doctrine de ce sixiesme. Les maladies des ongles sont dittes au chapitre des mains.

CY COMMENCE LE SIXIESME TRAITÉ

de toutes maladies qui ne sont proprement Apostemes, n'vlceres, ne passions des os : pour lesquelles on a recours au Chirurgien : ayant deux doctrines.

LA PREMIÈRE DOCTRINE est des susdites maladies qui sont communes à tout le corps.

LA SECONDE DOCTRINE, de celles qui sont appropriées à vn membre.

La première doctrine a huict chapitres.

PREMIER CHAPITRE

De la Goutte et de la douleur et dureté des jointures.

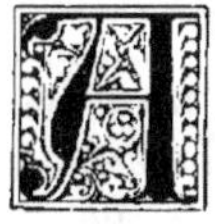RTHRETIQUE ou goutte [1], est douleur des jointures, engendrée de la fluxion des humeurs aux jointures. Car il est certain selon Galen (au *Commentaire* de cét aphorisme du sixiesme : Les Eunuques ne sont podagres), qu'icelle passion est faite de quelque humeur defluant aux jointures. Si donc (comme s'ensuit en la lettre) [2] la matiere iamais n'y defluoit, iamais passion n'y seroit. Il prend icy l'espece pour le genre, sçauoir est Podagre pour Arthretique : ainsi que disoit Albert de Bologne sur ledit aphorisme. Or Arthretique est aposteme, en prenant aposteme largement, qui est en la disgregation des jointures, selon Halyabbas, au neufiesme Sermon de la pre-

---

1. Le ms. 6966 porte « arthetica sive gutta », l'édit. de 1559 : « arthretica sive gutta ».

2. « Vt sequitur in littera », comme s'ensuit en le texte.

miere partie du liure de la *Disposition royale*. Nonobstant que plusieurs disent, ainsi que met Rhasis en son liuret de la *Douleur des jointures*, que telle passion peut estre faite de mauuaise complexion sans matiere : Toutesfois cela est rare, comme dit Auicenne : et auec ce, telle douleur n'est goutte proprement, ains largement et improprement. Dont Galen au dixiesme du *Miamir*, dit : La matiere abondante qui fait l'Arthretique, Sciatique, et Podagre, en rheumatizant ou decoulant, comprenant et remplissant la iointure et les larges ligaments de par dehors, estend toutes les particules nerueuses, parquoy cause douleur, et non spasme : comme disoit le mesme Galen au *Commentaire de l'aphorisme :* Quiconques podagres, etc.

Goutte et Arthretique c'est tout vn, ainsi que dit Gordon : mais Goutte est ditte du Flux, et arthretique de Arthron qui est jointure [1]. Leurs especes sont [2], la Sciatique en la hanche, la Podagre au pied, et l'Arthretique aux autres iointures, par Galen au *Miamir*, lieu dessus allegué.

Chiragre proprement n'est pas Arthretique, ains enfleure des mains de matiere phlegmatique : de laquelle cy-dessus a esté dit au traité des apostesmes. Aussi la tumeur des genoux, qui souuent s'accumule d'indigestion és enfans, n'est Arthretique : comme dit Galen au *Commentaire de l'aphorisme :* L'enfant ne deuient podagre. Toutesfois, il ne se faut soucier des noms : et auec cela, telles differences ne font gueres à curation, sauf en la Sciatique, pour la situation de la matiere. Car de la matiere, et du symptome douloureux, sont prinses les principales intentions curatiues : De la matiere, de ce qu'il y a vne goutte froide, et l'autre chaude. De la douleur, que l'vne est clameuse [3], et tres fascheuse, comme disoit maistre Paul : l'autre assez supportable et paisible.

Les *causes des passions des jointures* sont telles que des apostemes : generales, comme causes de rheume : et speciales, comme primitiues, antecedentes, et coniointes : ainsi qu'il a esté specifié cy-dessus des apostemes. Les parties mandantes, quant au phlegme, sont le cerueau et l'estomach : quant à la cholere, et autres superfluitez, le foye et les veines. Et pource, disoit Auicenne, que la plupart de ces humeurs sont la superfluité de la seconde et tierce digestion. Les membres receuants sont les jointures.

Et Auicenne distinguoit ces causes en trois, en causes materielles,

---

1. « Arthetica ab artu », ms. 6966 ; « arthretica ab arthro, quod est articulus », 1559.
2. Ce ne sont proprement especes, ains diuerses appellations d'vne mesme espece de mal, laquelle a diuers noms selon les parties et membres qu'elle saisit. Tout ainsi que le phlegmon a diuers noms en diuerses parties, estant appelé en l'œil ophthalmie, au gosier angine, au poulmon peripneumonie, aux costez pleureusie, aux emonctoires bubon, etc. (J.)
3. Clamosus, qui fait crier.

qu'il appelloit efficientes : et en causes instrumentales, qui sont les lar-
geurs des meats, par où la matiere passe facilement : et en causes
patientes [1] qui sont les foiblesses des jointures, ou de nature, comme
d'autant qu'on est de race de goutteux, ou par accident, comme de
chente et coup, et mauuais regime.

Le premier poinct est conçeu de paroles d'Hyppocrate, au sixiesme
des *Aphorismes* : La femme n'est podagre, si les menstrues ne luy deffaillent, car alors beaucoup de matiere est retenuë, et elle peut faire
podagre, comme dit le *Commentaire*. Voilà la cause materielle.

Le second est prins de celluy-là : Les Eunuques et les enfans ne sont
podagres : d'autant qu'ils n'vsent de l'acte venerien, et ne dilatent les
meats par où la matiere passe facilement. Voilà la cause instrumentale.

Le tiers est conclu au susdit *Commentaire* quand il dit : qu'il faut
necessairement auoir les pieds, et les jointures debiles, si quelqu'vn
doit estre esprins de podagre : comme le cerueau, si quelqu'vn doit estre
epileptique.

Or selon Galen au liure du *Miamir*, au passage dessus allegué, quelquesfois l'humeur qui paruient est sanguin, mais le plus souuent phlegmatic, ou meslé de phlegmatic et de choleric, ou du sanguin auec ceux-
cy. Peu souuent est faite du melancholic, comme dit Auicenne. (Car les
ratteleux [2], et les melancholiques, peu souuent sont faits rheumatiques :
et au contraire, comme Auicenne l'attribuë à Hyppocrate) : et encor moins
souuent, des humeurs corrompus : tres rarement de tous, meslez suiuant
leur proportion au corps, ainsi que dit Rhasis. Et le soudain changement de passion, monstre que ces matieres sont accompagnées de ventosité : comme il estoit dit en certain *Regime du Pape*. Pour la pluspart,
ces passions sont composées sans ladite proportion, mais peu souuent
simples. Car l'humeur crû ne peut courir aux jointures, sans cholere :
ainsi que Rhasis faisoit entendre au liure des *Diuisions*. Mais les curations des simples sont dites, comme celles des apostemes, afin que par
icelles l'on ait les composées.

Les *signes* de la goutte criarde [3], il n'est besoin d'escrire, car les
malades la descriuent assez. Quant aux signes de la goutte chaude et
froide, iaçoit qu'on les ait par les signes des apostemes chauds et froids,
dits cy-dessus au traité des apostemes, neantmoins Galen au *Miamir*
donne huict moyens de cognoistre leur matiere : de la couleur, de l'attouchement, des choses appliquées, de la precedente maniere de viure, de la
complexion, âge, region et temps. Auicenne adjouste à ces moyens, la

1. « In causas patientes. »
2. « Splenetici », les splénetiques.
3. « Guttae clamosae. »

maniere de douleur, la diuersité de duration ou perseuerance, la coustume, auec le iugement de l'vrine, et des autres superfluitez.

Doncques premierement, comme dit Gordon, soit contemplé le lieu,
s'il est rouge, dolent et chaud : s'il se delecte des choses froides, et est
desplaisant des chaudes : si maniere de viure chaude a precedé, et si sa
complexion, âge, et autres particularitez se accordent à la chaleur, il
semble assez probable que la goutte soit chaude : mais s'il est au contraire, qu'elle est froide. Toutesfois en ces choses bien souuent fait
faillir, et met difficulté tant en la signification ou cognoissance, qu'en la
curation, le meslange ou composition des matieres, la situation, et la
nature des choses appliquées, comme dit Rhasis et Auicenne.

Outre ces signes, on trouue selon les susdits personnages, que la goutte
commence le plus souuent de podagre, et principalement enuiron le
grand arteil, et les costez du pied : et la Sciatique se communique à la
hanche, et s'estend iusques au talon. Il est iugé par Hyppocrate au
sixiesme des *Aphorismes*, que toutes maladies podagriques, icelles
defluentes, cessent dans quarante iours [1]. Car (comme dit là mesmes
Galen) tout ainsi que le quatorziéme est le terme des phlegmons des
parties charnuës, ainsi est le quarantiesme des nerueuses : d'autant que
la substance de la chair est de nature plus rare, que la substance du
lieu. Car la matiere qui est en la chair, est tantost assemblée, et tantost
dissipée : mais celle qui est és liens, au contraire, ainsi que dit le texte.
Et de là vient que l'on dit estre bon, que tumeur et varices [2] apparoissent
en goutte : et le contraire mauuais, comme dit le vulgaire. Et c'est,
qu'adonc la matiere delaisse les parties nerueuses, et se tourne aux
charnuës.

Les *maladies des jointures* ont quatre temps, et suiuent le mouuement
de leurs matieres, comme les autres aposteme : et terminent le plus
souuent par resolution. ou par empierrement. Leur propre est ainsi que
dit Rhasis en ses *Diuisions*, qu'elles ne font point sanie, comme les
autres aposteme [3].

1. On prend ce terme pour le plus long, outre lequel ne passera le mal : si on
fait tout deuoir à le guerir, et bien souuent de soy-mesmes, si on n'y touche point
et que le patient tienne bon regime. On donne aussi ledit terme aux defluxions les
plus fascheuses, comme quand on dit qu'vn bon rheume dure quarante iours. Car
on dit dit communément *bon*, pour dire *grand*. (J.)

2. Par *varices*, il n'entend pas les veines dilatées, qu'on voit à la cuisse et à la
jambe; ains les veines d'alentour de la jointure goutteuse, lesquelles sont plus
enflées et amples que de coustume; tellement qu'on les aperçoit manifestement,
qui auparauant n'estoient pas veuës, ou fort obscurement. (J.)

3. Aussi ne sont pas vrays aposteme, comme le phlegmon qui saisit vn muscle,
de la façon que Galen le dit au liure de l'*intemperature inesgale*. Car l'humeur
qui cause la goutte n'est pas semé et espars parmy quelque partie serrée, comme

On iuge aussi par Hyppocrate au sixiesme des *Aphorismes*, que pour la pluspart elles s'esmouuent au printemps, et à l'automne : au printemps, à cause de l'abondance des humeurs engendrées en Hyuer : à l'automne, à cause de leur malice, et la largeur des meats, faite en Esté. Neantmoins aucunefois s'esmouuent en Hyuer, à raison de la froideur comprimente : et en Esté, à raison de la chaleur dissoluente, comme il est noté au troisiesme des *Aphorismes*.

Dauantage dit Auicenne, que la douleur des jointures est de la somme des maladies qu'on herite, d'autant que la semence est selon la complexion de celuy qui engendre [1]. Dauantage, tout ainsi que la douleur des jointures, d'autant qu'elle seroit indoctement repercutée, est à craindre du retour de la matiere aux membres principaux : aussi la goutte asseure le patient de plusieurs nuisances, comme il est desduit euidemment au septiesme de la *Therapeutique*, et au quatriesme de la *Santé*.

Entre les douleurs des jointures, la Sciatique est la pire selon Auicenne.

Outre ce, les douleurs des jointures fort souuent esmeuuent la fiéure, et la fiéure et la cholique les esmeuuent, comme dit Auicenne. Dauantage dit Auicenne, que tout membre auquel est douleur de jointure, et y dure longuement, il s'amaigrit et extenuë : comme en la gibbosité, et és playes des jointures il est tout manifeste : et c'est pour la foiblesse de la vertu.

Outre ce, sçachez que les maladies des jointures, apres qu'elles sont imprimées aux membres, iaçoit que l'acte de leur affliction en puisse estre osté, toutesfois l'aptitude y demeure tousiours. Car toute desmesurée qualité estant longuement en vn membre, debilite son action, comme dit Auicenne, et de là est que les recheutes se font vite.

Et n'oubliez pas (dit Rhasis en ses *Diuisions*) que la douleur des jointures quelquefois ameine asthme, paralysie, apoplexie, et troublement d'esprit, quelquefois mort subite.

En la *cure de la goutte*, les Docteurs tendent communément à deux choses, et la troisiesme estoit adioustée au *Regime du Pape*. La premiere est, à preseruer deuant qu'elle vienne. La seconde est, à curer quand de fait elle molleste. La troisiesme, à refaire ou remettre quand desia l'affliction a cessé.

Le *regime preseruatif* a trois intentions. La premiere est, que la matiere ne soit engendrée. La seconde, que l'engendrée soit chassée :

---

la chair musculeuse : ains occupe des espaces manifestes qui deuroyent estre vuides : et abreuue seulement les tendons, ligaments, et membranes : entour lesquelles parties, de nature fort seiches, il ne suppure pas, ains plustost se resout. (J.)

1. La semence est l'excrement benin de la *troisiesme coction*, selon Galen, qui se fait en tous les membres, desquels les testicules, par leur vertu specifique, le retirent : non moins que les rognons attirent de tous les membres l'aquosité ou serosité qu'a conduit le sang alimentaire jusques là. (J.)

mais la troisiesme, que les membres qui enuoyent et qui reçoiuent soient rectifiez.

La premiere est accomplie, selon que la matiere est chaude ou froide, per deue administration des six choses non naturelles, et des trois qui leur sont annexes en leur generalité. Ce sont, air, manger et boire, inanition et repletion, dormir et veiller, mouuement et repos, et accidents de l'âme : et aussi la rencontre des choses de dehors, le bain, et aller a l'air [1]. La seconde est accomplie auec deuës saignées et éuacuations : mais la troisiesme requiert les confortatifs et dessicatifs de ces membres.

Le *regime curatif* en l'affliction a quatre intentions. La premiere est en la vie, qui soit tenuë ou subtile. La seconde, en la matiere antecedente, que soit éuacuée, divertie et empeschée de fluër. La troisiesme, en la matiere conjointe, qu'elle soit repoussée et éuaporée. La quatriesme, aux accidents, qu'ils soient appaisez.

Le *regime resumptif* a trois intentions. La premiere est en la vie, que peu à peu il soit reduit au regime des sains. La seconde, que s'il y est resté quelque chose de la matiere, auec diuretique et theriaque soit acheué et consumé. La troisiesme, que les jointures auec bain et onction vulpine [2] et semblables soient adoucies et confortées. Mais d'autant que ces choses appartiennent plus à messieurs les Physiciens, et que les Chirurgiens n'y sont appellez, sinon pour la manuelle operation, et quelquesfois en l'affliction (à laquelle tous sont appellez, mesme les empiryques), i'obmettray l'exquise pertractation du moyen et qualité d'accomplir les susdites intentions, en touchant quelques vnes superficiellement.

Du regime preseruatif des gouttes. — Quant au regime preseruatif, pour accomplir la *premiere intention*, qui estoit de la vie, à ce que la matiere ne soit engendrée, principalement la froide, maistre Arnaud a recueilly dix aphorismes extrauagans, lesquels pour leur excellence seront cy inserez.

Desquels le premier est de l'air : l'air excellemment refroidissant et eschauffant, offence les pieds des podagres. Le second, de la viande et du breuuage : le porcelet tetant, et les oyseaux de riuiere, et aussi les gelines fort vieilles [3], ferissent traistrement les jointures inferieures. Le troisiesme, les poissons belluals [4], et les anguilles sont tousiours aduersaires aux jointures. Le quatriesme, qui prend du laict des bestes, auec le vin, et les viandes, est menacé des jointures et de la teste. Le cin-

---

1. « Et itineratio sub diuo. » — Ms. de Montp. : « et cheminer au serain. » — Sub divo, en plein air.

2. « Vnctione vulpina », onction de graisse de renard.

3. « Nec non vetustissimae gallinae. » — Ms. de Montp., Canappe, Joubert disent « gelines fort vieilles ».

4. Arnaud dit ainsi : les poissons beluals, comme le muron et l'anguille. (J.)

quiesme, le breuuage qui n'a esgard au iugement de la vraye soif, il administre aux jointures griefs de lesion. Le sixiesme, comme le ventre auaricieux opprime tous les membres, ainsi sa largesse quotidienne les entretient. Le septiesme, toute ambulation qui lasse, et la suspension des pieds, offence jointures. Le huictiesme, en ceux qui dorment trop à l'enuers [1] ce nuist aux jointures. Le neufiesme, le courroux excite tempeste aux extremitez des membres. Le dixiesme, la passibilité des jointures, et mesmement des pieds, ne peut supporter l'vsage des choses nuisantes en quantité notable. Aussi des propos de Galen (sur cet aphorisme : Les Eunuques ne sont podagres), il est conclud que la gourmandise, l'yurongnerie, indigestion, et l'obmission d'exercice, et de purgation accoustumée, et le coït desmesuré, font des goutteux sans nombre.

Pour accomplir la *seconde intention*, qui estoit l'expulsion de la matiere engendrée, le susdit Arnaud adjouste, iouxte l'aphorisme d'Hyppocrate, la saignée, et la purgation deuoir estre faite au Printemps et en l'Automne, ou auant que suruienne la passion. Or comment est faite la saignée, et la purgation, a esté assez dit aux apostemes, et sera dit cy bas. Mais pour les purger, le susdit Arnaud a ordonné le *Diacartame* (qui purge conuenablement le phlegme, et la cholere) sous cette forme : PR. *poudre tragacanth froid, vne once : chair de coings confite au succre, deux onces : gingembre blanc, hermodactes, de chacun quatre drachmes : moüelle de cartame, six drachmes : diagride, trois drachmes : turbith esleu, vne once : manne grainée, miel rosat escumé, de chacun vn quart : pain de succre, seize onces :* soit fait electuaire. Sa dose est, quatre drachmes.

Pour accomplir la *tierce intention*, qu'estoit la confortation des membres, quant aux iointures, le mesme Arnaud prend dix autres Aphorismes : Desquels le premier est : Es terres alumineuses [2] ne defaut iamais force de prosperité aux pieds. Le second, la sauge peu cuite, et souuent prise à la fin de la refection, ministre vn indicible secours, et aide aux nerfs, et à toutes iointures. Le troisiesme, les fleurs de l'amandier, et du myrte, de la camomille, du melilot, et des roses, tousiours profitent aux iointures. Le quatriesme, la flambe bastarde, et le lyerre, non pas celuy des arbres, mais le terrestre, sont specialement amiable à toutes iointures. Le cinquiesme, la noix d'Inde est, plus qu'autre chose

---

1. « Decubitus resupinus. » — Resupinus, qui se renverse. Couché sur le dos.

2. « Interius a lutosis pedibus nunquam deest robur prosperitatis », 1537-1559. — Lutosus, boueux. — Les autres lisent *és termes*, c'est à dire, eaux naturellement chaudes, comme sont les nostres de Balaruc. Mais il n'importe pas de beaucoup, qu'on lise d'vne façon ou d'autre. Car és bains d'eau alumineuse, on prend coustumierement de la terre ou fange (ou boue), de laquelle on frotte et oingt les parties malades de goutte et sur tout les pieds. (J.)

naissante de terre, en beaucoup de sortes amie des iointures, et des nerfs. Le sixiesme, qui souuent foule des raisins, ou baigne ses pieds en moust récent, tres rarement est podagre. Le septiesme, la veruaine recente pilée portée auec soy, aide les colonnes des pieds par vertus occultes. Le huictiesme, le signe celeste [1] chasse à iamais la douleur des pieds. Le neufiesme est adiousté par Rhasis, que nul medicament aide tant à preseruer de douleur les iointures, comme la prouocation d'vrine. Ce que Halyabbas concede au premier sermon du second liure de la *Disposition royale*. Et Auicenne au troisiesme, commande que s'ils quittent le vin, vsent des diuretiques : car les diuretiques purgent les superfluitez de la seconde et troisiesme digestion, ainsi qu'il est monstré euidemment. Dont l'eau des pois ciches estoit conuenablement administrée à nostre Seigneur le Pape, mesmement à la preseruation. Quant aux membres mandants, il est commandé en ce grand regime, d'administrer electuaires, dragées, emplastres, et autres remedes confortatifs. Et voilà du regime preseruatif.

Du regime curatif des gouttes. — Au regime curatif de l'affliction, pour accomplir la *premiere intention* (qui estoit en la vie), Auicenne commande, et presque tous, que le vin soit osté, et qu'on soustraye les chairs, sur tout en la goutte chande. Qu'ils vsent de melicrat [2] : s'il estoit auec diuretiques, seroit agreable à Auicenne. Et si ces diuretiques estoient domestiques, et apres le commencement, il me suffiroit : et plus, si la matiere occupoit les parties superieures. Toutesfois s'il ne pouuoit s'abstenir du vin, qu'il soit gros au commencement auec grande quantité d'eau : et en apres, subtil. Qu'il vse d'auenat ou gruau d'orge mondé et semblables, selon qu'a esté dit cy-dessus, au traité des apostemes.

Pour la *seconde intention*, qu'estoit de diuertir et empescher le flux, on permet le vomissement et les clysteres piquans, esquels y ait de Benedicte : et la purgation auec Diacartam : et la saignée de la partie contraire, s'il y a plethore, ou abondance de sang. Toutesfois elle est plus seurement faite apres le commencement, ainsi que dit Auicenne : mesmes, ce qui est merueilleux, il la deffend du tout au commencement : Ce qui est tenu pour vray, au cas que la cholere ou le phlegme abonde, comme dit Arnaud, traitant de la phlebotomie : Et la constriction auec remedes conuenables, non sur le lieu apostemé, ains de la part d'où vient la matiere, ainsi que dit Rhasis.

---

1. « Coeleste signum. » Le ms. de Montp. ajoute : « c'est a dire ie croy suscie ou celidoine. » Chelidonium majus, l'éclaire.

2. Auicenne ordonne bien le vin de miel, qui est le *mulse*, mais non pas le *melicrat*, c'est-à-dire eau miellée, auec diuretiques. (J.)

Pour la *troisiesme intention*, sur la matiere coniointe, il est necessaire, comme és autres apostemes a esté dit, qu'au commencement on procede auec repercussifs (fors que en la sciatique), non pas quels que ce soit, ains domestiques, à ce que la matiere ne retourne aux membres principaux, ou qu'elle s'endurcisse, et soit faite desobeïssante à resolution, ainsi que dit Auicenne : et en l'augment, auec des repercussifs et resolutifs meslez inesgalement : et meslez esgalement en l'estat, et en la declination, auec purs resolutifs. Et telle fut la volonté de Galen au traité souuent dit. Et jaçoit que les remedes communs, qui en ces deux matieres accomplissent les susdites intentions, ayent esté mis cy dessus au traité des apostemes, et que aussi on en mettra cy bas en l'antidotaire, neantmoins formons-en icy quelques-vns pour esclaircir la doctrine. Et que souuent on fasse changement de l'vn à l'autre, toutesfois de mesme raison ou condition : car nature s'en resiouit : et ce que profite en vne heure nuist en l'autre, comme dit Auicenne.

Les remedes qui accomplissent les intentions *en matiere froide*, premierement des *repercussifs*, sont esleus deux formes : desquelles la premiere est d'Auicenne : PR. *du sauinier, des noix de cypres, des os bruslez, de chacun esgales parties : d'alun, vne partie : dragacanth, la sixiesme d'vne partie : colle de poisson, tant qu'il suffira pour les assembler et vnir :* soit fait emplastre.

La seconde est de Rhasis : PR. *huile nardin, styrax, myrrhe, aloës, acacie, autant que bon te semblera :* soient meslez auec eau de la decoction des galles (comme il disoit au *Traité des iointures*), et en soit fait liniment.

Les remedes *resolutifs* sont esleus de trois ou quatre formes. La premiere est d'Auicenne : PR. *fiente de bœuf chaude, tant que tu voudras :* et l'applique chaude. Halyabbas adiouste auec cette-cy, de la fiente de chiéure, et cendre des choux communs, les incorporant auec du miel : et conseille que auant l'emplastration le lieu soit laué auec eau de la decoction de camomille, melilot, aneth, marjolaine, centaurée, et semblables.

La seconde forme est de Rhasis *en Almansor* : PR. *ammoniac, bdellion, styrax,* destrempez auec du vin vieux, *de chacun vne partie : fenugrec, semence de lin, de chacun demy part :* qu'on les mesle auec huile costin, et en soit fait emplastre.

A la mesme intention maistre Dyn : PR. *d'aloës, vne once : myrrhe, demy once : sel, deux drachmes : saffran, vne drachme : farine de lupins, vne once : du son ou bren subtil, deux onces : miel, demy liure : eau de cendres, tant que suffira à cuire :* soit fait emplastre.

A la resolution de cette matiere conuient aussi l'eau ardant, et l'huile benist, et la distillation ditte au chapitre de Paralysie.

En matiere chaude, les remedes *qui repercutent* sont de trois formes. La premiere est d'Auicenne, *auec eau d'endiue, des roses, de plantain, morelle, decoction de sandaux, auec vn peu de vinaigre, ou leurs huiles : ou le cerat d'huile rosat, et de cire laué : ou le muccilage du psylion, ou l'aubin d'œuf*, ausquels soient trempez drapeaux : qu'on remuë souuent, et reapplique.

La seconde forme est de Rhasis, en son *Traité des iointures* : PR. *du sandal rouge, bol armenien, memithe ou glaucion, escorce de grenade, roüilleure de fer, opion, de chacun pareille quantité.* Soient paistris auec du vin aigre et eau rose, ou suc de coriandre.

La troisiesme forme est du mesme. PR. *os bruslez, lauez et desseichez, zurunge* (qu'on croit estre les hermodactes)[1], *amydon, ceruse, de chacun vne partie :* soient confits auec eau rose camphrée.

A la mesme intention maistre Dyn : PR. *des roses, deux onces : farine d'orge, trois onces : farine de lentilles, six onces :* Qu'on les cuise auec oxycrat, et y adioustant vn peu d'huile rosat, soit appliqué.

Les remedes *resolutifs* sont aussi de trois formes. La premiere est d'Auicenne : PR. *d'aloës, myrrhe, saffran, de chacun pareille quantité.* Destrempez les auec eau de choux, ou d'endiue, selon forme ou qualité de la chaleur. Et si on y adiouste de la farine d'orge, sera meilleur.

La seconde est de Galen au dixiesme *Miamir :* PR. *d'aloës, vne once : suc de centaurée, demy once : fleur de la pierre assie, alun scissile, de chacun deux drachmes : encens, myrrhe, opion, mandragore, de chacun vne drachme :* soient assemblez auec du vin doux, et destrempez auec du laict : et le lieu en soit oingt auec vne plume.

La troisiesme forme est de Rhasis : PR. *muccilage de psyllion, et de graine de lin, et de fenugrec, et de la farine de tous deux, du cerat fait auec huile de camomille,* assemblez tout, et en oignez. Et il conseille que auant l'onction, le membre soit fomenté auec eau chaude : et que les medicaments y soient laissez l'espace de dix heures.

Quant à la *matiere meslée*, il faut mesler les medicaments. Et iaçoit que les susdits pourroient estre meslez selon la coniecture, neantmoins ie prens icy pour resoudre quelques choses materielles esleuës par les Docteurs.

Premierement, Rhasis, aux *Diuisions*, commande de prendre la mie du pain de siligo[2], et des moyeux d'œufs, et du saffran : paistris auec du laict et vin cuit.

---

1. Hermodacte se dit *suragen*, en arabe. — Zura (mot africain), semence de Paliure (*Rhamnus paliurus*, L.), ou graine du *Rhamnus oenoplia*, L.

2. « Panis siliginis. » Joubert met du pain de touselle et dit : Nous appelons *touselle*, le plus beau bled, qui respond au *siligo* des Latins, froment menu et blanc. Ce remede est fort usité, et communement appelle *cataplasma de mica panis :* mais on n'y met pas toujours du vin cuit.

Secondement, Auenzoar : **PR.** *de farine d'orge, vne liure : des cendres de noix de Cypres, vn quart,* broyez-les auec huile et eau.

Tiercement, Albucasis en la vingt-troisiesme partie de son *Antidotaire :* **PR.** *farine de fenugrec, semence de lin, aneth, camomille, chacun dix drachmes : bdellion, styrax liquide, ammoniac, galban, de chacun cinq drachmes : d'huile de lys, tant que soit assez.* Ayant dissolu les gommes auec du vinaigre, soit fait emplastre.

Item Auicenne. **PR.** *de la farine de fenugrec, vne liure,* soit cuite auec oxymel, et reduite en emplastre.

Item, l'vrine cuite auec du sel, y est mise du vulgaire. Item, le suc d'hyeble espaissi auec huile rosat, est mis au *Regime Papal.*

A la mesme intention ont dicté les genereux experimentateurs, l'onguent des limaces, des serpens, des grenoüilles, des tortuës, du renard, de chauue-souris, et semblables. Ils sont faits simplement en les cuisant auec eau salée, et assemblant la graisse, ou en les mettant auec du sel dans vn pot de terre perçé, auec vn autre entier par des-sous, et l'enseuelissant en vn fumier : et ce qu'en distille soit gardé.

Les composées sont faites, premierement de Galen à la fin du *Cata-geni,* où il met de l'*onguent de grenoüilles et tortuës :* **PR.** *huile de la racine de concombre sauuage, deux liures : huile de marjolaine et alkanne, cire, therebentine, galban, moüelle des os de cerf, de chacun vn quart : grenoüilles, trois en nombre : le sang de deux tortues : baume, deux drachmes.* Ayant cuit les grenoüilles, et le sang des tor-tuës, auec les huiles, soyent coulez, et adonc qu'on mesle les autres choses, et soit fait onguent, qui est fort precieux.

L'*onguent de renard,* selon Heben Mesue : **PR.** *vn renard entier, ayant arraché les entrailles, cuisez-le en vaisseau de terre, auec de l'eau salée, vin et huile, y adioustant de la sauge, romarin, geneure, aneth, origan et marjolaine, tant que l'eau et le vin soient consumez, et le renard si cuit que la chair se separe des os,* et puis soit exprimé au pressoir, et coulé, et fait onguent.

L'*onguent des chauue souris,* selon Rhasis : **PR.** *des chauue souris en nombre sept,* mettez-les en vn chauderon, et les couurez d'eau de pluye, et les cuisez à consomption de la moitié : puis coulez, et y mettez autant d'huile rosat, et des sommitez de saule, et les cuisez iusques à consomption de l'eau, et les coulez, et en soit fait onguent.

Or Halyabbas de ceux-cy faisoit vn bain, et en la decoction adioustoit des raues, pourreaux et oignons, roquette, choux, fenoüil et ache. Et de là vient que ie les faits lauer auec broüet de raues [1], du commandement d'Isaac.

---

1. « Cum brodio raparum. »

L'onguent de l'oye, de Thadée Bolognois : PR. *vne oye grasse plumée et nette des entrailles, soit farcie de la chair de chats gras, salée auec du sel commun et sel de nitre, sel armoniac*[1], *et sel gemme, et alun, de chacun vne once : et y soit adiousté d'euphorbe, asse puante, et castorée, de chacun demie once :* qu'elle soit rostie à petit feu, et ce qui en distillera soit retenu, et fait vnguent. En la farce de cette oye on pourroit mettre de l'yue artetique[2], pied colombin, pied coruin, et hermodactes. Theodore y adiouste aussi de la parietaire, rhuë, marrubin, racine de concombres sauuages, feuilles de lierre, et de sa gomme : et lors sa distillation est plus precieuse en matiere froide et vieille.

L'emplastre des formis, approuué de Rhasis sur tout en matieres chaudes : PR. *de la terre des formis auec les œufs et tout, trois onces : farine d'orge et de febues, de chacun vne once : des roses, demie once : mauues, mandragore, de chacun six onces.* Cuisez les mauues et la mandragore en trois liures d'eau, iusques à moitié, et coulez : puis paistrissez en vn mortier les autres medicaments puluerisez, y adioustant trois aulbins d'œufs, et deux moyeux, et en vsez.

En la sciatique. — Touchant la Sciatique, toutes les choses dites y conuiennent, pourueu seulement que soient fortifiées auec de la moustarde et son huile, du leuain, et semblables, qui attirent la matiere **du profond.** Et à cette intention on fait ventousations, rubrifications et vesications auec des ails, et cantharides, pante lupine et marube, psyllion : et les cauteres potentiels, et aussi les actuels ponctuals, oliuaires et circulaires, tout à l'entour de la jointure, et au milieu d'icelle, comme enseigne Albucasis, et sera dit cy bas. Et que on les laisse couler durant quarante iours (qui est le terme des gouttes, ainsi que disent les quatre Maistres), auec tentes et fueilles de choux et de lierre, iusques à tant que le lieu soit guery. Et ainsi est parfaite la troisiesme intention.

Quant à la *quatriesme intention* (qu'estoit la correction des accidents), elle est accomplie selon que sont les accidents, principalement deux, sçauoir est la douleur et la durté.

Or la *douleur en la goutte* est appaisée doublement : vrayement auec les euaporatifs dessusdits, et palliatiuement auec les narcotiques. Et d'autant qu'il est mal aisé d'ouurer à part auec ceux-cy en telle douleur, pourtant il est plus seur de les mesler tous deux. A ce faire on eslit quatre remedes.

Le premier est de Rhasis et d'Auicenne, qu'ils ont prins de Galen, au *Miamir* : PR. *mie de pain tres blanc, et la meslez en laict de vache*

---

1. « Sale armonico. » — Ms. de Montp. : sale armoniaco. Armoniac, en catalan, est synonyme de ammoniaque.
2. « In farcimento... iua arthretica », 1559. Teucrium Chamaepitys, L.

iusques à tant que soit fait comme vn vnguent, et y mettez la dixiesme
partie d'opion, et du saffran la quatriesme partie de l'opion, et en broyant
soit fait comme vn liniment. Soit appliqué et souuent remué.

A cela mesme : PR. *du ceroine rosat, vne liure : opion, saffran, de
chacun deux drachmes : soyent meslez et appliquez.* A cela mesme Lanfranc met de l'amydon et camphre, *paistris auec eau rose.*

Au susdit *Regime Papal* est liniment : PR. *des testes de pauot blanc,
auec ses graines et escorces, de l'orge mondé, de chacun vne partie :
semence de iusquiame, la troisiesme partie d'vne.* Soient boüillis en vne
liure d'eau iusques à la consomption de la moitié, puis soient coulez, et
en la colature soit adiousté de la mucosité de l'herbe aux puces, fenugrec, semence de lin, extraite auecques vinaigre, autant qu'il y a de
collature, huile rosat auec blancs d'œufs, autant qu'est la moitié, et soit
fait liniment, auquel vn drapeau de linge soit trempé : qu'on l'applique
froid, et soit renouuellé dés aussitost qu'il sera eschauffé.

Danantage suiuant l'intention d'Hyppocrate et de Galen au cinquiesme
des *Aphorismes*, l'eau froide versée sur les jointures en grande quantité,
oste leur douleur en rebouchant le sentiment : car vne mediocre stupeur
appaise la douleur, comme dit le texte.

La *durté des iointures* qui ensuit les gouttes, iaçoit que fort peu
souuent soit guerie, iouxte ce dire d'Ouide : La medecine ne peut
absoudre de la podagre noüée : toutesfois elle est amandée auec medicaments remollitifs et resolutifs domestiques, et ce accortement, suiuant la doctrine donnée au chapitre du scirrhe, et qui sera ditte cy-bas
en l'Antidotaire. Et aussi Rhasis au *Traité des jointures*, où il met la
maniere de l'euaporation auec la marcasite ardante estainte en vinaigre,
dicte à ce specialement cet emplastre : PR. *de l'ammoniac, opopanax,
galban, bdellion, souffre, nitre, moustarde, pyrethre, de chacun vne
partie : du litharge, autant que tous.* Le litharge soit cuit auec huile,
et les gommes dissoutes en vinaigre : soient boüillis et fait emplastre,
et soit mis sur le lieu, auparauant mollifié de quelque chose.

A laquelle intention, et au spasme[1], il dicte vn tel onguent : PR. *bdellion dissoult auec du vinaigre et vn peu de vin cuit et du miel,
trente drachmes : enrens, opopanax, ammoniac, myrrhe, de chacun
vne drachme et demie : huile de camomille, trois onces : huile vieux,
graisse de poule, oye, aigle, ou anguille, de chacun vne once : graisse
de reau, deux onces,* meslez, et soit fait onguent.

Aussi à la même intention vaut le diachylon petit et grand de Heben

---

1. Au spasme s'entend qui aduient aux jointures, comme dit Rhasis. Ainsi
appelle-on abusiuement la roideur ou retirement des jointures qu'on void en la
goutte noüée. (J.)

Mesue, desquels les formes seront données cy-bas. Et Galen tesmoigne au dixiéme des *Simples medicaments*, que le fromage fort vieux cuit auec le broüet d'vne iambe de porc salée, en rompant la peau attire auec virulence [1] les pierres gypsées, et remollit la durté des jointures : et luy, ainsi qu'il dit, l'a esprouué en plusieurs. Rhasis en recitant cela y adjouste du nasitort.

Touchant la *durté qui ensuit les fractures*, et autres solutions des iointures et parties nerueuses, elle est aussi de difficile curation, surtout quand elle est desseichée et transie ou marasmée, tellement qu'en la frottant elle ne rougit, comme dit Rhasis. Et celle en laquelle est petit ou nul sentiment, est desià suspecte, et requiert vn long-temps à y besongner, s'elle doit meilleurer. Toutesfois si on apperçoit au lieu quelque matiere, soit traitée auec incisifs, comme dit Auicenne. Et des bonnes curations, apres la mollification, est l'euaporation auec pierres ardantes et estaintes en vinaigre : et resolution domestique auec emplastres et onguents dits au chapitre du schirre : auquel chapitre faut tousiours recoürir pour telles dispositions.

Mais s'il n'y a là matiere, ou bien peu et desseichée, qu'on y procede comme s'ensuit. Premierement la partie soit longuement arrousée, en la flechissant et estendant, auec eau muccillagineuse de la decoction de l'escorce des racines de guimaulue, et racine d'orme, camomille, melilot, fenugrec, semence de lin, et semblables : ou auec eau de la decoction des testes et pieds de mouton, ou auec du moust, ou auec du sang chaud de quelque animal.

Puis soit oingt auprés d'vn feu moderé auec cét onguent : PR. *dialthæe, demy liure : huyle laurin, huile de mastic, huile de lys, huile muscelin, huile de ben, huile de noix d'Inde, de chacun demy quart : graisse d'austruche, d'aigle, d'anguille, marmotane ou marmote, taisson* [2], *canard, poule, graisse d'asne, mouelle de la cuisse du veau, et du cerf, de chacun vne once : bdellion, hysope humide, styrax liquide, de chacun demy once : de la graisse des coüillons du bieure* [3], *deux drachmes : de la cire tant qu'il en faudra : soit fait onguent.*

En apres que l'on applique cét emplastre : PR. *cire, poix, diachylon, de chacun vn quart : graisse d'asne, demy quart : labdan, hyssop*

---

1. Les autres (ms. de Montp., Canappe) lisent, *violence*, mais en l'histoire de Galen, nous n'y trouuons ne l'vne ne l'autre. Guy a mieux aimé imiter Rhasis, qui recitant cela escrit : *Et toute la venenosité en sortait.* (J.)

2. « Marmotanæ, tassonis. »
Marmotane ou *marmotte.* Ce mot est corrompu pour *musmontan* (c'est-à-dire *rat de montagne*), ainsi que Mathiol annote sur Dioscoride... *Taisson* est vne autre sorte de beste assez connue du vulgaire, qui coustumierement lui accompare les plus gras. (J.) Taisson (blaireau).

3. « Castorei. »

humide, galban, opopanax, ammoniac, bdellion, styrax, calamite, mastic, sarcocole, destrempez auec du vin, de chacun vne once : graisse d'ours, d'austruche, aigle, anguille, crasse d'huile de lys, terebenthine, de chacun demy once : farine de fenugrec, et semence de lin, saffran, de chacun deux drachmes, soit fait emplastre.

Et les genres de diachylon sont à ce propice, et l'eau du sang humain sept fois distillée, est à ce loüée par les Alkemistes, et par Henric. Plusieurs autres seront mis cy-dessous en l'Antidotaire.

Et à ce aident beaucoup les bandages et instruments mechaniques.

SECOND CHAPITRE

De ladrerie.

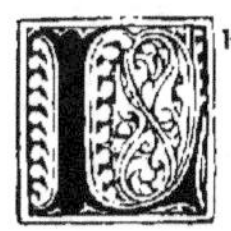 EPRE ou ladrerie, est tres-grande erreur de la vertu assimilatiue, par laquelle la forme est corrompuë en tout. On le prend ainsi des paroles de Galen, quant à la premiere partie, au sixiesme, et quant à la seconde, au second des *Maladies et Symptomes.* Et i'entends, erreur de la vertu assimilatiue, immediatement : car l'erreur de la vertu digestiue et sanguifique du foye, en peut estre cause mediatement. Et partant Auicenne appelle, l'erreur de la vertu du foye, la plus ancienne cause efficiente. Car quant le foye tombe en chaleur, il brusle le sang, et ainsi le prepare à melancholie. Et tel sang, quand il vient aux membres de la tierce digestion, les trouuant debilitez par mauuaise complexion froide et seiche, introduite de ses causes, comme tantost sera dit, ne peut estre conuerty à leur couleur, ny en bonne chair, vniforme et rouge : ains est conuerty en couleur et chair granuleuse, noire et horrible. Dont au premier des *Facultez naturelles* est conclud : que quand la vertu digestive erre en disseminant, l'hectique en est causée [1] : quand, en vnissant, l'hydropisie : quand, en assimilant, la lepre.

Car lepre est maladie et accident, selon Gordon, qui ensuiuant Auicenne a fort bien traité cette matiere. Et est maladie consemblable, officiale et commune. Elle est maladie Consemblable, parce qu'elle est

---

1. Non pas la fiéure qu'on dit proprement hetique, ains l'atrophie ou transissement, que le vulgaire coustumierement appelle maladie hetique. Aussi Galen au lieu icy allegué, fait (comme il doit) mention seulement de l'atrophie et phthisie. (J.)

de mauuaise complexion froide et seiche, égale et diuerse en partie et
en tout : Officiale, parce qu'elle est corruption de la figure, qui est la
propre difference d'elle, comme il sera dit : Commune parce qu'estant
aposteme vniuersel, elle deffait la continuité, ainsi que les autres apostemes particuliers. Et est accident, parce qu'elle est action faillante.

Elle est ditte *Lepre*, de « a Lepore nasi »[1], d'autant que là apparoissent ses principaux et plus certains signes. Ou elle est ditte de *loup*,
d'autant que comme vn loup, deuore tous les membres ; Car elle corrompt tous les membres comme vn loup chancreux, selon Halyabbas au
huictiesme sermon de la premiere partie du liure de la *Disposition
Royale*. Et partant, il est dit d'Auicenne, chancre commun à tout le corps.

Les *especes et differences* de Lepre ou ladrerie, sont prises de la
matiere, et du symptome principalement. Et combien que selon Halyabbas, au lieu que dessus, et parauantnre selon Galen, on n'en mette que
deux especes, des deux choleres bruslées mauuaises, neantmoins *nostre
commune eschole* en assigne quatre especes, selon que les quatre
humeurs peuuent estre bruslez et conuertis en melancholie[2] : Elephantie,
de melancholie, Leonine, de cholere, Tyrie, de phlegme, et Alopecie, de
sang[3]. Toutesfois rarement sont trouuées à part et simples : le plus souuent sont composées comme les autres apostemes. Et sont ainsi appelées, de telles proprietez que l'on trouue en tels animaux.

Les *causes de ladrerie*, sont triples, primitiues, antecedentes et conjointes.

Les causes primitiues sont, corruption d'air, et attouchement de

1. « A lepore nasi », ms. 6966. Lepus, leporis, lièvre; lepor, leporis, beauté. Lepre
vient de λεπρός, écailleux. — Ms. de Montp. : « lepre de lepore du nes »; Canappe :
« est dite à *lepore* qui est une partie du nez »; Joubert : « de Lepus. partie du nez ».

2. C'est plustot vne mesme maladie, sans diuersité de matiere, à diuers noms,
estant appellée Elephanthiale, pour la semblance qu'elle a auec la beste nommée
Elephant, tant en grandeur, qu'en esgalité de membres. Et Leonine, parce qu'elle
est inuincible comme un lyon, et Satyryase, pour sa laideur comme en vn Satyre.
De ces appellations consultes en Arætée Cappadocien. Or Alopecie, est l'appellation
propre d'vn mal qui vient aux cheueux, et non pas vn surnom de la maladie qu'on
dit lepre, vulgairement, ladrerie et mal de Saint-Lazare. (J.)

3. « Tyriam de phlegmate, et alopeciam de sanguine. » — *Tyriam* est peut-être
une erreur de copiste pour « *Satyriam* ». de satyre (satyre), ainsi que le montre le
texte un peu plus bas (p. 404). — *Alopeciam* représente une affection qui se trouve
aussi dans une espèce animale, ainsi que les autres dénominations, comme le dit le
texte deux lignes plus loin; s'agit-il de « l'alopecias », renard marin, poissons
(Pline), ou plutôt l'étymologie ne vient-elle pas de ἀλώπηξ, renard, parce que le
renard est sujet à une maladie qui lui fait tomber les poils?

Joubert traduit : « Tyrie ou Serpentine, de phlegme, et Alopecie ou Renardière,
de sang. » — Les Arabes disent *tyros*, generalement pour toute sorte de serpent....
ils disent *tyria* pour signifier la pelade, nommée en grec ophiase, de ὄφις, serpent,
la peau de celui qui en est affecté étant tachetée comme celle d'un serpent, les
cheueux et les poils étant tombés par places.

ladres, meschantes viandes, et tache de generation. Et y aident ces choses : retention des superfluitez melancholiques, comme des hæmorrhoides, menstruës, petite verolle, fiéures quartes, et la foiblesse de la ratelle, et la chaleur du foye : comme dit Auicenne.

Les causes antecedentes sont, les humeurs disposez à bruslure, et à estre connertis en melancholie. La cause coniointe est, la melancholie espanduë par tout. A raison dequoy il faut sçauoir, comme il a esté dit des apostemes, que la melancholie est double, naturelle, et non naturelle. La ladrerie n'est pas faite de la naturelle, ains de la non naturelle : et non de quelle que ce soit, ains de celle qui est faite par adustion. Or cet humeur melancholique, ainsi que dit Auicenne, ou il est espandu par tout le corps, ou en vne partie. Si par tout le corps, et si se pourrit, il fait fiéure : s'il ne pourrit, excite morphée en la peau, et ladrerie en la chair. Si en vne partie, en sont engendrez chancres, verruës et semblables [1], comme il est noté par Galen au sixiesme des *Maladies et Symptomes*.

Sur les *signes et iugements* il faut entendre, que selon maistre Iordain en Montpellier, la ladrerie a disposition et acte. La disposition ou preparation à ladrerie, est vne proprieté au corps, par laquelle quelqu'vn est fort disposé à ladrerie. Et telles proprietez prouiennent des causes primitives et coadiuuantes susdites.

L'acte de ladrerie est la nuisance de ladite vertu, qui prouient de l'éparsement de la melancholie par le corps. Et cet acte est dit auoir quatre temps, commencement, accroissement, estat, et declination, au moins à la mort.

Le commencement est, quand la nuisance touche les membres intrinseques, et lors apparoissent les signes plus foibles. Car la lepre commence premierement és parties internes, puis procede aux externes, puis retourne aux internes, et lors elle tuë de sa venenosité. L'accroissement est, quand elle appert exterieurement, et adonc les signes s'augmentent et multiplient. L'estat est, quand les membres commencent à s'vlcerer, et adonc les signes sont manifestes. La declination est, quand les membres chéent, et adonc les signes sont populaires.

Or des signes communs de toutes especes de ladrerie, les vns signifient preparation ou disposition, les autres son acte. Signifient la preparation ou disposition, laide couleur, morphée, rongne, et superfluitez puantes, et causes dispositiues susdites.

---

1. Il y a des exemplaires latins, où cecy est autrement, le propos reuenant à cecy : Si (est espandu) en vne partie ou la matiere est grosse, elle fait durté, scirrhe et chancre : ou elle est subtile, et fait esthiomene : ou elle va au cuir, et elle fait albaras, morphée, serpige, impetige et semblables. (J.) — Canappe reproduit cette version.

De ceux qui signifient l'acte, les vns sont vniuoques, les autres equi-uoques. On appelle Vniuoques, ceux qui signifient tousiours ladrerie, et l'ensuiuent, soit intenses, soit foibles, et sont six : la rondeur des yeux et des oreilles, depilation et grossesse ou tuberosité des sourcils, dilatation et torsure des narilles par dehors, auec estroitesse interieure, laideur de léures, voix rauque, comme s'il parloit du nez, puanteur d'haleine, et de toute la personne, regard fixe et horrible, en maniere de la beste Saton. Dont Galen au second des *Maladies et Symptomes* disoit : le nez deuient camus, et les léures grosses, et les oreilles apparoissent aiguisées, et vniuersellement sont semblables aux Satyres, ceux qui deuiennent ele-phantiques, c'est à dire ladres. Satyre, ou Saton est en terre Arabique, vne beste d'horrible aspect, en laquelle sont lesdits signes.

On appelle Equiuoques, ceux qui, auec ce qu'ils sont trouuez en lepre, se trouuent en autres maladies et partant ne signifient tousiours lepre. Ils sont seize. Le premier est durté et tuberosité de la chair, speciale-ment des iointures et extremitez. Le second est couleur de morphée et tenebreuse. Le troisiesme est, cheute de cheueux, et renaissance de subtils. Le quatriesme, consomption des muscles, et principalement du poulce [1]. Cinquiesme, insensibilité et stupeur, et grampe des extremitez. Sixiesme, rongne, et dertes, couperose [2], et vlcerations au corps. Le sep-tiesme, est grains sous la langue, sous les paupieres, et derriere les oreilles. Huictiesme, ardeur et sentiment de piqueure d'aiguilles au corps. Neufiesme, crespeure [3] de leur peau exposée à lair, à mode d'oye plumée. Dixiesme, quand on iette de l'eau sur eux, ils semblent oingts. Vnziesme, ils n'ont gueres souuent fiéure. Douziesme, ils sont fins et trompeurs, furieux, et se veulent trop ingerer sur le peuple. Treiziesme, ils ont des songes pesants et griefs. Quatorziesme, ils ont le pouls debile. Quin-ziesme, ils ont le sang noir, plombin et tenebreux, cendreux, graueleux et grumeleux. Seiziesme, ils ont les vrines liuides, blanches, subtiles, et cendreuses.

Et auec ces signes on examine les ladres. Mais en l'examen et *iugement* des ladres il conuient estre fort aduisé : car c'est tres grande injure de sequestrer les non sequestrables, et de laisser les ladres auec le peuple. Car le mal est contagieux, et qui infecte [4]. Et pourtant le Medecin qui les

---

1. Gordon, lequel Guy imite fort en ce traité, nous aduertit distinctement, que c'est la consomption du muscle d'entre le poulce et l'indice. Ce que certainement est plus raisonnable, que d'obseruer (comme fait le vulgaire) les muscles qui cons-tituent le thenar, ainsi nommé des sçauans Anatomistes, et des Chiromantiens, *montagne de Mars.* (J.)

2. « Scabies, et impetigines, gutta rosacea. »

3. « Crispitudo cutis. »

4. « Nam morbus est contagiosus, et infectiuus. »

doit inger. les doit souuent regarder. et en soy-mesme penser et remuer les signes. et voir lesquels sont vniuoques et lesquels equiuoques : et qu'il ne iuge par vn signe, ains par la concurrence de plusieurs. specialement des vniuoques.

En premier lieu. inuoquant l'aide de Dieu. il les doit conforter. que cette passion est sauuement de l'ame et qu'ils ne doutent point de dire la verité : car s'ils estoyent trouuez ladres, ce seroit le purgatoire de leur ame. et si le monde les a en hayne. non pas Dieu, ains a plus aimé Lazare lepreux [1]. que les autres : et s'ils ne sont trouuez tels. ils demeureront en paix. En apres, qu'il les fasse jurer de dire verité de ce qu'on les interrogera. Et lors premierement il doit interroger de ce qui dispose à ladrerie. s'il en a quelque chose. comme s'il est de race de ladres, ou s'il a conuersé auec eux. et si les menstruës ou hæmorrhoides leur sont restraintes. et retenuës : et s'ils ont vsé de regime melancholique. et quelles maladies ils ont accoustumé de souffrir. Puis s'enquiere auec ses cognoissans, et auec eux mesmes. de leur astuce et meurs. de leurs songes et desirs : et s'ils sentent cuiseur. ardeur et piqueures en la chair. Apres, il touche le pouls. puis le face phlebotomer, et considere la substance et couleur du sang. s'il est noir et cendreux. qu'il le laue, et sçache quelle est la chair qui reste au collatoire : s'elle est graueleuse. granuleuse. et grumeleuse. car c'est vn très grand signe. Et s'il veut esprouuer en l'vne des escuelles si le sel s'y fent tost. et si le vinaigre et l'vrine y sont tost meslez. et si à mode de farine il descend en vn bassin plein d'eau. le peut faire pour solemnité. Cela fait, qu'il considere son aspect. et luy die qu'il s'en aille. et qu'au matin il apporte son vrine.

Cependant le Medecin pense sur les choses qu'il a veuës et verra. Le matin. il vienne à la presence du Medecin : et adonc premierement voye l'vrine, et considere si elle signifie aucune chose de disposition à ladrerie : si elle est blanche. subtile, cendreuse, car telles sont les vrines des ladres. Et apres considere sa face. les sourcils. s'ils sont pelez. s'ils sont enflez et boutonnez : les yeux s'ils sont ronds, specialement vers la partie domestique. si leur blanc est tenebreux. Du nez, s'il est tors, gros, vlceré en dedans. Des oreilles. s'ils s'arrondissent et accourcissent. De la voix. s'il parle enroué, et du nez. Des leures et langue, s'elles saignent et s'vlcerent, et s'il y a des grains. Si l'haleine est difficile et puante, et si sa forme ou figure est estrange et horrible. Et qu'il considere bien ces choses, car les signes du visage sont les plus certains.

Puis il le face despoüiller. et considere en premier la couleur de tout le corps, s'elle est tenebreuse et morpheuse : puis la substance de la

---

1. Il ne conste pas, que Lazare ait esté lepreux : mais c'est vn abus vulgaire de ceux qui disent Lazare, pour lepreux ou ladre. J.)

chair, si elle est dure et aspre, tubereuse, specialement à l'endroit des iointures et des extremitez : et s'il est rogneux, prurigneux, serpigneux et vlcereux : si sa peau se crespe, comme d'vne oye, si ses muscles sont consumez, s'il souffre endormissement és membres, *s'il sent bien quand on le pique* au derriere du talon et de la iambe, et qu'on lui demande en quel lieu et de quoy on le pique. En apres qu'on luy jette de l'eau sur son corps, et voye s'il est onctueux, et si le sel adhere, quand on le iette sur luy.

Iugements. — Puis le Medecin retourne à la consideration de la face, et de son aspect, et le laisse. Et qu'il pense à tous les signes, et les confere : et qu'il delibere bien des signes, et de leur accord.

Et s'il trouue, que auec la disposition à ladrerie, il ait quelques signes equiuoques diminuez, il le faut commander familierement et secrettement, qu'il se tienne en bon regime, et ait le conseil des Medecins : autrement il deuiendra ladre.

Mais s'il a plusieurs signes equiuoques et peu d'vniuoques, il est vulgairement appellé Cassot ou Capot [1]. Et tels doiuent estre aigrement menacez, qu'ils tiennent bon regime, et ayent bon conseil des Medecins, et qu'ils demeurent en leurs bories ou metairies, et maisons, et que ne s'ingerent fort auec le peuple, car ils entrent en ladrerie.

Et s'ils ont plusieurs signes equiuoques, et plusieurs vniuoques, auec bonnes paroles, et consolatoires, ils doiuent estre sequestrez du peuple, et conduits à la maladerie.

Mais s'ils sont sains doiuent estre absous, et auec lettres des Medecins ennoyez aux Recteurs [2].

Quant aux signes propres des humeurs, on les a par les signes des humeurs dits cy dessus au traité des apostemes : toutesfois les humeurs de la leonine, et elephantine sont pires que des autres.

Il est iugé de tous, que Ladrerie est vn tres-meschant mal, et qu'il est hereditaire, et contagieux, et est presque d'impossible arrachement, mesmement la confirmée. Car comment (dit Auicenne) sera curée la lepre, estant chancre vniuersel, veu que le chancre particulier ne peut guerir. Il peut bien estre preserué, et pallié : mais non pas guery. D'auantage, on iuge que entre les especes de ladrerie, la leonine, et l'elephantie (comme de tres-meschante matiere) sont les pires : les autres, comme de plus traitable, sont plus souëfues.

En la *curation de ladrerie*, les Docteurs tendent communément à trois choses. La premiere est, à preseruer ceux qui sont disposez, auant qu'elle vienne. La seconde est, à curer ceux qui l'ont de fait et actuelle-

---

1. « Cassatus vocatur. »
2. « Ad rectores. » — Canappe et Joubert disent : aux Recteurs ou Curés.

ment, quand elle est introduite, mais non pas confirmée. La troisiesme est, à pallier celle qui est introduite, et confirmée.

Le *regime preseruatif* a trois intentions. La premiere est, que la matiere ne s'engendre : la seconde, que l'engendrée soit reiettée : et la troisiesme, que le foye et la complexion de tout le corps soit r'amandé.

La premiere est accomplie, auec deuë administration des six choses non naturelles et des trois non necessaires qui sont annexes pour leur generalité, comme sont l'air, la viande, et le breuuage, etc., tirans au temperé. La seconde est accomplie, auec vne couple ou terne de purgations par an (mais sur tout au Printemps et à l'Automne) auec du Diacatholicon, ou pilules de fumeterre : et saignée, et deuë prouocation des hæmorrhoides, et cauteres ès fontanelles des bras, et des jambes. La troisiesme est accomplie auec bons electuaires faits du Diarrhodon abbatis [1], et bons epithemes pour le foye.

Le *regime curatif*, quand la ladrerie est actuellement, non toutesfois confirmée, a quatre intentions.

La premiere est la bonté du regime, à ce que l'humeur descheu soit attrempé [2]. La seconde est, l'euacuation des humeurs bruslez. La troisiesme est, amendement de l'impression faite. La quatriesme est, correction des accidens.

La premiere chose est accomplie, auec deuë administration des six choses non naturelles, et des trois annexes qui tirent à froideur et humidité. La seconde est accomplie auec phlebotomie, et medecines [3], caputpurges, bains, ventousations, frottemens et autres qui resoluent les matieres par dehors. La troisiesme est accomplie auec deuë administration des serpens et breuuages, et confections de alfilude d'or et semblables, confortans le cœur et remendans nature. La quatriesme est accomplie, selon la nature des accidens qui se presentent.

Le *regime palliatif*, qui conuient à ladrerie confirmée, a trois intentions. La premiere est, humecter le corps par dedans, à ce qu'il ne soit encendré [4]. La seconde, conforter le cœur, et les autres membres principaux, qu'ils ne se dissoluent. La troisiesme conseruer les membres, qu'ils ne se difforment.

La premiere est accomplie, auec deuë administration du laict, et broüet de poules, et autres humectatifs. La seconde, auec l'electuaire dit Lætitia de Galen [5], et le Diarhodon abbatis. La troisiesme, auec des cauteres

---

1. « Diarhodon abbatis », abbatia; abbaye, monastère.
2. « Temperetur »; attrempé, modéré. (Du Cange.)
3. « Cum phlebotomia et pharmacia. »
4. « Ne incineretur. »
5. « Cum laetificante Gal. »

appliquez és lieux qu'on sçait, et auec gommeres ou fards [1], et autres qui decorent, et consolident la face et les autres membres.

Mais d'autant que ces choses appartiennent plus à messieurs les Physiciens, que aux Chirurgiens : sinon quant est pour en iuger, et pour l'operation manuelle, i'obmettray l'exquise pertractation du moyen et qualité d'accomplir les susdites intentions, en touchant quelques choses superficiellement, les recueillant en *huict chapitres*. Le premier sera, de la diette. Le second sera, de la saignée. Le troisiesme, des medecines laxatiues. Le quatriesme, des caputpurges. Le cinquiesme, des bains, onctions, epithemes, embrocations, et semblables. Le sixiesme, du regime des serpens. Le septiesme, des cauteres. Le huictiesme, de la correction des accidents.

I. De la diette des ladres. Leur diette doit estre, comme de ceux qui souffrent des apostemes melancholiques : de laquelle il a esté dit cydessus au traité des apostemes melancholiques. Et outre ce, qu'ils se gardent du coit, et de toute chose qui peut eschauffer leur nature, comme veut Auicenne. Le laict aussi (comme il dit) est des choses plus conuenables qui guerissent la ladrerie, et specialement en la constriction et difficulté d'haleine, et de la voix, apres les euacuations. Et il faut qu'ils le boiuent quand on le tire : et en soit donnée la quantité qui peut estre digerée. *S'il pouuoit viure de cela seul, seroit bon.* Et si la passion s'abbaissoit qu'on le luy oste [2]. Et que tout leur regime (principalement en la palliation) decline au regime des hetics, comme tous veulent.

II. De la saignée. La saignée des grandes veines ne conuient aucunement en Ladrerie confirmée (sinon qu'il y eut grande repletion, ou que l'on craignit vne constriction d'haleine), ains l'application des ventouses, et la scarification aux fesses, iambes, derriere le col, et entre les espaules, et l'ouverture des petites veines du nez, et de la face, leur peut bien competer, parce que la matiere est ia sortie des veines, et en la chair. Toutesfois auant que le mal soit confirmé, Halyabbas com-

---

1. Gommere, dit l'autheur des *Pandectes*, est certain epitheme à colorer la face... (J.)

2. Ce passage doit estre rabillé, en suiuant Paul Aeginette : car comme il est escrit au texte de Guy, certainement il contredit à la raison. Car si le mal diminue par l'vsage du laict pourquoi le faut-il oster? Mais plustost au contraire, ainsi que prudemment le dit Paul admoneste... Auicenne a donné occasion d'erreur à Guy, car il a mal traduit Paul Aeginette... Or Guy merite aucunement d'estre excusé, veu que de tous les liures de Paul Aeginette, il n'y a eu que le sixiesme qui soit paruenu à ses mains, comme il a confessé librement au chapitre singulier. (J.)

mande au quatriéme sermon, de la premiere partie du liure de la *Disposition Royale*, d'accelerer la diminution du sang des deux veines organiques [1], et des deux derriere les oreilles, et celles du front, et des mediastines : et en oster tant qu'il en apparoisse defaillance [2]. Mais Rhasis commence de la veine purpurée du bras droit : et apres quelques interualles, de la senestre, et rapporte qu'il a guery certain adolescent ladre, au visage duquel commençoient à se faire des nœuds, et les poils luy tomboient. Auquel il commença d'obuier, et remédier par saignée, et laschement de ventre, auec apozeme d'epithyme, et pilules qui purgent la cholere noire : et le mit souuent au bain, et luy donna des viandes humectatiues. Puis ordonna qu'il se reposast par quelques iours. En apres retourna à lascher le ventre, ce qu'il fit tant de fois, qu'en cinq mois il lascha le ventre plus de quarante fois. Ce que ayant fait, les poils commencerent à naistre, et les yeux, et la couleur, et la face à meilleurer, et estre reduits presque à santé. Et le retirant de luy par autres six mois, laissant la purgation (sinon du petit laict), auecques bon regime, il le trouua parfaitement guery.

III. Des medecines laxatiues. Premierement soit digerée la matiere auec syrop de fumeterre, qui se fait ainsi : PR. *fumeterre, vn quarteron : buglosse entier, le tendre du hobelon, scabieuse, parelle, che-*

1. Les *veines organiques* sont celles qu'on nomme aussi *Jugulaires*. Les Arabes les appellent *Guidez*, ou *Guidegi*, et d'icelles parle ainsi Auicenne sur le fait proposé. Et parauenture l'apertion des veines Guidez est necessaire, à la forte enroüeure, et quand on craint la suffocation. Or presque tous ont en horreur la saignée de ces veines, et la condamnent sur toutes, comme si c'estoit couper la gorge à vn homme. Et c'est d'autant qu'ils pensent n'estre possible que le sang soit arresté sans vne ferme ligature, laquelle est fort dangereuse au col, pour la crainte de l'estouffement. Halyabas n'a pas esté de cet aduis. Et certainement l'ouuerture de ces veines n'est pas à craindre, veu qu'il est très-facile de pouruoir soudain à leur playe, de sorte que le flux de sang y soit empesché mesmes sans ligature, en cette maniere. Le malade tourne son col d'vn costé ou d'autre, tant qu'il pourra, la teste estant haussée, lors on piquera de la lancette l'endroit où la veine sera bien apparente, après qu'on l'aura frotté, et pressé le front d'vn bandage. Quand on aura tiré du sang à suffisance, que le malade retourne son col à sa situation premiere et moyenne, dequoy il aduiendra que la playe faite en la veine, sera couuerte et bouchée de sa peau, à l'endroit qu'elle n'est point blessée, et ne sera pas besoin d'aucun bandage à retenir le sang. Voyez ce que N. Carpe a escrit de cette phlebotomie, en la fin du chap. de l'anatomie de quelques parties du col, et des veines pulsatiles où il enseigne de l'entreprendre, et comment il faut la faire. (J.)

2. Cette proposition peut estre expliquée en deux manieres : l'vne qu'il y ait defaillance de cœur, et qu'on tire du sang iusques à lipothymie : ce qu'a entendu le vieux interprete François. L'autre que la perte et defaillance du sang apparoisse manifestement és parties de la teste, et principalement du visage, ce que la couleur pasle demonstrera. (J.)

ueux de venus, adianthe, politriche, scolopendre (ou langue de cerf), endiue nouuelle, chicorée, de chacun demy quarteron : regalice, graine de melon, semence d'ozeille, anis, cuscute, de chacun demy onre : fleurs de roses, riolettes, bourrages, et buglosse, epithyme, de chacun vne onre : polypode quercin, deux onres : vin de grenades, vinaigre passerillé, de chacun vn quart ; pain de sucre, vne liure, soit fait syrop.

La matiere estant digeste, soit purgée de peu à peu auec *apozeme laxatif* fait des choses susdites, y adioustant du suc de fumeterre, bourrage, buglosse, parelle, et du sene, et epithyme, autant que du polypode et des pruneaux, et tamarindes, et casse fistule : et qu'on ny mette point de vinaigre. Et en soit baillé deux fois la semaine, vn quarteron auquel on peut destremper [1] (pour luy donner pointe) vne drachme d'electuaire de suc de roses : Et si tu veux mettre des myrobolans audit syrop, tu feras le commandement d'Heben Mesue.

Mais si tu veux purger plus fort, cela soit fait auec des *pilules de fumeterre* : desquelles la forme est telle, selon Auicenne : PR. *des myrobolans citrins, chebuls, et noirs, de chacun d'iceux cinq drachmes : aloës succotrin, sept drachmes : scammonée, cinq drachmes :* Soient paistris sans cesse, auec eau ou suc de fumeterre, et en soient faites pilules. La dose est d'vne drachme, ou vne drachme et demie.

Mais si tu veux purger tres-fort, Auicenne commande l'hiere de Rufle, l'hiere de Logadion, le Theodoricon rendu plus aigu auec la poulpe de colocynthe, et auec electuaire du suc de roses.

Parmy ces purgations-cy on peut adjouster et diminuer les medecines, selon qu'on verra que la matiere declinera à phlegme, ou à cholere, et selon le temps, et la qualité du patient.

IIII. Des caputpurges [2]. Apres l'euacuation vniuerselle soient faits caputpurges, auec le suc ou la decoction de marjolaine, chelidoine, nasitort [3], staphisaigre, pyrethre, noix muscade, poivre long : à quoy il soit adiousté vn peu d'euphorbe, et de scammonée, ou d'electuaire du suc de roses.

Qu'on iette [4], ou qu'on en mette vne goutte aux narilles, auec vn embossoir nasal.

V. Des estuues, et bains, frictions, onctions, et semblables [5]. Apres

1. « Potest dissolui. »
2. *Des errhines ou des remedes qu'on met par le nez.* (Ming.)
3. « Nasturcij », nasturtium, cresson alénois.
4. « Traiiciatur aut imponatur vna gutta in naribus cum emboto nasali. »
5. « De stuphis et balneis, fricationibus... »

ces purgations, soient faites estuues auec les herbes dittes au syrop. Et
dans l'estuue, la teste rase, soyent frottez, et lauez la teste, le visage et
tout le corps, auec telle decoction : PR. *de la fumeterre, parelle, sca-*
bieuse, camomille, melilot, staphisaigre, moustarde, poivre long, noix
muscade, souphre, nitre, aloës, orpigment, cuits auec eau et vinaigre.
Et la friction faite, soit tout oingt du sang de liéure. Et au sortir luy soit
donnée vne drachme de theriaque auec du vin. Et quand le sang sera
desseiché, qu'il retourne, à l'estuue : et là soit laué auec eau de la decoction de la racine du lys, et de la racine de Aron, et du son maigre.

Et en apres soit tout oingt de cét onguent : PR. *de l'onguent citrin,*
vne liure : de l'onguent blanc, demie liure : graisse de serpent, en quart :
huile rosat, huile myrtin, onguent populeon, de chacun demy quart,
soient meslez, et qu'on l'en oigne.

Pour cette intention, on trouue plusieurs autres remedes au traité de
la morphée, rongne, dartre, et és maladies du visage : Et telles choses
soient reïterées autant de fois qu'il semblera estre expedient.

VI. De l'administration des serpens. Et sçachez (dit Auicenne) que
la chair de vipere ou thiri [1], et ce enquoy est la vertu d'icelle, est des
meilleurs medicaments pour lepre. Et Galen en l'onziesme des *Simples*
medicaments, le prouue par cinq exemples.

Donc que l'on choisisse, suiuant le noble Gordon, des serpens és
lieux tres-secs, qui ayent le dos noir. Soient liez deuers la teste et la
queuë, et foüettez auec des verges menuës : et soudains deux hommes
ensemble leur coupent la teste et la queuë : et leur soit permis de se
veautrer par terre : et tant plus ils se veautreront et en sortira de sang,
tant meilleur sera. Et apres soyent escorchez, et lauez d'eau salée chaude,
puis auec du vin pur. Qu'il vse de ces serpens en tous les moyens que
nous pourrons imaginer, car (parlant briefuement) nous n'auons autre
voye à guerir les ladres, par le nettoyement du corps, sinon qu'en serpens. Que donc on les cuise iusques à la separation des os, auec du
fenoüil, aneth, pain, biscuit, et vn peu de sel, et qu'il boiue le broüet,
et mange la chair.

Ou les chairs ainsi apprestées, soient pilées auec vne aisle de poule,
et vn peu de gingembre, et assez de succre : et en soit fait du blanc
mangé. Ou autrement, que les chairs ainsi preparées, auec poudre de
gingembre, coriandre et saffran, soient mises en pasté. Ou autrement
que les chairs ainsi apprestées, soient fort pilées, et auec poudre de
gingembre, noix muscade, et succre, en soit fait electuaire. Ou bien
autrement, qu'en temps de vendanges les serpens vifs soient mis dans

1. « Caro viperae, vel thiri »; tyros, en arabe, veut dire serpent ou vipère.

du vin, auec de l'epithyme, sene, polypode, et anis, fenoüil et aneth :
et quand il sera clarifié, soit mis en vn autre vaisseau : et si on en
baille, il lachera deux ou trois fois par iour. Ou autrement selon Henric,
apres les auoir decapitez, qu'on les mette dans vn alambic, et en soit
fait de l'eau. Et les patiens peuuent estre lauez de l'eau de leur decoction.

Mais il faut estre aduerty, que l'vsage d'iceux fait enfler le corps premierement : puis en tombent des escailles, et des peaux : les malades
s'escorchent, se desenflent et guerissent. Le temps ou terme de la suffisance de l'vsage des serpens, est quand les malades commencent de
venir en esblouyssement de veuë, et troublement de sens [1] : car lors il
faut desister d'en vser. Et de rechef, le sel de vipere y aide. Des choses
qui leur profitent, comme dit Auicenne, quand on en boit ou mange, sont
les confections Bederasuli, et Alfelude, etc. [2].

VII. Des cauteres. Sur les cauteres il faut entendre, qu'ils ne doiuent
estre faits sinon apres toutes les autres cures, mesmiement en la pourrie
et humoreuse. Et iaçoit que Albucasis mette septante cauteres pour eux
(car il a dit, que tant plus on en fait, ils profitent d'auantage) neantmoins
je n'ay accoustumé que les punctuels ou ronds és fontanelles des bras
et des iambes, és aynes et aisselles, au sommet de la teste, et derriere
le col pour le seton. Les ruptoires sont faits dessous le menton, et au
col. Et si les ventouses precedoient les ruptoires, ne seroit pas mal fait.

VIII. De la correction des accidents. Les accidents qui apparoissent
en ladrerie, sont plusieurs qui ont besoin de correction : comme la
morphée, rongne, demangement, et dartre : desquels il sera dit au suiuant chapitre : nœufs, glandes et tuberositez, vlceres et corrosions,
desquels a esté dit cy dessus en leurs propres chapitres : la pelade,
naissance de pustules, oppilation de narilles, desquels sera dit cy bas en
la seconde doctrine : enrouëment, difficulté d'haleine, desquels aux
liures de medecine [3] est assez traité : et pourtant les corrections d'iceux
soient requises en leurs lieux.

1. « Incipiunt scotomiam et mutari in ratione. »
2. En la vieille impression d'Auicenne on lit, *almuri gilin*, et le medicament *ascli-
deni*. Belunense l'a ainsi corrigé, *alberzachali*, et le medicament, *alseluche*. (J.)
L'*almuri* est, dit Ming., une espèce de *saumure*.
3. « In physicalibus libris. »

TROISIESME CHAPITRE

*De morphée, dartre, rongne, demangeison, des cyrons, poux.
et autres infections de la peau.*

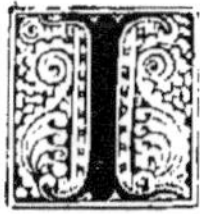
IL faut entendre que morphée et albaras, algada, algase, panes, lentilles, sang mort ou meurtry, goutte ou couperose, rongne, feu volage, dartre [1], et semblables, sont infections de la peau tachetée. Et d'autant que elles ne different, sinon en grandeur et petitesse, en situation, et couleur, et aucunement en matiere, pourtant nos Docteurs ont esté ainsi variables et desacordans en leurs differences : voire que, plus fort est, Halyabbas a nommé Lepre la morphée albarose. Toutesfois le commun vsage tient entre nous, que ces infections quand sont plaines, et n'ont point d'inégalité, ny vlceration, si elles sont noires, on les appelle *morphées* : si blanches, *albaras* : si rouges, *goutte ou coupe rose* : si elles sont grandes, on les appelle *panes* : si sont petites, *lentilles*. Mais si ne sont plaines, ains inégales et vlcerées, on les appelle *rongnes, feu volage,* et *dartres*, nonobstant que Lanfranc et Henric semblent se fort glorifier és différences de ceux-cy.

Doncques telles differences ne font pas diuersité en la besongne, sinon és non vlcerez, qui sont mis sous morphée : et és vlcerez, sous rongne et dartres : et és cyrons et poux, desquels il sera dit. Et combien qu'on en disc icy beaucoup de choses en general, neantmoins on en dira quelque chose speciale en la seconde doctrine des dispositions de la face.

De Morphée.

MORPHÉE donc est defedation [2] de la peau maculeuse et plane, de laquelle, iaçoit qu'il y ait autant d'especes, que de ladrerie, neantmoins deux sont les plus fameuses : sçauoir est, la noire et la

---

1. « Morphea, et albaras, algada, algasen, panni (panes), lentigines, sanguis mortuum, gutta rosea, scabies (rongne), serpigo (feu volage, dartres) et impetigo. »
2. « Defœdatio », de fœdatio, souillure. — Morphée est un mot d'origine arabe qui vient du grec μορφή. Il est synonyme de l'ἀλφός des Grecs. A un degré plus avancé, quand la lésion atteint le derme, la morphée devient la *leucé*, dit Bazin. Selon cet auteur, la morphée blanche, l'alphos et la leucé repondent aux premieres phases de la *lèpre*; la morphée blanche répond peut-être aussi au *vitiligo*. — Quant à la morphée noire, les affections les plus diverses ont vraisemblablement été décrites sous ce titre.

blanche. Desquelles les causes sont de la blanche, le phlegme : et de la noire, l'humeur melancolique : ainsi qu'il estoit dit au sixiesme des *Maladies et Symptomes.*

Les *signes* sont assez euidens : mais les *iugements* sont difficiles. Car il est iugé par le noble Gordon, que la vieille morphée, est celle qui occupe grand espace, et qui ne rougit quand on la frotte, et quand on la pique ne iette sang, ains aquosité : est incurable, ou guerissable auec grande difficulté : et celle qui est de conditions opposites, on en a quelque suspicion de guerison.

En la *cure de la morphée noire,* supposé le regime dit en ladrerie, il faut (selon Auicenne) que l'on commence par la phlebotomie, s'il y a multitude de sang, et par l'euacuation de l'humeur aduste et melancholique, auec ce qu'a esté dit en ladrerie. Mais des sublimes euacuatifs est le petit laict auec epithyme, en en prenant chasque iour vne drachme auec vn plein verre dudit lait. Et il faut souuent lascher auec iceluy, comme dit Rhasis. Et apres ce il dit, que de la semence du raifort, et de la roquette, et de la sauoniere, paistris auec du vinaigre, le lieu doit estre epithemé, l'ayant toutesfois premierement baigné. Et Halyabbas commande piler vn oignon, et d'iceluy cataplasmer au soleil : Gordon ordonne, que le lieu soit frotté d'vn drap aspre, et qu'en apres il soit epithemé auec orpigment rouge pasté auec suc de fumeterre : et que lendemain soit laué d'eau de son. Iamier frotte ceste morphée auec de la memithe.

Rogier ordonne ce qui s'ensuit : PR. *tartre et suye, de chacun deux onces : sel de nitre, souffre vif, de chacun vne once : orpigment, alun scissile, des deux ellebores, de chacun demy once.* Tout soit reduit en poudre, et auec ius de fumeterre, d'auronne, de parelle, et du pain de pourceau, et sauon auec huile, soient tellement incorporez dans vn mortier, qu'il en soit fait onguent, duquel le lieu morphetique sera epithemé.

Et si ces choses ne valent, que *l'on scarifie le lieu,* et qu'on l'epitheme auec ce sang là.

Ou (comme dit Guillaume de Salicet) qu'on y applique cantharides auec du leuain, et du vinaigre, ou du miel anacardin, ainsi que disent les gloseurs de Rogier. Et apres la vesication qu'on mette par dessus vne feuille de choux, et la peau ostée, s'il est necessaire (comme quand l'infection est profonde) la chair soit rongée auec de l'arsenic incorporé auec dialthæa : et la chair estant nettoyée, le lieu soit consolidé auec onguent citrin, fortifié de litharge.

Quant à la *morphée blanche,* supposé le regime dit és apostemes phlegmatics, il faut selon Auicenne, qu'on éuite la saignée, et que le phlegme soit vuidé auec hiere aiguisée auec de la coloquinte, ou auec des pilules cochies de Rhasis. Et apres cela Rhasis commande, qu'il soit frotté au soleil auec liniment fait de Setaragi (que ie croy estre thapsie),

de garance, et ellebore, et moustarde, et graine de raifort. Mais Auicenne
veut, que du salicor et de la chaux cuits [1] auec vrine d'enfant iusques à
l'espesseur du miel, il soit frotté au Soleil, tant que le lieu en soit vlceré.
Et puis que l'on prenne de la poix, et cire, et therebenthine, et escorces
de noix bruslées et du sang de jeune pigeon, et huile d'alcanne, cuits à
suffisance. Et soit continué sur le lieu iusqu'à tant qu'il soit guery, et
que sa couleur soit la couleur du corps.

Theodore recite, que quelque Dame de Pise guerissoit toutes morphées
par ce moyen : Et premierement lauoit le lieu morphée dix fois auec eau
froide : puis l'oignoit auec cet onguent : PR. *de la cendre d'vn serpent
bruslé dans vn pot neuf bien conuert, vne once : litharge bruslé, galles,
racine de flamule, vieilles semelles de souliers, plumes noires de geline,
tous estans bruslez, de chacun demy once : arsenic, chaux riue, argent
vif, de chacun deux drachmes.* Tout soit paistry auec du vinaigre, et en
soit fait onguent, auec lequel soit oingt le lieu morphée deux ou trois
fois, ou plus, comme il semblera expedient, puis soit enuoyé au bain :
et quand il entrera au bain, soit oingt d'vn depilatoire [2] fait de quatre
parts de chaux, et vne d'arsenic, cuits auec du vinaigre et de l'eau. Et
quand il aura sué quelque peu au bain, soit laué d'eau, et il sera guery.
Toutesfois il sembleroit meilleur que premierement il fust oingt auec ce
depilatoire dans le bain, et puis au sortir seroit oingt auec ledit onguent,
mais il dit ainsi.

Or si auec ces choses il n'estoit guery, l'intention des Docteurs est,
que le lieu soit traité auec cantharides et arsenic (mesmement si l'infection est profonde, comme il a esté dit de morphée noire), non pas auec
le cautere actuel, n'auec scarification, car les marques y apparoistroient
d'auantage, comme dit Auicenne.

Et si la cure ne vaut, le lieu soit teint auec cette teinture d'Auicenne.
PR. *litharge, chaux, galles, alcanne, dragaganth, autant d'vn que
d'autre :* soyent broyez auec du miel et vinaigre noir, et en soit fait
liniment, duquel on oindra le lieu.

De impetige, serpige, et assafati [3].

Tous ceux-cy (comme il a esté dit) sont infections de la peau, inesgales,
et finalement vlceres qui ne profondent pas beaucoup. Et pource

---

1. « Quod cum alcali et calce coctis. » *Salicor*, nom de la *soude* extraite des cendres des plantes marines.
2. « Cum psilothro. »
3. Impetigo, de impetus, irruption (Noël), est à peu près synonyme d'éruption et
n'a pas une signification précise. Sous le nom d'*impetigines*, les auteurs latins décri-

dit Auicenne, qu'ils sont tres-prochains entr'eux, et sont de la somme des boutons vlcerez. Celles qui commencent, sont petites, lises, diuisées en plusieurs lieux : puis elles s'vlcerent en vlceres escailleux et furfureux, quelquefois apparans, quelquefois occultes. Et celles qui sont fixes, sont plus proprement dittes *Assafati* [1] et *impetiges :* mais celles qui sont mobiles, et s'estendent çà et là, sont appelés *Serpiges*, qu'on nomme vulgairement *Dertres*, et *feu volage*. Et de chacune d'icelles, les vnes sont humides, les autres seiches.

La *cause* de ces infections, mesmement des humides, est la mauuaise humidité corrosiue, qui se mesle auec le gros sang, et le phlegme salé : mais en la seiche, melancholie y domine le plus. Car telles matieres sont repoussées au cuir, et le corrompent, ainsi que dit Auicenne. Et telle humidité est fort embrasée : et pource sont auec demangement et ardeur, comme disent les gloses et Theodore. Et le plus souuent sont engendrez au visage, et particulierement en la teste des enfans. Et plusieurs fois apparoissent en hyuer, selon Auicenne, parce que le froid estroissit, et destourne telles matieres au cuir, ainsi que dit Theodore : et souuent en esté, à cause de la vehemente chaleur, comme dit Iauier.

En la *curation*, quant au regime et l'euacuation, ils ne different point de la curation des apostemes et pustules choleriques et melancholiques, desquels il a esté suffisamment dit cy dessus, en traitant des apostemes, et de ladrerie, et de morphée : mais en special, Auicenne defend tout ce qui a superfluë douceur (et particulierement les dates), ou amertume, ou acuité [2] ou saleure : qu'il vse d'humectation du corps, d'humidité esgale, auec bain et autres.

Quant aux remedes locaux, pour les recentes on louë les fomentations auec eau tiede, et alterer le lieu auec ius de pourpier, et concombre, et muccilage de l'herbe aux puces. Et la saliue de l'homme à icun, en l'onziesme des *Simples*, et le suc aigre du citron, et la gomme auec du vinaigre, et la moustarde auec du vinaigre, sont tres-bons selon Auicenne. Et l'huile de froment, l'huile des œufs, l'huile de serpens et l'huile de geneure y sont appropriez par Heben Mesue, et le vulgaire tient l'huile de tartre pour souuerain.

Rogier louë le sauon et le suc de chelidoine : et si auec eux on mesloit de l'onguent blanc, il seroit plus beau, comme disent les Gloses, et ceux de Montpellier [3] loüent le lauement auec de l'eau rose, et du suc de citron,

vaient tantôt un groupe d'affections croûteuses sèches et chroniques répondant au λειχήν des Grecs, tantôt, à l'exemple de Galien, la *mentagre* de Pline. Les Arabes et les auteurs du moyen âge suivirent la même voie. (Chambard.)

1. Par les Arabes.

2. « Dactylos, aut amaritudinem, aut acuitatem »; âcreté, acidité.

3. « Laudant Montipedae ou Montipedenses (ms. 6966) », 1559. — Le ms. de Montp. et Cauappe disent « ceux de Montpellier ». Joubert dit : les Piémontois.

esquels du soulfre puluerisé aura sejourné au soleil, dans vn vaisseau de verre, durant vingt iours. Et les Bolognois loüent le laict virginal, qui se fait de vinaigre et litharge, en les distillant et meslant auec eau salée. A Paris sont accoustumez l'onguent blanc, l'onguent de litharge [1] et le citrin, faits auec huile de tartre et ius de citron.

Or pour les anciennes (proprement pour *Saffatí)* Auicenne loüe l'onguent fait de terre cimolée, souphre, cendre de courge, poulpe de colocynthe, de tous parties esgales, auecques du vinaigre.

A cela mesme Theodore fait cecy : PR. *ius de racine de parelle, vn quart : vieux oing de porceau dessalé auec du vinaigre, demy liure : argent vif esteint auec de la saliue, demy quart.* L'oing soit cuit auec le ius, iusques à la consomption du ius, puis y meslant l'argent vif, en pilant au mortier, soit fait onguent.

A cela mesme Rogier ordonne : PR. *du tartre, plomb bruslé, suye, cendre de courge, pyrethre, suc de cyclamen, autant d'vn que d'autre [2] :* broyez les auec de l'huile, et en soit fait onguent.

Henric tesmoigne que quelque Medecin à Paris guerit une dartre de cinq ans auec tel onguent : PR. *graine de geneure concassée, quatre onces :* soit cuite auec quantité suffisante d'eau et soit adiousté à la colature, *oing de porc frais fondu et coulé, six onces : terebentine, vne once.* Tout soit ensemble fondu, et puis osté du feu, et quand sera refroidy, l'aquosité en soit rejettée et l'onctuosité fort agitée en vn mortier : et y adioustant *deux onces de soulphre vif*, soit fait onguent.

Mais Rhasis dit, que l'ancienne a besoin de sang-suës, et de friction, tant qu'il en sorte beaucoup de sang, et la mauuaise chair soit resoluë, et la bonne apparoisse. Et celle des anciennes qui est forte, a besoin (selon Auicenne) de medicament aigu, qui corrode iusques à ce qu'il paruienne à la chair saine : puis auec les onguents des vlceres (et particulierement auec le blanc, et celuy du litharge) soit consolidé.

De la rongne et demangement [3].

CE sont aussi infections de la peau vlcereuses, prurigineuses, auec escailles et croustes : lesquelles sont aucunesfois auec virulence, et

---

1. L'édit. de 1499 dit : « Vnguentum album factum de lithargyro », *onguent blanc fait de litharge.* Et c'est l'onguent de litharge nourry : lequel certainement deuient très blanc, s'il est fait de matiere bien pure.

2. Rogier y adiouste du verre blanc, et le test d'vne courge bruslée, lesquelles choses (parauenture) n'ont esté agreables à Guy, ou bien ont esté laissées en arriere par la negligence des libraires. (J.) Les édit. 1537-1539 portent « cineris, pirethri », le ms. de Montp. et Canappe disent : « cendres de courge et pyrethre. »

3. « De scabie et pruritu. » — Le mot *scabies* des Latins est pour Pline synonyme

sanie, et quelquefois sans cela, ainsi que met Gordon. Leur matiere, selon Auicenne, est le sang auquel se mesle de la cholere conuertie en melancholie, ou phlegme salé nitreux [1]. Car de la premiere matiere (comme il dit) se fait la rogne seiche : et de la seconde, l'humide. Dont suiuant cecy il y a deux especes de rogne, humide et seiche, sous laquelle ie mets le demangement. Car quand nature a porté telle matiere des parties internes à la peau exterieure, s'elle demeure sous la peau, et est subtile, fait le demangement : s'elle est grosse, fait la rongne : ainsi qu'Halyabbas met euidemment en la premiere partie du huictiesme sermon. Et la mesmes il est mis, que telles matieres se font principalement en ceux qui mangent beaucoup, et qui vsent de mauuaises viandes, sçauoir est salées, et ameres, douces et piquantes, comme adiouste Auicenne : et qui laissent le bain, et ne changent d'habillement, qui trauaillent et veillent : et qui boiuent le vin pur, adiouste Rhasis. Elle se fait aux vieillards, pour la debilité du cuir, et parce qu'en iceux s'engendre beaucoup d'humeur salé. Et se fait le plus souuent *entre les doigts*, parce qu'ils sont plus debiles, comme dit Auicenne.

Les petites pustules qui commencent et demangent, et apres s'vlcerent, *signifient* la rongne, selon Haliabbas. Et la nature de l'humeur est signifiée par la couleur, ardeur, demangement, et parce qui en est rejetté.

On iuge que la rongne, iaçoit que par voye de signe soit mauuaise, toutesfois par voye de cause peut estre bonne. Car nature a de coustume d'expurger aussi le corps, en repoussant les superfluitez à la peau : comme dit Galen au quatriesme de la *Therapeutique*. On iuge que la rogne és decrepits, est de difficile ou impossible guerison. On iuge aussi que la rongne et le demangement induisent vlceres, dartres, et maladies ordes [2]. *La rongne est aussi des maladies contagieuses.*

Curation. Quand au regime, et à l'euacuation, ne different point de la curation des susdites infections : mais en special, Auicenne recommande és laxatifs, la chelidoine auec proprieté. Et prendre de trois en trois iours vne drachme d'aloës, auec eau d'endiue, et de fenouil, arrache la rongne, ainsi que disent Rhasis et Auicenne. Et si de cela en aduc-

---

du mot ψώρα des Grecs. C'est la *Rogne* des pays méridionaux, la *gratelle*, la *gale*. Halyabbas, Avicenne reconnaissent le siège spécial de petites pustules prurigineuses entre les doigts. Avenzoar au xiie siècle découvre les « pediculi parvunculi », mais sans établir de rapport entre l'animalcule et l'éruption de la rogne. — Bazin admet que la description de Guy de Chauliac se rapporte à la gale, mais celle-ci y est mélangée avec d'autres éruptions. Voici ce que ce dernier dit des Cyrons : « Syroues sunt animalia parua facientia vias cauernosas corrodendo inter carnem et cutem, potissime in manibus ociosorum. »

1. « Phlegma salsum baurachium. »

2. « Et aegritudines fœdas. »

noit rascleure de boyaux, soit curée auec clysteres opportuns, et s'il y a repletion, soit saigné, comme est dit cy dessus. Et sçachez, selon Auicenne, que les ventouses en toutes les deux cuisses, profitent à la vilaine rongne.

Or estant faite euacuation suffisante, nos Docteurs veulent qu'ils soyent estuuez, auec les herbes mises au syrop de fumeterre, descrit au chapitre de ladrerie : Et que dedans l'estune soyent frottés auec ceux-cy mis d'Auicenne, qui ont à nettoyer, et r'amander la complexion du cuir : comme sont la mauue, blette blanche, parelle, ozeille, ache, le son, la farine de lentilles, rys et fenugrec, les melons cuits auec eau et vinaigre, ou vin de grenades. Et au sortir qu'on lui presente de la theriaque, ou de la rouge trochisquée[1]. Et apres qu'il aura sué, et dormy au lict, sa peau soit alterée auec huile violat, rosat, d'amandes, vinaigre ou suc de grenades.

Quant aux remedes locaux, en l'humide, Rhasis et Auicenne loüent l'argent vif estaint auec saliue, la cadmie d'argent, l'olinier sauuage, la sauoniere, le salicor, et litharge, paistris auec huile rosat, et vinaigre, et qu'il en soit fait epitheme par toute la nuict : et qu'au matin le patient entre au bain : et soit frotté de vinaigre auec de la mousse de chesne verte : puis soit laué d'eau chaude. Et ce fait, qu'on verse d'eau froide sur luy, et estant oingt d'huile rosat, qu'il sorte.

En la seiche et demangeante, Auicenne accorde pour le boire, laict de vache aigre, et le bain d'eau tiede, et l'administration des onctions huilleuses des huiles froids : et proprement quand on y met suc de ache, et eau rose et d'endiue, et du vinaigre auec aloë, sel armoniac, et alun. Et des medicaments qui font cesser la demangeaison, est le pauot pilé auec du vinaigre, et le cerat auquel est mis opion.

Rhasis en cette rongne ordonne cet onguent : PR. *borax, coste, sel, sauoniere, de chacun vne drachme : styrax, sept drachmes : vinaigre et huile, tant que soit assez :* soit fait liniment, duquel on l'epithemera dans le bain, et qu'il y demeure : puis soit laué. En ses additions on trouue, que de lauer le lieu auec eau rose, et vinaigre cuits auec des roses, myrre, sandal rouge, et vn peu d'alun, oste soudain la forte demangeaison.

L'vsage commun a les onguents blancs et lithargiques.

Aux deux especes de rongne on trouue plusieurs onguents communs.

Premierement, Galen au neufiesme des *Simples medicamens*, chapitre du soulphre, enseignoit quelques pescheurs ses amis, de mesler du *soulphre* auec de l'huile et du miel, ou de la therebentine, et ils guerissoient la rongne et la dartre : et luy aussi bien souuent. Car il faut que

---

1. « Aut rubea troschiscata. » « C'est, dit ms. 24249, une confusion qui est en lantidotaire de Nicolas. »

tels medicamens ayent vertu meslée à ce qu'ils consument et repoussent, comme il dit. Et pourtant à vne liure de therebentine, et vn quarteron de graisse de porc fraische, ie mesle vne once de *soulphre* : et y adiouste quelquefois vn peu d'*argent vif*.

Secondement Theodore fait cestuy-cy : PR. *racines de parelle, d'enule campane, d'asphodel, et de ciguë, cuites sous la braise, ou en eau*, les pilant et meslant auec oing de porc vieux, en soit fait onguent.

A cela mesme Henric ordonne : PR. *huile laurin, vieux oing de porc, cire verte, encens, argent vif estaint auec saliue, de chacun vne partie : sel commun fort pilé, quatre parties* : soient paistris auec suc de fumeterre, et de plantain, de chacune tant qu'il en peut estre beu [1], en l'agitant. Et si on y adioustoit vn peu de suye destrempée en vinaigre, il profiteroit à toutes infections.

A cela mesme maistre Dyn ordonne cecy : PR. *suc de parelle, de scabieuse, chelidoine, enule campane, fumeterre, de chacun six drachmes : huile commun, six onces : sel commun, deux onces*, soient meslez, et boüillis à la consomption des sucs, puis soit coulé : et qu'on prenne cet huile, auec vne once de cire, et soient ensemble fondus au feu : et estant tirez du feu soient meslez iusqu'à ce qu'ils soient vnis. Et si tu veux plus desseicher, adioustes-y demy once de vitriol. Et si tu veux qu'il soit plus approprié au phlegme salé [2], adioustes-y de la ceruse, du litharge, plomb bruslé, cendres de sarment, auec vn peu de vinaigre.

A ce mesme, maistre Pierre de Bonant, pour la rongne du phlegme salé, ordonne : PR. *suc de chelidoine, suc de lierre terrestre, de chacun vne liure : oing de porc, vne liure :* Tout soit cuit à la consomption du suc : puis coulé, et y adiouste d'argent vif, vne once : et en les incorporant, soit fait onguent. Et apres l'onction, qu'on mette par dessus vne feuille de lappe renuersée [3] ou de lys.

L'vnguent sarrazin contre la rongne, et mal-mort, et phlegme salé (car il fait sortir les superfluitez et par la bouche en bauant, et par les aisselles en suant, oignant seulement les extremitez, depuis le genoüil, et le coulde, au Soleil, ou prés du feu : pourueu que à cette heure-là l'homme se garde extrêmement de froid) est tel : PR. *euphorbe, litharge, de chacun demy liure : herbe aux poulx, demy quart : argent vif, vn quart : graisse de porc vieille, vne liure :* Et incorporans tout dans vn mortier soit fait vnguent, duquel il se oigne vne fois la semaine.

1. « Potest imbibi agitando. »
2. C'est vne sorte de rongne, grosse et vilaine, engendrée d'humeur phlegmatic salé, et nitreux ; dont elle est nommée phlegme salé de la cause : comme cholere maladie, et melancholie maladie. Malmort est plus couuert de crouste, l'autre iette plus. (J.)
3. « Folium lappae inversae », ou glouteron, dit Joubert.

Mais il faut estre aduerty, d'autant que l'argent vif nuist aux membres principaux, aux dents, et aux genciues. Auicenne commande, que les vnguents esquels il est mis, soient esloignez tant qu'on pourra des endroits de l'estomach, et des membres nobles. Et Henric dit, que les dents et les genciues soient lauées auec decoction de la mente sauuage ou cheualine, de l'aneth, et camomille. Aucuns font de mesme auec eau de morelle.

Des poux, cyrons, et leurs semblables [1].

Q v'est-ce que *poux*, il est à tous notoire. Ils sont fais de la matiere des susdites infections, toutesfois moins mauuaise. Et pource en icelle ne se haste la putrefaction virulente, ny extrème, ains est conuenable comme est matiere receuant vie de son createur [2], ainsi qu'adjouste Auicenne. Quant au moyen de leur generation, ie ne m'en soucie, d'autant qu'il appartient au Physicien : mais à leur generation aident les choses, desquelles la proprieté est mouuoir la matiere à la peau : comme sont figues, la copulation charnelle, cessation de nettoyment, et lauement, et ne changer gueres d'habillemens.

On a les *signes* de leur matiere par la couleur, ainsi que met Gordon.

Il est *iugé* par le mesme Gordon, que la multiplication de poux, si c'est de cause intrinseque, tend à morphée, et à lepre, d'autant que si la nature de la peau estoit forte elle n'erreroit, ains assimileroit. Et l'erreur de la vertu assimilatiue, est cause de lepre, comme dit est.

En la *curation* d'iceux, il est besoin premierement que le corps soit nettoyé auec saignée, et hiere picre, et autres qui vuident les humeurs pourris, et auec amandement de regime, et prise de medicament qui tuënt les poux : comme sont les ails cuits, et calament de montagne, ainsi que dit Auicenne, et auec des remedes locals.

De ceux-cy on fait estuues, et bains d'eau cuite auec alun, sel, blette, tannesie, cypres, pin, calament, lupins, herbe aux poüilleux, et huiles et vnguents, auec huiles de saffran bastard, raifort, sumach, ozeille auec sa racine.

Et à ce est special l'vnguent qui s'ensuit, duquel si on engraisse vne ceinture de laine, et qu'on la porte sur la chair nuë, il tuë les poux, et empesche qu'il ne s'en engendre plus : PR. *d'huile, trois onces : de la*

---

1. *De pediculis et syronibus et suis consulibus.*
2. « Sed est conveniens, ut sit materia recipiens vitam a creatore suo. » Ms. 24249 dit : « mais est conuenable que la matiere recoipue vie de sa creation. »

cire, demy once : argent vif, vne once : en meslant dans vn mortier, soit fait vnguent.

Les *cyrons* sont petites bestes, qui font des voyes cauerneuses en rongeant entre chair et cuir, principalement és mains des oysifs [1]. On en guerit en lauant le lieu d'eau salée de la decoction des poissons, ou auec jus de lierre terrestre, ou de vinaigre meslé auec aloës et semblables.

Des *verolles* et rougeolles [2], et desudations, et plante de nuict (qui sont petits boutons au membre causés de grand sueur), et de *essere* [3] (qui sont nodositez en la chair auec demangement, venantes quand l'homme est par trop echauffé, et en suant il se gratte), i'en sursois quant est de present : car cela est plus physical que chirurgical : et on peut suffisamment auoir leur cure de la science des apostemes. Et quand aux vestiges ou marques, il en sera dit cy bas au visage, des cicatrices de la verolle.

QVATRIESME CHAPITRE

De l'extenuation, et engrossissement des corps, et des membres [4].

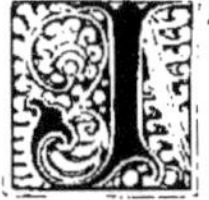IAÇOIT que traiter de l'engrossissement ou engraissement, et du transissement ou maigreur (au moins en general, et vniuersellement) appartienne à messieurs les Physiciens, neantmoins parce qu'au particulier engrossissement et amaigrissement des membres, les Chirurgiens ont accoustumé d'estre appelez, pourtant nous en dirons quelque chose.

Or qu'est-ce que engrossissement, et amaigrissement, il est notoire de Galen au quatorziéme de la *Therapeutique*. Quand le corps est changé en si grand amas de chair ou de graisse, qu'il ne peut marcher sans fascherie, ny toucher son fondement, ny chausser ses souliers, à cause de la tumeur de son ventre, ny mesmes respirer sans empeschement, il est dit *Gros* : comme quand il se fond, et deprime, tout ainsi qu'en atrophie, et phthise, il est dit *Sec*. Et s'ensuit, que bien souuent, non pas tout, ains vne particule deuient telle.

---

1. « Syrones sunt animalia parua facientia vias cauernosas corrodendo inter carnem et cutem, potissime in manibus ociosorum. »
2. « De varriolis et morbillis et desudationibus et planta noctis. » Canappe dit : « Des veroles et rougeoles que les Grecs appellent Exanthemata. »
3. Urticaire?
4. *De extenuatione et ingrossatione corporum et membrorum.*

Suiuant cela, on assigne deux especes : desquelles les principales *causes* sont dites au second des *Maladies et Symptomes*, plenitude, et indigence de matiere : comme en outre on peut voir en ceux qui sont engraissez ou fort fondus, ou d'vne partie, ou de tout le corps. Et au sixiesme de la *Conseruation de santé*, est adioustée la force ou la foiblesse de la vertu redditiue [1], et nutritiue, ou de toutes deux. Et Auicenne au quatriesme adjouste les choses qui par dehors viennent à desseicher : comme est l'vsage de la viande qui subtilie, et repos démesuré. Car ainsi qu'il a escrit au premier : ceux qui delaissent l'exercice encourent l'hectique, parce que la vertu attractiue s'assopit au repos, se destruit au tranail, courroux, angoisses, veille, faim, et coucher sur la dure, comme dit Rhasis. Et à ce fait la ligature estroitte, et la constriction des pores, faite par le chaud, ou le froid, ou le sec excessif, comme dit Auicenne, ou la douleur et passion de la jointure de la partie superieure, comme luy mesme disoit de la podagre longue et gibbosité, et solution profonde, mal restaurée, qu'elle attenuoit les membres suiuans, ainsi qu'il a dit en leurs chapitres. Car les passages de la nourriture sont aucunement bouchez, et la vertu attractiue s'affoiblit.

Il est *iugé* par Hippocrate au premier des *Aphorismes*, que les athletes paruenus au sommet de l'eucrasie, c'est-à-dire de la bonne habitude [2], ne sont pas asseurez, s'ils sont au dernier point, car ils ne peuuent demeurer en mesme estat. Il reste donc qu'ils empirent, ou qu'ils suffoquent, ou que les veines creuent. Il est iugé par Galen au second du *Techni*, qu'il n'est possible de rendre plus humides les premieres et solides parties des corps. Et pource il disoit au septiesme de la *Therapeutique* : la disposition aride est insanable, quand elle est complette certainement. Et suiuant cela il est iugé, combien que la seicheresse soit plus difficile à guerir que l'humidité, neantmoins la trop grande crassitude est plus dangereuse à soustenir que l'aridité. Et c'est ce que disoit Hyppocrate au second : que les fort gros de nature, sont plustost faits mortels, que les maigres. Car (selon Galen au *Commentaire*) ils sont froids, et ont les arteres et veines estroites : et par ce ont en toutes sortes peu de sang, et d'esprit, dont la chaleur naturelle qui est en eux, par petite occasion est bien-tost corrompuë. Et auec ce (suiuant Auicenne au quatriesme) ils sont exposez à l'apoplexie, paralysie, battement de cœur, diarrhée, mauuaise haleine, syncope, et mauuaises fieures : et

---

1. C'est la vertu que Galen appelle en Grec ἀναδοτικω : le vieux exemplaire de Guy la nomme reditiue, « virtutis redditivae », 1537, 1559, pource qu'elle rend, et despartit à chaque membre sa nourriture. C'est la mesme vertu qu'il a dit cy-dessus parlant de ladrerie, faillir en l'etique, à semer, c'est-à-dire, despartir l'aliment. (J.) — Joubert dit dans son texte : vertu distributiue.

2. « Ad summum eucrasiae, id est boni habitus fallaces sunt. »

ne peuuent endurer ny faim, ny soif. Doncques il est tres bon d'estre bien et moderement charnu : car la vie consiste en humidité (comme dit Auicenne) non aigueuse ains onctueuse, ainsi que dit la Glose.

Dauantage, Hyppocrate iuge au second, que les corps qui sont extenués en long temps, ont accoustumé de reuenir tard ou lentement en estat : et ceux qui sont extenuez en peu de temps, reuiennent en peu : Et c'est pour la diuersité des humiditez consumées, ainsi que dit la lettre. De tous lesquels propos il s'ensuit que la seicheresse longue et habituée, et celle qui suit les profondes solutions mal curées, n'est iamais corrigée : ains est assez, si quelqu'vn empesche que les parties ne soient tost desseichées, au second du *Techni*.

La *cure de la grosseur superfluë* a deux intentions.

La premiere est, diminüer le sang qui est multiplié : la seconde, resoudre la matiere qui est conjointe, et affoiblir la vertu, à ce qu'elle ne l'attire.

La *premiere* est accomplie par Galen, au quatorziesme de la *Therapeutique*, auec diette attenuante, ditte au liure de la diette qui subtilie : et auec medicaments qui prouoquent l'vrine et la sueur, comme sont la rhuë, et ses grains, l'aristolochie ronde, la gentiane, le pouliot, la petite centaurée, les viperes brûlez, et leur sel. Et le vinaigre fait à cecy, comme dit Rhasis : et les medecines laxatiues continuellement vuidantes le phlegme par en bas, comme dit Halyabbas au premier sermon de la seconde partie : et les ieunes, et exercices violens, par Galen au lieu dessus allegué.

La *seconde* est accomplie par bains naturels, ou artificiellement composez, semblables en vertus à ceux qui seroient faits en mixtionnant de la fleur du sel auec de l'eau marine. Et puis oindre auec aucun des huiles piquans : comme est l'huile du concombre sauuage, de gentiane, aristolochie, et semblables. Et ne pas manger dans le bain, ains ieuner et dormir auparauant, ou ne pas se reposer [1].

De la *grosseur particuliere des membres*, comment elle est curée, a esté assez dit en parlant de chiragre et elephantie, au traité des apostemes, où vous trouuerez ce qu'on adjouste à ces intentions.

Et la *troisiesme*, qui est deriuation de la matiere à autre partie, se fait auec vn poids, et le bandage, ainsi qu'enseigne Auicenne.

En la *cure de transissement et dessication* du corps [2], les ouurans entendent briefuement à trois choses : Premierement, à engendrer assez de sang bening : Secondement, a tirer ce sang à la chair : et Tiercement, à fortifier la vertu nutritiue, à ce que le sang attiré soit retenu, et non euaporé.

1. « Aut non quiescere. » Ming. dit : « et faire des exercices après. »
2. « In cura arefactionis et desiccationis corporis. »

La *première* est accomplie auec diette de bon suc, laquelle est principalement ordonnée aux hectics et consumez. Dont au quatorziesme de la *Therapeutique* il est dit : A tous ceux que nous voudrons refaire estant extenuës, nous leur donnerons de gros vin, et des viandes de gros suc [1], et exercices non violents, ny forts, et friction moderée, et (pour dire simplement) ferons toutes choses contraires aux susdites.

La *seconde* est accomplie en ceux qui refusent d'estre poissez [2] par tout le corps, au sixiéme de la *Conseruation de santé*, en frottant le corps, auant le bain, de mains ne trop molles, ne trop aspres, iusques à tant qu'il deuienne rouge : puis par friction dure, mais modérée en quantité : et en apres vsant d'exercices moderez, et puis, du bain auquel il n'arreste longuement : et l'ayant oingt d'vn peu d'huile, bien tost apres luy presenter sa viande [3]. Toutesfois au quatorziesme de la *Therapeutique* il conseille le bain apres la viande connuenable, et si de cela en aduenoit oppillations [4], il commande soudain bailler des capres en oxymel au commencement du repas, iusqu'à tant que la pesanteur cesse.

La *troisiesme* est accomplie au mesme sixiesme, auec ce qui eschauffe la chair, et n'euapore le sang qui a esté amené à la chair, en vsant d'vnguents faits d'huile qui ait vertu emplastique (c'est-à-dire adherante), comme seroit huile auec la poix fonduë. Et si l'aage le permet aussi, la mesme personne vsant des bains froids, et ensemble des choses susdites, il profitera beaucoup. Mais aux parties qui se nourrissent difficilement, et qui se refroidissent plus qu'ils ne faut (supposé l'ablation de la cause, comme seroit douleur et constriction de la partie, et ainsi de chacune) Galen a vsé, au quatorziéme de la *Therapeutique*, aucunes

1. Au texte latin il y a pachychyma, qui signifie, en grec, de gros suc.

2. « Picari effugiunt. » Il y a fort peu de gens qui veulent endurer d'estre flagelez (quoy que ce soit legerement) auec des verges oingtes de poix pour acquerir vn embon-point, et d'estre plus refaits. Ce qu'eust facilement enduré vn medecin phtisique de Loches, qui se fit foueter à quatre, tant qu'ils eurent de force, pour faire diuersion du rheume, qui luy corrompoit les poulmons. (J.)

3. L'édition de Canappe donne une autre version de ce paragraphe, en reproduisant une plus longue citation de Galien, la voici : « La ij. est complete par vn vnguent, que Gal. appelle *dropax* au sixiesme liure de *Garder la santé*, pource qu'il profite à la distribution du nourrissement par tout le corps (dite *anadosis*, qui doit proprement estre nommée digestion) et aussi aide à la nutrition. Mais pour ce qu'aucuns, ou par ambition et vaine gloire, à celle fin qu'ils ne soyent veuz estre oingts de poix, comme les delicats ou ceux qui sont trop curieux de leur beauté fuyent cest vnguent, iaçoit ce qu'il n'y ait point son pareil pour donner remede à ceux qui sont trop gresles et maigres, pour ceste cause leur pourra aussi profiter, si on les frotte deuant le bain auec la main... » Cette interpolation de Galien ajoute peu au texte que j'ai donné d'après les éditions latines de 1499, 1537, 1559.

4. « Si oppilationes ex hoc contingerent. » — Canappe dit : « opilation du foye. » — Ming. : « obstructions dans les entrailles. »

fois de la Thapsie, et quelquesfois en oignant la partie d'icelle herbe auec miel. Vn tres-apte remede aussi est celuy du cerat, comme il est dit là mesmes, car il attire quantité de sang aux parties sur lesquelles il est mis. On le fait de la poix noire seule, ou accompagnée de resine en esgales parties, fonduës, et tenduës sur cuir, ou imbibées en toile. Et ne faut pas l'appliquer souuent aux corps qui sont ainsi trauaillez, mais il suffit en hyuer de deux fois, et en esté d'vne, en continuant par trois ou quatre iours, et plus s'il est conuenable. Mais l'emplastre de poix doit estre precedée de friction, fomentation et battement auec des petites verges, iusques à tant que les chairs s'enflent. Adonc soudain il faut cesser auant que la matiere que tu as attirée commence à se resoudre, puis doit estre appliquée la poix : et apres l'heure dite soit enleuée auec quelque violence : puis soit oingt d'huile poissé, ou moüillé d'eau froide. Et quand le membre couuert sera reposé durant vne heure, qu'il retourne ainsi à l'operation [1] : et cela soit fait tant souuent, que le membre en soit guery. Toutesfois, comme dit Auicenne, il est bon d'exercer tousiours le membre, en portant ou tirant chose difficile et pesante : et de lier le bras opposite auec vn bandage, à ce que ne reçoiue la nourriture, ains aille à la partie transie.

Outre les remedes dits icy, sont ordonnez par Rhasis, Halyabbas et Auicenne, viandes, confections, electuaires, breuuages, clysteres, bains à engraisser et amaigrir, que nous laissons, d'autant qu'ils n'appartiennent aux Chirurgiens.

CINQVIESME CHAPITRE

De la cheute, offension ou heurt, extension, et submersion [2].

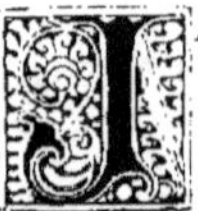
Iaçoit que cy-dessus au propos des playes il a esté traité de la contusion en la chair musculeuse, et és nerfs, et en la teste, et és yeux, neantmoins d'autant que cheute et heurt, et estendement different de la contusion, comme le propre du commun, et sont plus eslongnez des playes et apostemes, que la contusion, pourtant d'iceux sera dit icy en particulier.

Cheute et *heurt*, ainsi que dit Auicenne, blessent et empeschent les

---

1. « Redeat ad operationem. »
2. *De casu, offensione, et distensione et submersione.*

corps auec contusion et attrition, et quelquesfois auec dislocation et fracture. Et different, comme dit la Glose, à raison du lieu, car cheute est ditte, quand le corps chet, et est frappé contre terre ou contre vne pierre, ou contre quelque chose percutiente. Mais heurt est dit, quand le corps est frappé de quelque chose par dehors qui le rencontre [1]. Ou autrement, que cheute soit contusion du corps, et offension, du ventre seul. Ou cheute est ditte pour respect des parties externes, et offension, des internes.

Extension ou *estendement*, est vn attirement des membres auec corde ou chaine.

Submersion, est suffocation ou estouffement de fumée, ou d'eau.

De la cheute et heurt s'ensuiuent plusieurs incommoditez, comme dit Auicenne, incision du muscle du cœur [2], et de l'estomach, dequoy on meurt soudain : et nuisance au vuider du ventre, et de l'vrine, vomissement et flux de sang, estroitesse d'haleine, retranchement de voix et de parole, lesquels accidents sont tous maunais et à craindre, à cause de la solution de continuité des nerfs, membranes et veines, et pour la douleur et les nuisances qui en sont communiquées aux membres principaux et necessaires. Et s'ensuit au texte, que tant plus est grand le corps, tant plus grande est la crainte. Dauantage, dit Auicenne, que les glandes sont multipliées és cheutes et heurts : et elles sont curées ainsi que cy-dessus a esté dit des glandes.

Les *iugements* des cheutes et heurts, suiuent les iugements des grandes playes.

En la *curation* des cheutes, heurts et extensions, il conuient estre aduerty generalement, que si auec ce il y a dislocation ou fracture, ou quelque contusion separée [3], que telles choses soient traitées ainsi qu'il a esté dit en leurs chapitres. Mais quant à celles-là, leur curation a *quatre intentions :* la premiere ordonne la vie : la seconde, diuertit et éuacuë la matiere, à ce qu'elle ne defluë : la tierce, deffend et affermit le lieu offencé, à ce qu'il ne reçoiue la matiere, et soit apostemé : la quatriesme, escharpit et resoult [4] la matiere qui a flué.

La *premiere* chose est accomplie auec diette subtile et sobre, en quittant les chairs, comme dit Auicenne : mesmes que au premier iour il ne mange rien, et peu au second et au troisiesme, et iusques à tant qu'il soit assuré de l'aposteme. Et en apres, la diette soit engrossie, et qu'il

---

1. Le ms. de Montp. ajoute : « Offencion cest quant on fiert le corps dung baton ou dune pierre. Offencion cest blesseure es pies ou es mains. »

2. « Incisio lacertorum cordis », ms. 6966. — « Incisio lacerti cordis », édit. 1539. Tous les exemplaires d'Auicenne ont, *de l'incision du costé du cœur, ou de l'estomach.*

3. « Aut aliqua separata concussio. »

4. « Carminat et resoluit. » — Carminare, carder. — Ms. de Montp. : « degaste et resolue. »

mange des pois ciches, et des ribes [1], à ce que les parties internes soient affermies.

La *seconde* est accomplie auec saignée, et amollissement de ventre, auec de la casse fistule, des clysteres, et semblables : et la rheubarbe auec du syrop rosat, en cela est principal, selon Rasis.

La *troisiesme*, que du commencement on administre par dedans vn tel breuuage : PR. *du bol armenien, de la mumie, et terre seellée, de chacun vne once, soient mis en poudre,* de laquelle on donnera vne drachme auec eau de plantain, chaque matin, iusques à cinq ou sept iours.

Et sur le lieu, Auicenne veut que l'on applique cét emplastre : PR. *des phaseoles, et du rys, de chacun vne partie : bol armenien, et sumach, chacun demy partie : aloës, alun, plastre et chaux esteings, de chacun la quarte part d'vne :* Soient incorporez auec aulbins d'œufs, et reduits en emplastre.

Toutesfois le commun vsage, de l'authorité de Rhasis, oingt tous les lieux blessez auec huile rosat, ou huile myrtin : et par dessus il seme la poudre des fruits de myrte, comme dessus a esté dit des contusions.

La *quatriesme* est accomplie, quand apres le commencement on donne vn tel breuuage : PR. *de rheubarbe, coste, racine de garance, rentau-rée, aristolochie, de chacun vne once.* Soient mis en poudre, de laquelle on baille vne drachme chaque matin durant neuf iours, auec vne once de syrop aceteux, et d'eau de Anagallis : et autant de la grande consolide. Car Anagallis (qui est Hippia ou Morgeline) [2] a grande proprieté en cela : comme dit Guillaume de Salicet.

A cette intention, maistre Aimeri d'Alais [3] bailloit vn breuuage fait de vin et de miel, où auoient cuit la racine d'osmonde ou feuchiere aquatique, aron ou pied de veau, et la queuë du cheual terrestre, à la quantité d'vn gobelet quand il s'en ira dormir, car en suant, toute la matiere sera rejettée.

Et à cette intention aussi il ordonne estuues et baings de trois en trois, ou de quatre en quatre iours : ausquels on met de la consoude grande, osmonde, sanamunde ou benoiste, morgeline, hyebles, armoise, aloyne, roses, camomille, melilot, et la poussiere qu'on trouue dessous le foin. Et là mesme soit frotté auec du miel, ou auec cet onguent, qui est de Guillaume de Salicet, et Henric l'accepte : PR. *de la cire, trois onces : resine, six onces : therebentine, huit onces : huile commun, deux*

---

1. « Et comedat cicera et ribes. » — Le ms. de Montp. et Canappe reproduisent le mot « ribes »; Ming. dit : « et il pourra se servir de vinatier. » — *Ribes* est le nom d'un genre de plantes de la famille des grossulariées, il vient de l'arabe *rybes*.

2. « Aque anagallidis et consolidae maioris tantumdem. Anagallis enim quod est ipia seu morsus gallinae. » — *Anagallis,* mouron ; il s'agit ici de l'*Alsine media* (L.) appelée vulgairement *mouron des oiseaux* ou *Morgeline.* — Consolida, consoude.

3. « Magister Americus de Alesto. »

liures : encens et fenugrec, de chacun demy once : soit fait onguent, duquel aussi tous les iours il soit oingt.

Mais, si quelque lieu est notablement brisé, qu'on y mette par dessus de la farine de febues [1] cuite auec oxymel, et le saffran en cecy est tresbon : ou de l'oxycroceon ou apostolicon, ou feuilles de sureau, hyebles, cypres et tamaris, cuites et pilées auec du laict aigre, comme dit Auicenne.

Quelques-vns les enseuelissent dedans vn fumier chaud, et en suant là il leur profite : Halyabbas et Auicenne l'enueloppent d'vne peau de brebis de deux ans, chaude, fraichement escorchée, surpoudrée de sel menu : car parauanture si on les y laisse, ils sont gueris le second iour. Cela aussi tesmoigne Galen en l'onziesme des *Medicamens.*

Mais si l'offence est faite au ventre, Auicenne conseille l'emplastre qui est fait de *grenades sauuages,* cuites auec du moust, auquel il soit meslé autant de labdane et roses : et de spic, mastic et eupatoire, la tierce part d'vne : et huile de lys, tant qu'il en faudra, soit fait emplastre.

En l'*extension* les operateurs ont accoustumé, suiuant le conseil d'Halyabbas, le lieu estant premierement reformé auec les mains ou les pieds, appliquer sur les lieux vn linceul de toile [2] trempé en eau froide : Car il affermit le lieu, et quant la chaleur est confortée, ils suent et sont gueris. Et si cela ne profite, soient reduits à la cure susdite.

Or si quelqu'vn est *tombé de haut* lieu, et il en perd la parole, ou s'il parle, il resue [3], il se faut douter que le cerueau ou quelque membre des principaux soit blessé. L'esprit clair demonstre la santé du cerueau, comme dit Rhasis. Toutesfois il faut premierement examiner s'il est mort ou vif, en touchant le poulz, en l'appellant, luy tirant les poils et les narilles, en regardant les prunelles des yeux si elles bougent, en mettant vn floc de laine ou de cotton escharpy sur la bouche et narilles, et vne escuelle pleine d'eau sur la poictrine, si elle se meut : en prouoquant l'esternuëment auec du poivre, de l'euphorbe, et semblables. Et s'il n'est mort, soit procedé à la cure en frottant les extremitez auec du vinaigre, sel, et de la rhüe : en prouoquant l'esternuëment, et le flux de sang par les narilles auec soyes ou pailles. Et quand il aura aucunement repris vie, soient faits clysteres, saignée, et autres remedes dits cy-dessus. Et si le cerueau en est cause, qu'on cherche sa cure en la contusion de la teste, et ainsi des autres. Mais s'il est mort, ne le touche pas, ains fuis-t'en et le laisse en paix.

Si l'homme est noyé, Halyabbas veut au sixiesme sermon de la seconde partie, qu'on le pende par les pieds la teste en bas, iusqu'à tant que l'eau

1. Les autres lisent, *qu'on y mette par-dessus la feue cuite* (édit. latines de 1499, 1559), ce qui peut aussi estre entendu de la farine. (J.)

2. « Linteamen lineum. »

3. « Et si loquitur, aliena dicit. »

sorte de son corps. Apres cela, qu'il gargarise souuent du vinaigre, auquel
ait cuit du poivre, et qu'il hume durant quelques iours de l'eau des pois
ciches. Mais si quelqu'vn est resolu par la fumée [1], s'il escume, il n'y a
aucune voye à son salut, sinon, qu'il gargarise d'huile violat, et hume de
l'eau tiede où ait boüilly du froment, et qu'il mange des viandes chaudes
qui piquent [2].

SIXIESME CHAPITRE

De la brusleure d'eau ou autre chose ardante.

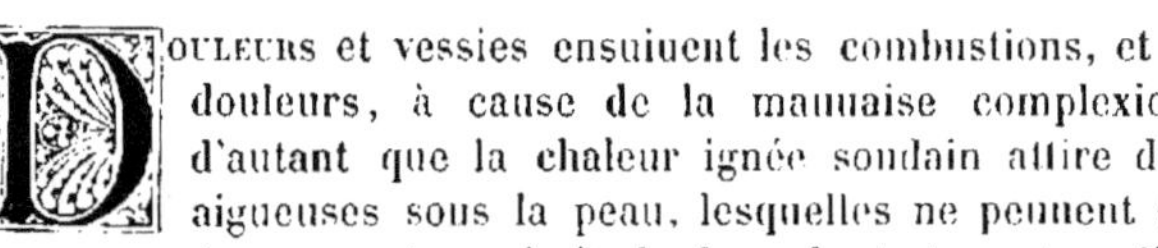 OULEURS et vessies ensuiuent les combustions, et brusleures :
douleurs, à cause de la mauuaise complexion : vessies,
d'autant que la chaleur ignée soudain attire des humiditez
aigueuses sous la peau, lesquelles ne peuuent sortir dehors
à cause que la peau est espaissie du feu : dont s'arrestans-là, releuent la
peau, et font des vessies et enfleures aigueuses. Quelquesfois elles viennent a vn corps plein, et ameinent apostemes, et vlceres malins : quelquesfois à vn corps net, et telles brusleures sont plus benignes.

En la *curation* locale de la combustion, il y a *trois intentions* : la premiere empesche le lieu d'estre vessié : la seconde enseigne de curer les
vessies faites : mais la troisiesme clost et consolide l'escorcheure.

La *premiere* est accomplie auec refrigeratifs domestiques : comme sont
suiuant Rhasis, drapeaux moüillez d'eau rose refroidie sur la neige, souu-
uent renouuelez. Et si la chose est grande (c'est-à-dire, qu'il y ait des
apostemes) il faudra saigner du costé opposite, et ordonner le regime
subtil, et refrigerant. Auicenne y applique huile rosat, auec moyeux
d'œufs batus, et feuilles de maulue, blette, lentilles, et des roses cuites
en eau douce auec huile rosat, ou bol armenien auec du vinaigre, terre
scellée ou argille, litharge et ceruse. Auicenne recommande aussi l'eau
d'endiue et de morelle pour empescher les vessies. Et Halyabbas a approuuée l'eau des oliues. Theodore conseille de baigner tout le membre auec
du vinaigre [3]. Et on approuue le cerat de Galen fait de cire et d'huile rosat :

1. « Si autem in fumo aliquis dissolutus fuerit. » — Ms. de Montp. : « et sil
estoit estouffe en fumiere. »
2. « Calida cibaria pungencia. » Ms. 6966. — Ms. de Montp. : viandes chauldes et
grasses.
3. Cela se fait tres commodement dans vn vaisseau, non pas fort ample, si le
pied ou la main seulement sont bruslez. Mais si c'est vne autre partie, à laquelle

et Rogier loüe l'huile laué : et le lard, auec fueilles de sambuc, font de
mesme. Les quatre Maistres y mettent du populeon, auec des moyeux
d'œufs. Et si à raison de la douleur on adioustoit aux susdits remedes
quelque peu d'opion, cela plairoit à Alexandre.

La *seconde intention* est accomplie, en ouurant les vessies auec
ciseaux, ou quelque dechiquetoir [1].

Mais la *troisiéme intention* est accomplie auec dessicatifs domestiques, comme est selon Rhasis, l'vnguent blanc, auquel sont aulbins
d'œufs et camphre : l'vnguent de chaux lauée sept fois, ou autant de fois
qu'elle ait perdu sa pointe : desquels les formes seront dittes en l'antidotaire.

Auicenne fait quelque longue composition de fiente de vache desseichée, escorce de pin, litharge, ceruse, bol armenien, chaux lauée, tuthie,
plomb bruslé, merde de fer, camphre, et semblables, incorporez auec
huile rosat, et moüelle ou graisse du cerf : laquelle il dit estre esprouuée, là où il n'y a grande chaleur.

Et de ce genre est encores la fiente de colomb brûlée dedans vn linge,
et incorporée auec huile rosat : car elle est admirable, comme il dit. Et
les porreaux boüillis conuiennent aux lieux vlcerez. Et si les vlceres se
font desobeïssans, ils sont traitez de la cure des vlceres malins.

<hr>

SEPTIESME CHAPITRE

Des pourreaux, verruës et cornes [2].

 ᴇʀʀᴜᴇs, selon Halyabbas au huictiesme sermon de la premiere
partie, sont petites pustules excessiuement dures et rondes,
nées en la superficie du corps : desquelles quelques vnes
sont dittes *Porrales*, d'autant qu'elles sont decouppées et
ramuës à la façon d'vne teste de porreau. Il y en a de *Clauales*, non

on ne puisse facilement accommoder le bain, on le suppléera auec des drapeaux
abbreuuez de vinaigre fort froid, et non exprimez : lesquels on appliquera et
renouuellera souuent comme nous aduertit Theodoric. (Or le vinaigre (comme il dit)
oste la douleur, et ne permet que s'y fassent des vescies. Mais il faut continuër,
jusques à tant que toute la douleur, et l'ardeur soit appaisée. (J.)

1. « Cum forficibus, aut cum aliquo scarpello. » — Ms. de Montp. : de forcetes
ou daucun scapel. — Canappe : auec forcettes ou auec aucum escarpelle.

2. *De porris et verucis atque cornubus.*

decouppées, ains testuës, et enracinées à mode de clou. Et quelques-vnes sont *Cornales*, d'autant que ce sont certaines additions espaisses, ongleuses [1], qui naissent sur les jointures et extremitez du corps : comme dit Auicenne. Dont Galen disait au premier des *Maladies et Symptomes*, et au quatorziesme de la *Therapeutique* : Acrochordons, et formies verrucales, alphes et leuces, sont maladies en nombre augmenté de tout genre contre nature [2].

Leur *cause* estoit, au second des *Maladies*, matiere contre nature, transmise au cuir et là posée par la force de nature. C'est ce que disoit Auicenne au premier, qu'elles estoient du genre des pustules et boutons. La cause efficiente (comme il est dit au quatriesme) estoit nature qui rejette : et la materielle, l'humeur gros, melancholic, ou phlegmatic salé, conuerty en melancholie : Combien qu'Halyabbas vueille, qu'elles naissent de deux humeurs, sçauoir est du phlegmatic, et du melancholic, endurcy et non pourry, comme il est glosé sur le lieu.

Elles se font en tous membres, principalement és mains et és pieds. Et aux grandes s'ensuiuent des petites, non pas du sang qui en verse quand on les fait saigner, comme croit le vulgaire, ains de ce que la grande verruë est cause de conuertir la complexion de l'aliment delegué en sa nature : parquoy elles sont multipliées, comme dit Auicenne.

En leur *cure* il y a *trois intentions*. La premiere commande purger la matiere melancholique et phlegmatique. La seconde enseigne de garder que telle matiere ne s'engendre plus. Mais la troisiesme monstre d'extirper la matiere par remedes locaux.

Halyabbas enseigne d'accomplir la *premiere* auec decoction d'epithime, et d'agaric : et Auicenne se haste à diminüer le sang.

La *seconde* accomplit ledit Auicenne, auec bon regime qui engendre bon suc.

Mais la *troisiesme intention* est accomplie en l'vne de ces deux manieres : premierement par medicaments : secondement par chirurgie. Par medicaments, la matiere est resoluë et desseichée, selon Rhasis, en frottant auec fueilles de capres, ou auec carrobes humides [3], ou (selon Auicenne) auec huile de pistaches [4], ou auec eau de porreaux et sumac : ou, selon Guillaume, auec le milieu de l'ognon scyllitique, la mollification auec de l'eau chaude ayant precedé. Et l'emplastre de la fiente des cheures auec du vinaigre, et senisson (qui est nielle) auec du vinaigre, et le vinaigre auec du sel, et la quintefueille pilée auec du moust, sont loüez

---

1. « Vngulares. »
2. Canappe : « sont maladies de membres acreus hors nature de tout le genre. »
3. Cum xylocaractis humidis. — Ceratonia, L., Caroubier.
4. Canappe : cum oleo fisticino, que les Grecs appellent oleum ex pistaciis.

d'Halyabbas. Henric commande lier sur elles, fueilles de rhuë, de mille fueille, et herbe Robert pilée : et dit que dans trois ou quatre iours, sans doute, elles sont gueries. Et à ce mesmes il commande les oindre durant six iours, deux ou trois fois le iour, de l'aquosité qui reste en vn pot de plomb, auquel on aura gardé par quatre iours des limaces rouges auec du sel. Car toutes cherront sans douleur (comme il dit) auecques leur racine.

Par *chirurgie* Iamier les consume et ronge, en les oignant auec du leuain temperé [1], et destrempé du capitel, ou auec laict de figues. Auicenne le fait auec du laict de tithimale, ou auec huile anacardin. Ou que l'on mette par dessus vn ruptoire de chaux et de sauon, comme fait Halyabbas : ou elles estans ouuertes auec l'ongle, ou lancette [2], ou auec des cantharides, que l'on mette dans la fente vn peu d'arsenic, lequel ne fault point. Ou comme faisoit le François, qu'on les oigne auec vne paille ou poinçon [3], auquel y ait vn peu de cotton trempé en l'eau forte des Alkimistes, de laquelle il sera dit cy-dessous. Ou qu'on les lie auec vne soye ou vn poil [4], et soient arrachées ainsi que Rhasis commande : et puis soyent cauterisées d'un cautere punctuel, ou auec vn medicament acre, les ayans premierement (ensuiuant Albucasis) separées tout à l'entour, et arrachées de leur racine. Ou bien auec vn tuyau de plume dure de coq (comme dit Galen), ou de cuiure (comme dit Albucasis), soit comprise tout à l'entour, et la canule soit torse ou tournée, iusques à ce que la verruë soit tranchée à l'entour et que elle soit desracinée.

Quand à la *corne qui est aux pieds*, Henric conseille (et ainsi opera mon escoffier [5] à Paris, contre ma volonté, en vn arteil de mon pied) qu'on rase et pare ou allise [6] par dessus la corne tant qu'il sera possible : puis qu'on mette dessus vne platine de fer, ou de cuir, à laquelle y ait vn trou selon la grandeur de la corne : et lors en ce trou soit mise vne goutte

1. « Cum *frumento* (pour *fermento*) temperato. » Le ms. de Mont. dit levain.
2. « Sagitella. » Sagitta, flèche.
3. « Vt ille Gallicus, liniantur cum palea vel stilo... »
4. Le ms. de Montp. dit : « on les doit lier de soie ou de fil *et errachier*. » Canappe : ou auec un poil *ou soyent arrachées*. — Les édit. 1499, 1537, 1559 : « Cum seta aut pilo, vt precipit Rasis. » — Seta : soie de porc, crin.
5. « Et ita quidam meus scutifer Parisius me inuito in articulo pedis mei operatus fuit », 1499, 1537, 1559. — Le ms. 6966 dit : meus socius parisius. Joubert et Canappe disent : et ainsi opera mon cordonnier.
   Joubert ajoute : au latin y a, scofferius, et aux autres scutifer. J'entends que le Sauoysien dit vn escoffi, ce que le François appelle cordonnier. Car il n'est pas fort vraysemblable, que M. Guy fut forcé d'endurer cela de son cordonnier, ains plustot que cela fust fait, sans qu'il s'en aduisast. (J.) Escoffier, marchand de cuirs, cordonnier. (Du Cange.)
6. « Radatur et perforatur », qu'on rase et creuse.

de souffre ardant, et qu'on le laisse estaindre sur le lieu : puis on mette là dessus du cerat : qu'il se repose, et il sera guery. C'est ce que disoit Auicenne au quatriesme.

Si on prend du bois et on l'allume au feu tant qu'il soit enflammé, et qu'on l'approche des verruës, elles seront desseichées. Et cela soit fait tant de fois l'vne après l'autre, iusqu'à ce que elles soient effacées : puis vienne apres le beurre cuit, iusqu'à tant qu'elles chéent.

HVICTIESME CHAPITRE

Des membres superflus qu'il faut amputer, et des corps morts qu'on veut garder.

 ES membres ou particules qui sont surperfluës, selon Galen au premier des *Maladies et Symptomes*, ou sont du genre de ceux qui sont selon nature, comme vn sixiesme doigt ou arteil : ou sont de tout genre contre nature, comme goistres, membres morts et pourris.

La *cause* de la surabondance de ceux qui sont selon nature, est l'abondance de matiere benigne auec force de vertu : ce qu'aduient és conceptions, comme il est dit au second. La cause de la superfluité des membres morts est prise triplement, ainsi qu'a esté dit en Esthiomene. Les causes de la mort de tout le corps, sont les causes d'aridité [1] et suffocation, suiuant ce qu'est prouué en la science naturelle.

Quant aux *signes* des parties surabondantes, qui sont du genre de celles qui sont selon nature, ils sont fort notoires. Les signes des membres morts, ont esté dits en Esthiomene. Les signes et examens de l'homme mort, ont esté dits cy-dessus en parlant de cheute et heurt.

Les signes d'vn homme mort de poison qu'on luy a donné, on les a de Galen au sixiesme des *Internes*, où il dit : Quant à aucun, de son naturel euchyme (ou de bon suc) et nourry d'vne bonne façon, suruient mort soudaine, comme il aduient coustumierement de quelque medicament deletere, c'est-à-dire veneneux, puis il deuient liuide, ou noir, ou de diuerse couleur, ou lasche [2], ou pourrissant, soudain est fait puant, cela signifie

1. « Arefactionis. » Canappe : de seicheresse. — Ming. : la saicheresse ou la consomption.
2. « Deficiens », flasque.

qu'il a prins du poison. Mais s'il est autrement, il est mort selon les corruptions qui procedent du corps.

On *iuge*, que si les membres corrompus ne sont tost retranchez, que la corruption est multipliée. Et s'elle vient aux gros os de la cuisse, ou de l'adiutoire, il n'y a aucun engin qui le puisse guerir, comme dit Albucasis : ains c'est la mort du malade : parquoy il le faut laisser à Dieu, et à ses Saincts.

Regime du doigt, ou arteil [1] superflu.

Ez membres surabondans, qui sont du genre de qui sont selon nature, comme vn sixiesme doigt, il y a vn Canon de Galen au troisiesme du *Techni*, que de toutes parties qui superfluent selon nature, l'ablation est cause de salut. D'en engendrer, il est difficile (et ce n'est pas de merueilles), mais de les retrancher, il est facile, et appartient à l'art, au quatorziesme de la *Therapeutique*, principalement quand le tout est charnu. Car il y a plus de difficulté en l'ossu, qui naist de la jointure, comme dit Halyabbas au neufiesme sermon de la seconde partie.

Quant à la maniere d'amputer, c'est que auec vn rasoir [2] elle soit tranchée et descharnée à la racine de sa source : et puis soit desiointe la jointure, et le lien couppé, et le doigt osté, et que soudain on restraigne le sang avec de la poudre rouge et aulbin d'œuf : et soit guery de la cure des autres playes.

Quelques-vns comme Auicenne, ayans fait l'incision, *cauterisent le lieu auec huile boüillant* : car de cela (comme il dit) il en aduient, qu'on s'asseure *d'empescher la corruption, et le flux de sang :* et sur le lieu de l'incision naissent chair, et peau forte et dure.

Regime à retrancher vn membre mortifié.

De cettuy cy, Albucasis et Auicenne disent que si telle malice ne pouuoit estre corrigée auec des repercussifs, n'auec scarifications, et autres remedes qui ont esté dits en Esthiomene, il faut que ce membre soit retranché iusques au sain, afin que le malade esuite la mort de tout le corps. Car plus grande est la mort de tout le corps (ainsi que dit Albucasis), que n'est le defaut d'vn membre. Qu'on le retranche donc.

Or le lieu de l'incision est choisi comme s'ensuit. Si la corruption attaint iusques prés de la jointure, soit couppé en la jointure mesme auec

1. « Articuli. »
2. « Cum rasorio. »

vn rasoir, et autres instruments, sans scier. Mais si elle n'est prés de la jointure, ains en est esloignée, que l'on retranche vn peu par dessus le corrompu, au lieu auquel on aura trouué, auec la tente introduite, fermeté et douleur, et l'os soit scié auec une scie mince.

La maniere est telle : Que le membre soit enueloppé de la part saine, et de la part corrompuë, auec bandages, et soit tenu ferme par les seruiteurs, et soit separée la chair qui est entre les deux bandages, auec vn rasoir, iusques à ce qu'on voye l'os totalement deliuré de la chair. Et puis *soient garnies les leures de drapeau* [1], afin qu'elles ne soient offencées de la scie. Et lors soit scié l'os subtilement et parfaitement. Et le membre estant separé, le sain soit cauterisé auec vn fer ardant conuenable à cela : ou auec de l'huile boüillant, ainsi qu'il a esté dit. Soit bandé et pensé de la curation des autres vlceres. Et s'il y a flux de sang, soit restraint auec la poudre rouge et aulbin d'œuf, et autres moyens que nous auons dit.

Quelques-vns, comme Theodore, dictent *medicamens qui endorment*, afin qu'on ne sente l'incision, comme est l'opion, suc de morelle, iusquiame, mandragore, lierre arborée, ciguë, laictuë : et abbreunent de ces sucs vne esponge neufue, et la laissent se desseicher au Soleil. Et quand il en est besoin, ils mettent cette esponge dans l'eau chaude, et la baillent à flairer, tant que le sommeil en vienne au patient. Et luy endormy, ils font l'operation.

Et en apres, auec vne autre esponge trempée en vinaigre, appliquée au nez, ils l'esueillent : ou bien ils mettent du jus de rhuë ou de fenoüil és narilles et oreilles, et ainsi l'esueillent, comme ils disent.

Les autres donnent à boire de l'opion, et font mal, principalement s'il est ienne, et s'en aduise : car i'ay ouy dire, que pour le grand combat de la vertu animale et naturelle, quelques-vns ont encouru manie, et consequemment la mort.

Quant à moy, en telle mortification du membre (ayant couppé chemin au progrez de la corruption, auec scarifications et arsenic, et en mettant sur la partie saine defensifs de bol armenien et autres opportuns) i'enueloppe tout le membre mortifié, auec le sparadrap cy-dessous escrit en moult de maniere, et le bande, et prepare à la maniere, ainsi qu'il sera dit, des corps morts qu'on veut garder. Et ie le retiens de cette sorte, iusques à tant que la jointure soit fonduë [2], et que le membre chée de soy-mesme. Car il est plus honneste au Medecin, qu'il chée de soy-mesme, que si on le tranchoit. Car tousiours quand on le tranche, il en demeure quelque ranqueur ou regret, et pensement au malade qu'il luy pouuoit demeurer.

---

1. Paul d'Égine rapporte cette pratique à Léonide.
2. « Sit aequiliquata. »

Régime de garder les corps morts.

ON prepare en deux sortes les corps morts, pour les garder par quelque temps.

L'vne des sortes est, suiuant la doctrine de Rhasis, que auec clysteres piquans de colocynthe, et baurac rouge, estant la teste basse, et puis en redressant le corps, et en pressant le ventre, on en sorte toute la fiente. Et en apres que l'on iette dedans vn autre clystere d'aloës, myrrhe, acacie, ramich (qui est Gallie musquée), et alypte, escorce de grenades, noix de cypres, noix muscade, sandaux, bois d'aloës, sel cumin, et alun destrempez auec du vinaigre, et eau rose. Et que le fondement soit bouché auec cotton et estoupes trempez au mesme medicament, en liant fort auec plusieurs plis de bandage. Que l'on iette aussi de l'argent vif dans les narilles, oreilles, et bouche : car auec cela on garde que son cerueau ne découle. En apres il commande que tout le corps soit confit dudit medicament. Et dit que finalement il soit oingt d'alkitran [1] qui est la poix noire. Et veut que auec bandages conuenables soient resserrez tous les trous, et tous les pores du corps, ce que l'vsage commun fait en cette maniere. Qu'on ait vne grande quantité de sparadrap, fait auec de la poix noire, resine colophonie, encens, mastic, styrax, gomme arabique, et dragacanth, et de la poudre jà dessus ditte : duquel en soit fait grande quantité à part, tellement que chaque iambe en soit enueloppée en particulier iusques aux fesses, et chaque bras iusqu'aux espaules, et puis tout le reste du corps, iusques à toute la teste. Et le sparadrap soit cousu bien ferme, et les coustures soient enduittes auec de la poix, et que les bras soient colloquez entour les costez, et les pieds joins selon la longueur. Puis que l'on seme de la poudre sur tout le corps, et les lieux vuides soient remplis d'estoupades roullées au medicament du second clystere. Et puis tout le corps ensemble soit enueloppé auec autre quantité de sparadrap, et soit cousu à l'opposite des coustures du premier sparadrap : et que les coustures soient enduittes de poix, et puis derechef soit surpoudré. Et derechef auec vne autre toille cirée [2] soit enueloppé et cousu, et enduit. En apres auec fortes bandes soit lié, comme on lie les balles, tres fermement : puis soit enueloppé d'vn linceul net. Et soit mis dans vne caisse ou chasse de plomb, bien close et enduite auec le fer chaud : dans laquelle chasse soient mises herbes odoriferantes, roses, marjolaine, mente, balsamine. Ou dans vne chasse de cypres, ou de

---

1. Alkitran, ou Alchitran en Arabe, est la Cedrie : laquelle est une sorte de poix qui coule lorsqu'on brûle le bois du cèdre, ou de tout autre arbre de même nature.
2. « Panno cerato. »

noyer, et soit fermée et enuironnée de barres de fer, esquelles y ait six anneaux à la leuer et porter. Quelques-vns les enueloppent d'un cuir de bœuf ou de cheual. Et telle est la premiere sorte de preparer.

En autre sorte sont preparez les corps morts, que soudain on les ouure par le ventre, et on tire dehors toutes les entrailles : et que le ventre soit remply de la susdite poudre, et grande quantité de sel, et de cumin : et soit cousu et enueloppé comme dit est. Et si tu veux garder les entrailles, laue-les et nettoye-les, et les sale auec les susdits, et les serre dans vn pot de plomb, et les mets dedans la chasse.

De ces deux sortes la premiere est seure pour les maigres et desseiches, et en temps froid : la seconde est plus certaine pour les gras et ventrus.

Mais il y a vne finesse de Rhasis, que pour garder les corps de s'enfler, ils soient couchez et tournez sur le visage. Et si le ventre estoit enflé, il y a vne finesse que le ventre soit piqué d'vne tariere ou d'vne grosse alesne, en quelques lieux, afin que l'eau et le vent en puissent sortir : comme disoit Iaques l'Apoticaire [1] qui auoit embaumé plusieurs Papes.

Pour tenir la face descouuerte iusques à huict iours, esquels les corps ont accoustumé d'estre alterez et pourris, on veut qu'elle soit souuent moüillée d'eau rose salée, ou auec du baume : duquel on dit beaucoup de choses, mais i'en treuue peu (quant à ce fait) es liures authentiques, ce que Henric mesme a tesmoigné.

Or Dieu garde nos ames, auec le baume de sa misericorde. Amen.

1. « Vt dicebat Jacobus apothecarius qui multos Romanos pontifices praeparauerat. »

❦❦

DOCTRINE SECONDE

Des maladies qui ne sont proprement apostemes,
ny vlceres, ny passions des os :
pour lesquelles on a recours au Chirurgien,
et qui sont propres à vn membre.
Elle a huict chapitres.

PREMIER CHAPITRE

Des maladies de la teste.

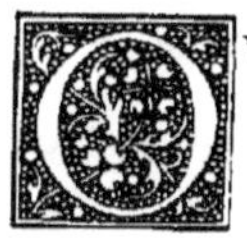

VTRE les passions communes, il en aduient plusieurs propres en la teste, comme teigne, alopecie ou caluicie, et canicie et deformité de poils, desquelles il nous faut dire.

De la teigne [1].

TEIGNE (selon Halyabbas au huictiéme sermon de la premiere partie) sont petits vlceres qui aduiennent à la teste, esquels y a vne vescie crousteuse. Elle a plusieurs especes.

1. A propos de l'histoire de la teigne, voici ce que dit Chambard (*Dict. encyclop.*) : L'ensemble des affections croûteuses et squameuses du cuir chevelu était désigné par les Grecs, du nom latin de *Porrigo*. — Celse ne semble pas avoir distingué le favus de l'impétigo.

C'est aux Arabes que l'on attribue les premières notions positives sur les affections parasitaires du cuir chevelu. Sous les noms de *sahafati, safati, albathine*, Avicenne, Avenzoar, Rhazès, Ali-Abbas, etc., décrivent une affection contagieuse et entraînant la chute des cheveux, dont ils reconnaissent deux variétés : l'une humide, qui semble se rapporter à l'*eczéma impétigineux*, et l'autre sèche, qui n'est autre que le *favus*.

Le mot *teigne* (tinea) se rencontre, pour la première fois, sous la plume d'Étienne d'Antioche, qui traduisait, vers l'an 1127, les œuvres d'Ali-Abbas.

Guy de Chauliac admet cinq espèces de teignes : tinea favosa, ficosa, amedosa, uberosa et lupinosa. — Seule la tinea lupinosa se rapporte incontestablement au favus; peut-être la tinea amedosa répond-elle à la forme de teigne avec aspect fongueux du cuir chevelu. La tinea favosa représente une pseudo-teigne : l'eczéma impétigineux.

La premiere est Faveuse [1], de laquelle sort par ses trous vne humidité subtile, semblable à miel [2].

La seconde est Figueuse [3], en laquelle est contenu quelque grain semblable à celuy des figues. Elle est ronde et dure, et rouge au bout.

La troisiesme, Amedose [4], de laquelle sort vne humidité semblable à eau de chair, par des trous plus petits qu'en la faueuse.

La quatriéme Vbereuse, semblable à la tette des mamelles d'vne femme [5], auec rougeur, de laquelle fluë humidité semblable à sang.

La cinquiesme est Lupineuse, semblable à lupin, en couleur et en figure, de laquelle fluë comme escorces, et escailles blanches et seiches. Sous cette-cy peut estre comprise la Furfureuse [6], en laquelle y a des corps subtils semblables à bran ou son, qui chéent de la teste sans vlceration.

Toutesfois Galen au premier du *Miamir* [7], semble n'en mettre que trois especes, l'Achoreuse, la Faueuse, et la Furfureuse [8]. Achor (comme il dit) estant du genre des tumeurs, percé de petits trous, rejette certaine humidité subtile, auec vn peu de viscosité. La Faueuse s'en approche selon son espece, mais elle a les trous plus grands et rejette humidité semblable au miel [9]. Par la furfureuse (en vn autre chapitre) tombent souuent du cuir de la teste choses semblables à bran [10], comme en ceux qui se grattent.

Il semble que Achor est nommé d'Auicenne Assafaty, Ameda, et Thirie escorchée [11], d'autant qu'elle s'auance par le cuir, comme en rampant. Et il nomme Furfures [12], certaine maniere d'excoriation seiche. Mais (comme souuent il a esté dit), il ne se faut soucier des noms, pourueu seulement que l'on cognoisse les choses.

Quoy que ce soit, le commun vsage tient, que la teigne, est rongne de la teste, auec escailles et croustes [13], et quelque humidité et euulsion de poil, et couleur cendreuse, odeur puante, et aspect horrible.

---

1. « Est fauosa. » Canappe : est dite en grec κηρίον. — Joubert dit : la premiere est hournaliere. -- Bournal, rayon de miel. (Du Cange.)
2. « Fauo et melli similis. » Favus, miel.
3. « Ficosa. »
4. « Amedosa. »
5. « Vberosa similis mulierum vberibus mamillarum. » Uber, mamelon, tettin.
6. « Furfurosa. » Furfur, son, bren.
7. Le liure de la composition des medicaments selon les lieux, de Galen, est dit *Miamir*, en la translation du grec en Arabic et de l'Arabic en latin.
8. « Achorosam, fauosam et furfurosam. » Achor, petit ulcère à la tête.
9. « Humiditatem emittens melli, quod est in fauo consimilem », 1559.
10. « Furfuribus similia », 1559.
11. « Assafaty, amedam, et excoriatinam thiriam. » Tyros, nom arabe des serpents.
12. « Furfures. »
13. « Scabies capitis cum squamis et crustis. »

Elle naist des humeurs corrompus, engendrez en la matrice [1], ou apres pour la mauuaise maniere de viure.

Ses *signes* sont apparents, des choses dittes naturelles, non naturelles, et contre nature. Elle commence (ainsi que Galen dit au lieu dessus allegué) auec mordication et demangeison, qui les contraint de se gratter : puis la tumeur croit, et s'y font des trous [2].

On *iuge* que cette passion est difficile à guerir : et mesme que l'ancienne, calleuse, et escailleuse, qui ronge les poils, est de si grande peine, que Rogier ayme mieux la laisser, que d'en poursuiure la cure. Outre ce qu'estant guerie, elle delaisse vne crouste et priuation de poil, qui est opprobre perpetuel. Et pource Iamier l'appelle teigne, du tenir, parce qu'elle tient fermement la teste : ou du ver nommé teigne, car comme ce ver corrompt le bois, ainsi la teigne gaste la teste. A la teigne s'ensuit multiplication de poux, laquelle menace de lepre, et ainsi la teigne est vne maniere de lepre.

En la *cure* des teignes il y a double intention, et regime vniuersel et particulier.

L'vniuersel est en diette et deuë euacuation, desquels il a esté suffisamment dit au traité des apostemes, de lepre et de rongne. Ce neantmoins Halyabbas ordonne vne ventouse au col, et phlebotomie de la cephalique, et (si se peut faire) des veines qui sont derriere les oreilles, en lieu desquelles les Sarrasins, comme dit Gordon (et il dit vray), vsent de scarification aux oreilles. Galen au lieu que dessus, loüe la purgation auec des pilules faites d'aloës, colochynte et scammonée meslez auec suc de choux.

Le regime particulier a deux intentions : La premiere corrige la cacochymie, et la rongne du cuir de la teste. La seconde rengendre les cheueux arrachez.

La premiere est accomplie en la recente, selon Guillaume, auec frequente rasure de la teste, et lauement auec eau et vinaigre, esquels ayent cuit fumeterre, blettes et camomille; et frottement auec alun fait de la lie du vin [3], et puis auec onction de quelque liniment de ceux que nous auons dit és dartres, ou en la rongne. Les feuilles du saule soient les principales au lauement [4] comme dit Auicenne. Galen aux *Secrets ad Metheum* [5], loüe cet vnguent, duquel il a guery plusieurs (comme il dit) de

---

1. « In utero. » Canappe dit : au ventre de la mère.
2. « Et foramina secundum ipsum consistant. »
3. « Cum alumine faecis vini. »
4. « In lotione. »
5. « De secretis ad Omontheum », 1499. — « De secretis ad Monteum », 1559. Joubert dit : secret dediez a Montée. Ms. 6966 : ad metheum. —?

la teigne, et rongne vlcerée de la teste, assafaty, serpige et prurit, cheute
de poils, lendes [1], et poux. Sa forme est telle :

PR. *des galles, trois drachmes : graine de harmel* (qui est semence
de rhuë [2]), *deux drachmes : arsenic rouge, et des deux aristolochies,
de chacun quatre drachmes : sel ammoniac, suye de four, soulphre,
amandes ameres, colochynte, racines de capres, fueilles de figuier et
d'oliuier, racine de canne, verd de gris, alun iamin, sief de memithe,
myrrhe, aloës, encens, de chacun vne drachme : fiel de vache, alki-
tram* (qui est poix noire), *de chacun vne drachme et demie.* Les medicaments soient pilez, criblez, et paistris auec du vinaigre fait de vin, tant
qu'ils soient reduits en vnguent de l'espaisseur du miel. Qu'on le mette
au soleil tant qu'ils soient meslez, puis la teste en soit oingte.

Vn autre experimenté contre les Achoreuse et la Faueuse, qui est de
Galen au liure des *aisez Remedes* [3] : PR. *du litharge, seize drachmes :
feuilles de rhue, huict drachmes : staphysaigre, quatre drachmes :
vitriol, deux drachmes.* Paistris-les auec du vinaigre, et huile myrtin.
Et si on y adjoustoit de la terre cimolée, et de la charte bruslée, il
plairoit [4] à Galen au liure du *Miamir*, ou il dit : ayant faute quelquefois,
estant aux champs, du medicament fait de charte, voyant en la maison
du patient de la charte qui ne seruoit de rien, ie demanday vne lampe,
puis bruslant la charte, et la meslant auec du vinaigre, i'en oignis la
partie malade, commandant à l'homme de s'en venir à moy le iour
ensuiuant. Car ie cognoissois, qu'estant de chair dure, il endurerait bien
ce medicament. Quand il vint, estant ia presque guery, ie pensay n'estre
pas de besoin changer de medicament, dont, luy conseillant d'vser de
celuy mesme, ie le vis le iour ensuiuant guery parfaitement.

<hr>

1. « Lendibus. » Lens, lente, œuf de pou.

2. Les autres exemplaires (1499, 1559. etc.) ont : *semen cicutae,* c'est un ancien
erreur de ceux qui suivent les traces de l'autheur des Pandectes medecinales :
lequel d'un texte d'Auerrhois corrompu, interprete harmel, ciguë : et la faute est
bien aisée de ciguë en rhuë. (J.) — Harmala, rue.

3. « In de facili acquisibilibus a Gal. » — Canappe : « de facile parabilibus ».

4. Charta, papier, papyrus. Dioscoride nous aduertit, qu'on fait la charte du
papyrus, lequel aujourd'huy est cognú de peu de gens. Pline baille la façon de la
faire. Or selon Galen et Dioscoride, la charte bruslée tant qu'elle soit reduite en
cendre, est vn medicament dessiccatif, qui arreste les vlceres mangeans. Autresfois
elle ne seruoit que de matiere à receuoir les medicamens applicables : comme nous
vsons aujourd'huy du cotton, ou du linge escharpy, desquels on fait les tentes et
plumaceaux. De la mesme charte on dilatoit les fistules, comme on fait maintenant
de l'esponge preparée : et Dioscoride explique comment cela se faisoit. Or anciennement la preparant, on en faisoit vn medicament sec, bien renommé, *Diacartha :*
lequel est descrit en diuerses sortes, au liure de la *Composition des medicamens
selon les genres,* contre les *nomes,* c'est-à-dire vlceres pourris, qui mangent les
parties voisines. De treize compositions qui sont là descrites, la septiesme (qui est
rapportée à vn medecin nommé Appelles) a merité particulierement le nom de diacartha. (J.)

Gordon à ce mal ordonne cet vnguent, auquel i'ay trouué grand effet : PR. *de l'hellebore blanc et noir, soulphre rif, enere, orpigment, litharge, chaux viue, vitriol, alun, galles, suye, cendres grauelées, de chacun demy once : argent-rif esteint, verd de gris, de chacun deux drachmes :* Faites-en poudre, qui soit incorporée auec jus de borrache, de scabieuse, fumeterre, parelle et vinaigre, de chacun vn quarteron : d'huile vieux, vne liure. Qu'ils boüillent tant que les jus soient consumez : et adonc mettez la poudre à la fin de la decoction : et y iettant de la poix liquide, demy once, et de la cire tant qu'il faudra, soit fait onguent, lequel sans doute guerit toute teigne, rongne, mal-mort, et generalement toute infection de cuir. Parquoy il le faut honorer, comme il dit, et est vray.

Si la teigne est furfureuse, Galien au liure des *aisez Remedes*[1], permet de lauer la teste auec eau salée, ou auec decoction de lupins, ou auec jus de pourpier, ou de blettes, ou de concombre sauuage : et puis l'oindre auec huile de staphysaigre, et sauon. Et la gomme de la rhuë sauuage[2] est loüée d'Auicenne, et huile rosat auec du vinaigre, d'Halyabbas. Quant à Rhasis, il dit : On oste les furfures, en rasant[3] la teste continuellement, et l'oignant toutes les nuicts, et la lauant au matin d'eau chaude. Et si cela ne suffit, soit laué durant trois iours auec farine de poix ciches, et semence de guimaulue, et vinaigre.

On fera vn lauement fort, comme il s'ensuit : PR. *de la farine de poix ciches cent drachmes*[4] *: farine de fenugrec, et son de froment, baurac, sel de nitre*[5] *blanc pilé, moustarde, de chacune quinze drachmes : guimauue, dix drachmes :* tout soit meslé auec du vinaigre, et de l'eau, et en soit fait lauement : duquel vne fois la sepmaine soit lauée la teste.

La teigne vieille et dure a besoing de plus forts medicaments. Qu'elle soit donc scarifiée (suiuant le conseil d'Halyabbas) auec le fer, tant que le sang en sorte. Puis soit cataplasmée auec farine de lupins, cuite en vinaigre : ou auec cet epytheme de cantharides : PR. *des cantharides, vne once : du soulfre, demy once : escorce de noir, deux drachmes : moustarde et myrrhe, de chacun vne drachme : miel et vinaigre, tant qu'il en faudra.* Soit fait emplastre, qui y demeure vn iour : Et puis durant quatre iours la teste soit couuerte de feuilles de bettes, et de choux eschauffez, iusques à tant que l'aquosité soit bien mondifiée, et la puanteur cesse, et que lueur[6] apparoisse en la chair et en la peau.

---

1. Ce livre est attribué à Appollonius, par Galien, à Dioscoride, par d'autres.
2. Page 448, il interpretera, que c'est de la thapsie.
3. « Radendo. »
4. Les autres lisent, vne drachme : les autres, demy drachme : mais ces doses sont ineptes de leur quantité. (J.)
5. Les edit. 1499, 1559, etc., disent : *panis nitri.* Canappe dit : *salis nitri.*
6. « Claritas. »

Et si la malice s'enfonce d'auantage, la chair pourrie soit consumée auec quelque corrosif, puis soit mondifié et consolidé.

Rogier auec ses gloseurs, et Iamier guerissent la vieille teigne, en arrachant les cheueux auec vn depilatoire, ou auec vn chapeau de poix, ou auec des pincettes : et en lauant auec du vinaigre et eau de mer, ou auec vrine d'enfant : puis la peau estant mondifiée, Rogier met cet vnguent : PR. *graisse d'ours, et graisse de rache, de chacune vne once : fiente de rat, demy once : pommes de cedre* (qu'il appelle geneuvre) [1], *deux drachmes : araignes bruslées, vne drachme : poix liquide, huile de lampe, tant qu'il en faudra,* soit fait vnguent.

Iamier à cela mesme ordonne cecy : PR. *oingt vieux de porc fondu en eau d'ozeille, vne liure : huile commun, poix liquide, de chacun demy liure : jus d'auronne, jus de mente sarrasinesque, jus de fume-terre, parelle, roquette, mercuriale, de chacun vne once : alun, vitriol, gomme de lyerre bruslée, suye, sel rosty, tartre, aloes, de chacun demy once :* les pilant au mortier en soit fait vnguent.

Or si de soy mesme, ou de l'acuité des medicaments, ardeur et douleur suruiennent à la partie, soient appaisez auec huile rosat ou myrtin : ou auec l'vnguent que Appollonius descrit consequemment [2], ainsi que Galen recite au premier du *Miamir* : Verse une cotyle [3] de tres-bon huile, dans vn pot de plomb, et le pile auec vn pilon de plomb, tant qu'il deuienne espais et noirastre : puis tu pileras à part, du litharge, vne liure : de la ceruse, autant, mesle-les auec l'huile, et en pilant soient reduits en vnguent. Il mitigue souuerainement, encor que les vlceres fussent corrosifs, et chancreux aussi, ou qu'ils eussent, comme que ce soit, quelque chose de malin et mal conditionné. Et non seulement en la teste, ains il profite aussi és rides, et fendilleures du fondement, et vniuersellement en toutes douleurs vlcereuses : comme il a esté dit cy-dessus des vlceres et maux chancreux. Et ainsi est accomplie la premiere intention.

La seconde qui est d'engendrer les cheueux, est accomplie auec medicaments qui attirent bonne matiere, et l'assemblent au lieu : comme il sera dit en la prochaine rubrique.

---

1. *Oxycedre,* nommé en Languedoc *cade,* est celuy que les communs herboristes confondent mal à propos, auec le geneure, pour la tres grande semblance qui est entre ces plantes. (J.)

2. Ce remede est bien parmy ceux que Galen recite d'Appollonius, mais il ne luy est pas attribué, ains à Asclépiade. (J.)

3. « Cotylam », mesure de capacité pour les liquides (chez les Athéniens), qui, d'après Joubert, représente *neuf onces.*

De l'alopécie, calvicie, et cheute des cheueux [1].

LES passions des cheueux, selon Galen au premier du *Miamir*, sont la totale perte, et le changement de couleur, comme il se fait en lepre et en alopecie [2]. Or à celle fin que les causes de ces passions soient bien venës, Galen veut au quatorziesme de la *Therapeutique* qu'on die les causes de la generation des poils.

Le *poil* est vne vapeur seiche, qui se resould du corps, et sortant par les pores du cuir, est desseichée de lair. La generation des poils, selon Galen, au lieu dessus allegué, est comme de ce que la terre produit : ainsi qu'il a esté monstré aux *Commentaires des temperaments* [3].

Les causes des poils sont quatre, ainsi que l'escolle de Montpellier le prend du second des *Temperaments* [4]. La cause efficiente est, la chaleur naturelle non pas fort augmentée, resoluant la matiere en vapeur. La cause matereille, icelle vapeur seiche. La formelle, est la deuë porosité de la peau. La cause finale, est ornement et vtilité. Dequoy il peut apparoir à qui les veut bien contempler, pourquoy est-ce que les femmes et les chastrez n'ont pas de poil au menton, et pourquoy ne deuiennent chaunes : aussi pourquoy les cheueux tombent facilement aux vieillards, aux debiles, et aux consumez : et pourquoy en quelques-vns ils sont crespez, et qu'ils sont de diuerses couleurs : et pourquoy en quelques endroits ils ont accroissement limité : et plusieurs autres problesmes, qui sont dits coustumierement des poils.

Des choses dites, peuuent aussi apparoir les *causes* des susdites passions. Car (ainsi que Galen dit au lieu que dessus) comme des plantes, les vnes desseichées à faute d'humidité, se corrompent : les autres, de l'humidité estrangere à leur naturel qui s'approche d'elles : semblablement, il aduient que les poils sont corrompus, ou à raison de l'indigence de l'humeur duquel ils doiuent estre nourris, ou à cause de sa mauuaistie.

---

1. De alopecia et caluicie, atque casu capillorum. — De l'alopecie ou *pelade* (Joubert), calvitie ou chauueté, et cheute des cheueux. — Les Grecs nomment ὀφίασις, une espece d'alopécie, dans laquelle les cheveux et les poils tombent par places, ce qui fait que celui qui en est affecté est tacheté comme la peau d'un serpent.

Le nom de *pelade* représente aujourd'hui encore un complexus morbide, on a réuni sous ce nom des alopécies d'origine différente. — Bazin a rapporté à la pelade, l'ὀφίασις des Grecs, et l'*area* de Celse, mais Chambard fait remarquer que Celse désigne sous le nom d'*area*, l'alopécie en général. Guy dans son article réunit différentes formes d'alopécie et parmi elles l'ὀφίασις.

2. « Sicut fit in lepra et alopecia », ms. 6966. — Joubert traduit : comme il se fait en vitiligo et en alopecie.

3. « In monumentis de crasibus. »

4. « De complexionibus. »

Par indigence d'humeur est causée la caluitie, et par sa mauuaistie l'alopecie. Auicenne adjouste que les poils tombent aussi, pour raison de la lascheté des pores : et qu'ils ne viennent point, à cause de l'excessiue constriction faite du froid excessif, ou des traces des vlceres passez.

Alopecie est dite, selon Galen, des renards [1], ausquels cette passion aduient communément, tout ainsi que Tyrie ou Ophiase, est ditte du progrez par la peau, semblable au serpent sur la terre.

Les *signes* d'Alopecie sont assez apparens, et les humeurs corrompus qui peschent sont signifiez par la couleur, et l'habitude du corps : et le regime passé.

On *iuge* que la depilation naturelle (comme la caluicie et la faute de barbe aux Eunuques et aux femmes), ou accidentale, qui est par consolidation et cicatrisation de la peau, et celle qui est trop vieille, et celle qui est és consumez, et es hectics, outre la seconde espece, n'est point guerie : car en tels la mauuaise complexion est ésgallée [2] : Il est iugé par Hyppocrate au sixiesme des *Aphorismes*, qu'aux chauues n'aduiennent pas volontiers grandes varices : et si aux chauues aduiennent grandes varices, ils retournent cheueleus. Au commentaire de l'aphorisme cela est vérifié, en la chauueté dite improprement, qui est Alopecie (laquelle est faite d'humeurs corrompus) par vne transposition de matiere aux parties basses : et non pas en la chauueté propre, qui se fait par indigence de matiere. Car qui ignore (dit-il) que la chauueté soit passion incurable? comme s'il disoit personne. Dauantage, les Eunuques ne deuiennent pas chauues, ne les begues aussi (comme dit Auicenne), pour [3] l'abondante humidité de leur cerueau. En outre, est iugé par Galen au *Miamir*, que si le lieu pelé ne rougist estant frotté, il n'y a aucun espoir de guerison : et s'il rougist, tant plustost il deuient rouge, et tant plustost il guerit : ce qu'aussi dit Auicenne.

En la *cure* de l'alopecie, il y a double regime, vniuersel et particulier.

L'vniuersel gist en la diette et euacuation, selon la nature de l'humeur qui peche : desquels il a esté dit suffisamment en la curation de la teigne. Mais en special, Galen ordonne au premier du *Miamir*, qu'après la purgation de tout le corps, il faut apophlegmatiser (c'est à dire purger la teste du phlegme) auec des caputpurges et gargarismes, faits des medicaments qui ostent le phlegme : comme sont les pilules Diacastorées, destrempées auec eau de marjolaine.

Quant au regime particulier, il a *deux intentions* : l'vne est de corriger la cacochymie du cuir de la teste : l'autre d'attirer le sang bening, au lieu, et le conuertir en poils.

1. En grec ἀλώπηξ.
2. « Est adaequata. »
3. « Propter. »

La *première* est accomplie, selon les deux diuersitez d'icelles : sçauoir est en la recente, qui est encores au commencement (selon Galen au quatorziesme de la *Therapeutique*) en prohibant la matiere d'estre receuë au lieu, et alterant le lieu, à ce qu'il ne l'attire, et n'en soit rendu cachectique, c'est à dire mal habitué [1]. Ou qu'il soit cataplasmé auec les repercussifs domestiques, tels que conuiennent à la simple cheute des cheueux. Suiuant la doctrine d'Heben Mesue, c'est qu'ayant au préalable laué la teste, ou le lieu pelé, auec eau de la decoction de roses, myrrhe et cheueux de Venus, soit rasé et puis epithemé de cecy : PR. *du jus des bouts de la myrrhe, ius d'oliuier sauuage, de chacun deux onces : roses seiches, demy once : aloyne, deux drachmes.* Tout soit boüilly en demy liure de vinaigre, iusques à la consumption de sa moitié : puis coule-le, et y mets tremper tandis qu'il est chaud, du labdan deux onces : et l'y laisse durant deux iours. En apres verses-y dessus de l'huile myrtin, et du vin adstringent, tant qu'il soit reduit en consistance de miel. Puis l'aromatize, y meslant d'alipte musquée, et gallie musquée, de chacun vne drachme : paistris-les, et en fais liniment, duquel soit oingt par trois iours. Cela fait laue-le, et l'essuye auec vn drapeau rude : puis retourne oindre, tant que la santé apparoisse.

Galen a esprouué cette procedure au premier du *Miamir* en la cheute des cheueux, et au commencement de la chauueté. Car il dit qu'il est manifeste, que l'ablation de tous les poils doit preceder, et la friction aussi : puis il faut oindre auec tel medicament, qui ait vertu d'attirer, et d'assembler moderément. Parquoy il n'a accepté, ne pensé, qu'il y eust meilleur remede à la cheute des cheueux, que celui qui est meslé de labdan et huile de lentisque. Et si la rarité en estoit cause, ne seroit pas inepte de mesler au labdan d'huile myrtin, en lieu du lentiscin. Il y mesloit aussi quelquefois du nardin, pour l'age froid, et en temps d'hyuer.

Galen atteste que les purgations sans aucun medicament local, guerissent bien souuent les alopecies qui ne font que commencer. Et sur ce, il allegue la cure qu'il fit en ce ieune athlete [2].

A cette intention Rhasis ordonne ce que s'ensuit : PR. *cheueux de Venus, feuille de myrte, escorce de pin, aloyne, rostis de sorte qu'ils puissent estre pilez, de chacun vne partie : labdan, deux parties : myrrhe, demy partie : encens, trois parties.* Ayant puluerisé ces choses, soient meslées auec huile de raifort, et vin vieux : et en soit fait lini-

1. « Neque cachectizetur, id est ne cachexiam indicatur. » (Καχος, mauvais, ἑξις, habitude du corps.)

2. « In iuuene exaratore. » — Galen l'appelle gymnastique. C'est à dire, qui estoit adonné aux gymnases, ou exercice de la palestre : lesquels certainement estoit de grand labeur. (J).

ment : duquel on appliquera la nuict : et au matin la teste soit lauée : car cela guerit la chauueté, comme il dit.

A cela mesme Archigene (ainsi que Galen recite au *Miamir*) ordonne : PR. *graine de geneure, labdan aloyne, cheueux de Venus, autant d'vn que d'autre*. Tout soit meslé auec du vin, et huile myrtin : et laisse-le durant cinq iours : puis soient cuits à la consomption du vin, et coulez. Oingts-en la teste, et laue.

Quand à la vieille, et celle qui a outrepassé le commencement, il faut euaporer et resoudre la cacochymie, auant que la peau soit reduite à cachexie, comme dit Galen au quatorziesme de la *Therapeutique*, et au premier du *Miamir* : non pas auec toutes choses chaudes, ains auec celles qui le sont moderément, afin que la peau ne soit desseichée, ne bruslée. Et auec ce, il est conuenable que soit de subtile partie, ce qui doit s'enfoncer iusqu'au profond, là où est commencement de la racine des poils. Et à cette intention, le lieu estant rasé, et premierement laué auec eau de la decoction de camomille, aneth, et stœchas, il choisit au *Miamir* la tapsie, non pas vieille, ains recente, laquelle il semble qu'Auicenne appelle, gomme de rhuë sauuage : et dit : en suiuant Galen, que le fondement en ce chef est seulement, que sa chaleur soit rompuë auec huiles temperez, comme Galen dit estre le sabin et le cicin, ou le vieux omphacin [1].

Apres la tapsie Galen eslit la moutarde, le nasitort, le soulphre, et l'escume de mer [2], l'escume du nitre, et le nitre mol bruslé, et les deux ellebores, la semence de rhuë, l'huile laurin, la racine et escorce de canne, toutes deux bruslées, la poix liquide, et la cedrée, la fiente de rats, et la graisse d'ours.

Rhasis veut, que quand les poils tombent de la teste, ou de la barbe, le lieu soit frotté auec vn linge rude tant qu'il en deuienne rouge, et puis soit frotté danantage auec des oignons, tant qu'on y sente brusleure et ardeur. Et qu'on le laisse ainsi ce iour-là, et la nuict en suiuant : Au matin soit gouuerné de mesme. Et si au lieu il vient ampoulles soit oingt de graisse d'oye, ou de poulle : et ne soit plus frotté de quelques iours. Et si adonc les poils commencent à naistre, il soit sonuent rasé et frotté auec vn linge rude chaque iour, oingt de cet huile. PR. *de l'eau de la decoction des cheueux de Venus, et camomille, vne liure : huile*

---

1. « Et sisaminum, aut antiquum omphacinum », 1559. Cicin et ricinin, c'est tout vn : et signifie l'huile dit de kerua, en Arabie. Les vieux exemplaires ont *sisamin*, qui n'est pas à propos. (J.) — Cici, arbre résineux d'Égypte. Cicinum oleum, huile ou résine tirée du cici. — Omphacium, verjus ou jus de l'olive qui n'est pas encore mûre.

2. « Spuma maris. » — *Ecume de mer*, ancien nom des *Alcyons*, polypiers, nommés aussi *poumon marin*. — On appelle aussi écume de mer (Joubert), l'Adarce de Dioscoride, et la pierre ponce, selon les Barbares.

de ben, demy liure. Soient cuits à consomption de l'eau : et l'huile soit reserué à l'vsage.

A mesme intention il fait cet epitheme, merueilleux à l'alopécie. PR. *escume de mer, dix drachmes : baurac, soulphre que le feu n'ait touché, gomme de rhuë sauuage, euphorbe, de chacun deux drachmes : staphisaigre et cantharides, de chacun vne drachme*. Meslez-les auec crasse d'huile vieux, et oignez-en apres auoir frotté.

Si le lieu fait des ampoules, qu'on face comme auparauant. Et si la cause estoit chaude, Gordon veut qu'on y procede auec escorce de chataignes, d'amandes, d'auelines, de noix et fiente de chièvres rostis, mis en poudre, et paistris auec du miel et vinaigre en forme de liniment : ayant auparauant rasé et frotté. Et si lesdites choses ne suffisent à medeciner la peau, Auicenne commande que si apres lesdites frictions auec vn drap rude et oignon, le lieu ne rougit, qu'on y mette des sang-suës et ventouses, et *le lieu soit deschiqueté de plusieurs aiguilles* [1]. Et les remedes soient tant de fois reiterez, que tu y voies par resolution et gaillardise de la peau [2], la santé du lieu. Adonc il faut cesser, et passer à la seconde intention.

Or la *seconde intention* est accomplie auec ce medicament de Philagrius [3], comme dit Heben Mesue : PR. *chair de limaces et de sang-suës, mousches à miel, guespes, et sel brusté, de chacun esgales parties*. Mettez-les dans vn vaisseau de verre, qui ait plusieurs trous au fond, comme vn crible, et mettez dessous vn autre vaisseau de verre sans pertuis : et apres vn iour il en sortira de l'humidité, laquelle soit gardée en vn vaisseau. Oignez-en le lieu, apres l'auoir frotté : car il fait naître des poils, et guerit de chauueté.

A mesme intention Rhasis ordonne cecy : PR. *de la cendre d'auronne, dix drachmes : vieilles cantharides, deux drachmes : labdan, trois drachmes : auelines bruslees, deux drachmes : gallie musquée, vne drachme*. Soient pilez auec du vieux huile : et le lieu en soit oingt, apres auoir esté frotté.

A cela mesme Heraclide Tarentin (ainsi que raconte Galen au premier du *Miamir* contre les Alopecies longues) apres la fomentation, la rasure, et le frottement auec feuilles de figuier, et du nitre, oignoit chaque iour de celtuy-cy : PR. *herissons de mer auec leurs coquilles, galles vertes, amandes ameres, poils d'ours, adianthe, racine de canne, feuilles de figuier, le tout brusté, de chacun deux drachmes : fiente de*

---

1. « Et scarpelletur locus cum acubus pluribus. » — Scalpellum, scalpel, lancette, bistouri. — Scalpere, gratter.

2. « Hilaritatem cutis. »

3. « Cum medicamine Philagii », 1559. — Philagrii (Canappe). Philagrius, medecin grec du ive siècle.

rat, vne drachme : soient meslez auec du vinaigre, cedrie, et graisse d'ours, et reduits en liniment.

De suite, il loüe les rats bruslez, et escorces de vignes bruslées, incorporez auec du miel. Et outre ce, il dit que les escorces des auelines bruslées, appliquées auec du miel, font cesser l'alopecie en dix iours.

A la mesme intention cettuy-cy est esprouué au *Cartulaire* [1] : PR. *suc de caulcides, vne once : poudre de sang-suës bruslées, laizarde verte bruslée, verd de gris, de chacun demy once : poudre de taupe bruslée, poudre de semelles bruslées, soye de pourceau bruslée, de chacun vne once : du miel, tant qu'il suffise* à les incorporer en forme d'onguent. Que le lieu en soit oingt toutes les nuicts, et chacun matin soit laué de vin blanc et de miel.

De la canicie [2], et du changement et teinture des poils.

Canicie est blanchissement des poils. Mais il faut entendre, qu'elle estant double, sçauoir est naturelle et non naturelle, nous ne traiterons icy que de celle qui n'est pas naturelle, laquelle preuient la vieillesse.

Sa *cause* immediate, selon Auicenne, est abondance de phlegme aigueux et pourry, engendré des choses qui debilitent la chaleur naturelle, comme sont maladies longues et diuerses, mauuais estomach, fortes angoisses, le trop lauer la teste, et son excessiue couuerture.

Ses *signes* sont assez manifestes.

On *iuge* que la canicie est mauuaise et suspecte. Car il semble que la mort a planté son enseigne à cette teste, comme dit Gordon. Il est iugé aussi par Galen au premier du *Miamir*, qu'à raison des indoctes noircissemens des cheueux auec medicamens communs (qui sont pour la pluspart froids et astringens), il a veu non seulement choir en danger plusieurs femmes, ains aussi mourir. Car d'autant que leurs testes se refroidissent, quelquesfois elles tombent en apoplexie et epilepsie, autresfois en tres grands catharres : de sorte que le poulmon en endure, et la phthisie s'en ensuit.

En la *curation* de la canicie il y a double regime, vniuersel et particulier.

L'vniuersel est en la diette et euacuation du phlegme, et à garder qu'il ne s'en engendre : dequoy il a esté assez dit, en traitant des apostemes phlegmatics cy-dessus. La thryphere sarracenique, et les myrobolans (comme dit Halyabbas en la fin du *Techni*) sont les principaux à retarder

1. « In Chartholario. »
2. *De canicie.* — Canities, cheveux blancs. — Chenuece, cheveux blancs. (Du Cange.) — Canicie ou chesnure. (Joubert.)

la canicie et vieillesse. Mais Auicenne conseille qu'on en prenne vn an tout entier : et apres qu'on en aura prins, il faut retarder le manger iusques à midy.

Le regime particulier consiste en deux choses : premierement, qu'on prepare les poils à receuoir la teinture : secondement, qu'on leur donne teinture.

La premiere est accomplie, suiuant Gordon, que les poils soient lauez plusieurs iours auec lexiue de cendres des troncs de choux, en laquelle on ait dissoult de l'alun. Car ce lauement, à raison de l'alun, prepare les poils à receuoir toute couleur. A cette mesme intention dit Auicenne, que la racine d'alkanne [1], et l'indicum, sont racines qui ont presse entre les hommes [2] pour teindre, ou en noir, ou en iaune.

La seconde est accomplie auec les medicaments appropries à couleur. Ceux qui *noircissent les cheueux*, sont (selon Galen au premier du *Miamir*) la cedrée auec huile, et sans huile, és froids et humides. Et il dit, qu'en sa contrée d'Asie, les paysandes des montagnes y adioustent de la poix liquide, et en oignent la racine des poils. Ces medicaments noircissent, de sorte qu'ils ne nuisent pas. Ils ont aussi auec leur adstriction quelque tenuité, de laquelle ils sont enfoncez aux racines des poils. Outre ce, il dit, suiuant les paroles d'Archigene, que la racine du caprier, cuite en laict de femme ou d'asnesse, iusques à consumption de la tierce partie, noircit les cheueux, appliquée de nuict (et c'est le meilleur medicament selon Auicenne) : ou l'vrine d'vn chien gardée cinq ou six iours : ou les escorces du prunier, cuites à l'espesseur du miel, ou ce noir qui est au milieu du panot rouge, meslé auec huile myrtin, desquelles choses le poil soit oingt, et cataplasmé. Il adiouste au liure des *aisez à apprester* [3], qu'il est bon de l'oindre d'huile battu auec du plomb dans vn vaisseau de plomb, et reposé en du plomb. Rhasis ordonne à cecy, qu'vne liure de galles soit frite en huile, et de cet huile cuit, ensemble de l'alkanne, dragaganthe, arain bruslé, et sel gemme, en soit fait liniment : duquel soient graissées la teste et la barbe, qui ayent esté premierement lauées d'eau chaude, et sechées auec la main. Et à ce qu'il ne se desseiche, qu'on le laisse couuert l'espace de six heures, auec feuille de blette, ou sureau : et puis soit laué. Il est tres bon à noircir le poil chesnu.

---

1. Alkanne et Ligustre c'est tout vn : l'Inde se fait du Glaste, qu'on nomme en Languedoc Pastel, et en françois Guesde. Ce n'est donc pas racine, comme celle du Ligustre : ains l'escume qui est rejettée du pastel quand on en teind les laines. (J.) « Indicum », noir de l'Inde (encre de Chine). — Guede est synonyme de pastel et represente l'indigo. — Guy a voulu parler de l'alcanne ou benné, tres employé aujourd'hui, et de l'indigo.

2. « Super quas aggregantur homines. »

3. Ce liure est attribué à Apollonius ou à Dioscoride.

Auicenne pour noircir, et preseruer de canicie, compose cet huile :
PR. *des myrobolans noirs, et emblics, et des galles, de tous ensemble
dix parts : du labdan, vingt parts : feuilles et graines de myrte, de
chacun trente parts :* Soient mis durant trois iours dans trois liures
d'huile, puis soient cuits, tant qu'ils deuiennent espais. Frottez-en les
cheueux.

Subsequemment il dit, que quand on met en la teinture vne drachme
de girofles, cela noircit fort, et empesche de faire mal au cerueau.

Faire les cheveux roux. Et après Galen recite au lieu dessus allegué,
que selon Archigene l'onction des lupins crus auec eau et nitre, fait les
cheueux jaunes. Et que à les faire iaunes, et crespus, sert vn lauement
auec de l'écume de nitre [1], et de la myrrhe, et la racine d'asphodeles cuites
en vin pur. Rhasis dit (et Auicenne auec luy) qu'on face vne lexiue de
cendres de sarments, et qu'on y trempe toute vne nuict des lupins pilez,
dix drachmes : de la myrrhe, cinq drachmes : alkanne rostic, trois drachmes : puis soit coulé, et de cette eau la teste en soit lauée, auec du
vin : ce qu'il faut faire tant de fois, que le poil deuienne roux.

Les femmes de Montpelier mettent en la lexiue, des fleurs de stœchas,
de genest : les Bolognoises, de la racleure du buys, et de l'escorce de
citrons : les Parisiennes, de la racine de gentiane, et racine de berberis,
et fleur de cartame.

Du nettoyement de la teste. Les medicaments qui nettoyent la teste
sont lexiues, specialement de cendres de serment, et cendres grauelées
auec blancs d'œufs et sauon. Or il y a double sauon : le sarrasin qui est
mol, et le françois qui est dur. Le sarrasin se fait de deux parts de
capitel et vn tiers de partie d'huile d'olive. Le françois se fait de deux
parts de capitel, et vne de suif de belier. Quant au capitel, il est fait
de deux parts de cendres du tronc des febues et la tierce de chaux viue.
On les trempe en eau, à mode de lexiue : puis on coule : et ce qui distille
est le capitel.

De faire tomber le poil. Galen suiuant Criton au lieu que dessus,
propose vn tel depilatoire : PR. *arsenic de couleur d'or* (qui est l'orpigment citrin) *et chaux viue, de chacun vne once : amydon* (terre
nommée des Latins selinisie et c'est escume d'argent [2]), *demy once.*

---

1. Galen ordonne l'escume du sel, non pas du nitre. (J.)
2. Guy s'abuse manifestement en l'interprétation de ce mot. Car escume d'argent
est litharge : chose totalement differente de la terre Selinusie. (J.) — Selinusium
désignait une espèce de blé.

Soient pilez et incorporez auec de l'eau, et qu'ils boüillent. Le signe de la parfaite decoction est, si tu y mets vne plume et qu'elle se pele.

Rhasis incorpore vne sixiesme partie d'arsenic citrin, en eau dans laquelle ait trempé de la chaux durant six iours, remuant ou renouuelant[1] de trois en trois iours la chaux : et le laisse au Soleil si long-temps, qu'vne plume y estant plongée, se pele quand on l'en retire. Et commande d'en frotter les lieux qu'il faut peler, et ils se pelent.

Auicenne fait comme s'ensuit : PR. *de la chaux viue, deux parts : de l'arsenic, autant : d'aloës, en peu :* soient remollis auec eau chaude, il rase incontinent. Et à ce que le depilatoire ait meilleur odeur, qu'on y mette vn peu de gallie musquée.

Le commun vsage est, d'oster les poils par vne des cinq sortes, comme dit Henric. Premierement, en les coupant auec des ciseaux : secondement, les rasant d'vn rasoir : tiercement, les arrachant auec des pincettes[2], ou auec les doigts : quatriesmement, auec de la poix nauale appliquée aux doigts, ou à vn drapeau : cinquiesmement, auec les psilothres[3], ou depilatoires susdits.

Et la maniere d'vser des psilothres est qu'on soit en l'estuue : et apres longue fomentation auec eau chaude, quand le psilothre sera chaud, et espais comme vn liniment, soit appliqué sur le lieu : et qu'il y demeure l'espace de dire vn Miserere. Et si c'est assez (ce que tu cognoistras, si en tirant le poil, il s'en vient facilement) en frottant legerement et lauant auec de l'eau chaude, qu'on oste le poil. Puis le lieu soit oingt d'huile rosat ou d'eau froide. Et s'il estoit escorché, soit traité auec de l'vnguent blanc.

D'empescher que le poil arraché ne renaisse. On compose ces medicaments par raison (comme dit Galen au lieu dessus allegué) : de lieure marin[4], et des grenoüilles qui paissent parmy les roseaux verds ou cannes : et du sang de tortuë marine, et de chauue-souris, œufs de formis, et gomme de couleurée blanche et bryonie, d'ortie, etc. Auicenne et Rhasis ordonnent à cela de l'hyoscyame, opion, et psyllion cuits en vinaigre : la cimolée aussi, et la ceruse de plomb, en esgales parts : d'alun, demy part : pilez auec l'eau de l'hyoscyame blanc. Quelques-vns loüent la limeure de fer, fort cuite en vinaigre.

---

1. « Remouendo. »
2. « Resecando cum forficibus (ciseaux),... radendo cum nouaculis (rasoir),... eradicando cum pincecarolis. » — Volsella, pincette.
3. « Cum psilothris », de psylothrum, vigne blanche (vitis alba, couleuvrée blanche), employée comme dépilatoire.
4. « Lepus marinus », ou Blennius Lepus (Lacép.), poisson de la Méditerranée.

SECOND CHAPITRE

*Des dispositions de la face et de ses parties : contenant
en soy cinq parties.*

PREMIERE PARTIE

De l'embellissement de la face en general [1].

Es dispositions qui apparoissent en la face, les vnes sont naturelles, les autres contre nature.

Les naturelles ont besoin de conseruation, si elles sont belles : et d'embellissement, si elles sont laides : comme seroit de conseruer sa blancheur et de l'augmenter, ou se faire plus rouge, s'il est licite. Celles qui sont contre nature, ont besoin de correction : comme les boutons ou pustules, les taches, et la surcroissance des poils. Galen entendoit dire cela au premier du *Miamir*, quand il mettoit difference entre la fardeuse et l'embellissante partie de la medecine. Toutesfois toutes choses ne conuiennent à tous, ains certaines à certains, comme disoit maistre Raimond de Molieres à Montpellier. Car jaçoit que la cure embellissante soit licite, fardeuse n'est pas licite, sinon par la grace de honnesteté. Dont Galen au lieu que dessus : A celles (dit-il) qui adonnées à volupté se font belles, estant prié de leur donner quelque chose, ie ne leur ay rien donné. Mais aux plus honnestes qui fuyoient les marques de vieillesse et de laideur, desireuses d'estre exemptes de ce dont leurs maris se faschoient, i'ay conseillé à quelques-vnes d'en vser.

Pour embellir, et faire bonne couleur. La couleur du corps (selon Galen au premier des *Aphorismes*, en la translation Arabique) de l'authorité d'Hyppocrate, monstre la domination des humeurs, s'elles ne sont retirez au profond : Pour quoy il faut entendre que la bonne couleur et vermeille est faite des bons humeurs sanguins, attirez vers la peau : et la couleur mauuaise, est des mauuais humeurs : comme la noire, des melancholiques : la blanche, des phlegmatiques : la jaune, des choleriques. Aussi les choses externes aident au changement de la couleur : comme (selon Auicenne) la chaleur bruslante, discontinuation de se baigner, l'vsage du vinaigre et des mauuaises eaux, aident à

1. *De universali faciei decoratione.*

noirceur : le froid, l'acte venerien, la tristesse et longues maladies, à blancheur : et le manger des choses iaunes, comme du cumin, amme, et viandes salées, à jaulneur. Et pource Iean de Saint Amand, suiuant la doctrine d'Auicenne notte, que certaines choses font bonne couleur, les vnes prises au dedans, et les autres mises par dehors.

De celles qui le font par dedans, les vnes le font, parce qu'elles engendrent sang bon et subtil : comme œufs mollets, et les boüillons de bonnes chairs, le vin aromatique, et viandes de bonne substance [1]. Les autres le font parce qu'elles dispersent le sang et l'élargissent [2] aux parties externes : comme fait l'vsage moderé des figues, du poivre, du girofle, et du saffran. Les autres parce qu'elles purifient le sang : comme la triphere mineur, les myrobolans et semblables.

Celles qui mises par dehors causent bonne couleur, le font par attraction, et abstersion : Et ce sont linimens et lauemens prins de la farine des febues pelées, pois ciches, ers, orge, froment, amydon, rys, et semblables, desquels Rhasis, Halyabbas, Auicenne, et Azaram, ont accoustumé faire de tels fards : PR. *farine de pois ciches, febues, orge, amandes pelées, tragacanth, graine de raifort, autant d'en que d'autre*, soient destrempez auec du laict, et que de nuict on en face epitheme sur le visage, et le matin soit laué d'eau chaude de la decoction des violettes seiches, ou de son. Si on y adioustoit des racines seiches de lys, narcisse, iris, et aron, et qu'on en fist des trochisces, lesquels au besoin on destremperoit auec du laict, seroit fort profitable.

A cela mesme ordonne Auicenne ce qui s'ensuit : PR. *du sauon, vne liure : ammoniac, demy liure, soient fondus en trois liures d'eau : puis qu'on iette là dessus, de l'encens, mastic, et nitre, de chacun demy once : du miel, huict onces :* Tout soit fort broyé dans vn vaisseau vernissé : et qu'on en applique de nuict.

A mesme fin Theodore fait vne belle dealbation, preparant ainsi la ceruse : Qu'elle soit destrempée d'eau claire, durant vn mois au Soleil chaud, la coulant tous les iours, et renouuellant l'eau et, que finalement on la laisse desseicher. C'est ce qu'on appelle ceruse preparée, et blanchie : de laquelle PR. *cinq parts : des perles, crystal, nitre et borax, de chacun vne partie : camphre, sarcocolle, myrrhe claire, et argent vif sublimé, de chacun demy part.* Soient subtilement puluerisez, et moulus sur vne pierre de marbre, et qu'on les reserue en poudre : ou soient incorporez auec eau rose, et reduits en trochisces. On les garde : et quand on en a affaire, il les faut destremper auec huile de tartre, et en appliquer.

---

1. « Vt oua sorbilia, et brodia bonarum *carnium,*... et *cibi* bonae substantiae. »
2. « Spargunt et dilatant », 1537.

A la mesme intention est l'vnguent citrin : et plusieurs vnguents qu'on fait de la toille [1] des chevreaux, et graisses de colombe : mais parce qu'ils portent vne mauuaise odeur on les quitte.

La maniere de farder ou embellir est, que le visage soit premierement estuué : puis soit laué auec du sauon destrempé en eau tiede. Et si cette eau estoit de fleurs de febues ou de lys, ou de nenufar, sureau, ou couleurée, ou du laict distillé, elle en seroit meilleure. Le visage estant essuyé, qu'on y applique vn des susdits vnguents, et qu'on l'y laisse toute la nuict : lendemain soit laué auec eau de son, ou de violettes, et que le visage demeure quelque peu de temps couuert d'vn drapeau. Puis si vous voulez donner couleur aux joues, moüillez de l'eau d'alun, en laquelle on ait destrempée vn peu de la ratisseure de bresil [2].

Comment on oste les poils, et on empesche qu'ils ne reuiennent, et comment on oste les morphées, dartres et autres asperitez, il a esté dit auparauant.

A oster les taches, lentilles et pannes [3]. Le visage soit oingt d'huile de tartre et de froment, ou de cette eau gallicane, que met Henric : PR. *du tartre calciné, vne liure : mastic, vne once : camphre, demy once*. Soient pilez auec aulbins d'œufs, et mis dans vn alambic, et soient distillez comme l'eau rose.

A cela mesme, vaut ce Diachylon d'Auicenne : PR. *du litharge, vne once : cuisez-le en deux onces d'huile rieux, tant qu'il se desface, puis prenez du mucilage de fenugrec et mucilage de moustarde, de chacun vne once : bdellion et myrre, de chacun cinq drachmes*. Iettez-les sur le litharge et huile, cuits et fort batus, et qu'on en face comme vn Diachylon.

Le laict virginal (qu'on fait de litharge trempé en vinaigre blanc, et distillé en feutre, l'ayant meslé auec de l'eau salée) est en ce cas tres bon.

Rhasis et Auicenne disent, qu'il n'y a rien de pareil, à nettoyer les susdites macules, que de prendre vne drachme d'argent vif, et trois drachmes d'amandes : piler cela extremement, tant qu'il n'y paraisse rien de l'argent vif, et que puis on iette là dessus autant de graine de melon fort pilée. De cela on applique au visage toutes les nuicts durant sept iours : et le matin on se laue d'eau tiede. Si on ne guerit pas par ces remedes, il les faut renuoyer au chapitre de morphée.

Contre le sang meurtry, la liuidité ou bleueure du visage, et des

<hr>

1. « Cum tela caprerorum. » — Omentum, épiploon.
2. « Rasura brisilij », ms. 6966. — Le Brésillet est une espèce de bois de teinture produit par le genre Caesolpinia (C. brasiliensis, L.), ou peut-être, c'est le vergin colombin.
3. « Ad maculas, lentigines et pannum remouendum. »

aûtres lieux [1]. Galen au cinquiesme du *Miamir*, loüe la fomentation auec vne esponge moüillée en vinaigre trempé, et chaud : ce qu'il recommande pour le commencement. Puis loüe la decoction d'ammy et hysop, auec du laict et du vin.

Henric dit, que si on applique sur le lieu, trois ou quatre fois le iour, le suc de la racine de naueau sauuage [2], meslé auec vn peu d'aloës hepatic, il guerit dans deux iours.

Mais Rhasis ordonne que sur le lieu de la blessure, quand il n'est resté du coup ne douleur, ne chaleur, on applique des fueilles de choux, ou raifort, ou de mentastre, qui est encore meilleur. Et si le lieu ne guerit, soit par plusieurs fois epithemé auec de l'arsenic citrin, pierre d'azur, encens, et ammoniac, reduits en liniment auec du jus de coriandre ou de ache.

L'aloyne aussi est tres-bonne auec du miel, selon Auicenne : ou selon Dyn, cet onguent : PR. *jus de marjolaine, arsenic citrin, huile de camomille, et cire, de chacun égales parties :* qu'il en soit fait onguent. Le Dyachylon aussi est loüé.

Mais communément on fomente le lieu d'eau cuite auec des roses, et du fenugrec : et est emplastré auec vn drapeau trempé en vin, ou auec de la farine de febues, cuite en oxymel. Et pour s'en dépescher pluslost, on y met de la ceruse auec eau rose, ou de l'onguent blanc.

De la variole et de ses cicatrices. A la variole on trouue deux regimes : l'vniuersel, de la diette et éuacuation, qui appartient aux Physiciens : et le particulier, qui est quadruple : Le premier est, comment on l'attirera au dehors, à ce que la mauuaise matiere ne demeure dedans. Le second, comment on preseruera certains membres externes, ou internes qui en peuuent estre endommagez. Le tiers, comment on doit rompre les pustules, quand elles sont meures. Le quatriéme, comment on les consolidera, de sorte que n'y demeurent mauuaises marques.

Le premier est accomply auec quelques breuuages qu'on fait de lentilles, figues et saffran : et enueloppant le malade de drap rouge [3], le contre-gardant du froid, et du vent.

---

1. « Ad sanguinem mortuum, et liuorem in facies. » — Il s'agit surtout des ecchymoses.

2. Napus agrestis. Navet.

3. Le vulgaire s'abuse en l'execution de cette ordonnance : car il ceint le malade d'escarlate, ou d'autre drap rouge, puis le couure : de sorte que le malade ne void pas le rouge. Or il faut que le lit principalement en soit entouré, et que le malade ne voye rien que rouge, pour faire mieux sortir la rougeole, qui est l'intention et fin de nostre ordonnance. Comme au contraire, on deffend le regard du rouge à ceux qui saignent desmesurément. De quoy la raison a esté dite. (J.) (V. note de la page 240.)

Le second est accomply, quant aux yeux, auec vn collyre d'eau rose et de saffran : quant aux narilles, auec du verjus, et de l'eau rose : quant au gosier, auec Diamoron : quant au poulmon, auec diatragacanth : quant aux boyaux, auec des trochisces de spode, et semblables.

Le tiers est accomply, en rompant les pustules, en emportant auec des ciseaux vn peu de la peau [1], afin que ne se referment.

Le quatriesme, qu'ils ne se grattent, et qu'on les sinapize [2] auec farine de lentilles, febues, lupins, ers, litharge, ceruse, et aloë.

Apres l'exiccation, qu'on leur applique onguent de litharge, ceruse, et cadmie, fait auec huile de lys, et graisse d'asne ou de geline. Et cettuy-cy de Rhasis : PR. *du litharge nourry, racine de cannes, vieux os, farine de pois ciches, et de rys, graine de melon mondée, ben, coste, autant d'rn que d'autre.* Tout soit meslé auec du muccilage de fenu-grec, et de la semence de lin, dequoy on epithemera la face.

Des cicatrices des playes, il a esté dit cy-dessus au lieu des playes charnuës.

De la couperose, et des pustules de la face [3].

IL faut sçauoir que couperose est nommée d'Auicenne, Albedsanen, et est vne rougeur estrangere, semblable à la rougeur par laquelle commence la ladrerie. Le plus souuent elle appert au visage, et specia-lement au nez, et aux pommeaux des joues. Elle est quelquesfois auec enflure de toute la face (et lors Guillaume de Salicet l'appelle Butizaga), quelquefois sans enflure, autresfois auec des pustules, autresfois auec des croustes : et pour lors est du genre des Assafati.

Elle est engendrée de phlegme salé, et d'autres humeurs bruslez : et si parauanture leur fumée est mauuaise, et venimeuse, pource elle enfle et ulcere les parties circonuoisines, comme dit Guillaume.

On a les *signes* de la matiere dequoy elles sont faites, par la couleur et forme, et par la virulence qu'elle iette : et par les choses naturelles, non naturelles, contre nature, comme dessus a esté dit.

On *iuge* que c'est vn mal contagieux, et le premier signe à ladrerie. Outre ce, il est iugé par Rhasis, qu'elle multiplie en hyuer, et au froid : et la cause est, comme dit Auicenne, parce que le froid resserre fort la vapeur. On iuge aussi, qu'elle est difficile à arracher, pour la prompti-tude qu'a la face à receuoir matiere, à cause de sa rarité et foiblesse,

1. « De pelle. »
2. « Sinapizentur. »
3. « De gutta rosocea. »

comme a esté dit cy-dessus és vlceres, et mesmes celle qui est vieille, on ne la peut arracher.

En la *cure* y a deux regimes : l'vniuersel, et le particulier ou local.

L'*vniuersel*, de la diette, et euacuation, est fait suiuant la diuersité de la matiere, et en diuertissant[1] la matiere auec frictions et ventouses, auec cantharides, ruptoires au derriere des espaules et du col, et sous le menton : Et la saignée des veines du front et du nez, l'application des sang-suës audit lieu, sont recommandées. Et la purgation auec electuaires de suc de roses, a prerogatiue en cecy, et la diette subtile et mince : sur tout en vin, qu'il se abstienne au moins du fort et pur. Qu'il se garde de toute espicerie, et des choses piquantes, comme ails, oignons, poivre, moustarde, rhuë, et odeur de sureau : se garde aussi de toute chose salée, frite, et rostie, bruslée, melancholique et vaporeuse : Item du coit, et de tout froid ou chaud excessifs. Tienne le ventre lasche, dorme la teste esleuée, et pour faire bref, qu'on luy ordonne le regime des autres infections, des pustules choleriques et bruslées et du commencement de ladrerie, comme dit Auicenne.

Le *regime particulier* est, pour les recentes, que le lieu soit refroidy, et desseiché auec les repercussifs : pour les vieilles, que l'on corrige la cacochymie, auec des resolutifs. Au premier sert l'eau alumineuse, qui est faite de verjus, suc de pourpier, et de plantin, auec aulbins d'œufs et alun, distillez à mode d'eau rose. On y trempe des linges, qu'on applique et soient souuent renouuelles. Pour la vieille, qu'on fasse vne estuue auec camomille, melilot, roses, violettes, et fleurs de nenuphar : et apres legere abstersion, soit oingt auec onguent blanc et citrin, auquel on ait incorporé vn peu d'argent vif, soulphre et alun, auec huile de tartre.

A cela mesme Guillaume fait cecy : PR. *du suc aigre de citron, trois onces : ceruse, tant qu'il en faudra pour espaissir ledit suc : argent vif esteint auec saliue, demy once :* soient incorporez et reduits en onguent.

Theodore fait cet autre : PR. *borax, deux drachmes : farine de pois ciches, et de febues, de chacun vne drachme et demie : camphre, vne drachme,* qu'on en fasse des trochisces, auec du miel et jus d'oignon. Quand il en sera besoin, soient destrempez, et qu'on en applique.

A mesme intention vaut le laict virginal, l'eau rose sophreuse, l'huile de tartre et de froment, et plusieurs autres remedes dits cy-dessus és dartres, et de l'embellissement. Et si ne s'en va par ceux-cy, le lieu soit vescié par l'application des cantharides meslées auec du suif. Puis auec des feuilles de bettes, le lieu soit purifié : et enfin auec les susdites choses soit desseiché et consolidé.

---

1. « Diuertendo », divertere, divertir, détourner.

SECONDE PARTIE

Des maladies des yeux, qui n'ont esté auparauant traitées.

ES maux des yeux qui, suiuant Galen au troisiesme des *Maladies et Symptomes*, nuisent à l'acte de la veuë, selon les Oculistes [1], les vns sont communs à tout l'œil, comme apostemes, et enfleures, et mauuais mouuemens : les autres sont particuliers, comme les maladies des paupieres et de ses tayes, humeurs et esprits. C'est ce que disoit Galen au quatriesme des *Maladies et Symptomes* : Ez actes sensitifs (les yeux soient pour exemple) il y a triple difference de symptomes : l'vne au premier ou principal organe, comme au crystalin malade : l'autre en la vertu sensitiue, qui descend du ceruceau par le nerf optique : la troisiesme, aux parties qui aident, comme sont toutes les autres. Et il adjouste, en general, que de ces maladies, les vnes sont complexionales, qui y sont comme en membres simples : les autres sont en composition (ou composés), qui y sont comme en membres organiques : les autres communes [2], qui se font en tous deux.

Iacoit que ces maladies puissent estre en tous membres, toutefois pour la nature de l'œil, quand elles y aduiennent, elles reçoiuent quelque propriété, qui fait grande diuersité en la curation. Et pource disoit Iesus, qu'il y a des maladies ès yeux, qui sont moult conuenables et ressemblantes aux autres membres, comme males complexions [3], solutions et apostemes [4] : les autres sont propres, comme larmes, toilles, cataractes et semblables. Et de là procede, qu'on a en diuerses façons denombré les maladies des yeux. Car ledit Iesus en compte nonante et deux : Auicenne, quarante et huit : Alcoatin, cinquante : Azaran, soixante : Acanamose de Baldac dit qu'il en a medeciné soixante et cinq, et atteste que Galen en a mis cent cinq : et Almansor soixante et cinq : Bien-venu et l'Espagnol [5] n'en ont guere traité. Or quelque grand nombre qu'il y en ait, nous ne parlerons icy que des plus manifestes, desquelles n'a esté dit auparauant ès apostemes, playes et vlceres : et pour lesquelles on a communément recours au Chirurgien.

1. « Secundum oculistas. »
2. « Quaedam sunt complexionales, quae vt in homiomeribus partibus insunt : quaedam compositionales, quae sunt vt in organicis : quaedam vero communes », ms. 6966, éd. 1559. Complexio, complexion, tempérament.
3. « Ut malæ complexiones », ms. 6966, 1559.
4. « Solutiones et apostemata. »
5. Pierre d'Espagne, qui fut pape.

Des non manifestes qui sont occultes au sens, nous n'en toucherons gueres icy, d'autant que leur contemplation appartient à vne autre doctrine.

Les *causes* des maladies et symptomes des yeux (comme des autres membres selon plus ou moins) sont primitiues, et antecedentes, et conjointes. Galen en tout son troisiesme liure des *Interieurs*, ou des *Lieux affligez*, les appelloit Sympathies et Idiophaties, c'est à dire compassionales et propres. Compassionales, quand elles viennent d'vne autre partie : propres, quand elles sont d'vne cause propre à la partie mesme. Lesquelles causes sont engendrées d'humeurs (engendrez au corps par vn mauuais regime) et de la debilité des yeux, comme souuent a esté dit. Dequoy il appert qu'és maladies des yeux, il peut y auoir la chose qui fait, et la chose qui est faite [1], comme il a esté auparauant declaré en l'ophthalmie et és autres aposteme.

Les *signes* des maladies apparentes des yeux, comme de tous autres maux apparents, sont assez manifestes : mais ceux des occultes, ont besoin de grande recherche, au premier des *Lieux affligez*. Nous dirons les signes particulierement cy-apres.

On *iuge* quelles sont de difficile curation, parce que l'œil est de composition entrelacée, comme il a esté dit en l'anatomie, et outre ce, il est partie tres-sensible, au treizieme de la *Therapeutique*, et les medicaments qui luy conuiennent sont de grand artifice, comme Galen enseigne au quatriesme du *Miamir*, et Acanamose en dit autant : et auec ce, plusieurs dispositions bien souuent se compliquent en vne, comme en rongne et au sebel. Or les multiplications des dispositions font la cure difficile, dit Galen au septiesme de la *Therapeutique*.

La *cure* des maladies des yeux en general, a *cinq intentions*. La premiere gist en huict enseignemens vtiles à obseruer en la cure. La seconde, en la matiere antecedente engendrée, qu'elle soit vuidée. La troisiesme, en la maniere de viure, à ce que la matiere pechante ne s'engendre plus. La quatriesme, en la matiere conjointe, qu'elle soit extirpée. En la cinquiesme, és accidents, qu'ils soient appaisez.

Le premier enseignement de la *premiere intention* est, que quand mal de teste s'adiouste auec les maladies des yeux, et qu'il y a douleur ou fluxion, il faut premierement appaiser ceux-cy, auant que l'on vienne à la curation des maux des yeux. Cela dit Auicenne et Iesus, et a esté dit és vlceres et ophthalmie.

Le second est de Galen, au treiziesme de la *Therapeutique*, que nulle operation particuliere soit faite és yeux, auant que le corps et la teste soient purgez et racoustrez.

---

1. Canappe dit : « es maladies des yeux peut estre la matiere antecedente et la matiere coniointe. »

Le troisiesme est, que **toute** operation particuliere en l'œil, soit exercée le plus delicatement et sans douleur, qu'il sera possible. Et pource Iesus commande que quand on ouure l'œil, la paupiere soit doucement releuée, et qu'on ne la laisse soudain fermer, ains petit à petit. Et Albucasis, qu'on n'entreprenne d'operer en l'œil auquel y ait douleur ou austre fascherie, iusqu'à tant qu'elle soit appaisée, et puis retourne à l'operation, si besoing est.

Le quatriesme, que les operations soient faites en lieu clair, et non venteux : et que le patient demeure ferme, sur tout de la teste. Et pour ce Albucasis commande, qu'en toutes operations le patient soit dans un coin [1], ou entre les genouils du Medecin, ou selon Halyabbas, sur vn banc à l'enuers. Et apres l'operation il doit estre mis reposer en lieu obscur, l'œil estant conuert d'vn taffetas noir.

Le cinquiesme, qu'és applications, il vaut mieux multiplier les fois, que la quantité, car la trop grande quantité affoiblit la bonté des remedes, comme dit Azaram.

Le sixieme, que les medicaments des yeux soient bien purifiez, preparez, et extrèmement pilez et criblez, autrement ils greueroient plus que ne profiteroient, comme dit Acanamose.

Le septiesme, qu'auant l'application des medicaments l'œil soit bien laué d'eau chaude, et bien essuyé, et soit nettoyé auec du cotton enueloppé à vn poinçon ou esprouuette.

Le huictiesme, que nul entreprenne ces operations, qui ne soit subtil et ingenieux, clair-voyant, et ayant les mains asseurées : et qu'il ait veu operer vn autre. Et qu'il ait des crochets, aiguilles, poinçons ou esprouuettes, ciseaux, spatules, lancettes, petits rasoirs [2] et bien polis : le tout au double et au triple. Et que tousiours il ait prest le cotton, l'aulbin d'œuf et l'eau rose, et les drapeaux pour les bandelettes et ligatures. Car l'operation des yeux est particuliere et non commune, ainsi que dit Guillaume de Salicet.

De la seconde, troisiesme et cinquiesme intention, il a esté assez dit és apostemes, vlceres et ophthalmies. De la quatriesme, il en sera dit icy en suiuant chaque maladie.

Des maladies de tout l'œil, qui sont quatre en nombre :
I. Des larmes et fluxions [3].

LES larmes, combien qu'elles viennent par les lachrymals, et specialement d'vn certain trou petit, et presque imperceptible, à la fin des

---

1. « In sinu. »
2. « Et habeat hamos, et acus, stilos, forfices, spatulas, lancetas, rasoria parua. »
3. Ming. dit : Les Grecs nomment cette maladie ρεῦμα ὀφθαλμον, les Latins, *fluxus*

poils, ainsi que tesmoigne Bien-venu : toutesfois tout l'œil en endure, et
en est infecté. Pourtant dit Auicenne, que c'est vne maladie, par laquelle
les yeux sont tousiours moüillez et infectez d'humidité aigueuse, qui descend de la teste aux yeux : Et icelle descend quelquesfois par les veines
externes, quelquefois par les internes, comme dit Iesus.

Les *causes* sont repletion de la teste, et de tout le corps, ou imbecillité
des yeux, naturelle ou accidentelle, comme incision, et diminution de la
chair au lachrymal : ou le froid, ou la chaleur forte, et les passions de
l'esprit.

Leurs *signes* sont assez notoires, et leur matiere est cogneuë par
l'attouchement. Car si on les sent froides, il signifie que la matiere est
froide : si on les sent chaudes et piquantes, qu'elles bruslent les parties
voisines, il signifie que la matiere est chaude. L'endroit d'où elles viennent est cognu, par le moyen dit en l'ophthalmie. Le retranchement et la
diminution de la chair du lachrymal est manifeste, et on le sçait par ce
que le malade nous indique.

Il est *iugé* par Auicenne, que les naturelles, et celles qui sont par le
retranchement de la chair du lachrymal ne guerissent point : et celles qui
viennent de par dedans, sont de difficile guerison, comme tesmoigne
Alcoatin. Et pourtant à telles conuient l'exsiccation palliatiue, auec les
poudres que nous descrirons cy-apres.

En la *cure* des larmes y a double regime, l'vniuersel, et le particulier.
L'vniuersel, de la diette et purgation est dit auparauant és vlceres, et en
l'ophthalmie, et aux flux rheumatiques : mais outre ce, Bien-venu, et Acanamose en ce cas recommandent le Diaolibanum, pour le soir. Toutesfois
la diuersion a icy prerogatiue, et parce tous loüent les cauteres faits au
sommet de la teste, desquels la maniere sera ditte cy-dessous. Galen au
treiziesme de la *Therapeutique*, permet l'incision des arteres des temples,
pour les larmes internes : pour les externes, l'incision des veines. Albucasis et Haly en donnent la maniere, mais pource que l'operation est
difficile, et la narration longue, aussi que i'en ay dit quelque chose en
l'ophthalmie, ie l'obmets pour le present. Les cauteres ponctuels és fontanelles des bras, et les setons derriere le col, me plaisent plus en ce
cas. La confortation et exsiccation du cerueau, selon Galen, ont icy
principalement lieu, en cause froide, auec de l'ambre, et du styrax : en
la chaude, auec des roses et camphre. Et Auenzoar le glorieux, recommande, pour arrester le rheume (ainsi qu'il a esprouué, et son pere
aussi) l'application des sachets, ou sinapization, sur la proüe de la
teste auec du cinamome, girofle, macis, poivres, escorces de citron,

---

oculi; Hippocrate l'appelle *Libos stillatio oculi*; les François, *l'œil pleurant*, ou bien
un *larmoyement*, epiphora.

chasque chose à part, ou tout meslé auec eau de mente aquatique, ou eau rose, selon le temps, et la disposition du malade. Rabby Moyses en ses *Aphorismes* admet cela. Il ne faut pas oublier en ce cas, de coupper chemin à la matiere auec des astringents, comme il a esté dit en l'ophthalmie.

Le regime particulier est accomply, en la matiere chaude, auec le suiuant alcofol [1], vtile aux larmes, et à la chaleur, et est mis de Iesus : PR. *du sedeny* (qui est pierre hematite ou sanguine) *laué, marcasite lauée, tuthie preparée, de chacun vne drachme : des perles, demy drachme : collyre de memithe, aloës, de chacun en scrupule.* Soient pilez, et criblez, et reduits en alcofol. Et si à ceux-là on adjoustoit des os de myrobolans bruslez dans la paste, vn scrupule, et du corail demy scrupule, il seroit meilleur. Plusieurs mettent en ce medicament du poivre en petite quantité.

A mesme intention Auicenne et Heben Mesue ont approuué vn tel collyre, esprouué aux larmes et à l'obscurité des yeux : PR. *jus de grenades aigres, cuit à consomption de la moitié, demy liure : aloës, collyre de memithe, lycion, saffran, de chacun trois drachmes : du musc, seize grains.* Soient meslez et mis au soleil dans vn vaisseau de verre, durant quarante iours. Et à mesme intention vaut la poudre de maistre Arnaud, qui sera ditte en l'antidotaire : et les collyres blancs auec de la climie, et semblables.

Pour la cause froide, Azaram Galaf met en la vingt et vniesme partie de son grand *Antidotaire*, vn alcofol subtil seruant aux larmes et humiditez, relaxations, et pesanteurs des paupieres, duquel la forme est telle : PR. *testes de riperes bruslées sans sel, antimoine, tutie lauée et verd de gris, de chacun deux drachmes : camphre, la troisiesme partie d'vne drachme, soient pilez.*

A cette intention vaut le basilicon, et le collyre de la maison, et semblables. Et burud [2], qui purge les yeux en faisant sortir les larmes (principalement quant est fait d'eau de verjus), et le sumach et les myrobolans y sont profitables : et le sel ammoniac, ou le sel commun. Aussi de sentir des oignons, et de manger de la moustarde, font sortir les larmes et purgent les yeux, comme enseigne l'experience. Car le ceruau se purge par les larmes, comme disent Iesus et Auicenne.

---

1. Joubert traduit *alcofol* par *collyre*.
2. L'édit. de 1550 dit : Brunus, les autres ms. disent : burud. — *Buruk* est le nom arabe du borax. (M. et D.)

II. De l'eminence ou engrossissement de tout l'œil [1] :
III. et de son opposite, maigreur et
amoindrissement [2].

L'ENGROSSISSEMENT et eminence des yeux, selon Auicenne, est faite en trois sortes : ou à cause de la grande enfleure, et repletion de quelque matiere : ou à cause d'vne vehemente compression par dehors, que Iesus appelle suffocation : comme il aduient quand le mal de teste est grand, et par le vomissement et le tenesme, et par les cris et trauaux de l'enfantement : ou à cause de la grand mollesse de ses muscles.

Et leur amoindrissement est fait des causes contraires, par les euacuatifs et consomptifs (comme en la fievre hectique, et en celles qui font veiller), ou pour les causes de tristesse ou pour conuulsion.

La *grosseur est guerie* (apres le regime vniuersel de la diete et purgation, dite en l'ophthalmie, et frequente ventousation derriere le col) en liant l'œil d'vne bande, et drapeaux moüillez en sues astringens : comme le jus des prunelles, et fueilles d'oliue, ou en liniment fait d'acacie, aloës, encens et sarcocole, ainsi que dit Albucasis. Et vne lame de plomb, et les choses qui ont esté dites en l'éleuation de l'vuée, en traitant des vlceres des yeux, sont icy forts bons. Et lauer le visage auec eau salée froide, y profite beaucoup, comme dit Iesus. Auicenne escrit que des medicamens qui profitent à la sortie et éminence de l'œil, est qu'on fasse vn emplastre auec farine de febues, roses, encens, et aulbins d'œufs. Il dit aussi, que les noyaux des dactes bruslez auec de l'espic, sont bons.

Quant à la *maigreur*, et l'enfonceure des yeux, s'elle doit être guerie, le regime des hectics y profite. Et aussi de fomenter l'œil auec du laict tiede, et eau douce tiede, et oindre la teste auec huile violat. Item, frotter et emplastrer (en le pensant souuent) de l'amydon, saffran, et fleurs de violettes, auec du laict, et auec de la moüelle de bœuf, y profite grandement.

IV. De strabosité des yeux [3].

STRABOSITÉ est veuë de trauers et oblique. L'humeur crystalin va de trauers, et est transposé (et par consequent tout l'œil) ou à costé,

---

1. Ming. dit : Les Grecs nomment cette maladie, quand des vapeurs ou des vents en sont la cause, ἐμφύσημα; lorsque ce sont des humeurs, οἴδημα ὀφθαλμοῦ; les Latins, *inflatio oculi*; les François, *l'œil bouffi et enflé.*

2. Ming. dit : Les Grecs nomment cette maladie, ἀτροφία ὀφθαλμῶν; les Latins, *imminutio, maries oculi*: les François, *fletrisseure, maigreur* ou *imminution de l'œil.*

3. *De strabositate oculorum.* - - Du biglement des yeux. (J.) — Ming. dit : Les Grecs la nomment στραβισμός: les Latins, *strabositas, oculi distorsio*; les François, des *yeux louches* ou *bigles.*

ou en haut, ou en bas. Dont suiuant Galen au quatriesme des *Maladies et Symptomes* : Si à costé, il ne nuist rien qui soit digne de raison : si en haut, ou en bas, il fait voir toutes choses doubles. Et la cause de cecy est, le chancellement [1] des images en l'vnion ou croisement (s'il faut dire ainsi) des nerfs optiques. Et à ce font la subtilité et mobilité des esprits. comme deduit Auicenne au sixiesme des *Naturels*, traité premier.

Les *causes* du regard louche, quelquesfois sont externes, comme assiduel regard au costé auquel se fait l'obliquité : comme fait l'impression et impulsion faite des doigts sous les yeux : et l'opposition de la fenestre ou lumiere, ou peinture, à vn costé, et mesmement durant l'enfance : Pourquoy de ce les nourrices doiuent estre bien aduisées. Quelquesfois il se fait par dedans, à cause de conuulsion ou paralysie : comme il aduient à la forte douleur de teste, et à l'epilepsie, et au torsement [2].

On *iuge* que le biglement qui est en adultes (et surtout quand il aura été fait en enfance), et celuy qui prouient de seicheresse, ne guerit point.

Celuy qui aduient aux enfans, peut estre rectifié par vn contraire regard, si on met à la partie opposite où il regarde, vne chandelle, ou quelque chose luisante, ou coulourée. Et à rectifier telle obliquité, Iesus loue l'eau de poulmon [3], en collyre : et Auicenne le sang de tourterelle. En ceux qui sont adultes si la strabosité est venue de conuulsion, ou paralysie, ou quelque maladie, traite-la de la cure desdites affections.

Consequemment il faut dire des *maladies des parties de l'œil*, en commençant à la rongue, et autres maladies des paupieres.

Des maladies des paupieres, qui sont vingt-quatre.
I. II. III. IV. De la rongue des paupieres [4].

LES maladies des paupieres, jaçoit qu'on en nombre beaucoup, neantmoins quelquesfois elles s'adjoustent en vne : comme nous dirons du demangement, de l'ardeur, rougeur, pesanteur, enfleure, verdigenet [5],

---

1. « Cancellatio idolorum. » Cancellatio, délimitation d'un champ. — Canceler, renfermer. (Du Cange.)

2. Joubert dit : au torsement de bouche. — Ming. : les contorsions des muscles du visage.

3. Prenez (dit Iesus Haly) vn poulmon, et broyez-le : exprimez en l'eau, et d'icelle nourrissez le collyre. (J.)

4. Ming. dit : Les Grecs l'appellent ψωροφθαλμια : les Latins. *lippitudo pruriginosa*; les François, la *gale des paupieres*.

5. « Nisi dignet », ms. 6966. — « De genet », ms. f. 24249. — « Verdige », édit. 1539. — « De verdigine », Canappe. — Il s'agit probablement d'un mot d'origine arabe, altéré par les copistes.

silac, xere [1], formy, vlceration, et semblables. Car tous ceux-cy le plus souuent sont auec rongne : et outre ce, en la rongne y a de l'asperité, et des grains au dedans de la paupiere, auec quantité de larmes, et quelque inflammation de l'œil, comme Galaf Azaram dit. Et pource on en met quatre especes, qui ne sont que degrez de plus ou moins, comme il a esté dit en l'ophthalmie.

La *cause* de la rongne est matiere salée, nitreuse, faisant venir en premier lieu demangement, puis la rongne, comme dit Auicenne. Et le plus souuent aduient apres l'ophthalmie, et les vlceres des yeux : comme dit Alcoatin. Elles ont grande affinité : et pource pour la cure de la rongne il faut recourir à la cure d'icelles.

On a ses *signes*, par les choses dittes en la précédente description : et sont manifestes par le renuersement de la paupiere. On la renuerse en la pressant d'vne esprouuette platte, ou d'un denier rond, et en la tirant doucement auec les poils la paupiere est renuersée.

On *iuge* que plusieurs dispositions se compliquent auec la rongne, et pour ce elle est de difficile cure, comme Rhasis tesmoigne, et comme il sera dit cy-bas en parlant du Sebel.

Sa *curation* a double regime : vniuersel et particulier. L'vniuersel quant à la diette, purgation et deriuation, confortation du cerueau, exiccation et interception de la matiere rheumatique, est fait comme il a esté dit és apostemes, en ophthalmie, et vlceres des yeux.

Le particulier ordonne le baing, et la fomentation auec eau rose, dans laquelle on ait esteint du fer, ou d'eau cuite auec des roses et lentilles : et l'application d'aulbin d'œuf, auec huile rosat et jus de pourpier, ou de pissenlit. Ces choses ostent le demangement, comme dit Alcoatin. Brun escrit que l'eau rose auec du vin blanc, en laquelle est vn peu d'aloës hepatique, est bonne. Et l'eau rose en laquelle est vn peu de couperose, ou du verd de gris, ou (selon Alcoatin) de l'alun et du saffran, est bonne et belle.

---

1. *Silac*, selon Auicenne, est vne grosseur és paupieres, prouenant de matiere crasse et nitreuse, de mauuaise disposition : à raison de laquelle les paupieres deuiennent rouges, et le poil en tombe : cause vlceration aux endroits esquels sont fichez les poils, etc. On pourroit aussi escrire, *sulat*, qui est (comme on lit en la vieille exposition des noms Arabiques, sur le mesme Auicenne) vne maladie des yeux, qui aduient aux enfans, à cause du plenrer, et c'est comme rongne. On lit encor plus souuent, silac. Rhasis écrit *sulac* au second liure du *Continent*, sixiesme chapitre.

Xere (comme dit Iesus Haly) est le signe que le malade sent, auant que luy aduienne rongne en la paupiere : et quand on le frotte auec importunité, le lieu s'aposteme. Il semble à le voir que ce soit vn coup, ou la piqueure de quelque mouche, ou d'vne punaise, ou d'autre bestiole : et sa couleur est rouge. (J.) Ming. croit que xere et sulac sont deux degrés de la maladie, le *xere* est quand la maladie est dans son commencement, et *sulac* quand elle est fort avancée ou déjà vieille.

Et le collyre de Bien-venu : PR. *tuthie d'alexandrie, et succre, de chacun douze onces : roses rouges seiches mises en poudre, vne once.* Soient cuits à petit feu, en deux liures de bon vin, iusques à consomption de la moitié, puis coulez, et gardez-le pour vser. Et si on y adjoustoit quelque peu d'antimoine, et d'airain bruslé, il vaudroit mieux.

Pour l'enfleure, Auicenne ordonne (apres l'euaporation faite auec vne esponge trempée en eau chaude, et vn peu de vinaigre) oindre la paupiere d'vn peu d'aloës, lycion, memithe, et saffran destrempez auec eau de morelle.

Et Guillaume de Salicet y met pardessus cet emplastre. PR. *de la farine de fenugrec, demy liure : poudre de roses, vne once : camomille en poudre, demy once.* Soient cuits auec du vin : et la collature soit espaissie auec des moyeux d'œufs.

Auicenne louë en cecy l'emplastre des maulues. Et la sanie soit nettoyée auec du succre : et si auec luy on mettoit vn peu de tutie preparée, cela plairoit à Bien-venu : et si de la pierre sanguine bruslée, il conforteroit l'œil, et cela est loué de Iesus. Et les petits saphirs, et les grains de gallitrich [1], sont mis du vulgaire dans l'œil à cette intention, pour dessecher la rongne.

Rhasis ordonne vn *collyre rouge, leger* [2], vtile à la legere rongne, sulac et ophthalmie, specialement enuiron sa fin : duquel la forme est telle selon Iesus : PR. *de la pierre sanguine lauée, dix drachmes : verd de gris bruslé, huict drachmes : corail, perles, sel indien* [3], *de chacun quatre drachmes : gomme arabique et dragacanth, myrrhe claire, de chacun deux drachmes : sang dragon, et saffran, de chacun vne drachme,* soient pilez et moulus : en les paistrissant auec du vin vieux en soient faits collyres.

Aux grandes et fortes rongnes, Auicenne commande que apres auoir renuersé les paupieres, on les frotte auec ce qui est comme pierre ponce, et feuilles de figuier : ou auec du succre, comme dit Alcoatin : ou auec le collyre rouge, comme fait Iesus : ou auec le *verd,* comme veut Rhasis, vtile à la rongne, et sebel et ongle, blancheur et tenebrosité : duquel la

---

1. « Grana gallitrichi » (crête-de-coq). Joubert dit : grain d'ornale.

2. Il est nommé, leger, c'est-à-dire, non cuisant ou piquant : à la difference d'vn autre collyre rouge, qui est piquant ou âcre, ainsi que Iesus annote. (J.)

3. Au texte de Iesus Haly, il est mal escrit, folij Indici. Or le sel Indien est le succre que Dioscoride, Galen, et autres plus anciens ont cognù, coulant de soymesme des cannes, comme vne gomme. Il estoit en petite quantité ou en petits morceaux, semblable au sel de mer en couleur, et en consistence : dont il est ainsi appelé. Et fut surnommé Indien, parce qu'on l'apportoit des Indes, où il estoit plus copieux. Aniourd'huy, en lieu d'iceluy, on fait le succre *candy,* qui seroit plus proprement dit, *crystalin* : et nous en vsons coustumierement à toutes choses à quoy les anciens accommodoient leur susdit sel Indien. (J.) « Salis indi. »

forme selon luy est telle : PR. *fleur de cuivre* [1], *trois drachmes : colcotar bruslé* [2], *deux drachmes : arsenic rouge, vne drachme : baurac, pierre ponce, de chacun demy drachme : ammoniac dissould auec jus de rhuë, vne drachme et demie.* Soit fait collyre.

Et s'ils ne guerissent ainsi *les grains soient ratissez auec vn rasoir ou spatume rond,* comme dit Rhasis : et qu'en apres on distille dans l'œil de l'eau auec vn peu de vinaigre, de l'eau de cumin masché, afin que l'œil ne s'incarne : puis soit traité auec la poudre citrine, dite en l'ophthalmie : et pardessus soit emplastré en hyuer, d'amandes ameres, et en esté, auec moyeu d'œuf et huile violat. Et s'il y auoit chaleur, Iesus veut qu'elle soit appaisée auec de la pierre sanguine, et non pas auec de l'amydon, ne auec des collyres blancs : dequoy ie mesbahy assez.

V. De la cheute et relaxation des paupieres [3].

RELAXATION des paupieres, comme dit Iesus, est allongissement des paupieres superieures, tant qu'elles ne se peuuent esleuer, et quelquesfois cela croist tant que elles se doublent, et les poils entrent dans l'œil, et le blessent.

La *cause* en est (comme il dit) l'abondance d'humidité, et bien souuent elle aduient (comme dit Alcoatin) de la lesion des muscles qui meuuent les paupieres.

En sa *curation* y a double regime, l'vniuersel, et le particulier. L'vniuersel de la diette et euacuation. a esté dit cy-dessus au traité des apostemes. Le regime particulier est, que en la recente, comme dit Iesus, il profite d'oindre les paupieres auec ce qui desseiche et restraint : comme font memithe, aloës, saffran, acacie, myrrhe et son eau.

En *l'antique* (ou en la nouuelle, si lesdites choses ne profitent) il faut operer, selon Alcoatin, en l'vne des *quatre manieres.*

La premiere est, auec incision de la peau de la paupiere, à la figure d'vne feuille de myrte, en telle quantité que la paupiere soit suffisamment releuée, et se fait ainsi : Qu'on la hausse auec les doigts, en prenant sa peau, et qu'on y fiche auec des aiguilles, trois fils d'vne palme de long, ou auec vn *crochet triple* : et auec cela la peau soit suffisamment esleuée. Adonc soit coupée auec des ciseaux, et soudain cousuë. Puis la cousture soit conseruée auec de la poudre rouge, blanc d'œuf, et bandage : et soit traité auec le diapalma comme les autres playes.

1. C'est le verdet. (Ming.)
2. C'est le vitriol calciné jusqu'à ce qu'il devienne rouge.
3. Ming. : Les Grecs nomment cette maladie ἀτονία τῶν βλεφάρων; les Latins, *imbecillitas palpebrarum*; les Français, *relaxation des paupières.*

La seconde maniere est, qu'auec deux verges gresles, ou de fer, ou de bois, ladite peau soit prise, et les bouts de ces verges soyent liez estroittement auec vn bon fil, et qu'on les laisse ainsi liez tant que la peau se mortifie, et tombe.

La troisiesme maniere est, que selon la forme, et la quantité susdite, la paupiere soit cauterisée auec vn cautere actuel courbe : et puis soit consolidée : car en se cicatrizant elle s'accourcit.

La quatriesme, qu'on face de mesme auec vn cautere potentiel, mis sur la paupiere, dans du papier de soie [1] à la forme d'vne feuille de myrte, et qu'on l'y tienne auec les doigts tant de temps que le malade sente la chaleur et mordication du caustique. Puis soit osté, et la brûleure appaisée auec du beurre, et iceluy enleué, l'vlcere soit traité comme les autres.

VI. De l'accourcissement et renuersement des paupieres.

Renuersement des paupieres est leur separation, tellement qu'elles ne peuuent couurir l'œil [2] : et est semblable à vn œil de liévre, comme dit Halyabbas. En elle est enclos Gesse, qui (selon Auicenne) est difficulté de mouuement és paupieres [3].

Il est fait naturellement, par deffaut de la matiere : ou accidentellement, pour auoir mal cousu et consolidé les paupieres : ou de la conuulsion des muscles : ou de la carnosité engendrée dessous icelles.

En leur *curation* y a double regime : l'vniuersel, de la diette et purgation diuerse selon les causes dont il est fait. Au particulier, s'il est de seicheresse, il faut humecter la paupiere (comme dit Iesus) auec de l'huile et baing ou fomentation, et muccilage de fenugrec fait auec du laict. Et, la graisse de poulle en cecy est esprouuée, comme dit Auicenne. Si cela n'y vaut rien, il faut (ainsi que dit Alcoatin) inciser la paupiere, et l'estendre, et mettre en la fente des meiches qui tiennent ouuerte la playe, tellement qu'il y soit r'engendré chair et peau, tant que suffira.

Mais s'il prouient de chair superfluë, Iesus ordonne, qu'on la consume auec des poudres corrosiues, comme est le collyre verd, et semblables. Quelques-vns consument cette chair là auec vn menu cautere ardent, ce que ie louë assez, pourueu que l'œil ne soit offencé du cautere. Et si cela ne succede bien, il faut (comme il dit) la suspendre auec

---

1. « In charta bombicina », 1559, papier de soie. — Le ms. 24249 et Joubert disent papier de cotton.

2. Ming. : Les Grecs appellent cette maladie ἐκτρόπιον; les Latins, *inversio*; et nos Français, *l'œil éraillé*.

3. « Palpitationis difficultas », 1559. *Gesse* est vn mal qui nuit à quelque action de la paupiere. Dauantage Auicenne parlant du gesse dit, que c'est difficulté d'apertion és paupières. (J.)

deux ou trois crochets, ou auec fils passez au moyen des aiguilles : et l'ayant haussée, en retrancher auec vn rasoir [1] ou des ciseaux, tant qu'il suffira : et torche le sang auec du cotton et drapeau. Apres l'inciion, à ce que le lieu ne soit incarné, qu'on y mette de l'eau de cumins masché [2], comme dit Halyabbas : et sur tout l'œil vn blanc d'œuf. Finalement soit traité auec le collyre rouge, dit en la rongne, ou auec poudre citrine, dite en ophthalmie. Mais que l'on se garde du cartilage, en escorchant ou retranchant, car il est de mauuaise consolidation.

VII. De l'agglutination des paupieres [3].

L'AGGLUTINATION des paupieres est double : l'vne se fait auec les tuniques des yeux : l'autre est des paupieres entre elles.

Ce gluëment aduient de l'incision de l'ongle, ou sebel ou chair superfluë, ou du frottement et ratisseure de rongne, et de l'incision des poils, quand l'œil est bandé, et ne se meut point, ou quand on ne met apres l'operation quelque entre-deux, ou chose piquante, comme sel, cumin, et semblables.

Sa *curation* est (selon Iesus) qu'en ayant ouuert quelque endroit, on mette l'esprouuette dessous la paupiere : et qu'elle estant haussée, soit escorchée totalement auec vn poinçon ou vne plume [4] : se gardant toutesfois de la cornée. Car de sa rompure seroit causée la sortie et esleuation de l'vuée. Et distille en l'œil eau de cumin, et du sel : ou mets entre-deux du drapeau, comme fait Alcoatin : et par dessus mets-y du cotton moüillé en blanc d'œuf, et huile rosat. Et apres trois iours soit traité auec du collyre verd, puis auec le rouge, et la poudre citrine.

VIII. Des poils adjoustez, renuersez dans l'œil [5].

Av bord interne des paupieres naissent des poils superflus, qui piquent et blessent l'œil.

1. « Cum spatumine. »
2. « Masticati. »
3. Ming. : Les Grecs nomment cette maladie ἀγκύλωσις. ἀγκυλοβλέφαρον; les Latins, *inviscatio palpebrarum*; les Français, *accolement des paupières*.
4. « Et excorietur cum stilo aut penna totaliter. »
5. Ming. : Les Grecs appellent cette maladie, τριχίασις; les Latins, *oculorum a pilis offensio*. On en fait trois espèces : πτῶσις, et c'est lorsque la paupière est relâchée, que les poils naturels tombent sur l'œil et le piquent; διστιχίασις, en latin, *duplex pilorum ordo*, c'est lorsqu'il vient un autre rang de poils plus que le naturel; Παλάγγωσις, pour ἀνάγωσις? (rejectio), en latin, *Acies pilorum*, lorsqu'il vient au sillon un double rang de poils qui se recoquille et tourne sa pointe en dedans sans que la paupière soit relâchée.

Ils sont engendrez d'vne quantité d'humeur pourry.

Leur *curation* a double regime : l'vniuersel, de la diette et purgation, comme souuent a esté dit : le particulier, qui est accomply en vne des six sortes.

La premiere est, qu'ils soient arrachez auec les doigts, ou auec des pincettes : et puis soit oingt de sang de grenoüilles, ou limeure de fer cuite en vinaigre.

La seconde est, que les poils estans arrachez, en frottant le lieu, la matiere soit desseichée auec le *collyre de vitriol*, dicté par Iesus, vtile aux poils adjoustez, au sulac, à la rongne, ongle, sebel, blancheur et brusleure. Il est ainsi fait : PR. *gomme arabique, dragacanth, aloës sucotrin, verd de gris, arsenic rouge, colcothar, arain bruslé, des trois poirres, pierre sanguine, amidon, racine de garance, écailles d'airain bruslé, de chacun deux drachmes : sang dragon et acacie, de chacun vne drachme et demie : tuthie, spicnard, lycion, galle bruslé, de chacun vne drachme : cadmie d'argent, ceruse et myrrhe, de chacun vne drachme : sarcocolle et ammoniac, de chacun trois drachmes*. L'ammoniac soit destrempé en eau de rhuë, et jus de pomme de citron : et le reste bien puluerisé y soit meslé, et en soient faits collyres.

La troisiesme sorte est, que les poils estans arrachez, et la paupiere renuersée, le lieu des poils soit cauterisé d'vn cautere menu, duquel la teste soit courbé. Puis soit appliqué sur l'œil vn plumaceau de cotton, trempé en blanc d'œuf, meslé auec huile rosat.

La quatriesme est, qu'ils soient tournez au dehors en cette maniere. Qu'on mette vne aiguille subtile par la racine du poil, du dedans au dehors : et le poil soit mis au trou de l'aiguille, et soit tiré auec elle. Ou que l'on prenne les deux bouts d'vn cheueu de femme, ou d'vn fil de soye délié, et estant mis au trou de l'aiguille, soient tirez dehors, iusques à tant qu'ils facent vne anse, et en cette anse soient mis les poils : qu'on tire l'anse, et les poils auec elle. Il faut reïterer cela tant de fois, que tous les poils soient reduits : mais non par vn mesme trou, car il seroit trop large, et ne pourroit retenir le poil. Puis il est bon de les coller auec de la glu, afin qu'ils ne puissent retourner.

La cinquiesme sorte est que les poils non naturels et courbez, soient ramenez aux naturels, et auec glu fait de mastic, encens et aloës, sarcocolle et dragacanth, destrempez auec aulbin d'œufs, soient collez et vnis auec eux.

La sixiesme est, que la paupiere soit accourcie, suiuant la doctrine donnée au chapitre de la relaxation.

IX. X. De la cheute des poils, de leur blancheur[1].
XI. Et des poux[2].

L*a cheute des poils* est double : l'vne est simple, qui est du genre d'alopecie : l'autre auec enfleure, et quelque vlceration, qui est du genre de rongne. Du premier il a esté assez dit en alopecie : et du second en la rongne salée[3]. Iesus et Alcoatin conuiennent que le medicament fait de trois parties des os des dactes bruslez, et deux parties de spic, pilez et moulus, appliquez auec le poinçon ou espronnette, y est fort conuenable. Et d'entre ceux qui sont espronnez par Auicenne, sont : que l'on pile de l'espine noire, et de l'antimoine, et que cela soit administré auec vne touche[4].

Les *poils sont noircis*, selon Iesus, comme il a esté dit de la canicie de la teste : toutesfois il y approprie vne onction[5] auec huile, ou graisse d'oye, fort frottez ou agitez dans le plomb.

Les *poux* aussi sont gueris, comme dessus a esté dit, mais on leur approprie vn lauement auec eau de mer, eau salée, et souphreuse : et vne onction auec medicament fait d'alun, et staphysaigre, et aloës, incorporez auec huile et vinaigre squillitic.

XII. XIII. XIV. De la durté, louppe, orgeol.
XV. XVI. XVII. Graisle, sulac et xeruac[6].

C*e* sont especes de glandes, et de tumeurs phlegmatiques endurcies : et ont leurs causes, signes, et (peu s'en faut) la cure, comme il a esté dit au chapitre des glandes et louppes.

Il faut essayer, si ces tumeurs pourront estre remollies et resoluës par fomentation d'eau chaude et emplastrement de Diachylon : ou auec opopanax, serapin et ammoniac dissouls en vinaigre, comme dit Iesus. Et s'ils ne peuuent estre resouls, quant aux petits, apres estre frottez auec vn spatume, soit permis de saigner vn peu : puis desseichés, et gueris.

Mais aux grands, il faut voir à quelle part ils declinent le plus, interne

1. Ming. : *Defluuium pilorum*, ou *glabrities palpebrarum*, est appellé des Grecs, μαδάρωσις ou μίλχωσις.
2. Ming. : C'est la φθειρίασις des Grecs, la *pediculatio* des Latins.
3. « Sulatiua », ms. 6966. — « Salatiua », 1559. — Ms. 2424 : « Scabies sulatiue ». — Ming. : de la gale qui vient d'un phlegme salé.
4. « Cum radio. » Radius, baguette, sorte de petite spatule en bois.
5. En les sourcils, ajoute Iesus Haly. (J.)
6. *De duritie, lupia, hordeolo, grauedine, sulac et xeruac*. — Ming. : La dureté est pour les Grecs σκληρίασις, et lorsqu'elle est schyrreuse, σκίρρωσις. — Les Grecs nomment κριθή, ce que les Latins appellent *hordeolum*, *orgeolet* en français. — Les Grecs nomment χαλάζιον ce que les Latins appellent *grando*, et les Français, *gresle*.

ou externe, et adonc soient éloignez tant qu'il sera possible de l'aire des poils, car elle est de mauuaise consolidation. Et soit faite incision suiuant les rides, et le large de l'œil, depuis vn lachrymal iusqu'à l'autre, tant qu'il sera de besoin pour les en sortir : et qu'ils soient escorchez, et tirez hors tous entiers, s'il est possible. Que l'on couse apres, si la cousture y est necessaire et vtile. Et si quelque chose en demeure, soit consumée, et que l'on mondifie auec l'vnguent des Apostres, ou la poudre d'asphodeles, et qu'on mette par dessus vn blanc d'œuf, et de la poudre rouge si besoin est. Puis auec le Diapalma ou semblable soit consolidé.

XVIII. XIX. *De la meure, et verruë des paupieres* [1].

Ce sont excroissances qui pendent hors de la peau, sur tout au lachrymal, comme dit Bien-venu. Et quand elles sont dures, on les tient du genre des verruës, et quand sont molles, et sanglantes, elles sont du genre des fics, et hæmorrhoïdes morales.

Leur *cure* est comme de ceux-là, auec ligature et incision, cauterization : contregardant tousiours l'œil de l'acuité des medicaments.

XXI à XXIV. Des *apostemes, fistules*, et *vlceres* des lachrymals, et de la *carnosité exressiue*, et de la *diminution d'icelle* (de laquelle procede continuël flux de larmes) il a esté suffisamment dit cy-dessus.

Il faut maintenant dire des *maladies de la conjonctiue*, qui sont en nombre treize, et premierement de l'ongle.

Maladies de la conjonctiue qui sont treize.
I. De l'ongle [2].

Parce qu'il a esté dit de plusieurs maladies de la conjonctiue, comme de l'ophthalmie, des playes, et du tarfe, cy-dessus au traité des apostemes, et de quelques autres maladies des paupieres, il ne sera dit icy que de l'ongle, et du sebel, qui sont des plus proches passions de la conjoinctiue.

L'ongle, suiuant l'intention d'Auicenne, est certaine excroissance panniculeuse, procedant du lachrymal sur la conjonctiue, iusques à la cornée et la prunelle. Le plus souuent naist du lachrymal interne, du costé du nez, quelquefois de l'externe [3], autrefois (mais c'est rarement)

---

1. *De mora et verruca palpebrarum.* — Ming. : nommée des Grecs πλαδάρωσις, et des Latins, *Morum.*
2. *De ungula.* — En latin, se dit encore *unguis*, en grec πτερύγιον.
3. « Oritur a lachrymali *domestico* a parte nasi : aliquando a *syluestri.* »

d'en bas ou d'en haut. Suiuant cela, il y en a quatre especes, ainsi que
met Acanamosale de Baldac. Alcoatin n'en met que deux : sçauoir est la
charnuë et la nerueuse. Albucasis, auec la nerueuse (qui est semblable au
siphac en minceté) nombre la graisseuse, qui est proprement du genre
des taches. Elle est blanche, semblable à vn humeur blanc, ou à neige,
comme sera dit cy-dessous : en laquelle le crochet n'a pas prise, ains se
coupe quand on tasche de la sousleuer. Et pour ce, disoit Auicenne, que
les ongles estoient de diuerses couleurs : les vnes de couleur orangée,
les autres de rouge, les autres brunes, tirant à blancheur. Outre ce, il
disoit que les vnes sont nouuelles et legeres, qui facilement sont desnuées et se sousleuent de quelque suspension que ce soit : les autres
sont vieilles et dures, mal-aisées à separer.

La *cause* des ongles, selon Bien-venu, sont humeurs phlegmatics, gros
et visqueux, engendrez de mauuais regime.

Leurs *signes* sont assez euidents, par ce qu'a esté dit. Mais la difference est, selon Iesus, entre le pannicule ou taye, et la conjonctiue, que
la taye peut estre suspenduë auec vn crochet, mais la conjonctiue ne se
separe point, et le crochet ne s'y enfonce pas. Item, entre la chair du
lachrymal et l'ongle, y a difference : car l'ongle retire à blancheur, et la
chair à rougeur, comme dit aussi Iesus.

Il est ainsi *iugé* par ledit Iesus : que si en sousleuant l'ongle, on ne
le fait accortement, il y a danger de rompre la membrane, surtout la
cornée : et en tranchant, il y a danger de tant diminuër la chair du
lachrymal, qu'il en sorte tousiours des larmes, et que la veine soit
ouuerte, dont soit fait vn flux difficile [1], comme dit Acanamosale. Doncques il faut (selon le conseil de Iesus) qu'on l'enleue sagement, tant
qu'on la pourra sainement enleuer, et le residu soit consumé par medicaments, de peu à peu : car si elle ne s'enleue toute auec vn ou autre
remede, elle reuiendra.

Secondement, comme dit Iesus, en la *curation* des ongles, sont requis
deux regimes, l'vniuersel et le particulier. L'vniuersel de la diette et purgation, soit fait comme a esté dit és apostemes froids, et sera dit en la
cataracte. Le regime particulier est accomply aux recentes ou nouuelles
et legeres, en les remollissant, resoluant, et abstergeant. Soit donc faite
mollification auec vne vapeur, ou vn bain d'eau chaude, comme dit
Auicenne : et abstersion auec le collyre esprouué, qui est fait comme
s'ensuit : PR. *arain bruslé, calcade* [2], *et fiel de bouc, autant d'vn que
d'autre : soyent meslez, et en soit fait collyre.* Et si on y adjoustoit
vn peu de miel, il en seroit meilleur.

1. S'entend vn flux de sang.
2. C'est le colcotar ou le vitriol calciné. (Ming.)

A mesme intention, Iesus met le *sief rusteim*, vtile à l'ongle, sebel, et rongne, aux vestiges, larmes, et obscurité, duquel la forme est telle : PR. *de la pierre sanguine lauée, arain bruslé, cadmie d'argent, sel indien, baurac, verd de gris, poivre long, de chacun quatre drachmes : poivre blanc et noir, pierre ponce, de chacun huict drachmes : aloës sucotrin, spicnard, giroffles, de chacun quatre drachmes et demie : gingembre, myrobalans belleric, de chacun deux drachmes.* Le nombre des simples medicaments est de quinze. Soient pilez, criblez, et moulus : et en soit fait collyre auec du vin et eau de fenoüil.

A cela mesme loüe Alcoatin le collyre verd, dit en la rongne, et le collyre de vitriol, dit és poils adioustez.

Aux dures et vieilles, suiuant Auicenne, la meilleure cure est, la denudation ou l'esleuation, ou separation : et specialement quand elle est aisée à desnuder, et esleuer. Car celle qui est autre, conduit à dommage, comme il dit. La maniere est en deux sortes, et en trois, qui veut nombrer entre les ongles, la tache graisseuse, comme a fait Albucasis.

La premiere sorte est, auec le fer. C'est suiuant Iesus, que la paupiere ouuerte, non renuersée, l'ongle soit suspenduë par le milieu auec vn crochet et estenduë en haut. Et s'il est besoin d'y adiouster vn second, et troisiesme crochet, soit fait. Elle estant suspenduë, qu'on luy mette au dessous vne lancette [1] ou vne plume deliée et plane, qui est plus asseurée : et s'il est necessaire, qu'on face en l'ongle vn trou à costé par lequel la plume entrera, et que d'icelle on l'escorche et separe legerement et ingenieusement. Puis soit retranché auec des ciseaux, se gardant de la membrane (et specialement de la cornée, comme dit est) et de la chair du lachrymal. Apres on distillera dans l'œil, du sel, et du cumin moüillé [2], afin qu'il ne s'incarne. Et sur l'œil soit mis du blanc d'œuf, auec vn peu d'huile, à ce que l'œil ne s'aposteme. Le patient soit sollicité à mouuoir l'œil afin qu'il ne s'aglutine. Et ainsi durant trois iours soit pensé deux fois, ou plus. En apres on traitera ce qui y est demeuré, auec les collyres susdits et les medicaments esclaircissans, qui seront dits aux taches.

La seconde sorte est auec vn poil de queuë de cheual, ou auec vn filet de soye, et c'est ensuiuant Albucasis et Auicenne, qui mettent aussi la susdite sorte : laquelle sorte auec le poil, Halyabbas, Alcoatin et Brun reçoiuent. Elle se fait ainsi : La paupiere ouuerte, et l'ongle sousleuée d'vn crochet gueres plié, ou d'vn fil passé au milieu auec vne aiguille, et lié, soit mis (non par le mesme trou, ains par vn autre, quelque peu sous le poinct du fil lié, entre l'ongle et la membrane, car autrement l'ongle échapperoit du lien) soit mis dis-je, le poil, ou filet de soye, auec

---

1. « Lancea aut pluma subtilis, aut plana », 1559.
2. « Sal et cyminum madefactum », 1559. — Joubert a ainsi corrigé d'après Avicenne : du sel maché auec du cumin.

vne aiguille desliée vn peu courbe. Puis en prenant le poil, ou la soye, par les deux bouts, l'ongle soit subtilement escorchée, premierement deuers la prunelle, puis vers le lacrymal, et puis comme dit est soit retranchée auec des ciseaux, et qu'on y procede, ainsi qu'il a esté dit en la premiere sorte.

La troisiesme est, auec des rasoirs. Elle est d'Albucasis propre à l'ongle graisseuse, receuë de plusieurs à la ratisseure des taches, comme cy-bas sera dit en leur traité.

Or comment la chair engendrée au lachrymal et sur la conjonctiue, est ostée, nous l'auons ià dit en la paupiere cy-dessus.

II. Du sebel.

Sebel [1], selon Auicenne, est vn pannicule qui aduient à l'œil, de l'enfleure de ses veines apparentes en la superficie de la conjonctiue et cornée : et entre le tissu d'icelles, y a apparence comme d'vne nuée fumeuse. Il est auec demangeaison, larmes, vlceres, grosseur et rongne de paupiere, auec ce que la lumiere l'offence. Auicenne dit qu'il y en a de deux sortes, l'vn qui vient par les veines internes, l'autre par les externes.

Sa *cause* est, la repletion de teste, foiblesse de l'œil, comme il dit aussi.

Le sebel est *signifié* par la description donnée : mais sa matiere et maniere est remarquée, par ce qu'a esté dit en l'ophthalmie. Car quand (dit Jesus) apparoissent en l'œil et és enuirons, veines grosses et rouges, douleur au front et aux soureils, et on y voit aucunement vne taye incorporée auec la paupiere, adonc c'est signe qu'il vient des externes. Et quand les veines et leurs entours ne sont ainsi rouges, et il y a continuel esternuëment (et specialement quand on regarde le soleil, ou la lumiere), et sent douleur au profond auec pulsation, lors c'est signe qu'il vient des internes.

Rhasis *iuge* (comme nous auons dit en la rongne) que sebel et la rongne sont passions griefues, et de durée, et à peine guerissables. Et par Auicenne il est dit que sebel est des maladies hereditaires, que l'on a d'heritage, et se changent de l'vn a l'autre. On iuge aussi de par luy,

---

1. Ce n'est pas l'unguis des Latins, ou le pterygion des Grecs, car Guy, suivant Avicenne, distingue l'Ongle du Sebel et décrit l'un et l'autre à part (V. p. 474). Sebel, dit Joubert, n'est autre chose qu'un tissu des veines naturelles de la conjonctive, qui sont enflées contre nature, et sont là comme un rets de couleur rouge, accompagné de larmes et demangeaison. — Guillemeau dit que le sebel est vne espéce d'ongle fort maligne entrelassée de veines et d'arteres ressemblant à vne toile déliée. (Mingel., t. II, p. 597.)

qu'il aduient souuent au sebel, que les paupieres s'amoindrissent, et la veuë s'affoiblit, et que tout ce qu'on y met dessus apporte chaleur et nuisance.

En la *cure* de sebel y a double regime, l'vniuersel et le particulier. L'vniuersel de la diette et purgation, et diuersion de la matiere, a esté dit en ophthalmie, et aux vlceres des yeux, et en la rongne, et aux larmes, ausquels chapitres il faut recourir pour aider à cette curation.

Le particulier est accomply, ainsi qu'il a esté dit de l'ongle, sauf que quant aux medicaments, Auicenne, Alcoatin, et Azaram recommandent, comme experimenté, la alcofol [1] faite de coquilles d'œufs nouueaulx de poulle, qui ayent trempé dix iours en vinaigre [2], puis seichées à l'ombre, pilées et criblées, et qu'il en soit fait alcofol.

A mesme intention tous ont loüé le collyre rouge, le verd et rusteim, et le collyre de vitriol, dits cy-dessus, et la poudre de basilicon, vtile au sebel et à l'ongle, à la rongne et aux larmes, de laquelle la forme selon Jesus est telle : PR. *du poivre, gingembre, des myrobalans citrins, et indiens, ayant osté les os, de chacun cinq drachmes : aloës succotrin, vne drachme et demie : pierre ponce, six drachmes : minion, cinq drachmes : canelles, giroffles, de chacun quatre drachmes : sel ammoniac, vne drachme.* Ces medicamens soient pilez et criblez, et vses-en.

Des maladies de la cornée, qui sont dix en nombre.
I. Des taches.

Les maladies de la cornée sont aussi en grand nombre : mais nous auons parlé de quelques vnes cy-dessus, comme de la *sanie derriere la cornée*, des *bothors* ou boutons, *vlceres* et *romptures.* Nous dirons icy des *taches* et *cataractes.* Or il faut entendre que la tache (que Iesus nomme bothor) est aucunement genre a vestige [3], ou cicatrice, poinct, blancheur et nuée, taye, toile ou piece (laquelle Albucasis appelle ongle graisseuse, et Bien-venu floc de neige) escaille, ou lentille, ou perle, qui ne different gueres, sinon de plus et moins. Car tous ont quelques blancheurs sans enfonceure, et notable esteuation, engendrées en la cornée. Et ces taches quelquefois sortent sur la prunelle, et adonc nuisent à la veuë, aucunesfois à l'entour de la cornée, et pour lors ne nuisent pas

1. *Alcofol* ou *alcohol*, signifie toute poudre ordonnée pour les yeux ainsi que l'interprète Januensis. (J.) — Joubert traduit alcofol par collyre.

2. Car elles se remollissent tellement qu'on en peut faire de la paste. Auicenne interprete, récentes ou nouueaulx, comme elles tombent de la poulle. (J.)

3. « Quodammodo genus ad vestigium », est en quelque sorte du genre de vestige...

beaucoup. Et les vnes sont minces, qui n'outrepassent la superficie de la
cornée : les autres sont grosses, qui passent la premiere ou seconde
escorce. Il y en a de planes, et d'autres aucunement eslenées, et bou-
tonnées, comme s'il y auoit en elles quelque matiere endurcie, et entrelacée.

Leurs *causes* primitiues sont, comme aposteme, playe, coup, froid, et
chaleur excessiue. Les antecedentes sont, humeurs gros descendans en
l'œil. La cause conjointe est la matiere inuisquée au lieu et endurcie,
ou la cicatrice qui est demeurée au lieu apres la consolidation de l'vlcere.
Dequoy il appert, qu'il y a deux especes de ces taches, l'vne a magniere
de piece et de toille, l'autre cicatrisale.

Les *signes* des taches sont euidens par la presence de chacune : car
les taches sont dehors, à la difference des cataractes, et de la sanie, et de
la blancheur du crystallin, qui sont derrière la cornée. Elles sont blanches, sans enfonceure, à la difference des vlceres qui sont blancs, auec
enfonceure : car (comme dessus a esté dit des vlceres des yeux) les vlcères
de la cornée sont blancs, et ceux de la conjonctiue rouges. Elles sont
aussi sans notable esleuation, à la difference des bothores blancs, qui
sont esleuez, et notablement pustulez. Signe que la matière descend du
ceruleau, est l'apparition de quelques veines qui descendent par la conjonctiue à la tache. Signe que ce soit cicatrice, on l'a de sa forme longuette, et par l'vlcere, et autres choses qui ont precedé.

On *iuge* que les taches cicatrizales (comme il a esté dit és vlceres) ne
peuuent estre effacées, et que plus fort est, tant plus on les ronge, tant
plus elles s'augmentent par apres. Outre ce, les taches vieilles, et en
grandes personnes (ainsi que met Alcoatin) et qui ont corrompu la
substance de la cornée, ne guerissent pas. Car c'est vn membre spermatique, et estant corrompu, il n'est point rengendré similairement,
ains autrement par substance estrangere, comme aussi a esté dit. Mais
ils peuuent bien estre embellis et teints, comme il sera dit.

En la *cure* des taches il y a deux regimes : sçauoir est, l'vniuersel et
le particulier. L'vniuersel de la diette, et purgation, sera fait ainsi qu'il a
esté dit aux apostemes froids, et qu'il sera dit incontinent aux cataractes.
Nonobstant que Iesus dit, que la purgation n'est point nécessaire aux
taches, sinon que l'œil s'eschauffast, ce qu'aduient aisément aux taches
veineuses, desquelles la matiere descend du ceruleau.

Le regime particulier, en celle qui est recente et mennë, est accomply
en la leschant et nettoyant auec la langue, comme font les femmes [1], ou
selon Auicenne et Alcoatin, que l'œil soit suffumigué d'eau chaude,
et qu'on vse de bain, et l'œil soit collyrizé de l'eau de pauot rouge,

---

1. « Lambendo et abstergendo cum lingua, vt faciunt mulieres. »

et de la petite centaurée, meslez auec du miel. Et le jus de la langue passerine [1] (que Dioscoride nomme Polygone, et le peuple Arondelière) fait merueilles en ce cas, ainsi que tesmoigne Gordon. La *poudre nabatine*, laquelle Bien-venu fait de succre candy, ou cassonnade, est en cecy precieuse, car elle remollit et nettoye sans douleur : et pource est appelée esclaircissante. Et quand on y mesle la fumée de bois d'aloës, elle est fort confortatiue. Et si on y adiouste de la pierre ponce, sarcocolle et fiente de souris (comme fait Rhasis), elle est plus abstersiue. Et Iesus y met escailles des œufs preparées comme il faut.

Et la Rose anglicane ordonne cecy : PR. *de la ceruse lauée, deux parties : fleur d'arain, vne partie : soient pilez en toute extremité et soient mis dans vn vaisseau de cuiure net, auec du vin blanc, jus de rhuë, et de chelidoine.* Qu'on les laisse là vn iour et vne nuict, puis soient coulez en les distillant par vn drap, et il en sera fait de l'eau qui soit mise aux yeux.

Et la tuthie alexandrine, auec du camphre, et vn peu de gingembre, et du poivre mis en poudre, et meslez, est loüée d'Acanamose.

Quant à la tache grosse, et vieille, si elle est veineuse, on conseille que ayant fait premierement les choses vniuerselles, on ramasse ces veines, et qu'elles soient coupées sur la conionctiue : et qu'on fasse les autres choses dites pour esleuer l'ongle. Les autres grosses, esquelles il n'y a point de veines, ont besoin de plus forts medicamens. Parquoy il faut que au préalable soient remollies auec vne euaporation de la decoction de paille d'orge, violettes, camomille, melilot, maulues, et fenugrec. Et que l'œil soit fomenté de la mesme decoction, puis soit nettoyé de cette poudre : PR. *os de seiche, vne drachme : gingembre blanc, demy drachme : poiure, vn scrupul.* Qu'on en fasse poudre bien subtile, et qu'on en mette vn peu sur la tache, auec vne esprouuette large [2] : et l'œil estant fermé, soit vn peu frotté par dessus la paupiere, de la poulpe du doigt : et tous les medicamens qui arrachent l'ongle, le sebel, et la rongne, conuiennent aux taches.

Pource disoit Iesus, que ton intention soit, quand tu voudras arracher la blancheur, et le bouton, d'vser apres l'issuë du bain, de collyre verd, dit en la rongne, et puis de l'vne des *confections musquées.* La forme de la moindre est telle : PR. *fiente de luizard, trois drachmes : nitre, cinq drachmes : escume d'elgayner* [3], *escaille d'œuf d'austruche, de chacun*

---

1. En nos boutiques, la langue passérine, et la langue d'oiseau, est la silique du fresne, arbre. Et le polygone est dit vulgairement centinode et corrigiole, en François renoüée. Quant à l'arondeliere, c'est aux boutiques, l'Asclepias de Dioscoride, et non pas le Chelidonium. Dequoy voyez Rambert Dodonnée. (J.)

2. « Cum proba lata. »

3. Ming. croit que c'est la pierre ponce.

trois drachmes : perles non percées, tuthie, et corail, de chacun deux drachmes et demie : verd de gris, vne drachme : mousse, demy drachme : musc, deux grains. La somme des medicamens est de dix. Soient pilez, et qu'il en vse.

A mesme intention s'accordent Rhasis et Auicenne, et Azaram, en la *confection de massacumie* : et Lanfranc la reçoit precieuse sur toutes les autres. Sa forme est telle selon Heben Mesue : PR. *de la massacumie* [1] (c'est du verre mal cuit, selon Dyn, au lieu duquel on prend la racleure verte des vaisseaux d'outre mer), *fiente de laizard, pierre ponce, baurac, sucre fin, de chacun esgales parties.* Soient pilez tres-subtilement, et mis en vne liure d'eau cuite auec du fenouil, chelidoine, flambe bastarde, de chacun vne once. Cuisez-les tant qu'ils reuiennent à trois onces. Soient pilez ensemble, et en les pilant soient desseichez, qu'on en fasse alcofol, et qu'il en vse.

Et si en la tache y auoit enflure, et quelque matiere enclose, lors à icelle conuiennent les medicamens qui resoluent les boutons, et la sanie derriere la cornée (desquels cy-dessus a esté dit), et les medicamens qui sont pour les cataractes. Et en ce, a prerogatiue le baume, et si auec lui on met de la poudre d'or limé, on fait le conseil d'Alcoatin en son *Antidotaire*. Et la fiente des arondelles confite en miel, est certain en cecy, comme dit Azaram : et Iesus l'accorde aussi.

Or si la tache est graisseuse, et comme neige [2], il profite de la ratisser auec vn rasoir, vne fois après l'autre, ainsi qu'enseigne Albucasis au chapitre des *ongles* : et c'est, que ayant ouuert la paupiere, tu prennes vn spatume subtil, et que tu rases d'iceluy l'ongle, ou cette tache, subtilement : puis appliques-y des collyres detersifs, et sedatifs dessusdits. Et reïtere l'operation là dessus tant de fois, que tout en soit osté, sinon que la douleur ou l'aposteme en l'œil, te soient contraires : car il les faut premierement guerir, et puis retourne à l'operation iusques à la guerison.

Mais en cas que lesdites choses ne profitent, les Maistres conseillent l'embellissement et teinture : à quoy Iesus recommande le laict d'asnesse, et ce alcofol : PR. *des galles, aracie, de chacun vne partie : calcanth, demy partie,* soit fait alcofol.

---

1. Les autres l'interpretent *vernis*, duquel on vernit les pots. Et pour ce, on prend bien à propos en son lieu, la ratissure des vaisseaux d'outre mer, ou des nostres qui soient fort vieux. Quelques vns veulent, que ce soit vne matiere de laquelle on fait le verre : et qu'on l'appelle vulgairement *masse cuite* pour *massacumie,* comme dit l'autheur des *Pandectes.* A mon aduis, c'est ce que Hierosme Cardan appelle *marcia cocta,* en son liure septiesme des *Subtilitez,* où il met la façon de contrefaire l'esmeraude. (J.)

2. « Adyposa et viualis », ms. 6966. — « Adiposa et venalis », 1539, pour : adiposa et niualis ; nivalis, de neige.

A cela mesme : PR. *fleurs de grenades, calcades, aracie, gomme arabique, de chacun vne drachme : galles, deux drachmes : antimoine, trois drachmes.* Soient pilez et en soit fait collyre auec jus de fleurs de pauot.

II. III. *Des cataractes, et de la goutte seraine* [1].

CATARACTE, est certaine tache panniculeuse dans l'œil deuant la prunelle [2], qui empesche la veuë, d'vne humidité estrangere descendante en l'œil par succession de temps, congelée de la froideur de l'œil. La dite humidité, parce que aucunefois elle descend des humeurs de l'œil mesme (principalement de l'albugineux, comme il est signifié au quatriesme des *Maladies et Symptomes*), est ditte estre faite de cause priuée. Et quand elle vient de l'estomach, et du cerueau, en forme de fumée ou de vapeur, et puis dans l'œil se conuertit en eau, elle est ditte, au quatriesme des *Maux internes,* estre faite de cause communiquée.

Sçauoir-mon si cette humidité s'assemble entre la cornée et l'vuée (comme le prouue Iesus), ou entre l'albugineux et le crystalin (comme signifie Galen au dixiesme de l'*Vsage*), il ne me chaut d'en déterminer à present.

Mais il faut bien entendre, que la cataracte selon ses trois temps, a trois noms. Quant à son commencement, on l'appelle imagination ou fantasie : car elle fait paroistre en l'air choses diuerses, qui ne sont pas. Quant à son milieu, elle est ditte suffusion, et *eau descendante,* et aucunement *goutte* : car on void dans la prunelle comme vne nuée d'eau. Quant à la fin, on l'appelle *cataracte,* parce qu'elle empesche la veüe, comme la cataracte du moulin, et comme la cataracte du Ciel empesche le Soleil.

La cataracte (selon Galen au lieu que dessus, comme dit aussi Auicenne) *est diuersifiée* quelquefois en quantité, autresfois en substance, et autresfois en qualité.

En *quantité,* de ce qu'elle est quelquefois si grande, qu'elle occupe toute la prunelle, et empesche toute la veuë. Quelquefois elle n'en occupe qu'vne partie : et lors on void choses de diuerses formes, en lune, en fenestres, longuettes et semblables [3].

En *substance,* elle prend diuersité, parce que aucunes fois elle est mince, et mobile : et adonc on void les choses ombragées, tout ainsi que

---

1. « Les Grecs l'appellent ὑπόχυμα, ὑπόχυσις; les Latins, *suffusio*; vulgairement, *cataracte*. (Ming.)
2. « Coram pupilla », en face de, vis-à-vis de la prunelle.
3. « Lunares, fenestratae, oblongae, et id genus », ms. 6966, édit. 1559.

s'il y auoit vn drapeau dessus l'œil : et quelquefois on void des choses semblables à des chordes, poils, mousches, et rayons, qui descendent et montent, et vont à costé, selon que la matiere se meut. Et aucunesfois elle est tant grosse, que les formes des choses ne sont comprises.

Il y a aussi diuersité en la *qualité*, parce qu'elle est aucunesfois cendreuse, quelquesfois de couleur celeste, autrefois blanche, quelquesfois orangée, quelquesfois noire et seraine. Auicenne met six diuersitez de couleurs aux cataractes : d'autant qu'il diuise la blanche, en perlée et plastreuse. Bien-venu en fait sept : car il adiouste la verdeuse. Alcoatin en met dix : car il adiouste la rougeastre, l'argentine et la verrine [1]. Iesus en met douze : parce qu'il y en adiouste vne semblable à l'argent vif, et vne liuide. Acanamose ne met que quatre humeurs.

Des *causes* de ces cataractes, les vnes sont primitiues, comme cheute, coup, fievre, douleur de teste, grand froid, et foiblesse de l'œil. Les autres sont antecedentes, comme mauuaises fumées vaporeuses, esleuées des mauuais humeurs, et des viandes grosses et mal digerées. Les autres conjointes : et ce sont les matieres qui sont dans l'œil.

Les *signes* des cataractes confirmées, sont assez euidents de la description ditte. Et la cataracte est distinguée de la goutte seraine, parce que en la cataracte on void vne macule dans la prunelle : mais en goutte seraine on n'y apperçoit rien, et pource est ditte seraine [2]. Car, ou l'esprit visible ne vient pas à cause de l'opilation du nerf optique, ainsi qu'il est dit au quatriesme des *Maux internes* : ou s'il vient, la cataracte est noire, et on ne l'aperçoit pas, comme Bien-venu tesmoigne.

Les signes des cataractes non confirmées sont, la prunelle trouble, la diminution de veuë, et l'apprehension en l'air des idoles ou images, et fantasies susdites. Les signes qui distinguent que c'est de cause priuée [3], sont au quatriesme des *Internes*. Et il y en a trois en somme : Premierement les images qui procedent de la cacochymie du ventre, aduiennent esgalement aux deux yeux : celles qui sont faites par la cause de l'œil, viennent à vn seul. Secondement, selon le temps : car si cela a continué trois ou quatre mois, ou dauantage, et il n'appert rien de nebuleux en l'œil, il procede du ventre : mais s'il appert quelque chose de nebuleux, il vient des yeux. Tiercement, à raison du periode : Si la fantasie ne continuë pas, ains quelquefois est intermise (sur tout apres les bonnes digestions, et ayant pris de la confection dite hiera), et à l'heure qu'il vient, ils sentent mordication en l'estomach, il procede du ventre. Mais s'il n'a point d'intermission, ne par le bon regime, ne par

---

1. « Et vitrealem. »
2. Serena, serein, pur, sans nuages.
3. Ms. 24249 : « Les signes distinctifs pour la cause primitiue. » — Les textes latins disent : propter causam priuatam.

les euacuations, il faut entendre que cela n'aduient aux yeux par communication, ains de leur propre disposition. Dequoy Galen amaine tesmoignage de quelques-vns, qu'il a guery par lettres en d'autres pays. Signes qu'ils viennent à cause du cerueau infect, et troublé, sont fièvres phrenetiques, scotomies, fortes douleurs de teste, et lesions des operations hegemoniques (c'est à dire principales de l'ame), comme Galen declare par exemples au susdit lieu, et au troisiesme des *Maladies et Symptomes*.

On *iuge*, que la goutte seraine ne guerit point, d'autant que c'est opilation du nerf, ou matiere mauuaise et inepte à l'operation. On iuge que la cataracte qui ne se dilate, estant fermé l'autre œil, ne par aucune friction, et compression, ne par aucun soufflement, et que le patient n'y voit rien, elle est trop dure et trop vieille : parquoy elle n'est pas sousmissible à l'aiguille, et ne peut estre bien abbatuë. Et si on l'abbat, soudain elle retourne et remonte. On iuge, que la cataracte, laquelle ne se restraint ou ramasse, ayant esté dilatée par friction, ains demeure esparse, et que le malade void encor les formes de choses, et qu'elle ne passe trois, quatre ou cinq ans, comme dit Acanamose, est trop tendre, et n'est pas confirmée : et pource elle n'est sousmissible à l'aiguille, ne à l'operation : car elle ne pourroit estre conduite auec l'instrument, parce que l'intrument passeroit à trauers d'elle, comme par l'eau qui n'est pas bien gelée. On iuge, que la cataracte qui est de bonne couleur (comme de l'air, ou du ciel auec quelque blancheur), et qui est ramenée à sa forme apres que elle a esté dilatée, et à trauers de laquelle on void quelque clarté ou translueur, est mediocre, et assez confirmée : parquoy elle est obeyssante, et sousmissible à l'operation. On iuge aussi, que la cataracte, de laquelle la prunelle ne s'eslargit par le frottement, ne par soufflement, ne par clausion de l'autre œil, n'est pas receuable, d'autant qu'elle est auec opilation du nerf optique : et supposé qu'on l'abattist, le malade ne verroit aucune chose. On iuge par Bien-venu, que la cataracte noire seraine, et orangée, et de laquelle la prunelle est toute dilatée, n'est pas loüable. On iuge par Alcoatin, qu'il ne faut operer la cataracte qui sera en l'homme ayant mauuais yeux, ou ayant douleur de teste, ou d'yeux, qui a toux ou esternuëment, ou rheume, ou vomissement, ou autre infirmité ennuyeuse : parce qu'il y a danger d'esmouuoir l'accident, et que la cataracte reuienne. Il est aussi iugé par Iesus et Alcoatin, que la cataracte qui sera de cheute ou de coup, n'est pas loüable, parce que les humeurs des yeux sont espandues et resolues : et pource apres qu'on l'a abbattuë, ils y voyent peu, ou rien.

Ne fais point l'asseuré en matiere de cataractes : car les medicaments n'y seruent gueres, et l'operation auec l'aiguille est assez deceuable, mesmement quand elle n'est bien demontree [1]. Pour le premier, Galen dit

1. « Quando non est bene indicata. »

au quatriesme du *Miamir*, que les promesses de tous leurs medicaments
sont grandes, mais l'effect, quelquefois est nul, quelquefois fort petit.
Pour le second, tous les galands hommes ont laissé aux *coureurs* l'operation auec le fer [1]. Il est iugé toutesfois par Auicenne, que quand on
secourt à l'eau descendante [2], en son commencement, le regime y profite. Et il le proue, parce qu'il a veu en vn homme, de ceux qui ont
memoire et entendement, lequel se guerit soy-mesme par euacuation et
abstinence, et application des collyres qui subtilient et resoluent. Mais
quand elle est confirmée, rien n'y conuient (ainsi qu'il dit) que la curation auec l'instrument.

Or le temps conuenable à deposer les cataractes doit estre clair et
serain, paisible, et septentrional, non pas meridional, comme dit Iesus,
heure de tierce, au mois de May ou de Septembre, comme dit Acanamose : parce que adonc il n'y a pas nuées, ne tonnerres, ne chaleurs, ne
froideurs vehementes qui offencent le patient.

L'instrument duquel on abbat la cataracte est nommé Elmadac en
Arabic, *acus* en Latin [3]. L'aiguille doit estre mediocrement deliée, et
longue hors du manche, de la longueur de l'ongle du pouce : et le manche
doit estre leger, propre à tenir. Et iaçoit que Bien-venu les choisisse
d'argent, et Acanamose d'or, elles me plaisent plus de bon fer, traitable
et non rompant.

En la *curation* des cataractes y a deux regimes, sçauoir est l'vniuersel
et le particulier. Le regime vniuersel a la diette et l'énacuation. Leur
diette est double : l'vne auant la confirmation, l'autre apres la confirmation, et l'opération auec le fer. Auant la confirmation, si quelqu'vn la veut
traiter par medicaments, il faut tenir bonne diette, et bon regime és
six choses non naturelles, et és trois non necessaires, qui sont annexes
pour leur generalité, declinantes à chaleur et siccité auec attenuation :
comme est l'air, la viande et le breuuage, l'inanition et repletion, et les
accidents de l'ame, l'obuiation des choses externes, baigner, arrester
au Soleil, et à la Lune [4]. Car ce sont choses, lesquelles l'homme ne
peut esuiter tout le temps de sa vie. Mais pour ce que, de l'ordonnance
de telles choses, quant à ce fait (principalement quant aux viandes)
Galen en a fait vn liure à part, qu'on nomme de la *diette subtile* : et
maistre Arnaud aussi en a fait vn traité, et *moy pour l'illustre Iean
Roy de Boheme* : et auec ce que messieurs les Physiciens doiuent estre
appelez à cela : et qu'il en a esté assez dit és aposthemes froids : ie
surseois quand à present de les ordonner exquisement.

1. « Omnes valentes viri operationem cum ferro *cursoribus* dimiserunt », 1539.
2. Le mot « descendante » n'est pas dans les éditions latines de 1537, 1539.
3. Aiguille en François.
4. « Obuiatio rerum ab extra, balneatio, et ad solem et ad lunam statio », 1539.

Je dis toutesfois en somme, qu'il se faut garder des viandes qui ont en elles ensemble les trois proprietez suiuantes : la premiere est, humidité et crudité, afin que le sang engendré d'icelles ne soit pas phlegmatique : la seconde, grosseur et vaporosité, afin qu'elles n'offencent l'estomach, ne la teste : la troisiesme est, constriction, car il faut plustost que laschent le ventre, à ce que ne gardent la matiere vne fois apres l'autre [1]. Et pource l'air froid et humide, le pain crud et sans leuain, les legumes, choux, fromage, fruicts, chairs grosses et gluantes, et la graisse : dauantage, le poisson, boire d'eau trouble, l'yurongnerie, et l'indigestion, leur sont deffendus de la Communauté des Medecins.

Mais Rhasis dit en special, que aussi les choses piquantes, comme oignons, ails, moustarde, roquette, et porreaux, portent dommage à la teste, et obscurcissent les yeux, à cause de la chaleur vapoureuse qu'ils ont, comme dit Auenzoar. Ce qui leur profite est, labstinence (et sur tout au soir), sobrieté au boire, et l'vsage du fenoüil : duquel Democrite dit, ainsi qu'Auicenne tesmoigne, que les bestes venimeuses rampantes, aueugles dans terre [2] au temps d'hyuer, quand elles sortent des cauernes au printemps, en mangent et s'en frottent les yeux, et recouurent la veuë.

Et manger de l'herbe adhil (que ie croy estre l'euphrasie) donne à cecy merueilleux secours, comme dit Heben Mesue. Et le broüet de raues, auquel soient cuits des colombes sans leurs testes, sont loüez et espronuez d'Auenzoar. Et le foye de bouc rosty estant mangé, et son jus appliqué en collyre, vaut à la *Nyctalope* (qui prouient d'vne humidité, voisine de ce cas) comme disoit Galen au *Miamir*, et à l'onziesme des *Mediraments*. Et si on le larde auec du poivre long, et sel de nitre, son effect en est meilleur, selon Auicenne. Et d'exercer les yeux à lire des lettres qui ne soient menuës, et regarder quelques peintures, profitent et fortifient la veuë, comme dit Rhasis. Et de plonger les yeux ouuerts dans l'eau cuite auec du saffran, y aide, ainsi que dit Auenzoar et est merueilleusement approuué. Et comme Auicenne loüe, pour conforter la veuë, de marcher et se plonger [3] dans l'eau claire verte les yeux ouuerts, et y demeurer vne heure, singulierement en la jeunesse, et en temps d'esté, suppléez : de mesme ie le loue à la disgregation de l'*eau descendente* [4] : pourueu que l'eau ne soit froide, et que ce soit dans vn vaisseau verd, ou orangé. Et de regarder fort aux yeux d'vn asne sauuage, disperce l'eau, comme dit Auenzoar. Les Perspectifs [5] louent en cecy vn miroir d'acier. Et

1. « Vt materiam vicem vice post non continent », ms. 6966.
2. « Reptilia venenosa caccata in terra. »
3. « Ingredi et submergi. »
4. « Descendante » ne se trouve pas dans les éditions latines de 1537, 1539.
5. « Persuectiui. » Perspectus, éprouvé. — Le ms. 24249 dit : « les maistres perspectifs. »

maistre Arnaud dit, que la verdure des herbes, la trensparence de l'eau, les pierres precieuses, et la hauteur des estoilles, reconfortent la veuë, et par consequent dissipent et resoluent l'eau. Et le frotter les pieds, le lauer et pigner la teste, vuident et diuertissent les matieres des yeux et de la teste, comme il dit. Et si vn enfant qui ait masché de la graine de fenouil, ou quelque chose piquante, souffle souuent en l'œil, ce digere et consume l'eau, ainsi que l'experience monstre euidemment.

Aussi l'vsage des semences subtilientes consume et dissipe l'eau. Et pour ce Thadée conseilloit vne dragée composée de graine de fenouil, anis, ammy, siler de montaigne, gingembre, cubebes, giroffles, poiure long, noix muscade, racine de chelidoine, euphrasie, rhuë, betoyne, hache royale, et semblables. De ceux-cy on peut faire vne poudre, ou vn electuaire, et en vser vn peu matin et soir, sans boire.

L'euacuation soit faite (la matiere estant premierement digerée) auec quelque medicament conuenable et propre : comme auec de l'hiere picre, ou pilules coccies, ou dorées. Et apres, la teste soit purgée auec pilules diacastorées : destrempées en jus de marjolaine. Et c'est ce que disoit Auicenne : à ceux qui ont imaginations qui precedent l'eau [1], il faut commencer à purger le corps, et specialement seul [2] : puis venir à nettoyer la teste par gargarismes, caputpurges, et masticatoires. Et il faut que cela soit fait fort souuent, ainsi qu'il dit. Car il est escrit : Il est bon que celuy qui a mal aux yeux, soit prins de flux de ventre.

Touchant au regime qui conuient à la cataracte confirmée, c'est que au cas qu'il y eut suspicion qu'elle ne soit bien ferme, qu'il vse de poissons, des oignons, ails, et autres choses cy-dessus deffenduës, afin qu'elle s'augmente et deuienne plus ferme. C'est ce que dit aussi Auicenne. Quant on a volonté, que la cure se face par instrument, on permet à celuy qui a l'eau, qu'il soit nourry de poisson frais, et viandes humectantes : puis on face la cure.

Quant au regime qui conuient apres qu'on a déposé la cataracte, c'est repos, silence et obscurité : qu'il gise au lict la teste haute, mange peu, et ce qu'il mangera soit mol, afin qu'il n'ait besoing d'estre masché : comme bouillies, et œufs mollets. Son boire soit d'eau, comme dit Iesus, ou vin aspre, comme veut Acanamose.

Le *regime particulier*, du commencement, auant que l'eau soit congelée est fait par medicaments subtiliatifs, incisifs et consomptifs. Et qu'il commence premierement (selon Auicenne) aux lenitifs, comme au fenouil, auec du miel et huile : et si cet huile estoit baume, on y auroit esperance. Et Galen au *Miamir*, et quatorziesme de la *Therapeutique*,

---

1. « In pracaedentibus vero aquam », 1539.
2. Joubert dit : il faut commencer à purger le corps et specialement l'estomach.

y approprie le collyre de myrrhe, auquel est receu l'encens, le galban, saffran, et semblables.

Et Rhasis, recommande ce *collyre de fiels* : PR. *fiel de gruë, de faucon, d'aigle ou de bouc, vn ou deux ou plusieurs*, qui ayent esté desseiché dans vn vaisseau de cuiure, *dix parties : colochynte, serapin, euphorbe, de chacun vne partie*. Soyent pilez, et auec eau de fenouil et de rhuë en soit fait collyre.

A mesme intention Iesus dicte ce collyre : PR. *fiel de vache, vn : asse puante, vne drachme : baume, demy drachme*. Soient destrempez en vn vaisseau de verre, et qu'on les laisse seicher, et en soit fait collyre. A mesme intention vaut le sief burud, de jus de rhuë, et de fenouil, et le basilicon, et l'eau de maistre Pierre l'Espagnol, et toutes telles choses qui aiguisent et confortent la veuë.

Le regime particulier, quand la cataracte est confirmée et bonne, iugée sousmissible à l'aiguille, c'est que le patient ayant esté clysterisé et saigné (s'il semble expedient), ayant pressé les tempes et le front de quelque emplastre restrinctif, afin que les humeurs ne s'esmeuuent de quelque occasion, et ne descendent aux yeux : luy estant à ieun, et consolé, sain et priué de toute autre passion, vn beau iour, à heure de tierce, la Lune croissant, et ne voyageant par le signe du Belier, ayant l'autre œil bandé, soit accommodé en lieu bien clair, vis à vis de la lumiere, sur vn banc [1] bien ferme à cheuauchon : et par derriere y ait vn bon seruiteur, qui luy tienne la teste bien ferme. Et adonc l'operateur, apres auoir masché de la graine de fenouil, ou des ails, ou quelque chose acre, s'assoye deuant le patient au mesme banc, vn peu plus haut. Le patient tienne ses mains sous ses genouils, et que l'operateur embrasse de ses iambes les genouils du patient. Cela fait, qu'il ouure l'œil au patient de l'autre main : car l'on opere de la main droite en l'œil gauche, et de la gauche au droit. Et ayant ouuert l'œil, qu'il souffle dedans trois ou quatre fois, afin que la cataracte prenne mouuement auecques la chaleur. Puis qu'il commande au patient de tourner l'œil vers le nez, et le tienne ferme. Lors au nom de Dieu qu'il introduise en tournoyant son aiguille par le milieu de la conjonctiue, se desuoyant de ses veines, en poussant et perçant dedans, iusques à ce qu'il apperçoiue son aiguille estre au vuide : puis, qu'il tourne son aiguille deuers la cornée, et quand il verra à trauers de la cornée, son aiguille au dedans, qu'il la pousse iusques au milieu de la prunelle, et vn peu dauantage. Et adonc, en repliant vn peu la cataracte, qu'il la mette et transpose en bas : et qu'il la tienne là auecques l'aiguille, tant qu'on pourroit dire trois fois le *Pater*, ou vn *Miserere*. Et si la cataracte se releue, qu'il la reprenne auec l'aiguille tant de fois qu'elle

---

1. « Super scamnum. »

demeure en bas : se gardant toutesfois de deschirer l'vuée, et de toucher au crystalin. Quand elle sera bien arrestée, et ne se rehausse plus, retire l'aiguille en tournoyant, comme tu l'as mise dedans.

Et lors pour exalter ton art, luy ayant couuert l'œil sain de son chaperon ou cappe, monstre-luy quelque signe, vne fois seulement, et dis luy, qu'est-cela? Cela fait, benissant Dieu, qu'on luy mette sur l'œil vn blanc d'œuf, auec du cotton : et que les deux yeux soient bandez, à ce que l'vn ne meuue l'autre, ains se repose : et qu'on le conduise sagement au lict prochain, et comme dit est, soit gouuerné, ne mangeant rien le premier iour. Qu'on ne le pense point iusques au lendemain, ou (comme dit Iesus) au troisiesme iour : et adonc soit pensé comme auparauant. Et ainsi deux fois le iour, sans qu'on ouure l'œil, soit pensé iusques à neuf iours. Pour lors, l'œil estant laué doucement auec de l'eau froide, qu'il retourne à ses actions de peu à peu : et si la cataracte se releuoit apres le premier remuëment, la douleur estant appaisée, qu'on l'abbate derechef (s'il est possible) par le mesme trou, et par mesme moyen.

Iesus et Auicenne commandent la transporter entre la cornée et l'vuée, ce que me semble, et à Alcoatin et Bien-venu, mal-aisé.

Quelques-vns des anciens Grecs (comme recitent Albucasis et Auicenne) faisans vn trou sous la cornée, *auec vne aiguille cannulée la tiroient en succeant* [1] : ce que ie ne loüe pas, car peut-estre que auec l'eau sortiroit l'humeur albugineux : et le dernier erreur seroit pire que le premier.

Des maladies des autres parties internes de l'œil, desquelles prouient debilitation et nuisance à la veuë.

Des parties internes il aduient foiblesse et nuisance à la veuë, premierement, d'vne mauuaise disposition de la *prunelle*, parce qu'elle est trop large : et est nommée d'Auicenne, Alintizar : laquelle tousiours est nuisante, comme il est dit au quatriesme des *Maladies et Symptomes*. Quelquefois elle est trop estroite : et on l'appelle Constriction : laquelle est loüée, estant dés la naissance : mais du depuis, est blasmée, comme il dit là mesmes.

1. « Aliqui ex Graecorum antiquis, vt recitant Albucasis et Auic. faciendo foramen subtus corneam cum acu canulata, eam suggendo extrahebant », ms. 6966. — L'époque de la découverte de la succion, comme méthode d'opération de la cataracte, a donné lieu à des discussions. Peyrilhe (*Hist. de la chir.*, t. II, 1780, p. 611) dit qu'Albucasis et Avicenne n'en parlent pas, et que la découverte appartient à Galeatius, qui décrit l'opération dans son *Commentaire du IX* livre de Rhasés, *à Almansor*. — Leclerc, dans sa traduction de la *Chirurgie d'Albucasis* (Paris, 1861, p. 235), montre que cet auteur en parle réellement, ainsi que le dit Guy de Chauliac.

Secondement, elle prouient à cause de l'*humeur albugineux*, parce qu'il est trop gros, ou trop subtil en substance, ou altéré en couleur : et cela est cause de plusieurs fantasies semblables à suffusions.

Tiercement, à cause du *cristallin*, pour les mêmes dispositions, ou pour sa transposition.

Quatriesmement, à cause du *vitrée*, aussi pour les mesmes dispositions.

Cinquiesmement, à cause de l'*esprit*, non pas de ce qu'il est copieux et subtil, car pour lors il void loing les choses menuës, et les discerne : ains de ce qu'il est en petite quantité et subtil, et lors il discerne de prés, et ne void pas loin : ou parce qu'il est gros et abondant, et adonc il void loin. et discerne mal : ou parce qu'il est en petite quantité, et grossier, et lors il ne void pas loin, et ne discerne pas bien [1], ainsi qu'on lit cecy au quatriesme des *Maladies et Symptomes*. De l'espesseur des humeurs et esprits vient le *Nyctalops*, qui est mauuaise veuë dés que le Soleil est couché [2], comme dit Rhasis. Et à cause de leur subtilité et petitesse vient *Alhahar*, qui est voir de nuict, et non pas de jour [3], comme dit Auicenne.

Sixiesmement, la nuisance prouient à cause du *nerf optique*, parce qu'il est discrasié ou oppilé.

La *cause* de ces dispositions est quelquefois priuée, entassée en la substance des particules. Autresfois est communiquée de la teste, ou de l'estomach, ou de tout le corps. Et le plus souuent ce sont causes repletionnelles, qui prouiennent d'yurongnerie, indigestion, et de viandes grossieres et venteuses, specifiées en la cataracte, et de trop dormir (sur tout immediatement apres le manger), et de dormir la tête incliné, et tout chaussé, de longue demeure en tenebres, du vent froid, de la fumée, poussiere et semblables. Quelquesfois elles sont inanitionnelles, comme de trop grande euacuation et ventousation derriere le col, de l'acte venerien. du trauail, de pleurs, de longue maladie, du feu, et trop grand aspect de la clarté du Soleil et de la Lune, de l'usage du sel, poivre, et fortes espices, et semblables.

Les *signes* de cette foiblesse sont notoires au patient, mais d'où elle prouient, c'est de plus haute contemplation.

La *curation* particuliere et exquise, appartient à messieurs les Physiciens : parce que à tels maux n'eschet operation manuelle. Mais en general, si la foiblesse prouient à raison des choses qui inanissent, l'œil soit conforté de repos, oysiueté, viandes humectantes, bain, fomentations

1. Ms. 6966 : non discernit. — Edit. 1559 : neque longe discernit. — Ms. 24249 : ne discerne point de près.

2. C'est l'*Héméralopie* d'aujourd'hui, dans laquelle il y a abolition complète ou incomplète de la vue pendant le temps où le soleil est au-dessous de l'horizon.

3. C'est la *Nyctalopie* d'aujourd'hui.

faites à l'endroit des yeux, d'eau tiede, et de laict. Et si elle est des causes
qui remplissent, qu'on entende [1] en l'abstinence et aux purgations, dites
en la cataracte : et à esclaircir les yeux auec le collyre des fiels des
oyseaux qui viuent de rapine, et de baume. Toutefois par maniere d'enseignement, ie mettray icy trois remedes que i'ay fort accoustumé, pour
l'accomplissement des susdites trois intentions.

Le premier est l'electuaire *alfarti* (c'est-à-dire de bonne saueur)
d'Heben Mesue, lequel vuide les superfluitez de tout le corps, sur tout de
la teste, confortant la veuë, et tous les sens, retardant les poils blancs,
et conseruant la ieunesse : PR. *des escorces de myrobalans citrins,*
chebuls, et emblics, mises en poudre, et frottées *auec huile d'amandes,*
puis desseichées, et puis lauées d'eau sucrée tant qu'elles ayent perdu
leur amertume, *de chacun vne once : turbit blanc et net, demy once :*
mastic, regalice, gingembre, galanga, canelle, bois d'aloës, giroffles,
poivre, cubebes, macis, poils de spic, semence de fenoüil, de chacun
vne drachme et demie : sucre fin, demy quarteron : pignons nets,
demy once : miel anthosat escumé, tant qu'il en faudra. Qu'on fasse
electuaire, duquel il prendra demy once après le milieu de la nuit [2], vne
fois ou deux la semaine.

Le second est la confection du mesme autheur, qui augmente la veuë,
et sert à son obscurité : PR. *de l'euphrasie et semence de rhuë, de chacun*
sept drachmes et demie : siseli, calament, pouliot, gingembre, cubebes
et noix muscade, de chacun cinq drachmes : cristal et perles, de
chacun deux drachmes : esula, mastic, serpent bruslé, de chacun vne
drachme et demie : saffran, vne drachme : baume, cinq grains : pain
de sucre, tant qu'il en faudra. Soit fait electuaire, duquel on en baillera
demy once chaque matin.

Le tiers est le *collyre burud* de Iean Heben Mesue, et de la Communauté, aiguisant et conseruant la veuë : PR. *jus de fenoüil, deux liures :*
jus de rhuë, vne liure : vin de grenades, demy liure : miel, demy quar-
teron : poivre long, aloës sucotrin, sel armoniac, de chacun deux
drachmes : tuthie preparée, vne once. Ceux-cy estant mis en poudre,
qu'on mesle tout dans vne phiole de verre, qui demeure au Soleil durant
trois mois, et puis on en iettera la lie, et qu'on garde.

A mesme intention sont les eaux de fenoüil, de rhuë, chelidoine,
euphrase, veruaine, et de l'eau precieuse de maistre Pierre l'Espagnol,
et semblables. Et si ces choses n'y profitent, il faut auoir recours aux
oculaires de verre ou de berilles [3].

---

1. « Intendatur. »

2. « Post mediam noctem. » — Ms. 24249 : après la minuit.

3. « Ad ocularios vitri, aut berrillorum est recurrendum. » — Il s'agit là des lunettes
ou besicles. — Sur tous les exemplaires que j'ai consultés, la phrase latine est

TROISIESME PARTIE

Des maladies des oreilles : et premierement vn propos general de la surdité [1].

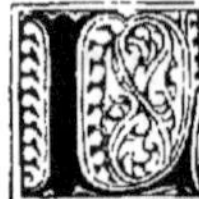ES maladies des oreilles, qui font parcilles nuisances à l'action de l'oüye, que celles des yeux à la veuë (sçauoir est surdité et durté d'oüye, et oüye de son estrangere [2], comme dit Galen au troisiesme des *Maladies et Symptomes*) sont suiuant le mesme Galen au quatriesme, les vnes au propre instrument de l'oüye, qui est vn conduit [3] nerueux : Les autres aux particules qui luy sont en aide : ce sont le trou, et les contours ou recoquilleures, et la substance de l'oreille. Les autres en la faculté qui descend du cerueau. Et ces maladies sont ou par discrasies (sur tout par les froides, comme dit Auicenne), ou par solution d'vnité, et principalement vlceres, ou par oppilation faite par dedans, à cause d'vn aposteme, ou de quelque humeur, ou ventosité, ou sanie, ou sang, ou ordure, verme [4], verruë, ou germe charnu, ou membraneux, qui sont naiz là dedans [5] : et aussi de chose externe, comme araigne, puce, pierrette, noyau, grain, poudre, ou eau, qui y soient entrez.

Dequoy il appert manifestement, que des *causes* des maux des oreilles,

reproduite telle que je la donne en note: ne devrait-elle pas être « ad ocularios vitri aut berillos »? — Le ms. 6966 écrit bien « berilloz », mais la dernière lettre est manifestement un signe d'abréviation pour « berillorum ».

Qu'est-ce que berille? Faut-il l'entendre de la pierre précieuse, le *beryl* (sorte d'emeraude) ainsi que l'a fait Marbode, évêque de Rennes, mort le 11 septembre 1123 (Chereau, *Dict. encyclop.*, 4e s., t. XI, p. 679), lequel parlant des pierres précieuses, dit que le beryllus « infirmis oculis in qua jacet unda medetur »? — Cette interprétation est difficile à soutenir. — Au contraire, d'après Littré, beryl, beryllus, a été employé au moyen âge pour signifier lunette, besicle.

Au XIIe siècle, dans Trotula, il est aussi question des oculaires de verre (*De mulierum passionibus*, Lyon 1572, in-16, ch. 63). — Gordon, dans son *Lilium medicinae*, fait également mention des beryles pour corriger la vue.

1. D'après Brugsch, la mention la plus ancienne des maladies de l'oreille se trouve sur un papyrus égyptien du muséum de Berlin, qui remonte au règne de Ramsés II, le père adoptif de Moïse, c'est-à-dire au XIVe siècle avant notre ère. A. Hartmann (in *Mal. de l'oreille*, Paris, 1890, p. 1) cite encore parmi ceux qui se sont occupés des maladies des oreilles, Hippocrate, Apollonius, Celse, Galien, Alexandre de Tralle, Paul d'Egine, Rhazès et Abulkasem, Serapion et Guillaume de Salicet. Il dit que c'est dans Pierre de la Cerlata que se trouve la première mention du speculum, et qu'au moyen âge on ne tenait compte que des maladies de l'oreille externe. Mais Guy parle déjà de l'emploi du speculum et signale les maladies de l'oreille qui tiennent à une lésion du cerveau, etc.

2. « Atque praeterauditiones », hallucinations de l'ouïe.

3. « Porus nervosus », πόρος, porus, pore, conduit.

4. « Vermis », ver.

5. « Supernutritis. »

les vnes sont primitiues, comme cheute, coup, et mauuais regime : les autres antecedentes, comme mauuais humeur vaporeux : et les conjointes sont, les choses qui s'assemblent aux oreilles. Et quand tels maux sont de la nature de la partie, sont dits propres et priuez : mais quand ils viennent d'ailleurs, comme de l'estomach, ou de la teste, sont compassionnelles et communiquez, et tels ont leur faire, et estre fait [1], ainsi qu'on disoit des yeux.

Les *signes* des passions des oreilles, de celles qui sont és concauitez que nous voyons, n'ont besoin de cognoissance par la raison, au quatriesme des *Internes* : mais celles qui n'apparoissent, on les comprend du mal ouyr. Car ceux qui n'oyent les voix basses, et à peine les hautes, ils sont quelque peu sourds, ou ils deuiennent sourds petit à petit, comme dit Galen au troisiesme du *Miamir*. Et ceux qui entendent des sons phantastiques, comme de la pluye, son de trompette, ou sifflement, ils endurent tintement, et ouye de chose estrangere, ou permutation d'ouye, comme disent Galen et Auicenne.

La cause qui le fait, est signifiée de ses symptomes. Comme si c'est d'aposteme, il est auec fiéure et douleur, tension et pesanteurs, pulsations, et autres accidens dits cy-dessus és apostemes des oreilles. Si la matiere est froide, on y sent pesanteur auecque froid : et si elle est chaude, ardeur et ponction, et flux de sang a precedé, ou fiéure cholerique, de laquelle la matiere est montée aux oreilles, ainsi qu'il est dit au quatriesme des *Aphorismes*. Si c'est de ventosité, elle est auec son et tintement. Si d'vlcere, il y a demangement douloureux. Si c'est d'vne verruë ou de quelque chose qui soit entrée dans l'oreille, on le sçait du patient, et en y regardant au Soleil, tirant l'oreille, et la dilatant auec le speculum [2] ou autre instrument. Si c'est vn ver ou vne autre beste, on sent son mouuement dedans l'oreille.

Le lieu est signifié, de ce que, suiuant Galen au quatriesme des *Internes*, si la seule faculté auditoire souffre, nous estimons que le propre nerf est offencé : mais si les autres parties du visage ont aussi mal, le cerueau souffre auec le nerf. Et à cecy aide, que le passage du trou est sain, et qu'il n'y a pas long temps. Auicenne y adiouste, allegement apres les bonnes digestions et euacuations, comme estoit dit des yeux.

Il est *iugé* par Auicenne, que la surdité naturelle, de quelque cause que ce soit, sauf de l'oppilation superficielle externe, et celle qui est accidentale, longue de deux ans, et qui est de cicatrice, ou d'aposteme endurcy, ne guerit point. On iuge aussi, que la surdité accidentale, non ancienne, qui quelquefois est remise et a allegement, peut estre guerie.

---

1. « Sunt compassionales et communicatae : et tales suum habent fieri, et factum esse... », 1559. — Canappe : et telles ont leurs choses faisantes et leur estre fait.

2. « Cum speculo. » Avec le miroir.

Dauantage Hippocrate enseigne au quatriesme des *Aphorismes* : que à quiconque aduient surdité, suruenant dejections choleriques [1], elle cesse. Galen entend cela de l'accidentale, qui se fait en fievre, de la cholere qui monte en haut.

A la *cure* de la surdité, et nuisance d'ouye, on assigne double regime, l'vniuersel et le particulier. Le regime vniuersel de la diette et purgation, et sedation de douleur est accomply, ainsi qu'il a esté dit cy-dessus de l'aposteme des oreilles.

Le *regime particulier* concerne *deux choses*. La *première*, ce sont *huict enseignemens* fort necessaires pour accomplir cette intention.

Le premier enseignement, qu'on ne fasse rien de particulier à l'oreille (specialement qui soit piquant, et douloureux) auant que le corps soit éuacué.

Le second, que toutes operations aux oreilles (principalement celles qui paruiennent à l'intérieur) soient faites doucement, et sans douleur, à cause du nerf planté au dedans.

Le troisiesme, que toutes choses qu'on mettra dans les oreilles soient tiedes, non pas excessiuement chaudes ou froides.

Le quatriesme, qu'elles soient liquides, afin qu'elles entrent et se vuident mieux.

Le cinquiesme, ce qu'on y aura mis, ne sejourne dans l'oreille passé trois heures.

Le sixiesme que quand on y aura mis dedans quelque chose, le malade se couche sur la partie saine : et que le trou de l'oreille soit couuert auec laine ou cotton.

Le septiesme qu'on n'y mette plus rien, iusques à ce que ce qui aura esté mis par deuant n'en soit retiré, en se tournant sur la partie malade, et en nettoyant auec vne esprouuette enueloppée de drapeau, ou de cotton : et y aidant de la toux, et esteruëment, mouchement [2] et crachement fort.

Le huictiesme, que le medecin des oreilles [3] ait les instruments aptes à son operation, comme sont stilles à curer et à esleuer, vn crochet peu courbe, cannules à succer et à suffumiguer [4], et qu'il ait de la laine, cotton, esponge, drapeau, glu, et autres choses necessaires à son operation.

Le *second* qui concerne le regime particulier est, que la cure locale soit ordonnée selon la diuersité des causes de surdité, et nuisance de

1. « Felleis egestionibus. »
2. « Cum... inunctione », pour : munctione, munctio, de mungere, moucher.
3. « Medicator aurium. »
4. « Stila curatoria et leuatoria, uncinum pauce curuationis, canulas suggitiuas et suffumigatiuas », ms. 6966... canules pour aspirer et fumiger.

l'ouye : Comme si c'est *à cause d'en aposteme, ou d'en vlcere*, soit traité, comme il a esté dit auparauant en leurs chapitres.

Si les *humeurs froides, ou la ventosité* en sont cause, il faut en premier lieu fumiguer l'oreille auec vn entonnoir ou canule fumigatoire [1], et vn pot d'estroit orifice, dans lequel Galen commande mettre (du conseil d'Aopllonius) de l'vrine de bœuf, auec le tiers de vinaigre, et vn peu de myrre pilée. Et le canon ou tuyau de l'estuue soit entouré de laine ou drapeau, à ce qu'il n'offence l'oreille, ne les entours. Mais le commun vsage fait suffumigation auec du vin blanc, auquel ayent bouilly de la rhuë, du calament, hysop, marjolaine, centaurée, betoine, fueilles et graine de laurier, stœchas, anis, fenouil, spic-nard, et semblables. Apres l'estuue, ledit Apollonius choisit d'y mettre au dedans graisses d'oye, fiel de bœuf, et huile laurin, meslez en parties esgales. L'vsage commun y met des huiles chauds, comme celuy de camomille, d'aneth, d'amandes ameres, de costin, nardin, rhaphanin, de fresne, et son eau distillée. Et quelques-vns louent en tous cas l'eau de ioubarbe : et qui plus fort est, il met du fiel de faucon, du baume, et jus de raifort purifié.

Rhasis baille, et Heben Mesue accorde ce sief : PR. *de la poulpe de coloçynte, deux drachmes : sur d'aloïne, aristolochie, de chacun vne drachme : cost, baurac, de chacun demy drachme : castorée, vn scrupule :* Qu'on en fasse des siefs auec du fiel de vache, et quand il en sera besoin, qu'on les destrempe auec huile d'amandes ameres.

Auicenne dit que cettuy-ci est espronué. PR. *du castorée, trois drachmes : nitre, vne drachme et demie : ellebore, vne drachme.* Qu'on en fasse des trochisces, auec du jus de raifort.

Et de marcher par lieux sablonneux, leur profite, comme dit Alexandre : et de crier, et les exciter d'vne voix haute, est vtile, comme dit Auicenne. Ce que Galen a entendu au troisiesme du *Miamir*, quand il dit, que les oreilles qui endurent douleur ont besoin de repos : et celles qui endurent surdité ont besoin de fort mouuement, et de changement, en contraire disposition.

Si la *surdité est à cause de l'ordure*, cette ordure soit remollie auec eau miellée chaude : et soit nettoyé auec vn grefe curateur [2], ou que l'on y mette des meches ointes de miel ou d'huile de camomille, et de spic : ou auec du nasitort, et baurac.

Si c'est *de l'eau entrée dans l'oreille*, vne des choses qui y profitent selon Auicenne est, qu'auec vn embut [3], ou canule à succer qu'vsent les enfans, on succe tant qu'elle en soit retirée : et que puis on y mette

1. « Suffumiganda est auris cum trajectorio aut cannula suffumigatoria », 1559. Suffumigo, fumiger, d'autres traduisent par *parfumer*.
2. « Cum stilo curatorio. » Avec un cure-oreille. Grefe, stylet à écrire. (Du Cange.)
3. Embut, entonnoir. (Du Cange.)

huile d'amandes douces. Ou que au bout exterieur du tuyau, on allume du cotton, ou autre chose, et *l'eau en sera retirée par la vertu de la chaleur du feu* : ou qu'on y mette vne piecette d'esponge liée auec vn fort filet, et qu'on l'en retire quand il aura beu quelque portion de l'eau.

Quand c'est *d'vne pierrette, ou noyau, ou bestiole, ou quelque autre chose qui soit entrée dans l'oreille*. Albucasis conseille, que si la chose est fichee, on y introduise vn peu d'huile violat, et que puis on prouoque l'esternuëment, ou la toux, ou que le malade crache fort, ou qu'il saute sur vn pied du costé de l'oreille, ou qu'on le frappe [1] de la paulme de la main. Et cecy vaut à tout ce qui est entré dans l'oreille. Et à cela aide d'eslargir et tirer l'oreille par tous moyens, et si cela n'y sert, que l'on oigne le poinçon ou l'esprouuette de quelque glu, et qu'on le mette dedans, et la chose en soit retirée. Si cela n'y sert, soit attiré auec des pincettes, ou auec vn crochet large peu replié : Et s'il ne peut, soit succé auec vne cannule, ayant bien bouché tout l'entour auec huile et cire.

Or si par ces engins il ne sort point, adonc que l'on se haste d'y faire *incision* avant qu'il y vienne aposteme, ou conuulsion, et que ce tail soit fait en forme de Lune, en la racine de l'oreille, insques à la pierrette : et quand on l'aura retirée, l'oreille soit cousuë et traitée à la mode des autres playes.

Si c'est vn grain, ou chose qui depuis s'engrossisse, Albucasis veut aussi, que si on ne le peut retirer auec les susdits engins, qu'on le trenche en pieces auec quelque spatume subtil : et que puis on l'attire auec des pincettes et engins. Si c'est vne beste, et qu'on ne l'en puisse tirer viue auecques pincette et engins susdits, le mesme Albucasis aux *Diuisions* veut, que l'on distille dans l'oreille de l'eau, en laquelle on ait destrempé de l'aloës, ou jus d'aloyne, ou de calament, ou de fort vinaigre. Elle estant morte, en soit retirée auec les engins jà dits, ou en remplissant l'oreille d'eau, ou en y mettant des poils [2] comme dit Brun, ou de saliue, comme dit Auicenne.

S'il y a *pannicule, verruë, ou chair qui oppile l'oreille*, le pannicule soit exterieurement coupé auec vn spatume. La verruë et la chair superfluë soit ostée par ligature, ou auec vn spatume espineux, l'ayant prise d'vn crochet : ou par cautere actuel ou potentiel. Puis on y mette vne tente ointe d'vnguent verd, ou de quelque leger corrosif.

---

1. Le ms. 24249 dit : ou soit frappé *sur l'oreille* de la paulme.

2. Brun dit ainsi : Apres que la beste est tuée (ce que l'on sçait par la sedation de douleur) fais la sortir auec esternuëments, les narilles bouchées. Et quand c'est vne puce, qu'on applique à l'oreille vn peu de laine, car passé vne heure elle se tient aux poils, et sortira auec eux. Ou qu'on iette de l'eau dans l'oreille, tant qu'elle en soit pleine, puis le patient flechisse la teste soudain, car elle sortira auec l'eau. (J.)

Quant à l'oppilation interne, le moyen y est difficile : mais Albucasis commande de l'ouurir auec vn cautere radial, et garde-toy de blesser les nerfs.

QVATRIESME PARTIE

Des maladies des narilles.

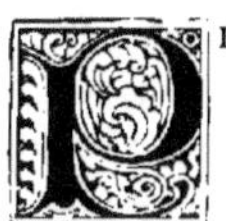 LUSIEURS maux aduiennent aux narilles, qui destruisent, debilitent ou changent l'action de l'odorement, et de la respiration : desquels les vns sont en l'instrument propre, les autres en ceux qui luy aident : les autres en la faculté. Comme sont discrasies, vlceres, puanteurs, attritions, apostemes, oppilations faites d'humeur, ou de carnosité, ou de polype, coryzes, esternuëmens, et flux de sang. Et sont quelquefois causées és parties mesmes, et quelquefois procedent d'ailleurs. Mais d'autant que la pluspart de ces passions appartiennent à la doctrine de Physique, et aussi que de plusieurs d'icelles il a esté dit cy-dessus : icy ne sera traité que de l'oppilation cathesiale, et de la puanteur.

De l'oppilation au cathese [1].

L'OPPILATION cathesiale, selon Auicenne, est oppilation faite d'humeur, ou de chair, ou de crouste, engendrée entre le passage du nez et du gosier.

Elle est *signifiée* de ce que l'homme veut tousiours cracher : et quand il ferme la bouche, ne peut haleiner par le nez, et fait quelque sifflement [2] et a volonte de vomir.

Sa *curation* particuliere est de suffumiguer ou parfumer et succer souuent de l'eau cuite auec de la camomille, melilot, hysop, marjolaine et semblables, et de jetter dans les narilles, auec un embut nasal, des pilules diacastorées, destrempez en jus de marjolaine : ou la confection de Rhasis esprouuée à cette intention, et fort exaltée d'Heben Mesue, qui est telle : PR. *de la nielle trempée en vinaigre durant trois iours,* seichée et mise en poudre comme pour vn alcofol. Soit confite auec l'huile vieux : et ayant suffumigué les narilles, et la bouche estant pleine d'eau, la teste renuersée derriere, quelques gouttes en soient instilées, et qu'il les succe fort [3], iusqu'à tant qu'il en sorte grande humidité. Ce qu'il faut faire durant trois iours par trois fois, et apres chaque fois, il

1. Cathese, de κάθημαι, faire descendre?.. Descente des humeurs du cerveau.
2. « Tinnitum. »
3. « Et sugantur vehementer. »

NICAISE. — Guy de Chauliac.   32

faut lauer la bouche d'eau chaude. Et si de cela s'ensuiuoit douleur et
ardeur, qu'on y mette d'huile de semence de courge, et la teste soit
arrosée d'eau chaude. On la rendra plus forte, selon luy, si on y
adjouste de la colocynthe, de l'ellebore, de cyclamen et sel ammoniac :
et qu'ils soient confits auec du fiel de grué, et vrine de chameau ou
d'autre semblable.

Et souuentesfois, comme dit Auicenne, la disposition a besoin d'operation, et de ralissure auec vn raseloir [1], ou auec vn fil noüé, l'ayant mis
dedans suiuant l'enseignement donné aux viceres des narilles, et d'en
racler tant qu'il soit mondifié. Et quelquefois par la raclure il en sort tant
de chose, que l'homme s'esbahit de la quantité. Et si on n'y peut faire
autre chose, soit eslargi en y mettant des tentes menuës de gentiane,
ou racine de flambe bastarde, comme faisoit maistre Pierre de Bonant.

De l'haleine puante.

L A puanteur d'haleine est corruption d'air, sortant du nez et de la
bouche : laquelle est faite quelquesfois d'vne cause priuée au lieu,
comme sont corruptions, et pourritures des viceres du nez, et des genciues, dents, et membres voisins. Quelquesfois elle se fait de cause communiquée, enuoyée de l'estomach, cerueau et poitrine : comme il est dit
au quatriesme des *Maladies*.

C'est *signe* qu'elle vient de la poitrine, quand le crachat est sanieux :
et qu'elle vient de l'estomach, quand ce n'est pas continuellement, ains
appert plus deuant le repas, que apres. Que c'est du cerueau, parce que
la bouche estant pleine d'eau, on sent la puanteur : et outre ce, elle est
continuelle, et le patient s'en apperçoit.

Sa matiere se declare estre chaude, par l'ardeur et piqueure : froide,
par la priuation de ceux-là.

On *iuge* que la puanteur d'haleine est vitupérable, et sur tout dommageable au Medecin. On iuge que la puanteur d'haleine, à cause de l'estroittesse des trous du colatoire [2] est incurable : et pource les camus le
plus souuent sont tels. On iuge aussi que la puante haleine, quand elle
sent à la similitude de l'odeur des poissons, és fievres aiguës, c'est mauuais signe.

En la *curation* de l'haleine puante, il y a deux regimes, l'vniuersel et
le particulier. L'*vniuersel* de la diette et purgation, soit fait suiuant le
naturel des humeurs, desquels procede la pourriture. Mais communément
il faut qu'ils se gardent de toute chose pourrissable, comme est le mau-

---

1. « Rasione cum radio : aut cum filo nodato ». ms. 6966. — Radium vient de
radere, racler, ratisser, gratter. — Le radium est une rugine, un grattoir.

2. « Stricturam foraminum colatorij. »

uais pain et la chair mauuaise, bleneuse, gluante, et marescageuse [1] : de mauuais vin, gros et doux : Et les poissons et laictages, fruits mols, herbes, comme les courges, et les choux, surtout les atriplices [2], et la substance des legumes, et tous brouets, souppes, ails et oignons, font mauuaise haleine.

Toutes choses aigres leur sont bonnes, et les aceteuses [3] aussi, comme les grenades, oranges et vinaigre : et toutes viandes seiches, comme les perdrix et petits oyseaux : et les choses qui repriment les vapeurs apres la viande, comme les coings, poires, et le coriandre preparé, ainsi que dit Arnaud. Outre ce, qu'ils vsent du persil : car selon Rhasis, d'en manger souuent est meilleur que toute autre chose. Et les rameaux de myrte, auec raisins secs mondez [4], sont precieux à cela, comme dit Auicenne. La sauge et la marjolaine, d'entre les herbes sont les principales. Et bonnes confections, comme l'aromatique d'Heben Mesue (qui est presque la Rosate nouuelle) et bonnes dragées (èsquelles les semences soient preparées auec le vinaigre) de girofle, canelle d'alepo [5], souchet, iris, fueilles de nard, roseau aromatique, citron, fueilles de laurier et de myrte, bois d'aloës, sandaux, roses, succre rosat en tablettes, sont precieuses.

Le rejet des superfluitez, et vie sobre, peu dormir, exercice des pieds, et lauer souuent, sont en ce cas necessaires. La purgation auec hyeres et myrobalans, y est propre : et la phlebotomie, si elle est necessaire : et la diuersion et éuaporation auec les cauteres sur le coronal, est louée.

Le *regime particulier* concerne les occasions dont la puanteur vient. Si la puanteur procede de quelque membre, qu'il soit traité. Si de quelque affection, qu'on la traite aussi : comme si ce sont vlceres, ou excroissances, pustules ou oppilations, soient traitez ainsi qu'il a esté dit en leurs propres chapitres. Toutesfois il est commun à toutes puanteurs, de les mondifier et nettoyer, et aromatizer les narilles, et la bouche, et les passages de l'haleine, auec quelques choses propres. Et à ce loue Heben Mesue, lauer et relauer, et succement au nez du vin odorant [6] : puis auec du vin de la decoction de myrthe, souchet, roseau aromatique, bois d'aloës, roses, myrrhe, et sel gemme. Et Rhasis met gallie [7],

1. « Et mala caro, blenosa et viscosa et paludosa », ms. 6966. — Joubert traduit « blenosa et viscosa », par : qui n'est que morue gluante. — Canappe dit : chairs blancs.

2. « Et fructus molles, horarii, vt cucurbitae atque caules maxime, attriplices. » « Horarii », pour herbarii. — Ms. 24249 traduit par « herbes ». — Atriplex, atriplicis, arroche, plante.

3. « Acria et acetosa. »

4. « Cum passulis mundatis », ms. 6966. — Joubert dit : cum vuis passis. — Ms. 24249 : auec raisin secs. — Passus, séché au soleil.

5. « Cinnamomo... aliptico. »

6. « Collutionem post collutionem et suctionem cum vino odorifero. » — Ms. 24249 : « lauer la bouche apres mengier et suegetter le vin odoriferant. »

7. Gallie n'est pas vn medicament simple, ains composé, surnommé *musquée*. (J.)

spic, girofles. Et l'vrine des asnes est souueraine en ce fait, comme dit
Heben Mesue.

Et d'introduire des tentes faites de ce qui s'ensuit, est tres-bon comme
il dit : PR. *poudre d'hiere picre, quatre drachmes : roseau aromatique,
myrrhe, girofles, spic fueilles* [1], *squinant, canelle fine* [2], *de chacun
deux drachmes.* Soient paistris auec de bon vin.

Et si on ne peut faire autre chose, qu'on les pallie auec les pilules de
girofle d'Auicenne, desquelles la forme est telle : PR. *girofles et galanga, de chacun demy once : pyrethre, trois drachmes : aloës, deux
drachmes : moustarde, vne drachme : musc et camphre, de chacun
demy drachme.* Qu'on en face pilules auec du vin, desquelles il en aual-
lera deux chaque matin, et en tiendra deux autres en la bouche. Gordon
y adiouste de la marjolaine, basilic, noix muscade, canelle, bois d'aloës
(en lieu d'aloës), styrax, calamite, et de l'ambre. Et les paistrir auec de
l'eau rose.

Le mascher du souchet, paillie l'odeur du vin : et le mascher de
rhuë, couure celle des oignons et des ails, comme Rhasis tesmoigne.

Du *polype*, et du *flux de sang*, il a esté dit és vlceres.

CINQVIESME PARTIE

Des maladies de la bouche et de ses parties.

OMME (dit Galen au quatriesme des *Maladies et Symptomes*)
és choses predites, la constitution des parties desmonstre la
cause des symptomes, ainsi fait-elle en la bouche. Nous
sçauons qu'en elle y a deux parties principales qui accomplissent deux actes, ausquels elle est ordonnée : sçauoir est, la langue
à gouster, et les dents à mascher : les autres sont pour aide. Outre ce
y est sa faculté, deriuée du cerueau. Ces symptomes, comme des autres
actions, sont diuisez en triple difference : en action affoiblie, perduë, et
changée ou corrompuë : et ce à raison des maladies similaires, organiques et communes à toutes deux, lesquelles solutions sont non pareilles,
diuersifiées selon plus et moins, specialement par la debilitation et l'ablation, et non par la permutation [3] : comme Galen et Auicenne, et le
Docteur subtil déclarent en plusieurs lieux.

---

1. « Spicae folii », pour spicae folii nardi. Les feuilles forment la partie principale de cette substance.

2. On interprete *Darsen* ou *Darseni*, *anamome* grossier, toutesfois les reuerends
peres commentateurs de Mesue, veulent que ce soit la cannelle fine. (J.) — D'après
Merat et Delens : *Darchem*, est le nom de la meilleure cauelle, selon Johnson. —
Darchinie est le nom hindou et persan de la *Canelle de Ceylan*.

3. « Quae solutiones sunt imparitatis, secundum magis et minus varietatis, saltim
debilitationis et ablationis, non autem permutationis », 1539.

Leurs *causes* sont quelquefois priuées, quelquefois communiquées, ainsi qu'il a esté dit des autres, et encor sera dit.

Des maladies de la langue.

Les maux de la langue qui empeschent son action, sont discrasies, vlceres, alcoles [1], apostemes, enfleure ou aggrandissement, ranule, et souscroissance de chair, conuulsion ou courbement, paralysie ou remollissement et begayement. Et iaçoit que la pluspart de ces maladies appartiennent à la doctrine de Physique, ce neantmoins parce qu'on a recours quelquefois pour icelles aux Chirurgiens, on en dira aussi quelque chose de quelques-vnes : non pas des apostemes, vlceres et alcoles : parce qu'il en a esté dit auparauant.

De l'enfleure et agrandissement de la langue.

Si elle est d'humeurs chauds, ayant supposé vne bonne diette et purgation auec des pilules cochies, Galen conseille au quatorziesme de la *Therapeutique*, de gargarizer auec jus de laictuë. Car de cela seul (comme il dit) vn homme en fut guery, de sorte qu'il n'eust besoin d'autre medicament. Toutesfois la diuersion de la matiere auec ventouses derriere le col, et la saignée des veines de la langue, en ce cas me sont familiers.

Si elle vient d'humeurs froids et de grosse ventosité, Rhasis et Auicenne veulent que la matiere soit vuidée par la bouche en saliuant, au moyen d'vne friction de sel ammoniac, et d'oignons. Et qu'on laue la bouche auec du vinaigre. Et si on y adioustoit du gingembre et du poivre, pour resoudre, seroit meilleur. Et à ce cas est fort vtile de seicher la teste auec ce qui desseiche le rheume.

De la ranule, et sous-croissance de chair.

Ranule [2], selon Auicenne, est certaine carnosité longuette engendrée sous la langue, qui empesche son action, a la forme de grenoüille [3], ou d'vn autre langue. Pour la guerir, il faut esprouuer (suiuant Auicenne) si elle pourra estre consumée auec des medicaments astringents et resolutifs, comme sont escorces de grenades, auec origan et sel. Le vitriol bruslé, et les hermodactes, meslées auec aulbin d'œuf, tenus sous la langue, sont esprouuez pour les enfans, comme il dit. Apres ceux-cy faut passer aux plus forts : comme est, le frotter auec du sel

1. « Alcolac », aphthes.
2. « Ranula », ranule, grenouillette.
3. « Ad formam ranae. »

ammoniac, ou auec fleur d'arain et vitriol, ou auec les trochiscs aldaron, ou calidicon. Et que l'on garde qu'aucun de ceux-cy ne descende
en bas.

Et si elle ne peut estre guerie auec ceux-là, il n'y aura point d'excuse
qu'on n'y opere de la main, comme il dit aussi. Laquelle operation Albucasis met ainsi : Il faut qu'on ouure la bouche du malade au Soleil, et
que l'on contemple la ranule. Et si elle est noire ou brune, et dure, et
sans sentiment, qu'on n'y touche pas, car elle est chancreuse. Mais si
elle n'est telle, ains blanche et bien traitable, lors soit prise auec vn
crochet, et trenchée auec vn spatume deslié, et en la descharnant de
tous costés [1] soit arrachée. S'il y suruient du sang, soit abstergé auec vne
esponge : et si besoin est, qu'on y mette du Zegi (qui est du vitriol), et
qu'on quitte l'operation iusqu'à tant qu'il soit restreint. Et adonc si l'operation n'est complette, qu'on y retourne, tant qu'elle soit accomplie. Cela
fait, il lauera auec du vinaigre durant vn iour ou deux, et puis (dit Guillaume de Salicet) il lauera de vin cuit auec de la myrrhe [2], iusqu'à ce
qu'il soit guery.

Du spasme et filet qui contraint la langue.

S PASME est retirement et courbement de la langue vers sa racine, par
lequel son action est empeschée.

Sa *cause* est, l'humidité qui remplit, ou la seicheresse qui inanit, ou
le lien qui retire.

La *cure* d'humidité remplissante, gist en l'éuacuation vniuerselle et
particuliere. L'vniuerselle est faite auec pilules cochies : la particuliere,
auec des caputpurges, et masticatoires, et lauements de bouche, auec du
calament, origan, moustarde, fenugrec, poivre, pyrethre, et autres qui
seront dits incontinent en la paralysie. A quoy aussi il profite d'euaporer à la racine du col, auec tels que la camomille, le melilot, et le
stœchas et l'aneth.

La cure de la seicheresse et inanition, est bonne humectation et refection par louable nourriture, et lauements temperez [3] : et onctions du col
et de la teste, auec huile de nenuphar et de violettes : et auec fomentation d'eau chaude, et du laict, et semblable.

La *cure du filet* ou lien qui retire la langue, se fait en le trenchant de
trauers, tant que la langue soit desliée de ce qui la retenoit, comme dit
Albucasis. Et qu'on y mette vne mesche par quelques iours auec du

1. « Et liberetur ab omni parte. »
2. Guillaume y adiouste aussi du mastic et de l'encens. (J.)
3. « Et cum temperatis collutionibus. »

vitriol, afin que ne se reprenne. Et si on en doute, à cause des veines, Auicenne conseille qu'on y passe vn fil auec l'aiguille ; et qu'on lie le filet iusques a ce qu'il se rompe de soy-mesme : ou (suiuant le conseil de Lanfranc) qu'il soit cauterisé, en le coupant auec vn ardant rasoir d'argent [1].

De la paralysie, et du begayement.

LE begayement [2], jaçoit qu'il puisse prouenir de la conuulsion, des vlceres, et autres passions de la langue, toutesfois le plus souuent il vient de la paralysie, et des humiditez qui abreuuent les nerfs, les muscles et la substance de la langue.

Ses *causes* et *signes* sont tels, que de la commune paralysie. Et auec ce il y a flux de saliue sans volonté, et ne peut parler directement, ne prononcer : comme Galen declare en cet aphorisme : Les begues principalement sont espris d'vne longue diarrhée.

On *iuge* communement que le begayement accidental predit la paralysie. On iuge que comme la fievre guerit le spasme : ainsi elle guerit le begayement d'humidité. On iuge aussi que le begayement naturel et la paralysie vieille, ne guerissent iamais parfaitement. Toutesfois aux enfans, bien souuent sont amendez, quand ils paruiennent à l'adolescence, comme dit Auicenne.

Sa *curation*, nonobstant que soit en general celle de la commune paralysie, toutesfois en cette-cy (outre la maniere de viure, et la purgation) il y a *trois* particulieres et principales *intentions*, ainsi que met Heben Mesue. La premiere est en diuersion de la matiere : la seconde, en l'exsiccation du cerueau : la troisiesme, en la consomption de l'humidité conjoincte.

La premiere est accomplie auec clysteres piquants et frictions, et ventouses derriere le col.

La seconde est accomplie, auec emplastres dessiccatifs sur toute la teste, comme sont la moustarde, la fiente de colomb, le millet, et le sel rosty [3], les bayes de laurier, l'anis, fenouil, poivre, girofle, et autres, qui en confortant la teste desseichent le rheume. Et les cauteres sur la teste, et aux costez, et derriere les vertebres du col, sont louables.

Et Halyabbas ordonne cet emplastre sur le col, à conforter les nerfs : PR. *camomille, melilot, marjolaine et gingembre, de chacun cinq drachmes : moustarde, pyrethre, feuilles de laurier, de chacun trois*

1. « Cum rasorio argenteo ignito. » — Lanfranc commande de le coupper auec vn instrument d'or non pas d'argent, fait en façon de tranchet : lequel soit mis au feu, et qu'on le coupe en eschauffant, dit-il. (J.)
2. « Balbuties. »
3. « Et sal torrefactum. »

drachmes : opopanax, castorée, de chacun deux drachmes. Qu'on pile tout et qu'on en face emplastre auec de la cire et huile de sureau. A mesme intention vaut l'onction faite d'huile costin, nardin, rutacé, et castorin : et l'huile benoist est souuerain en cecy. L'huile aussi de terebentine, et la distillation d'Heben Mesue pour le dos, ditte cy-dessus en la paralysie, y est precieuse.

La troisiesme est accomplie, par gargarismes et lauements de bouche : et frottement de langue auec ce qui sera dit, en graduant les remedes, et procedant des plus foibles aux plus forts. Et que l'on commence à l'oxymel scillitic, car il est excellent à gargariser. Et quelquefois on conforte auec les choses qui sont comme halhaste (qui est stœchas, ou l'hysop des iardins) et les escorces de capres, le pyrethre, gingembre, et les trois poivres. Et il faut que l'euacuation des humeurs phlegmatics precede cette gargarization : en frottant la langue auec ce qui est comme sel ammoniac, et gingembre et oignon. Et puis l'operation du lauement sera meilleure.

A la mesme intention Heben Mesue a esprouué le gargarisme qui dissould le phlegme assemblé à la racine de la langue, duquel la forme est telle : PR. *de l'origan, marjolaine, hysop, pyrethre, du gingembre, des trois poivres, canelle, coste, moustarde et nielle.* Soient paistris auec de l'oxymel scillitique, et du *rob*, qui est vin cuit : et en soit gargarisé tous les iours.

Lanfranc raconte qu'il restitua la parole à quelque dame auec des figues mondées, et du miel, et six grains d'euphorbe clair et luysant, incorporez ensemble et paistris : de quoy il mettoit sous sa langue la quantité d'vne petite febue.

La confection du medicament de Rhasis à la paralysie et pesanteur de langue, est telle : PR. *du sel ammoniac, pyrethre, staphysaigre, moustarde, poirre, flambe bastarde, en esgale mesure.* Soient pilez, et qu'on en frotte la langue dessous et dessus par plusieurs fois le iour.

Halyabbas ordonne de la frotter auec d'hiere picre, moustarde et pyrethre, pilez grossierement. Et la flambe bastarde suiuant le tesmoignage de Dioscoride, en quelque maniere qu'on la baille, est medicament propre à la mollesse de la langue, et à paralysie : et la sauge, la rhuë, le calament, l'herbe de la paralysie, le romarin, la semence du basilic et du caulicule sauuage, ont en cecy tres-grande proprieté. Et de tenir sous la langue des pilules faites auec du castorée, et asse puante, et therebenthine, est souuerain en cecy, comme dit Auicenne. Et à cela sont propres les pilules diacastorées. Et tous recommandent la theriaque, et la confection anacardine.

Aussi de parler assiduellement, et frotter la langue auec du sel gemme, haste la parole aux enfans, comme dit Auicenne.

Des passions des dents en general.

HALYABBAS au neufuiesme sermon de la premiere partie de la *Disposition royale*, fait nombre de cinq ou six passions des dents : comme douleur, corrosion, congelation, endormement [1], limosité ou fétidité, cheute ou branlement. Elles n'endurent pas proprement apostemes, ains chose semblable à aposteme, comme dit Auicenne. Et par cela est entenduë la corrosion ou pourriture, comme tient nostre commune eschole. Sçauoir mon si elles ont sentiment, et apperçoiuent douleur, Galen au cinquiesme du *Miamir*, et Auicenne au troisiesme *Canon*. semblent tenir que ouy : Halyabbas dit expressement, qu'elles n'ont aucun sentiment d'elles mesmes, ains à raison du nerf, qui est delegué à elles du troisième pareil des nerfs du cerueau. Et ainsi le declare Galen au seiziesme de l'*Vtilité des parties*. Dequoy il appert qu'elles ne s'apostement proprement, et n'ont douleur, sinon à raison des genciues, et des nerfs qui leur sont adherents.

Les *causes* des passions et nuisances des dents sont, la mauuaise complexion, la solution de continuité, et les apostemes. Ce qui est fait quelquesfois de cause priuée qui est en la dent, ou és membres qui luy adherent : Quelquefois de cause communiquée du cerueau, ou de l'estomach, ou deriuée d'ailleurs. Et ainsi en telles passions on trouue le faire et estre fait. Et de ces causes il y en a trois sortes : La primitiue, comme cheuté, et coup, et mauuais regime : l'antecedente, les humeurs superflux : la conjointe, la disposition mesme faite en la dent.

Les *signes* des passions des dents sont assez euidents. Car il appert manifestement à tous quand elles sont percées et rongées, et noires, et brisées : ou quand elles ne peuuent supporter ne chaud, ne froid : ou quand il leur aduient douleur à raison de l'vn de ceux là. comme dit Galen au cinquiesme du *Miamir*. Et a cette cognoissance aident les choses qui nuisent, et celles qui profitent, le temps et le regime passé, et la relation du patient, comme dessus a esté dit de la goutte.

On *iuge* qu'entre les passions de tout le corps, de laquelle on plaint moins l'homme, la douleur des dents est la plus griefue. On iuge aussi que l'enfleure des joues est bon signe en douleur des dents : parce qu'elle signifie que la matiere delaisse le nerf, et le ligament, et se destourne aux lieux charnus : comme nous disions aussi de la goutte.

A la *cure* des passions des dents, on donne double regime, sçauoir est l'vniuersel et le particulier. Le *regime vniuersel* a deux intentions en general : l'vne en la maniere de viure : l'autre en l'éuacuation.

---

1. « Dormitatio. » Joubert : agassement ou endormement; Ming. : agassement ou stupeur.

On specifie icy la maniere de viure en six choses, selon Auicenne.

Premierement qu'ils n'vsent des choses pourrissables, comme sont les poissons et laictages. Secondement, qu'on éuite ce qui est excessiuement chaud, et le froid aussi, principalement l'vn aprés l'autre immediatement. Tiercement, qu'on ne masche pas choses dures, comme des os : et visqueuses, comme les figues et confitures de miel [1]. Quatriesmement, qu'ils n'vsent point de viandes qui ont propriété de nuire aux dents : comme sont les porreaux. Cinquiesmement, qu'on ne cure pas les dents exquisement, ne rudement. Sixiesmement, qu'on les frotte auec du miel et du sel bruslez : et si on y adjoustoit du vinagre, ce seroit l'accomplissement de tout : comme Halyabbas l'a declaré au cinquiesme sermon de la seconde partie de la *Disposition royale*.

A la purgation est propre l'hiere : et la phlebotomie de la cephalique y conuient, et des veines des levres et de la langue. Il faut aussi diuertir auec frictions et ventouses, et caputpurges : et desseicher le rheume, en confortant la teste, comme souuent a esté dit. Et sortir les humiditez phlegmatiques auec du pyrethre, mastic, et semblables, souuent dits.

Le *regime particulier* concerne deux choses : premierement, trois enseignemens necessaires à l'operation des dents : secondement, l'operation mesme, suiuant la diuersité des passions.

Le premier enseignement est, que ces operations sont particulieres, sur tout propres aux Barbiers et dentateurs ou arracheurs de dents [2], et pource les Medecins leur ont quitté ladite operation. Mais le plus seur est, que telles operations soient conduites par les Medecins.

Le second enseignement est, qu'il faut que le Medecin qui donne conseil en telles choses, sçache que les conseils qu'on donne pour les dents, sont executez en diuerses façons, comme dit Auicenne, sçauoir est, par lauements, gargarismes, mastications, remplissements, éuaporations, onctions, frictions, suffumigations, cauterizations, caputpurges, instillations dans les oreilles, et par operations manuelles, comme il sera dit en leurs lieux.

Le troisiesme enseignement est, que selon Albucasis, il faut que le dentateur [3] soit muny de conuenables instruments, sçauoir est, de rasoirs, rapes, spatumes droits et courbes, esleuatoires simples, et à deux branches, tenailles dentelées, et diuerses esprouuettes, cannules, deschaussoirs, tarieres, aussi des limes [4], et plusieurs autres necessaires à cette besongne.

1. « Et confectiones de melle. »
2. « Appropriatae barbitonsoribus et dentatoribus. »
3. « Oportet dentistam », ms. 6966 et édit. 1499. — L'édit. 1559 dit : « dentistem. »
4. « Videlicet rasoriis, raspatoriis, et spatuminibus rectis et curuis, et leuatoriis simplicibus, et cum duobus ramis, tenaculis dentatis, et probis diuersis, cannulis, scalpris, et terebellis, et etiam limis. »

De la douleur des dents.

S i la douleur est par communication d'autre membre, lors soit en premier lieu guery ce membre là. Et si elle est à cause de l'aposteme des gencines, la matiere estant purgée et destournée. premierement soit repoussée la matiere chaude par froids et astringens, comme est (selon Heben Mesue) de tenir en la bouche de l'eau chaude, auec du vinaigre, ou d'eau rose, ou de plantain. Et si on y mettoit vn peu de camphre, il seroit meilleur : et à cette intention appartient, l'huile rosat, ou myrtin, ou l'omphacin tenu en la bouche. Passé le commencement, qu'on adjouste aux susdits quelques resolutifs, comme est le mastic et les raisins de caresme [1]. Et si la douleur se rend plus vehemente, qu'on y adjouste vn peu d'opion, ou des autres narcotiques, si besoin est.

La cause estant froide, qu'on mette au commencement de l'huile rosat, auec du mastic : puis du vin aluminé, puis vne decoction d'hysop et de calament.

Mais si la matiere tend à maturation, qu'elle soit aidée auec decoction desdits raisins, figues, semences de lin et de fenugrec. En apres l'aposteme soit ouuert, et mondifié auec du miel rosat et du vin, comme il a esté dit des vlceres de la bouche.

Mais si la cause est en la racine de la dent, en son nerf ou ligament, et qu'il y ait matiere, la matiere soit purgée et resoluē auec les choses dittes et à dire, particulierement la chaude, auec huile rosat, de camomille, et d'aneth : et la froide, auec huile de ben et nardin. Si elle est venteuse, soit dissipée auec decoction de cumin, et des bayes de laurier, semence de rhuë, galban, et serapin. Mais si la douleur est sans matiere, qu'elle soit altérée, la chaude par les froids, et la froide par les chauds dits au commencement, et qu'on dira cy apres : et l'humide soit desseichée auec du sel et alun, et galles bruslées : et la seiche, humectée auec du beurre et graisse de belier. S'il n'y a remede auec lesdites choses, qu'on la cauterise d'huile bouillant, en y plongeant vne esprouuette enuironnée de cotton ou linge, l'appliquant souuent à la dent. Ou soit cauterisée auec vn fer ardant, ou arrachée par instrumens.

Et pource que plusieurs mettent plusieurs medicamens pour les dents, ie raconteray auec distinction, ceux que i'ay plus esprouuez à seder la douleur par voye d'alteration et resolution : et les autres qui se font par voye de stupefaction.

Les *medicamens des dents* selon Galen au cinquiesme du *Miamir*, soit qu'on vueille repousser ou resoudre, doiuent estre tres-forts. Et pource la pluspart d'iceux sont faits de tres fort vinaigre. Et ne sert

---

1. « Vuae passae », raisins secs.

de rien, ce qu'on dit, que le vinaigre nuit aux dents : car quand il est meslé auec quelques choses chaudes, il perd cette nuisance. Et parce disoit Auicenne au troisiesme des *cures de la teste*, que le vinaigre est commun à toutes matieres : Car il est possible que son infrigidation soit rompuë de cause legere, et que sa qualité penetrante et incisiue demeure : et c'est quand on le baille en matieres froides : car pour les chaudes, on ne peut mieux choisir. Ce qui est aussi prouué au commencement des *Simples medicaments*, et accordé au premier du *Miamir*. Et partant Archigene (comme recite Galen au cinquiesme du *Miamir*) met le premier medicament à la douleur des dents, le vinaigre chaud, auec des galles : en la matiere chaude s'entend.

Pour la froide, de quelque occasion qu'elle vienne, faites comme s'ensuit : PR. *de la paritoire et mercuriale mediocrement brûlées, seize drachmes : et du sel, onze drachmes : alun bruslé, cinq drachmes : sommitez d'origan, iris, poivre, pyrethre, coste, moustarde, de chacun trois drachmes : seseli, hysop, mente seiche, de chacun deux drachmes : corne de cerf, ou de bouc, amome ou cinamome, de chacun vne drachme.* Qu'on en face de la poudre, de laquelle soient frottées les racines des dents, et des genciues humides, non pas des seiches, car il est ennemy des seiches, comme il dit.

Rhasis met une confection de medicament, qui vaut à la douleur des dents auec chaleur : PR. *semence de pourpier, coriandre, sumach, lentilles escorcées, sandal citrin, roses, pyrethre, camphre, de chacun esgales parties.* Qu'on en forme des trochises auec jus de morelle, et oingts la dent douloureuse auec vn d'iceux, destrempé en eau rose [1], comme dit Heben Mesue, lequel en matiere froide, met en la racine de la dent, de la theriaque faite de cinq choses, de laquelle voicy la forme : PR. *du poivre, asse puante, opion, myrrhe, et castorée, autant d'vn que d'autre.* Soient confits auec du miel.

Halyabbas en cause chaude, ordonne le vinaigre auec eau rose : ou du sumach, et vn peu de camphre. En la froide, le vinaigre cuit auec la despouille du serpent, et si on y adjoustoit du gingembre, pyrethre, poivre et sel, il seroit plus fort.

Alexandre met cette maniere de confection des ails, qui appaise bien tost la douleur des dents : PR. *des ails, cinq gousses : encens, vne drachme et demie : myrrhe, vne drachme.* Qu'ils bouillent en vin, à la consistance du miel liquide : et soit tenu tiede en la bouche. Mesmes Heben Mesue tesmoigne, que Galen dit, que si on pile vn ail, et qu'on

---

1. « Cum vino dissoluto in aqua ros. », ms. 6966. — « Avec vin destrempe en eaue rose », ms. 24249. — N'y a-t-il pas une erreur de copiste, qui aurait mis « vino » au lieu de « vno »? C'est ce que je pense d'accord avec Joubert.

le mette en la racine de la paume de la main, qui respond à la douleur, cela guerit la douleur, et cela est espronné.

Auicenne permet le vinaigre cuit auec la colocynthe, ou aristolochie, ou le pyrethre, asse puante, moustarde, escorces de capres, escorces de pin, mentastre, nielle, sauoniere, et semblables, et d'appliquer sur la dent vn moyeu d'œuf rosty, chaud, et du pain chaud : et l'eau ardent en cela est tres bonne.

Et Auicenne louë vne énaporation deux heures auant le repas, ou quatre heures apres, auec du sel et millet, ou auec huile chauffé, et d'emplastrer de choses telles qu'est la maulue, aneth et camomille, semence de lin et de fenugrec. Il louë aussi les suffumigations auec graine de colocynthe, et graine de moustarde, et semence d'oignon et de rhuë, et semblables. Il accorde aussi auec Rhasis, de distiller en l'oreille qui répond à la douleur, quelque huile des sedatifs, comme est l'huile d'amandes, de sureau, de castorin, et semblables.

Quant aux *medicaments stupefactifs*, que l'on met en la grande necessité, ils sont (suiuant la mesme intention d'Auicenne) comme cettuy-cy : PR. *semence d'hyoscyame blanc, opion, styrax, galban, de chacun deux drachmes : poiure, asse puante, de chacun vne drachme.* Soient confits auec du vin cuit caillé [1] et soit mis sur la dent endolentie.

Ou que l'on prenne de l'opion, et du castorée, esgales parties : et soient destrempez auec huile rosat, et soit ietté dans l'oreille qui répond à la douleur. Ou que l'on tienne en la bouche du vin de la decoction de la racine de mandragore, ou d'hyoscyame. Et quelquefois on donne à boire des narcotics, comme le Philonium [2] : ou qu'on le tienne à la bouche, afin qu'en dormant et reposant, le mal se meurisse. Aussi de tenir souuent de l'eau froide en la bouche, endort la douleur, comme dit Auicenne.

De la dent esbranlée et affoiblie.

Qvelqvefois la dent branle par vne cause primitiue, de cheute ou coup : et quelquefois de cause antecedente, de l'humidité qui amollist le nerf, et le ligament. Aucunesfois par seicheresse, et faute de nourriture : autresfois par corrosion et diminution de la chair des genciues. Celle qui est faite par seicheresse et faulte de nourriture, comme aux vieillards et aux phthysiques, ne guerit point : aux autres, les resumptifs y aident, et auec ce il faut esuiter le mascher (principalement de chose dure) auec icelle dent, et parler moins : et qu'on ne la touche, ne

---

1. Auicenne escrit *auec le caillé du raisin*, qui est le vin cuit, dit Joubert.

2. Philonium, ainsi appelé du médecin Philon (Ier s. av. J.-C.), c'était un électuaire opiacé.

esmeuuë : et si c'est par corrosion, que l'on guerisse la corrosion.

En celle qui est aduenuë de cheute et coup, apres qu'on a saigné (comme aussi ayant purgé et vuidé l'humidité salinale auec du mastic et pyrethre, quand cela aduient d'humidité remollissante), Galen recite du conseil d'Archigene, qu'on mette à leur racine de l'alun, auec de l'encens, cannelle, et cypres.

Rhasis ordonne cecy : PR. *des balaustes, roses, gallie, souchet, sumac, de chacun vne partie : alun, demie partie.* Qu'on en oigne ou frotte les genciues. Et en vn autre lieu il adjouste l'acacie, l'hypociste, les mirobolans, et commande les arrouser de vinaigre, et en faire des trochises, et en frotter les racines des dents.

Si cela n'y sert de rien, soient liez d'vne chainette d'or auec les saines : comme dit Albucasis.

Et s'ils tombent, qu'on y mette des dents d'vn autre, ou qu'on en forge d'os de vache, et soient liez finement, et on s'en sert long-temps.

De la pourriture, des vers, de corrosion et pertuisement des dents.

ELLES ont double regime. L'vniuersel de la diette et purgation et confortation du cerueau, comme il a esté dit en la douleur. Le particulier qu'on les laue d'eau ardente, ou du vin boüilly auec les deux mentes, les deux sauges, les deux calamens et poivre ou pyrethre. Puis soit remplie de gallie et souchet, mastic, myrrhe, souphre et camphre, cire, ammoniac, asse puante [1], et semblables.

Si ces choses n'y valent rien soit esbuschaillee [2] auec vn ciseau et lime, et qu'on luy fasse vn passage, à ce que la viande ne s'arreste au trou. Et si cela n'y sert, soit cauterisée : et si besoin est, qu'on l'arrache : mais sagement, que le trou soit premierement fort remply de linge ou de cotton : car autrement les tenailles la romproyent, et la racine y demeureroit.

Si dans le trou il y a vn *ver*, apres le susdit lauement, la dent soit suffumiguée auec graine de porreau et d'oignon, et semence d'hyosciame, confits auec suif de bouc : et qu'on en face des pilules, chacune d'vne drachme, et qu'on y en employe vne à chaque fois.

De la limosité et laide couleur des dents.

SVPPOSÉ le regime vniuersel, qu'on laue la bouche de vin boüilly auec du mentastre, et du poivre. Et puis on vsera de ce medicament, en

---

1. Les autres lisent *sel armoniac*, les autres *calame aromatic*, mais ne l'vn, ne l'autre est dit à propos. Le lieu doit estre emendé sur Auicenne, qui ne fait mention que de l'ammoniac auec ceux de deuant. (J.)

2. « Buccelletur cum scalpro et lima », buccela, petite bouche.

manière de dentifrice : PR. *os de seiche, coquillettes blanches de mer,*
porcelaines, pierre ponce, cornes bruslées, nitre, alun, sel gemme,
souphre bruslé, racine d'iris, d'aristolochie, et de canne bruslée. Qu'on
face poudre de tous ensemble, ou de chacun à part.

À mesme intention maistre Pierre [1] faisoit vne eau esprouuée comme
s'ensuit : PR. *du sel armoniac, et sel gemme, de chacun demie liure :*
d'alun saccharin, en quarteron. Soient reduits en poudre, et mis dans
vn alambic de verre : et en soit faite eau, de laquelle on frottera les dents
auec vne piece d'escarlate.

Et si cela ne profite, à cause qu'il y a là des limositez endurcies : soient
rasclées auec des rapes et spatumes [2].

De l'endormement et congelation des dents [3].

Q v'on tienne en la bouche du vin chaud, ou de l'eau ardente : ou que
l'on frotte les dents auec du sel rosty [4] : ou que l'on y applique des
noix ou des auellines rosties toutes chaudes, et semblables choses qui
eschauffent : ou que l'on masche de celles qui ont proprieté à ce, comme
le pourpier et sa semence.

De l'arrachement des dents.

Q vand tu auras fait ton possible (dit Albucasis) de remedier aux dents
par medicamens, et cela n'y sert point, asseure-toy de la dent dolo-
reuse, afin que tu ne sois pas abusé, et que tu ne prennes la bonne pour
mauuaise. Et lors ayant mis le patient en lieu clair entre tes genoüils,
déchausse la racine de la dent tout à l'entour, et l'ébranle habilement
et parfaitement, afin que n'aduienne au patient vne mauuaise maladie
d'œil ou de l'os de la maschoire. Puis prens-la auec des tenailles, et
l'arrache, et la tire auec ses racines. Et ce peuuent estre des tenailles
semblables à celles desquelles on relie les tonneaux, ou arrache la auec
vn esleuatoire simple, ou fourchu. Et s'il y demeure quelque racine,
qu'on la recherche auec instrumens et qu'on l'arrache, et qu'en apres il
laue la bouche auec du vin et du sel : et si tu veux y adjouster de
l'alun, ou du vitriol, à cause du flux de sang, tu le peux faire. Et finalement soit incarnée la fente auec du vin, myrrhe et encens.

1. Joubert se doute, cettuy-cy estre Pierre surnommé de Bouant, lequel bien
souuent il appelle simplement maistre Pierre. (J.)
2. « Cum raspatoriis et spatuminibus radantur. »
3. « De stupore et congelatione dentium. »
4. « Sale asso. »

S'il y a quelque dent augmentée outre nature, soit égalisée et applanie sagement auec la lime [1], que ne soit ébranlée.

Les anciens mettent beaucoup de medicamens, qui tirent dehors les dents, sans fer : ou les rendent plus aisées à l'arrachement auec le fer : comme le laict du tithymal auec du pyrethre, et la racine de meurier et de capres, et l'arsenic citrin, lesquelles il faut mettre en la racine de la dent : Ou l'eau forte, ou la graisse de grenoüilles de bois, et des arbres. Mais ils donnent beaucoup de promesses, et peu d'operations.

Des passions des léures, genciues, et de la luëtte [2].

Aux *léures*, et *genciues* aduiennent des nœuds, chairs adjoustées, apostemes, boutons, fendillures, et vlcerations, dequoy il a esté dit cy-dessus en leurs lieux.

Reste à dire de quelques *passions de la luette*, qui empeschent l'acte de l'aualer et respirer : et premierement de son enfleure et cheute.

Enfleure et cheute de l'Vuule. — Selon ce que dit Galen au sixiesme du *Miamir*, au haut de la bouche paroist certaine particule charnuë, quand quelqu'vn ouure fort la bouche et abbaisse la langue. Elle est nommée des derniers Grecs, Cionis (c'est à dire columelle), et des nostres Vuule, prenant son appellation, non pas de sa substance, ains de la passion qui luy aduient, semblable à vn grain de raisin. Car Vuule est vne passion, comme vn grain de raisin, par ingrossation en l'extrémité de ladite colomne, et minceté en sa racine, auec quelque relaxation, dequoy est empesché l'acte de respirer et aualer. Cette passion aduient rarement en la luette, mais bien souuent elle est inflammée.

La *cause* de cette passion est matiere chaude, ou froide, descendant du cerueau à maniere de rheume.

Ses *signes* sont assez manifestes par la description susdite : et sont prouués par l'ouuerture de la bouche, et compression de la langue. La chaleur de la matiere est cognuë par la rougeur et l'ardeur : la froideur, par la priuation de ceux-cy.

On *iuge* par Hyppocrate au troisiesme des *Prognostics*, que son inci-

1. Ces mots, *auec la lime*, ne sont pas dans les éditions françaises de Joubert, le latin dit : cum lima.

2. *De passionibus labiorum, gingiuarum, gargarionis.* La luette, qui sert à préparer l'air, d'après Guy (ad praeparandum acrem suo iuuamento, p. 57), porte différents noms en Grec et en Latin, selon sa forme ; voici ce que dit Joubert :

γαργαρεών (gosier, luette) est *gargarion* chez les Barbares, en Latin *gurgulio*, en François *luette*. Quand elle est allongée contre nature, on l'appelle κίων ou κίωνις en grec, qui répond au Latin *Columna* ou *columella*. Mais si son pied est gresle et le bout fort gros d'enflure, à mode d'un grain de raisin, elle est dite en grec σταφύλη, et en latin *uua* ou *uuula*, d'où semble venir le mot de luette (uvette, l'uvette, luette, Littré).

sion est dangereuse, sur tout quand elle est enflammée, et est toute
esgale : parce que de son tranchement s'en ensuit sanie, ou flux de sang,
qui peuuent estre cause de suffocation et mort. Mais quand elle deuient
liuide et blanchit, et est inesgale, et sa racine deuient menuë, et son
extremité grosse, adonc il n'y a pas si grande crainte de la couper. Toutesfois qu'on se garde bien, ainsi que dit Albucasis, qu'elle ne soit touchée
du fer, si elle est noire, ou brune, dure et sans sentiment, car il y auroit
danger pour le malade, que chancre ne suruint au lieu. Mais il est
necessaire, quand elle est augmentée, et n'est guerie par medicament,
qu'on la retranche, afin que la suffocation soudaine soit esuitée. Car de
deux maux il faut choisir le moindre, comme disent les Philosophes, et a
esté cy-dessus allegué des vlceres de la verge, du quatriesme de la
Therapeutique : qui n'a qu'vne voye de salut, combien qu'elle soit deceuable, il faut, veuille ou non, qu'il passe par là. Toutesfois il est conseillé
d'Halyabbas, qu'on ne la retranche pas toute : parce qu'il en aduien-
droit grand mal au patient, touchant l'office de la poitrine. Car la luëtte
sert à cinq choses, ainsi qu'il est dit au liure de la *Voix*, et en l'vnziesme
de l'*Vsage des parties*.

A la *curation* de l'Vuule il y a *double regime*, l'vniuersel et le particulier. L'*vniuersel* de la diette, éuacuation et diuersion, a esté dit en la
squinance. A quoy il faut adjouster, que pour desseicher la matiere rhu-
matique, et releuer la luette, Rogier et ses maistres permettent que (sur
tout aux enfans) on mette sur le mol de la teste, autant d'escarlate qu'vn
denier est grand, en laquelle y ait vn peu de poix, encens et mastic.
Pour les adultes, Heben Mesue conseille, que les poils leur soient tirez
tant que la peau se separe du crane : ou que l'on face vn cautere au
sommet de la teste, comme il a esté permis au rheume. Les femmes la
releuent en poussant des mains sous le gosier.

Le *regime particulier* se fait en deux sortes : l'vne auec medicaments,
l'autre auec instruments. Auec *medicaments*, quand la matiere est chaude,
Rhasis conseille, que lon gargarise d'eau rose auec du vinaigre. Ou la
haussant vn peu, on luy applique auec vn cuiller d'vne poudre faite de
roses, sandals, balaustes, auec vn peu de camphre. Et quand la matiere
est froide, il commande gargarizer de l'almuri [1], et syrop aceteux, moustarde, sel ammoniac et alun. Rogier met de la canelle, du poivre, pyrethre, galles et balaustes.

Galen au sixiesme du *Miamir*, recite vn tres-bon medicament d'Asclepiade aux luettes relaxées, qui est : PR. *des roses seiches, la mesure
d'vn manipul : spic celtique, auec la terre qui s'y tient, vne autre*

____

1. Albucasis, en son liure intitulé *Serviteur*, enseigne la maniere de faire l'almuri,
c'est enuiron le milieu du liure. (J.)

mesure : du nid d'arondelle, trois drachmes : myrrhe, huict drach-
mes : galles vertes, quinze en nombre. Qu'on les pile, et mette en
poudre, laquelle on appliquera, la soufflant auec vne cannulle, ou l'y mettant auec les doigts, ou la cullier. Car ledit medicament a vertus meslées
diaphoretique et repercussiue moderément, ainsi que là est deduit.

A mesme intention valent plusieurs remedes, qui sont dits en squinance.

Quant aux *instruments*, l'vuule est coupée en *trois manieres*. La
premiere est selon Albucasis, que le malade soit assis deuant le Medecin
au Soleil, et que la bouche ouuerte, et la langue abbaissée auec vne
palette propre à cela, l'vuule soit prise d'vn crochet. Et adonc auec des
ciseaux mousses, ou auec vn spatume semblable à vne faucille, soit tranchée. Puis on luy donnera de l'eau et du vinaigre à gargariser. Et si on y
mettoit des galles, alun, ou vitriol, à cause du sang, il seroit meilleur. Et
si le sang estoit desmesuré, qu'on mette des ventouses derriere le col,
ainsi que dit Auicenne, et qu'on lui donne des trochises de charabe [1],
auec eau de plantain. Le malade soit gisant sur son visage, afin qu'il
crache, et puisse rejetter le sang. Et s'il descend quelque peu de sang,
soit traité de sa curation.

Secondement est tranchée auec vn fer chaud, et se fait ainsi, selon
Heben Mesue. Qu'on ait vne cannule, au bout de laquelle en l'vn des
costez soit vne fenestre. Dans icelle on enferme l'vuule : puis par la
cannule soit introduit vn fer chaud, fait à mode de ciseau [2], et soit tranchée en la cauterisant.

Tiercement est tranchée auec vn cautere potentiel, et se fait ainsi,
selon Albucasis : que quand l'vuule sera comprise dans la fenestre de
ladite canulle, qu'on y mette auec vne esprouuette (enueloppée deuers
son bout de linge ou de cotton) de l'eau forte : ou vn medicament aigu,
fait de chaux et de sauon : ou de l'arsenic destrempé auec quelque
liqueur. Et soit tenu dessus l'vuule l'espace de demie heure, iusques à
tant qu'elle soit alterée. Que puis il gargarise d'huile rosat ou de l'eau
rose, car elle cherra dans trois iours, comme dit Auicenne. Mais qu'on
garde bien que, rien des medicaments aigus descende en bas, et ne
touche autres parties, car il leur nuiroit.

Et apres l'incision et la mordication soient gueris auec du vin, encens et
myrrhe.

Albucasis assigne vne quatriesme maniere, par suffumigation de
vinaigre cuit auec du calament, hysop, rhuë, auronne et camomille, en
vn pot couuert et lutté, au couuercle duquel soit appliquée ladite cannule

---

1. Charabe, un des anciens noms du *Succin*. (M. et D.)
2. « Ad modum scalpri. »

fenestrée. Mais parce que ceste maniere ne m'est pas coustumiere, sinon
quelquefois pour resoudre. ie la delaisse.

De l'enflure et engrossissement des amygdales.

L'ENGROSSISSEMENT et aggrandissement des amygdales et autres parties
du gosier, sont traitées auec des mesmes medicamens que l'vuule,
et comme ont esté cy-dessus traitez les apostemes squinantiques. Et s'ils
ne sont gueris par ce moyen. il est force de les couper, d'autant qu'ils
empeschent de respirer, et aualer, comme dit Halyabbas. Toutesfois le
conseil d'Albucasis est, que (comme il a esté dit de l'vuule) si elles sont
de couleur brune ou noire, et dures sans sentiment, qu'on ne les touche
pas auec le fer. Et quand elles sont blanches, et molles, et bien traitables, que au deuant du Soleil soit mise la teste du malade au sein du
Medecin : et la bouche ouuerte, la langue soit abbaissée d'vne palette
propre à cela : et qu'on prenne vne des amygdales auec vn crochet, et soit
tirée vn peu dehors et (se gardant des membranes, et parties adjacentes)
soit coupée auec des ciseaux mousses, ou auec vn instrument semblable
à la faucille. Et apres vne, qu'on aille à l'autre, comme disoit Halyabbas.
L'incision faite, il gargarizera de l'eau rose, et du vinaigre : et qu'on
fasse le surplus dit en l'vuule.

Du remede, si quelqu'en a aualé chose qui empesche.

S'IL y a fiché au gosier, os, ou areste, et qu'on les voye à l'œil, on les
prendra et tirera dehors auec des tenailles courbes propres à cela,
ayant abbaissé la langue. Si on ne le peut tirer, qu'on le pousse en bas
auec vne verge de plomb vn peu courbe, comme dit Albucasis. Mais si on
ne le peut voir, Albucasis veut que l'on donne des sorbitions gluantes,
afin qu'il descende auec elles, en humant et aualant. Il sert aussi de gargariser de vin cuit, ou de la decoction de figues. Et on louë d'oindre le
col auec huiles violat et d'amandes chauds, et auec du beurre. Et si à tout
cela il ne descend point, qu'on luy donne à aualer vne bouchée de pain
sec, ou vn lopin de naueau, il descendra. Si cela n'y sert, qu'on luy prouoque le vomissement, beuuans tous les iours vne once de nasitort, pilé
en eau chaude. Car il repousse en vomissant, ce qui est retenu, comme
dit Auicenne. Et si cela ne vaut, qu'on lie vn lopin de chair de bœuf mal
cuite, ou d'esponge, auec vn filet fort, et soit à demy aualé, puis soudain
retiré : et ce qui est retenu sortira, soit pain, soit areste, ou phlegme
aggluanty. Et si c'estoit quelque chose dure qui fust grande, que l'on
presse adonc les espaules, et le col soit fort frappé derriere.

Si c'est vne sang-suë, qu'on donne au patient des ails, et du vinaigre fort, ainsi que ordonne Halyabbas. Et si on la voit, estant la bouche ouuerte, qu'on l'en sorte auec des pincettes, comme disent Auicenne et Albucasis : ou soit suffumiguée auec de l'asse puante : ou soit comprise auec cannulle fenestrée, et cauterizée.

TROISIESME CHAPITRE

Des maladies du col, et de la bosse du dos.

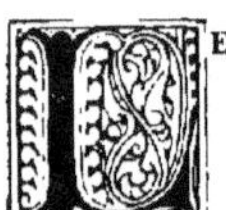 ES propres maladies du col sont, *squinance* et *goüettre*, desquelles il a esté dit cy-dessus aux apostemes : toutesfois on luy attribuë les *maladies de la luette* jà dittes. Reste, d'autant que le dos et les vertebres sont comptez auec le col, qu'on disce *de la bosse* ou *gibbosité*, qui est proprement passion du dos, jaçoit que aucunesfois aussi se fasse en la poitrine. Or bosse est, esleuation des vertebres en dehors, par laquelle l'homme deuient courbe, et est offencé en son mouuement.

Sa *cause* est quelquefois primitiue, comme cheute et coup : et est ditte proprement, *desnoüeure des vertebres*, d'vne ou de plusieurs, de laquelle cy-dessus a esté dit. Autresfois est causée de quelque cause interne : comme d'humidité cruë, visqueuse, lubrificante : ou de ventosité qui bat, ou de quelque aposteme qui pousse, ou de la toux fascheuse, ou de la siccité qui retire [1].

C'est *signe* que la bosse est de cheute et coup, de ce que le patient en indique. Il est signifié que c'est de siccité, par la seicheresse du corps, et quand fievres consomptiues ont precedé. Le signe que c'est d'humidité lubrificante, est pris du regime et de l'attouchement humide et mol [2]. L'aposteme est signifié par la douleur et l'eschauffement. La ventosité est signifiée par la presence de la douleur muable, auec tension, sans fievre.

On *iuge* par Hyppocrate au sixiesme des *Aphorismes*, que tous ceux qui sont hybes [3] (c'est à dire bossus) pour cause de la toux, et de l'asthme,

---

1. « Aut ab aliqua ventositate percutiente, aut ab aliquo apostemate impellente, aut a tussi molestante, aut siccitate contrahente. »

2. « Per tactum humidum et molle. » — Humidus est pris ici dans un sens opposé à sec; il fait partie des quatre principes actifs d'Empédocle, le chaud et le froid, le sec et l'humide.

3. Ὕβος, κυφός et κυρτός, sont mots grecs, prins pour vne mesme chose, comme dit Galen au commentaire de l'aphorisme, signifians autant que bossus, voutez et courbez. (J.)

meurent deuant la puberté (dit la translation du Grec, et non deuant
l'adolescence, comme dit l'Arabique). Et Galen au *Commentaire* (combien qu'il soit broüillé en la translation du Grec) en rend la cause : d'autant que pour leur foiblesse, ils ne peuuent endurer la fascherie de l'estroittesse de la poitrine, qui ensuit la gibbosité. Et non seulement auant
la puberté, ains en tout temps, les bossus et ceux qui ont la poitrine
estroite, sont en danger, s'ils sont molestez de toux, ou d'asthme : comme
il est noté là mesmes, et au premier liure des *Epidemies*. On iuge aussi,
que quand la bosse est guerie sans bonne mondification, elle passe quelquefois à la cuisse et aux nerfs ; et fait venir les fesses bossuës, et cause
paralysie, comme dit Auicenne. D'auantage on iuge par ledit Auicenne,
que les cuisses de ceux qui sont bossus, deuiennent gresles, à raison
de ce que la bosse fait en opilant quelques conduits, par lesquels l'aliment penetre. On iuge de par Rhasis, que la bosse complette et confirmée, ne guerit point. Tous les autres iugemens ont esté dits en la
dislocation.

En la *curation* de la gibbosité seiche, que l'on entende [1] à l'humectation auec viandes et boissons nourrissantes, baings, onctions et clysteres
humectatifs : comme est l'huile violat et d'amandes, decoction de racine
de guimaulue, maulue, et semence de lin, le laict, et le boüillon de tripes,
et les autres choses qu'on baille en l'hectique et conuulsion seiche.

Si elle est de matiere, et d'aposteme endurcy, soit traité auec ce qu'a
esté dit en scyrrhe.

Si c'est de toux, la toux soit appaisée auec des lenitifs.

Si humeur crud remollissant ou grosse ventosité en est cause, il y conuient double regime. L'vniuersel de diette et euacuation, ainsi qu'a esté
dit en la paralysie, et conuulsion humide, comme dit Auicenne : et comme
il a esté dit és apostemes phlegmatics, et en la goutte.

Le particulier pretend de resoudre la matiere, et de conforter le lieu.
Et pour ce il faut que les remedes soient moderément astringens et
chauds : comme sont les noix de cyprès et ses feuilles, et feuilles de
laurier, la sauine, le roseau aromatique, l'enule campane, la flambe bastarde, et semblables, desquels on peut faire embrocations, onguents et
emplastres.

Et Auicenne fait le medicament qui s'ensuit : PR. *de la sauine, sehan*
(qui est aloyne, suiuant Scrapion, et stœchas selon Rhasis), *enule, pyrethre, cassie ligneuse, noix de cyprès, marjolaine, cardamome et squinant*. Soient cuits en eau et huile, iusques à la consomption de l'eau, et
soient coulez. Qu'on reïtere la decoction auec d'autres herbes, en ce
mesme huile, et autant d'eau. Et quand l'eau sera consumée, soient

1. « Intendatur. »

coulez : et sur la colature mettez-y du castorée, euphorbe, et ammoniac, et en soit fait onguent. Et si auec ceux-cy on adioustoit de la rhuë, du sisymbre [1], spic-nard, et flambe bastarde, styrax et bdellion, il seroit plus fort. Et si au lieu d'eau on mettait du vin il seroit encore plus fort. Et de cet onguent on peut faire emplastre auec de la cire, poix et terebenthine.

Mais du conseil d'Albucasis est, qu'apres le bain, et les embrocations, la bosse soit traitée et reduite auec les mains, en l'oignant dudit onguent : puis soit emplastré dudit emplastre : et que par dessus on mette du plomb, ou vne astelle à ce preparée, le mieux qu'il sera possible : et soit bandé d'vn bandage reduisant.

Finalement, si les susdites choses ne suffisent, soit cauterizé d'vn cautere fait en cercle, comme enseigne Albucasis.

QVATRIESME CHAPITRE

Des maladies des espaules et des bras.

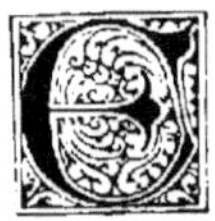

N l'espaule il n'y a point de maladies propres, sinon quant aux bras et aux doigts. Car quelquefois on trouue vn *doigt superflu* : duquel, comment il le faut oster, il a esté dit en traitant des membres superflus qu'il conuient extirper. Quelquefois il se fait vn *engluëment* ou *prise des doigts* [2] : desquels la curation est, l'incision et separation auec vn rasoir : puis auec des pieces mises entre-deux et vnguents dessiccatifs, on fait la consolidation des separez.

Des ongles.

I L aduient quelquefois aux ongles attrition et concussion : quelquefois l'attrition engendre dessoubs elles sang mort ou sanie. Autresfois il aduient aux ongles d'estre bossuës et courbes : autresfois elles sont fendillées : aucunesfois ont laide couleur et des taches.

L'*attrition* est guerie, selon Auicenne, auec feuilles de myrthe et de

---

1. « Sisymbrium. » Genre de crucifères. Sisymbre sagesse, sagesse des chirurgiens (Sisymbrium sophia L.). Plante regardée comme vulnéraire, vermifuge et fébrifuge, mais sans action.
2. « Inuiscatio digitorum. »

grenadier. Puis soit faite onction auec du basilicon, ou des ceroines lenitifs des graisses communes.

Le *sang mort*, ou la *sanie*, si sont au dessous des ongles, sont dis-
sipez auec graisse de chièure, et souphre, comme dit Halyabbas. Et si ne
se peuuent resoudre, l'ongle soit fenduë legierement d'vne fente oblique,
comme dit Auicenne : et qu'on en sorte ce qui est au dessous.

Leur *gibbosité* et *curuité* est corrigée (supposé le regime et la purgation de la melancholie) premierement en les remollissant auec graisse
de brebis, ou du Dyachylon : et que par apres soient redressées iusques
à tant que reuiennent esgales, comme dit Rhasis. Et s'il est de besoin,
à cause qu'elles piquent, soient couppées, et qu'on y mette par dessus
vne lame de plomb [1], afin qu'elle presse la chair et tienne l'ongle releuée.

S'il y a *fendilleure* et *corrosion*, soit cataplasmée auec du Dyachylon
et huile d'amandes, mastic, huile de ben, et raisins secs nets de leurs
grains, suiuant le conseil d'Halyabbas. Et l'oignon du rat, ou scylle frit
auec huile omphacin, est loüé d'Auicenne.

Les *ongles laides* et *tachées* sont rectifiez par Rhasis, auec de la
roquette et du vinaigre. Et Auicenne loüé la colle des poissons et la
semence de lin auec du nasitort, et specialement auec de l'arsenic rouge.

Or si les susdites maladies ne peuuent estre corrigées par medicaments,
et qu'elles nuisent notablement, qu'on oste l'ongle. Et des forts medicamens à l'arracher est l'huile auec de l'opopanax, et le serapin, comme
dit Auicenne.

Ou, selon Halyabbas, ce qui s'ensuit : PR. *du guy de chesne, vne
partie : des cantharides, quatre parts : de la tapsie, la moitié d'vne
partie :* soient paistris et appliquez. Et si on y adioustoit de l'arsenic et
du vinaigre, il en seroit meilleur.

Ou qu'on descharne l'ongle auec vn spatume.

Et quand elle sera tombée, il faut (ainsi que dit Auicenne) qu'on y
mette quelque engin iusqu'à tant qu'elle deuienne grande. Il ne la faut
pas toucher, ains contregarder auec vn bonnet ou chapeau de cuiure ou
d'argent pertuisé, afin qu'elle respire. Car dans vn mois naistra vne bonne
ongle.

---

1. « Et lamina plumbi superponatur. » — Guy réunit dans ce chapitre les maladies des ongles des pieds et des mains ; ce passage se rattache à l'ongle incarné.

CINQVIESME CHAPITRE

Des maladies de la poitrine et des mammelles.

A poitrine n'a pas exterieurement des maladies propres, sinon celle des mamelles, lesquelles endurent quelquefois des *apostemes*, quelquefois *congelation de laict*; dequoy il a esté dit cy-dessus au traité des apostemes. Autresfois ils ont *superfluité de laict*, et autresfois *defaut*, dequoy traitent les Physiciens.

Toutesfois ie diray par maniere de doctrine, que Galen au liure des *Aisez remedes* [1], enseigne d'attirer le laict, en donnant à boire du vin doux boüilly auec raifort, racine de fenoüil et son, ou bren. Et enseigne de faire perdre le lait, en fomentant les mammelles auec eau de mer, et autres qui peuuent desseicher et restraindre.

Aucunefois elles endurent *trop grand accroissement* : aucunesfois leur *tetin* [2] *est trop enfoncé*, à raison desquelles choses, on a souuent recours aux Chirurgiens. Or à ce que les mammelles ne croissent trop aux ieunes filles, qu'on ne les manie, ne frotte, ains soient tenuës bien serrées. Qu'on les baigne d'eau froide, et de vinaigre. Et si on destrempoit auec, de l'argille, ou de la terre des meules, il seroit bon. Et si on y mettoit de l'alun, des galles, et des escorces de grenades, il seroit plus fort.

Et suiuant Galen au lieu dessus allegué (ce que Rhasis accepte), si on prend du cumin en poudre, et qu'on en face de la boüillie auec eau et vinaigre, et qu'on bande cela dessus les tetins durant trois iours, et durant trois autres ils soient emplastrez auec racine de lys, miel et vinaigre, auec vn bandage, faisant cela trois fois le mois, il sert extrémement.

Mais si cét engrossissement des mammelles aduient aux hommes, il faut (selon Albucasis) les tailler dessus et dessous d'vne incision ou deux, si besoin est, en forme de croissant. Puis, en escorchant, soit coupée et tirée la graisse : et en fin on couse la playe, en la traitant comme les autres plaies.

Quand le tetin est si enfoncé, que l'enfant ne le peut prendre, qu'on y applique vne petite ventouse, ou vne coupette de gland chaude, ou en succant auec vne cannule, soit attiré en dehors.

---

1. « In de facile acquisibilibus. » — Guy attribue ce livre à Galien, mais le περὶ εὐπορίστων (De medicaminibus facile parabilibus) est attribué par E. Meyer à Dioscoride; pour d'autres, l'auteur serait d'une époque moins ancienne.
2. « Papilla. »

SIXIESME CHAPITRE

Des maladies des parois du ventre.

LA paroy du ventre n'endure aucune maladie propre , sauf l'augment ou eminence du nombril, car de l'*hydropisie*, il a esté dit cy-dessus.

L'*eminence du nombril*, ou hernie ventrale, ensuit le iugement des hernies des testicules, comme il en a esté dit en partie, et sera dit cy-apres : que l'vne est zirbale, l'autre intestinale, l'autre aigueuse, et l'autre venteuse. Outre ce, il y en a vne aneurysmale sanguine, à cause de la rompture de quelque artere ou veine qui enuoye le sang là.

La *cause* et les *signes* de telles éminences sont de mesme que des hernies, et de l'aneurysme.

On *iuge*, qu'on ne touche point à l'aneurysmale auec le fer, car il y auroit grandement à craindre du malade, comme dit Albucasis. Et non seulement en cette-cy, ains aussi en toute hernie du ventre et du nombril il y a danger d'operer auec le fer. Il est meilleur (à mon aduis) qu'ils soient preseruez auec emplastres et bandage, que de soubmettre au danger de l'incision. Car ces lieux-là sont mal-joints, à cause de la nature des muscles, voire ils sont tres aptes à la cheute des boyaux, qui sont difficiles à remettre en place, comme il est dit au sixiesme de la *Therapeutique*.

La *curation* est double, l'vne par medicaments, l'autre par le fer.

Par *medicaments* on guerit, et preserue comme dit Rhasis, en prenant de l'encens, et le paistrissant auec blanc d'œuf, l'enueloppant de cotton ou d'estoupe, et le liant sur le nombril. Si on y adjoustoit des galles, escorce de grenades, acacie, alun, antimoine, ambre iaune [1], ceruse, et autres qui seront dits en la rompure de aynes, la cure en seroit meilleure.

Le cumin, et les bayes de laurier dissipent la venteuse.

Le soulphre, et les autres choses dittes en l'hydropisie, et aux hernies, guerissent l'aigueuse, et la charnuë.

La zirbeuse, et l'intestinale sont *gueries par fer*, selon Albucasis, Halyabbas et Auicenne, comme s'ensuit. Le patient dressé deuant le Medecin, retienne son haleine, afin que l'eminence sorte tant qu'elle pourra. Lors on marque auec de l'encre [2] l'entour de l'eminence : puis le

---

1. « Carabe. » Carabé, ambre jaune, succin.
2. « Cum incausto. »

patient estant couché à l'enuers, on remet dedans les boyaux, et la coëffe. On couppe à l'entour de la marque, suiuant la premiere partie. En apres, auec vn fort crochet, fiché au milieu du cercle marqué, et couppé, on hausse tout le mirach, et qu'on lie d'vn filet fort. Ou qu'on le couse (ainsi qu'il a esté dit en la cousture du ventre) bien et fort, se gardant de prendre vne partie des boyaux.

Et si pour plus grande assurance, on y fiche deux aiguilles en croix, et qu'on lie dessous les aiguilles, en quatre parts, ladite ligature tiendra plus ferme. Et laisse là ainsi auec des sedatifs de douleur, iusqu'à tant que tombe d'elle mesme, puis soit guerie comme les autres playes.

Mais il est bien vray que pour le danger du boyau, ils ordonnent qu'apres la premiere ligature, le milieu de l'eminence soit ouuert, et qu'on recherche auec le doigt si le boyau est reduit.

L'operation est ennuyeuse [1], et ie ne l'ay iamais faite, parquoy ie la delaisse à la substilité de l'operateur.

SEPTIESME CHAPITRE

Des maladies des hanches, et des parties qui en procedent.

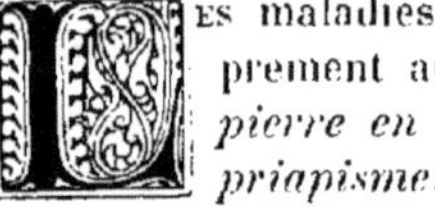
ES maladies des parties des hanches, qui appartiennent proprement au Chirurgien, sont la *rompure au didyme*, et la *pierre en la vescie* : les *passions de la verge*, comme le *priapisme*, le *prepuce bouché*, la *circoncision*, le *chastrement*, l'*hermaphrodisie* : les *passions de la matrice*, comme sa *closture* et son *aggrandissemet*, sa *tentige* : *extraction de l'enfant* et de *son lit*, les *moles* ou amas [2] : les *maladies du fondement*, comme sa *clausture* et *descente*, comme aussi descente *de la matrice*. Car des *hæmorrhoïdes*, *fics*, *atrices*, et *fendilleures*, il en a esté dit cy-dessus en leurs propres lieux.

De la rompure didymale [3].

ROMPURE (suiuant l'intention de Galen au premier et second des *Maladies et Symptomes*) est enfleure herniale, en laquelle l'intestin ou la coëffe sont hors de place, et sortent du dedans à la chair du mirac,

---

1. « Taediosa vero est operatio. »
2. « Et extractio foetus, et secundinae et mollae. »
3. « De ruptura didymali. »

specialement au didyme et à l'oschée, ou bourse des testicules. Le plus
souuent y descend l'intestin borgne, parce qu'il est libre, et non lié,
comme dit Auicenne. De laquelle rompure sont *trois especes*, ainsi que
Galen mesme tesmoigne au liure des *Tumeurs contre nature*, l'vne
épiploale (c'est à dire, zirbale), l'autre *intestinale*, et l'autre *composée
de ces deux*. Chacune d'icelles quelquesfois est petite, qui ne passe pas
l'ayne, et telle est vulgairement nommée *relaxation* : quelquefois est
grande, qui descend iusques à la bourse des testicules, et telle est
nommée d'Halyabbas *greueure* ou *rompure* [1], au neufiesme sermon de
la premiere partie.

Les *causes* immediates des rompures, sont, fente ou creuasse. et dilatation, comme dit Auicenne, laquelle aduient le plus souuent, ainsi que
Galen tesmoigne au second des *Maladies*. La fente se fait proprement de
cheute et coup, ou de mouuement, et effort laborieux, ou de fort crier, ou
du coït desordonné. La dilatation est faite à cause de l'humidité qui remollit, et fait glisser, comme dit Halyabbas : ou pour leur foiblesse, comme
dit Auicenne. Et telles choses peuuent estre esmeuës au corps, des causes
primitiues jà dites (ainsi que veut Albucasis), aidant à cela, repletion, et
l'vsage des viandes grossieres, humides et venteuses. comme dit Theodore.

Le *signe* commun des rompures, selon Auicenne est addition sensible,
et apparente de la chose qui descend, ou descente de quelque chose au
didyme, specialement par le mouuement, ou par retention d'haleine, et
par la toux : et qu'elle s'en retourne quand on se couche à l'enuers, ou
qu'on presse le lieu auec les doigts, comme dit Rhasis. Le propre signe
de celle qui est de l'eslargissement du conduit, est qu'elle appert de
peu à peu en l'ayne, puis tombe dans la bourse sans laborieux mouuement. Le signe que c'est par fente ou creuasse est. qu'elle vient soudain, et auec douleur : et bien souuent descend par autre lieu que par
le didyme, parmy la chair du mirac, ou à la bourse des testicules, ou à la
cuisse, et prés de la vulue [2], et parties superieures du ventre, ainsi qu'il
a esté dit du nombril en la rompure ventrale.

Signe que c'est le boyau qui descend, est sa prompte reduction et
auec quelque gargoüillement.

Signe que c'est la coëffe, parce qu'elle ne se reduit ainsi legerement,
ny auec quelque gargoüillement.

On *iuge* que, qui a rompure, ne vit pas sans danger : car s'il aduenoit
que les boyaux cheussent dans la bourse auec fiente endurcie, iamais ils
n'en retourneroient : et ainsi le patient mourroit, comme i'ay veu, et

1. « Dicitur crepatura. »
2. « Et iuxta vuluam. » — Ms. 24249 dit : « et empres le con. » — Canappe : et
iouxte la matrice. — Joubert : et près de l'amarry.

Albucasis le tesmoigne. Et pource le plus seur est, qu'il se face guerir : ou qu'il ne quitte iamais le regime, ne le brayer [1].

Il est iugé par Auicenne, que la rompure qui est fissurale ne guerit point par dessiccatifs, ne par autre moyen, comme dit Halyabbas au neufiesme sermon de la seconde partie. Celle qui est d'eslargissement, quelquefois guerit par dessiccatifs, specialement quand elle est tendre, et recente, et aux enfans : mais non pas quand elle est dure, et de long-temps, et aux vieux. Ceux qui disent la guerir en tout age auec medi-caments, sont trompeurs, comme dit Theodore : et ie ne l'ay iamais veu, au moins qui fust grande, et complete. Et pourtant ie m'esbahy de Lanfranc, qui dit auoir guery auec medicaments vn sexagenaire, et vn autre quadragenaire de la rompure grande, et complete.

En outre on iuge, que la curation des rompures auec incision, com-bien qu'elle soit possible, toutesfois est douteuse et dangereuse (comme dit Albucasis), de conuulsion, à cause de la douleur, et de flux de sang, à cause de l'incision : et d'offencer le boyau par la corrosion, et de perdre la generation à cause du testicule. Et pource (dit Lanfranc) plusieurs sages, nonobstant qu'ils en sçeussent la cure, ont refusé de s'en mesler. Il faut estre aduisé de n'attenter la cure par incision en l'homme debile et vieux, et mal complexionné, et toussilleux. Car à tels suffit de les preseruer auec medicaments, et les laisser viure auec leur clochement. Il faut aussi estre adverty, comme dit Brun et Guillaume de Salicet, que la cure par incision ne soit entreprise sinon par homme qui l'ait veu faire à vn bon maistre, et auec ce, qu'il ait bon esprit, et ait prés de soy instruments propres à cela : comme rasoirs et spatumes, crochets gros et menus, cauteres diuers, aiguilles, estouppes, cotton, œufs, linge, poudres rouges, et toutes choses à tel cas necessaires. La saison con-uenable à cette operation est, le printemps, et l'automne. Galen con-seille aussi, que le corps soit bien nettoyé auec clysteres et medecines, auant que cette operation soit attentée.

La *curation* des rompures se fait *en deux sortes* : l'vne par medica-ments, l'autre par chirurgie, et manuelle operation.

La curation (ou pour le moins, la preseruation) *par medicaments*, pre-tend assembler ou conjoindre la creuasse, et la dilatation, en desseichant par *trois moyens*. Premierement, si le patient est replet, qu'il soit éua-cué. Secondement, qu'on empesche la repletion et la generation de la matiere qui remplit. Tiercement, que la creuasse ou dilatation soit res-trainte.

Le *premier* est accomply par la saignée, si elle est necessaire : et par medecines, qui en purgeant et laschant restraignent : comme sont myrobolans et leurs pilules.

1. « Neque bracale. »

Le *second* est accomply par la deuë administration des six choses non naturelles, et des trois qui sont annexes pour leur generalité[1] : comme sont l'air, la viande et la boisson, l'inanition et repletion, le dormir et le veiller, le mouuement et le repos, et les accidents de l'ame, obuiation des choses qui viennent par dehors, vsages des baings, et la demeure au serain[2] : qui declinent à chaleur, et seicheresse temperée auec quelque attenuation, et dissipation de ventositez, et proprieté de consolider, et assembler les choses eslargies et desiointes. Et d'autant qu'il en a esté assez dit és apostemes phelgmatiques, aigueux et venteux, et qu'il en a esté suffisamment articulé en quelque *traité que i'ay fait de la rompure*[3], partant ie sursoy à present l'exquise ordonnance desdites choses.

Mais en somme Auicenne veut, que les rompus quittent la repletion, et les viandes qui enflent : comme les febues, faseols, lentilles et herbes de potage, ainsi que Rhasis declare par exemples. Qu'ils laissent aussi tous fruicts nouueaux, raues, pain crud et sans leuain, chair de pourceau, et poissons, fromage et laict. Qu'ils ne boiuent d'eau pure, ne du vin nouueau. L'eau ferrée, et le gros vin adstrigent leur conuient. Les baings d'eau douce leur nuisent, le vent du midy[4], et la pluye les greuent. Qu'ils ne sautent, ne crient, s'abstiennent de l'acte venerien, et qu'ils ne laissent point le brayer. Tiennent le ventre lasche auec les suppositoires, clysteres, casse, tamarins, ou diacatholicon. Qu'ils viuent en repos, et sobrement, sur tout en matiere de broüets, souppes, et boisson. En toutes leurs viandes qu'ils mettent de la sauge. Vsent apres leurs repas d'vne dragée de semences, en laquelle y ait du nasitort, du coriandre, et semblables.

Le *troisiesme* est accomply par la reduction du boyau auec la main, et clystere, et bain, et ventouses, et emplastration de lenitifs, et euaporation auec des linges chauds, en pendant et haussant le malade par les iambes ou par les hanches si besoin est. La reduction faite, le lieu soit fomenté d'eau, vin et vinaigre, cuits auec des galles, noix de cypres et alun. Puis sur le lieu auquel apparoissoit l'eminence, soit appliqué vn emplastre estendu sur cuir mol en forme d'escusson, et soit remüé de neuf en neuf iours. Quand on leuera l'emplastre, qu'on tienne les doigts sur le lieu, afin que mirac ne s'eleue, pour l'adherance de l'emplastre, et que le remuëment soit fait au matin, auant qu'il se leue du lict. Apres l'em-

---

1. « Et trium quae sui generalitate sunt eis annexae. » — Ms. 24249 : et de trois choses qui pour leur généralité leurs sont annexes.

2. « Sub divo », en plein air.

3. « Et satis dearticulatum fuit in quodam tractatu quem de ruptura feci. »

4. « Auster et pluuia. » — Il y a *quatre vents principaux* : le *septentrional*, est froid et sec; le *méridional* ou *austral*, chaud et humide; l'*occidental*, chaud et sec; l'*oriental*, froid et humide.

plastre fait, qu'il soit bandé auec vn brayer, artificiellement fait de linge plié en trois, auec vn petit escusson, selon la grandeur de l'ayne, et qu'il ait vne bandelette attachée par derriere, plus estroite en deuant, ou au contraire, et qu'il soit estroitement bandé. Si le brayer l'escorchoit, soit deffendu auec linge et cotton et onguent blanc. Quand il voudra aller à la selle, qu'il porte et tienne sa main la dessus, et ne s'espraigne que le moins qu'il pourra. Chaque matin on luy baillera son breuuage consolidatif, auec de gros vin. Et soit ainsi en repos, l'espace de cinquante iours. Puis il commencera de marcher peu à peu : et ne laissera le brayer par autres cinquante iours.

L'*emplastre* restraintif de la rompure, auquel tous s'accordent, est celuy *de la peau de bellier*, duquel voicy la forme : PR. *poix de nauire, cinq onces : colophonie, trois onces : litharge, ammoniac, opopanax, galban, bdellion, mastic, terebenthine, de chacun vne once : bol armenien, sang-dragon, plastre, encens, sarcocolle, aloës succotrin, mumie, aristolochie, centaurée, des deux consouldes, sumac, berberis, noix de cypres, gales, escorce de grenade, vers de terre, de chacun deux onces : sang humain, vne once : glu de poisson, guy de chesne, de chacun vne once et demie : peau de bellier cuitte en eau de pluye, et vinaigre, tant qu'elle soit fonduë, demie liure.* Les gommes soient destrempées en vinaigre, et tout soit confit auec lesdites glus fonduës [1], et en soit fait emplastre.

S'ensuit vne autre emplastre de Rhasis et Auicenne, receu de Brun et Theodore : et il est de poudres : PR. *noix de cypres, acacie, galles, balaustes, de chacun cinq drachmes : dragacanth, myrrhe, sarcocolle, encens, gomme arabique, de chacun trois drachmes : sang-dragon, bol armenien, alun, aloës, mumie, de chacun deux drachmes :* soient puluerisez tres-subtilement, et incorporez auec du vinaigre, soit fait emplastre, qu'on appliquera auec du linge, ou des estoupes.

Le *breuuage des rompus* se fait des *trois consouldes, du scel saincte Marie* [2], *des deux iucées, des deux plantains, de la valeriane, et pimpinelle, de chacun vne once : noix de cypres, noix muscades, cannelle, rhubarbe rosty, fruicts de tamaris, semence de nasitort, cumin preparé au vinaigre, coriandre, de chacun deux drachmes : sang-dragon, encens, mastic, mumie, terre scellée, bol armenien, poix, sarcocolle, dragacanth, de chacun vne drachme :* soient mis en poudre, laquelle il vsera, en prenant au matin vne drachme auec demy quarteron de gros vin.

Il y a aussi vne autre maniere de guerir les rompures, qui m'a esté

1. « Cum glutinis liquefactis. »
2. « Sigilli sanctae Mariae. »

reuelée en grand secret par quelque grand personnage. C'est que (supposé le bon regime comme dit est) le patient estant couché et en repos durant trente iours, les boyaux estans reduits, il prenne chaque matin et soir vn scrupule (qui est la tierce partie d'vn gros) [1], de limaille d'acier, auec du vin de la decoction d'hepatique terrestre : et qu'on mette sur le lieu de la rompure durant quinze iours, vn emplastre fait d'aimant pilé grossierement incorporé, en malaxant auec l'apostolicon, et soit remüé de trois en trois iours. Puis durant autres quinze iours, qu'il continuë ledit emplastre de la rompure, et soit bandé dudit brayer : et il guerira Dieu aidant. Le fondement de cette cure, est tout en l'espérance [2]. Car és premiers quinze iours, l'aymant attire la limaille au lieu de la rompure, et és autres quinze iours l'emplastre l'affermit. Et pource on trouue sur le lieu vne carnosité noüée, qui est signe de parfaite guerison [3].

Curation par Chirurgie. La maniere de guerir par operation manuelle, entend couper la chair, et le didyme totalement, ou en la plus grande partie, puis consolider, et au passage engendrer de la chair dure et calleuse, afin que rien n'y puisse descendre. Et telle intention est accomplie par diuers en diverses façons.

La premiere est *par incision* de rasoir, comme il est proposé d'Albucasis, Halyabbas, Rogier, et ses maistres, et de Iamier son sectateur, de Brun, et Theodore, et Guillaume l'accepte. Il se fait ainsi : Le patient mis à l'enuers sur vn banc [4], et bien lié, les boyaux estans reduits, le didyme soit fendu de long. Et le didyme estant descharné, et le testicule haussé vers le ventre, le didyme soit cousu et lié ferme, tant qu'il sera possible. Et apres soit coupé, et le testicule jetté [5]. Et pour plus grande asseurance, la partie du didyme liée, soit cauterisée, et remise au dedans : et que les bouts des fils demeurent dehors. Soit premierement pensé auec aulbin d'œuf, et puis comme les autres playes.

La seconde façon est, auec le *cautere actuel* : et est aussi mise d'Al-

1. Vn gros, vulgairement le poids d'vne drachme, laquelle contient trois scrupules. (J.)

2. « Est tota spes ». Joubert : est en toute l'espece. — Ms. 24249 : est toute especialité et propriette. — Canappe : est toute l'espece et proprieté de l'aimant.

3. Montagnana. au XV⁰ siècle, rejette le procédé de la limaille d'acier, qu'il attribue à Gentilis, chirurgien italien de la première moitié du XIV⁰ siècle. Le grand personnage de Guy pouvait très bien, dit Malgaigne (introd. p. xciv), tenir le procédé de Gentilis.

4. « Supra bancum », sorte de table, étal.

5. A. Paré insiste sur la *conservation des couillons* dans toutes les opérations relatives à la cure radicale des hernies. C'est une doctrine nouvelle. Malgaigne dit que la priorité de cette pratique appartient, non à Franco, mais à l'espagnol dont Alex. Benedetti a conservé le procédé. — *L'operation de la hernie étranglée* date du XVI⁰ siècle; A. Paré en parle (Malg., in *A. Paré*, t. I, p. 410, 414).

bucasis, Auicenne, Rogier et ses sectateurs, de Brun et Theodore. Elle se fait ainsi. Le patient estant situé comme dit est, et le testicule mené iusques sur l'os du penil, le lieu soit marqué auec de l'encre selon la grandeur du testicule, et le testicule estant remis, que l'on cauterize par le milieu de la marque en trauers, d'vn cautere courbe, tant de fois que l'on paruienne à l'os du penil. Et puis soit pensé de blanc d'œuf, et comme les autres playes.

La troisiesme façon est auec le *cautere potentiel*. Il est mis de Theodore : et a esté pratiqué par maistre Iean des Creuez [1] à Bologne, et par maistre André à Montpellier et maistre Pierre d'Orlach [2] en Auignon, et par moy, ainsi que sera dit cy-apres.

La quatriéme est *auec vn lien*, et est mise de Rogier. Elle se fait ainsi : On passe vne cordette auec vne aiguille sous le didyme, de trauers par le milieu du lieu marqué : et ayant mis au dessus vn petit bois on·lie tout le didyme auec ledit bois, et en le restraignant chaque iour, ne cesse iusques à tant que la cordette soit deliurée, et que le didyme auec la chair soit tranché.

La cinquiesme façon est, par *eleuation du didyme*, et *cauterization de l'os du penil*. Elle est mise de Lanfranc, et poursuiuie de maistre Pierre de Dye. Elle se fait ainsi. Ayant coupé la chair du mirac, prise auec des tenailles larges, ils haussent le didyme, et auec vn lien ils le desuoyent, et cauterizent fort sous le didyme l'os du penil, puis ils le guerissent comme les autres playes.

La sixiesme est auec vn *fil d'or* [3] et maistre Berand Metis le fait, voicy la façon. Ayant tranché la chair du mirac, on lie le didyme vn peu estroit d'vn filet d'or. On could la playe, et on laisse le filet dedans. Ainsi par longueur de constriction, le didyme se ride et resserre.

1. « Per Ioannem de Crepatis Bononiae. »
2. « Petrum de Orliaco in Auinione. »
3. Les *coureurs* l'appellent le *point doré*, lequel aucuns affirment estre fort seur, et l'operation tres-belle ; par ce moyen le testicule n'est point perdu, et n'est aucunement empesché, d'autant que le fil d'or tiré, mis à l'entour et retortillé, restraint seulement l'elythroyde, et non pas les vaisseaux spermatiques. Pource ledit fil est serré diuersement, selon l'age des personnes. Car aux grands qui n'ont plus à croistre, on le serre dauantage qu'aux enfans. Il suffit de rendre le canal si estroit, que le boyau n'y puisse entrer, et les vaisseaux spermatiques y soient libres. Voicy la maniere. On coupe la peau au penil, puis on passe dessous l'elythroide vne aiguille courbe, auec le fil d'or, lequel on retortille sur l'élythroyde, l'ayant coupé court, de façon que ses bouts ne piquent point. La playe cousuë, se consolide. Ce fil ne tombe iamais, et n'est sujet à pourriture. En lieu dudit fil, aniourd'huy quelques-vns y mettent vn anneau d'or, qui s'ouure et ferme comme on veut, avec vn ressort, qui d'vn des bouts entre dans l'autre, qui est creux, tout ainsi que les bracelets à table. Tout cet anneau est creux, au moins l'endroit qui reçoit le ressort. Et cela ne peut aucunement poindre, comme les bouts du fil d'or. (J.)

Mingelousaulx (t. II, p. 698) donne une description plus étenduc du point doré.

De ces moyens, il me semble, que les quatre premiers sont complets et
sans fallace : les autres ne sont pas auec fiance de seureté. Ce que nous
prouuons ainsi : car ces moyens sont parfaits, et sans fallace, esquels la
maladie ne peut reuenir, au quatorziesme de la *Therapeutique*, comme
il a esté cy-dessus allegué au chapitre proëmial. Or par les quatre
premiers moyens le mal ne peut aucunement retourner : et par les deux
autres peut retourner. Car par les premiers moyens tout le passage est
destruit, et en son lieu se fait vn entre-deux d'autre genre, auquel il n'y
a point de trou, comme il appert de l'euidence du fait par l'operation :
ès autres deux, reste le passage auec les trous, combien qu'il soit retressi :
mais non pas qu'il ne se puisse dilater, veu qu'il est plus charnu qu'ossu.
S'ensuit donc la conclusion, que les quatre premiers moyens sont parfaits, les deux autres imparfaits.

Ie croy bien toutesfois qu'ils vaudroient en la petite rompure, et parad-
uenture en la grande pour vn temps, mais non pas tousiours. Comme
aussi vaudroit la cauterization du didyme, auec les cauteres punctuels
triples, ainsi qu'Albucasis enseigne : parce que apres l'escharre, il y
demeure vne tant grosse et dure cicatrice, qu'elle est en lieu d'vn escusson restraignant.

Et telle fut l'intention de Theodore et de tous les anciens, que l'operation ne vaut rien, si ne paruient iusques aux os du penil, tellement que
tout le passage soit aneanty. Et s'ils operent fallacieusement afin de sauuer le testicule, ils n'ont point d'excuse. Car i'ay veu plusieurs engendrer
auec vn testicule : et outre ce, de deux maux, il faut choisir le moindre.
Et ie croy bien que quelque vertu sustantatiue ou nutritiue demeure au
testicule, à tout le moins spirituelle et influxiue ou par influance, suiuant
la tradition des parties voisines : comme il est dit au cinquiesme de la
Therapeutique, des choses qu'on analle : Et il demeure le plus souuent
auec quelque dessication, ainsi que monstre l'experience.

Or de ces quatre moyens là, ie croy que les susdits maistres ont estimé
le plus asseuré, celuy du cautere actuel. Celuy du rasoir, ils ne le font
que en la grande rompure. C'est pourquoy Auicenne n'en a pas fait mention, ains (qui plus est) il dit, que le fer n'en soit aucunement approché.
Mais parce que le feu est terrible, et plusieurs s'affoiblissent durant l'operation de la peur qu'ils ont du feu, i'ay choisi pour moy celuy du cautere
potentiel : auquel il faut sur tout aduiser, que l'on soit maistre du corrosif.
Car il vaut mieux multiplier les fois, que la quantité. Et l'arsenic en cela
est le principal, car son operation (comme il a esté dit des escroüelles)
est forte et puissante : et si on l'applique indoctement, il esmeut la fievre
et mauuais accidents : d'autant que en petite quantité il fait grande operation, mesmement aupres des membres principaux. A raison dequoy il
faut que soit bien deffendu auec du vinaigre, et de la morelle et autres

choses refroidissantes : et auec bon regime, comme s'ils auoient fievre.
Son operation dure trois iours, et pource il suffit qu'on le remuë de trois
en trois iours. Et si on le corrigeoit, auec de l'opion, ou auec jus de
morelle ou des choux, comme nous dirons, il seroit plus seur.

Le moyen d'operer mieux auec l'arsenic, est tel. Supposée la bonne
diette et la purgation, le patient soit renuersé, le boyau remis, et toute
celle partie de l'ayne rasée. Puis le testicule estant amené le plus haut
qu'on pourra sur l'os du penil, qu'on marque son entour auec de l'encre,
ou du charbon, et ayant remis le testicule dans sa bourse, qu'on mette
du ruptoire (fait de la chaux viue, et du sauon mol, auec vn peu de
saliue) à la grosseur d'vne petite chastaigne, sur le lieu marqué, au
milieu de l'os du penil, à vn doigt prés de la verge, et entoure-le d'vn
cercle de toile cirée [1], ou de quelque chose gluante froide, tellement
qu'il ne passe outre la marque. Soit bandé, et affermy auec vne bonne
bande, enueloppant les hanches et le dos, à mode de brayer [2], afin qu'il
ne bouge du lieu où on l'a mis. Il l'y faut laisser durant vn iour naturel.
Lendemain on defera le bandage, et osté le caustique, on y trouuera
l'escarre noire. Lors soit coupée par le milieu de trauers, à la grandeur
d'vn grain d'orge ou de seigle, et qu'on y fasse une cauerne ou fosse,
dans laquelle on mette la quantité d'vn demy grain de froment, de l'arsenic en poudre reprimé auec des sucs, ou de l'opion, autant qu'il y aura
d'arsenic : et ce à par soy ou enueloppé auec vn peu de cotton moüillé
auec de la saliue. Puis soit couuert auec du cotton ou charpie : et en
apres, soit oingt tout à l'entour auec du populeon. Qu'on mette par dessus
tout, des drapeaux trempez et exprimez dans eau et vinaigre, ou en
aulbin d'œuf. Et soit lié auec vne bande en forme d'escusson, cousuë au
brayer simple de deux toilles : et puis affermie derriere audit brayer. Qu'il
couche sur le dos, en vn lict de matelas.

Et iaçoit qu'on puisse chaque iour renouueler les drapeaux, et tousiours esprouuer si le boyau est reduit, toutefois le corrosif ne soit pas
osté de deux ou trois iours, iusques à ce que la douleur soit appaisée.
Adonc le corrosif soit enleué, augmentant derechef la fosse, plus en deschirant qu'en coupant, à cause du sang, et qu'on y mette de la poudre
comme auparauant : qu'on oste de l'escharre tout à l'entour le plus qu'on
pourra, afin qu'on voye librement, et qu'on opere au profond. Et qu'on
fasse ainsi continuellement, iusques à tant que toute la chair du mirac
soit corrompuë iusques au didyme. Ce qu'on cognoist par l'enfleure de la
bourse des testicules, et par la douleur des parties posterieures : et qu'en
la fente on verra vne substance blanche. Par ce moyen le didyme sera

1. « Circulo de panno incerato. »
2. « Ad modum bracalis »; braca, braie.

tellement estraissi, que le doigt ne pourra entrer par la bourse au didyme, comme il souloit [1], ne deslors y peuuent descendre les boyaux, s'ils vouloient choir. Cela est fait communément en deux sepmaines.

Puis (s'il vous plaist) l'on procure la cheute de l'escharre, et de la chair, auec oing de porc, ou beurre, ou quelque chose grasse durant vne sepmaine. Et quand l'escharre sera tombée, l'on verra le didyme blanc, en façon de canal. Lors ayant fait la preuue des boyaux, et les circonferences de la chair estans garnies, afin que elles ne soient touchées du corrosif, qu'on mette de la poudre d'arsenic (plus reprimé, et en moindre quantité) sur le didyme, auec du cotton, en vsant de plus forts deffensifs, et mitigatifs : comme est l'huile de pauot, d'hyosciame, et de mandragore : parce que le didyme est plus sensible que la chair, et a besoin de plus grand mitigation : et aussi de plus accorte operation, à cause des veines et des nerfs qui y sont. Le didyme ainsi accommodé, soit laissé iusques au second appareil. Alors on le fendra de long, et on mettra dans la fosse de la poudre auec du cotton, et cela soit tant continué, que tout le didyme, ou sa plus grand part, soit corrompuë, ce qu'aduiendra communément en deux semaines. Et on le cognoistra, de ce que les testicules seront plus enflez, et y aura plus grande douleur au dos, et és parties posterieures. Et s'il est necessaire pour la grandeur du didyme, afin qu'il soit mieux rongé, de faire deux ou trois fentes, qu'elles soient faites du long : dans lesquelles on mettra tousiours du corrosif auec du cotton.

Et si adonc on voyoit que de l'eau fust descenduë en la bourse, qu'on mette vne espronuette par le milieu du didyme, vers la bourse : et par icelle haussée de la main, les eaux soyent tirées hors : et puis on procurera la cheute de l'escharre, comme dit est. Quand le lieu sera mondifié, et qu'il y apparoistra chair rouge, soit incarné et traité de la curation des autres playes.

Quand la playe sera incarnée, que le malade commence à marcher peu à peu, portant le brayer et le bandage durant trente iours. Maistre Pierre (qui en ma presence en a guery trente) ne faisoit reposer personne, ains aller par ville continuellement, afin qu'ils oubliassent la fascherie du corrosif : ce que ie ne louë pas, sinon que le boyau fust du tout retenu. Et en operant, jaçoit qu'il coupast l'escharre tout à l'entour, tant qu'il luy estoit possible, il ne procuroit par aucune maniere sa cheute iusqu'à la fin qu'elle cheoit d'elle-mesme : ne mettant rien au pertuis, du commencement iusqu'à la fin, sinon de la charpie, auec des drapeaux et le bandage. Car son intention estoit que l'escharre deffendoit la chair du corrosif : ce que ie n'estime pas asseuré, parce que demeurant l'escharre, il est assez difficile de sçauoir, quand sera reallement l'operation au

---

1. Souloir, avoir coutume. (Du Cange.)

didyme. Mais quand l'escharre est ostée, l'attouchement et la veuë tesmoignent de la verité. Le temps de toute son operation estoit de huict semaines. Et ie la luy ay abbrégée de trois semaines, sauf le plus, si l'escharre de la chair demeure tousiours.

Mais quand depuis il ouyt dire, que pour plus grande asseurance, en la cure de Monsieur Louys de Brissac, de Vienne en Dauphiné, apres la premiere ouuerture du didyme, i'y auois mis vn cautere cultelaire courbe, il vsa de cautere dés le commencement de toute l'operation à chacun appareil, ou de trois en trois. Et il disoit que cela aidoit à trois choses, au flux de sang, et à enfoncer dauantage, sans rompre l'escharre (car le cautere la consumoit), et auec ce il disoit, que cela mitiguoit la douleur du corrosif. Ce que ie ne reprouue pas fort, sinon quant à ce que ce n'est pas chose artificielle [1], ne honorable, de mesler des operations parfaites, au commentaire du premier des *Aphorismes*.

Toutesfois il y a tant de danger en l'operation, que l'on se doit aider de tout ce qui peut aider et non nuire : mesmement veu que l'escharre deffend qu'on ne sent le cautere, pourueu qu'on le fasse accortement, sans que le patient le voye.

S'il y suruient de mauuais *accidens*, il les faut ainsi corriger durant la curation.

Premierement, si on a trop mis du corrosif, ou s'il moleste trop, le lieu soit laué et fomenté d'huile rosat.

Si la bourse des testicules est enflée, douloureuse, soit mitiguée auec emplastre de maulues et de son : ou qu'on meurisse auec racine de guimaulues, semence de lin et graisse de porc, de poulle, canard, et semblables.

S'il fait sanie, soit ouuert au lieu plus bas, mondifié et traité comme les autres vlceres.

Et s'il y aduenoit flux de sang, soit restraint auec de la poudre rouge, blancs d'œufs et vitriol, ou auec la poudre de l'arsenic mesme : et que l'on quitte la besongne, iusques à tant que le sang soit arresté.

S'il y suruenoit fievre, soit gouuerné auec du syrop rosat, et de nenuphar : et qu'on appelle le Physicien.

S'il a toux, qu'on luy donne du diatragacanth, ou des penides : et que la poitrine soit oingte de beurre, et d'huile violat.

S'il est constipé, qu'on luy donne de la casse fistule, ou qu'on luy fasse des clysteres et suppositoires.

S'il y suruient flux de ventre, qu'on luy donne des trochises restrinctifs, et semblables.

---

1. « Non est artificiale » ; artificialis, rempli d'artifice, ingénieux.

De la pierre des rognons et de la vescie.

Iaçoit que selon Auicenne au troisiesme, les rognons, et la vescie se concordent en la generation de la pierre, comme aussi plusieurs autres parties, et les jointures, tesmoin Galen au quatorziesme de la *Therapeutique*, et au premier des *Aliments* : et quelquefois les boyaux, au premier et au sixiesme des *Maladies internes* : quelquefois le poulmon, au quatriesme des *Internes*, et au troisiesme du *Colliget* : et non moins le foye, comme de lui et des autres aussi, Halyabbas a fait mention, au neufuiesme sermon de la premiere partie : toutesfois le Chirurgien n'a pas à considerer directement la pierre des rognons, ne des autres parties intrinseques, attandu que n'aduient pas qu'il les guerisse par benefice de la Chirurgie, comme dit Brun et Theodore, et l'experience l'enseigne. Et nonobstant à cause de leur communion et proprement de necessité, nous dirons quelque chose de toutes deux.

Les pierres s'engendrent au corps humain (suiuant Halyabbas, au lieu dessus allegué) en telle manière, comme se font exterieurement les tuilles [1], au four, et aux chaudieres des baings : materiellement, d'vne matiere grosse et visqueuse : instrumentalement, aydant à ce l'estroittesse des conduits qui la retient : et effectuellement, la chaleur du lieu. Ce que Galen declare clairement au premier des *Aliments* : Quand les passages des rognons sont plus estroits, que ne doiuent selon nature, le suc crud, dit-il, prenant quelque glueur, sejournant là, ce qui est gros et gluant, est prest à engendrer vn cal telle que naist aux vaisseaux esquels nous chauffons l'eau : et telle aussi naist à l'entour de plusieurs endroits des eaux chaudes. A cela fait aussi grandement la complexion des rognons, quand la chaleur y est comme du feu, et pongitiue. Car toute la subtile portion estant euaporée de telle chaleur, le surplus de la grosse et gluante matiere se prend et coagule, au quatorziesme de la *Therapeutique*.

A ces deux tres-grands personnages souscriuent, Auicenne au troisiesme *Canon*, et Alexandre au second de sa *Pratique*, et Auerrhois au troisiesme de son *Colliget* : Nonobstant Serapion au quatriesme de son *Breuiaire*, qui dit : que la chaleur moderée auec matiere grosse, est suffisante cause de la generation des cals : Laquelle moderation i'entends, non pas naturelle, ains hors de nature, car l'estre hors de nature a plusieurs degrez [2], au premier de la *Difference des fievres*.

Et pource comme la chaleur innaturelle fort excessiue ès rognons des

1. « Sicut lateres efficiuntur extra. »
2. « Sed in egressione a natura, habet enim gradus multos egressus a naturalitate. »

ieunes est cause de la soudaine generation de la pierre, ainsi la chaleur innaturelle, non pas fort excessiue ès vieux en leur vescie, peut en longtemps engendrer pierre, comme il est dit au premier *Canon* : et au troisiesme des *Aphorismes* : Aux vieillards difficultez d'haleine, etc. Et certainement Galen au sixiesme des *Epidemies* l'a ainsi entendu. Car autant fait l'agent debile en long-temps, que le fort en peu : au troisiesme des *Simples medicaments*, et au quatrième des *Maladies et Symptomes*.

Doncques la sur-chaleur ignée, selon ses degrez, est la cause efficiente qui engendre la pierre, mais la grosseur de la matiere est la plus grande des causes, comme disoit le vaillant Serapion [1] au lieu que dessus. Et ainsi il n'y a point de contradiction entre les Docteurs, comme il appert.

Sa matiere est *causee* (selon Auicenne) d'yurongnerie et indigestion, et regime grossier, comme sera dit cy-apres en la maniere de viure. La *cause* de la retention de la matiere, est la debile expulsion, et l'oppilation des passages. La cause de la chaleur excessiue, est le trauail des rognons, et de la vescie, et l'ysage des choses qui eschauffent.

Les *signes de la pierre des rognons*, selon Halyabbas sont, que l'vrine sort peu à peu trouble et sablonneuse, de sablon rouge, auec quelque ardeur : douleur arrestée aux rognons, et aux flancs, laquelle souuent paruient aux testicules, cuisses, et pieds, auec quelque endormissement du costé du rognon malade. Mais si en pissant on rejette quelque chose pierreuse retenue, ou naturellement, ou par medicaments propres, il n'y a point de doute en cela. Car de ce, on a et la cognoissance et le commencement de la curation, au sixiesme des *Maladies internes*.

Les *signes de la pierre en la vescie*, sont douleur de vescie, demangeaison à la verge, et principalement vers la teste : et que souuent elle se dresse et s'abbaisse : et y a crudité, blancheur, et tenuité d'vrine, grauelles blanches, et difficulté d'vriner. Et si auec ce on doute, que le patient soit mis à l'enuers, et les cuisses haussées qu'on le secoüe, et il pissera. Ou qu'on mette dans la verge vn catheter (qui est vn intromissoir [2]) et qu'on touche la pierre : elle reculera, et il pissera. Toutes ces choses donnent cognoissance de la pierre, et monstrent le chemin de la curation : comme il est deduit par exemple, au premier des *Maladies internes*.

Outre ce, le patient estant bien courbé, en pressant fort le penil de l'vne des mains, si on met le doigt au fondement, on sentira la pierre dure, non pas molle, qui reculera et il pissera. Auec ce, dit Auicenne, que

1. « Valeus Serapio. »
2. « Aut catheter quod est immissorium. »

la pierre en la vescie, quelquefois ameine tenesme, et sortie du boyau
cullier. Et toutes les fois que le pierreux pisse, tantost il desire pisser.

La douleur des rognons au commencement, ressemble fort à la douleur
colique, parquoy les Docteurs ont fait de grandes distinctions entre elles.
Toutesfois d'autant que pour ledit temps, il n'y a pas grande difference
aux remedes (sçauoir est, des mitigatifs : iaçoit qu'au temps qui s'ensuit,
ils ayent besoing de differents), il ne faut pas gueres insister en cela, au
sixiesme des *Internes*.

Les pierres des rognons et de la vescie different, comme aussi dit
Auicenne mesme. Car la pierre des rognons est plus legere, et plus petite,
declinant à rougeur. Celle de la vescie est plus dure, et beaucoup plus
grande, declinant à blancheur.

Il est *iugé* par Hyppocrate, au sixiesme des *Epidémies* : Ie n'ay point
veu guerir des nephrétiques par dessus cinquante ans. Et au sixiesme des
Aphorismes : Les nephrétiques, et ceux qui ont douleur de vescie, sont
difficilement gueris en vieillesse, car ils sont debiles, et pource ils meurent auec ces maux, comme dit Galen au *Commentaire*.

On iuge de par Gordon, que ceux qui ont l'vrine espaisse, et sablonneuse,
n'encourent pas souuent la pierre, mais si elle deuient soudain subtile et
claire, elle signifie (auec les autres signes) la pierre estre engendrée.

Dauantage, dit Auicenne, que la pierre des rognons et de la vescie, est
des maux hereditaires.

En outre il dit, que les vieux sont plus subjets à la pierre des rognons,
que de la vescie, et les enfans, et ceux de l'age ensuiuant, au contraire : ce
qui toutesfois le plus souuent aduient entre l'enfance et la puberté.

Outre ce il dit, qu'il n'aduient gueres aux femmes d'auoir pierre en la
vescie. Il dit aussi, que la pierre des rognons, est des maladies qui ont
paroxysme, et leur espace est du mois à l'année.

D'auantage il dit, que la petite pierre en la vescie, est plus prompte à
retenir l'vrine : parce qu'elle se fiche plutost au conduit que la grande,
laquelle s'oste vistement du passage.

Qui a pierre aux rognons ou en la vescie, ne vit pas sans danger : car
si elle est retenuë et bouche les passages, elle ameine à hydropisie, et à
mort. Aux rognons elle ne doit estre taillée : en la vescie, l'incision est
dangereuse de conuulsion, flux de sang, et fistule. Et pource les pru-
dents *ont laissé aux coureurs* [1] cette operation.

Et outre dit Albucasis que de la grande pierre on ne peut estre taillé
sans danger de la vescie, ne de la petite aussi, pour le danger de ne la
prendre pas. Parquoy s'il faut tailler, il faut tailler de la moyenne.

Personne ne s'entremesle du tailler de la pierre qu'il ne soit expert, et

---

1. « Periti istam operationem cursoribus reliquerunt. »

l'ait veu d'vn bon maistre : comme disent Brun, Theodore et Guillaume. Et qu'il ait tous prests les instrumens propres à cela, rasoir, crochet gros et cauc, tenailles longues, fil, aiguille, cotton, linge, œufs, poudre rouge, et toutes choses necessaires. Qu'on se garde aussi de tailler vn vieillard, vn foible, vn cacochyme, vn craintif, et vn dolent. Le meilleur age à tailler est, de quatorze ans, comme dit Lanfranc. Le temps conuenable est, le printemps et l'automne.

La *curation de la pierre* est double, selon que la pierre est : car l'vne peut estre rompuë par medicamens, l'autre ne peut estre rompuë, ains il la faut tailler (au moins en la vescie) ou transposer, comme il est dit au troisième du *Techni*. Toutesfois c'est le conseil de Rhasis, qu'on essaye les medicamens long-temps auant qu'on vienne à l'incision.

La *curation auec medicaments* est double, l'vne est preseruatiue, et l'autre proprement curatiue, suiuant l'aduis de Rhasis, au liure des *Experiences*.

L'*intention preseruatiue* gist en la prohibition des causes : sçauoir est, des gros humeurs, de la chaleur du lieu, et de l'estroittesse des passages. Iaçoit qu'il semble à Galen au sixiesme des *Epidemies*, que sans prohibition de la chaleur, quand elle n'est fort excessiue (comme il dit), les deux autres prohibitions sont suffisantes pour deffendre les rognons et la vescie du calcul : Il est tres bon (dit-il) que les humeurs soient subtiles, et le corps des rognons mol à la sortie [1]. Et si on conserue ces deux choses, iamais ne s'engendrera pierre. Or ces deux intentions sont accomplies d'vn seul genre de remede, ou de diette, sçauoir est par attenuatifs, au sixiesme de la *Santé*. Car (dit-il) au liure de *Diette attenuante*, i'ay veu beaucoup de nephretiques, desquels aux vns le mal cessoit totalement par la diette attenuante, aux autres il apparoissoit plus moderé. Il denonce la cause de cela au liure de *Euchémie* : L'operation des medicamens subtiliatifs est, desoppiler les conduits estroits, et de couper, subtilier et nettoyer les humeurs gros et visqueux qui sont adherants. Mais en leur application il y faut preuoir : car deuëment appliquez, ils guerissent du calcul : et indeuëment appliquez, engendrent la pierre, suiuant ce qui est dit au premier des *Problemes* d'Aristote, et au quatriesme de la *Generation des animaux* : si cela le fait seulement, le plus ne le fera pas, ou plustost fera son contraire. Cecy est reglé par la qualité et quantité, sans obmettre le temps des remedes, au premier *à Glaucon*, et au troisiesme du *Techni*.

Doncques l'*autre partie preseruatiue* de cet accident, qui se fait *par maniere de viure*, gist en la deuë administration des six choses non naturelles, et des trois annexes pour leur generalité (comme sont l'air, la

---

1. « Mollia apud exitum. »

viande et la boisson, l'inanition et la repletion, le mouuement et le repos,
le sommeil et la veille, et les accidens de l'ame, obuiation des choses qui
viennent par dehors, le baing, et d'estre au serain), qui declinent à chaleur
et siccité, auec attenuation. Et pource que Galen, quant aux viandes, l'a
traicté au liure de la *Diette subtiliante*, i'obmets de present son exquise
pertractation.

Toutesfois ie dis en somme, qu'on délaisse toutes choses qui peuuent
engendrer la pierre : comme sont (ainsi que disent Rhasis et Auicenne)
les viandes grossieres : comme pain sans leuain, et crud, chairs de
vache et d'oyseaux marescageux, les poissons, les gros fruicts, aigres et
verds, le fromage (specialement le mol), et toute chose faite de laict, l'eau
trouble, le vin gros et trouble. Et generalement toutes choses grossieres,
et gluantes, et de mal-aisée digestion, toute repletion, et vie crapuleuse.

Rhasis au liure des *Diuisions* le prenait ainsi (ce que Halyabbas
accorde au premier de la seconde partie) disant : On est préserué de la
pierre, pour quitter les viandes visqueuses, et continuer des semences qui
mondifient les rognons, et abstenir de dormir sur le col, ou le dos, et
ne pas trop estraindre sa ceinture, aller beaucoup à cheual, et trauailler
du dos : et vser de vomissement, quand il y a repletion.

Hermes dit (comme tesmoignent Arnaud, et le Conciliateur) que l'image
d'vn Lyon, grauée en or tres-pur, le Soleil estant au signe du Lyon, la
Lune ne regardant par Saturne et ne despartant de luy, portée dans vn
brayer ou baudrier de veau marin, ou de Lyon, preserue du calcul.

Et l'encens scellé, ou le sang de bouc preparé auec la mesme figure, et
puluerisé en ladite heure, donné auec du vin, rompt soudain la pierre, et
fait pisser.

Quant à la *preseruatiue qui se fait par medicaments*, elle gist au droit
vsage des éuacuatifs [1], et lauatifs des conduits. Si les pierreux sont ple-
toriques, on les éuacuë par phlebotomie de la basilique et des saphenes,
si besoin est. S'il y a cacochymie, double purgation y est necessaire :
sçauoir est par vomissement, et par le ventre. Le vomissement non seulement diuertit, ains aussi vuide la matiere antecedente phlegmatique,
engendrée dans l'estomach, qui estoit preste à causer la pierre, allant
iournellement aux rognons. Hyppocrate ordonne ce vomissement vne fois
le mois, tesmoin Galen au cinquiesme de l'*Vsage*, et Auicenne en plusieurs lieux.

---

1. Le vieux traducteur a leu, *lenientes*, mais non pas bien. Car nostre autheur
vn peu après repetera le même mot, nous aduertissant que l'vsage du aperitif et
lauatif est seur, après l'euacuation. Or le medicament lauatif est celui qu'on nomme
detersif, en grec ρυπτικὸς, comme l'aperitif et expurgatif est dit des grecs, ἐκκα-
θαρτικὸς et ἐκφρακτικὸς. Et ils different entre eux, a raison de plus et moins, selon
Galen. (J.)

Par le bas soit faite éuacuation au Printemps, et en l'Automne, ou quand la necessité y est, digerant au prealable la matiere phlegmatique auec de l'oxymel simple, au troisiesme des *Maladies aiguës*, ou auec le squillitic, ou le diuretique, ainsi que dit Heben Mesue. Et si on le vouloit plus fort, on fera vn syrop *des racines des cinq herbes capillaires, et de la saxifrage, pimpinelle, filipendule, fraiziere, chaussetrape de mer, et de la champestre, de la clauelliere, du calament et hysop, de la graine de geneure, des bayes* [1] *de lierre, des semences de fenoüil, ache, persil, ammy, daucy, semences froides majeures, spic-nard, squinanth, ou des fleurs de camomille et genest, auec du vinaigre squillitic ou passulé, et du miel ou succre à plaisir*. Duquel syrop on donnera auec boüillon de pois ciches. La matiere estant digeste, peut estre éuacuée par pillules d'agaric ou auec de la benedicte, ou du catholicon.

Et après l'éuacuation, on va seurement aux lauatifs et aperitifs des conduits. Or il y a en general deux sortes de medicaments aptes à cela : les vns sont de moyenne vertu, comme figues, amandes, pistaches, fruicts de capres, raisins secs, et semblables, qui peuuent estre donnez seurement en grand vsage, et au commencement, par l'aduis de Galen au neuuiesme de la *Therapeutique*, et au second des *Aliments*, d'autant qu'ils n'ont pas la vertu d'ameiner intempestiuement la viande au foye, et aux membres vrinals. Par mesme moyen peut estre donné le cresson : car il a vertu resolutiue, vrinatiue, rompant la pierre de la vescie, au huictiesme des *Medicaments*. L'Aggregateur loüe les ourties : ce que Auenzoar confirme.

Les autres sont de plus violente vertu : comme le pouliot, le fenoüil, boüillon de ciches noirs, et semblables, qui doiuent estre d'vsage rare, et corrigez, et donnez loing du repas, afin qu'ils ne nuisent en bruslant le sang, et eschauffant les rognons : et afin que pour la legereté du portement [2], ils n'ameinent la viande indigeste au foye, et aux lieux vrinals, comme porte l'aduis de Galen au quatriesme et au sixiesme de la *Santé*.

A cette intention conuient la peurée de maistre Arnaud, faite des pois ciches, lesquels estant remollis toute la nuict en eau douce, au matin en la mesme eau soyent bouillis par deux bouillons, auec vn peu de persil : et y ayant adjousté vn peu de poudre nardine, saffran et vin blanc, on le donne coulé. Plusieurs y adjoustent du chien-dent mondé : les autres du cumin en hyuer : quelques-vns en esté du jus de limon, ou d'orange, et graine de melon. Telle purée nettoye les veines capillaires du foye, et les passages des rognons, et ainsi preserue du calcul, comme il affirme.

---

1. « Baccarum hederac. »
2. « Et ne velocitate lationis. »

A cette intention aussi on a fait des vins diuretiques, au cinquiesme de la *Santé*, auec de la betoyne et cestre, que les Latins appellent saxifragie. Quelques-vns y mettent soigneusement du spic-nard, les autres quelques autres choses qui puissent mouuoir les vrines.

Les medicaments composez à cette intention sont, le Diacalament et le Diaspolitic, au quatriesme de la *Santé*, que Auicenne au cinquiesme, et Serapion au septiesme de son *Breuiaire*, appellent Diacumin.

Cependant la chaleur des lieux peut estre corrigée auec huile rosat, violat, et de scorpions : et auec epitheme fait du sandalin, et des eaux froides, se gardant de trop grand exces.

Or il est jà temps d'entreprendre la *description curatiue par medicaments*. Cette intention curatiue est accomplie par les mesmes medicamens que la preseruatiue, tesmoin Galen en l'*Introductoire* : Tout ce qui (dit-il) guerit les maux qui se font desià, cela aussi les empesche d'estre auant qu'ils soient faits. Et au quatriesme de la *Santé* : C'est vne mesme chose, la garde des maux futurs, et la correction de ceux qui jà sont engendrez, combien que les degrez varient : mais la pierre de la vescie en requiert de plus forts, que celle des rognons, comme dit Auicenne. Il faut donc auant toute chose, en l'acte curatif, commencer par vn clystere lenitif. Cela fait, si la douleur presse, qu'on prepare vn baing temperé, auquel soient cuits des remollitifs, qui rarifient temperément, et appaisent la douleur.

Tel est, selon Arnaud cettuy-cy : PR. *langue de chien, quatre manipuls : berle, deux manipuls : cresson, vn manipul : ache, demy manipul.* Estans concassez legerement, qu'ils prennent vn bouillon en eau simple : puis tout soit jetté dans vne conche, et qu'on y adjouste vne liure de vin blanc. Et quand il sera moins que tiede que le malade s'y assoye de sorte, que l'eau attaigne presque le nombril. Cela opere notablement, en mitiguant la douleur, et dilatant les voyes et passages, et en sortant la pierre, pourueu toutesfois que le baing soit prins bien temperé [1].

Apres cela, afin qu'il puisse plus seurement vser des medicaments qui brisent, et mesmement des forts, ie louë l'euacuation lenitiue de la matiere antecedente, telle que auec de la casse fistule, ou du diacatholicon : taisant pour lors les medicaments attractifs, suiuant le conseil d'Auicenne.

Ayant euacué et adoucy le ventre, il faut donner de *ceux qui rompent la pierre*. La meilleure heure de les administer, est à la sortie du bain. De ce nombre est la decoction des pois ciches, et la decoction du chiendent, au sixiesme des *Simples*. Et ceux qui ne sont gueres chauds, auec ce, qu'ils peuuent inciser, sont les meilleurs : comme sont mis pour exemples au cinquiesme desdits *Simples*, les racines d'asperges, et la ronce,

---

1. « Dum tamen approximatur moderate. »

le betoine, le pouliot, la garance, le verre bruslé : lequel maistre Bertruce Bolognois en ce cas a recommandé extremement. Auicenne met en ce compte, les racines du coste, et de la ronce, semence de guimaulue, racines de chaussetrape : le hache, le cardamome, la scolopendre, le cheueu de Venus, la verge du berger, le pentaphyle, le pouliot, le chamæpytis, la racine de raifort, et flambe bastarde, souchet, grains de poivre, la pierre iudaïque, cendre de scorpion et de lievre, le sang de bouc, fiente de coq et de colomb : escarbots desseichez, et cantharides. Plusieurs recommandent les grillons et les cigalles. Mais qu'on s'aduise en ceux-cy qu'ils soient bien corrects, et leur quantité soit petite : car ils vlcerent la vescie.

De telles choses on peut faire des composez, pourueu que (comme l'enseigne Auicenne) au medicament composé, soient assemblées cinq vertus : sçauoir est, mollifiante, penetrante, minoratiue [1], confortatiue et brisante : comme il ordonne ce syrop à tel effect : PR. *du gremil pilé* [2], *quinze drachmes : cheueu de Venus, sept drachmes : persil, quatre drachmes : figues blanches, sept en nombre.* Soient cuits en quatre liures d'eau, tant qu'il en reste vne liure. Qu'on en boiue demy liure à l'yssuë du bain.

Et le noble Serapion a dicté vn medicament esprouué et souuerain à rompre la pierre : duquel la forme est telle : PR. *semence de melon mondée, gremil, daucy, verre bruslé, de chacun parties esgales.* Estans pilez et criblez, on en donne trois drachmes, auec la decoction des ciches noirs.

Monseigneur le Cardinal de Naples [3] vsait pour telle disposition de cette eau : PR. *de la filipendule, six liures : racine de flambe bastarde, trois liures : saxifrage auec sa racine, autant que tous les autres.* Soient concassées, et mises dans vn alembic, et qu'on en face de l'eau. On en donne vne once.

Auenzoar, homme de grand experience, fait cet electuaire : PR. *de la pierre iudaïque, gomme de cerisier, pierre d'esponge, escorces de melon, suc de regalice recent, de chacun quatre onces : noisettes, demy once : daucy, verre d'outre-mer bruslé* [4], *anys, et hysop ou stœchas, de chacun douze drachmes : pignons mondez, amandes pelées, de chacun six drachmes, syrop de regalice, tant qu'il en faudra.* Soit fait electuaire : et qu'en chaque liure on mette trois drachmes de tres-bon beaume, qui en cecy (comme il dit) est des meilleurs medicaments. Soit gardé en vn

---

1. Ms. 6966, édit. 1537, 1559 disent : « moratiua. » — Canappe dit : minoratiue.
2. « Milii solis triti. » Milium solis, grémil, Lithospermum officinale. (L.)
3. « Dominus Napulio Cardinalis. » — Ms. 24249 et Canappe : Monseigneur le cardinal de Naples.
4. Les autres lisent *nitre*, mais il nous a fallu suuire le texte d'Auenzoar. (J.)

vaisseau de verre. On en donne chaque matin six drachmes, auec du syrop violat, et le quadruple d'eau chaude.

Maistre Arnaud en ce cas a dicté pour le Seigneur de Bellioco, ce medicament : PR. *gremil, ammy, anis, fenoüil, carui, dauci, persil, ache, cumin, aneth, liuesche, cardamome, poivre long, siler de montaigne, semence de panot, semence de melon, semence de manue, grains de genevre, bayes de lierre, semence d'asperges, noyaux de peches et de cerises, semence de raifort, amandes ameres, de chacun vne partie : racine de saxifrage, gingembre, galange, cannelle, spic-nard, roseau aromatique, regalice raclée, souchet, flambe bastarde, sandal blanc et rouge, pierre iudaïque, pierre d'esponge, rascleure d'yuoire, maschoires de brochet, de chacun demy partie : cigales preparées, la quatriesme d'vne partie : sang de bouc, preparé suiuant la doctrine d'Alexandre, deux parties.* Soit fait poudre, et qu'on en donne le matin vne drachme, auec du vin blanc.

Rhasis dicte à cela vne telle confection, laquelle est forte : PR. *semence de melon, carpobalsamum, semence de raifort, dauci, persil, de chacun vne partie : écorce de la racine de capres, écorce de la racine de panace, amandes ameres, bayes de laurier, squinanth, souchet, spic, cassie, scolopendre, rhuë, gentiane, aristolochie ronde, cabaret, cardamome, bdellion, ammoniac, serapin, myrrhe, poivre, flambe bastarde, de chacun demy partie.* Ayant destrempé les gommes en vin subtil, qu'on en face des pilules. Leur dose est demy drachme, auec eau de pois ciches. Et quelquefois ce medicament est fortifié auec du baume. Car le beaume rompt la pierre, comme Galen tesmoigne au sixiesme des *Simples.*

Auicenne donne vn plus fort medicament, qui est esprouué comme il dit : PR. *cendre de verre, cendre de scorpions, cendre de la racine de choux communs, cendre de lierre, pierre d'esponge, sang de bouc, cendre de coque d'œuf de laquelle est esclos le poussin, pierre iudaïque, gomme de noyer, flambe bastarde, de chacun parties esgales : persil, dauci, pouliot, gomme arabique, semence de guimaulue, poivre, de chacun vne partie et demie.* Soient confits auec miel, et conseruez. La dose est iusques à trois drachmes, auec la decoction des chaussetrapes, et ciches noirs.

Et les herbes et racines diuretiques, auec petite quantité de cantharides, reduites en syrop, sont louées de Guillaume de Salicet. Et leur eau distillée estoit coustumiere à maistre Odon de Lyon.

L'vsage commun donne du lithontripton auec du vin chaud.

Or apres qu'on a baillé le medicament qui rompt et sort la pierre, on loue l'onction d'huile de scorpion : parce que (comme dit Auicenne au cinquiesme *Canon*) les scorpions de leur nature sont contraires aux pierres engendrées-ès rognons et en la vescie, comme la chair des viperes est contraire aux venins des reptiles venimeux. Et que par dessus on face des emplastres, comme dit et ordonne Thadæe, auec des berles, parietaire, feuilles de concombre sauuage, maulues, choux, porreaux, mors de geline [1], et semblables.

Ou auec vn cerat sedatif des douleurs, comme cettuy-cy que met Theodore : PR. *huile de camomille, deux onces : huile rosat, vne once : moyeur d'œufs cruds, trois onces :* soient meslez, et appliquez auec vn linge.

Les mouuements par cheuauchement et par ascencion [2], et les applications des ventouses depuis les flancs iusques à la vescie, et les fomentations auec huiles de rhuë, et de castorée chaudes, sont louez d'Auicenne.

De l'artifice de pisser par medicaments.

L'VRINE retenuë est prouoquée par les susdits prouocatifs (principalement ceux ausquels sont mises les cantharides, suiuant la doctrine de Galen au troisiesme des *Medicaments et des temperaments* : et Rhasis au neuuiesme à *Almansor*), baillez au bain, et auec embrocations, emplastres, onctions, et humectations appliquées sur le penil, la verge, et le perinée : et mis dedans la verge, et la vescie, specialement quand la cause de la retention est en la vescie.

Maistre Iordan faisoit des *injections et syringations dans la vescie* [3], auec du beaume : et Theodore auec huile de petrole [4] : Auicenne auec de l'huile de scorpion [5] et quelques-vns auec fiente de colomb, destrempée en lexiue et coulée.

Les autres prouoquent l'vrine refusée, en oignant le penil et les rognons

1. « Morsus gallinae. » Alsine media (L.). — Morgeline, mouron des oiseaux.
2. « Commotiones per equitanionem et ascensiones. »
3. « Faciebat iniectiones et syringationes infra vesicam », 1499, 1537, 1559. — Ms. 6966 dit : « iniectioues et suffumigationes. »
4. « Cum petroleo. »
5. Il y a deux huiles de scorpion, l'vn simple, des scorpions blancs trempez en huile d'amandes ameres et séjournant au soleil, l'autre composé, auquel outre ce, on cuit les racines d'aristolochie ronde, etc.
Les scorpions blancs, lesquels ne sont gueres malins, escrit Auicenne, sont ceux qu'on trouue en grande quantité à Somieres, ville de Languedoc, à quatre lieues de Montpellier. On les y va querir à charge, pour les enuoyer de Marseille au Leuant où ils sont fort employez. Joubert a autrefois rencontré auprès d'Arles, vn marchand qui en faisoit porter dix charges de mulets, dans caisses de bois blanc, tous vifs, dont il fut esmerueillé d'en voir tant en vn coup. (J.) — D'après des renseignements que je dois, par l'entremise de M. Valentin, de Montpellier, à deux entomologistes distingués, M. Barrandon, de Montpellier, et M. Lombard, de Somieres, on trouve encore aujourd'hui dans cette région un grand nombre de scorpions, qui appartiennent à deux espèces, le scorpion blanc (*S. europæus*) et le scorpion roussâtre (*S. occitanus*), le premier inoffensif, le second assez dangereux.

auec de la graisse de connil [1], ou auec du galban mis sur la teste de la verge, ou des ails, ou des oignons : Ou qu'on face vn suppositoire de sel gemme. Ou qu'on mette au pertuis de la verge vn poux, ou vne punaise. Item, on loue communément à prouoquer l'vrine, les racines du raifort et de la parelle, persil et ourtie cuites en vin, et frittes à l'huile, appliquées sur le penil.

Et si par les medicaments il ne peut pisser, il faut recourir aux instruments comme sera dit maintenant, car ie crains desià d'amplifier plus auant les propos des medicaments : et il est temps de passer à l'acte curatif par manuelle operation.

De la cure de la pierre par action manuelle.

L A *cure* qui se fait par action manuelle est double : l'vne palliatiue, l'autre proprement curatiue.

La *palliatiue* a proprement lieu, quand la pierre est trop grande, tellement qu'elle ne peut estre amenée au col de la vescie, auquel se peut faire plus sainement l'incision, veu qu'il est charnu : car la vescie est nerueuse, et est le lieu de l'vrine, et ne se consolideroit pas : et mesmes son incision est mortelle, tesmoin Hyppocrate au sixiesme des *Aphorismes* : ou si elle est en vn vieillard, ou en vn corps qui ne peut et ne veut souffrir l'incision.

Cela est ainsi accomply : Qu'on mette le patient dans vn bain remollitif : puis auec un cacheter (c'est à dire intromissoire) ou argalie ou syringue ointe auec du beurre, ou de quelque huile doux, introduit par la verge, soit repoussée du col de la vescie iusques au fond d'icelle : ou auec les doigts preparez et oingts, introduits par le fondement, soit fait de mesme.

Car elle peut demeurer au fonds durant quarante ans, comme dit Theodore, ou durant vn long temps, comme disent les autres.

De l'artifice de pisser par instruments.

Le *catheter* est vn intromissoire long et mince, comme vne esprouuette, à la fin duquel peut estre vn neu [2], afin qu'il n'offence l'interieur. L'*argalie* ou *syringue*, est vne cannule [3] d'icelle mesme longueur et gracilité, pertuisée à la pointe et aux costez. A l'autre bout elle est large à mode d'embout, auquel on peut attacher vne *bourse de cuir, ou vescie de porc ou de bellier* [4]. Il y en a qui sont *faites à vis*,

1. « Axungia cuniculi »; graisse de connil, de lapin.
2. « Potest esse nodulus. » Peut être un nœud.
3. « Argalia seu syrinx est cannula... »
4. Ce passage de *Guy de Chauliac* montre qu'il *connaissait la bougie cannulée* (argalie ou seringue). — Mingelousaulx (t. II, p. 723, 725) décrit les bougies canu-

et d'autres sans vis, ou *en façon de l'instrument à donner clysteres.*

Or le moyen de pisser par instruments est (selon Halyabbas au neu-fiesme sermon de la seconde partie, et selon Auicenne et Albucasis) que ayant mis le patient sur vn siege, apres qu'on l'a baigné ou fomenté auec des eaux et huiles, l'instrument soit introduit par la verge estenduë vers le ventre, doucement, iusques à tant qu'il soit prés du fondement. Puis la verge soit abbaissée auec tout l'instrument vers le bas, afin que l'instrument soit addressé vers la vescie (qui fait icy reduplication) [1], iusques à ce que on le sente cheoir en lieu vuide, et lors soit entendu qu'il est dans la vescie.

Et si auec cet instrument il y a vne vergette, ou fil de laine, qu'on le retire : et adonc en sortira de l'vrine, et l'humeur, si aucune y en auoit qui empeschat l'vrine.

Et si du frottement le passage auoit esté blessé, et qu'il en vint du sang, soit mis dedans du collyre blanc auec laict de femme.

Du tailler pour la pierre.

La *cure de la pierre par incision* se fait, ensuiuant les susdits maistres (et ie l'ay veu faire ainsi) comme s'ensuit : Que premierement on vuide les boyaux par vn clystere. L'endemain, le patient estant à jeun, face vn saut ou deux, afin que la pierre descende. Puis estant accommodé à l'enuers sur vn banc [2], ou sur les genoüils de quelque fort seruiteur, qu'on luy courbe les cuisses, et qu'elles soient bien liées au col, les tenant eslargies, afin que ne se puissent bouger à l'heure de l'operation. Lors en pressant le ventre d'vn poing par dessus la vescie, et mettant les doigts par le fondement, comme dit est, la pierre soit amenée tant qu'on pourra au col de la vescie, entre le fondement et les testicules. Cela fait, on taille d'vn rasoir selon que vont les rides, en lieu esloigné de la commissure ou suture (d'autant que ce lieu est mortel, comme dit Auicenne) quelque peu à gauche, iusques à la pierre, tant qu'elle en puisse aisément estre tirée d'vn crochet caue. L'ayant tirée, et le lieu estant nettoyé, la playe soit cousuë, et qu'on y mette par dessus de la poudre rouge, auec aulbin d'œuf, soit bandé bien ferme, et posé au lict, et qu'on ne le desbande point iusques au troisiesme iour, ainsi que Rogier ordonne : et soit pensé auec du Diapalma comme les autres playes : voila comment on traite les hommes.

lées en cire, faites par son père Jean de Mingelousaulx, et raconte qu'en 1632, celui-ci s'en seruit pour faire vriner le cardinal de Richelieu, atteint de rétention par suite d'un abcès au fondement; les médecins et chirurgiens du Cardinal ne sachant que faire.

1. « Declinetur virga cum toto instrumento versus inferius, vt dirigatur instru-mentum versus vesicam quae facit hic reduplicationem. »

2. « Super discum. »

Quant aux *femmes*, il n'aduient gueres qu'elles ayent la pierre en la vescie : et quand elle y est, on la traite comme dit est, ayant mis le doigt dans la matrice.

Quelques-vns, comme Rogier, mettent apres l'incision, du moyeu d'œuf en hyuer, et de l'aulbin en esté. Et les quatre Maistres, de la farine auec des estouppes.

Durant la cure, qu'ils boiuent peu, et ce du vin non pas blanc, ains rouge et astringent, trempé auec de l'eau ferrée : et qu'ils mangent sobrement et des viandes choisies, de peu d'excrement.

S'il aduient que la pierre à cause de sa petitesse, vienne à la verge, qu'on lie la verge deuers la vescie, afin qu'elle ne s'en retourne, puis soit attirée en suçant : Ou y mettant des tenailles longues et graisles, et qu'on la prenne et tire dehors. Ou vne tariere deliée y soit mise, comme dit Albucasis, par laquelle soit rompuë et tirée piece à piece.

Ou que l'on *taille la verge* de long, en la partie inférieure, là où la pierre sera plus eminente, et en soit tirée : puis on coudra la playe, et on ostera le lien, et soit traité comme dessus.

Mais en toutes curations il faut empescher l'apostemation. Si la douleur est fort moleste, Auicenne conseille de mettre le patient dans vn bain temperé, et de l'oindre auec huiles lenitifs, comme est celuy de camomille et d'aneth : et sur la playe du beurre tiede.

Et si on y void aduenir de mauuais accidents, Dieu nous soit en ayde.

DES PASSIONS DE LA VERGE

Et premierement de la froidure et malefaction [1].

Ce sont des fautes qui aduiennent aux membres genitifs, sur tout aux hommes. Car comme la sterilité aduient principalement de la part de la femme (comme tient Serapion au quatriesme de son *Breuiaire*), ainsi le refroidissement et malefaction, qui est priuation du coït, aduient de la part des hommes. Car les femmes ne sont priuées du coït, sinon par l'oppilation de la vulue. Et les hommes en sont priuez, à cause de la mauuaise complexion froide, qui oste l'erection : et de la mauuaise complexion, abregeante et aneantissante la verge et les testicules. Mais il aduient à tous deux, par malefaction.

Or le refroidissement differe de malefaction, d'autant que le refroidissement concerne reallement la complexion, et la malefaction tant l'esprit que la complexion. Iaçoit qu'on die vulgairement, que le refroidissement est fait par la nature du corps : et la malefaction, par chose

1. « De frigidatione et malefactione. » — Malefactio, défaillance (malefice, dit Joubert).

diuine : comme quand on a fait quelque ensorcellement, ou qu'il y a mauuaise pensée entre l'homme et la femme.

Les *signes* du refroidissement et malefaction pour le deffaut du corps sont manifestes, quand il est chastré, quand la verge est courte et de neant, et mal composée, quand elle est froide et paralytique, sans poils, ridée et mal colorée, de sorte que s'il mangeoit toute l'espicerie de tout le monde, et beunoit tous les pigments, et fut frottée et eschauffée de tous les eschauffans et excitans qu'on pourroit faire, elle ne se dresseroit pas et ne viendroit à l'acte de copulation.

Signe que c'est pour chose diuine, ou mauuais esprit, est quand toutes choses sont bien, et toutesfois il ne peut venir à l'effect de duë copulation, principalement auec sa femme, jaçoit, qu'il le puisse auec des autres : et qu'il est ramené à effect par oraisons, et ablation des malefices et mauuaises pensées.

Galen, de l'authorité de Platon, iuge (au *Commentaire sur l'aphorisme* : Si la femme ne conçoit, etc.), qui ne peut vser du coït et engendrer, ne se joigne point à femme : car nature en seroit mocquée, et le genre se perdroit[1]. On iuge aussi, que tels, si par fortune estoient conjoints, on en face *diuorce* par Iustice. Et pource que la iustice a accoustumé d'en commettre l'examen aux Medecins, pourtant ie mets icy la *maniere d'examiner*.

C'est que le Medecin ayant licence de la justice, examine premierement la complexion et la composition des membres genitifs. Puis il y ait vne matrone accoustumée à cela, et qu'on ordonne qu'ils gisent ensemble durant quelques iours en presence de la matrone. Laquelle leur donnera des espices et clerets, les eschauffera et oindra d'huiles chauds, les frottant aupres d'vn feu de sermens, et leur commandera de deuiser, se caresser et embrasser. Puis cette matrone rapportera au Medecin ce qu'elle aura veu. Et quand le Medecin en sera bien informé, il en peut deposer deuant la iustice en vérité. Mais qu'il se garde d'estre abusé : car on a accoustumé de commettre plusieurs tromperies en telles choses : et il y a tres-grand danger de separer ceux que Dieu auoit conjoints, sinon, que tres-iuste cause le requiere.

Du priapisme. Priapisme est inuolontaire erection de la verge. Et de cela il differe de la Satyriase, en laquelle il y en a volonté et desir.

Sa *cause*, selon Galen au quatorziesme de la *Therapeutique*, est ventosité vaporeuse au nerf cauerneux, introduite des viandes venteuses, et empeschée de sortir à cause du froid qui épaissit la peau. Il se fait aussi

---

1. « Deluderetur enim natura, et perderetur genus. » — Ms. 24249 : Car nature seroit trompée, et la génération seroit perdue.

fort souuent (de son aduis, au sixiesme des *Internes*) à cause de la dilatation des arteres de la verge.

Les *signes* distinctifs, sont mis la mesmes, toutesfois il ne faut gueres insister en cela.

Sa *curation* est faite (supposé le regime vniuersel), que pour la condensation de la verge on fomente le lieu auec de la rhuë, et agne caste : pour la dilatation, qu'on refroidisse auec des sucs froids et camphre, et le cerat de Galen, et par application d'vne lame de plomb).

De l'eschauffement et saleté en la verge, pour auoir couché auec vne femme mal nette. Premierement soit la verge lauée d'oxycrat, et puis traitée auec onguent blanc camphré, comme les pustules vlcerées.

Du prepuce bouché et clos. On le guerit, suiuant Halyabbas et Albucasis, en l'ouurant de l'ongle, ou auec vn spatume : puis y mettant vne tente cannulée de bois, ou de plomb (afin qu'il puisse vriner), oingte de beurre ou d'huile d'amandes.

De la circoncision. La circoncision est faite aux Iuifs, Sarrazins, et autres, suiuant leur loy. Elle seroit vtile à plusieurs : d'autant qu'aux circoncis ne s'assemblent pas des ordures en la racine du gland, qui l'eschauffent. Pour la faire on tire le prepuce auec les ongles tant qu'on peut, et on le couppe, en éuitant le gland. Puis on restraint le sang auec de la poudre rouge, ou auec un cautere : et on le guerit à la mode des autres playes.

Du chastrement. On chastre en deux manieres, selon Auicenne, ou par attrition, ou par incision.

Au chastrer qui se fait *par attrition*, il faut que le patient soit assis en eau chaude, tant que les testicules se remollissent : puis soient pressez et brisez des mains, tant qu'ils se dissipent.

On le fait *par incision* en taillant la peau, et ayant prins le testicule, on le lie et tranche, et tire dehors : puis la peau est cousuë, et traitée comme les autres playes.

De la mollesse de la bourse, et de son allongissement. Qve l'on en coupe ce qui est de trop, en sauuant les testicules. Soit cousuë, traitée et guerie de la curation des autres playes.

De l'hermaphrodisie. Hermaphrodisie est double nature de sexe.

Elle est suiuant Albucasis, aux hommes en deux façons. Car aucunesfois il y a vne vulue pelnë entre les deux testicules, autresfois elle est en l'espace qui appert au dessous.

En la femme il y en a vne espece, en laquelle on void sur la vulue vne verge et des testicules. On la guerit souuent par incision, comme dit Auicenne : mais non pas celle qui fait vrine, comme dit Albucasis.

DES PASSIONS DE LA MATRICE [1]

Et premièrement de sa closture.

LA MATRICE est close en plusieurs manieres, ainsi que monstre Albucasis : toutesfois il n'y a qu'vne curation, par incision : sçauoir est, auec vn rasoir, ou auec vn lien de fil, si c'est de chair adjoustée. Et si c'est d'vne peau, soit ouuerte auec les ongles, ou rasoir. Puis on y met vne tente cannulée, de bois ou de plomb, ointe auec du beurre ou de l'huile, afin qu'elle puisse pisser. Ou qu'on y mette vne tente ferme de linge, en forme d'vne petite verge, et qu'on la remuë souuent. Ou qu'elle vse du coït afin qu'elle ne se referme.

De l'amplification de la matrice. On la restraint, selon Auicenne, de ce qui s'ensuit : PR. *poudre d'escorce de pin, quatre parties : alun, deux parties : souchet, vne partie.* Soient cuits en vin adstringent. Qu'on y moüille vn drap de lin, et soit appliqué.

Du tentige de la matrice. Aucunesfois l'addition charnuë, qu'on nomme Tentige [2], croist tant en la vulue, qu'elle fait desplaisir et nuisance. Sa curation est selon Auicenne, qu'on la coupe auec vn lien, ou rasoir : mais non pas iusqu'au fonds, de peur du sang. Puis soit traitée de la curation des autres playes.

De tirer hors l'enfant.

L'ENFANT sort naturellement sur sa teste, sa face tournée vers terre. Toute autre sortie est contre nature, et difficile. L'enfantement aussi est difficile, à cause de la pluralité des enfans. Car quelquesfois il y en a deux, et selon Auicenne cinq, ou dauantage : et selon Albucasis plus de sept, sçauoir est dix, comme il dit [3]. Et d'autant que cet affaire est exercé par les femmes le plus souuent, il ne s'y faut gueres arrester.

Toutesfois il conuient bien aduertir les sages-femmes [4], que si la forme de la sortie est naturelle et difficile, ces parties-là soient remollies par fomentations et vnctions remollitiues. Et que la femme s'y aide par esprainte, et retention de son haleine, et prouocation d'esternuëment auec poudre de poivre, ou d'euphorbe, et semblables.

---

1. Guy sous le nom de *matrice* ou amarry (v. p. 67) comprend le vagin et la matrice surmontée de deux bras cellulés avec les testicules, lesquels sont les trompes et les ovaires.

2. « Tentigo », c'est le clitoris (Mingelousaulx). V. Tr. I, p. 67.

3. Voici le passage d'Albucasis, trad. Leclerc (p. 179) : « Il peut se former dans la matrice, un, deux, trois, quatre, cinq, six, sept et même plus de dix fœtus. »

4. « Obstetrices. »

Le buchormarien [1], et l'agrimonie liez à la cuisse, rendent aisé l'enfantement, comme disent les experts.

Mais si la sortie n'est en forme deuë et naturelle, qu'on la reduise à la naturelle de tout son pouuoir, en esleuant les cuisses de la femme.

Et si par fortune l'enfant estoit mort (ce que l'on cognoistra par l'amoindrissement des mammelles, et que l'enfant ne se meut point, qui se mouuoit auparauant : et par la froideur du ventre, par la puanteur de l'haleine, par l'enfoncement des yeux et la mortification des lévres [2] et de tout le visage, par l'enfleure du ventre : et de ce que quelque maladie aiguë, ou cheute ou coup [3] ont precedé), adonc la sage-femme doit essayer, ayans ses mains oingtes, et ces lieux estans amollis auec des remollitifs, fomentez, et pessairisez [4], par prouocation d'esternuëment et medecines qui excitent l'auortissement [5] (comme est le castoreum, et la myrrhe, auec la rhuë, et semblables), si elle le pourra tirer dehors : Sinon, qu'on y mette l'instrument dit speculum, fait auec vne vis de pressoir [6], et qu'on ouure la matrice tant qu'il sera possible. Et que puis on le tire auec les mains, crochets et tenailles, entier ou en pieces, et qu'il n'y demeure point.

Combien que Albucasis disc auoir veu vne femme qui fut engrossie sur vn enfant mort delaissé, et qu'apres vn long temps les os sortirent par vn aposteme du nombril, et qu'elle vesquit ainsi longuement : Toutesfois la cautelle [7] est que, si en la teste de l'enfant mort, ou en la poitrine, ou au ventre, ou en l'arriere-faix [8], y a de l'eau, qui de sa tumeur empesche la sortie, elle soit coupée des ongles, ou d'vn spatume, et l'eau en soit tirée, et ainsi l'enfant sortira mieux.

S'il aduenoit que la *femme fust morte* (ce que l'on cognoistra par les signes dits auparauant en traitant des morts), et on se doute que l'enfant soit vif, parce que l'ordonnance du Roy deffend d'enterrer la femme enceinte, iusques à tant que l'enfant en soit dehors, en tenant la bouche de la femme et la matrice ouuertes (comme les femmes veulent [9]), la *femme soit ouuerte* auec vn rasoir, de long à costé gauche, d'autant que

1. Bothormarie, Buchormarien et Buthermarien, sont les noms arabes du *Cyclamen* (M. et D.).
2. « Mortificationem labiorum. »
3. « Aut offensionis. »
4. « Locis illis cum mollificantibus mollificatis, fomentatis, et pessarizatis. » — Canappe : et iceux lieux mollifiez auec mollificatifs, auec pessaires.
5. « Medicinis prouocantibus abortum. »
6. « Instrumentum dictum speculum factum cum vice torculari. » — Ms. 24249 : instrument appelle speculum qui soit fait ains comme ung pressoir.
7. « Est tamen cautela. » Cautela, preuoyance, ruse.
8. « Vel in secundina », secondine, placenta.
9. « Tenendo mulieris os et matricem apertam ut volunt mulieres. »

cette partie-là est plus libre que la dextre, à cause du foye, et y mettant les doigts, l'enfant en soit retiré. Ainsi fut tiré hors Iules Cesar, comme on lit ès histoires des Romains [1].

De tirer hors l'arriere-faix.

Qvand le liet ou arriere-faix est retenu, lors suiuant Rhasis et Albucasis, il faut que tu commandes à la malade qu'elle s'aide en esternuant, et retenant son haleine sur sa bouche et son nez. Et s'il ne sort point, la matrice soit suffumigué auec vn embout [2], de la decoction de calament, rhuë, centaurée, camomille, aneth, casse ligneuse, et semblables Qu'on excite l'esternuëment, et soient donnez les prouocatifs de l'auortissement. Et s'il ne sort point encores, que l'on commande à la sage-femme qu'elle plonge sa main dans l'huile sesamin, ou dans le muccilage de guimaune, et qu'elle la mette dans la matrice, et le prenne doucement.

S'il est attaché, qu'on en tire ce qu'on pourra tirer, et le demeurant soit curé auec des remollitifs, comme est l'injection de l'vnguent basilicon : car il le pourrira dans quelques iours, et sortira ainsi, etc.

De la mole, ou masse de chair en la matrice [3].

Mole est vne piece de chair, engendrée en la matrice. Elle s'engendre en deux façons, comme dit Auicenne. L'vne de la multitude des matieres versées par vehemente chaleur. L'autre façon est au coït, quand la matrice comprend l'eau de la femme et l'estend auec le nourrissement : et à faute de la vertu masculine [4], elle ne conçoit pas, ains engendre cette chair-là.

Son *signe* est, qu'elle n'a point de mouuement par soy comme l'enfant : et la femme a ses extremitez molles, et le terme d'enfanter est passé.

On la *guerit* par remollitifs, esternutatifs, et prouocatifs d'auortissement, auec pessaires, et autres instruments, et operations par lesquels on tire l'arriere-faix, etc.

1. La fable de Jules César est répétée d'après le texte erroné de Pline (voy. § 58, obs. II), dit Hergott, dans sa traduction de l'*Histoire de l'obstétrique* de Siebold.
Ce dernier auteur qualifie Guy de Chauliac de fondateur d'une chirurgie meilleure, et reproduit en grande partie les deux articles que Guy consacre à l'accouchement et à la délivrance.
2. « Cum emboto. »
3. De mola matricis.
4. « In quo matrix comprehendit aquam mulieris, et extendit eam cum nutrimento. — Et propter defectum virtutis masculinitatis non concipit. »

De l'yssuë de la matrice, et boyau cullier.

L e lieu soit fomenté de vin astringent, puis soit sinapisé auec poudre
de la racine de consoulde, et du mastic, en plus grande quantité :
sang dragon, bol armenien, mumie, myrrhe, noix de cypres, balaustes,
alun et ceruse, en moindre. De la mesme poudre, auec aulbins d'œufs,
soit fait emplastre : et auec vn plumaceau de cotton soit bandé. Qu'ils se
reposent les cuisses haussées : et mangent viandes delicates, afin qu'ils
ne soient contraints de s'espraindre.

Des *hæmorroïdes, fics* et *attrires* ou *escorcheures, fendilleures,* ou *ger-
sures,* et *vlceres de la matrice, et du fondement,* cy-dessus a esté suffisamment dit. Et auec cecy finit le septiesme chapitre.

HVICTIESME CHAPITRE

Des propres maladies des cuisses, iambes et pieds.

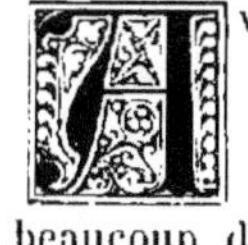

A vx jambes ou grands pieds, outre les maladies communes,
aduiennent plusieurs maladies propres, desquelles il a esté
dit auparauant, comme *elephantie, rarices, clous* [1], *maux
des ongles,* et semblables. Du *mal-mort* l'on pourroit dire
beaucoup de phantasies : mais generalement il est traité comme la
rongne : de laquelle cy-dessus a esté dit : veu que ce n'est autre chose
que rongne orde et seiche [2]. Et s'il y a quelque corrosion, à raison de
laquelle il soit dit *Gangrene,* ou *vlcere ord,* il en a esté dit auparauant.

Ce neantmoins par maniere de collation, nous dirons que au mal-mort,
ou phlegme salé, apres le regime vniuersel, est loüé le lauement auec
eau de mareschal, et vinaigre de la decoction de fumeterre, parelle, et
chelidoine. Puis soit oingt d'vn liniment fait de sucs d'aristolochie ronde,
et couleuurée [3], cuits auec huile rosat, vinaigre, et sauon mol. En apres
soit engraissé d'vn vnguent fait de vieux-oing de porc, trempé [4] auec
vinaigre durant neuf iours, renouuelant de trois en trois iours le
vinaigre : et d'onguent blanc, soulphre, alun, bol armenien, et argent
vif, pilez dans vn mortier de plomb.

1. « Claui », clous ou calles, dit Joubert.
2. Le mal-mort est un ulcère. (V. le *Glossaire.*)
3. « Facto de succo mali terrae, bryoniae... »
4. « Dissoluta cum aceto. » — Canappe dit : dessalé auec vinaigre.

De la douleur et des mulles qui aduiennent au talon.

QVELQVESFOIS ces choses aduiennent, à cause de la chaussure qui blesse : et quelquefois de froid. On les guerit, comme dit Auicenne, par embrocation d'eau froide faite abondamment, et par epitheme de memithe, et du bol armenien destrempé, et par la doctrine qu'il a baillé au quatriesme, pour l'escorchement qu'a fait la chaussure : et parce qu'a esté dit cy-dessus superficiellement de la contusion de la chair.

Halyabbas ordonne d'y mettre du cuir d'vne jambiere [1] reduit en poudre : ou selon Galen (en l'onziesme des *Simples medicamens*) d'vn poulmon de bellier, ou de porc brûlé et mis en poudre. Et la douleur estant appaisée, on y met des galles et acacie, destrempez en vinaigre.

L'vsage commun y met du basilicon pour appaiser la douleur, et pour dessecher, l'onguent blanc.

Or il est heure de donner repos à ce sixiesme traité : Celuy qui a donné mouuement à nos corps, donne vray repos à nos ames.

1. « Corium ocreae. » — Ocrea, jambart, guêtre en cuir. — Ms. 24249 dit : cuir de housseau. — Canappe : cendre de vieilles semelles.

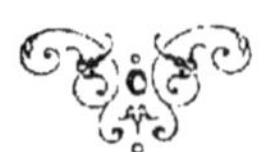

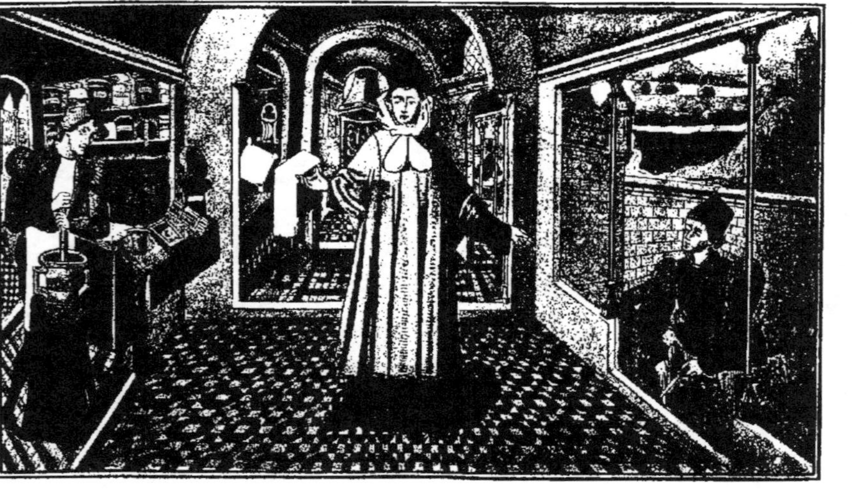

Miniature 5. — LA MÉDECINE, LA CHIRURGIE ET LA PHARMACIE.

Reproduction d'une miniature placée en tête de *l'Antidotaire* de Guy. — Ms. lat. 6966 de la Bibl. nat. fol. 154, ms. du XVe s.

SEPTIESME TRAITÉ

agglutinatifs : des confortatifs : des medicaments remollisant la durté qui reste quelquefois apres le rabillement.

Le HVICTIESME CHAPITRE, *des degrez des medicaments.*

La **SECONDE DOCTRINE,** *des antidots particuliers et appropriez aux membres. Elle a huict chapitres.*

Le PREMIER CHAPITRE, *des remedes propres à la teste, et à ses parties.*

Le SECOND CHAPITRE, *des remedes aux maladies de la face et de ses parties.*

Le TROISIESME CHAPITRE, *des remedes aux maladies du col.*

Le QVATRIESME CHAPITRE, *des remedes aux espaules, mains et dos.*

Le CINQVIESME CHAPITRE, *des remedes de la poitrine.*

Le SIXIESME CHAPITRE, *des remedes du ventre.*

Le SEPTIESME CHAPITRE, *des remedes des membres honteux, et de leurs parties.*

Le HVICTIESME CHAPITRE, *des remedes aux cuisses, et parties inferieures.*

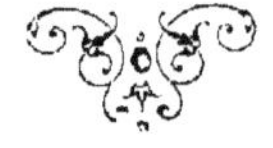

CY COMMENCE LE SEPTIESME TRAITÉ

qu'on nomme Antidotaire, contenant deux doctrines.

LA PREMIÈRE DOCTRINE est des antidots, ou remedes vniuersels.
LA SECONDE DOCTRINE sera des particuliers.

La premiere doctrine aura huict chapitres.

PREMIER CHAPITRE

De la phlebotomie, des ventouses et sang-suës.

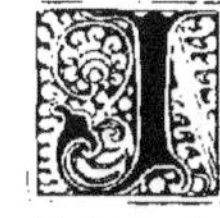E sçaurois bien allonger mon propos, si ie traitois exquisement des antidots, ou remedes par lesquels la fin pretenduë en Chirurgie est conduite aux lieux du sujet : outre ce, que par tout le liure, en traitant le moyen de conduire ladite fin, declarant par exemples les indications curatiues, i'ay inseré plusieurs et les plus propres remedes. Et qui ne s'en contentera, ou en voudra auoir dauantage, il les peut chercher et prendre en tout le *Continent*, et *grand Antidotaire* d'Azaran : esquels liures il trouuera assemblez mille milliers des remedes des anciens. Ie n'ay gueres accepté et receu des choses empiriques et enchantements, desquelles ou trouue grand nombre en la *Gilbertine* et au *Thresor des pauures*. Toutesfois à ce que ie ne sois veu sortir du sentier des autres, ie rememoreray le plus briesuement qu'il me sera possible, quelques remedes les plus communs, et de moy vsitez. La repetition n'en doit estre déplaisante : car les choses vtiles souuent redites, profitent. Et auec ce, en les redoublant ou reïterant, elles peuuent estre corrigées et amandées. Or d'autant que la phlebotomie est entre tous les autres, le plus commun, et notable remede (car elle estant

obmise, tout autre est sans efficace ès maladies sanguines, au neufiesme de la *Therapeutique*), il conuient commencer par elle.

Phlebotomie est incision de veine, éuacuant le sang, et les humeurs qui courent auec le sang dedans les veines. Ainsi l'a descrit Arnaud, au liure de *Opere particulari*, en lequel il ameine par exemple l'operation de la phlebotomie : Et pource aussi, disoit Auicenne, en la quatriesme du premier, que c'est vne éuacuation vniuerselle, vuidant la multitude, et en la premiere du troisiesme, que c'est vne commune éuacuation des humeurs. Et Galen au sixiesme des *Aphorismes* : Quiconques ont besoin de phlebotomie, etc., dit, que la phlebotomie est remede commun à toutes maladies plethoriques. Et est, selon Rhasis, au quatriesme de ses *Liures à Almansor*, fort profitable pour conseruer la santé, et pour la curation des maladies, si elle est faite ainsi qu'il appartient. Mais si elle est faite outrement, elle cause debilitation de vertu, et generation d'hydropisie, et autres mauuaises maladies, et fait que la vieillesse anticipe.

La phlebotomie fait de grandes choses, comme Galen le preuue en son liuret de la *Phlebotomie*, parlant du Romain qui auoit mal aux yeux : où il est dit aussi, qu'vn Erasistracien fut nommé *Sanguifuge*[1], de ce qu'il deffendoit la saignée.

Ce remede est plus seur que la Pharmacie, car en la phlebotomie on a principalement ce bien (ainsi qu'il est escrit là mesme) que quand nous la voulons arrester, nous l'arrestons : mais ce qui est vne fois aualé dans le ventre, il opere, et ne le pouuons arrester comme il nous plaist.

Sur ce notable remede, Galen recherche *cinq questions*, audit liuret de la *Phlebotomie*. La premiere, qui sont ceux qui ont besoin d'estre vuidez. La seconde, qui par phlebotomie. La troisiesme, qui sont ceux qui la peuuent supporter. La quatriesme, par quelles veines il la faut faire. La cinquiesme est, de la mesure de la saignée. En apres il determine du temps, et les autres Docteurs ont adjousté quel regime il y conuient obseruer.

I. La *premiere* est enquise, par la presence des deux repletions, sçauoir est quant aux vaisseaux, et quant à la force : comme il est distingué au liure de la *Multitude ou plethore*, et au quatriesme de l'*Entretien de santé*. Car toutes repletions doiuent estre vuidées (ainsi que la doctrine d'Hyppocrate crie en ses *Aphorismes*), soit de la part sanatiue, soit de la preseruatiue, à ce qu'en nous et sans cause on n'vse ses paroles à telles distinctions, comme dit Galen au *Commentaire*.

II. La *seconde* est demonstrée par la repletion des veines (au commentaire : *Douleurs des yeux*, et au quatriesme de l'*Entretien de santé*, et

---

1. Quelques autres lisent *Sang-craignant* (sanguis trepidus) : lequel mot respond mieux à la diction grecque αἱματοφόβος. (J.)

par tout), que si elle est de tous humeurs également, ou du sang trop copieux, il conuient faire l'euacuation par phlebotomie. Car les veines sont le lieu du sang et des autres humeurs, mesmement des naturels, ainsi qu'il a esté dit en l'anatomie.

Or il y a *six intentions* ausquelles la saignée est vtile. La premiere, est pour éuacuer : la seconde, pour diuertir : la troisiesme, pour attirer[1] : la quatriesme, pour alterer : la cinquiesme, pour preseruer : la sixiesme, pour alleger.

De la premiere, ont dit les Methodiques, et plusieurs autres (comme il est déduit au quatriesme de la *Therapeutique*), que l'euacuation regarde seulement pour object la concurrence plethorique[2], dequoy Galen les reprend audit lieu. Et au liuret cy-dessus allegué de la *Phlebotomie*, il monstre que la saignée n'est pas faite seulement à cause de la multitude ou quantité des humeurs, ains aussi à cause de la force de la maladie, sans qu'il y ait multitude[3], lors que le phlegmon commence ou qu'on l'attend, et encore à raison d'vn coup ou de la douleur, ou abondance des humeurs principalement sanguines, ou pour l'imbecillité de la partie. Car telles choses peuuent causer phlegmon, sans que le corps soit replet. Quant à la grandeur ou force du mal, il la prend en trois sortes, ou à cause que la partie malade est des principales, ou pour la grandeur et amplitude de la disposition : et la troisiesme, pour sa mauuaise morigeration.

De la seconde il disoit au liuret susdit, que la phlebotomie est prise aucunesfois comme remede éuacuatif, aucunesfois comme antispatic, c'est à dire diuersif[4] : ainsi qu'il declare là ès fluxions, et au cinquiesme de la *Therapeutique*, disant, que si la narille dextre saigne, il faut saigner la main droite : et si la senestre, la gauche. Et c'est la chanson d'Hippocrate au cinquiesme des *Aphorismes* : Quand le derriere de la teste deult, il profite d'inciser la veine droite du front. Hyppocrate ne s'estudie pas seulement (comme dit Galen au *Commentaire*) de vuider ou il faut vuider, ains que ce soit auec antispase.

De la troisiesme il est dit au mesme liuret, que si nous voulons prouoquer les menstruës, nous ouurons les veines d'en bas, ou nous scarifions les iambes[5], au temps du mouuement accoustumé.

De la quatriesme, disoit Galen (au neufiesme de la *Therapeutique*, et

1. Mais plustost pour retirer, ce qui est de la reuulsion, en Grec ditte, *antispase* (ἀντι-σπάω, tirer en sens contraire), laquelle Guy ne distingue pas assez bien de la diuersion ou deriuation, en Grec nommée παροχέτευσις (derivation). Car il dit à tous propos, diuersion pour reuulsion, et vse de ce mot attraction, quand il veut dire retraction ou reuulsion à l'opposite. (J.)

2. « Plethoricum concursum. »

3. En grec plethore. (J.)

4. « Vt antispaticum, id est diuersiuum auxilium. » — Joubert trouve qu'il est plus significatif de dire *reuulsif* que *diuersif*.

5. « Vel suras scarificamus. »

au *Commentaire* vingt-troisiesme du premier liure des *Aphorismes* : Il ne faut estimer ce qu'on vuide (par la quantité, etc.), que la saignée iusques à defaillance de cœur, soudain cause vn refroidissement de tout le corps, et estaint la fiéure, comme s'il l'auoit tué.

De la cinquiesme, il monstre (au mesme liuret, et en ce commentaire du sixiesme des *Aphorismes* : Quiconques ont besoin de phlebotomie, etc.), que la phlebotomie preserue plusieurs prests à choir en maladies, de sorte qu'ils n'y tombent pas. Ce qu'il declare, par ceux qui sont disposez à cracher le sang à peripneumonie, squinance, epilepsie, apoplexie : lesquels ayans esté saignez au printemps, en ont esté preseruez. Ez cheutes semblablement, et ès coups, et ès playes, on met deuant la phlebotomie [1], afin d'empescher la venuë du phlegmon, comme il a esté dit. Car il vaut mieux anticiper la phlebotomie [2], que d'attendre les accidents de plenitude.

De la sixiesme, Galen parle en l'onziesme de la *Therapeutique*, vers le milieu du quinziesme chapitre : Doncques il est tres-bon (comme dit est), d'ouurir la veine, non seulement ès fieures synoches, ains aussi en toutes autres qui sont auec pourriture des humeurs, quand, ou l'aage, ou la vertu ne le deffendent pas. Car la nature qui dispense et regit nos corps, en estant allegée, rejettant ce qui la greuoit, comme quelque fardeau, dominera facilement le reste. Parquoy elle digerera ce qui peut estre digeré, et rejettera ce qui peut estre rejetté, reprenant ses propres actions.

III. La *troisiesme question*, qui sont ceux qui la peuuent soustenir, est conclu au mesme liuret, que ce sont ceux qui ont la vertu robuste, les veines grosses et amples, qui n'ont l'habitude ou corpulence fort maigre, ne la couleur blanche, ne la chair molle. Ceux qui sont disposez au contraire, ne la peuuent soustenir sainement, car ils ont peu de sang, et la chair facilement éuaporable. Dont suiuant cette raison, les enfans ne doiuent estre saignez auant l'aage de quatorze ans, ne les vieux outre soixante et dix, sinon qu'il y en eut grande necessité presente : et lors auec bonne preuoyance et cautelle.

Et selon le mesme Galen (au premier *à Glaucon*, ainsi qu'il est affirmé par Rabby-Moyse), ceux qui ne sont accoustumez d'estre saignez, ne soustiennent la saignée, ne ceux qui ont l'estomach debile, ne les corps occupez de diarrhœes ou flux de ventre, ne les crapuleux ou qui endurent indigestion de ventre, comme aussi il est dit en l'vnziesme de la *Therapeutique*. Et Hyppocrate en excepte les femmes enceintes, au moins quant est des derniers mois.

Quoy que ce soit, des significations ou indications à prohiber la phle-

---

1. « Praemittitur phlebotomia. »
2. « Anticipare phlebotomiam, quam multitudinis expectare symptomata. »

botomie, celle qui est prise de la vertu, surmonte toutes les autres, au neufiesme de la *Therapeutique*. Car plusieurs, à cause de la foiblesse de leur vertu, sont morts de la saignée. Et il est commandé aux deux traitez communément, de conseruer les forces.

De là s'ensuit, que toutes choses affoiblissantes la vertu, deffendent la saignée : comme flux de ventre, et autre purgation, trop grande sueur, la colique, le spasme, le tremblement, longue maladie, acte venerien superflu, le trop baigner, les angoisses, soucis, veilles, trauaux, et semblables.

Rhasis au quatriesme à *Almansor* adjouste, que ceux peuuent tres-bien estre phlebotomez, qui ont accoustumé d'vser beaucoup de chair, et de choses fort douces. Mais ceux qui ont souffert abstinence, et ont les entrailles debiles, et qui sont phlegmatics et coustumiers d'auoir maladies froides, et qui habitent en region et air tres-chaud, ou tres-froid, ne doiuent estre saignez. Celui qui est yure et qui a ennuyance, ne soient phlebotomez iusques à ce que telles choses leur soient du tout passées. sinon que pour le retardement de la saignée, il y eut grand danger imminent, dit Rhasis au septiesme à *Almansor*.

Maistre Arnaud a traité plus particulierement et exactement toutes les significations qui accordent ou desnient la saignée, en son liure dessus allegué de la *Phlebotomie*, par la consideration des choses naturelles et non naturelles, et contre nature : enseignant de les mesurer et peser, et d'icelle en faire vn chapitre ou sommaire, et donner aux plus instantes, selon qu'il est possible, sans mespriser les autres, ains les corrigeant ou par la quantité de la saignée, ou par autres moyens, ainsi qu'il sera dit des medicaments cy dessous. Mais d'autant que cecy est plus de physique, que de chirurgie, ie le delaisse quant est de present à messieurs les Physiciens.

IV. La *quatriesme* (par quelles veines doit estre faite la saignée)[1] est notifiée par tout le traité : toutesfois Halyabbas au neufiesme sermon de la

---

1. Au texte de Guy à propos de la *quatrième question : Quelles veines doivent être saignées*, j'ajoute une note (et une figure) indiquant quelles sont ces veines et quelle est la nature des signes du zodiaque. Ceci se rattache à ce que j'ai dit de l'Astrologie dans l'*Introduction*.

Les anciens avaient remarqué que le Soleil, la Lune, et les Planètes alors connues, ne s'écartaient jamais dans leurs mouvements, d'un espace circonscrit; c'est à cette zone imaginaire qu'on a donné le nom de *zodiaque*. Celui-ci fut divisé en douze parties égales, appelées *signes*; les signes portaient les noms des *constellations* qui s'y trouvaient (aujourd'hui, par suite de la précession des équinoxes, les constellations ne répondent plus aux signes).

L'homme étant considéré comme un petit monde, *microcosme*, toutes les parties de l'univers ou *mégacosme*, grand monde, avaient leurs analogues dans le microcosme. C'est ainsi que le corps de l'homme fut, comme le zodiaque, divisé en douze parties, dont chacune était gouvernée par un signe du zodiaque, c'est-à-dire par les constellations qui se trouvaient dans ce signe.

Le premier signe, qui est le *Bélier*, gouverne la tête; le *Taureau*, le cou; les *Gémeaux*, les épaules, les bras et les mains; le *Cancer*, la poitrine; le *Lion*, l'estomac;

la *Vierge*, le ventre ; la *Balance*, le petit ventre et les fesses ; le *Scorpion*, les parties honteuses et le fondement ; le *Sagittaire*, les cuisses ; le *Capricorne*, les genoux ; le *Verseau*, les jambes ; les *Poissons*, les pieds.

La Nature des signes du zodiaque est telle [1] :

Trois sont de nature de feu : Bélier, Lion et Sagittaire :

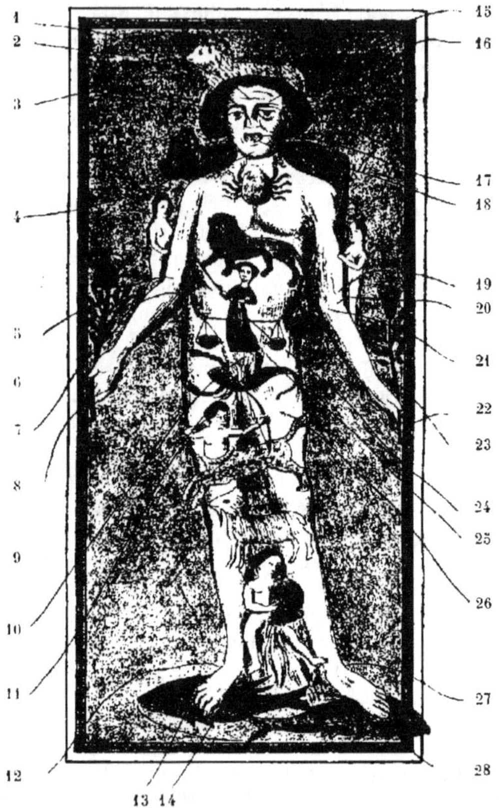

Miniature 6. — CETTE GRAVURE REPRÉSENTE LES DOUZE RÉGIONS DU CORPS ET LES SIGNES DU ZODIAQUE QUI LES GOUVERNENT, ELLE INDIQUE AUSSI LES VEINES QU'ON PEUT SAIGNER. — C'est la reproduction d'une miniature qui se trouve sur le fol. 1 du *ms. latin* 6910 A, de la Bibliothèque nationale, *ms. du* xvᵉ *siècle.*

Trois, de nature de l'air : Gémeaux, Balance et Verseau ;
Trois, de nature de l'eau : Cancer, Scorpion et Poissons ;
Trois, de nature de la terre : Taureau, Vierge et Capricorne.

1. D'après le chapitre universel de Simphorien Champier, in *le Guidon en françois*, avec la glose de Falcon, 1537.

Le Bélier, chaud et sec, est bon pour faire la saignée quand la Lune y est;
Le Taureau, froid et sec, est mauvais pour saigner;
Les Gémeaux, chaud et humide, mauvais pour saigner;
Le Lion, chaud et sec, mauvais pour saigner;
Le Cancer, froid et humide, indifférent pour saigner;
La Vierge, froid et sec, indifférent pour saigner;
La Balance, chaud et humide, très bon pour saigner;
Le Scorpion, froid et humide, indifférent pour saigner;
Le Sagittaire, chaud et sec, bon pour saigner;
Le Capricorne, froid et sec, mauvais pour saigner;
Le Verseau, chaud et humide, indifférent pour saigner;
Les Poissons, froid et humide, indifférent pour saigner.

« On ne doit point faire incision, ne toucher de ferrement, le membre gouverné d'aucun signe le jour que la Lune y est, pour crainte de trop grande effusion de sang qui en pourrait ensuyvre, ni aussi pareillement quand le Soleil y est, pour le danger et péril qui en pourrait advenir. »

En même temps qu'elle montre les régions du corps que gouvernent les signes du Zodiaque, la figure (6) indique aussi quelles sont les veines que l'on saigne habituellement d'après Rhasès, dans le septième livre *à Almansor*, et le vaisseau que l'on doit choisir, soit à droite, soit à gauche, selon la maladie. Les indications qui suivent ont été prises par moi dans le ms 6910 A, du xv° siècle, où elles entourent la miniature que je reproduis; je les donne traduites du latin en français. Les chiffres répondent à ceux qui sont portés sur la figure.

1. La veine du front est bonne à saigner dans la migraine et les maladies des yeux.

2. La veine du sommet du nez, dans les écoulements des yeux.

3. La veine qui est derrière les oreilles, dans la douleur chronique de la tête et la stupeur de l'esprit.

4. La veine qui est sous le menton, dans la douleur des yeux, les pustules de la face et des narines, les douleurs des maxillaires.

5. La céphalique, dans la douleur de tête, des yeux, des oreilles, du gosier et de la langue.

6. La veine médiane ou commune, dans la douleur de tête, des costes et de l'estomac.

7. La basilique, dans la douleur de tête, des épaules, de la rate, et pour refroidir le sang des narines.

8. La veine qui est entre l'auriculaire et le médius, qui est appelé salvatelle, contre le mal de tête et la fièvre quarte

9. La veine entre le pouce et l'index, à la main droite, pour la tête et les yeux.

10. Les veines supérieures de la verge, contre la tympanite du corps.

11. Les veines inférieures, dans la tuméfaction et la douleur des testicules.

12. Cette veine est appelée sciatique et convient quand la douleur s'étend de la hanche jusqu'aux pieds.

13-14. Ces veines conviennent dans les douleurs des reins, l'ophthalmie, la suppression des règles, les maladies des testicules, les douleurs des hanches, de la cuisse ou des lombes.

15. Les veines des tempes, pour les douleurs et les maux d'yeux.

16. Les veines des angles internes des yeux et du côté du nez, pour la vision, les maladies des yeux et la migraine.

17. Les deux veines de la gorge, pour les pustules de la tête et la gale.

18. Les deux veines sous la langue, pour l'esquinancie, l'inflammation de la gorge et de l'œsophage.

19. La céphalique, pour la tête et les yeux.

20. La cardiaque ou commune, pour le cœur et l'estomac.

21. La basilique, pour la tête et la rate.

22. La veine entre l'auriculaire et le médius, dans la maladie de la rate.

23. La veine entre le pouce et l'index, dans les maladies de la tête et des yeux.

24. Les veines du côté, dans les maladies de l'aine.

25. La veine titilaire, c'est-à-dire de la rate, dans la douleur du poumon, de la poitrine, du diaphragme.

26. Les veines des cuisses, pour attirer l'humeur des parties supérieures vers les inférieures, et doivent être ouvertes après le repas.

27. La saphène qui est sous la cheville interne du pied, dans les douleurs des hanches, des reins et pour provoquer la menstruation.

28. La veine qui est sous la cheville externe du pied, pour la sciatique et les maladies des articulations, des testicules, la morphée et l'abondance de rétention.

J'ajouterai qu'au XVI⁰ siècle on attachait encore une grande importance à l'ouverture des veines du bras droit ou du bras gauche, selon que le mal siégeait de tel ou tel côté des cavités splanchniques. (SPRENGEL, *Diss. historia litis de loco venae sectionis in pleuritide, seculo* XVI *imprimis habitae ventilatur.* Halle, 1793, in-8°.)

seconde partie du liure de la *Disposition royale*, met en somme, que les veines qu'on diminuë ou vuide ¹ aux hommes, sont trente-trois, desquelles y en a douze aux bras : sçauoir est deux medianes, deux cephaliques, deux basiliques, et deux axillaires, et deux cubitales, et deux saluatelles. En la teste y en a treize, deux derriere les oreilles, deux aux angles des yeux, deux organiques, deux au sommet de la teste, la veine du front, la veine de pouppe ², la veine du nez, et deux veines sous la langue. Aux pieds y en a huict : deux aux genoüils, deux saphenes, deux sciatiques, et deux du pigne du pied ³.

Albucasis n'en met que vingt et six : desquelles y en a dix en la teste, et dix aux bras, et six aux jambes et aux pieds. Galen au liuret souuent allegué, dit que les veines qu'on ouure au coulde sont trois : l'interne, l'externe, et l'entredeux. Celle qui est interne, sert aux parties qui sont dessous le col : l'externe, aux superieures, et la moyenne sert aux vnes et aux autres. Les veines d'en bas sont deux : sçauoir est, celle qui est du long des aynes, au ply du genoüil : l'autre du long des jambes, et cheuilles, lesquelles sont saignées pour les maux des rognons, de la matrice, et de la vescie. Ainsi pareillement, d'ouurir les veines au coin des yeux, sert aux passions des yeux : et celles de la langue, profitent aux phlegmons du gosier : ayant toutesfois precedé, la phlebotomie des autres veines qui sont communes. Car il est conuenable, que les euacuations vniuerselles precedent les particulieres, comme crie toute cette doctrine.

Quant aux *arteres,* plusieurs ont douté de les inciser, pour le danger du sang, et d'vn aneurysme : toutesfois Galen meu de raison, commandoit de saigner ès affections speumeuses ⁴, celles qui sont aux temps et celles

---

1. « Quae minuntur in hominibus. »

2. « Duae verticis, et vena frontis, vena puppis. » Puppis, de l'occipital.

3. « Duae pectinis pedis. » Au niveau du métatarse.

4. « Per rationem motus in passionibus spumosis. » Le ms. 24249 dit : pour les passions des membres esperituelz. (Les organes thoraciques.)

qui sont derriere les oreilles, et par vn songe il eut auis de saigner celles des extremitez [1] : et craignoit moins leur incision totale, que de les ouurir en partie.

Or le commun propos, en tout cecy est, qu'il conuient vuider de la partie contraire, pour détourner, ès phlegmons qui commencent : et ès ceux qui sont du tout faits, et anciens, il faut vuider par les parties mesmes, s'il est possible : et s'il n'est possible, des plus proches, au cinquiesme de la *Therapeutique*. Et c'estoient les deux intentions d'Hyppocrate communes à toutes éuacuations desmesurées : On derine et euacuë ès lieux prochains : on fait antispase ès opposites et lointains : en obseruant le chapitre ou sommaire du liure de la *Phlebotomie*, que toute antispasion soit faite en rectitude, ou droite ligne, sans passer par deux diametres : ainsi qu'il est declaré ès flux de sang des narilles, des hæmorrhoïdes et des menstruës : du haut en bas, du droit au gauche, et du deuant au derriere.

L'euacuation et deriuation ès lieux prochains, est comme du foye à la main droite, et de la ratte à la gauche : entendant sainement de la ratte, quant à la matiere grosse qui est preste à luy nuire, laquelle sejourne plus, et est mieux euacuée du costé gauche : et non quant à la direction des veines, d'autant que nulle veine, sortant de la ratte va droit à la main, ainsi qu'il appert clairement par l'anatomie. Et ce il faut entendre, de l'éuacuation deriuatiue et assumptive [2] : car l'antispastique qui conuient tant que dure, ou que l'on craint le flux, est tousiours faite de la partie opposite. Et ainsi faut entendre le dire d'Auenzoar en son *Teysir*, liure premier, traité seiziesme, de la pleuresie, que la saignée soit faite de la basilique du bras opposite : jaçoit (dit-il) qu'il semble à quelque nouueau medecin de nostre temps, qu'il faut faire la diminution ou saignée [3], du costé mesme de la maladie, deduisant là dessus propos logicals et sophistics. Ce qui me semble n'estre aucunement raisonnable, ne vray : ains croy certainement, que de faire cela, serait totalement la mort du malade. Toutesfois quand on est asseuré de la crainte du flux, on doit faire la saignée du mesme costé, ainsi que le commande Hyppocrate, au second du *Regime des maladies aiguës* : Quand la douleur monte aux espaules, etc., et au quatriesme de la *Therapeutique*, et au treiziesme, et par tout.

Et ç'a esté l'intention d'Auicenne, quand il a dit qu'au commencement des maladies repletionnelles, on laisse du tout la phlebotomie : c'est à

1. L'édit. de 1559 dit : « Et per sommium habuit eas quae extrema manu sunt incidere »; les autres disent seulement : « eas quae extremorum. »

2. « Et assumptiua. » Joubert dit : et qui vuide. Assumptivus, qu'on tire du dehors.

3. « Fienda minutio. »

sçauoir l'euacuatiue et deriuatiue, ou assomptiue par la mesme partie, laquelle ne doit estre faite, sinon apres l'estat, quand la maturité est apparuë. Mais que l'antispastique et soustrayante par la partie opposite et lointaine, puisse et doiue estre faite, il ne le nie pas, ains l'accorde au commencement de l'apoplexie, de la squinance, et ès grands apostemes pernicieux, et ès fortes douleurs : mesmes (s'il est necessaire) iusques à syncope exclusiuement, comme tient le commun de notre Escholle. Ce que toutesfois ne deuons pas faire, s'il ne nous appert de la vertu.

Reuenant à nostre propos, combien que Auicenne ait plus specifié à quelles maladies les particulieres incisions des veines profitent, neant-moins il suffit au Chirurgien, ce qu'en a esté dit par Galen en general.

De la *maniere d'inciser les veines*. Albucasis en baille trois sortes : sçauoir est, les veines communes, de long, les veines particulieres, de trauers : les arteres, par ligature et cautere, ainsi qu'il est dit au traité. Et donne trois formes de phlebotomes : l'vn cultellaire, qui est la lan-cette commune, l'autre myrtin, qui est lancette large : et la flammette [1], qui est intrument pour les chevaux. Et ce soit assez de la quatriesme question.

V. La *cinquiesme*, touchant la mesure de la saignée, il est dit qu'on n'en peut donner regle certaine, attendu que toutes choses medicinales sont conjecturatiues, comme il est escrit au susdit liuret, et au troisiesme de la *Therapeutique*. Ce neantmoins la mesure est reglée selon Arnaud, ensuiuant la doctrine d'Hyppocrate, quand il dit, qu'il ne faut pas seule-ment estimer la quantité de ce qu'on vuide, ains aussi la tolerance du patient : y adioustant la contemplation du temps, de la region [2], de l'aage, et des maladies qu'on doit traiter. Or les principaux de ceux-cy, à mesu-rer la quantité de la saignée, sont la grandeur de la maladie, et la force. Car si la necessité est grande, et la vertu forte, on saignera beaucoup à vne fois, et iusques à ladite syncope. Mais si la vertu est debile, on ne fera si grande saignée à vne fois, ains sera departie par petites saignées [3] et par fois. On s'attendra à la foiblesse, par le pouls, ainsi que Galen auoit tousiours accoustumé, ez phlebotomiés, de toucher le pouls, et quand il apperceuoit inesgalité et diminution, soudain il commandoit d'arrester la saignée.

Il faut aussi aduiser le sang quand il sort, car s'il se change en meil-leure disposition, il le faut arrester incontinent, comme il estoit dit au second du *Regime és maladies aiguës*.

---

1. « Cum frixorio » (ms. 6966); ou plutôt : « cum scissorio. » (Canappe.)
2. Ms. 24249 dit : du régime; les textes latins : regionis.
3. « Per segondaciones et vices diuidatur », ms. 6966. — « Per sedationes et uices », éd. 1559. — Le ms. 24249 dit : on ne le doit pas faire si grand à une fois, mais à deux ou à plusieurs fois.

La grande saignée, enuers Galen, et Auicenne qui le confirme, est de six liures : la moindre de demy liure, la moyenne et commune d'vne liure.

Selon Damascene il est conseillé, que ceux qui ont accoustumé en leur ieunesse d'estre saignez vne fois l'année seulement, quand ils seront de quarante ans, qu'ils soient saignez iusques à trois fois, et à cinquante ou soixante vne seule fois : et que de là en auant on quitte totalement la saignée.

VI. La *sixiesme* question est, du temps de la phlebotomie : où il conuient entendre suiuant la doctrine d'Auicenne, que la phlebotomie a deux heures, sçauoir est, de necessité et d'eslection. L'*heure de necessité* est, en laquelle il la faut faire, et qu'on ne peut retarder ou differer : et en laquelle ce qui inhibe la saignée n'est attendu absoluëment, ou totalement, iaçoit qu'on s'y attende aucunesfois [1], ainsi que dit Arnaud : ce qui est bien dit, si ce qui la prohibe faisoit plus de nuisance, que d'ayde. Et pour lors on corrigeroit telle nuisance, en permutant à vne autre éuacuation : comme on feroit par scarification, en lieu de phlebotomie, en vn enfant pleuretique. Nonobstant que Auenzoar saigna son fils à trois ans, et par ce eschappa de la mort, ainsi que tesmoigne Auerrhois au septiesme de son *Colliget*, toutesfois il ne louë pas cela. Et s'il le fit, c'estoit parauanture en grande fiévre synoche, et luy constoit [2] de la force de son enfant : et s'il en guerit, ce fut des rares euenemens.

Doncques à toute heure, et de iour et aussi de nuict, quand la maladie est forte, et la vertu robuste (exceptez ès enfans) la phlebotomie peut estre faite, comme dit Galen au lieu preallegué.

Quant à l'*heure d'election*, elle est prise des racines inferieures et superieures qui agissent au corps [3], ainsi qu'il est dit par Galen au troisiesme ès *Iours critiques*.

L'esgard qu'on a à la racine inferieure est, selon Galen et Auicenne, que la viande soit digerée au ventre, et la superfluité rejettée en dehors, de la seconde à la troisiesme heure du iour, et que le iour soit posé, clair, non troublé, ne pluuieux, comme disoit le Compagnon des concordances : le temps soit du printemps ou de l'automne : et s'il approchoit de l'hyuer, qu'on choisisse vn iour austral [4], et semblables choses.

L'esgard qu'on a à la racine superieure est, que la Lune ait bonne lueur, au septiesme, neufiesme ou onziesme iour en montant, dix-sep-

---

1. « Et in qua res prohibitoria non attenditur absolute et omnino : licet aliqualiter... » Attendre, faire attention, considérer.
2. « Constabat. » Constare, s'arrêter, compter sur.
3. « Attenditur penes radicem inferiorem et superiorem quae in corpore agunt. »
4. « Eligeretur dies austrina. » — Ms. 24249 : que on eslisit l'heure de midi. — Canappe : l'on esliroit iour quand le vent de midy court. — Austrinus, du midi.

tiesme, dix-neufiesme, ou vingt et vniesme en descendant : esuitant sa conjonction et opposition. Et qu'elle soit en bon lieu et signe, deliuré des mauuais, *comme i'ay declaré au traité d'astronomie* [1].

Toutesfois au cas que selon toy (*qui dois estre quelque peu astrologue*) les deux racines ne se concordassent ensemble, jaçoit que la cause premiere influë plus que la seconde, neantmoins veu que la racine inferieure est l'effet de la superieure, et que la cognoissance des effets est à nous Medecins plus certaine, que celle des causes : et auec ce, que le iugement est semblable des secondes estoilles, et des premieres, quelles soient comettes, ou quelconques autres impressions de l'air, par lesquelles Hyppocrate a entendu le *signe celeste* : pourtant il vaut mieux qu'on se tienne au certain, et qu'on delaisse l'incertain.

La science des iugemens est fort angoisseuse et douteuse : et par ce les solennels Physiciens, comme Auicenne et Auerrhois, ne s'en sont gueres souciez en la medecine.

Quant aux *iours Egyptiaques* [2], jaçoit qu'il ne s'en faut gueres sou-

1. « Vt in tractatu de astronomia declaraui. »

2. Sur les *Jours Egyptiacs*, voici ce que disait Joubert en 1580 : Guy à bon droit mesprise ces iours, à l'imitation d'Arnaud : sinon entant qu'ils peuuent estre suspects au peuple. Des *iours Ægiptiacs*, dit Arnaud, escrits au vieux kalendrier, ie dis qu'il n'y a point de cause naturelle pour laquelle ils ayent esté maudits, ains supernaturelle. Et ils n'ont esté maudits enuers toutes gens, ains enuers ceux du royaume de Pharaon : et si de ce temps-là il y auoit eu quelque maligne constellation, toutesfois elle est desia changée par la procedure du temps. Car pour l'opinion du peuple, qui croid qu'il ne faut rien faire en ces iours-là à l'honneur de la feste du Dieu Aural, i'ay abstenu quelquefois de la phlebotomie, quand elle n'estoit point necessaire, et ce pour éuiter l'infamie du peuple : toutefois en moy, et aux miens, ie n'ay rien obserué, ne obserueray de telles choses. Or quels sont ces iours-là, l'antheur du *Comput* l'enseigne : sçauoir est, qu'en chaque mois il y a deux iours que l'on appelle *Malades* et *Mauuais* et *Egyptiacs*. Malade, parce que le vulgaire croit que ceux eschappent à grande peine ou jamais, de la maladie qui ait commencé en vn de ces iours là. Mauuais, parce qu'à raison de leurs malignes constellations, il était mal fait de commencer quelque besongne en ces iours-là. Egyptiacs, d'autant que les Egyptiens les obseruaient sur tous. Car il leur aduinrent plusieurs maux deux fois en chaque mois, outre les dix playes.

Quelques-vns sacrifioient en ces iours-là le sang humain à Pluton, dont il fut defendu que personne n'eust à tirer du sang des veines en ces iours-là, afin qu'il ne semblast sacrifier au diable. Saint Augustin condamne cela, comme vain et superstitieux, disant n'obseruez point les Kalendes des mois, ne les iours Ægyptiacs. Auiourd'huy ils ne sont aucunement obseruez (que ie sçache) des nostres, dit Joubert.

Il y a des Almanachs, esquels sont autrement cottez les bons et les mauuais iours, qu'on dit auoir esté reuelez à Iob. Ce sont toutes choses vaines : neantmoins pour monstrer la difference de ceux-cy, auec les iours Ægyptiacs, et pour contenter les personnes modestement curieuses, ie suis content de les transcrire icy.

Les iours heureux et perilleux de l'année, reuelez par l'ange au bon sainct Iob. Qviconque veut sçauoir les iours de tout l'an, qui sont les plus heureux de vendre et achepter, de planter, semer et d'edifier heritages : c'est à dire, à commencer de maisonner, de mouuoir pour aller en pelerinage, ou en marchandise, ou en guerre,

cier, toutesfois on les obserue pour l'imagination et le parler des gens.
De ces versicules :

> *La Lune vieille quiert les vieilles,*
> *La nouuelle les iouuencelles* [1],

ie n'en fait pas grand compte. Toutesfois maistre Arnaud desduit en ses aphorismes, qu'enuiron le milieu du troisiesme quartier, la phlebotomie est meilleure absoluëment : d'autant que pour lors les humiditez ne sont trop espaissies, ne rheumatizantes ou coulantes. Aussi, des heures du monuement des humeurs (lequel plusieurs Salernitains ont suiuy) ledit maistre ne s'en est pas soucié : il veut bien toutesfois, que les petites veines, d'autant qu'elles apparoissent mieux à l'heure des vespres qu'au matin, soient ouuertes à cette heure-là. Il veut aussi qu'en Hyuer on ouure les veines senestres, et en Esté, les dextres : parce que les humeurs que nous cherchons de vuider en ces temps-là, sont plus promptement situez esdites parties [2].

ou en quelque lieu qu'on aura affaire, qu'il eslise les iours cy-apres nommez. Et certainement il ne perdra ià en marché, ny en chose qu'il fasse, ains pourra tousiours gagner. Et sçachez que ce sont les iours que le bon Iob marchandoit par le conseil de l'Ange de Dieu, qui luy fit à sçauoir les iours où les bonnes œuures sont, ou se font, et esquels il deuoit marchander : Et sçachez certainement que tous enfans qui naissent en ces iours ne peuuent estre paunres. Et parce l'enfant qui sera mis à l'escolle en vn de ces iours, il viendra à perfection de science, s'il perseuere à l'estude, et si vn enfant est mis à mestier, il ne peut faillir qu'il ne soit bon ouurier et riche homme, s'il perseuere. Et de ces iours y en a vingt-huict. (J.)

1. « De illis versiculis,

    Luna vetus veteres, Iuuenes noua luna requiret. »

Ce vers est aussi allegué d'Arnaud, lequel donne telle raison de cette obseruation. Qu'au premier quartier de la Lune, les ieunes communément ont leur flux menstrual, comme les femmes plus âgées l'ont au dernier quartier, et entre deux, celles qui sont de moyen âge. Quant à ce qui s'ensuit : *enuiron le milieu du troisiesme quartier*, etc., Arnaud le dit ainsi : L'âge de la Lune, auquel moins d'aquositez multiplient rheumatiquement, ou flottent, et auquel le sang est moins espessi, pour la diminution de son aquosité, il est plus conuenable à la phlebotomie. Et en l'aphorisme qui vient apres : Veu qu'au troisiéme quartier de la Lune les aquositez se diminuënt mediocrement, il conste que le choix de la saignée luy est deu. Guy comprend les deux sentences en moins de paroles, sçauoir est, quand l'aquosité est mediocre. et le rheume ne presse point, et le sang est plus espais : dont s'ensuit qu'il est moins habile à fluër. (J.)

2. Les éditions latines, 1499, 1537, etc., intercalent ici dans le texte : « Vnde versus : Ver, aestas dextrum, autumnus hyemsq. sinistrum. » Les mss. 6966 et 24249 n'ont pas cette addition. L'édition de Joubert la traduit ainsi : « Dont il y a un vers :

    Le Printemps et l'Esté le dextre,
    L'Automne, et l'Hyuer le senestre. »

Ces vers, dit Joubert, sont adjoustez au texte de Guy, estans (parauanture) en marge de son liure. Ils sont du Regime de Salerne, sur la fin du liure, où Arnaud les expliquant dit, qu'il faut frapper au Printemps et en esté, les veines du costé droict, parce qu'en telles saisons abondent le sang et la cholere : et que l'ouuroir du sang est le

VII. Au regime de la phlebotomie, qui estoit la *septiesme* question, on considere trois choses : premierement le regime du saigneur : secondement le regime du saigné [1] : tiercement le regime et iugement du sang tiré.

Quant à la premiere, la raison nous monstre, et Halyabbas affirme au neufiesme, que le saigneur doit estre icune, habile, bien-voyant, et accoustumé à saigner : et qu'il soit muny de bonnes lancettes à diuerses pointes, et que ayant frotté la partie liée d'en haut auec vne bandelette, la veine estant bien auisée et trouuée auec la poulpe de l'indice, tenant sa lancette auec deux ou trois doigts, il ouure doucement la veine, non en perçant du tout, ains en releuant aucunement, afin que l'artere et le nerf ne soient blessez. Et quand suffisante éuacuation est faite, le membre deslié, la playe soit diligemment fermée auec cotton et ligature. Et pource le saigneur soit tousiours muny de cotton, et de bandes, et de la poudre rouge, pour l'hemorrhagie, si elle aduenoit, comme dit Auicenne.

Le regime du saigné est party en trois : sçauoir est, au regime auant la phlebotomie, et en l'acte, et apres l'acte.

Auant que faire la phlebotomie, celuy qui doit estre saigné soit ainsi gouuerné et regy : que si on se doute le sang estre gros, ou si le temps est froid, qu'il chemine vn peu auparauant, ou que le mesme iour il entre dans vn bain, principalement pour la saignée des petites veines de la main et du pied. Et si les veines n'apparoissoient bien, le liure d'Elhengi conseille d'emplastrer par le iour et à l'heure precedente le lieu des veines, auecques du leuain [2]. Si on se deffie de la force, il faut auant la phlebotomie luy donner vne souppe au vin. Estant assez fort, qu'il soit assis : s'il est foible, soit couché vn peu releué.

En l'acte de la phlebotomie, il doit oster la ceinture, et les pierres (s'il en porte dans sa bourse ou en anneaux) qui ont vertu d'arrester le sang. L'ouuerture faite, qu'il tienne vn baston dans la main, et remuë les doigts, qu'il tousse, et soit vn peu frappé de la main aux espaules.

Si le temps est froid, ou que l'on soupçonne le sang estre gros, il faut faire la playe large : et ès contraires, estroite. La secondation [ou seconde saignée?] aussi requiert qu'elle soit large : la soustraction, et antispase, et la vertu debile, la requierent estroitte, et auec apophorese [3].

---

foye, et le receptacle de la cholere est la vescie du fiel, et que ces deux sont assis en la dextre partie du corps. En Automne s'engendre l'humeur melancholique en abondance, lequel ne diminue point par l'Hyuer ensuiuant : Parquoy en ses saisons il faut ouurir les veines du costé gauche, d'autant que la ratte est de ce costé-là. (J.)

1. « Primo de regimine phlebotomatoris, secundo de regimine phlebotomati. »

2. « Consulit liber Alhengi per diem et horam precedentem locum venarum emplastrare cum fermento. » Elham, Elhandi, Elhangi, c'est *le Haouy* qu'il faut dire (Leclerc). C'est le *Continent* de Razès.

3. Joubert ajoute : « ou secondation. » ἀποφόρησις, ablation, enlevement?

Et ne se faut pas esmerueiller si l'apophorese et la playe estroitte, font paroir le sang plus beau : car (comme dit Auicenne) telle playe quelquefois fait fluër le sang clair et subtil, retenant l'espais et trouble. Il faut aussi auoir de l'eau froide toute preste, et qu'on l'appelle, qu'on le frotte, et soient faites les autres choses ordonnées en la Syncope.

Apres la phlebotomie, s'il est eschauffé, on luy donne d'vne grenade auec eau froide, comme dit Galen. S'il n'est pas eschauffé, qu'on luy donne des fueilles de sauge trempées en vin, comme dit Arnaud.

Et soit remis au lict, gisant à l'enuers, declinant vn peu vers la partie qui n'a esté saignée. Qu'on ferme les portes et fenestres, afin que la grande clarté n'offense la veuë, ainsi que le mesme Arnaud conseille.

Passée vne heure, qu'il mange moderement, et ne s'engorge point, de peur que à la coustume françoise (comme dit le mesme Arnaud) soit procurée vne reiteration de saignée : Que la viande soit de bonne substance et qualité, à ce qu'elle engendre bon sang, et rectifie ou amende le mauuais, s'il en est demeuré. Le boire luy soit augmenté au regard du manger, non pas au regard de la coustume, ainsi que dit Iean de Sainct Amand.

S'il a accoustumé de dormir, passé deux ou trois heures qu'il dorme vn peu, de l'authorité de Galen au neufiesme de la *Therapeutique*, mais qu'il soit aduisé à contregarder la veine. Auicenne deffend le dormir immediatement apres la phlebotomie, afin que du mouuement des humeurs en dehors, à raison de la phlebotomie, et en dedans à raison du sommeil, ne soit faite confraction [1] és membres. Et tel regime tiendra celuy qui est saigné, au moins durant trois iours.

Du *iugement* et de l'*inspection du sang* apres la phlebotomie, plusieurs en ont traité, principalement Gordon, et Henric qui le suit en cela : et ils ont dit maintes phantasies, qui ne sont en vsage, lesquelles ie delaisse pour le present à messieurs les Physiciens. Car il suffit au Chirurgien de resiouyr le saigné, en disant que la saignée a esté bonne, d'autant que si le sang tiré est bon, c'est signe que celuy qui reste est meilleur : et s'il est mauuais, est bon qu'il soit dehors.

Le bon sang est celuy, qui en sa substance n'est pas trop gros, ne subtil, ains est frangible, competemment temperé et de couleur rouge, pur, amiable en odeur et saueur.

Le mauuais sang, est celuy qui se desuoye de celluy-là : comme celui qui decline à subtilité et citrinité et amertume, et à odeur piquante, il est dit cholerique. Et celuy qui tend à grosseur et noirceur ou citrinité, et à acrimonie, et est de odeur aigre, il est melancholique. Celuy qui tend à viscosité et blancheur, qui a la saueur et l'odeur douce et aigueuse, il

---

1. « Confractio », déchirure.

est phlegmatique. Celuy qui a beaucoup d'eau, et d'vrine, signifie qu'on boit fort, ou que les reins sont debiles. Celuy qui est granuleux, et cendreux, signifie ladrerie.

Et le moyen de le lauer a esté dit au chapitre de Lepre.

La couleur noire et verte, cendreuse et pavonique [1], est mauuaise : car elle signifie corruption des humeurs, et promptitude à fiévre, apostemes et mauuaises pustules. L'espesseur et fermeté de la peau qui est au dessus, qu'on rompt difficilement auec vne vergette (de laquelle il faut tousiours faire la preuue), signifie promptitude à opilations. La couleur de suif [2], quelquefois signifie froideur, quelquefois adustion, comme on dit : mais on la distingue par l'habitude du corps. Et l'humeur qui ne peut estre coagulé, signifie qu'il n'est pas naturel : celuy qui se peut coaguler au temps qu'il doit (au moins dans demy heure) estant refroidy, est naturel, de l'authorité de Galen en son liure *de la cholere noire*.

A tous ceux-là il faut conseiller d'appeller messieurs les Physiciens, qui leur ordonnent bon regime, et conuenable purgation : autrement leur estat est dangereux.

Des ventouses.

Ventousation est application de ventouses, par laquelle est vuidée la matiere d'entre-peau. Ventouse est vn instrument en forme de boite, ayant la bouche estroite, et le ventre spacieux. Et selon Albucasis on les fait de corne, de cuiure, et de verre. Quelquefois sont appliquées *auec scarification*, quelquefois *sans icelle*. Celle qu'on met auec scarification, tirent en dehors sensiblement les matieres : et celles qui se font sans scarification, insensiblement. Et Auicenne dit que les ventouses attirent plus le sang subtil, que le gros, et le superficiel, plus que le profond. Dont Halyabbas au neufiesme sermon de la seconde partie, faisant comparaison entre la phlebotomie, les ventouses, et les sang-sues (qu'il nomme Hirudines) dit, que la phlebotomie vuide plus du profond : la ventouse, ce qui est voisin de la peau : et les sang-suës, ce qui est entre le profond du corps et la peau. Et pource l'éuacuation par phlebotomie, est plus forte que par ventouses : et aussi des sang-suës, plus que les ventouses.

Or d'autant qu'en la conseruation de santé, et en la guerison des maladies, les ventouses aident à plusieurs choses (pourueu seulement qu'on les fasse où, et quand il faut, et apres les vniuerselles éuacuations)

---

1. « Pauonicus », de paon. — Joubert avait traduit par *violette*.
2. « Seposus. »

d'icelles on requiert deux choses. Premierement, pourquoy on les applique : secondement, comment on les applique.

Du premier il est dit, que la principale intention des *rentouses auec scarification*, est de vuider sensiblement, et tenir lieu de la phlebotomie, quand elle ne peut estre faite à raison de quelque chose qui l'inhibe, comme aux enfans auant quatorze ans, et aux vieux apres septante, et ainsi des autres. Ce fut le conseil de Galen au *Commentaire du regime ès maladies aiguës*. Et de là est, qu'Auicenne les appelle *vicaires des reines* [1].

Pour accomplir telle intention, jaçoit que les operateurs les mettent coustumierement en plusieurs endroits, toutesfois il y a *cinq ou six lieux plus en vsage*.

Premierement, à vuider la matiere de la teste, et de ses parties, on commande de les mettre en la fontanelle du col [2] : et là sont lieutenantes de la cephalique. Pource elles valent ès maladies des yeux, et infections du visage, et à la puanteur de bouche.

Secondement, on les met au milieu des espaules, pour vuider la matiere contenuë aux membres spirituels, et tiennent le lieu de la mediane. Pource elles valent ès maladies de la poitrine, asthme, pleuresie, et crachement de sang.

Tiercement, elles sont mises sur les reins, et sur les hanches, pour vuider la matiere qui est aux membres nutritifs, et tiennent lieu de la basilique. Pourtant elles valent aux oppilations et apostemes, et douleurs du foye et des reins, et à la rongne de tout le corps.

Quatriesmement, elles sont mises au milieu des bras, à raison de la goutte, et la douleur d'icelles parties.

Cinquiesmement, sont mises au milieu des cuisses, et des iambes, et pres des cheuilles : et tiennent le lieu des saphenes. Pource elles prouoquent les menstruës, et guerissent la strangurie, les douleurs de matrice, et de la vescie, profitent à la podagre, et aux malins vlceres.

Quant aux *ventouses seiches* sans scarification, la principale intention est d'attirer : et pour accomplir cette vtilité, *on les met en onze endroits*.

Premierement elles sont mises sur les hypochondres, pour reduire et destourner le sang qui verse des narilles : au cinquiesme de la *Therapeutique*. Et il faut, quand il fluë de la narille droite, les appliquer sur le foye, et quand de la senestre, sur la ratte.

Secondement on les met sous les mammelles, pour distraire et diuertir le flux menstrual. Dont il est escrit au cinquiesme des *Aphorismes* : Si tu veux retenir les menstruës de la femme, applique vne fort grande ven-

---

1. « Vicarias venarum. » Joubert dit : Vicaire de la saignée.
2. « Fontanella colli. »

touse aux mammelles, non pas sur les mammelles mesmes, ains au dessous, vers les parties inférieures, comme dit le *Commentaire*.

Tiercement, aucuns mettent des ventouses sur la prouë de la teste, pour releuer l'vuule, et arrester le rheume. Car la matiere est attirée du profond aux parties externes : ce qui est le conseil de Galen au treiziesme de la *Therapeutique*. Et pour cette intention elles sont mises fort souuent ès apostemes des emonctoires : esquels Auicenne commande de tirer hors la matiere tant qu'on peut : et sinon autrement, pour le moins auec des ventouses. On les met aussi (selon Galen au lieu dessus allegué) aux cuisses, à prouoquer les menstruës : et aussi pres les apostemes des jointures, pour oster l'aposteme, et l'esloigner de la jointure.

Quatriesmement, les ventouses sont mises en la paralysie sur l'origine des nerfs, pour les échauffer, au troisiesme *Canon*, chapitre de paralysie : et au troisiesme, des *Lieux affligez*. Dequoy Galen preuue contre Archigene, que le cerueau est le principe de la vertu animale.

Cinquiesmement sont mises sur le ventre en la colique, pour appaiser la douleur en euaporant la ventosité, au douziesme de la *Therapeutique*, où il est dit : Finalement la douleur qui est faite d'esprit venteux, a sa principale guerison par la ventouse auec grande flamme, soit aux intestins ou en autre partie.

Sixiesmement, elles sont mises sur la matrice, et sur les intestins pour les reduire à leurs places, suiuant le conseil d'Auicenne au troisiesme *Canon*, ès chapitres qu'on sçait.

Septiesmement, sont mises les ventouses au pliement des costes, et semblables os, pour les remettre et redresser.

Huictiesmement, sont mises sur les voyes et conduits, par lesquels l'vrine passe des rognons à la vescie, pour faire que la pierre descende à la vescie, comme Auicenne conseille au troisiesme *Canon*.

Neufiesmement, sont mises sur les oreilles, et sur les trous des vlceres profonds, pour en retirer ce qui est d'estranger au dedans.

Dixiesmement, sont mises sur le col, pour amplifier le chemin de l'haleine et de la viande, en la squinance.

Onziesmement, sont mises sur les morsures, piqueures, et pustules venimeuses, pour en extraire le venin.

Touchant au second poinct, *comment on les applique*, et du regime qu'il y faut obseruer, il y a trois choses à considerer, sçauoir est, ce qu'il conuient faire auant l'application, quoy en l'acte, et quoy apres l'acte.

Du premier, l'intention d'Auicenne est, que la ventousation suiuant le dire des anciens, soit faite (quand c'est à nostre choix) en pleine Lune, et non au defaut de la Lune. Car comme il dit (et Galen l'accorde au troisiesme des *Jours critiques*, et Albumazar le prouue au *Grand introductoire*) la Lune augmentée en lumiere, augmente et attire les humeurs à la

superficie du corps : et elle diminuée, diminuë les humeurs, et les enferme
au dedans. Outre ce, il est bon que le iour soit austral [1], de l'heure seconde
iusques à la tierce. Dauantage, c'est l'intention de tous operateurs, que le
lieu qu'on doit ventouser soit baigné, et fomenté auant l'application de la
ventouse, durant vne heure, auec de l'eau chaude. Ce qu'Auicenne
accorde estre vray, si le sang est gros : car au sang subtil il n'est pas
necessaire, d'autant qu'on doit craindre la trop grande resolution et foiblesse. Il faut aussi prenoir, qu'on ne fasse iamais scarification, que au
prealable on n'ait appliqué vne ventouse seiche : car il faut plustos
attirer le sang, que l'euacuer.

Quant à l'acte de ventousation. il faut sçauoir que les ventouses qu'on
applique, sont de deux sortes, comme il a esté dit. Les vnes sont de corne,
lesquelles on applique en succçant : les autres sont de verre, qu'on applique auec du feu.

En la premiere on applique le cornet, auec son trou et en succçant on
attire l'air par la bouche, et par l'attraction de l'air, suit esleuation de la
chair, à ce que nature remplisse le vuide : lequel elle esuite tousiours [2],
ainsi que les Philosophes ont prouué.

En la seconde sorte on met dedans la ventouse vn peu d'estoupe seiche
escharpie [3] : laquelle on inflamme auec vne chandelle allumée : soudain on
l'applique, et l'air estant consumé, Nature (pour secourir au vuide) attire
la chair, et la matiere conjointe à la chair.

Albucasis assigne vne autre maniere de l'appliquer, en mettant vn peu
de chandelle allumée en vne vergette qui soit au milieu de la ventouse.

Or ayans esté appliquée la ventouse seiche vne fois ou deux, où il
est necessaire, on fait dans l'espace comprins, plusieurs scarifications par
ordre [4], et profondes selon le cuir, auec lancette ou rasoir. Et incontinent
apres, le lieu estant essuyé auec vne esponge, on reapplique la ventouse,
ainsi que deuant. Et qu'elle y demeure demie heure, iusqu'à tant qu'elle
soit demy pleine de sang. Elle estant ostée, vuidée et nettoyée, soit
derechef par mesme moyen appliquée, et qu'elle y demeure plus longtemps :
et puis vne autre, iusqu'à ce que l'euacuation faite soit suffisante, de
demy liure iusques à vne liure : selon la teneur de la vertu, et la quantité
de la repletion.

Et si apres la premiere application, il ne saigne bien, le lieu scarifié soit
frotté des bords de la ventouse, ou par coup des ongles [5], ou soit derechef

1. « Dies sit australis. » Le ms. 24249 dit : « que le iour soit chault ».
2. « Quod semper euitat. »
3. « Carpinata : et cum candela incensa. »
4. Il les faut faire par ordre, et non entrecoupées : sinon qu'il soit necessaire vser
de plus grande reuulsion. (J.)
5. « Cum orificio ventosae : aut cum percussione unguium. »

scarifié, iusques à tant que fluë bien. Mais il se faut bien garder, de les appliquer sur les mammelles, et sur les membres mols, car telle quantité de chair entreroit dedans, que la ventouse n'en pourroit estre retirée sans difficulté. Et le moyen de l'en retirer est, que le lieu d'alentour soit fomenté d'eau chaude, et que la ventouse soit tellement remuée, que l'air y puisse entrer de quelque sorte, et la desraciner. Il faut aussi garder, qu'on ne les continuë trop près les mines [1] des vertus : car au derriere du col, elles nuisent à la memoire : derriere les espaules, au cœur : et au dextre hypochondre, au foye. Pour ce il leur faut ietter au visage de l'eau rose, ou leur donner vne soupe au vin, ou de la grenade.

En l'acte de la ventousation, il faut mener le sang doucement auec les mains, des circonferences et entours de la ventouse, vers la ventouse.

La ventousation faite, il faut essuyer le lieu, et l'oindre auec d'huile rosat, ou quelque graisse sedatine : et soit gouuerné comme celuy qu'on a saigné.

Des sang-suës.

SANGUISUGATION, est extraction de sang auec des sang-suës. Qu'est-ce que sang-suës, il est notoire que sont certains vers noirs, ayans la forme d'vne queuë de rat, auec des rayes iaunes au dos, et quelque rougeur au ventre. Celles sont meilleures, qu'on trouue és bonnes eaux. Il se faut garder de celles qui sont de couleur horrible, et ont grosse teste, et qui sont nourries en mauuaises eaux, car elles sont venimeuses.

Sur ce remede on s'enquiert de deux choses : la premiere est, à quelles maladies elles subuiennent : la seconde, comment on les applique, et on les gouuerne.

De la premiere, dit Albucasis, que les sang-suës ne sont gueres administrées que és membres esquels il n'est possible d'appliquer des ventouses : comme seroit la levre, le nez, les genciues, et parties seches desnuées de chair, comme les doigts et jointures. Et Auicenne veut qu'elles soient profitables aux serpiges, et vlceres malins, non pas au dessus, ains tout à l'entour. Et souuent on les met sur les apostemes des emonctoires, et de difficile maturation, comme disoit Theodore. Quelques-vns les mettent à ouurir les hemorrhoïdes, car elles tirent de plus profond que les ventouses, comme a esté cy dessus allegué de Halyabbas.

De la seconde il faut dire, que telles euacuations particulieres ne soient faites és corps pleins, sinon que suffisante euacuation ait precedé. Et apres, c'est l'intention d'Auicenne, qu'on ne les administre point, quand sont

---

1. « Non continuentur juxta mineras? virtutum. » Ming. dit : sur l'endroit des principes et des sources des facultez.

fraischement prises, ains soient gardées vn iour en eau nette, iusques à tant qu'elles vomissent ce qu'elles ont dans le ventre. Puis soit frotté le lieu, et laué tant qu'il deuienne rouge : ou soit moüillé de quelque sang : ou que l'on scarifie vn peu le lieu, à ce que d'iceluy fluë quelque sang. Qu'on les applique auec la main, ou auec vne canne [1] : et qu'on en mette deux ou trois, ou tant qu'il sera necessaire pour extraire si grande quantité de sang, qu'il sera besoin. Et quand elles seront engrossies, cheront d'elles-mesmes. Ou qu'on verse sur leur teste du vinaigre, ou du sel menu, ou de l'aloë, ou soient separées auec vn fil, ou poil de cheual, ou chose semblable.

Et apres il est bon de succer le lieu, et le lauer auec eau et vinaigre. Et si le sang y multiplioit, qu'on emplastre le lieu auec bol armenien, et galles, ou balaustes, et autres choses qui restraignent le sang, et que le patient soit gouuerné comme celuy qu'on a saigné. Et si on luy donnoit apres vn peu de theriaque, à cause de la venenosité des sang-suës, il seroit bon, comme dit Arnaud.

SECOND CHAPITRE

Des medecines qui purgent les humeurs.

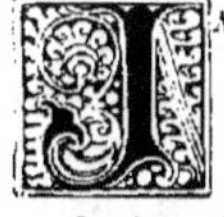Açoit que Galen (en plusieurs lieux, et non moins au troisiesme du *Techni*, et au *Commentaire* de cet aphorisme du quatriesme liure : Si quels humeurs il faut purger, etc.), ait nombré plusieurs moyens d'éuacuer, comme sont par la saignée, par la medecine dejectoire [2] et vomitoire, par les narilles, le palais, la toux, les vrines, la matrice, les hæmorrhoïdes, et encores par exercices, frictions, sueurs et bains, et accidentalement par abstinence : toutesfois, quant est de present, ne sera fait icy mention, que du *moyen de vuider par le ventre* [3], par *comissement*, et par *clysteres*, car de l'éuacuation qu'on fait par saignée, il a esté dit cy-dessus. Et ce sont les deux manieres d'éuacuations, qui se presentent le plus en l'art de chirurgie. Nous n'en dirons gueres, d'autant que cela appartient plus à messieurs les Physiciens, qu'aux Chirurgiens, sinon qu'ils fussent meslez. Car il y a grand danger

1. « Cum canna. »
2. « Per pharmaciam secessiuam. »
3. « Per secessum. »

ès medecines laxatiues, ainsi que monstre Heben Mesue, qui en a traité euangeliquement.

Or la medecine purgatiue, suiuant l'intention de Galen au liure des *Medicaments*, et par tout, est celle qui euacuë la cacochymie. Dont, au *Commentaire* de cet aphorisme du premier liure : Ez perturbations du ventre, etc., il dit que purgation est éuacuation des choses qui contristent et desplaisent de leur qualité. La medecine qui lasche le ventre, donne grand secours à la conseruation de santé, si on en vse comme il appartient, au quatriesme *à Almansor*. Et il dit bien, comme il appartient : car si elle n'est comme il faut, ou selon la quantité, ou selon la qualité, ou le temps, elle lasche tant le ventre, comme dit Halyabbas (au second sermon de la seconde partie du *Liure royal*) que l'homme en meurt, ou elle fait en luy vne manuaise infirmité. Car toute medecine purge et enuieillit, comme dit Auicenne en la troisiesme *Fen* de son premier. Et à guerir les maladies, c'est vne des trois choses medecinales, ainsi que tesmoigne toute la compagnie des Medecins.

Doneques la pharmacie ou medecine est vtile et necessaire. Sur lequel noble secours, on demande *six questions*. La premiere, qui sont ceux qu'on doit purger par medecines. La seconde, qui sont ceux qui la peuuent soustenir. La troisiesme, auec quels medicaments il la faut faire. La quatriesme est, de la mesure. Cinquième, du temps. Sixième, du regime.

I. La *premiere* est enquise par Galen, au liuret des *Medicaments purgatifs*, contre les Asclepiadiques et Erasistratiques, demonstrans que tous humeurs superflus (excepté le sang) doiuent estre purgez par medecine, singulierement et auec élection, non pas tous sans aucune distinction. Car il faut seulement purger les humeurs qui desplaisent et nuisent, non pas les autres, au *Commentaire* preallegué du premier des *Aphorismes*. C'est ce qu'il declare là même, disant : Quand le phlegme sur-abonde, il le faut vuider : et quand la cholere rousse ou noire est fascheuse, il faut laisser le phlegme, et vuider la cholere qui attriste. Et s'il y a quelque chose de sereux ou aigueux, il faut vuider cela, et non autre chose. Mais si c'est le sang qui surabonde, il le faut vuider par phlebotomie, comme il a esté monstré cy-dessus. De mesme disoit-il au liure de l'*Vsage des medecines*, par ces paroles : Il faut bailler premierement aux choleriques ce qui purge la cholere, aux phlegmatiques ce qui purge le phlegme, aux hydropiques ce qui l'eau, aux melancholiques ce qui la cholere noire. Et si vous purgez hors cela, vous vuidez le conuenable, et laissez en arriere ce qui disconuient, parquoy vous pechez en tous deux.

Il faut donc vniuersellement dire que les humeurs naturels (qui sont dits tels parce que ils nourrissent), quand ils sont sur-abondants, doiuent estre vuidez par la phlebotomie, et les non naturels, par medecines. Jaçoit ce qu'il soit possible en la nature des choses, de trouuer vne medecine qui soudain vuide le sang, comme il est recité au liuret des *Medicaments*, de quelque jeune homme qui portoit vn petit pourceau des faulzbourgs : Par fortune l'ayant posé sur certaines herbes, voyant que le sang couloit de son foye, considera que ces herbes vuidoient le sang, et en donna à quelques-vns, par la grace d'experience, qui en moururent, et dit à la gehenne [1], qu'il ne l'auoit enseigné à personne, et ainsi fut condamné par le president [2]. Ainsi adonc (comme il dit), jaçoit que telle medecine soit en Nature, toutefois il est raisonnable de s'en taire : comme les hommes d'entendement taisent les autres choses veneneuses.

Or il y a *quatre intentions pour lesquelles on donne medecines laxatiues* : la premiere est, afin d'expurger la cacochymie : la seconde, pour la force de la maladie : la troisiesme, pour distraire et diuertir : la quatriesme, pour alleger.

De la premiere, Hyppocrate chante la commune chanson au second des *Aphorismes* : Euacuation guerit toutes maladies faites de repletion. Et il y a double repletion, sçauoir est en quantité et en qualité, au liure *de Multitudine*, et par tout. La phlebotomie guerit celle qui est en quantité : la purgation par medecine celle qui est selon corruption, au *Commentaire* : Quand la viande est prise outre nature, au second des *Aphorismes*, et au sixième : A quiconques la phlebotomie et la medecine conuiennent, etc.

De la seconde, on allegue cela du quatrième de la *Therapeutique*, que tout ainsi que la phlebotomie est faite non seulement à raison de la quantité du sang, ains aussi pour la grandeur du mal, ainsi fait on purgation, et pour la quantité de quelque autre humeur, et pour la grandeur du mal : Et à cette intention il ameine le dire d'Hyppocrate au liure des *Vlceres*, qui en purgeant, n'a pas eu seulement esgard à la multitude ou repletion, ains aussi à la force du mal, comme il a monstré par exemples, en la triple force ou grandeur des maladies : sçauoir est, à raison de la principalité de la partie, comme en la teste ou au ventre blessez : a raison de l'amplitude de la disposition, comme ès playes si grandes, qu'il y faut cousture : et à raison de la mauuaise morigeration ou condition, comme ès jointures cassées, et en tous maux où il y a danger de sphacele, c'est à dire corruption totale.

De la troisiesme, il est dit là mêmes, que les malades n'ont pas seule-

---

1. Le vieux interprete François semble auoir leu, *ad textum*, qu'il tourne, *la lettre* (ainsi dit Canappe) : les autres *ad certum* (ms. 6966). Ceux approchent plus de la verité, qui escriuent *ad tortum*. Car ie pense (et ma coniecture n'est pas vaine) que Guy a ainsi voulu escrire *tormentum*, par abreuation : veu que Galen (duquel il a transcrit cecy) escrit, que cestuy-là le dit estant examiné aux tormens ou torture. (J.) Le ms. 24249 dit : puis le confessa par gehine et dit qu'il ne lauoit declairie a personne, lequel fut condemne a mourir par le iuge.

2. « Per præsidum. »

ment besoin de purgation, afin de vuider la superfluité qui nuist : ains aussi aux fins de faire reuulsion et euacuation. Car (dit-il) si le rheume est porté en haut, nous le purgerons par en bas : et s'il va en bas, nous le retirerons en haut. Mais quand le rheume cesse desià et est arresté, il vaut bien mieux vuider par la mesme partie, ou par sa voisine. Et ceste parole est à noter [1].

De la quatriesme, pour alleger on donne fort souuent medecine purgatiue au commencement des maladies, suiuant la doctrine d'Hyppocrate au second des *Aphorismes*, en minorant ou diminuant, et non en desracinant, comme veut Auicenne au quatriesme de la *Cure des fiévres putrides*. Car nature allegée digerera plus aisément le residu, comme il est dit au *Commentaire*, et a esté allegué cy-dessus en traitant de la phlebotomie, du liure onzième de la *Therapeutique*.

II. A la *seconde question, qui sont ceux qui peuuent conuenablement porter les purgations* par medecines, respond Hyppocrate au second des *Aphorismes*, ceux qui sont espais environ le nombril et le penil. Car il faut (comme dit Galen au *Commentaire*) que les parties basses et de la poitrine soient fortes pour bien purger la matiere par le ventre inferieur : comme ceux qui ont fortes les parties d'enhaut, ne sont offencez du vomissement. Et pource il estoit dit au quatriesme des *Aphorismes*, que tu ne conduiras pas les phthisiques aux purgations superieures, ains les maigres, selon les membres formez de chair et non selon les membres radicals et spermatiques, ainsi que Albert de Bologne annote là dessus. Car tels pour la pluspart, sont aptes ou enclins à vomir, et le plus souuent à raison de la cholere qui s'engendre en eux, comme il a esté dit au *Commentaire*.

Sont aussi aptes à la purgation (selon Rhasis au quatriesme), les corps qui pechent en regime, à cause du manger beaucoup, et desordonnément. Et ceux qui vsent de peu d'exercice, ont besoin de medecines, au premier de la *Conseruation de santé*, et en la troisiesme *Fen* du premier. Et ceux qui y sont accoustumez l'endurent mieux. Pource disoit Galen au liure de l'*Vsage des medicaments* : Quand tu dois bailler medecine à quelqu'vn, il le faut interroger s'il a accoustumé d'en prendre, et comment s'en porte son ventre. Car s'il l'a accoustumé, il l'endure mieux : s'il ne l'a accoustumé, il faut sçauoir comment il alloit à la selle estant sain. Et si en santé, ou quand il a accoustumé à prendre medecines, son ventre est obeyssant et bien aisé à lascher, il a besoin de plus legeres et moindres medecines : mais s'il est dur et desobeyssant, de plus fortes. Car telles conditions supportent les medecines : non pas ceux qui sont disposez au contraire : et pour ce ils ne doiuent estre medecinez que bien prudemment.

---

1. « **Et est verbum notabile.** »

Premierement, donc ceux qui ont les parties d'entour le nombril transies et maigres, sont deceuables à la purgation inferieure, selon Hyppocrate au liure que dessus.

Secondement, les corps sains ne doiuent estre purgez : car d'autant que la medecine opere par semblance [1] (au moins en forme proportionnelle, comme tient notre Escholle), ne trouuant point de mauuais humeur nuisant, elle se tourne deuers la chair, et les humiditez radicales, et les fond et moleste, comme dit le Commentateur.

Tiercement, aussi ne doiuent estre purgez, ceux qui vsent de mauuaise nourriture, entendez, qui soit conuertie en habitus ou substance du corps [2] : ainsi que maistre Albert declare en lepre confirmée, en laquelle la medecine donne angoisse, et rend lasche celuy qui la prend [3]. Mais si les mauuais humeurs ne sont encores conuertis en l'habitus du corps, il n'y a point d'inconuenient de purger, ains il est necessaire.

Quatriesmemeent, ne doiuent pas estre purgez les humeurs cruds et non digerées, suiuant Hyppocrate au premier des *Aphorismes* : On doit medeciner et mouuoir les matieres digestes, non les cruës, ny ès commencemens (supplées, en desracinant, jaçoit qu'il se face en allegeant comme dit est), sinon que la matiere soit remuante, et furieuse. Et combien que Galen au *Commentaire* ne die la matiere estre furieuse, sinon à raison du monuement, toutesfois l'Eschole commune l'entend estre furieuse à raison de la quantité, du lieu, et de l'accident. Et pour ce elle dit : Synoche auec colique, frenesie, squinance et anthrax commandent euacuer les humeurs crues [4].

Car les matieres esmeuës et transfluentes d'vne partie à autre, afin qu'elles ne se iettent impetueusement aux membres principaux, doiuent estre vuidées le plustost que l'on peut. Mais celles qui sont fermes en quelque partie, il ne les faut pas esmouuoir auant que soient digestes, comme dit le Commentateur, ains quand elles sont digestes : sinon que nature fust suffisante à les rejetter. Car lors nous luy deuons aider : autrement qu'on la laisse besongner : d'autant que (selon Galen au premier des *Lieux affligez*) il n'y a que les passions ausquelles nature, a cause de leur grandeur, ne peut dominer, qui requierent secours exterieur. Et Auicenne au quatriesme de la *Cure des fievres putrides* dit de l'authorité d'Hyppo-

1. « Operatur per similem. »
2. « Intellige conuerso in habitum. »
3. « Et exoluit accipientem. » — Le ms. 24249 dit : et destruit le pacient.
4. Joubert donne ce passage en vers :

> Fievre synoche, et colique douleur,
> Nous font vuider l'humeur ains qu'il soit meur.
> La frenesie est de mesme raison,
> Et la squinance, et d'anthrax la poison.

crate : Le Medecin aide à Nature, et ne l'empesche point. Pour ce il estoit dit au troisiesme du *Techni* : Nature est l'ouuriere de tout, et le Medecin est son ministre.

Cinquiesmement, il ne faut purger les vuides, ne les debiles : car où il y a indigence, il ne faut trauailler, comme dit Hyppocrate. Et Auicenne dit qu'à toute éuacuation est jointe la choiste [1] de vertu.

Sixiesmement, ne doivent estre purgez les preparez à flux, comme les begues, qui sont promptement espris de diarrhœe, au sixiesme des *Aphorismes*.

Septiesmement, les enfans, et les vieillards ne doiuent estre purgez par medecine : les enfans, parce qu'à raison de leur force, ils sont suffisans à rejetter les superfluitez par insensible resolution (comme dit Iean de Sainct Amand) et sont resolubles de nature : les vieillards, d'autant qu'ils sont debiles. Suiuant ce que dit Galen au cinquiesme de la *Conseruation de santé*, ny l'aloë, ny l'hierre (ainsi que quelques vns les permettent) doiuent estre donnez aux vieux : c'est assauoir [2], par voye de conseruation, comme disoit maistre Paul. Mais qu'ils puissent estre donnés par voye de curation, Galen ne le refuse pas, ains le concede là mesme, quand la necessité est imminente. Et suiuant telle raison, toutes choses qui affoiblissent la vertu, prohibent les medecines : comme les sueurs, le baing, le coït, et autres éuacuations et choses semblables.

Huictiesmement, tu ne dois bailler medecine vuidant par le bas, quand le siege est apostemé ou escorché, au treiziesme de la *Therapeutique*, où il est dit : Quand le ventre et les boyaux commencent à s'inflammer, il ne conuient pas vser de medecine qui vuide par le bas.

Neufiesmement, aux laboureurs ne conuient [3], ne compete la medecine, parce que les humeurs se consument en eux suffisamment : et auec ce, ils ont des complexions hors de règle, brutales, et barbares (au septiesme du *Colliget*) de sorte qu'ils eschappent de fortes maladies sans Medecin et medecines.

Dixiesmement, les femmes enceintes ne doiuent estre purgées, d'autant que à raison de la commotion et dilaceration des ligaments, elles auorteroient, sinon qu'il en soit besoin, à cause de la matiere venimeuse, de laquelle on craindroit qu'elle ne allast aux membres principaux, et tuast la mere et l'enfant ensemble : ou quand c'est matiere faisant auorter : et pour lors on purge plus seurement du quatriesme au septiesme mois, et certainement non auec quelque medecine que ce soit, ains auec vne

---

1. « Casus virtutis. » — Choist, estre choist, être abattu (Du Cange).

2. « Supplæ. » Joubert traduit ce mot ici comme dans les autres endroits par « supplées ». — Le ms. 24249 traduit par « cest assauoir ».

3. « Laborantibus non conuenit. »

benigne et lenitiue. Et pource la reprehension d'Auerrhois contre Hyppocrate a son intelligence, comme il est noté en cet aphorisme là.

Toutesfois Galen ne veut pas, que telles indications en necessité annulent totalement la pharmacie, mais (comme il a esté dit de la phlebotomie) suiuant le mesme Galen, au huictiesme de la *Therapeutique*, il faut que le medecin exercité d'esprit face d'icelles vn chapitre ou sommaire, en comparant toutes les indications ensemble. Et si elles se contrarient, il dit au septiesme qu'il ne faut pas, en desirant l'extremité de l'vne, oublier du tout l'autre, ains se remembrant tousiours des deux, les mesler tant qu'il est possible, ou en amoindrissant la quantité, ou en changeant l'espece du medicament, ou instituant vn autre genre d'euacuation.

III. La *tierce* demande est, *auec quels medicaments il faut faire la purgation* : Non pas auec les atroces ou terribles, mais auec les familiers et corrigez, comme dit Galen au liure de l'*Vsage des medicaments*. Surquoy il faut entendre, que suiuant l'intention d'Heben Mesue et d'Auicenne, il y a quatre sortes de medecines laxatiues : l'vne et la plus propre maniere, est celle qui a propriété d'attirer, comme la scammonée et le turbith. L'autre, a propriété compressiue ou espraignante, comme les myrobolans. L'autre, a propriété lenitiue, comme les tamarins et la casse fistule. La quatrième sorte a propriété lubrifiante, comme le muccilage de psyllion. Mais d'autant qu'il seroit trop long de les expliquer specialement par exemples, ie laisse pour le present à messieurs les Physiciens d'en traiter exquisement.

Toutesfois pour grace de doctrine familiere, il faut sçauoir que (suiuant la doctrine d'Heben Mesue) les plus vsitez *medicaments simples éuacuatifs de la cholere* sont, la scammonée, de laquelle la dose est de cinq grains, iusques à douze : le rheubarbe, de deux drachmes et demie, iusques à quatre : aloës, d'vne drachme et demie, iusques à deux : myrobolans citrins, de trois drachmes, iusques à vne once : houblon, fumeterre, violettes, petit laict, suc de roses, prunes, tamarins, et casse fistule, iusques à vne once et demie. Les *composez* sont, l'electuaire de suc de roses, duquel la dose est demy once : Diaprunis et Diacytoniten laxatif, desquels la dose est vne once.

Le *Diadactylat* [1], duquel tousiours la forme ou description estoit auec moy [2] : PR. *des dactes sans noyau, vn quarteron* : faites-les boüillir en l'eau de la decoction d'anis, fenoüil et ammy, en apres pilez-les fort, et les passez : et soient cuits auec vn quarteron de succre, tant qu'il com-

---

1. C'est, dit Ming., le diaphaenic, car les dattes ou les dactiles sont appellées en grec, δάκτυλος ou φοῖνιξ.

2. « Diadactylatum cuius forma *erat* semper apud me. » — Par cette phrase Guy semble dire qu'il ne visite plus de malades au dehors.

mence à espaissir, ce que tu cognoistras aux doigts par la glueur [1], puis oste-le du feu, et y mesle de la scammonée grossierement pilée, vne once : et l'ayant agité auec vne spatule, soit mis en reserue. Sa dose est iusques à vne drachme.

Les *simples medecines éuacuantes le phlegme*, sont Turbith, duquel la dose est deux drachmes : Agaric, à vne drachme et demie : Cartame, à vne once : Colocynthe, d'vn scrupul iusques à vne drachme : Myrobolans kebuls, à vne once. Les *composées* sont l'Hiere picre de Galen, à la dose de trois drachmes : Blanca, à demy once : Benedictes, à demy once : pilules Coccies, à vne drachme et demie : Diacartame, duquel la description a esté mise cy-dessus au traité de la goutte, à quatre ou cinq drachmes.

Aussi les *pilules d'agaric*, desquelles la description est telle selon Heben Mesue. PR. *de l'agaric, trois drachmes : racine de lys celeste, qui est iris, marrube blanc, de chacun vne drachme : turbith, cinq drachmes : hiere picre, quatre drachmes : colocynthe, sarcocolle, de chacun deux drachmes : myrrhe, vne drachme :* fais-en paste auec du *rob* ou vin cuit. Leur dose sont deux drachmes.

L'*hiere picre*, de laquelle i'vse, sur toute medecine notable, est prise de Galen au septiesme de la *Therapeutique*. et au huictiesme de la *Composition des medicamens selon les lieux*. Elle contient cent parts d'aloës, et du cinnamome, xylobalsame, casse ligneuse, cabaret, spicnard, saffran et mastic, de chacun six parts : comme qui voudroit prendre deux onces d'aloës, il y mettroit de chacune autre espece demy scrupul, et en vne once, cinq grains. Mais Auicenne et Heben Mesue mettent au poids de toute l'espicerie [2], le poids double d'aloës. L'*Antidotaire commun* n'y met qu'vn seul poids : et telle hiere est plus debile, nonobstant qu'on la rende piquante, auec turbith, agaric et colocynthe : car quand ils sont mis en petite quantité, ne la rendent fort vigoureuse. Et pource i'ay accoutumé de la fortifier auec autant de scammonée qu'il y a des autres medecines. Et quelquefois i'en fais des pilules auec du suc d'aloyne, et quelquefois ie la donne en poudre auec eau d'orge miellée. Sa dose est d'vne drachme et demie, iusques à deux.

Les *medicamens simples ruidans la melancholie*, sont le Sene, duquel en poudre la dose est vne drachme, et en infusion vne once : Epithyme, à vne once : Esula, iusques à vne drachme : Goutte de lin (dit Cuscuta), Myrobolans indes, Polypode, iusques à vne once : pierre d'Azur, à vne drachme : Liseron (dit Volubil), et Houblon, sans mesure. Les *composez* sont Diasene, à cinq drachmes : le Cathartic imperial, à cinq drachmes :

1. « Per inuiscationem cum digitis. »
2. « Ad pondus omnium *specierum*. »

l'hiere de Ruffe, à trois drachmes : l'hiere de Logadion, à demy once : le Theodoricon, à six drachmes.

Et *ma commune poudre* qui est telle : PR. *de regalice, deux drachmes : de la poudre confortatiue de l'estomach, demy once : epithyme, vne once : sene, au poids de tous les autres*, soient mis en poudre. Sa dose est de deux drachmes.

Les *humeurs aigueux sont vuidez* par le tartre, suc d'iris, desquels la dose est demy once, suc de concombre sauuage, le pain des herbes laictieres : Lequel, Platearius (dit *Circa instans*) [1] forme auec farine d'orge : et le Compagnon des concordances donnoit de ce pain rasclé sur du vin vne drachme, et il en faisoit merueilles.

Pour vuider tous humeurs est *ma tablette*, que i'ay eu de maistre Estienne Arnaud à Montpellier [2], de laquelle voicy la forme : PR. *conserue de violettes et de borraches, de chacune deux drachmes : conserue de buglosse, escorce de citron confite, de chacun vne drachme : gingembre blanc, demy drachme : poudre diatragacanth froid, deux drachmes : diagryde, trois drachmes : turbith, quatre drachmes : sene, cinq drachmes : pain de sucre, dix onces*. Faites-en electuaire en tablettes, duquel la dose est demy once.

A mesme intention est *Diacassia* de maistre Taddœe qui est comme vn Catholicon : PR. *de casse fistule, vne liure : tamarins recens, vn quart : manne grainée, demy quart : sene, polypode, de chacun deux onces : esula, vne once : diagride, demy once : anis, fenoüil, graine de melon, de chacun demy once : cinamome, deux drachmes : syrop violat, syrop rosat, de chacun autant qu'il en faudra*, et soit fait electuaire : sa dose est iusques à six drachmes.

On donne de la casse fistule simple communnement vne once en colature, la destrempant largement d'vne decoction de pruneaux, violettes, etc.

IV. En la *mesure de l'euacuation* (qu'estoit le *quatriesme* point) Hyppocrate adresse le Medecin au premier des *Aphorismes* et au quatriesme; que quand on vuide ce qui pechoit et deuoit estre éuacué, les patiens l'endurent bien et il leur profite, et au contraire, ils en sont importunez. Or la quantité de l'humeur qui peche, et la force du malade, sont la reigle de toute mesure, et à ce, faut contempler le temps, la region, et l'age, comme il dit. Le sommeil et la soif sont les signes de parfaite euacuation, au quatorziesme des *Aphorismes,* et le changement des matieres qu'on vuide, sinon qu'elles terminent à mal, au second des

---

1. Platearius, est celuy qui a escrit *De simplici medicina liber* : et parce qu'il a ainsi commencé, *Circa instans negotium*, etc., on l'a depuis ainsi nommé.
2. « Magistro Stephano Arnoldi in Montepessulano. »

mesmes *Aphorismes*, et au sixiesme des *Epidemies*, alleguez de Rhabby. Toutesfois il est plus seur, de s'arrester [1] que de vuider tout exactement, et vaut mieux multiplier les fois, que la quantité. Et Auicenne en donne la raison, d'autant que nature souuentesfois resoult ce peu qu'on y delaisse. On estime petite la quantité de ce qu'on a rejetté, de trois liures : grande, de douze : et commune ou moyenne, de six à huict.

V. Du *temps de l'euacuation*, ainsi qu'il a esté dit de la phlebotomie, il faut entendre, qu'il y a deux heures : sçauoir est, necessaire, et choisie. La necessaire n'a point de temps, comme quand la matiere est bien digeste, ou si elle est furieuse ou copieuse, ou en lieu dangereux, ou faisant au corps tels accidents quelle ne donne aucunes trefues : comme aussi a esté dit cy-dessus.

L'heure qu'on choisit : C'est apres la digestion. Et pource l'euacuation ne conuient pas ès commencements des maladies, dont le Commentateur dit : Nulle euacuation faite de nature au commencement, est loüable (combien moins celle de l'art, qui doit imiter nature : mais c'est quand elle opere regulierement, au moins ès choses affirmatiues, comme dit Albert [2]. Car nature premierement digere, puis separe, et rejette [3], comme dit en ce lieu le Commentateur), et pour ce on ne doit purger au commencement, sinon par maniere d'allegement : pour laquelle maniere Hyppocrate commande : au commencement des maladies, s'il nous semble quelque chose estre à oster, qu'on l'oste : mais en l'estat on se doit arrester.

Il faut choisir pour la bonne purgation, le temps de la declination. Aussi selon les saisons de l'année on choisit, par le mesme Hyppocrate au sixiesme, le printemps. Et Galen au *Commentaire*, l'estend à l'automne. Quant aux temps excessiuement chauds, et excessiuement froids, il les faut esuiter : car auant le Chien, et apres le Chien, qui sont quarante, ou cinquante iours dès la naissance de la Canicule [4] (selon Galen

1. Joubert dit : de s'arrester dans le terme. — « Tutius tamen est infra subsistere. »

2. « Regulariter tamen operantem saltim in affirmatiuis, ut dicit Albertus. » L'art doit imiter nature quand il opere regulièrement, mais non, quand il ne rejette point le choix superflu des ulceres, et les grosses pierres de la vessie, etc. Tout ainsi que l'argument pris de l'authorité de quelqu'vn n'est pas bon négatiuement, de mesme l'imitation que doit l'art à nature, est des affirmatifs posez et observez. (J.)

3. « Primo digerit, postea diuertit et expellit. »

4. Canicule (diminutif de *Canis*, chien), en latin *Sirius*, *Sothis* chez les Egyptiens, est la plus brillante des étoiles fixes, nommée aussi Étoile du chien. Les anciens lui attribuaient une grande influence sur l'économie animale. On a désigné sous le nom de *Canicule* ou *Jours caniculaires* le temps durant lequel le soleil est censé se lever avec cette étoile (du 24 juillet au 26 août). Par l'effet de la précession des équinoxes, le lever héliaque de Sirius n'arrive plus aujourd'hui que quand les jours caniculaires sont passés. Les Egyptiens comptaient le commencement de leur année à partir des jours caniculaires : c'était leur année *sothiaque* ou *cynique*. (B.)

de l'*Vsage des medicamens*, et au second des *Alimens*, desquels les
Romains en prennent vingt, de la fin de Iuillet, et vingt du commencement d'Aoust) les medecines sont fascheuses, au quatriesme des *Aphorismes*. Et non toutes les années, ains selon qu'on a accoustumé d'estre
malade : comme dit le Docteur subtil au sixiesme du *Colliget* : Et ie dis,
que ceux qui vsent des breuuages de sept en sept ans, ou deux fois en
sept ans, font mieux que ceux qui se purgent toutes les années. Car nous
voyons, que les maladies pour la pluspart n'aduiennent aux hommes,
sinon en temps determinez, ou enuiron iceux. Il faut donc fort considerer cela en chaque indiuidu.

Touchant l'heure du iour, la commune pratique est, de bailler les cola-
tures le matin, les pilules le soir, et les electuaires à la minuict : dequoy
les causes sont cogneuës à messieurs les Physiciens. Il faut choisir l'air
(principalement en hyuer) qui soit austrin [1], comme dit Auicenne. Et s'il
estoit pluuieux, il plairoit au Compagnon des concordances. Il faut aussi
eslire, que la Lune ait assez de lueur, iusques à la pleine Lune, comme
dit Iean de Sainct Amand, parce que adonc les humeurs sont en plus
grand mouuement, et preparation : ce qu'est necessaire quand on prend
medecine. Et que la Lune soit en signes humides, comme sont le
Cancer, le Scorpion, les Poissons, et la Balance : qu'elle ne soit pas en
regard des mauuais signes, et aussi de Iupiter [2] : ainsi que dit Ptolémée
au *Centiloquium*. Les causes en sont connuës des Astrologiens, et *i'ay
traicté assez de cela en mon liuret d'Astronomie*.

VI. Le dernier est, du *regime de la purgation* : lequel est party en
trois, sçauoir est au regime auant l'administration, et en l'acte de l'administration, et apres l'acte.

Auant que bailler medecine, Hyppocrate nous commande, de rendre les
corps fluxiles, c'est à dire de digerer la matiere [3], et ouurir, et remollir
les passages, comme dit Galen au *Commentaire*.

La *matiere cholerique est digerée* auec choses froides, et aperitiues :
comme sont les cinq herbes capillaires, l'endiue tendre, la scariole, chicorée, le pissenlit (autrement dit groin de pourceau), ozeille, les semences
froides majeurs, et mineurs, le suc de grenade [4], le vinaigre, et l'eau.

1. « Austrinus », du midi, chaud.
2. « Et sit in signis humidis : vt sunt cancer, scorpio, piscis, *libra : a malis* etiam
non aspecta a Ioue... et *in meo libello de astronomia satis fuit tractatum de hoc*. » —
Le ms. 6966 dit : « libera a malis », ce qui a induit en erreur les traducteurs. Libra
doit être traduit par Balance, et non par délivré des mauvais, comme le fait Joubert, rattachant à tort « libra » aux deux mots « a malis ».
3. « Fluxa facere corpora i. digerere materiam. » — Fluxus, fluide. — Joubert
traduit *digerere* par *cuire*. — La digestion, la coction ont pour effet de rendre la
matière fluide.
4. « Vinum malorum granatorum. »

Les composez sont oxyzacchara et le *syrop aceteux*, duquel la description, selon maistre Arnaud, est cette-cy : PR. *cheueux de Venus, adianthe, pollytrich, ceterach, scolopendrie, endiue tendre, chicorée, scariole, laictuë, pissenlit, de chacun vn manipul* : quatre semences froides, grandes et petites, de chacune demy once : sandal, deux drachmes : roses, violettes, fleurs de nenuphar, de chacun vne once : sur de grenades, vn quarteron : pain de succre, vne liure : faites-en syrop, duquel on donnera au matin et au soir loin du souper [1], cinq cueillerées, auec sept d'eau chaude de la decoction des pruneaux.

Le *phlegme est digeré* auec les cinq racines et le calament, pouliot, hysop, marjolaine, sariete, mente, semence d'anis, fenoüil, carui, poivre, gingembre, spic-nard, miel et vinaigre squillitic.

Les composez sont l'oxymel diuretique, et squillitique et la composition de *mon syrop*, duquel la forme est : PR. *racines de fenoüil, persil, ache, myrthe sauuage* [2], *asperges et chien-dent effeüillé, trempées en vinaigre tout en iour, de chacune vn quateron : hysop, calament, origan, chamedris, abrotan, de chacune demy quarteron : semences d'anis, fenoüil, carui, ammi, de chacune demy once : gingembre, zedouarie, spic-nard, de chacun deux drachmes : fleurs de romarin, fleurs de sauge, de chacun vne once : du vinaigre de la preparation des susdites racines, en quarteron et demy : miel, vne liure* : faites-en syrop, et qu'on en donne auec boüillon de ciches, comme dessus.

La *melancholie est digerée* par les borraches, buglosses, fumeterre, scolopendrie, ceterach, adianthe, tamaris, thym, épythym, capres, vin aromatique, et bain d'eau douce.

Les composez sont le syrop de regalice, syrop de fumeterre, et le *syrop de buglosse* : duquel la forme est telle : PR. *de la buglosse entiere, demy liure : fumeterre auec fleurs rouges, sommitez de houblon, la tendreur du saule, de chacun vn quarteron : mouelle de l'escorce du fraisne, tamaris, scolopendrie, cheueux de Venus, et melisse, de chacun demy quart : semences de melon, goutte de lin* [3], *semence d'ourtie, anis, fenoüil, de chacun demy once : regalice ratissée, calame ou roseau aromatic, been* [4] *blanc et rouge, de chacun deux drachmes : escorce de citron, spic-nard, de chacun vne drachme : fleurs d'aloyne, fleurs de geneste, de chacun vne once : raisins secs mondez, deux onces : vinaigre squillitique, vn quarteron : vin aromatique, demy quarteron : miel, vne liure* : qu'il en soit fait syrop, et qu'on en donne comme dessus, auec eau de bourrache.

1. « Et sero longe à caena. »
2. « Ruscus aculeatus, L. »
3. « Cuscutae »; goutte de liu, c'est la *Cuscuta europea*, L.
4. Been est le nom de la racine de *Behen*. (M. et D.)

Et en somme, dit Auicenne, la reigle competante à lascher, est de remollir le naturel auant que lascher le ventre. Doncques, cependant qu'ils boiuent du syrop, soient regis auec des choux et brouëts remollitifs, sinon qu'ils eussent bon ventre de nature, ou qu'ils fussent disposez à flux. Et auec ce Auicenne conseille, que s'il est constipé, ayant la matiere fecale endurcie. qu'on luy baille auparauant vn clystere remollitif.

En l'acte de l'administration de la medecine, il se faut aduiser qu'il la retienne, et ne vomisse point (au moins iusques à tant qu'elle ait fait quelque operation), et ce auec frictions des extremitez, et en maschant des pommes, et flairant des rosties trempées au vinaigre [1]. Il faut aussi garder qu'il ne dorme, sauf que la medecine fust en substance solide : car adonc il faut dormir, iusques à tant qu'elle commence à operer. Mais quand elle commencera à operer, qu'il ne dorme point, sinon qu'il la voulust restraindre. C'est aussi le conseil d'Auicenne, qu'on se repose ayant prins la medecine, afin qu'elle soit comprise de nature [2], iusques à ce qu'elle commence à operer. Et pour lors qu'on se meuue et chemine petit à petit, sur tout si la medecine est paresseuse à operer : suiuant la doctrine d'Hyppocrate, au quatriesme des *Aphorismes* : Quand quelqu'vn aura beu de l'ellebore, qu'il se meuue. Cependant Auicenne conseille. que si la medecine prise n'opere, qu'on la laisse, s'elle ne fait aucune nuisance. Mais si on en craignoit quelque chose, il vaut mieux qu'on luy face vn clystere, que si on luy donnoit derechef vne medecine. Car (comme il dit) en vn iour donner deux medecines qui laschent le ventre, il est à craindre, et hors de reigle.

Apres l'operation de la medecine, pour lauer l'estomach et les intestins, Galen conseille au septième de la *Therapeutique*, de boire vn traict de ptisane. Mais les Parisiens donnent eau d'vn trumeau [3] de bœuf : et ceux de Montpellier, eau de poullet. L'estomach et les boyaux estans lauez, Iean de S. Amand conseille d'aualer auant que manger, quelque suc astringent, afin que la bouche de l'estomach eschauffée de la medecine soit confortée.

Le manger de celuy qui a pris medecine doit estre mediocre, et de bon suc, comme bonnes poules et chapons. Et doit manger moins que de coustume, afin que la viande soit proportionnée au patient debilité par l'éuacuation : suiuant la doctrine du premier des *Aphorismes*, et du second du *Regime ès maladies aiguës*. Et selon qu'estoit la matiere nuisante, soit ordonnée la qualité, car apres l'éuacuation et le retran-

---

1. « Et masticatione pomorum (?), et odoratione crustarum. »
2. « Vt ipsa à natura comprehendatur. »
3. « Dant aquam trumelli bouis. » — Trumiau. jambe. (Du Cange.)

chement de la cause, il faut alterer la dyscrasie qui est restée, au troisiesme du *Techni*.

Du vomissement.

Vomissement est purgation faite par la bouche, auec medecine vomitiue. Et vaut à conseruer la santé suiuant ce que dit Galen au cinquiesme de l'*Vsage des parties*. Doncques les anciens Medecins conseillent bien, de faire vomir chaque mois apres le repas : les vns estimans qu'il suffisoit d'vne fois, les autres donnant à entendre qu'il le faut faire deux fois. Il sert aussi à la guerison des maladies, suiuant Auicenne, disant qu'il vaut aux maladies chroniques, epilepsie, manie, lepre, podagre, sciatique, et aux maux des rognons et de la vescie. Et c'est vn remede éuacuatif et diuersif, qui purge principalement l'estomach, et les autres parties par consequent. Ceux-là peuuent l'endurer, qui ont les parties superieures fortes non debiles, ne disposées à phthisie. A vomir, preparent les viandes copieuses, et diuerses, douces, grasses, et nauseatiues, comme sont figues, pourreaux, oignons, febues, chair de pourceau, ptisane, et boire beaucoup de vin.

Le vomir est prouoqué en trois manieres : debilement, fort, et tres-fort. Il est prouoqué debilement, auec vn trait d'eau chaude et d'huile, et en touchant des doigts, ou mettant une plume oingte au palais. Il est prouoqué fort, auec decoction de la semence d'arroches, semence de raifort, roquette, pourreau et oignon, ou auec decoction de raifort, dans lequel ait demeuré de l'ellebore, l'espace de deux iours sous terre : ou en mangeant des roüelles du mesme raifort.

Il est fait tres-fort, auec le *vomitif de Nicolas*, duquel voicy la forme : PR. *de tapsie, trois onces : saffran, vne once : noix vomique, demy once : espurge, deux drachmes, auec suc de cabaret, et du miel*, soient faits trochisces d'vne drachme. On les baille detrempez auec eau tiede.

On donne le vomitoire après la viande, enuiron midy, et qu'on bande les yeux. Et quand il aura accomply son operation, qu'on laue la bouche, et le visage auec eau et vinaigre : et passé vne heure, qu'il mange viandes legeres et confortatiues.

Des clysteres.

Eneme ou clystere a esté pris de l'oyseau nommé Cigogne, laquelle ayant douleur de ventre, prend de l'eau de la mer dans son bec, et se la jette par derriere, comme Galen raconte en l'*Introductoire de Medecine*.

C'est vn notable remede (ainsi que dit Auicenne), pour rejetter premierement les superfluitez qui sont aux boyaux, et consequemment en tout le corps. Et parce il suppléc les offices des medecines. Il est seur, d'autant qu'il ne passe par la bouche, ne par les membres notables, et est rejetté assez comme on veut. Il est bon aux passions des boyaux et des rognons, et des membres superieurs. Il est triple, sçauoir est, remollitif, mondificatif, et restrinctif.

Le *mollitif* ou lenitif, est ainsi fait. PR. *de la decoction des mauues, ou du son maigre* [1], *ou des figues, deux liures : huile commun, vne liure : du sel, deux drachmes,* faites-en clystere.

On fait le *mondificatif* auec deux liures de la decoction des mauues, mercurialle, branche vrsine, fueilles de porée ou bette blanche, de chacune vn manipul : figues grasses, quinze en nombre, anis, fenouil, cabaret, de chacun demy once. Destrempez-y de la casse fistule mondée, vne once : hiere picre de Galen, benedicte esprouué, de chacun demy once : du miel, vn quart : d'huile, demy liure : sel, deux drachmes : faites-en clystere.

On fait ainsi le *restrainctif*. PR. *du plantain, deux manipuls : des roses, vn manipul : balaustes, vne once.* Faites-en decoction à vne liure, en laquelle destrempez de la poudre rouge, demy once : du suif de bouc, vn quarteron : blancs d'œufs, trois en nombre. Soit fait clystere, et qu'on le baille en petite quantité.

On peut donner clystere à toute heure [2] : toutesfois il est mieux choisi auant manger. Le patient quand il le doit receuoir, se tienne courbé sur ses genoux, sa ceinture posée, et tienne la bouche ouuerte. Et apres qu'il l'a prins, qu'on luy frotte le ventre : et qu'il se tourne sur le lieu douloureux, et qu'il le retienne l'espace d'vne heure ou deux, voire tant qu'il luy sera possible.

1. « Aut furfuris macri sui olarum », 1559.
2. L'instrument qui servait à donner les clystères était formé d'un sac en peau (*bourse à clystères*) ou d'une vessie préparée, que l'on fixait sur une canule. (V. Tr. VI, p. 543.) On vidait la bourse en pressant dessus avec les deux mains. Ce n'est qu'à la fin du XVe s. que la *seringue* fut inventée par Gatenaria, professeur à Pavie ; il la décrit sous le nom d'*instrument à clystères*, dans son livre *Marci Gatenarie de curis aegritudinum particularium noni Almansoris practica uberrima*, Lyon, 1532 ; la fig. est au verso du fol. 41. (Malg., p. xcix.) Le mot *seringue*, syrinx, syringa, est employé par Guy pour désigner une sonde uréthrale canaliculée.
En 1668, Regnier de Graaf eut l'idée d'interposer entre la seringue et la canule un tube flexible et imperméable long de une ou deux aunes (V. son intéressant et curieux *Traité de clysteribus*, traduit en 1878 par un chirurgien de renom, savant bibliophile (*L'instrument de Molière*, traduction du *Traité de clysteribus*, Paris, D. Morgand, 1878, fig., p. 110). — Il faut arriver jusqu'à Leroy d'Etiolles pour voir cette amélioration devenir pratique.

Des suppositoires.

LES suppositoires soient faits en maniere des chandelles d'vn doigt de long, de miel cuit auec du sel pilé : et qu'on les oigne d'huile. Et si on y incorporoit vn peu de la fiente de souris, ils seroient plus forts. On les fait aucunes-fois de sauon dur, autrefois de lard endurcy, quelquefois de la mercuriale pilée, ou du fruict de concombre asinin pelé. Mais il s'en faut garder au fondement vlceré. Ils purgent et attirent la fiente des boyaux, ainsi que met Auicenne, traitant de la colique.

TROISIESME CHAPITRE

Des cauteres, et de leurs formes.

CAUTERISATION est operation manuelle auec feu, faite artificiellement au corps humain, pour vtilité déterminée. Le feu est double, selon tous les Docteurs, l'vn actuel, qui opere soudain et est en acte, comme celuy qui est mis auec instrumens metalliques ardans : ou auec racines d'aristolochie, ou d'asphodelles, extremement eschauffez, ou auec soulphre allumé, ou auec eau ou huile bouillants : et non par cas fortuit, ains sciemment appliqué.

L'autre est potentiel, qui n'appert pas sensiblement en l'heure, mais apres la reduction de sa puissance en acte, ce qui est fait auec medicamens caustiques, et *ruptoires*. Quelques-vns de ceux-cy font grande impression, et escharre : comme est la chaux viue, auec du sauon, et le miel anacardin : quelques-vns font legere impression, et sans escharre, mais font des vescies : comme les cantharides, la flammule, et plante lupine [1].

Les cauteres actuels sont plus seurs, que les potentiels : d'autant que (selon Albucasis) l'action du feu actuel est plus simple, et offence moins les parties voisines, et les membres principaux, que l'action du ruptoire, laquelle est fort suspecte aux membres principaux : si ce n'est au cas, que le patient (pour sa pusillanimité) n'osast attendre le feu, ou bien

---

1. Le ms. 6966 dit : « planta lupina »; édit. 1559 : « panta lupina »; Canappe : « patta lupina »; Ming. : « patte de loup ». — Patte de loup est le Lycopodium clavatum (L..); ce n'est pas la plante appropriée. — *Panta*, en Languedoc, signifie *patte*. Joubert dit que c'est une espèce d'*Aconit* (?) nommée en français *patte louvine*.

au cas que nous voudrions faire des cauteres à vuider et à destourner.
Car adonc le ruptoire, à cause de la douleur, et de la grosse escharre
qu'il delaisse, affoiblissant le lieu, prouoque plus grand fluxion.

Or jaçoit qu'Auicenne dise, que le cautere actuel se fait mieux auec
de l'or, cela est vray ès membres tendres, comme sont les yeux, ainsi que
dit Arnaud : mais aux autres il se fait plus seurement auec du fer, comme
dit Albucasis, parce que le feu peut mieux estre mesuré au fer, que en
l'or ou en l'argent, à raison de leur couleur : sinon que fust fait par vn
orfeure à ce accoustumé.

Les cauteres, selon Albucasis, conuiennent en toutes dispositions,
mais principalement en celles qui sont d'humeurs, et sur tout ès froides
et humides. Quant aux humeurs chauds, jaçoit qu'ils ne leur soient pas
contraires d'eux-mêmes, neantmoins ils leur sont contraires par accident : sçauoir est en ostant la cause. Mais aux natures chaudes et seiches sans matiere, ils ne sont vtiles, ains y font beaucoup de maux.
comme tient Albucasis, Brun, Guillaume, Lanfranc, Henric, et leurs
sectateurs. Et combien que ce soit vn remede tres-vtile, selon Auicenne
(et d'iceux ont beaucoup traité Albucasis et Hyppocrate, comme tesmoigne Halyabbas au neufiesme sermon de la seconde partie). toutesfois
au temps de present, *il n'est pas tant en vsage, comme il estoit au
temps passé*, ainsi que dit Henric, parce que communément ils sont
exercez par des idiots [1], qui ne sçauent operer, et sans purgation, parquoy on en est grandement offencé. Et ainsi argumentant par la fallace
de cet accident, la dignite en est mesprisée [2] : tout ainsi que de plusieurs autres choses, comme Albumasar a prouué en son astronomie [3].

Le cautere est vn remede necessaire à conseruer la santé, et à extirper
la maladie. Car il tient lieu des éuacuations vniuerselles, comme des
saignées et purgations. aux hommes qui ne les peuuent soustenir : et
auec ce, il corrige et emende ce qui reste desdites éuacuations, sur
tout ès maladies fortes et malignes, esquelles seulement il a accoustumé
d'estre fait, ainsi que Rabbi allegue au sixiesme des *Epidemies*.

Et pour ce on le disoit anciennement le dernier instrument de la
Medecine, non pas qu'il soit dernier quant à la fin, mais quant à l'ordre :
car apres la diette, et les medicamens, et la saignée, le cautere doit
estre fait, où il conuient : autrement il feroit beaucoup de maux. Aussi
l'vniuerselle euacuation doit preceder la particuliere, en l'ordre de la
droite operation.

Or d'autant que ce remede est si genereux, *on enquiert trois choses*

---

1. « Per idiotas »; idiotae, le populaire.
2. « Et ita arguendo per fallaciam accidentis hujus, magisterium negligitur. »
3. « Vt Albumasor de astronomia probauit. »

de luy : premierement, pourquoy on le fait : secondement, comment on le fait : et tiercement, quel est son regime.

I. Pour le premier, il faut sçauoir, que les cauteres *sont faits à cause de quelques vtilitez generales et particulieres. Les vtilitez generales des cauteres*, principalement *actuels, sont sept*.

Auicenne met la premiere, à la confortation des membres. Car le cautere actuel eschauffe, et desseiche les membres, lesquels sont le plus souuent hebetez du froid et de l'humide. Et pour ce disoit Galen au quatriesme de la *Therapeutique*, de l'authorité d'Hyppocrate, le sec est plus voisin du sain, et l'humide du non sain.

La seconde est mise aussi d'Auicenne, à empescher que la corruption ne multiplie au membre. Et pour cette maniere, il est commandé de Galen au second *à Glaucon*, et d'Auicenne au quatriesme, qu'ils soient faits à l'entour des esthiomenes, et ès vlceres qui s'eslargissent d'eux-mesmes, et ès os corrompus.

La tierce est mise du mesme Auicenne, à resoudre les matieres serrées et assemblées en vne partie. Et de cette façon commandent Albucasis et Halyabbas qu'ils soient faits en les gouttes, et en douleurs de teste inueterées [1], et en fortes douleurs.

La quatriesme. accomode ledit Auicenne, à restraindre le sang, laquelle Galen appreuue au cinquiesme de la *Therapeutique*, quand il dit : qu'à restraindre le flux de sang, on a trouué ceux qui font ce qu'on appelle escharre, comme vne haye [2] : laquelle ils font par feu, ou par medicament semblable au feu.

La cinquiesme. approprie maistre Arnaud, à euacuer et diuertir les anciens flux des yeux, et de tout le corps. Et de cette façon on fait des setons, et des cauteres au derriere du col, et ès fontanelles des lacertes, là où le muscle est distingué du muscle [3], ou au dessous, à deux ou trois doigts de la jointure, mesmement pres des veines, qui ont direction a iceux membres.

La sixiesme, met Galen, à couper chemin à la matiere : et de cette façon il commande de cauterizer les veines des temps, à ce que la matiere ne fluë aux yeux : et en la rompture, à ce que les boyaux ne descendent : et a l'enuiron des mauuais vlceres. Et de cecy Arnaud a fait vn *aphorisme* : Le flux qui ne peut estre diuerty à vne sortie naturelle ou habituée, est amené conuenablement par cautères aux parties voisines.

---

1. « In guttis, et in cephaleis », ms. 6966.
2. « Velut septum. »
3. « Et in fontanellis lacertorum : vbi lacertus a lacerto distinguitur. » Joubert dit : ès fontanelle des bras.

La septiesme est monstrée de l'vsage, à extirper les choses superfluës. Et de cette façon on ouure les apostemes, on retranche les glandules, on extirpe les chairs viues et mortes, et semblables choses.

Quant aux *vtilitez particulieres*, jaçoit que Albucasis en ait mis cinquante et six, et Halyabbas vingt, et plusieurs soient mises de Brun, Rogier, et ses glosateurs, de Guillaume aussi, et Lanfranc, et Henric, selon qu'ils commandent les faire en diuers endroits : ce neantmoins les modernes operateurs ne les font que suiuant la *diuision en huict parties du corps* [1], que nous auons poursuiuie en ce traité.

Premierement, au sommet de la teste, au lieu où paruient le doigt moyen, quand la main est estenduë en haut, la racine de la paulme sur le nez [2], conseillent Albucasis, Halyabbas, Brun, Guillaume, Lanfranc et Rogier auec ses gloseurs, des cauteres ronds auec vn oliuaire, à euaporer le cerueau, et diuertir les matieres qui defluent aux parties inferieures [3]. Quelques-vns les profondent iusques à l'os, les autres raclent ou exfolient la premiere table du crane : ce que n'approuue gueres Albucasis. Et pource valent tels cauteres à la manie, epilepsie, et douleur de teste, aux fluxions ès yeux, aux phthisiques, et à tous rheumes [4]. On fait aussi des cauteres aux cornes de la teste, et au derriere [5], auec le mesme instrument, pour eschauffer et conforter la teste, en paralysie, tremblement, et conuulsion, et à pallier ladrerie.

Au visage (qui est la seconde partie), on fait plusieurs et diuers cauteres, pour les vtilitez particulières. Car on en fait aux paupieres, pour les emender et releuer, auec vn cautere myrtilin. En la place des poils pour boucher les pertuis des poils arrachez, aux fins qu'ils ne renaissent : et ce auec vn acual, ou cautere en forme d'aiguille. Aux lachrymals, pour y consumer la chair superfluë, auec vn petit cultellaire. Au coin pres du nez, pour la fistule auec vn acual, et la cannule. Aux tempes, à clorre les veines, contre le rheume des yeux, auec vn cultelaire. Au nez, à consumer le polype, auec l'acual, et la cannule. Aux levres, pour les fendilleures, auec vn petit cultelaire. Aux dents, pour la douleur et pourriture d'iceux, auec l'acual et la cannule. A l'vuule, pour la trancher [6] auec vn cautère tranchant, et la cannule faite à maniere de cuillier.

1. « Secundum octimembrem diuisionem. »
2. « Ubi perlingit digitus medius extensa manu de naso a radice palmae superius. »
3. « Quae ad partes rheumatizant subiectas. »
4. « Et omnibus rheumatismis. » — Rheumatismus, catarrhe, flux.
5. « Et occipite. »
6. « Et canuali cochleata. » Il s'agit d'une canule ayant une fenêtre latérale, dont Guy a parlé, à propos des maladies de la luette.

Au col, on fait des cauteres pour le seton, auec tenailles et aiguille à seton, par derriere, en la fossette, pour diuertir les matieres des yeux, comme a dit Lanfranc tout seul. Mais jaçoit que les autres ne l'ayent dit, toutesfois ils l'ont donné à entendre, principalement les Gloseurs, qui ont veu quelque Medecin tres approuué, guerir des maniaques, scotomiques et vertigineux, par cauteres ronds appliquez en cet endroit, et laissez longtemps ouuerts. Aussi Galen a dit, au treizième de la *Therapeutique*, que la ventouse appliquée au derriere de la teste, est vn notable remede au rheume des yeux : combien plus le cautere? Et pource i'ay accoustumé au rheume des yeux, de faire au susdit lieu vn cautere à seton. En la partie anterieure du col, sous le menton, les quatre Maistres conseillent vn cautere à seton, pour éuacuer la matiere de la coupperose, et autres infections de la face et de la bouche.

En l'espaule, de par dedans, aux fontanelles des bras, à trois doigts de la jointure, ou le muscle est manifestement distingué du muscle, on fait cautere auec vn claual rond, accompagné d'arrest et platine troüée, pour les maladies du visage, et de la partie anterieure du col : et par dehors, pour les maladies de toute la teste, et de la partie postérieure du col.

Ez membres de la poitrine sous la clauette, on fait vn cautere rond, ou à seton, pour l'asthme, et les maladies de la gorge : et sous les aisselles semblablement, pour les maladies des bras, et à mondifier le cœur, et à pallier les ladres. En l'empyeme aussi quelquesfois on fait ouuerture auec vn cultelaire ensal [1] entre les costes, pour en retirer la sanie. Toutesfois il y a danger de fistule, ou de mort, à cause que le cœur s'affoiblit de l'air qui y entre sans alteration, comme dit Albucasis.

Au ventre, on fait des cauteres ronds, ou à seton (qui se tiennent plus conuenablement ouuerts) en sa partie anterieure, sur l'estomach, pour les maladies de l'estomach : et sur le foye, et sur la ratte, pour les douleurs d'icelles parties : et sous le nombril, pour l'eau des hydropiques. Albucasis et Halyabbas les font auec clauals doubles, ou triples.

Ez hanches, on fait des cauteres, sçauoir est aux aynes, pour la rompture : au penil, pour la vescie : derriere, pour les rognons et les gibbositez, auec vn cautere rond ou claual à arrest : et en la bourse des coüillons auec vn seton, pour la hernie aigueuse et charnuë [2].

Huictiesmement, on fait des cauteres, ès fontanelles sous le genoüil, à trois doigts ou le muscle est distingué du muscle, auec vn claual rond

1. « Cum ensali cultellari », cautere qui coupe des deux côtés.
2. Quelques-vns lisent, *aigueuse et venteuse* (édit. 1559) : ce qui n'est pas de l'intention de Guy : car en la cure de l'hernie venteuse, il a protesté, de la sentence d'Albucasis. qu'on n'a veu personne qui la traitast auec le fer. (J.) — Les ms. 6966 et 24249 disent : « carnosam » ou « charnue ».

à arrest, et sa platine, à purger tout le corps, et pour les maux des iambes.

Les cauteres font plusieurs autres profits particuliers ès lieux dessusdits, lesquels on a expliqué cy-dessus en chaque chapitre.

Quant aux *vtilitez des cauteres potentiels*, elles sont presque celles mesmes des actuels, excepté qu'ils ne confortent pas, ains affoiblissent. Et pourtant ils sont plus propres à euacuer et destourner les humeurs, ouurir des apostemes, et restreindre le flux de sang, que ne sont les actuels. Leurs vtilitez particulieres sont prises des lieux ausquels on les met : toutesfois on met plus communément les caustiques en lieux charnus, parce qu'ils tirent de plus profond, que les actuels; mais ils sont plus fascheux aux membres principaux.

Touchant aux *cautères vessicratifs* on les met ès lieux où la peau est plus prés des os [1]; comme sous le menton, derriere le col, en tout le visage, et aux cheuilles des pieds et des mains. Car ils n'attirent, sinon l'humeur d'entre peau, ainsi que l'on void au sens.

II. Pour le second poinct, *comment on fait les cauteres*, il faut sçauoir, que les cauteres actuels se font auec instruments, principalement metalliques : et les potentiels, auec medicaments caustiques.

Les anciens auoient diuers instruments, auec lesquels se font les cauteres actuels : les modernes les ont restraints à certain nombre; comme Guillaume de Salicet, à six, ou à huict : Lanfranc, à dix : Henric, à sept. Et moy ie faisois les cauteres communs en six formes : mais quant aux particuliers, ie les faisois auec propres instruments, formez selon l'intention que i'auois à accomplir. De chaque forme il conuient auoir trois instruments, petit, grand et moyen.

La premiere forme est *Cultelaire*, faite à la façon d'vn couteau, et est de deux sortes : l'vn *Dorsal*, qui a dos et qui coupe d'vn costé : et l'autre *Ensal*, couppant des deux costez, comme vne espée. Auec tels cauteres on tranche les chairs superfluës, on ouure les apostemes, et on rectifie les vlceres.

Le second instrument est *Oliuaire*, non pas à la forme d'vne fueille d'oliuier, comme ont pensé Guillaume, Lanfranc, et Henric, ains semblable à os d'oliue, comme dit Halyabbas au neufiesme sermon de la seconde partie, où il traitte de cauterizer les testes : ce qu'aussi demonstre son operation. On cauterize auec l'oliuaire le sommet de la tête, ainsi que les susdits maistres enseignent : et pres des jointures, pour la douleur d'icelles : et sur les nerfs, afin qu'on ne profonde en leur substance, quand on les cauterize à cause de leur corrosion : et sur les os pour plus desseicher, quand sont cauterisez pour la corruption.

1. « In locis ponuntur intercutaneis. » — Le ms. 24249 dit : entre cuir et char.

Le tiers instrument est *dactilaire*, fait à la semblance des os des dactes : et vaut à tout ce que l'oliuaire, mais il laisse apres soy vne meilleure figure (car sa forme est oblongue), et est plus gros que l'oliuaire. Et parce, il est principal aux vlceres et corruptions des os.

Le quatriesme instrument est *punctal*, ayant la pointe gresle et ronde : duquel on ne cauterise que la peau. Il est double, l'vne auec arrest et platine, afin qu'il n'outrepasse le cuir, au moyen duquel on fait les cauteres que communément on nomme à nœud [1], aux fontanelles des bras et des jambes. L'autre est plain et long, à mode de rayon ou verge, auec cannule, à ce qu'il n'offence les costez. On en cauterize les parties profondes, comme en la fistule lachrymale, au polype dans le nez, et les dents.

Le cinquiesme instrument est vn *cautere subtil*, par lequel on pose les setons, auec tenailles larges et percées. Et vaut ce cautere, de mesme que les cauteres à nœud, mais ils sont plus legers, et durent plus longuement, car le nœud souuent sort et chet, et a besoin de bandage fascheux, non pas le seton.

Le sixiesme instrument est *circulaire* ou en cercle, ayant cinq adioustemens, pour faire cinq cauteres à nœud auec platine percée de cinq trous, sur la hanche, en sa douleur, et sur le bras, sur la gibbosité humorale et douloureuse.

Le *moyen d'appliquer les cauteres actuels* est, que l'on cherche bien le lieu où ils doiuent estre mis, qu'il soit desseiché et marqué, et y ayant appliqué vne platine, ou vne cannule froide, si elles y doiuent estre mises, ou sans elles, quand il n'en est besoin, tenant ferme le patient, que deux cauteres, ou tant qu'il en faudra, et tellement chauds qu'ils en soient rouges, car adonc ils seront meilleurs, soient baillez au maistre sagement, de sorte que le patient ne les voye pas, et soient imprimez et tenus auec certaine reuolution, afin qu'ils n'adherent à la chair (plus fort toutesfois en l'os, et plus legerement au nerf), iusques à ce qu'ils perdent leur rougeur : et qu'on y retourne si souuent, que l'on paruienne à son intention, puis soit regy.

Les *medecines à faire les cauteres potentiels*, sont *ruptoires*, desquels les vns laissent escharre apres eux, comme la chaux viue et le sauon mol, autant d'vn que d'autre (comme vne drachme, ou tant qu'il suffira à l'operation), recentement meslez, auant qu'ils soient refroidis, ainsi

---

1. Noeud, est le boulet ou la pelotte que nous mettons dans l'vlcere fait par caustique medicament, ou cautere actuel : afin que l'vlcere soit entretenu, et demeure ouuert tant qu'il nous plaist. A celtuy-ci il preferera incontinent le Seton, parce que nœud, dit-il, souuent sort et chet, et a besoin de bandage fascheux, afin qu'il demeure dans la cauité de l'vlcere, et qu'il s'y plonge plus auant. Car autrement il en est chassé (en despit que nous en ayons) de la chair qui croit par dessous. (J.)

que dit Albucasis : y adjoustant vn peu de suye, comme dit Henric, ou du sel alkali, ainsi que Halyabbas commande : et le vulguaire y met de la saliue. Qu'il soit incontinent appliqué au lieu marqué, dans le cercle fait de toile cirée, ou de linge moüillé en blanc d'œuf, ou en quelque autre chose gluante, et froide, soit lié bien ferme. Qu'on l'y laisse de douze heures à dix-huict, et puis qu'on l'oste, et soit regy.

Les medicaments ruptoires, qui ne font escharre, mais vescies, sont cantharides, meslées auec du leuain, ou auec quelque suif, ou fueille de flammule, ou patte de loup, ou marcile, pilez et appliquez sur le lieu, à la quantité de demy drachme iusques à vne drachme, et soient liez non pas étroittement : et qu'on l'y laisse de huict à douze heures, puis soient ostez, et qu'on le regisse ainsi qu'il appartient.

III. Du *troisiesme* (qui est du moyen de gouuerner les cauteres) il faut entendre *qu'il y a double regime*, sçauoir est, deuant l'acte, et apres l'acte.

Auant l'acte, c'est qu'en tout temps il peut estre appliqué, comme dit Albucasis, pourueu seulement que le corps soit net, et non replet : Car il y a vne commune remonstrance au quatriesme et au treiziesme de la *Therapeutique* et par tout, que tu n'vses d'aucun remede euaporatif, auant que d'auoir euacué tout le corps. Et si on ne le dit, toutesfois, il le faut tousiours entendre. Qu'on admoneste aussi le patient auant la cauterization, de la bonté et seurté du cautere, à ce qu'il l'endure mieux. Et s'il est de besoin, soit tenu ferme, ou soit lié.

Apres la cauterization, que les trois premiers iours, on mette dessus le lieu, et aux enuirons, des blancs d'œufs battus auec huile rosat, et puis que l'on procure la cheute de l'escharre, auec du beurre laué, y adioustant un peu de farine de froment, ou auec quelque chose grasse, non salée, ou auec quelque doux maturatif. Et quand l'escharre sera tombée, le lieu soit mondifié, et traité de la curation des vlceres, sinon qu'on le voulut tenir ouuert, pour éuacuer les humeurs, et fumées vaporeuses, ou à cause de la longue accoustumance, à raison de laquelle ce ne seroit pas seure chose de le fermer, sans autre euacuation equipolante [1]. Car, il y auroit danger que les humeurs qui ont accoustumé de sortir estans retenus, coureussent à quelque membre, et qu'ils induisissent plus grands maux : comme il a esté dit des vlceres, et mis en auant au prologue de ce liure, et comme aussi il est noté en cet aphorisme du sixième : Celuy qui a des hæmorrhoïdes inueterées.

Au cas toutesfois qu'il fust necessaire de le reiterer apres qu'il est fermé, on le peut refaire au mesme lieu, ou au membre son compagnon, ou à vn autre qui luy soit fort prochain, suiuant ce propos d'Arnaud :

1. « Absque alia euacuatione aequipollente. » Aequipollens, equivalent.

Le flux non naturel [1] qui a ietté longuement ne peut estre empesché, sans crainte de plus grande incommodité, sinon que le flux accoustumé soit destourné aux prochains lieux.

Le cauterizé, depuis le iour de la cauterization, iusques à sept ou neuf iours (tant que le feu soit refrené), soit tenu sous vn regime infrigidatif. En apres, iusques à l'accomplissement de son operation, la vertu soit confortée, et qu'on luy ordonne le regime à l'opposite de sa cause.

Le temps commun de le tenir ouuert, est (selon Rogier, et ses maistres) de quarante iours, ou de trois mois. Car c'est le dernier terme des apostemes, au sixiesme des *Aphorismes*, et au second des *Pronostics*. Passé ledit terme, le lieu se debilite, et s'habituë à cacochymie, et auec ce, la vertu qui conforte icelle partie, est euaporée, comme dit Henric.

On le tient ouuert auec des tentes, et nœuds de cire simple, ou malaxée dans l'eau auec de l'euphorbe, ou scammonée, ou colocynte, ou ellebore, selon la nature de l'humeur qu'on veut purger, ou auec vn pois, ou auec vn nœud de bois de lierre, ou de gentiane. Et qu'on mette par dessus fueille de choux, ou de lierre, dessous ou dessus les drapeaux, ployés en trois ou en six doubles, et quelque platine de cuir, ou de cuivre, ou d'argent, et soit liée. Et on le peut remuer ou penser deux fois le iour, ou tant qu'il plaira.

Au cautere potentiel, auant l'acte est necessaire meilleure éuacuation, qu'à l'actuel, veu qu'il offence plus, comme i'ay dit. Mais il n'est pas de besoin que le patient soit lié : ains suffit de chercher le lieu et le marquer, et faire l'application, ainsi qu'il a esté dit. Et apres l'acte soit gouuerné, comme il a esté ordonné des autres cauteres.

Les cauteres vessiccatifs, requierent garde, sur tout de la vescie, laquelle a accoustumé d'estre offencée de l'application des cantharides : ce qui est accoustumé d'estre corrigé par vn bain, comme sera dit cy-dessous. Les vescies esleuées [2] soient tranchées et ouuertes auec ciseaux, ou aiguille : et qu'on y applique par dessus vne feuille de choux, et des drapeaux : et qu'on les remuë ainsi qu'on voudra. Et parce que tels medicaments ne font point d'escharre, ains vescie, dans sept ou huict iours cela est desseiché et consolidé.

1. « Manatio innaturalis... »
2. « Vesicae elevatae. »

QVATRIESME CHAPITRE

Des operations, et de l'artifice à preparer les antidots [1]
qui conuiennent à l'art de Chirurgie.

IL est fort souuent necessaire et tres-vtile aux Medecins, et sur tout aux Chirurgiens, de sçauoir inuenter et composer, et aussi d'administrer les remedes [2] aux malades, parce que plusieurs fois il leur aduient de pratiquer en des lieux où l'on ne trouue aucuns Apoticaires : ou si on y en trouue, ils ne sont pas si bons qu'il faudroit, ne si bien fournis de tout : Ou il y a plusieurs pauures qui n'ont dequoy achepter les choses propres et precieuses : parquoy il se faut passer auec des choses communes. Pour ce fait, Galen ès premiers liures des *Simples medicamens*, a donné la doctrine, et le moyen de connoistre les simples medicamens, par la substance, la saueur, l'odeur, et semblables : et la maniere d'en faire des compositions, en dix et sept liures de la *Composition des medicamens* : desquels, dix sont nommez *Miamir*, ou *selon les lieux*, et sept *Catageni*, ou *selon les genres*, ainsi que Haly tesmoigne à la fin du *Techni*.

Et ainsi que Galen recite l'auoir fait luy mesme quelquefois, comme au sixiesme du *Miamir*, estant aux champs et n'ayant point de Diamoron, il inuenta le Dianucum, pour vn qui auoit mal à la gorge [3]. Et en l'vnzième de la *Therapeutique* il print de l'absynthe, pour vn pauure Medecin qui auoit vne inflammation de foye, d'autant que il estoit nuit et que à cette heure là on ne pouuoit acheter de l'huile nardin.

Quant à moy, i'auois accoustumé ne sortir iamais des villes, sans porter auec moy vne bourse de clysteres, et quelques choses communes, et j'allois chercher les herbes par les champs, auec les susdits moyens, pour subuenir promptement aux malades : et ainsi i'en rapportois honneur, profit, et grand nombre d'amis, et entretant [4] les propres choses estoient ordonnées, et procurées.

Dauantage, il est aussi vtile de sçauoir beaucoup de medecines, d'autant que tout ne se trouue en tous lieux, comme cy-dessus a esté allegué du *Miamir*, quand nous parlions de l'aposteme des oreilles. Et ce qui sert à vne heure, ne sert pas à l'autre, et ce qui profite à l'vn, nuit à l'autre.

---

1. « Antidota. » Antidotes, remèdes.
2. « Auxilia. » Aides, remèdes.
3. « In gargarione patiente. » Joubert dit : à la luette.
4. « Interim. »

Tout cela est à raison de la diuersité des parties, des complexions, des
gens, et des remedes : choses qui ne peuuent estre denotées ou specifiées de certaine escriture, comme il estoit dit au troisiesme de la *Therapeutique*.

Or il faut sçauoir, que les *operations des medicaments chirurgicals* [1],
sont distinguez selon les *vertus* qui sont en eux, et qu'ils peuuent exercer
au corps humain : lesquelles *sont triples en nombre*, selon Galen et
Auerrois au cinquiesme.

Il y en a de premieres, qu'on dit complexionelles et qualitatiues, qui
dépendent des qualitez des éléments, comme sont celles qui donnent, et
font chaleur, froideur, seicheresse et humidité.

Il y en a de secondes, parce qu'elles suiuent lesdites premieres, et sont
appellées à leur mode, substantielles : comme celles qui ont à repercuter,
attirer, resoudre, remollir, meurir, mondifier, consolider, rengendrer, et
aussi appaisser la douleur.

Il y en a de troisièmes, qui ont à faire lesdites actions en parties déter-
minées : lesquelles operations ou vertus sont dites, pour leur mode, spe-
cifiques ou formelles, comme de medicaments laxatifs, et diuretiques : de
ceux qui font voir plus clair, qui aiguisent l'ouye, et semblables.

Ces operations, selon la pensée d'Auicenne au second *Canon*, sont
faites quelquefois par medicaments *simples* à leur mode, comme sont
roses, camomille et plantain : quelquesfois par les *composez*, comme sont
vnguents, huiles, emplastres, eaux ou decoctions, epithemes, poudres, et
semblables. Toutefois il est plus loüable d'operer (si on peut) auec des
simples, que auec des composez : car ès composez peuuent se rencontrer
beaucoup de choses, lesquelles le plus souuent ne se peuuent accorder en
vn : comme il estoit monstré au troisiesme de la *Therapeutique*. Et pour
ce disoit maistre Arnaud, que qui peut medeciner auec des simples, par
tromperie ou en vain [2] il cherche des composez. Mais (comme il dit) quelquefois la necessité contraint de composer les medicaments, quand on
ne trouue vn simple qui puisse vtilement accomplir les intentions proposées et conceuës.

Et sont conçeues les intentions (suiuant ledit Arnaud), des membres,
des maladies et des medicaments. Des membres, selon leur noblesse,
et aussi la diuersité de leur condition, situation, et construction. Des
maladies, selon la composition ou complication qu'elles ont en elles, et
au regard des causes et des accidents. Des medicaments, quand ils sont
foibles, horribles, ou trop forts.

Et d'autant que ces choses sont tres-bien et parfaitement traitées par

1. « Operationes matier. cirurgicalium. » Ms. 6966.
2. « Dolose aut frustra. »

Auicenne au cinquiesme, et par Serapion au septième, et par le translateur de l'*Antidotaire* d'Azaram, en la premiere partie, et par Iean de
Saint-Amand en ses *Aureoles* [1], ie ne me soucie pas d'allonger en cecy
mon propos. Neantmoins les medicaments sont preparez et nettoyez, cuits
et brûlez, brisez, et leurs semblables, pour certaines causes, desquelles
Serapion en son liure intitulé *Seruiteur*, a traité euangeliquement [2].

De la preparation des simples medicaments.

L A cause pourquoy on nettoye les simples medicaments est, pour en
oster les choses estrangères. Et on les laue toutes, afin qu'elles
soyent plus nettes et pures : mais quelques-vnes pour en rejetter la lie et
l'ordure : les autres, pour en oster l'acuité, et acquerir froideur.

Exemple du nettoyer et purifier est en des herbes et racines, lesquelles comment elles sont nettoyées et purgées, c'est chose notoire à
tous.

Exemple du lauer, pour en rejetter la lie et l'ordure. est de l'huile, et
de la cire.

L'*huile est laué* en deux sortes : l'vne auec clepsydre ayant deux trous,
desquels l'vn est au dessus, et l'autre au fond. Elle estant pleine à demy
d'eau chaude et d'huile. les trous soient bouschez, et qu'on l'agite fort, iusques à ce que l'huile et l'eau soient bien meslez. Puis, quand ils seront
reposez, qu'on ouure le trou d'en bas, iusques à tant que l'eau en soit
retirée. Derechef, qu'on y mette autant d'autre eau, et soit fait comme
deuant : et qu'on reïtere cela tant de fois que l'huile soit blanchy.

D'vne autre façon on le laue plus legerement ou aisément dans vn
bassin, escuelle ou pot. On le met dans l'escuelle. auec autant d'eau
chaude, et on le bat auec vne spatule tant qu'il deuienne blanc. Puis on
le met au Soleil, iusques à tant que l'huile soit separé de l'eau. En
apres on ramasse l'huile de la superficie de l'eau, auec quelque cuiller,
et on le garde. S'il est suffisamment nettoyé, c'est bien : sinon, il y faut
remettre de l'eau, comme deuant, et deux et trois fois, iusques à ce qu'il
blanchisse.

La *cire est lauée* et blanchie en la fondant auec de l'eau, et l'enleuant [3]
auec vne pierre, ou vn verre de figure ronde, que l'on plonge dedans.

---

1. « In suis Aureolis »; Joubert dit : en ses *Areoles* ou petits quarteaux.
2. « Nihilominus praeparentur medicinae, et mundatur, decoquuntur, et adu-
runtur, conteruntur et id genus, de causis certis de quibus Serapion in *Seruitore*
evangelico tractavit. »
3. « Elevando cum lapide. » Ming. dit : on plonge dedans une pierre ou un verre
massif de figure ronde, je veus dire fait comme vue de ces meules propres a afiler
les instrumens tranchans d'acier, et la cire si attachant on la tire.

Puis soit la cire plongée en eau froide, et separée de la pierre [1] : faisant ainsi tant de fois, que toute la cire soit retirée de l'eau. En apres qu'on la mette au Soleil, la retournant souuent, iusques à ce qu'elle soit parfaitement blanchie. Autrement, et plus aisément, on prend la cire, et on la cuit en l'eau, puis on rejette cette eau, et on y en met d'autre : et qu'on fasse ainsi tant souuent, qu'elle en demeure blanche.

On *laue la terebinthine* (afin qu'elle deuienne plus douce pour les nerfs) dans vne escuelle auec de l'eau froide, la battant auec vn baston, et changeant l'eau fort souuent, iusques à ce qu'elle soit faite blanche.

Le *beurre vieux est laué* (afin d'en oster la saleure, et qu'il deuienne de plus grande efficace à remollir) dans vne escuelle auec de l'eau froide : et qu'on le remuë tant auec vn baston, qu'il en soit blanchy.

La *chaux est lauée* (pour oster son acuité, et qu'elle deuienne exsiccatiue) dans vn bassin auec de l'eau froide, la meslant auec vn baston. Et quand elle est reposée, qu'on rejette cette eau, et qu'on y en mette d'autre : ce faisant sept ou neuf fois, ou tant de fois que l'eau soit trouuée souëfue et douce au goust.

La *tuthie est preparée*, premierement en la brûlant, afin qu'elle soit plus aisément brisée. Il l'a faut brûler neuf fois sur les charbons ardans, et neuf fois l'esteindre en vinaigre, ou en eau de pluye, ou en eau rose, ou de fenoüil, ou de marjolaine, selon ce à quoy on la veut appliquer. Puis soit lauée, et purifiée, afin que soit renduë souëfue, et froide : On la pile grossierement, et mise dans vn drapeau on la remuë en frottant dans un bassin auec d'eau froide, tant que ses parties subtiles passent en l'eau. Qu'on jette le gros qui est demeuré au drapeau : puis on trouble l'eau et en la coulant soudain sur vn autre drapeau, soit changée en vn autre vaisseau, et le gros qui sera demeuré au fonds, soit jetté. Faites cela deux ou trois fois, iusques à ce qu'il ne reste rien de gros. Puis on le laisse reposer, iusques à ce qu'il descende au fonds, et adonc cette eau, ensemble la verdeur qui nagera par dessus auec elle, soit rejettée : qu'on y mette d'autre eau : ce refaisant tant de fois, que l'eau deuienne douce et souëfue. Alors on la mettra seicher et en reserue.

L'exemple de la combustion (afin que le briser en soit plus aisé) *est la tuthie* : mais pour en oster la vertu corrosiue, et que y demeure l'exsiccatiue, et la consolidatiue, l'exemple en est ès subtils corrosifs (comme Galen met au troisiesme de la *Therapeutique*, et au cinquiesme et neufiesme des *Simples medicamens*), de la *couperose*, et du *verd de gris*. On les brusle dans vn creuset, ou en vn taiz [2], auec des charbons que l'on souffle, iusques à tant que lesdites choses s'inflamment, se fondent,

---

1. « Et separetur a lapide. »
2. Testa, vase de terre cuite.

et font des vescies. Ce qu'il faut faire, tant que leur couleur soit changée en rouge ou citrin, et qu'ils cessent de faire des vescies : puis soient refroidis et mis en reserue.

Exemple de la decoction (afin que la vertu en soit baillée à la colature [1]) est ès syrops, huiles et infusions, esquels la vertu est transportée à la decoction, puis apres on en fait syrops et huiles, et clysteres, et gargarismes, et embrocations.

On fait aussi quelquefois decoction pour separer vne vertu qui n'est pas necessaire, et que la necessaire demeure, ainsi que Galen demonstre euidemment ès choux et lentilles, au troisiesme des *Medicamens*.

Exemple de la trituration (à ce que les choses puissent arrester plus long temps sur le lieu, et deuiennent plus exsiccatiues) est au litharge, et en la ceruse, etc. : mais il y a iugement, et certain terme au piler, comme dit Auicenne.

De la preparation des medicamens composez.

LES medicamens composez sont preparez et confits (suiuant Iean de sainct Amand, et maistre Estienne Arland de Montpelier [2]) en diuerses façons, pour diuerses vtilités, comme en forme d'huiles, d'onguents, d'emplastres, epithemes, et semblables.

Des huiles. — Huile est vne humidité liquide et onctueuse. On les *fait en trois sortes* (suiuant la doctrine d'Heben Mesue et Azaram), sçauoir est, *par expression*, comme huile d'oliue : duquel Galen au second des *Medicamens* dit, qu'il est comme matiere receuante toutes vertus : et l'huile de noix, et d'amandes, de myrte, de lin, le laurin, le muscelin [3], et l'huile des œufs, de froment, et semblables.

On les fait aussi par autre moyen : c'est *par decoction* au feu, ou au Soleil, ou sous la terre chaude : comme l'huile rosat, de camomille, de lys, et semblables.

On les fait en troisiesme sorte, *par sublimation* : comme l'huile benist, et l'huile de terebinthine, de tartre, de fresne, de genevre, et autres.

---

1. « Colatura. » La colature est ici le liquide qui a été tamisé, coulé.
2. « Stephanum Arnoldi », 1537-1559. — Estienne Arlaud, Ms. 24 249.
3. L'*huile myrtin* ou *de myrthe*, est autre que l'*huile de myrtils*. Cettuy-cy est faite des bayes de myrthe, et l'autre de ses feuilles.
Le *muscelin* ou *moschelin* aussi est double : l'vn composé de plusieurs drogues aromatiques, et de musc, duquel il prend le nom : l'autre simple, qui est fait par expression de la gland onguentaire. que les Arabes nomment *Ben*, et comme quelqu'vn annote sur Nicolas, *muscelline*. Les Grecs l'ont nommé *Myrobolan*, et *bolan mirepsique*. (J.)

La cause pour laquelle on fait des huiles, et les vertus sont mises en eux, est double : l'vne, à ce que l'huile porte plus profond la vertu : la seconde, à ce que l'huile adoucisse l'acuité des choses auec lesquelles on le fait. Mais il faut entendre, que quand on fait des huiles froids auec l'huile d'oliue, il les conuient faire d'huile omphacin qui est l'huile d'oliues vertes et non meures; quand on en fait des chauds, il les faut faire auec huile doux et meur.

Des onguents. — Onguent est chose onctueuse, non coulante, ains permanente. Les onguents sont faits (selon la doctrine commune) en vne maniere sans feu, en pilant au mortier. Et de cette maniere est fait l'onguent blanc, et tous onguents de mineraux. Et à chaque once de poudre subtile, on y met demie liure d'huile : et des eaux, sucs ou vinaigre, autant que des mineraux.

L'autre maniere est, de les faire auec le feu, fondant la cire et la graisse en l'huile : et enfin quand il est tiedy, on y mesle les poudres bien pilées. Et à chaque liure d'huile on met vn quarteron de cire, et demy quarteron de poudres en Esté : mais en Hyuer moins de cire y est necessaire.

Il y a vn troisiesme moyen de les faire, c'est auec des graisses et herbes que l'on pile, après on les cuit ensemble : et la colature est onguent. On y met autant d'herbes, que de graisses.

La cause pourquoy on fait des onguents est, à ce que leur matiere demeure en la superficie, et qu'ils ne coulent pas, et ne se profondent trop auant : car ils sont moyens entre huiles et emplastres.

Des emplastres. — Emplastre, est vne confection ceratoire [1] renduë solide et dure à force de cuire. On les fait en *trois sortes* : l'vne, quand ce sont mineraux, on les cuit premierement auec de l'huile, tant qu'ils deuiennent espais : puis on y adiouste les muccilages, comme au Diachylon : et sans muccilages, comme l'emplastre noir.

En l'autre sorte on les fait sans mineraux, comme l'Oxycroceum, auec gomme, cire, poix et terebinthine : ensemble quelques poudres, en cette maniere : Ayant pilé les gommes, et mis tremper en vinaigre ou vin toute la nuict, le matin on les fond au feu, et on les dissoult iusques à tant que le vin ou le vinaigre soient consommez. Les ayant coulé on y adiouste la poix, puis la cire, et finalement la terebinthine. Apres, quand on l'a descendu du feu, on y met les poudres, en remuant tousiours auec l'espatule. On les iette dans l'eau froide, et puis on les retire, et en les petrissant auec les mains oingtes d'huile, ou moüillées de vinaigre, on en exprime l'eau, et on en fait des magdalions.

Le signe de la cuite des emplastres est, qu'vne goutte d'iceux jettée en

1. « Confectio cerotaria. » Cerotarium ou ceratorium, cérat.

eau froide, ou sur le marbre, elle se caille, et qu'en la malaxant il ne tient pas aux doigts.

On en fait aussi (pour la troisiesme sorte) d'vne façon meslée, auec des mineraux, gommes et poudres, ainsi qu'on peut voir en l'Apostolicon.

La cause pourquoy on fait des emplastres est, afin que la vertu des medicamens soit plus longtemps permanente au membre.

Les pultes et les cataplasmes sont presque vne mesme chose, sauf que ès pultes [1] il n'y entre que farines, auec eau ou sucs, et huile ou miel : ès cataplasmes on met des sucs et des herbes. On les fait pour meurir, et pour lors doiuent estre visqueux : ou pour resoudre, et adonc ils doiuent estre sans notable viscosité, parce que la notable viscosité en bouchant les pores, retient la chaleur, l'esprit et la matiere, lesquelles choses font à la maturation en empeschant la resolution, comme il est dit au cinquiesme des *Medicamens*, et sera dit cy-apres. Toutefois bien souuent on les appelle emplastres.

La cause pourquoy on les fait, est leur aisée preparation, et l'vtilité des simples, qui autrement n'auroient tant de vertu.

Embrocations et epithemes sont liqueurs simples et composées, desquelles particulierement on fomente et baigne les membres. Ou on y trempe des esponges ou des linges, lesquels estans exprimez sont appliquez sur la partie, et souuent remuez.

La cause pourquoy on les fait, est que par iceux on eschauffe et refroidit, et humecte et resould facilement, avec vertu de profondation.

Il y a plusieurs autres moyens de composer des remedes, comme *distillations des eaux* pour cause de beauté, et *sinapizations* et *linimens*, et telles choses qui se font plus pour apparence, et pour le plaisir des malades, que pour leur existence : comme dit Henric. C'est à un Medecin stable, de s'arrester à choses certaines et esprouuées : c'est à vn esprit vagabond, de peregriner par plusieurs voyes, comme dit Arnaud. Et si quelquefois on rencontre ce qui conuient, il le faut plus rapporter à fortune qu'à raison, au troisiesme de la *Therapeutique*. Car il faut que le Medecin cognoisse la propre nature des sujets sur lesquels il opere [2], et des remedes qu'il employe, comme il est dit par tout.

1. « Pultes. » Pultes, bouillies.
2. « Propriarum naturarum in quibus operatur. »

CINQVIESME CHAPITRE

Des antidots locals des apostemes : et premierement des medicamens repercussifs, et du moyen de repercuter.

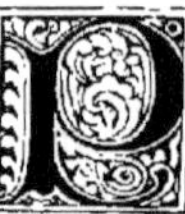ARCE qu'entre les secondes operations chirurgicales [1], la repercussion est plus necessaire, d'autant qu'elle empesche l'accroissement de l'aposteme, et sa reduction en sanie, lesquelles choses sont fort suspectes de douleur et de fiévre, et par consequent d'vlceration et fistule, comme cy-dessus a esté dit ès iugemens des apostemes : nonobstant l'opinion du vulgaire, que le corps est mieux asseuré de danger, quand la tumeur vient a sanie : pour ce il faut dire en premier lieu des medicamens repercussifs.

Le *medicament repercussif* [2] (comme nous disions cy-dessus au traité des apostemes) est prins en deux sortes, communément ou largement, et proprement ou estroitement. Communément il est dit de tout medicament qui refrene et arreste, refroidit ou engrossit, oppile et conforte. Et jaçoit que les docteurs (comme Halyabbas, Serapion et Auicenne) prennent souuent l'vn pour l'autre, neantmoins, ils different entr'eux : d'autant que le *medicament refrenatif* et arrestant [3], est celuy qui fait arrester la matière en refroidissant, et tel est dit ingrossatif, par Halyabbas et Auicenne : comme sont la iöubarbe, la laictuë crassule, nombril de Venus, lentille d'eau, le bourgeon de l'arbre nommé tremble, l'eau froide, la camphre et le vinaigre.

Medicament oppilatif est celuy qui de sa viscosité et grossesse bouche les pores des membres, et empesche le passage des matieres : comme est la farine folle du moulin, l'amydon, la glu, et les genres des gommes, et tout ce qui est froid, visqueux, sans mordication.

Medicament confortatif est celuy qui attrempe l'essence et la complexion du membre, tellement qu'il l'empesche de receuoir les superfluitez, comme l'huile rosat, et myrtin, le mastic, la myrrhe, le coriandre, le sandal, l'espine vinette, aloyne, marrubin, centaurée, les pommes de cypres, les fruicts du tamaris, et le saffran.

Le *medicament proprement dit repercussif*, repulsif, ou constrictif,

---

1. Il conste de cecy, de ce qu'a esté dit au precedent chapitre, ou il a distingué en trois, les operations *des medicaments* chirurgicals, et a assigné le second lieu à ceux qui ont a repercuter, attirer, etc. (J.)

2. « Medicina repercussiua »; medicament repercussif ou *repellant*.

3. « Medicina et refraenatiua et compescitiua. » Compescere, arrêter.

ou impulsif, ou interceptif, ou restrictif[1], est (selon Galen au cinquiesme et neufuiesme des *Simples medicamens*, chapitre second) celuy qui pousse les humeurs desquels il approche, vers le profond du corps. Il y en a de deux sortes : les vns froids, les autres chauds, auec adstrinction et grossesse de substance.

Les froids sont, comme la morelle, le plantain, les fueilles de vigne, la verge et bourse de berger, les roses, balaustes, l'hypocyste, memithe, acacie, le verjus de grains, sumach, espine vinette, graine de myrte, les poires, coings, neffles, glands, galles, le bol d'armenie, l'argile, terre cimolée, et scellée, et la pierre sanguine.

Les chauds sont, alun, sel, noix de cypres, squinanth, blette, byzance (?)[2], farine de lupins, et vins aspres : ensemble la compressure artificielle et le bandage[3].

Les *composez* se font des simples susdits en plusieurs sortes, comme il a esté dit en chaque chapitre du phlegmon, et erysipele, et autres apostemes : outre lesquels (pour les enseigner plus à plein) nous en mettons icy *quatre formes* qui conuiennent au commencement de tous phlegmons et eschauffemens : parce qu'en repoussant ils refroidissent, et interceptent la matiere, et empeschent la corruption de passer outre, et confortent le lieu apostemé.

La premiere est l'oxycrat de Galen, au second *à Glaucon*, qui est fait d'eau et de vinaigre, meslez en forme qu'on peut boire.

La seconde est vn liniment de bol, commun à tous, et est mis de Galen au neufiesme des *Medicamens*, pour lequel faire : PR. *du bol armenien, vne partie : terre scellée, demy partie : huile rosat, trois parties : vinaigre ou suc d'herbes froides, la moitié d'vne partie.* Ayant mis en poudre subtile ce qui est à pulueriser, l'huile et le vinaigre y sont meslez l'un après l'autre, de peu à peu, et en les remuant au mortier longuement, on en fait liniment.

La troisiesme forme est le *ceroine de Galen*, au premier des *Simples medicamens*, pour lequel faire : PR. *huile rosat et cire, autant qu'il en faut*, et soit fait onguent : lequel on refroidira, en le lauant neuf fois d'eau froide.

La quatriesme forme est *onguent de myrtils*, qui est de Guillaume de Salicet : PR. *huile myrtin. vne liure : cire blanche, demy quart ; myrtils puluerisez, vne once*, soit fait onguent.

La *maniere de repercuter* est, que le corps estant euacué, s'il est possible, et obseruées les conditions jà cy-dessus dites, on applique des

<hr>

1. Joubert dit : ou repellant, contraignant, impellant, surprenant ou restraignant.
2. « Blacta byzantia », 1559 ; d'autres mettent une virgule entre les deux mots.
3. « Et artificialis compressura et ligatura. »

repercussifs simples, ou composez. selon que requiert la matiere (si elle
est chaude, froide : et si elle est froide, au contraire : si elle est meslée,
meslez), par dessus et à l'entour du lieu, plus toutesfois de la part d'où
vient la matière, en les renouuelant fort souuent, et en continuant
iusques à ce que la matiere soit fluide, et que le lieu soit alteré [1], non
pas à liuidité, et durté, ains à sa couleur et substance naturelle. Et
adonc il faut cesser, et proceder à la resolution, ou à la maturation,
selon que la disposition de l'aposteme requiert.

Des medecines attractiues, et du moyen d'attirer.

Les medicamens attractifs sont inuentez pour attirer les matieres des
membres nobles et profonds, aux ignobles et manifestes, comme on
fait ès apostemes des emonctoires, et critiques, et venimeux, et ès passions sciatiques, aussi pour tirer dehors les espines, flesches et autres
choses fichées au corps, principalement, quand elles sont en lieux, où il
est dangereux de faire incision, ou que les patiens sont craintifs à l'endurer. Car pour lors nous deuons tirer, sinon auec autre chose, au
moins auec des ventouses, et en succçant, ainsi qu'Auicenne le commande. Et pour tant après les repercussifs (ausquels ils sont contraires
au cinquiesme des *Medicamens*) on parlera des attractifs.

Medicament attractif, selon Halyabbas, est celuy qui attire du profond
du corps à la superficie. Il doit estre de complexion chaude, et de subtile
substance, à ce qu'il puisse s'enfoncer plustost, et plus fortement, Et
selon Galen au lieu dessus allegué, il est de *deux manieres* : l'vne est
ainsi presque né de soy-mesme [2] : l'autre est engendré de pourriture qui
luy est aduenuë.

Né de soy-mesme, comme est le dictame, et l'ordure des rusches, thapsie,
et serapin, ammoniac, et autres semblables : comme l'euphorbe, les ails,
oignons, porreaux, naueaux au neufviesme des *Simples*, second chapitre.

De pourriture, ceux qui sont faits de leuain aigre, et qui sont des
fientes : mais en ceux-cy y a grande difference : car la fiente des colombes
est suffisamment attractiue : les autres s'en esloignent esgalement, tirant
à plus grande chaleur celle de l'oye, tirant à plus grande froideur celle de
la geline : et a deffaut de cela on prenne celle de l'homme, ou de pourceau [3].

Il y a encor quelque autre genre d'attractifs, qui d'vne qualité substan-
tialle arrachent les matieres : comme sont les laxatifs, et tous medica-

---

1. « Vsque quo materia sit fluxa, et locus alteratus. » — Joubert dit : tandis que
la matiere flue, et iusques à tant que le lieu soit altere.

2. « Per se nata », née de soi-même, de naissance, naturelle.

3. « Deficit autem ab hoc stercus hominum vel porcorum. »

mens theriacals : desquels la consideration est plus notoire aux Physiciens qu'aux Chirurgiens. Toutefois Auicenne est veu mettre pour attractifs, les grenoüilles brûlées, l'aristolochie, et racine de canne. Et Iean de S. Amand a assemblé plusieurs autres exemples du second *Canon*, sçauoir est le calament, le pouliot, mesmement le ceruin (selon Aristote au huictiesme des *Animaux*). narcisse, la renoüée ou corrigeole, le pyrethre, coste, poivre, pierre ponce.

Desquels peuuent estre composez diuers medicamens : comme au traité des playes, en l'engin ou moyen de retirer ce qui est fiché au corps, nous auons deux sortes de compositions.

Mais pour esclaircir cette doctrine, mettons-en vn autre, qui est de merueilleuse composition et d'admirable vertu. Il est proposé d'Auicenne au cinquiesme *Canon*, et est rapporté à Andromach. Il succe et extrait les os corrompus, et les espines, et les furcules [1], et profite à la passion sciatique : PR. *des grains que l'on trouue en la palme* [2], *du borax rouge, sel ammoniac, aristolochie cretique, racine de concombre sauuage, gomme albotin* (qui est la terebenthine), *de chacun vingt drachmes : poivre noir et blanc, ammoniac, amome, xylobalsame, de chacun dix drachmes : encens maste, myrrhe, resine seiche* (qui est la colophonie), *aldabat* (on appelle ainsi le stellion et laizard, de la teste duquel il est escrit à cette intention en l'vnziesme des *Medicamens*), *de chacun dix drachmes : laict de l'arbre meurier, dix drachmes : cire, trente drachmes : graisse de cheure, quinze drachmes : crasse d'huile de lys, tant qu'il y en ait assez :* soit fait emplastre.

A la mesme intention est fait l'*emplastre apostolicon*, en l'*Antidotaire de Nicolas.*

Quant à la *maniere d'vser de ces attractifs*, c'est que la partie soit oingte doucement auprés du feu auec huile de lys : apres soit succé le lieu par quelque vile personne [3] puis on y applique le medicament, et soit couuert legerement de laine auec le suin encardée, et soit lié doucement auec vne bande fenduë au milieu en croix, afin qu'elle ne presse le lieu : et est assez qu'on la remuë vne fois le iour.

Des resolutifs, et du moyen de resoluer.

Quand la matiere n'est pas toute repoussée, ou quand elle ne doit estre repoussée, ou si elle est attirée au lieu pour les causes susdites : Pour

---

1. « Furunculos. »

2. « Granorum inuentorum in palma. » — Joubert dit : *des grains qu'on trouve en la plante nommée Aumeli*, suiuant la description d'Auicenne.

3. « Deinde sugatur loc. ab aliqua vili persona. » — L'édition de Joubert ne renferme pas ce passage.

lors il y faut appliquer des remedes resolutifs, comment disent Henric et Lanfranc : ou legeres scarifications [1], ou tous deux ensemble, comme Galen tesmoigne au troisiesme du *Techni*.

Or le *medicament resolutif*, ou diaphoretique, ou rarefactif, ou euaporatif (ce que ie repute quasi vne mesme chose, quant est de present) est celuy duquel la proprieté, selon Auicenne, est de separer et subtilier la matiere, et la faire evaporer, et ouurant les pores, la tirer en dehors piece à piece, iusques à tant que par la continuation de son operation, tout soit extrait et euacué. Et pource il faut qu'elle soit chaude et de substance subtile, non pas trop : car tels sont acres [2], et excitent frisson, et sont fort dessicatifs, au cinquiesme des *Medicamens*.

Des medicamens resolutifs, les vns sont des simples, les autres des composez. Les simples sont, comme la camomille, laquelle entre autres est principale. Et pource les sages Egyptiens l'ont dediée à leurs sacrifices [3] au troisiéme des *Medicamens*. Dont au cinquiesme, ladite camomille est accordée entre les resolutifs : comme aussi la guimaulue et l'huile qui en est fait, et non moins celuy qui est de concombre sauuage. L'huile vieux et de Kerua [4], et de raifort, sont de la mesme espece.

Les medicamens qui resoluent les matieres froides qui ont flué, doiuent estre abstersifs et exsiccatifs, comme dit Auicenne. Tels sont le melilot, l'aneth, les maulues, les blettes, la paritoire, fumetterre, les chaux, l'ourtie, les hyebles, et sureau, le son, les farines d'orge, de febues, et d'ers, et la moüelle de pain grossier. Lanfranc et Henric y adjoustent le cumin, l'hysop, calament et l'origan, le spic, et coste, et l'vsage commun concede la myrrhe et le mastic ès contusions.

De ceux-ci peuuent estre composez infinis remedes, huiles, vnguens, et emplastres : comme en forme d'huile est, l'huile de camomille, l'huile d'aneth, et de lys, d'amendes, aussi l'huile costin, et le nardin, faits simplement, ou auec addition d'autres choses, suiuant la forme qui nous est dite en l'*Antidotaire* d'Heben Mesue, et d'Azaram.

Les vnguens sont faits desdits huiles, selon ladite forme : et specialement pour les matieres chaudes Henric fait cettuy-ci : PR. *d'huile de*

---

1. Au texte latin y a *caraxationes*, 1499, qui est diction grecque, laquelle signifie proprement et simplement scarification : toutesfois les barbares, ignorans la vertu des mots, y mettent cette difference, que la *scarification* est profonde incision ou deschiqueteure, et *caraxation*, legere scarification. (J.) — ἐγχάραξις, scarification.

2. « Et subtilis substantias, et non nimis, acria vero sunt haec, et inferentia horrorem, et desiccantia multum. »

3. Les Ægyptiens consacrerent et dedierent au dieu Apollo, la camomille, qu'ils croyoient estre vn singulier remede contre les fievres, et non parce qu'elle a obtenu la principauté entre les resolutifs. (J.)

4. « Et de Kerua. » Cherua, c'est ricinus, vulgairement, palma christi (Canappe).

*camomille, trois onces : cire, trois drachmes : graisse de canard et de
poulle, de chacun vne once : camomille et aneth, de chacun deux
drachmes.* Qu'ils boüillent, et soyent coulez, et en soit fait vnguent.

Ez matieres froides, Guillaume a accoustumé cettuy-ci : PR. *semence
de fenoüil, anis et aneth, de chacune deux drachmes : farine de lupins,
demy once : farine de fenugrec, et semence de lin, de chacune vne
once :* soyent cuits en eau, puis pilez, et auec vn peu de vinaigre et huile,
en soit fait emplastre ou cataplasme.

On en trouuera plusieurs autres au traité des apostemes en général, et
des apostemes propres aux yeux, et de la squinance, et des contusions,
et de la goutte. Et pour estre brief, tous mollificatifs et maturatifs, ès
matieres subtiles et de petite quantité, deuiennent resolutifs, comme l'on
void par experience, outre ce que Lanfranc et Henric le tesmoignent.

Le *moyen de resoluer ou resoudre* est tel, que le lieu soit fomenté
de l'eau de la decoction des matieres resolutiues, iusqu'à tant qu'il commence à s'enfler et rougir, et lors applique ton medicament, et le remuë
deux fois le iour. Mais il se faut garder, de l'indocte resolution, que le
subtil ne soit extrait, et le gros endurcy comme pierre, tellement que le
medecin soit contraint de passer aux remollitifs.

Des remollitifs, et du moyen de remollir.

QVAND donc la matiere s'endurcit par vne indocte resolution, lors il
faut passer aux medicamens qui remollissent.

Le *medicament remollissant* est dit en deux sortes, sçauoir est communement et proprement. Communément et largement sont dits medicaments remollitifs, tous ceux qui ont propriété de remollir quelque dureté
que ce soit. Et le dur est dit en trois manieres, au cinquieme des *Medicamens,* le congelé, le tendu, et le sec, simplement ou composément. Or
celuy est dit proprement remollitif, qui a à remollir la dureté faite par
congelation. Puis donc que le dur par congelation (en laquelle il y a
quelque matiere qui remplit, comme seroit vne humeur indoctement traité
conuerty en froid et en gros), a besoin pour sa guerison d'estre eschauffé
et desseiché, il est necessaire que son medicament soit chaud et sec, mais
non pas fort et violentement, ainsi suffit qu'il soit du second, et quelque
fois du troisiéme degré des eschauffans, mais du premier des exsiccatifs.
Et pourtant aucunefois quelques-vns accordent qu'il soit humide. Car
selon Galen, ils approchent un peu de ceux qui ne desseichent, ne
humectent. Et s'ils auoyent quelque viscosité et qualité emplastique, ils
en seroient meilleurs, mais non pas tant que les suppuratifs, car ils
seroient de tant moins éuacuatifs.

Mais si la durté est faite de froideur et de siccité ensemble, il faut eschauffer et humecter, selon la mesure de l'exces. S'elle est de seule repletion, il conuient euacuer ce qui remplit et fait extension. Si de seule seicheresse, humecter, comme dessus a esté dit en la durté des jointures, et sera dit ès medicamens des fractures.

Les exemples des remollitifs propres, sont au cinquiesme des *Medicamens*, et au quatorziesme de la *Therapeutique* [1], la graisse caprine principalement celle de bouc, et de geline, les quelles sont plus foibles. Plus fortes sont la graisse d'oye et de taureau, et la moüelle de cerf, puis celle de veau, et du pourceau, recente et non salée. Du genre mesme des susdits, mais plus forts, sont l'ammoniac, le styrax, le galban et le bdellion : et les recents sont les meilleurs. De ce genre aussi est l'huile nouueau, et non trop vieux, et celuy qui est fait de lys, et non moins celuy de la racine de guimaune et du concombre sauuage, et de plusieurs autres plantes cuites en huile ou en eau. Des remollitifs semblablement sont les rameaux de la mauue sauuage cruds, et aussi cuits. On trouue ces simples, et plusieurs autres.

Quant au composez, ils sont de plusieurs sortes.

La premiere est l'*emplastre de Galen* au liure *Catageni*, pour lequel faire : **PR.** *terebenthine et cire, de chacun trois quarts : galban, baurach, de chacun vne once : encens, demy quart : moüelle des os du cerf, deux onces : ordure des rusches, vne once et demie : huile laurin, et suif de veau, de chacun deux onces :* soient meslez et reduits en emplastre.

La seconde forme est d'Auicenne : **PR.** *fiente de chieures, deux onces : racine de concombre sauuage, figues non meures, de chacun vne once : staphisaigre, bdellion, farine de febues, amandes ameres, de chacun demy once : crasse d'huile vieux, tant qu'il y en ait assez :* soit fait emplastre.

La tierce est le *Diachylon commun*, qui est (selon Rhasis) fort propre aux escroüelles, avec des racines d'iris, ainsi fait : **PR.** *du litharge, demy liure : huile commun, trois quarterons : muccilage de guimaulue et de fenugrec, de chacun deux quarterons et demy :* soit fait emplastre, en gardant le litharge, et à chasque liure malaxez vne once de racine d'iris en poudre, auec huile de lys.

La quatriéme est le *grand Diachylon* d'Heben Mesue, esprouué à remollir, et resoudre toute durté : **PR.** *du litharge pilé et criblé, six*

---

1. Parce que le mot Caprine, est æquiuoque au bouc et a la chieure, Guy voulant distinguer cela, annote de sa parenthese qu'il faut principalement entendre la bouquine. (J.)

onces : huile d'irin[1], *huile de camomille, et huile d'aneth, de chacun
quatre onces : muccilage de guimaulue, de fenugrec, de graine de lin,
de figues, et suc d'iris, suc de scylle, œsype ou suyn de laine, glu
alcamli* (et c'est le glu duquel on prend les oyseaux[2]), *de chacun six
onces et demie : terebenthine, vne once et demie : resine de pin, cire
jaune, de chacun vne once :* soit fait comme il appartient. Et qui y veut
adjouster du bdellion, serapin, et ammoniac, de chacun vne once, ce sera
le Diachylon gommé.

La cinquiesme, et plusieurs autres formes de tels remedes, sont dittes
ès apostemes froids, et ès glandules, et douleur des jointures : parquoy
s'il est necessaire, soient prises là.

Le *moyen de remollir*, est que la partie estant estuuée, et bien baignée auec la decoction des susdits remollitifs, faite en eau ou en huile,
auec vn flochon[3] de laine à tout le suyn (car le suyn est souuerainement
bon à cecy, comme dit Galen) la partie soit fomentée, et que puis on y
applique le medicament. Soit couuert de semblable laine charpinée[4], et
bandé et remué de iour en iour, ou quand il est besoin. Mais il se faut
garder (comme dit est) de superfluë resolution, afin que le subtil n'en
soit retiré, et le gros soit empierré : et de la superfluë humectation, afin
que la partie ne se corrompe et pourrisse. Et pour ce quand il semblera
expedient, adjoustes ou diminués les resolutifs et les humectatifs, comme
Auicenne le commande.

Des *maturatifs*, et du *moyen de meurir*.

S I l'aposteme semble proceder à exiture et pourriture[5] (ce qu'on peut
recognoistre par les signes dits aux apostemes), lors il faut passer
au medicament suppuratif.

Or le *medicament suppuratif* ou *maturatif* (mais non pas cependant aperitif[6], comme dit la translation de l'Arabie) est celuy qui fait
chaleur semblable à la chaleur du membre auquel est l'aposteme : outre

---

1. « Olei yrini », ms. 6966; irinus, de glaïeul. — L'édit. 1559 dit : olei hircini,
hircinus, de bouc.

2. « Glutinus alcamb, et viscus est... », 1537, 1559. — On trouue aussi en écrit, ,
Alchanach : autrefois *Alcamach*, Alzamach (Canappe). Il signifie la glu ou colle de
poisson nommée des Grecs, *Icthyocolle*. (J.)

3. Floche, flocon. (Du Cange.)

4. « Lana carpinata. » — Charpiner, carder. (Du Cange.)

5. « Ad sanationem », à sanie, à pourriture, à suppuration.

6. « Aperitiua »; peut-estre qu'il faut lire « oppilatiua ». Joubert dit : car le medicament suppuratif doit oppiler et boucher les pores, afin de tenir enclose et ren-
fermée la chaleur naturelle.

ce qu'il consume quelque portion de son humidité. Et jaçoit qu'il conserue et n'altere point le membre, toutesfois il altere la matiere qui est à suppurer : veu que suppuration n'est autre chose, au cinquiesme des *Medicamens*, que transmutation, non pas celle qui est faite de la chaleur naturelle en la viande loüable, ne celle qui est faite de la chaleur estrangere en la matiere pourríssable, ains celle qui est faite de la chaleur meslée en la matiere moyenne, qui est sanie ou pus.

Qu'est-ce que sanie, et comment elle s'engendre, et est iugée, il a esté dit aux apostemes, et vlceres, ès premiers chapitres.

Puis donc que la nature humaine est chaude et humide, et que continuellement quelque chose en est resoluë, de cela il appert, qu'il faut que le medicament suppuratif soit chaud et humide, auec quelque emplastration et viscosité. Ainsi la chaleur naturelle est celle qui meurit et digere, non toutesfois autant que les remollitifs, mais moins : sçauoir est du premier iusques au second degré, et en cela consiste leur difference. Car les suppuratifs, gardent l'humidité, et les remollitifs la diminuent, comme dit Galen au lieu dessus allegué.

Et Galen en donne les exemples au cinquiesme des *Simples medicamens*, et au second *à Glaucon* : des embrocations et fomentations, l'eau tiede, et l'huile temperé : des cataplasmes, la farine de froment auec eau, et huile, les cuisant de mesure, et le pain mesme qui doit aussi estre adonc cuit de mesure. Car estant fort cuit il est exsiccatif, et conuient aux phlegmons difficiles à maturer : et le moins cuit, est pour les bien chauds et boüillans. Et si on l'accompagne d'huile, il en deuient plus maturatif. Et s'il est pur, il suppure d'auantage. Les cataplasmes de son et d'orge, sont dessiccatifs, et plus resolutifs : et le pain pur est moyen entre la farine de froment et la farine d'orge. Doncques regardant à cela, aux decoctions des figues seiches, vous meslerez du pain ou de la farine. Et ainsi pareillement de la graisse de porc et de veau, de la poix et resine, incorporée auec quelque huile et cire, qui entrent au Basilicon.

Et si la matiere estoit grosse et froide, qu'on choisisse les oignons cuits, et les ails, l'escorce de la guimaulue, et la racine de lys, auec du leuain ou de la paste, et farine de fenugrec auec des graisses. Et le Diachylon aussi est pour cela.

Ce neantmoins, l'vsage commun, outre les susdits, employe la racine de brionie ou couleuurée blanche, parelle, mauue, senesson, branche vrsine, violette, fueille de choux, raisins secs mondez, graine de lin, miel, beurre et oing frais.

Desquels selon la diuersité des matieres, sont composez plusieurs maturatifs sous diuerses formes : Pour les matieres chaudes, on en peut faire beaucoup.

La premiere est, de la guimaulue preparée auec oing de porc, ou de beurre. Et sont preparées les racines de guimaulue, selon Guillaume et Lanfranc. en cette sorte : On prend les escorces des racines lauées, ayant rejetté le tronc ou cœur interieur. On les fait très-bien cuire auec eau douce, on les pile, et on en fait des magdaleons, qu'on reserue.

La seconde forme est mienne : PR. *farine de froment, vne liure : eau saffranée, de la decoction des figues, deux liures.* Soyent cuits iusques à espesseur, et qu'on les engraisse auec de l'oing, beurre, ou huile, et en soit fait emplastre.

La troisiesme, et plusieurs formes seront trouuées au chapitre du phlegmon, et d'erysipele : et cy-dessous, à la sedation de douleur, est loüé à meurir, *l'emplastre de Iunier et Rogier.*

Ez matieres froides peuuent aussi estre faites plusieurs formes.

La premiere est des miennes : PR. *des oignons et des ails cuits sous la braise, de chacun vne liure : moyeux d'œufs cuits, cinq en nombre : racine de parelle cuite, demie liure : farine de fenugrec, vn quart : leuain, demy quart : oing de porc, vne liure :* soient incorporez et reduits en emplastre.

On trouue plusieurs autres formes ès apostemes froids et glanduleux : et pource qu'on les alle chercher là.

Le *moyen d'en ouurer* est, que la partie soit fomentée de l'eau de la decoction des susdites choses, auec laine succide : puis que l'on applique l'emplastre tiede, et que l'on couure auec des estouppes, ou de laine, ou des fueilles de choux : et soit doucement lié sur le lieu de l'aposteme, taillant la bande de trauers en croix, à ce que la pointe de l'aposteme ne soit pressée, et ne soit remuée qu'vne fois le iour.

Des mondificatifs, et du moyen de mondifier.

L'APOSTEME estant meur, et puis ouuert auec vne lancette, ou auec vn cautere actuel, ou potentiel, ou en quelconque lieu blessé ou vlceré, ou contus, ou alteré, ou il y a sanie ou ordure, il faut vser des mondificatifs, abstersifs, et lauatifs.

Or le *medicament mondificatif* est comme genre à l'abstersif et expurgatif, et non pas au corrosif, comme disoient Lanfranc et Henric : car icelui-cy ne mondifie pas la sanie, ains les croustes, et ronge la chair, et l'arrache.

Le *mondificatif abstersif,* est celuy qui separe l'ordure et la sanie du lieu auquel ils sont, et les ameine à la superficie exterieure. Et jaçoit qu'il conuienne à toutes les deux especes d'estre chaudes, neantmoins il faut que l'abstersif *lauatif* soit le plus souuent doux, comme est le miel, la farine de febues et d'orge, la terebinthine, et plusieurs genres de gommes ; mais l'*expurgatif* doit estre amer, comme est l'ers et le lupin.

Toutesfois on en trouue beaucoup qui font l'vn et l'autre, comme sont les amandes, l'ers, et la semence d'ourtie. De ce genre aussi est la scylle, et l'iris, et l'escume du nitre, le stœchas, et l'abrotanum[1], et plusieurs autres, desquels on peut composer beaucoup de formes diuisées selon les natures, en foibles, moyennes et fortes.

La premiere est de la communauté, qui conuient aux apostemes nouuellement ouuerts, parce qu'elle nettoye benignement, et appaise la mordicité. Il est fait de farine de froment ou d'orge, ou spautre [2], incorporée auec moyeux d'œufs. Et si on y adjoustoit vn peu de miel, seroit meilleur.

La seconde forme est aussi de la communauté : PR. *farine de froment, d'orge et de speautre, vn quarteron : cuisez-les auec deux parties d'eau, et vne de miel rosat*, soit fait emplastre. Et si on y adjoustoit vn peu de terebenthine laué, quand on l'ostera du feu, il en seroit plus vtile aux lieux neruenx.

La troisiesme est de Galen au second *à Glaucon*, et est incarnatiue : PR. *du miel cuit, vne liure : encens, demy once : myrrhe, deux drachmes*, soit fait emplastre.

La quatriesme est nommée de Apio : et est de Guillaume, Lanfranc, Henric, et de tous les Parisiens. Il est aussi des miens. Car il nettoye et meurit les vlceres malins : PR. *du suc de ache, vne liure : du miel, trois quarterons : farine de froment ou autre, vn quarteron*. Cuisez-les au feu iusques à espaisseur, et en soit fait emplastre. Si on y adioustoit du jus d'absynthe, il ne permettroit pas que l'vlcere se mist en fistule, ne en chancre. Et s'il eschauffoit trop l'vlcere seroit profitable d'y adiouster du jus de plantain, ou de la crassule. Et si on y adioustoit de la farine de lupins, ou d'ers, ou de fenugrec (comme il est permis de Brun, et de Theodoric) il seroit plus fort. Et si de la terebintine, on l'approprieroit aux nerfs, et la myrrhe aussi, pour mondifier la puanteur et la corruption.

La cinquiesme est de resine, et est forte, fort appropriée aux parties neruenses. Elle est des Bolognois : PR. *resine, miel, terebinthine, de chacun demy liure : myrrhe, sarcocolle, farine de fenugrec, semence de lin, de chacun vne once*. La resine soit fonduë auec le miel, et la terebinthine, et y adioustant les poudres, soit fait emplastre.

La sixiesme est d'iris, et est de Montpellier. Elle attire la sanie et la rejette : PR. *du miel, demy liure : terebinthine, vn quarteron : du leuain, vne once : racine d'iris, demy once :* soient meslez.

La septiesme est de maistre Dyn, et est le *mondificatif des gommes*

<hr>

1. C'est l'aurone, *Artemisia Abrotonum*, L.
2. « Siue speltae. » Triticum spelta, sorte de blé.

pour la grosse sanie : PR. *du galba, de l'ammoniac, resine, terebinthine, poix, suif de vache, cire, huile vieux, de chacun vne once.* En destrempant les gommes auec du vinaigre, soient fonduës au feu, et en soit fait emplastre.

La huictiesme est l'*onguent des Apostres*, propre à mondifier les vlceres, pour lequel faire : PR. *cire blanche, resine, ammoniac, de chacun quatorze drachmes : opopanax, verd de gris, de chacun trois drachmes : aristolochie ronde, encens, de chacun six drachmes : myrrhe, galban, de chacun quatre drachmes : bdellion, six drachmes : litharge, neuf drachmes : huile commun, deux liures.* Les gommes soient destrempées en vinaigre, et meslées au litharge cuit auec l'huile : ausquels on adioustera la cire, et la resine fonduës, et soient cuits tant qu'vne goutte commence à se cailler : et quand on l'ostera du feu, qu'on y mesle les poudres : et à la fin soit mis le verd de gris, et soit fait onguent. Et s'il cuit tant qu'il en deuienne noir [1], il est appelé d'Heben Mesue, onguent *Ceraseos*, et de maistre Anserin de la Porte, et de maistre Pierre de l'Argentiere à Montpellier, *Gratia Dei* : parce qu'il rectifie merueilleusement les vlceres malins.

La neufuiesme forme est l'*onguent Egyptiac*, qui est mis de Galen, Rhasis et Albucasis, et mon maistre de Bologne en vsoit. Il est aussi des miens, parce que i'ay eu tousiours bonne preuue de luy, à ronger benignement et mondifier tres-bien : PR. *du miel, vne liure : du vinaigre, demie liure : verd de gris, vne once : alun, demy once.* Soient cuits au feu, iusqu'à tant qu'ils deuiennent espais et rouges. Et de ce il est appellé bicoloré. Et parce le cuit est moins suspect que le crud, qui demeure tout verd. Car les onguens verds sont diffamez du peuple. Et auec ce il est merueilleux, d'autant que apres l'operation il perd sa rougeur et reuient à sa verdeur : ce que le vulgaire croit estre fait de la malice du mal.

La dixiesme forme est l'*emplastre rouge Grec* : et est aussi de deux couleurs, au second à *Glaucon*. Il est loüé de maistre Dyn, à rectifier les vlceres malins, et de difficile consolidation : PR. *de l'huile, deux liures : du vinaigre, vne liure et demie : litharge, vne liure : Ziniar* (qui est le verd de gris), *vne once.* Le litharge soit cuit auec le vinaigre et l'huile, tant qu'il s'engrossisse, et lors on y met le verd de gris : et soit cuit tant qu'il deuienne espais et rouge, et soit fait emplastre.

L'onziesme forme est l'*onguent verd des herbes*, et maistre Dyn le recommande, de ce qu'il mondifie les vieilles playes, et consume doucement la chair superfluë, consolide et guerit : PR. *chelidoine, plantain,*

---

1. L'édit. de 1559 dit : « Usque quo ingrossatur », tant qu'il s'espaississe : le ms. 6966 : usque quo nigrificat.

scabieuse, ortie, linesche, centrum galli [1], *galline grasse* [2], *de chacun vn manipul.* Le tout concassé, soit mis tremper durant sept iours en deux liures d'huile : puis soient boüillis et coulez en exprimant. A la colature adioustez trois onces de cire, six onces de terebenthine, deux onces de resine. Qu'ils boüillent tant qu'ils s'espaississent vn peu, puis ostez-les du feu, et y meslez de l'encens, de la sarcocolle, et aloës, de chacun vne once : de l'aristolochie longue, et fleur d'airain, de chacun six onces : soient meslez et reduits en onguent, qui est bon et approuué.

Il y en a plusieurs autres mis entre les remedes incarnatifs, qui mondifient en incarnant.

Des medicamens sedatifs de douleur, et de leurs operations.

OR d'autant que la douleur est vn accident, qui empesche plus toute droite operation, tant ès apostemes, que ès playes, que autre accident qui soit, comme il a esté dit par tout, pource nous traiterons de son appaisement entre les playes et les apostemes.

Douleur, selon Auicenne, est vn sentiment de chose contraire. Et jaçoit que les choses contraires faisant douleur, selon Galen, soient changemens de Nature par chaud et par froid, par coup violent, et par autres choses qui peuuent rompre, ou trancher, ou estendre, ou ronger : neantmoins la douleur est faite de qualitez contraires par soy, et de solution de continuité par accident, ainsi que tient la *commune escole de Montpellier* [3]. Et ainsi Galen n'est pas bien reprins d'Auerrhois, au troisiesme du *Colliget*, si on lit bien le quatriesme des *Maladies et des symptomes*, et le liure de l'*Intemperature inesgale*. Mais cette mer est profonde, et il ne m'est loisible d'y nauiguer.

Si doncques douleur est vn sentiment de chose contraire, ainsi (selon Galen au lieu dessus allegué) l'appaisement de douleur, et delectation par opposite est sentiment de la chose conuenante, ou de ne sentir la disconuenante et contraire à nature. Et pource il appert euidemment, que la douleur est appaisée en deux sortes : l'vne est, en ostant la chose contraire, par éuacuation ou alteration, l'autre en ostant le sens à la partie.

Toutesfois la premiere est certainement sedatiue, comme dit Galen au

---

1. Joubert traduit centrum galli par orvale. A la page 468, je dis, dans une note, qu'il traduit grana gallitrichi (crête-de-coq), par grain d'orvale.

2. « Gallinae grassae. »

3. Guy cite souvent l'opinion de l'Ecole de Montpellier, généralement en disant : « la commune eschole », quelquefois « l'escole de Montpellier ». Mais chaque fois que Guy invoque la commune Ecole, il s'agit de celle de Montpellier. Il écrit « schola communis; est-ce pour « studium generale », dénomination qui représentait alors l'Université?

cinquiesme des *Medicamens*, et Auicenne. Il est donc necessaire selon ledit Galen, et Auerrhois au cinquiesme, que les medicamens qui appaisent de vraye sedation, soient temperez, semblables à la chaleur naturelle, ou vn peu plus excedents. Et auec ce qu'ils soient de subtile substance, tellement qu'ils puissent multiplier la chaleur naturelle, et preparer l'humeur à digestion, afin qu'il soit facilement permutable à nature.

Les choses plus conuenables à cela, sont graisses et huiles : graisses, comme de geline, canard, et oye, qui est la meilleure, selon Galen : des huiles, comme l'huile de moyeux d'œufs, ainsi que dit Azaram au *grand Antidotaire*, et l'huile d'olive doux vn peu chaud, au second des *Medicamens*, et generalement toutes choses adoucissantes. Et l'aneth, et la semence de lin, en éuacuant, appaisent la douleur, quand ils sont appliquez sur le lieu, ainsi que met Auicenne.

Toutesfois Galen veut au cinquiesme des *Medicamens*, que les suppuratifs, que nous auons dit aux maturatifs, d'autant qu'ils ont chaleur semblable à celle du corps humain, soient sedatifs de douleur, et par consequent resolutifs domestiques, ainsi que preuue l'experience.

Desdits simples peuuent estre composez plusieurs formes, desquelles la premiere est de la communauté : PR. *de la moüelle de pain blanc dur, trempée en eau boüillante et exprimée de l'eau, vne liure : moyeux d'œufs, trois en nombre : huile rosat, demy quarteron :* meslez, et faites-en emplastre.

La seconde est de Theodore, et de Lanfranc et Henric : PR. *fueilles de maune, trois manipuls : cuisez-les fort en eau, puis les decoupez et pilez, et auec vn peu de l'eau de leur decoction, meslez-y vne partie de la cribleure du son,* et en soit fait emplastre.

La troisiesme forme est de Iamier, fort vulgaire, qui appaise la douleur, en meurissant et resoluant : PR. *fueilles de maune, branche vrsine, violette, lizeron, paritoire, hyoscyame, nombril de Venus, de chacun vn manipul.* Les herbes soient nettes de leurs nerfs, et cuites en eau, pilées, et paistries auec suffisante quantité d'oing de porc ou de canard, sans sel : puis prenez ce qu'aura passé au couloir, et l'espaississez auec farine de froment ou d'orge, et auec vn peu de farine de semence de lin, et bien peu de farine de fenugrec (sauf si le lieu estoit inflammé), en les pilant auec les autres choses, soient meslez et en soit fait pulte ou emplastre. Et si on y mettoit de l'aloyne, il seroit plus confortatif. Rogier la baille quasi de mesme, mais il adiouste à la decoction quelque peu de vin et de miel. Et quelquefois il tire le suc des herbes, auec lequel il incorpore les farines.

Il y a plusieurs autres formes qui mitiguent et appaisent la douleur des espaules, du ventre, des rognons, de la matrice, et des lieux nerueux, comme est l'*onguent resomptif*, ainsi fait : PR. *beurre sans sel, vne liure : huile violat, demy liure : graisse de geline, de canard, d'oye, d'asne, moüelle de bœuf, le tout recent et frais, de chacun vne once : cire, tant que suffise*, soit fait onguent.

L'autre forme est des communs, onguent martiat [1], onguent Agrippa : huile laurin, huile muscelin et de ben [2], le nardin et semblables, qui confortent les nerfs, et les exemptent de douleur.

Qui en voudra dauantage, il en trouuera abondance, où il est parlé de la douleur des apostemes, playes et piqueures, ou de la douleur des jointures.

La *maniere d'apaiser la douleur*, est que l'éuacuation estant faite, et proprement par la phlebotomie, si la douleur est forte, et la matiere sanguine (car la saignée mitigue la douleur de vraye mitigation, veu qu'elle oste soudain la cause, et ainsi entre les Docteurs il n'y a point de contrarieté, comme Henric imposoit), la partie soit fomentée et baignée durant vne heure, auec de l'eau tiede et huile, puis soit doucement essuyée [3], et le medicament y soit appliqué : et qu'on bande legerement auec des estouppes, ou laine cardée, et soit souuent remué. C'est le vray et essentiel moyen d'appaiser la douleur.

Or quand la douleur ne peut estre appaisée par la certaine et vraye maniere, et la necessité nous contraint, à raison de quelque symptome qui peut amortir la vertu, il vaut mieux induire ou apporter quelque nuisance, laquelle on pourra corriger, plustost que de permettre qu'vn homme meure de douleur, ainsi qu'il est euidemment desduit au douzieme de la *Therapeutique*.

Adonc il faut passer aux *sedatifs*, *stupefactifs*, qui n'appaisent pas la douleur vrayement, ains en apparence, comme si quelqu'vn disoit, qu'vn homme mort ne sent point de douleur, ainsi qu'il est escrit au cinquiesme des *Medicamens*. Et tels, sont fort contraires à ceux qui vrayement et essentiellement appaisent : Car ils sont froids, et contraires à nature, comme l'opion, la racine de mandragore, la morelle, l'hyoscyame, et le pauot. Mais ils sont plus salutaires secs, que verds, et corrigez auec du saffran, myrrhe, styrax, et castorée, comme au Philonion et és opiates, aussi en suppositoires, et en collyres, ils sont plus seurs.

---

1. « Vnguentum marciaton. »

2. Cy-dessus on a noté, que c'est tout vn huile de Ben, et le simple muscellin. S'il est ainsi, il ne les falloit pas distinguer en ce lieu. Mais Guy heurtera encores au septiesme chapitre de cette doctrine, contre vn mesme rocher. Or est accreü vne autre faute aux textes vulgaires, lesquels ont Beheu de deux syllabes, en lieu de Ben monosyllabe. Car ils sont fort differens l'vn de l'autre : veu que Ben ou Been est le *Moringa aptera*, nommé aussi gland onguentaire, comme dessus a esté dit : et Behen sont deux racines, l'vne blanche, l'autre rouge, qui sont recommandées des Arabes entre les premiers cardiaques et contre-venins. (J., M. et D.)

3. « Exsiccetur suauiter. »

La quantité et le temps doiuent estre opportuns, comme il estoit dit au mesme liure douziesme de la *Therapeutique*. Et de ce furent suspects aux Medecins, les trochises que Monsieur l'Euesque de Rieges conseilla à Monsieur l'Euesque de Marseille, lequel enduroit vne strangurie douloureuse, car il en mourut assoupy et endormy. Car ils auoient telle proprieté, qu'vn seul prins appaisoit incontinent la douleur.

Des stupefactifs la forme est telle, par tout le *Continent* : PR. *de l'hyoscyame blanc, vne drachme : opion, demy drachme : semence de citroüille et de laictuë, de chacun quatre drachmes : graine de pourpier, deux drachmes.* Qu'on en forme des trochises, auec de l'eau de regalice.

Ce medicament mesme est trouué au troisiesme *Canon des vlceres des rognons*, sous cette forme : PR. *semence d'hyoscyame blanc, la sixiesme partie d'vne drachme : opion, vn Karath* (qui sont vingt-quatre grains d'orge, aux synonymes de Mondin) : *semence de citroüille, semence de laictuë, semence de pourpier, de chacun vne drachme.*

SIXIESME CHAPITRE

*Des antidots locals des playes : et premierement des medicamens
qui arrestent le sang.*

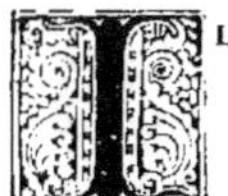

L est necessaire que le sang soit arresté, quand il verse excessiuement, autrement l'homme periroit, veu que le sang et les esprits sont le tresor et fondement de Nature : comme tiennent tous les Physiciens [1]. Or le sang est retenu en plusieurs manieres, comme dessus a esté dit ès playes des veines. Nous traiterons et dirons maintenant d'entre lesquelles manieres, celle qui est faite par medicamens.

Le *medicament restrinctif du sang*, est celuy qui a à resserrer le membre, et retenir le sang qui coule. Ce qu'il fait, ou parce qu'il est froid, en reprimant l'acuité du sang, ou parce qu'il vnit et assemble les orifices des veines : ou parce qu'il agglutine, et bouche les porositez des membres : ou parce qu'il desseiche et brûle, et induit escharre au membre.

Les exemples des premiers sont au cinquiesme des *Medicamens*, l'eau froide, la joubarbe, le pourpier, tribul verd [2], l'herbe aux puces, oreille de

---

1. « Vt tenent omnes physicantes. »
2. « Tribulus viridis », dit chardon aquatique. (J.)

souris[1], lentille d'eau : Auicenne y adiouste la petite ozeille, et le nombril
de Venus.

Exemples des seconds, sont les plantains, queuë de cheual, galle,
escorce de grenade, grains de raisins passis, rhubarde, bol d'armenie,
terre scellée, plastre, et toutes choses astringentes et aspres, terrestres[2]
et grosses, exemptes de mordication.

Exemples des troisiesmes, sont sang de dragon, encens, aloës, mastic,
resine, les glus, l'amidon, et la poussiere du moulin.

Exemples des quatriesmes, sont la chaux, l'arsenic, la couperose, le
vitriol, et semblables.

Desquels on peut composer plusieurs formes.

La premiere est la *poudre de Galen*, auec des blancs d'œufs et poils
de lièure, incorporez à l'espesseur du miel, et est telle : PR. *aloës et
encens, de chacun vne partie* : faites-en poudre.

La seconde est de la maison, et est dite *poudre rouge*, qui est telle :
PR. *bol armenien, vne partie : galles frites, vne autre partie : sang-
dragon, encens, aloës, mastic, de chacun le tiers d'vne partie : poils de
lièvre découpez menu, le quart d'vne partie* : soit fait poudre.

La troisiesme est d'Albucasis, laquelle Brun et Lanfranc tiennent :
PR. *de l'encens, vne partie : sang-dragon, demy partie : chaux viue,
la tierce part d'vne*, soit fait poudre : et est la conseruatiue des coustures.

La quatriesme est de Galen au *Catageni* : PR. *fleurs de grenadier
sauuage, trois onces : alun, vne once : couperose bruslée, demy once,*
faites-en poudre. Elle est esprouuée.

La cinquiesme forme est de Rogier, et Iamier son sectateur : PR. *de la
colophonie, en quarteron : bol armenien, demy quarteron : mastic,
encens, sang dragon, de chacun demy once : racine de la grande consoulde, de roses, de chacun vne drachme*, soient mis en poudre.

Des medicamens incarnatifs, et du moyen d'incarner[3].

IL y a trois communs actes, necessaires à la curation des playes et
des vlceres. Le premier est d'incarner, assembler et consolider (ce
que pour le present ie repute estre vne mesme chose) les leures desiointes. Et tel acte conuient aux playes, entant qu'elles sont playes. Le

1. « Auricula muris »; ce nom, d'après le Dr Saint-Lager a été appliqué par les
anciens à un grand nombre d'espèces, au *Hieracium pilosella*, L., etc.
2. « Et omnia styptica, et pontica terrestria et grossa. »
3. Canappe dit : Des medecines agglutinatiues, que les Grecs appellent collecti-
ques, vulgairement dites incarnatiues.

second est de r'engendrer la chair au lieu qu'elle defaut : lequel conuient aux playes et vlceres caues. Le tiers est de cicatriser et sceller ladite chair : lequel conuient aux playes et vlceres, ausquels la seule peau est necessaire[1].

Or tous ces actes sont parfaits par Nature ouurante auec medicamens dessiccatifs : toutesfois selon plus ou moins, comme cy-dessus a esté deduit au troisiesme traité des playes. Car les incarnatifs ont besoin de siccité au second degré : les regeneratifs, au premier : les cicatrizants, iusques au troisiesme. Quant aux qualitez actiues, il n'y doit point auoir d'excez, sinon que la discrasie le requist. Et auec ce, ils n'ont besoin d'aucune mordication. Et encor, outre la disposition des playes, ils reçoiuent diuersité en degrez, et de la complexion de tout le corps, et de la partie, et de l'aage, du temps, et de l'indication des contraires.

Les causes de toutes ces choses, ont esté assignées là mesme.

Doncques le *medicament incarnatif*, aggregatif, ou consolidatif, suiuant Auicenne, est celuy qui desseiche et espaissit, l'humidité demeurant entre les deux superficies prochaines de la playe, de sorte que l'humidité soit conuertie à collement et gluëment, et que des superficies l'vne s'attache à l'autre. Et pource tel medicament a besoin de quelque stypticité : comme sont le sang-dragon, aloë, sarcocolle, bol armenien, terre scellée, aussi l'escorce de la palme, et des grenades, le plantain, les feuilles de pin et de cypres, la quintefueille, l'ozeille, et les fueilles du poirier sauuage, les fleurs du sorbier, les rameaux de la queuë de cheual, la poussiere du moulin, l'orge bruslé, la terebinthine, et aussi le laict aigre, et le vin rouge astringent.

Desquels peuuent estre faites plusieurs formes de compositions.

La premiere, est de toute la communauté, et est faite de la terebinthine lauée, et poudre rouge susdite en la restriction du sang.

La seconde forme est de Galen au *Catageni*. Il est appellé *emplastre noir*, et est des miens. PR. *de litharge, vne partie : huile, vinaigre, de chacun trois parties, cuisez-les tout vn iour*, en les remuant continuellement, tant qu'il espaississe, et deuienne noir, et en soit fait emplastre.

La troisiesme forme est *Diapalma* prise du liure *Catageni*, ainsi fait : PR. *oing de porc ou de veau, deux liures[2] : huile vieux, trois liures : litharge, trois liures : couperose, demy quarteron :* soient cuits à la mode de l'emplastre noir, en remuant continuellement auec vne espatule de palme verte, ou de canne, et en soit fait emplastre.

La quatriesme forme est, *l'emplastre verd de maistre Pierre de*

---

1. « In quibus sola cutis est necessaria. »
2. « Axungiae porci seu vituli », axonge de porc ou de veau. Ains Galen requiert le seul oing de porc, et iceluy tres vieux. (J.)

Bonant, pour lequel faire : **PR.** *du plantain, consoulde grande et petite, betoyne, veruaine, pimpinelle, piloselle, millefueille, langue de chien, queuë de cheual, de chacun vn manipul.* Soient concassez et cuits en trois liures de suif de mouton, et coulez, puis y adioustez de resine, cire et galban, de chacun trois quarterons : sarcocolle, vn quart : terebinthine, vn quart et demy : fondez-les, et en soit fait emplastre.

La cinquiesme forme est de *l'emplastre de la centaurée,* duquel vsoit maistre Pierre d'Arles [1] : **PR.** *de la petite centaurée, six manipuls : qu'ils trempent toute la nuict en vin blanc, puis soient cuits iusques à la consomption de la moitié du vin :* puis soient coulez. Ce qu'aura passé, boüillisse derechef, iusques à tant qu'il soit rendu à l'espaisseur du miel, et qu'on le garde. Et quand vous en voudrez faire emplastre, prenez de la terebinthine, vne liure : cire neufue, vn quarteron : resine, encens, gomme arabique, mastic, de chacun vne once : du susdit vin de centaurée, trois onces : laict de femme, deux onces : soit fait emplastre.

La sixiesme forme est de maistre Dyn : **PR.** *betoine et centaurée de chacun trois manipuls, soient concassez et boüillis auec du vin blanc, et coulez. Adioustez au coulé de la terebinthine, demie liure : résine, vn quart : sarcocolle, vne once : cire, deux onces :* et de rechef soient boüillis, puis on les jette sur le vinaigre, et qu'on les amasse, et soient paistris auec du laict, et en soit fait emplastre.

Le septiesme est *l'vnguent du Roy d'Angleterre :* **PR.** *cire blanche et resine, de chacune vn quart : huile, deux onces : terebinthine lauée, vne once : encens, mastic, de chacun demy once, soit fait vnguent.*

La huictiesme est l'emplastre que le Comte Guillaume eut du Pape Boniface, et le Pape l'auoit eu de maistre Anserin Janua [2], lequel l'auoit aussi donné au Roy de France : **PR.** *pimpinelle, betoine, melangiane, veruaine, vermiculaire, de chacun vn manipul : qu'ils boüillissent en bon vin blanc,* iusques à la consomption des deux parties, puis soient coulez, et le vin derechef boüilly. Qu'on y adiouste de la resine, vne liure : cire blanche, demie liure : mastic, deux onces : soient cuits, et iettez sur laict de femme : soient paistris et reduits en emplastre.

La neufiesme est *l'vnguent de Gloire,* et maistre Iean, nepueu de maistre Anserin de la Porte le faisoit : **PR.** *huile de bedegar, vne liure : cire, vn quarteron : semence de roses blanches [3], demy once :* soit fait vnguent.

La dixiesme forme est *l'vnguent verd d'herbes,* de toute la commu-

---

1. Edit. 1559 dit : Petrus de Argelata, par erreur. Ce chirurgien professait à Bologne au XVe s.

2. « Anselmus de Janua. » Ailleurs « Anserin de Janua », Anserin de la Porte.

3. Il entend par là les grains du milieu (soustenus par des petits poils), qu'on appelle improprement anthera. (J.)

nauté, de Rogier, Iamier, Nicolas, et toute la secte Thessaline [1] : PR. *chelydoine, pain de cocu* (qui est dit alleluya), *oruale, liuesche, scabieuse, de chacun vn manipul : suif de belier, vne liure : huile, demy liure : cire, mastic, encens, aloës, verd de gris, de chacun vne once :* soit fait vnguent.

L'vnziesme est l'*emplastre des vers,* incarnant et consolidant les parties nerueuses, et est de Lanfranc : PR. *l'vne et l'autre consoulde, langue de chien, piloselle, les deux plantains, de chacun vn manipul : vers de terre, vne liure.* Le tout pilé soit mis en vne liure et demie d'huile commun, l'espace de sept iours, puis soient vn peu boüillis, coulez et exprimez. Lors adjoustez-y du suif de belier pur et net, vne liure : poix de nauire, demy liure : poix Grecque, vn quarteron : ammoniac, galban, opopanax, terebinthine, de chacun vne once : encens, mastic, de chacun demy once. Les gommes estant destrempées en vinaigre, soit fait emplastre.

La *maniere d'en ouurer* est, que apres auoir retenu le sang, et s'estre asseuré de l'aposteme, la playe soit fomentée auec du vin rouge chaud, et puis essuyée, et qu'en apres on applique le medicament, et par dessus vne estoupade baignée en vin, et exprimée, et soit bandé artificiellement d'vne ligature incarnatiue.

Des medicamens qui rengendrent la chair,
et du moyen d'en ouurer.

LE *medicament regeneratif* de chair, selon Auicenne, est celuy qui a proprieté de permuër en chair, le sang qui suruient à la playe. Parquoy il est esgal [2] à la complexion du sang, et le caille auec exsiccation, et quelque abstersion non mordicante, comme il est dit au cinquiesme des *Medicamens.*

Ils sont de trois manieres, foibles, forts et plus forts.

Des foibles sont, l'encens, le mastic, l'aloës, la colophonie, les farines d'orge, et de fenugrec : lesquels doiuent estre appliquez aux corps, et membres humides.

Des forts, sont l'aristolochie, l'iris, la farine de lupins et d'ers, la climie ou tuthie aussi, et la couperose bruslée, mis toutesfois en petite quantité :

---

1. « Et totius secte thesilline », ms. 6966. — « Et totius secte Tholosanae », 1559. — Il n'y a point eu de *Secte Tholosane,* que nous sachions, dit Joubert, et il signifie les chirurgiens *Amethodiques,* sectateurs des empirics : scauoir est, de *Rogier* et de *Jamier* : lesquels Guy appelle de ce nom là plus d'vne fois. (J.)

2. « Adaequatur. »

lesquels doiuent estre appliquez au corps et membres secs, comme il a esté dit cy-dessus des playes caues.

Des plus forts, sont ceux qui conuiennent aux vlceres profonds : comme la centaurée, le polion, la glu, limaces bruslées,.plomb, antimoine bruslez, et semblables. La poix aussi, et la resine rengendrent la chair, et la myrrhe engendre la chair dessus les os descouuerts.

Desquels simples on peut faire plusieurs formes de composez.

La première est l'*onguent basilicon*, que Galen appelle *Tetrapharmacon* : PR. *de la poix noire* [1], *resine et cire, du suif de vache, et de l'huile, de chacun autant que tu voudras*. Qu'ils soient fondus et en soit fait vnguent. Et si on y met de l'encens, ce sera le *Majeur* d'Heben Mesue, et le *Macedonicon* de Galen.

La seconde forme est l'*vnguent fusc* ou *obscur* selon Nicolas, lequel on trouue fait ès maisons des apoticaires [2].

La troisiesme forme est l'*vnguent d'or* ou *doré* d'Heben Mesue, auquel, afin qu'il soit aucunement mondificatif, i'adiouste vn peu de miel : PR. *de la cire, cinq onces : resine, vn quarteron : terebinthine, vne liure : miel, demy quart : mastic, encens, sarcocolle, myrrhe, aloës, saffran, de chacun deux drachmes*, soit fait vnguent.

La quatriesme forme, est l'*vnguent verd de Galen*, permis d'Auicenne : PR. *huile et cire, de chacun six onces* : fondez-les, et y adioustez, les ayant mis hors du feu, *vne once de verd de gris*, en remuant et meslant : soit fait vnguent.

La cinquiesme forme est l'*vnguent de lin*, lequel Auicenne approprie à consolider, mais ie l'ay trouué plus regeneratif. Et selon Heben Mesue, il est ainsi fait : PR. *de la ratisseure d'vn drap de lin bien net, demie part : de l'opopanax, deux parts : vin, miel, et huile rosat, de chacun cinq parts : litharge, aloës, sarcocolle, de chacun la tierce part d'vne* [3], soit fait vnguent.

La sixiesme forme est l'*emplastre Crocée*, ou *jaune*, de maistre Pierre de Bonant : PR. *de la semence de fenugrec, vn quarteron* : trempez-la durant neuf iours en vin blanc, iusques à ce qu'elle soit comme pourrie [4], puis pilez-la fort, et la coulez. Adioustez-y du *suif de bouc, trois quarterons* : pilez-les ensemble, et les cuisez : puis assemblez le muccilage, et la graisse, ausquels adiousterez de la *cire, vn quarteron : de la resine, deux onces* : tout soit fondu et cuit, et reduit en emplastre.

La septiesme forme est l'*vnguent precieux*, prins de mon cartulaire [5],

---

1. Il y en a qui lisent *Nauale*. (J.)
2. « Quod *in apothecis* inuenitur factum. »
3. Il y en a qui lisent *la quarte part*. Mais Mesue est content de la tierce. (J.)
4. « Donec marcescat. » — Marcescere, se flétrir, se gâter.
5. « A cartulario meo. »

commun à guerir toutes playes : PR. *de l'armoise, scabieuse, aloyne, gallitrich, tanaisie, ache, veruaine, fauciole, ancorde sauuage* [1], *berle, pimpinelle, langue de chien, chelidoine, piloselle, mille-fueille, de chacun vn manipul.* Tout soit pilé, estant net de ses racines, et en soit tiré le jus, et auec *deux liures de vieil oing de pourreau, et vne liure de suif de bouc, et trois liures d'huile, et vn quarteron de miel,* les cuisant, et incorporant dans vn mortier, soit fait onguent.

Maistre Pierre de Bonant en vsoit : mais il adjoustoit à la fin de la decoction, ce que luy sembloit, d'encens, mastic, aloës, et verd de gris, et le loüoit fort.

La huictiesme forme est, *l'emplastre grace-dieu,* prins du cartulaire de Maistre Pierre, et est commun à toutes playes, tant de la teste, que de quelque autre partie du corps : car il attire le sang, et les humeurs venimeux du profond, engendre chair, et consolide : PR. *de la cire blanche, resine et ammoniac, de chacun demie liure : terebinthine, vn quarteron : galban, encens, mastic, myrrhe claire, de chacun demy once : aristolochie ronde, deux drachmes.* Qu'on pile ce qui est à piler, et soient fondus en vin blanc, dans lequel ayent cuit betoine, veruaine, consoulde grande et petite, centaurée, pimpinelle, mille-pertuis, herbe sarracenique, herbe grace-dieu [2], cheruy sauuage, sanabaro [3], de chacun vn manipul. Puis en soient retirez, et malaxez auec du laict de femme et huile rosat, et en soit fait emplastre.

La neufiesme forme est, *l'emplastre du Comte,* et maistre Aymeri d'Alest [4] le tenoit : PR. *cire blanche, quatre onces : ammoniac, deux onces : terebinthine, trois onces.* Qu'ils boüillent en vin blanc, et en estant retirez, les malaxant auec du laict de femme, il en soit fait emplastre.

La dixiesme forme composoit le Comte d'Auxerre : PR. *oing de porc frais, et cire blanche, de chacun vn quarteron : huile de camomille, demie liure : mastic, deux onces : ambre gris, deux drachmes,* soit fait onguent.

---

1. En la description de cet vnguent il y a deux simples (fauciole et ancorde), desquels Joubert n'a trouué l'interprétation qui le contente bien. — Ms. 6966 : Fauciole ou lanceolae, ancorde silvestris.

2. « Herbae gratia dei. » (Gratiola officinalis, L.) — Cette herbe est nommée de Dioscoride et autres Grecs, Elaphobosque, c'est à dire, pasture du Cerf, suiuant l'opinion de Ruel. Mais Fuchse veut, que grace Dieu, ou gratiole, soit vne espece de Geran (Geranium Robertianum, L.). Or le susdit Elaphobosque a eu ce nom, parce qu'on dit les cerfs en estans repeux, resister aux morsures des serpents, comme escrit Dioscoride. (J.) — D'après Merat et Delens, l'elaphoboscum de Dioscoride serait le chervi (Sium Sisarum, L.). — Pour les anciens botanistes ce serait le panais.

3. « Herbe gratia dei, beauciae, sanabaro. »

4. « Aymericus de Alesto. » Le ms. 2424 dit : Maistre Pierre de Alestro.

L'onziesme forme est, l'*onguent Diaireos*, et est de maistre Dyn de Florence : PR. *suif de vache, demy liure : huile rosat, quatre onces : cire, deux onces : racine d'iris, vne once : encens, sarcocolle, mastic, aloës, aristolochie, de chacun deux drachmes : terebinthine, vn quarteron* : soit fait onguent. Et de cettuy-cy vsoient les Barbiers de Montpellier [1].

La douziesme forme, sont plusieurs et diuerses poudres, et par dessus la *poudre de Rhasis*, qui est telle : PR. *encens, aloës, sarcocolle, sang-dragon, racine d'iris, autant d'vn que d'autre*, soient pilez et reduits en poudre.

Dauantage Lanfranc dicte cette-cy : PR. *encens, mastic et fenugrec, autant d'vn que d'autre*, et les mettez en poudre.

La *maniere d'en ouurer* est, que la playe estant lauée de vin chaud, on mette de la poudre, ou de la charpie dans la playe, et par dessus des estoupades baignées en vin et exprimées, et soit bandé de la ligature retenant les medicamens, et soit remué deux fois le iour.

*Des medicamens cicatrizatifs, et sigillatifs,
et du moyen d'en ouurer.*

LE medicament cicatrizatif et sigillatif, selon Auicenne, est celuy qui desseiche la superficie de la playe, tellement qu'il s'y fait vne escorce, qui la garde des nuisances, iusques à tant que la peau naturelle y soit engendrée de nature, non pas telle que de naissance : et pour ce il a besoin de notable astriction et austerité [2].

Ils sont de deux manieres, comme il dit au cinquiesme des *Medicamens*.

Les vns le font de soy proprement comme les galles, et l'escorce de grenade, de l'espine Egyptienne, la ceruse, le plomb bruslé, et la litharge, terre cimolée, bol d'Armenie, et toute espece de terre (mesmement lauée) selon Galen au neufiesme des *Simples*.

Les autres le font par accident, comme les corrosifs astringents, estans bruslez, toutesfois en petite quantité, comme le cuiure et son escaille, bruslés et laués : l'alun, et la couperose, de mesme.

Et tous astringens sans mordication, ou d'eux-mêmes, ou à raison de leur preparation, comme la centaurée, le plantain et l'aristolochie bruslée, et le cuir de bœuf des vieux souliers bruslez, et les escorces de l'orme et du chesne. Et Arnaud loue la merde du fer lauée.

---

1. « Isto modo vtebantur barbitonsores Montispessulani. »
2. « Et ponticitate. »

Desquels on peut composer plusieurs formes.

La premiere est en forme de poudre, et est de Guillaume de Salicet, de Lanfranc et Henric : PR. *des balaustes, aloës, sang-dragon, cadmie d'argent, cuivre bruslé et laué, de chacun esgales parts*, soit faite poudre.

Item : PR. *escorce de pin, vne once : litharge, ceruse, de chacun demie once : noix de cypres, petite centaurée, aristolochie bruslée, de chacun deux drachmes :* soient mis en poudre. Et si la playe estoit chaude, Auicenne y adiouste des sandaux, et du nenuphar. Et les roses seiches et la lanceolette seiche seroient tres bonnes à cecy.

La seconde forme est l'*onguent blanc* de toute la communauté : PR. *de la ceruse, vne once : litharge, demie once : huile rosat, vne liure : eau rose, vn quarteron.* Meslez-les fort dans vn mortier, y mettant maintenant de l'huile, maintenant de l'eau rose, et soit fait onguent. Il est de la maison.

La troisiesme forme est onguent blanc, approprié à Rhasis : PR. *huile rosat, vne liure : cire, deux onces : ceruse, vne once : camphre, vne drachme : aulbins d'œufs, trois en nombre :* soit fait onguent. Et si on y adioustoit quelque peu de litharge il seroit meilleur : et si on y adioustoit du minion, il seroit coloré de couleur rouge, et de cettuy-cy *vsent les barbiers de la Cour de Rome* [1].

La quatriesme forme est, l'*onguent de chaux*, et est d'Auicenne, consolidant merueilleusement, et desseichant les bruslures, et les playes des nerfs : PR. *de la chaux viue, sept fois lauée d'eau froide, tant qu'elle ait perdu son acuité, et auec suffisante quantité d'huile rosat,* les broyant en vn mortier, soit fait onguent.

La cinquiesme forme est l'*emplastre blanc de ceruse,* au liure *Catageni,* aucunement corrigé par Azaram. Et d'iceluy vsoit maistre Pierre d'Arlat [2] en Auignon : PR. *de la cire, quatre onces : huile rosat, demie liure : terebenthine, vn quarteron : ceruse, deux onces : litharge, vne once : encens, alun, coquilles de limaces brûlées* [3], *de chacun demy once.* Ayant fondu l'huile, terebinthine et la cire, le reste soit meslé au mortier, et reduit en emplaste.

La sixiesme forme est l'*onguent de l'Euesque de Lyon* [4], qui estoit de la maison du Comte d'Armagnac, et il l'approprioit à tous ulceres infistulez, et achancris : PR. *oing de porc net de ses peaux, trempé en*

1. « Et isto vtuntur barberii curiae Romanae. »
2. « Magister Petrus de Arleto in Auinione. »
3. « Testarum vstarum limaciarum. »
4. « Episcopi Lugdunen.... » Edit. 1559. — « Episcopi laudunen. » Ms. 6966. — Ms. 24249 et Canappe disent, de Laon ; Joubert dit, de Laudun.

vinaigre durant neuf iours (en renouuellant le vinaigre de trois en trois iours), *vne liure : argent vif estaint de saliue, demy liure : alun de roche, demy quarteron :* soient pilez dans vn mortier durant vn iour entier, et reduits en onguent.

La septiesme forme est l'*onguent azurin*, fort vtile aux pustules du visage, et à la rongne et au serpige : PR. *oing de porc preparé comme dit est, vne liure : vif argent estaint, vn quarteron : alun, demy quarteron : soulphre vif, vne once : bugie*[1], *demie once : inde de Baldac, deux drachmes*[2], en pilant au mortier, soit fait onguent.

La huictiesme forme est le *Diapompholigos*, qui est loué de Theodore et de toute sa secte : car il guerit le chancre, et les achancrimens, l'erysipele, et la bruslure : PR. *huile rosat et cire blanche, de chacun cinq onces : suc des grains rouges de la morelle, quatre onces : ceruse lauée, deux onces : plomb brûlé et laué, pompholix ou tuthie, de chacun vne once : encens, demie once.* Ayant fait onguent d'huile et de cire, qu'on mesle le demeurant (l'ayant osté du feu) dans le mortier[3] : et en soit fait onguent.

La neufiesme forme est litharge nourry, qui est de Rhasis, d'Auicenne, et presque de tous les Operateurs : PR. *du litharge bien puluerisé, tant que voudrez, et auec huile rosat, et du vinaigre à suffisance, soit tant* mené dans le mortier, qu'il espaississe et s'enfle : retirez-le, et le gardez. Et si on y adioustoit à vne partie, la sixième partie de poudre faite de cuivre brûlé, d'antimoine, plomb brûlé, alun, balaustes, racines de garence, curcuma, galles, sang-dragon, cadmie d'argent, soye, vers de terre secs, de chacun vne partie : mis en poudre et meslez au mortier, ce seroit vn onguent tres-vtile à tous vlceres virulents, et de difficile consolidation. Ou si on le faisoit dans vn mortier de plomb, et qu'on y adioustast de la ceruse, il seroit meilleur à toutes dispositions chancreuses, comme dit Galen en la premiere partie du liure *Miamir*.

La dixiesme forme est, vne *lame de plomb* mince, laquelle selon la grandeur de l'vlcere (ayant laué l'vlcere, et sa circonference, auec eau d'alun) soit mise dessus, et estroitement liée. Car elle fait merueilles en tout vlcere, et disposition chancreuse. Combien i'ay acquis d'honneurs par ce remede, celuy qui rien n'ignore le sçait. Mais il faut feindre, qu'il y ait quelque autre grand artifice en eux, à raison du vulgaire,

---

1. « Bugiae. » Ancien nom de l'écorce et de la racine du *Berberis vulgaris*, L.

2. « Indae de Baldac. » — C'est ce que Dioscoride appelle *Indique*, lequel on tient partout à vendre ès boutiques sous le nom de *Inde*. Or il est de couleur celeste, doncques cet onguent se fait azuré. (J.) Baldac est une province, et est la patrie d'Acanamusal, duquel Guy fait mention quelquefois.

3. Canappe adjouste *et le pilon soit* un peu *chaud*, ce qui ne doit estre mesprisé certainement, dit Joubert.

auquel ne semble rien precieux sinon qu'il soit de grand coust [1].

Le *moyen d'operer* est, que auant que l'vlcere soit totalement remply de chair, on laue l'vlcere ou la playe de vin chaud, auquel ayent cuit des balaustes, ou auec de l'eau alumineuse, si l'vlcere est eschauffé. Et quand on l'aura bien essuyé, qu'on applique le medicament, et soit couuert auec des estouppes baignées de même, et exprimées : et soit bandé d'vne ligature incarnatiue [2].

Des medicamens corrosifs, putrefactifs, et caustiques, rompans la chair et le cuir.

QVAND il y a quelque chose estrangere en l'vlcere ou aposteme, qui ne peut estre guerie auec maturatifs, et mondificatifs, adonc il est necessaire qu'il soit extirpé, ou auec les ferremens, ou auec les medicamens. Et combien que l'extirpation auec des ferremens soit plus asseurée (veu qu'elle est tost faite, et que l'impression qu'elle fait passe bien tost) qu'auec des medicamens, lesquels sont aigus, et piquans, et induisent vn long temps douleurs, et fiévres : neantmoins parce que plusieurs sont craintifs, et aimeroient mieux mourir que d'endurer le fer, et auec ce l'incision est dangereuse en quelques endroits, il faut vser des *medicamens extirpatifs*, qui sont nommez de Galen au cinquiesme des *Medicamens, colliquatifs*, et des vulgaires, *corrosifs*. Mais il ne se faut pas gueres soucier des noms, comme il dit consecutiuement.

Il y en a trois especes : sçauoir est des foibles, des forts, et des tres-forts. Les foibles, sont dits proprement *corrosifs* : les plus forts, *putrefactifs* : les tres-forts, *caustiques* et *ruptoires*. Et iaçoit que tous ces medicamens soient chauds, et aucunement terrestres, toutesfois les corrosifs le sont moins : plus, les putrefactifs : les caustiques sont extremes en chaleur et grossesse. Et pource les corrosifs n'agissent qu'en chair molle et superficielle : les putrefactifs, en la peau et en la chair, dure et profonde : les caustiques, en la peau et en la chair, soit dure ou molle, et superficielle ou profonde.

Il aduient bien aucunesfois, que l'vn fait l'operation de l'autre, et c'est à raison de la quantité, ou du sejour, ou de la complexion du patient : comme l'experience le monstre, et Henric confirme et dit cela mesme.

Doncques le *medicament corrosif* est selon Auicenne, celui duquel la

---

1. « Quibus non videtur pretiosum, nisi sit sumptuosum. » — Le ms. 24249 : sil nest sumptueux.

2. Canappe escrit, *ligature retentiue* ou *retenante*, mais moins conuenable et à propos, dit Joubert; celle-cy estant commune à tous et tres vulgaire.

proprieté est telle que de sa resolution et degastement[1] s'ensuit diminution
de la substance de la chair. Ce que font, quand la chair superfluë est en
petite quantité, les estouppes de chanvre decouppées menu, et l'esponge
tranchée en petites lames : comme aussi les hermodactyls puluerisez,
et l'alun, l'onguent des apostres et semblables.

Mais quand la chair est copieuse, la coupe-rose y est necessaire, et le
verd de gris, l'onguent verd, et l'ægyptiac, et les *trochises de chaux de
maistre Dyn*, desquels la forme est telle : PR. *chaux riue, tant que tu
voudras, soit puluerisée, et paistrie auec du miel*, et soient faits des
trochises. Qu'on les brusle dans vne cassole, soient desseichez.

Cela mesme font les *trochises d'asphodel* : desquels la forme selon
Rogier est telle : PR. *jus de la racine d'asphodel, six onces : chaux
riue, deux onces : orpigment, vne once*. Soient meslez, et desseichez au
Soleil au mois d'Aoust, et en soient faits trochises.

A cela mesme sont aussi les *trochises Aldaron*, qui sont dits d'Andromach, et se font ainsi selon Auicenne : PR. *escorce de grenades, dix
drachmes : galles, huict drachmes : myrrhe et aristolochie ronde, de
chacun quatre onces : dragacanth. et alun jamen*[2], *de chacun deux
drachmes : Zegi* (qui est vitriol), *quatre drachmes, soient mis en
poudre, et paistris auec du vin doux*, et en soient faits trochises.

A mesme fin sont faits les *trochises Calidicon*, et sont de Galen :
PR. *de la chaux riue, vne partie : orpigment rouge, et citrin, salicor
et acacie, de chacun demy partie* : soient puluerisez, et paistris auec le
capitel, et en soient fait trochises.

Le *capitel* est double, l'vn commun dit cy-dessus au nettoyement de la
teste : l'autre propre, selon Dyn, lequel i'ay aucunement corrigé. Il se
fait ainsi : PR. *de la chaux riue, et du sel ammoniac, de chacun vne
liure : soient pilez et paistris auec le riue des rendres du tronc des
febues*, et soient mis dans vn pot, qui soit subtilement percé au fond, et
sous iceluy vn autre pot entier, auquel soit receu le capitel. Qu'on les
enseuelisse dans vne fosse, et qu'on les y laisse durant sept iours. La
colature sera vn fort beau capitel. Il vaut à consumer toute superfluité,
il brusle et ronge, et son escharre chet bien tost.

Le *medicament putrefactif*, selon Auicenne, est celuy qui en corrompant la complexion de la chair, ameine en icelle vne humidité puante et
corrompuë, non pas à escharre, proprement à la semblance d'vne chair
cadaureuse, et esthiomenée : et ce par vn superabondant froid ou chaud,
ou sec, ou humide, ainsi que Galen signifie au cinquiesme des *Medica-*

---

1. « Ex ejus resolutione et devastatione. » Joubert dit : que de sa dissipation et
degast.

2. « Aluminis jameni. »

mens. Mais il y a semblance, de ce que en l'vne et en l'autre il y a corruption non douloureuse : suppléez, quant à la partie corrompuë : car ne croyez pas qu'ils n'inferent grande douleur à la partie non corrompuë.

Ce sont le realgar, et l'arsenic, qui sur tous ont en cecy principauté. Mais il les conuient reprimer, parce qu'ils sont medicaments farouches.

L'arsenic, est ainsi reprimé, selon les quatre Maistres : qu'on le mette en poudre, et soit paistry auec suc de choux, ou de morelle, ou d'autre herbe froide, puis soit desseiché. On fait cela trois ou quatre fois : puis on en forme des trochisces.

Par mesme moyen est reprimé le realgar, selon Henric. Et de mesmes opere l'argent vif sublimé.

A mesme intention on fait des eaux fortes par distillation, entre lesquelles cette-cy est la meilleure : PR. *du sel ammoniac, orpigment rouge, et citrin, couperose, verd de gris, de chacun vne partie.* Soient pulueriez et mis en alambic de verre bien luté, et soit distillée à petit feu. Qu'on iette la premiere eau qui est receue, et puis qu'on double le feu, et quand l'alambic sera deuenu rouge, qu'on retienne la seconde eau, et soit gardée dans vn vaisseau de verre bien couuert. Elle est de si grande efficace, qu'elle fond et perce le fer, et partant vne seule goutte mortifie les fistules, et fond toutes verruës et excroissances.

Quant à la maniere de sublimer et distiller, qu'on la laisse aux alkemistes [1].

Ces medicamens ne doiuent estre mis sur les corps debiles, et fort tendres, ne prés des membres principaux, ne és membres mols et petits : comme sont la verge, les levres, les paupieres, le nez, les doigts et semblables. Ne soient aussi appliquez en grande quantité, car il est meilleur de multiplier les fois que la quantité : comme il a esté dit aux glandules, et en la rompure.

Et doiuent estre appliquez en poudre, quelquefois incorporez auec dialthæa ou de l'vngent blanc. Et apres l'application, le lieu soit deffendu dessus et à l'entour, auec du vinaigre et des sucs froids, et qu'on tienne bonne diette. Et si le malade en estoit trop tourmenté, et qu'il voulust oster le medicament, et qu'on lui appaisast la douleur, fomentez le lieu auec l'huile doux et chaud. Et apres l'operation (qui dure trois iours de l'arsenic, et moins des eaux) [2] que l'on procure la cheute de tel escharre auec du beurre, ou quelque maturatif vnctueux.

Le *medicament caustique, escharrotique* et *ruptoire* [3], est celuy qui rompt et brusle le cuir, et la chair, et leur complexion. Il gaste et mortifie, endurcit et reduit en charbon, sans grande douleur. Parquoy son

1. « Alkimistis dimittatur. »
2. « Quae durat de arsenico per tos dies, et de aquis minus. »
3. Caustique, est genre à escharotique et ruptoire. (J.)

operation est dit lente ou tardiue, au cinquième des *Medicamens*.

Il y en a de foibles qui rompent seulement le cuir, font des vescies, et preparent à l'operation des putrefactifs, lesquels n'operent sinon en la chair desnuée de sa peau, comme les cantharides [1], le miel des anacardes, les ails, plante lupine, flammule, ou marsilion, et anabulla : Les *cantarides* sont mises en estant pilées auec du leuain ou auec quelque suif, à la quantité d'vne drachme. Les autres sont appliquez seuls, à la quantité d'vn demy manipul. Il les y faut laisser l'espace de demy iour : et puis couper les vescies, et y mettre vne fueille de choux. Et s'ils *prouoquoient ardeur d'vrine* au patient (ce qu'ils font aucunesfois), qu'on luy *donne à boire du laict*, et soit mis dans vn bain d'eau de la decoction des maunes, violettes, cresson aquatique, et paritoire, iusques au nombril, et incontinent l'ardeur s'appaisera.

Les forts sont plusieurs, et celuy qui est fait de la *chaux viue* mise en poudre, incorporée auec du sauon mol, et vn peu de saliue, est en cecy le principal. Il en faut mettre la grosseur d'vne auelayne, c'est à dire vn peu plus ou moins, selon que le lieu requiert. Et le lieu doit estre deffendu tellement, qu'ils ne s'espandent, sinon là où l'on veut, et ce auec la coque d'vne petite noix, ou d'vn gros gland, ou auec du cuir, ou de toille cirée, ou auec du blanc d'œuf, ou autre chose glutineuse, percée selon la quantité que l'operation requiert. Et qu'on applique dessus, et aux enuirons quelque medicament froid, et soit lié estroittement, et qu'on l'y laisse l'espace de douze heures, pour le moins. Et si on prolongeoit ce terme, il s'y feroit meilleur escharre. Qu'on oste le caustique ayant fait son operation, et qu'on procure la cheute de l'escharre, auec du beurre laué, et incorporé auec vn peu de farine, ou auec quelque autre medicament vnctueux.

SEPTIESME CHAPITRE

Des medicamens des fractures, et dislocations : et premierement de ceux qui empeschent l'apostemation.

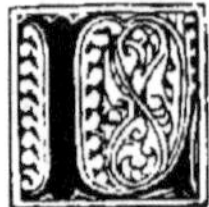
ES medicamens des fractures et dislocations, sont faits aucunes fois en forme d'epitheme, autresfois en forme d'emplastre, quelquefois en forme d'vnguent. Et comme dit Auicenne au quatriesme, ils sont, quelques-vns pour *empescher l'apostemation* et douleur, les autres pour *agglutiner* et endurcir l'Arosboth ou

---

1. Ce sont exemples de *Vesicatoires*, non pas des putrefactifs, qu'on met apres que les veines sont rompues et le lieu escorché. (J.)

pore [1] sarcoïde : et quelques-vns pour *conforter* la partie : les autres à presser ou *deprimer* le pore trop engrossy. Il y en a aussi pour adoucir et *amollir* la dureté, laquelle quelquefois reste apres la restauration.

Les *medicamens qui empeschent l'apostemation*, sont refrigeratifs et aucunement repercussifs, comme les blancs d'œufs, huile rosat, et le myrtin, qui conuiennent au premier appareil.

Des agglutinatifs.

LES medicamens agglutinans et endurcissans le pore ou calle, qui conuiennent au second appareil ou remuëment [2], et aux suiuants, iusques a tant que le pore soit accomply, sont tels : PR. *farine folle du moulin, ou farine de froment, six parties : sang-dragon, encens, mastic, sarcocolle, de chacun vne partie.* Soient incorporez auec *blancs d'œufs* : et en soit fait epitheme ou pulte.

A cela mesme Brun dicte cecy : PR. *aloës, myrrhe, bol armenien, encens, acacie, noix de cypres, dragacanth, labdan, farine folle* [3], *de chacun vne partie* : soient mis en poudre, et incorporez comme le premier.

Des confortatifs.

LES medicamens confortatifs, qui conuiennent à la fin, sont (apres la fomentation auec du vin salé, auquel ayent cuit des roses, de l'aloyne, et de la mousse blanche du chesne) l'emplastre que Lanfranc ordonne : PR. *huile rosat, quatre onces : resine, trois onces : cire, deux onces : colophonie, mastic et encens, de chacun demie once : noix de cypres, et curcume, de chacune vne drachme,* soit fait emplastre. Mais il faut diminuer l'huile, et augmenter les gommes, et si on y adjoustoit du saffran, il seroit meilleur.

A cela mesme, Rogier dicte ce sparadrap : PR. *encens, mastic, poix, farine folle, bol armenien, de chacun deux drachmes : suif de belier, et cire, de chacun demy liure.* Fondez le suif et la cire, et en fin mettez y la poudre : et qu'on y trempe vn linge, comme on fait la toile cirée, et soit appliqué.

A cela mesme est l'apostolicon commun de l'antidotaire, et l'*apostolicon chirurgical* ordonné de Rogier, commun à toutes casseures : PR. *de la colophonie, vne liure : poix de nauires, demy liure : galban,*

---

1. Porus, tuf blanc (imitant le marbre); ici porus designe le *cal*.
2. « In secunda remutatione. »
3. « Farinae volatilis »; Brun nomme la *farine folle, poudre de moulin*. (J.)

*serapin, ammoniac, opopanax, encens, mastic, terebinthine, de chacun
demy once : vinaigre, demy liure : cire, trois onces.* Ayant destrempé
les gommes en vinaigre, boüillies et fonduës, adioustéz y le reste, et en
soit fait emplastre, en le malaxant auec huile laurin.

A la mesme intention est l'oxycroceon de l'*Antidotaire de Nicolas* :
et à cela mesme est l'*emplastre de maistre Pierre de Bonant,* commun
à toutes contusions : PR. *de la cire, vn quarteron : ammoniac, demy
quarteron : poix de nauires, deux onces : mastic, vne once : farine
de fenugrec, aloyne, camomille, cumin, de chacun deux drachmes :
ius de paritoire, et tres bon vinaigre, de chacun vn quart.* Que l'ammoniac trempe toute la nuit dans les sucs, au matin soit mis sur le feu, et
qu'il fonde auec les autres choses, iusques à la consomption des sucs :
et les poudres soient malaxées auec de l'huile laurin, et en soit fait
emplastre.

*Des medicamens remollissans la durté, qui reste quelquefois
apres le rabillement.*

COMBIEN que cy-dessus en traitant du scirrhe, et des passions des jointures, nous ayons assez dit de ces medicamens, et du moyen d'en
vser : toutefois, parce que leur operation est fort difficile et fascheuse, il
semble estre vtile de repeter souuent tels medicamens.

Les medicamens remollissans la durté qui reste apres les fractures,
doiuent estre plus humectans que resolutifs, comme Galen semble dire
au cinquiesme des *Medicamens,* principalement si la durté est introduite
à raison de la siccité, causée de la priuation de nourriture, ou de la blessure des parties nerueuses, ou de longue éuacuation de la sanie. Et
pource disoit Auicenne au quatriesme, qu'en telles dispositions il faut
commencer par embrocations des eaux chaudes, et puis proceder aux
vnguens et emplastres lenitifs, faits de muccilage et gommes, et graisses,
et huiles. Et si on y met du vinaigre, ils seront plus penetrans, car en
petite quantité, et meslé auec autres choses chaudes, il ne nuit point,
comme Galen affirme au troisième du *Miamir,* et le tres illustre Auicenne au troisième *Canon,* en la curation du mal de teste.

Doncques en premier lieu sur la partie soit faite embrocation [1] auec de
l'eau, et de l'huile vieux, temperément eschauffez, ou auec du laict de vache,
ou auec l'eau muccilagineuse de la decoction de l'escorce de la racine de
guimauue, orme, bryonie, concombre sauuage, enule campane, acore,
dactes, figues, fenugrec, semence de lin : ou auec l'eau de la decoction

---

1. « Embrocetur »; faire embrocation.

des testes, pieds et trippes de mouton. Et si en lieu de l'esponge on le faisoit auec laine succide, il seroit meilleur.

Ayant fait la fomentation durant vne heure, qu'on essuye la partie : puis aupres d'vn feu de serments, non pas de trop prés, en pliant et dressant familierement la partie, soit oingte de cet vnguent, qui est prins des propos d'Auicenne et des autres : PR. *oing de porc, d'asne, de mulet, d'ours, de marmotane, et de blaireau, de chacun vn quarteron : graisse de poule, d'oye, et de canard, moüelle de la cuisse de veau, et du cerf, de chacun demy quart : beurre frais, huile de noix d'inde, huile sisamin, huile de ben, huile muscelin, huile d'amandes douces, muccilage de guimauue, de fenugrec, et semence de lin, de chacun deux onces : styrax, calamite, bdellion, suyn de laine, de chacun demie once.* Tout soit fondu et liquefié, et si besoin est, y adioustant vn peu de cire, en soit fait vnguent. Qu'on choisisse les graisses qui soient fraisches, et sans sel, comme dit Auicenne. Et s'il semble que le lieu soit refroidy, qu'on mette audit vnguent vn peu d'huile castorin, et des gommes communes.

Item, à cela mesme pour les communs. PR. *de l'onguent diallhæa, deux parties : de l'onguent agrippa, vne partie : beurre sans sel, demy partie.* Meslez tout ensemble.

L'onction estant faite suffisante, qu'on emplastre le lieu auec escorces des racines de guimauue, pilées et contuses et meslées auec bon oing de porc, ou auec l'onguent remollitif dessus dicté, ou auec le grand Diachylon, qui a esté dessus descrit entre les remollitifs, ou auec celluy-cy, que Lanfranc loüe extremément : PR. *oing de porc frais, trois onces : graisse d'oye, de canard et de poule, cire, terebentine, de chacun vne once : huile commun, quatre onces : farine de fenugrec, et de semence de lin, de chacun vne once : bdellion, opopanax, mastic et encens, de chacun demie once.* Les gommes soient trempées en vin, puis soient dissoultes auec l'oing et les graisses, la cire, et l'huile, et tout soit coulé. A la colature adjoustez la poudre de ce qu'il a fallu broyer, soient tres-bien incorporez, et reseruez à l'vsage. Si on mettoit auec ceux-cy du styrax, suyn de laine, et labdan, il seroit meilleur.

Et l'ammoniac au sixième des *Simples* remollit ces durtez, et est de grandissime vertu à dissoudre les pores ou callositez des jointures.

Il faut faire cela vn long-temps, car (au septième de la *Therapeutique*) le temps de la curation des qualitez passiues, est plus long que des actiues.

Le moyen de l'euaporation auec du vinaigre et la pierre marcasite, qui conuient aux tendons endurcis, et au schirre, et à toute durté des jointures, a esté dit.

Et à ce aident fort les bandages et les instrumens mechaniques, etc.

HVICTIESME CHAPITRE

Des degrez des medicamens [1].

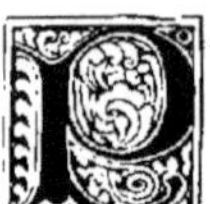ARCE que Galen, le souuerain des Medecins, dit au premier des *Simples medicamens*, qu'il n'est possible de composer vn medicament, ne que quelqu'vn en vse bien, auant qu'il sçache les vertus des simples, pource, il est bon de mettre icy les degrez et les vertus des medicamens chirurgicals, suppléez, des simples : car les degrez des composez, sont trouuez de ceux-là. Or le degré, selon Arnaud, és corps meslez et complexionnez, est esleuation de quelque qualité complexionnelle par dessus le temperament [2], par vne

1. Dans l'*Introduction* j'ai exposé quelles étaient les doctrines médicales au moyen âge, je rappellerai seulement quelques points qui se rattachent à la classification et à l'action des médicaments.

Tous les corps sont formés par l'association, la mixtion des quatre éléments (l'air, le feu, la terre et l'eau), représentés par leurs qualités dominantes (le froid, le chaud, le sec et l'humide); quand il y a harmonie des quatre éléments et de leurs qualités (qualités complexionnelles) dans un corps, ce corps est dit *tempéré*. La *tempérie*, c'est l'état d'un corps tempéré. Au lieu de tempérie, on se sert quelquefois de l'expression de *température*, de *tempérament*.

Quand l'harmonie entre les qualités d'un corps cesse, quand l'une ou plusieurs dominent, ce corps est dit *intempéré*. On a alors l'*intempérie*, l'*intempérature*.

Un médicament est dit *tempéré* quand, étant mis en rapport avec le corps, il ne change pas ses qualités complexionuelles; ces médicaments ont peu d'action, ils servent généralement d'excipients.

Le médicament est dit *intempéré*, quand il change les qualités du corps, et lui communique quelque qualité qui domine en lui, pour laquelle on l'appelle chaud, ou froid, ou sec, ou humide.

Les *médicaments intempérés* sont les *médicaments actifs*, ils sont classés d'après leurs qualités élémentaires : d'après la quantité dont l'une ou plusieurs de ces qualités dépasse l'état de *tempérie*, ou d'harmonie parfaite entre les qualités complexionnelles. Ils échauffent, refroidissent, humectent, desseichent, mais non pas tous également. On a alors admis *quatre degrés* dans les qualités des médicaments, selon leur intensité; mais il faut qu'ils dépassent nettement (secundum distentiam integram) la *tempérie*, le *tempérament* du corps. — Dans le premier degré la qualité dominante du médicament se fait sentir modérément; dans le second, manifestement; dans le troisième, grandement; dans le quatrième, elle détruit.

Pour de plus grands développements, je renvoie à l'*Introduction*.

2. Il appelle qualitez complexionnelles, celles qui constituent la complexion ou temperature (hoc est temperiem), comme sont les quatre premieres, *chaleur, froideur, humidité* et *siccité*, desquelles dependent ou procedent toutes les autres qualitez, qu'on dit secondes, tierces et quartes, qui suiuent le temperament, et la diuerse proportion des quatre premieres. Or les Medecins examinent les degrez des premieres, non pas des couleurs, odeurs, ou saueurs, parce que les premieres ont grande force d'alterer et changer nos corps, ce qui n'est pas donné aux secondes. (J.)

entiere distance. Ce qui est dit par trois termes ou limites, non entiers ou complets, assignez en chaque degré [1].

Le *medicament tempéré* est, au cinquiesme des *Simples medicamens*, semblable à la complexion du corps duquel il est approché [2], sans qu'il l'eschauffe ou refroidisse, desseiche ou humecte.

L'*intemperé* est, celuy qui l'ameine à quelque qualité dominante, de laquelle le medicament est surnommé tel.

Selon ce, nous appellons chaud au premier degré, tout ce qui nous eschauffe, et non toutesfois manifestement : et ainsi du froid, du sec, et de l'humide. Et tous ceux qui sont nés à eschauffer manifestement, ou refroidir, seicher ou humecter, on les dit tels au second degré. Ceux qui le font grandement, non toutesfois à l'extremité, au troisiesme. Et ceux qui sont nés à refroidir, tellement qu'ils mortifient, ou qui échauffent tant, qu'ils bruslent, au quatriesme. Et ainsi on leur assigne *quatre degrez*. Auicenne au premier *Canon* dit de mesme.

Quant au sec, on n'en trouue point du quatriesme degré, sans qu'il brusle. Car tout ce qui desseiche extremement, il brusle aussi. Et pourtant, jaçoit que l'on n'en trouue au quatriesme degré, il y en a toutesfois à la fin du tiers : et ainsi, pres du quatriesme. De l'humide, dit Auicenne, qu'il ne semble point qu'il puisse passer outre le tiers degré : d'autant que s'il le passoit, ce seroit chose venimeuse, laquelle corrompt le corps. Mais pourquoy est-ce que le chaud au quatriesme (comme les ails et le poivre), ne tuent ainsi comme l'opion et les autres froids : Le Compagnon des Concordances dit, parce que le froid est plus ennemy de nature que le chaud.

Or qui veut scauoir si la quantité augmente le degré, et s'il le diminuë, et si les secondes vertus ensuiuent les graduations des premieres, et pourquoy vn medicament peut auoir contraires operations, et vne plante en diuerses parties acquiert diuerses operations [3], cela a besoin de plus grande inquisition.

Et afin qu'on trouue plus aisément les degrez des medicamens, il les faut ordonner sous le catalogue de l'alphabet des Latins [4]. Et si on trouue que les Docteurs soient discordants entre eux pour les degrez, ce peut

1. « Est eleuatio qualitatis alicuius complexionis super temperamentum secundum distantiam integram : quod dicitur propter metas tres non integras quae assignantur in quolibet gradu. »
2. L'édit. de 1559 dit : « Cui adducitur sine hoc quod calefaciat, aut infrigidet. siccet, aut humectet. »
3. « Diuersas inquirit naturas. »
4. Guy, ayant écrit en latin, a classé les médicaments d'après leurs noms latins; dans cette traduction ils sont classés d'après les noms français; ce qui du reste n'a amené de déplacement d'ordre que pour un petit nombre, le nom français reproduisant en général le nom latin.

estre quelquefois à raison de la diuersité des pays où naissent les mede-cines. De ma part, i'ensuiuray ès degrez, Galen aux derniers six liures des *Medicamens*, Serapion et Auicenne son interprete, et quelques miennes experiences, selon mon pouuoir, commençant premiérement par la lettre A.

De la lettre A [1].

A*cacie*, c'est le suc des prunelles vertes. Il est froid et sec au troisiesme, ou enuiron, et pour ce fort repercussif.

Ache est une herbe : elle a plusieurs espèces, chaude au premier, seiche au second, auec maturation et mondification.

Aigras ou *verjus* est cogneu, froid au second, sec au troisiesme, et est repercussif.

Aigremoine est herbe chaude et seiche au second degré auec abstersion.

Ail, racine chaude et seiche au quatriesme, auec adustion et attraction.

Aloë, suc espaissi de certaine herbe. Il est chaud au second, sec au premier. Il consolide les vlceres, specialement des parties honteuses.

Aloyne, herbe chaude au premier, seiche au second, auec astriction.

Alun de Roche, chaud et sec au troisiesme, auec grande astriction.

Ammoniac est gomme, chaude à la fin du troisiesme, seiche au premier, auec mollification et attraction.

Amydon, farine de froment laué, froid et humide au premier, auec sedation.

---

1. Au texte de Guy de Chauliac j'ajoute des notes qui comprendront pour chaque substance : un nom français, le nom latin du texte de Guy et un nom scientifique actuel, afin d'établir les concordances des termes de Guy avec les termes actuels. Pour les noms dont l'interprétation présentait des difficultés plus grandes, j'ai eu recours à la science et à l'obligeance de M. le Dr Saint-Lager, de Lyon, très versé dans l'étude de la botanique ancienne.

Guy dans son répertoire n'a pas donné place à toutes les substances qui sont citées dans son livre, mais, comme il dit au commencement de son *Antidotaire*, il remémorera le plus brièvement qu'il lui sera possible quelques remèdes les plus communs et de lui usités. — Dans le *Glossaire*, je compléterai ces notes en donnant les noms scientifiques actuels de toutes substances qui ne sont pas dans ce présent catalogue.

Acacie, acacia, suc du fruit du *Prunus spinosa*, L.
Ache, apium, *Apium graveolens*, L.
Aigras ou *verjus*, agresta, raisin vert, rendu aigre par des tartrates acides.
Aigremoine, agrimonia, *Agrimonia eupatoria*, L.
Ail, allium, *Allium sativum*, L.
Aloès, aloë, substance extracto-résineuse que l'on retire des feuilles de plusieurs espèces d'aloès, de la famille des *asphodélées*.
Aloyne, absinthium, *Artemisia absinthium*, L.
Alun de Roche, alumen rochinum, du nom de la ville de Roche, en Syrie (Bergmann).
Ammoniac, ammoniacum, gomme résine produite par le *Dorema ammoniacum*, Don.
Amidon, amylum, *Amylum*.

Anacarde, poulx d'elephant, chaud et sec au quatriesme, et est vlceratif.

Aneth, est semence chaude et seiche au second, auec resolution.

Anis et *fenoüil*, sont semences chaudes au troisiesme, seiches au second, et sont resolutiues.

Anthere, est ce jaune qui est au milieu de la rose. Elle est froide et seiche au premier, auec repercussion.

Antimoine est mineral, froid au premier, et sec au second.

Arain, et fleur d'arain, sont cogneus, chauds et secs au troisiesme, corrosifs, auec stypticité.

Argent vif, est froid et humide au second, selon Auicenne. Quant à Galen, il dit au neufiesme, qu'il n'en a eu aucune experience. Nous vsons toutesfois de luy esteint, aux onguents embellissans, et du sublimé, aux corrosifs.

Argile, et *cimollée*, sont terres froides au premier, seiches au second, auec repercussion.

Aristolochie, racine chaude et seiche au second, auec abstersion et incarnation.

Arroche ou *bonne dame*, et espinards, sont herbes à manger, froides et humides temperément, auec maturation et lenition.

Arsenic et *orpigment* sont mineraux, que l'on sublime. Ils sont chauds au troisiesme, secs au second, et plus outre, car ils sont forts putrefactifs et mortifiants.

Asphalte ou *bitume*, est vne escume endurcie, trouuée en la mer Morte. Il est chaud et sec enuiron le second, consolidatif des vlceres sanglants, en l'onziesme des *Simples medicamens*.

Asphodels, sont racines chaudes et seiches au second, auec abstersion et corrosion.

Anacarde, anacardus, fruit du *Semicarpus anacardium*, L. f.

Aneth, anethum, *Anethum graveolens*, L.

Anis et *fenouil*, anisum et foeniculum, *Pimpinella anisum*, L., *Anethum foeniculum*, L.

Anthere, anthera, *Anthera*.

Antimoine, antimonium, *Antimonium*.

Airain, es, *Aes*.

Argent vif, argentum vivum, *Mercure*.

Argile et *cimolée*, argilla et cimolea. Terre *Cimolée*, espèce d'argile, ainsi nommée de *Cimolis*, l'une des Cyclades, aujourd'hui l'Argentière, d'où on la tirait. La *boue des couteliers* a été désignée aussi sous le nom de terre cimolée.

Aristoloche, aristolochia, *Aristolochia*, L. (herbe sarracénique, sarrasine).

Arroche et *espinards*, atriplex et spinachia, *Atriplex hortensis*, L., *Spinacia oleracea*.

Arsenic et *orpigment*, arsenicum et auripigmentum. *Orpiment*, sulfure jaune d'arsenic naturel.

Asphalte, asphaltum, *Asphaltus*.

Asphodele, asphodeli, *Asphodelus*, de la famille des liliacées.

Asse fœtide, est vne gomme chaude, seiche au troisiesme et plus auant.
Elle est abstersiue et attractiue.

Auoine, grain chaud et humide temperément. Il meurit et nettoye.

Auronne, herbe, chaude au premier, seiche au second, auec astriction.

De la lettre B.

Balauste, est la fleur du grenadier, froide et seiche au second, ou enuiron, repercussiue.

Baucie, racine de pastenade, est chaude et humide au premier, et par ce maturatiue.

Baulme, est gomme ou huile, chaud et sec au second, auec grande subtilité et aromaticité : partant il nettoye, attire et conforte.

Bdellion, est gomme chaude à la fin du premier, et plus auant auec lenité et humidité au premier, ayant efficace d'amollir les schirres, au sixiesme des *Medicaments*.

Bec de grue, ou *aiguille musquée* et *pied de pigeon*, et l'*herbe à Robert*, sont herbes quasi d'vn mesme genre. Elles sont froides et seiches auec abstersion.

Bedegar, qu'est-ce, il y en a des opinions. Il est froid au premier degré, et sec temperément, et astringent.

Berberis, c'est fruit d'un petit arbre, froid et sec au troisiesme, auec repercussion.

Betoyne, herbe chaude, et seiche au troisiesme, mondifie et guerit.

Beurre, chaud au premier, et humide de la plus haute humidite : Il meurit, et specialement les bubons.

Bol, est terre rouge, froid et sec au second, auec repercussion et restriction.

Asse fœtide, assafœtida, gomme résine du *Ferula asa fœtida*, L.

Avoine, avena, *Avena sativa*, L.

Auronne, abrotanum, *Artemisia abrotanum*, L.

Balauste, balaustia, fleurs du *Punica granatum*, L.

Baucie, racine du panais, *Pastinaca sativa*, L.

Baume, balsamus, nom donné autrefois à toutes les résines liquides, aujourd'hui il est réservé aux substances résineuses qui contiennent de l'acide benzoïque ou du cinnamique.

Bdellium, bdellium, gomme résine du *Balsamodendron africanum*.

Bec de grue et *pied de pigeon* et *herbe à Robert*; acusmuscate, pes columbinus, herba Roberti; *Geranium sanguineum*, L., *G. Columbinum*, L., *G. Robertianum*, L.

Bedegar, bedegar, excroissance qui se développe sur diverses espèces de rosiers, notamment sur l'*églantier*, par la piqûre du *Cynips rosae*, L.

Berberis, berberis, *Berberis vulgaris*, L. (épine-vinette; V. Vinetier, p. 658).

Betoine, betonica, *Betonica officinalis*, L.

Beurre, butyrum, *Butyrum*.

Bol, bolus. — Bols ou terres bolaires, *terres sigillées*. Les anciens désignaient sous

Borax, colle de l'or, chaud et sec temperément : vray est que aucuns le disent estre fort chaud, toutesfois il consolide.

Borrache, herbe à manger, chaude et humide temperément.

Buglosse est de mesme genre que la borrache, toutesfois plus seiche. Elles meurissent et adoucissent.

Boüillon, est herbe temperément desseichante, et sedatiue.

Bourse de berger, est herbe froide et seiche, auec restriction.

Branche vrsine, est herbe chaude et humide au premier degré : elle meurit et adoucit.

Bugie, escorce d'espine vinette, froide et seiche, consolidatiue.

De la lettre C.

Cachymie et *clymie* sont mineraux, froids et secs esgalement, auec abstersion.

Calament, est herbe chaude et seiche au troisiesme, resolutiue et attractiue.

Camomille, fleur chaude et seiche au premier, resolutiue et confortatiue.

Camphre, est gomme froide et seiche au troisiesme, auec abstersion.

Cantharides, animaux retirans aux mousches, de couleur verte, et petits, chaudes et seiches au troisiesme, auec adustion et vesiccation.

Capitel, forte lexiue, il est chaud et bruslant.

ces noms, des terres argileuses qu'ils employaient comme absorbantes, antiputrides, alexipharmaques. Ils leur donnaient des formes particulières et leur imprimaient un cachet, *sigillum*; tels étaient, la *terre de Lemnos*. Le *bol d'Arménie* ou *bol oriental* était une argile ocreuse rouge (couleur due à de l'oxyde de fer), grasse au toucher, tonique et astringente.

Borax, borax, *Borate de soude*.

Bourrache, borago, *Borrago officinalis*, L.

Buglosse, buglossa, *Anchusa officinalis*, L.

Bouillon, tapsus barbassus, *Verbascum thapsus*, L.

Bourse de berger, bursa pastoris, *Thlaspi bursa pastoris*, L.

Branche ursine, branca ursina, *Acanthus mollis*, L.

Bugie, bugia, écorce du *Berberis vulgaris*, L.

Cachymie et *clymie*, cachimia et climia; *cachymie?*; *climia*, nom arabe de la cadmie, selon Lémery. La *cadmie* est la suie métallique qui s'attache aux parois des vaisseaux de fusion, suivant Dioscoride.

Calament, calamenthum, *Melissa calamintha*, L.

Camomille, chamomilla, *Anthemis nobilis*, L.

Camphre, camphora, substance particulière qu'on retire surtout du *Laurus Camphora*, L.

Cantharides, cantharides, *Meloe vesicatorius*, L.

Capitel, capitellum. Est ainsi nommé de caput, tête, parce qu'il fut premièrement ordonné pour les lotions ordinaires de la tête. C'est la lessive commune des bar-

Castoreon, sont testicules de certaine beste : il est chaud et sec au second : conforte les membres nerueux.

Cendre, est cogneuë chaude et seiche au quatriesme, auec abstersion.

Centaurée, herbe chaude et seiche au troisiesme, et est consolidatiue.

Ceruse, est la roüille du plomb, froide et seiche au second, consolidatiue.

Chaux, pierre cuite, chaude et seiche au quatriesme, brûlante.

Chelidoine, herbe chaude et seiche au troisiesme, est abstersiue.

Cheneve, semence chaude et seiche, maturatiue.

Cheueux de Venus, est herbe temperée : vray est qu'elle decline à quelque chaleur et siccité, comme dit Galen. Elle subtilie et resout.

Chicotrin ou *orpin*, herbe froide et humide, consolidatiue.

Chou, herbe à manger, chaude au premier, seiche au second, meurit et nettoye.

Cimolée, terre de la meule des forgerons, froide et seiche, consolidatiue.

Cinamome, espice aromatique, chaude et seiche au troisiesme, auec confortation.

Cire, est cogneuë : elle est temperée (et parce on en fait matiere de tous medicamens) auec maturation.

Coing, est fruict froid, et sec au second, ou près de là, il conforte.

Consoulde, chaude et seiche : agglutinatiue.

Corail, est cognû, froid au premier, sec au second, auec restriction.

Coste, est racine, chaude au troisiesme, seiche au second, auec abstersion et resolution.

---

biers, faite des cendres de sarment. Depuis, dit Joubert, on a réservé ce mot de capitel, pour signifier la plus forte lessive, qui est de deux sortes comme Guy enseigne. (Traité VI, p. 452.)

Castoreum, castoreum. Produit de sécrétion des glandes placées près des organes génito-urinaires du *Castor*.

Cendre, cinis. *Cinis*.

Centaurée, centaurea, *Centaurea*, L.

Ceruse, cerussa, *Carbonate de plomb*.

Chaux, calx, *protoxyde de calcium*; privée d'eau, elle constitue la *Chaux vive*.

Chelidoine, chelidonia, *Chelidonium majus*, L.

Cheneve ou chanvre canabis, c'est le chenevis ou semence du *Cannabis sativa*, L.

Cheueur de Venus, capillus veneris, *Adiantum capillus Veneris*, L.

Chicotrin ou orpin, fabaria, *Sedum*, L.

Chou, caulis, *Brassica oleracea*, L.

Cimolée, Cimolea (V. note de Argile, p. 641).

Cinnamome, cinnamomum (cannelle), *Laurus cinnamomum*, L.

Cire, cera, produite par les abeilles.

Coing, coctanum, *Pirus cydonia*, L. (Coctana est le nom d'une variété de figue dans Pline, M. et D.)

Consoude, consolida, *Symphytum officinale*, L.

Corail, corallus, *Corallium rubrum*.

Coste, costus, nom donné à plusieurs racines, tiges et écorces, dont l'origine est douteuse, *Costus arabicus* (Saint-Lager).

Comcombre asinin, est herbe chaude et seiche au second : toutesfois sa racine n'est pas si haute en degré, et partant mollifie.

Couleuurée est racine chaude, et seiche au second, auec abstersion et maturation.

Couperose, mineral chaud et sec, pres du quatriesme, auec corrosion, et stypticité.

Crasse de cire, ou de ruche, est cogneuë. Elle est plus chaude que la cire mesme, et pour ce remollit.

Crasse d'huile est cogneuë, plus chaude et seiche que l'huile, remollissante.

Cresson, herbe chaude et seiche au second, aperitiue et diaphorétique.

Cumin, semence chaude au troisiesme, et seiche au second, incarnatiue.

Curcuma, est racine jaune (parauenture de la chelidoine), chaude et seiche, consolidatiue.

Cypres, arbre chaud au premier, sec au second, il consolide.

De la lettre E.

Eau, est le premier des froids et des humides, par toute la philosophie : et pour ce est espaississante et congelante au premier degré, au premier des *Simples medicamens*.

Eau alumineuse, laue, repercute et desseiche, selon Galen audit lieu : et Auicenne au quatriesme.

Encens, est gomme, chaude au second, seiche au premier, generatiue de chair et consolidatiue.

Concombre asinin, cucumer asininus, *Momordica elaterium*, L.

Couleuvrée, bryonia, *Brionia dioica*, L.

Couperose, cuperosa. Ce nom a été donné à plusieurs sulfates métalliques, premièrement au sulfate de cuivre, *couperose bleue*; ensuite au sulfate de fer, *couperose verte*; puis au sulfate de zinc, *couperose blanche*.

Crasse de cire, faex cerae. Il semble signifier le *Propolis*, matière résineuse dont les abeilles se servent pour clore leurs ruches.

Crasse d'huile, faex olei.

Cresson, cresones, *Sisymbrium nasturtium*, L.

Cumin, cyminum, *Cuminum cyminum*, L.

Curcuma, curcuma, *Curcuma*, L. L'auteur adopte une mauvaise interprétation des textes de Serapion et d'Avicenne. *Curcuma* est le nom que les médecins arabes donnaient à la racine de la plante indienne appelée *Curcuma longa* par Linné, et que les anciens botanistes ont tous cru être le Cypeiros indicos, semblable au Zinziber, dont parle Dioscoride (Saint-Lager).

Cypres, Cypressus, *Cupressus sempervirens*, L.

Eau, aqua, *Aqua*.

Eau alumineuse, aqua aluminosa.

Encens, thus, *Boswellia Carterii*.

Encres, mineraux, sont chauds et secs au troisiesme, auec adstriction et corrosion.

Enule campane, herbe et racine, chaude au second (ou peu s'en faut) et confortatiue.

Ers, est grain chaud au premier, sec au second, et plus outre, auec abstersion.

Escume de mer, est cogneuë, chaude au premier, seiche au troisiesme, abstersiue.

Esponge de mer, est cogneuë, chaude au premier, seiche au second : elle est siccatiue et consumptiue.

Euphorbe, gomme, chaude et seiche au quatriesme : abstersiue.

De la lettre F.

Farine *folle* du moulin, est cogneuë, froide et seiche, auec agglutination.

Febues, sont cogneuës, estant seiches elles sont froides, auec temperament de siccité, et de resolution et d'abstersion.

Fenoüil, est herbe, de laquelle la semence est chaude, et seiche au second, auec resolution.

Fenugrec, semence chaude et seiche au premier, et pour ce, il resout et irrite les phlegmons boüillans.

Fer, est cogneu froid, et sec au second, constrictif et consolidatif.

Feuchere, herbe et racine, chaude et seiche au second, auec resolution et abstersion.

Fiens, ou *merde*, quelle que ce soit, est chaude et seiche, mais plus ou moins, selon l'animal de qui elle est, et est attractiue.

Figues recentes, chaudes et humides : dessejchées, chaudes et seiches

Encres, attramenta, *Atramentum*.
Enule campane, enula, *Inula Helenium*, L.
Ers, orobus, *Ervilia sativa*, Link ou *Ervum ervilia*, L.
Escume de mer, spuma maris, sorte de fucus ou de conferve ressemblant à de l'écume, des rivages de l'Hellespont, appelé Arkeilli par les naturels; les droguistes de Venise la vendaient comme l'Alcyonium de Dioscoride (M. et D.).
Eponge de mer, spongia maris. *Spongia*.
Euphorbe, euphorbium, *Euphorbia officinarum*, L.
Farine folle, farina volatilis.
Fèves, fabae, *Vicia faba*, L.
Fenoüil, ou marathrum, fœniculus, *Anethum fœniculum*, L.
Fenugrec, fœnugrœcum, *Trigonella fœnum graecum*, L.
Fer, ferrum, *Ferrum*.
Fougère, filix, noms anciens de la grande fougère, *Pteris aquilina*, L., et de la fougère mâle, *Aspidium filix mas*, Sw.
Fiente, stercus, *Stercus*.
Figues, ficus, *Ficus carica*, L.

(ce qui est presque semblable des *dartes*) et partant meurissent et amollissent.

Flammule, arbrisseau, chaude et seiche et bruslante, enuiron le quatriesme degré.

Fresne, arbre, froid et sec au second, auec repercussion.

Fromage, le recent consolide, mais le vieux est rompant, au dixiesme des *Simples*.

Froment, est cognu, chaud et humide temperément. Il meurit auec abstersion.

Fumeterre, herbe froide au premier (ou peu s'en faut), seiche au second, auec abstersion.

De la lettre G.

G *alban*, gomme, chaud au troisiesme, sec au second, auec attraction forte.

Galles, fruicts : vertes, sont froides au second, et seiches au tiers. Estant meures et nouuelles, n'ont pas tant d'astriction, toutesfois l'ont grande.

Gallitrich, herbe chaude et seiche : incarnatiue.

Garance, herbe chaude et seiche, enuiron le troisiesme, auec abstersion.

Geneure, arbrisseau, chaud et sec, auec consolidation.

Gentiane, racine, chaude, et seiche au troisiesme : abstersiue.

Giroffles, espice aromatique : chauds, et secs au tiers, confortatifs.

Glands, froids auec temperament, et secs au second degré : consolidatifs.

Glu, est connuë de plusieurs sortes : chaude, et seiche au premier, auec agglutination.

Flammule, flammula, *Clematis flammula*, L.
Frêne, fraxinus, *Fraxinus excelsior*, L. C'est cet arbre qui produit la *manne*.
Fromage, caseus, *Caseus*.
Froment, frumentum, *Triticum hibernum*, *aestivum* et leurs diverses races.
Fumeterre, fumusterrae, *Fumaria officinalis*, L.
Galban, galbanum, *Galbanum*, gomme résine de la *Ferula galbaniflua*.
Galles, gallae; les *Galles* sont des excroissances produites sur diverses parties des végétaux par des piqûres d'insectes, qui y déposent leurs œufs. Les galles vertes et noires de Guy répondent probablement à la *galle noire* d'Alep, qui devient la *galle blanche* après la sortie de l'insecte et est moins astringente.
Gallitrich ou orvale gallithrycum, *Salvia sclarea*, L.
Garance, rubia, *Rubia tinctorum*, L.
Genevrier, juniperus, *Juniperus communis*, L.
Gentiane, gentiana, *Gentiana lutea*, L.
Girofle, gariophylli, est la fleur non développée du *Caryophyllus aromaticus*, L.
Glands, glandes; ce nom désignait à cette époque le fruit du chêne.
Glu, gluten; on la retire du *gui* et de la seconde écorce du houx.

Gomme arabique, et *tragacanth*, sont froides : auec quelque seiche-resse, et glutinosité.

Grace de Dieu, est herbe chaude, et seiche au second, auec modifica-tion, et consolidation.

Graine de laquelle on teint le drap, est dessiccatiue, sans mordication, et pourtant consolide, et incarne, specialement les nerfs, au septiesme des *Simples*.

Graisse, est chaude, et humide plus ou moins, selon les animaux desquels elle est : et pour ce meurit et mollifie.

Grenade, l'aigre est froide, et seiche au second : la douce, chaude, et humide, auec temperament, et refrenation.

Guimauue, racine, est chaude, et humide au second auec matura-tion.

Gyp ou *plastre*, est chaud, et sec, auec glutination.

De la lettre H.

Hæmatite, pierre rouge : non laué, il est chaud au premier : laué, est froid au second. Et pour ce il n'a point de mordication, et conso-lide et guerit.

Hepatique, est herbe froide, et humide, auec repercussion.

Hermodacte, est racine : laquelle estant desseichée, est chaude, et seiche au second, auec quelque abstersion, et corrosion.

Huile d'oliue, est temperé : pour ce il reçoit la vertu de toutes choses, au second des *Medicaments*.

Huile muscatelin, est chaud, et remollissant. Et semble selon Halyabbas,

---

Gomme arabique et *tragacanth*, gumma arabica et *draganthum*; la gomme arabique est fournie par plusieurs plantes du genre *acacia*; tragacanth et draganth sont synonymes de *adragant*, gomme de l'*Astragalus tragacantha*.

Grace de Dieu, gratia Dei, *Gratiola officinalis*, L.

Graine, *granum*; c'est probablement la *graine d'écarlate* ou *kermés animal*, petite coque ronde et rouge que forme la femelle du *Coccus ilicis* sur les feuilles, les tiges ou les branches d'une espèce de chêne vert nommé chêne kermès, *Quercus coccifera*.

Graisse, pinguedo, *Adeps*.

Grenade, ou *balauste*, granatum, *Punica granatum*, L. (inversion de *Granum punicum, Malum punicum* de Columelle, Saint-Lager).

Guimauve, malvaviscum, *Althæa officinalis*, L.

Gyps, gypsum, *Sulfate de chaux* hydraté qui par calcination donne le plâtre.

Hæmatite, ematites, sesquioxyde ou *Oxyde rouge de fer*.

Hepatique, epatica, *Hepatica, Marchantia polymorpha* et *conica*, L.

Hermodacte, ermodactyli, nom donné à plusieurs plantes à racine tubéreuse, no-tamment à l'*Hermodactylus tuberosus*, Salisb., ou *Iris tuberosa*.

Huile d'olives, oleum olivarum, de l'*Olea europæa*, L.

Huile muscatellin, oleum muscellinum, c'est l'*huile de muscade*, du *Myristica aro-matica*, L. L'*huile de ben* se retire des grains du *Moringa aptera*.

et les *Synonimes* de Mundini, qu'il se fait par expression de quelque grain, comme l'huile de Ben.

Hyeble, herbe chaude, et seiche au second, ou presque resolutiue.

Hypericon, est l'herbe ditte *mille-pertuis*, chaude, et seiche. Elle incarne, consolide et mondifie.

Hypociste, est suc cuit, et espaissi, froid et sec au second.

Hyssope, herbe, chaude et seiche au troisiesme : resolutiue.

De la lettre I.

Iacée, herbe chaude et seiche : et est consolidatiue.

Ioubarbe, est herbe froide au troisiesme, seiche au premier, ou enuiron : et pour ce elle repercute mediocrement.

Iris, racine chaude et seiche au troisiesme, resoult, mondifie, et incarne.

Isop humide, ou *Oesipe*, est le suc ou suyn de la laine grasse. Elle est assez temperée, et mollifiante.

Iusquiame, herbe froide au troisiesme, ou enuiron : fort stupefactiue.

De la lettre L.

Labdane est suc espaissi, de la barbe des boucs d'outre-mer, chaud, et humide au premier, et remollitif.

Laict, est assez temperé : et partant il mitigue, mais son eau est froide, et seiche, lauatiue, et consolidatiue.

Laicteuses, herbes chaudes et seiches, enuiron le troisiesme, auec abstertion.

Laine auec son suyn, est comme temperée, et remollit.

Langue de chien, est herbe chaude, et humide au premier, auec regeneration.

Hieble, sambucus, *Sambucus ebulus*, L.
Hypericon, ipericon, *Hypericum perforatum*, L.
Hypociste, ipocysthis, suc du *Cytinus hypocistis*, L.
Hysope, issopus, *Hyssopus officinalis*, L.
Iacée, jatea, *Centaurea jacea*, L.
Ioubarbe, semperviva, *Sempervivum tectorum*, L.
Iris, ireos, *Iris florentina*, L.
Isop humide ou *œsipe*, issopus humida ou œsipus, *suint de la laine*.
Iusquiame, hyoscyamus, *Hyoscyamus niger*, L.
Labdan, labdanum; ladanum, gomme résine de plusieurs espèces du genre *Cistus*.
Lait, lac; son eau, c'est le *petit-lait*, serum lactis.
Laiteuses, lacticinia; les plantes qui contiennent un suc lactiforme.
Laine avec son suyn, *lana succida* (circa temperamentum est).
Langue de chien, lingua canis, *Cynoglossum officinale*, L.

Lentilles, sont assez temperées, auec adstriction, et pour tant refrenatiues.

Leuain, auec chaleur et humidité, est acre et nitreux : et pourtant il a vertu meslée, auec attraction.

Lexiue, est cogneuë, chaude et seiche enuiron le troisiesme, et detersiue.

Lin, semence, chaud et sec temperément, meurit et appaise.

Litharge, merde de plomb, estant temperé, decline à siccité : et pour ce regenere et consolide.

Lupin, fruict, chaud au premier, sec au second, auec abstersion.

Lycyon, est suc espaissi de certaine herbe : temperé es qualitez actiues, auec humidité au second degré et partant mitigatifs,

Lyarre, arborée froide et seiche, auec abstersion et consolidation.

Lys, est vne herbe ayant plusieurs especes, de laquelle la racine est chaude et humide au second : et parce maturatiue.

De la lettre M.

Mandragore, herbe froide et seiche au troisiesme auec stupefaction.

Marcasite, est mineral, chaude au second, seiche au troisiesme, consolidatiue.

Marrube, herbe chaude au second, seiche au troisiesme, et est aperitiue.

Mastic, gomme chaude et seiche au second, auec remollissement et confortation.

Mauue, herbe froide et humide attemperément, et sedatiue.

Lentilles, lentes, *Ervum lens*, L.
Levain, fermentum, pâte aigrie.
Lessive, lixivium, liquide tenant en dissolution de la potasse et de la soude en excès.
Lin, linum, *Linum usitatissimum*, L.
Litharge, lithargyrus, *Protoxyde de plomb*.
Lupin, lupinus, *Lupinus albus*, L.
Lycium, lycium, *Rhamnus oleoides*, L.
Lierre, hedera, *Hedera helix*, L.
Lis, lilium, *Lilium album*, L.
Mandragore, mandragora, *Atropa mandragora*, L.
Marcasite, marcasita ; marcasita, marchasita, marcasita argentea, anciens noms latins du *bismuth*. Marcassite, sulfure de fer jaune natif.
Marrube, marrubium, *Marrubium vulgare*, L.
Mastic, mastiche, résine du *Terebinthus lentiscus*, L.
Mauve, malva, *Malva rotundifolia* et *M. sylvestris*, L.

Melilot, fleur d'herbe, chaude et seiche au premier, auec resolution.

Memithe, herbe froide et seiche au premier, du suc de laquelle on fait siefs et trochises, pour la restriction des yeux.

Merde de fer, est cognuë, froide et seiche, consolidatiue.

Mercuriale, herbe froide et humide au premier, auec maturation.

Miel, est cognû, chaud et sec au second, auec mondification.

Minion, froid et sec, c'est le rouge des peintres, fait de ceruse par brusleure au neufiesme des *Medicamens*.

Morelle, est herbe qui a plusieurs especes, froide et seiche outre le second degré : et est repercussiue. Neantmoins elle resoult les apostemes chauds et occultes, comme dit Auicenne : toutefois sa semence est diuretique, au huictiesme des *Medicamens*.

Mousse de chesne (qui est mousse blanche) est chaude et seiche temperément, et confortatiue.

Mousse d'eau, herbe froide, auec quelque adstrinction et repercussion.

Moustarde, semence chaude et seiche iusques au quatriesme, et est attractiue.

Moüelle est cogneuë chaude et humide, plus ou moins, selon les animaux desquels est prise, et pource remollit.

Mumie, la chair des morts embaumez, chaude au second, et seiche au troisiesme, auec consolidation.

Myrrhe, gomme chaude et seiche au second : generatiue de chair.

Myrtils, fruits froids et secs au second : ils consolident et restraignent.

Melilot, melilotum, *Melilotus officinalis*, l..

Memithe ou *glaucion*, memitha. Le memithé était probablement le suc du *Glaucium flavum*. — Le ms. 6966 porte en marge : celidonia agrestis.

Merde de fer, merda ferri, scoria ferri.

Mercuriale, mercurialis, *Mercurialis annua*, L.

Miel, mel. *Mel*.

Minium, minium, combinaison de bioxyde et de protoxyde de plomb.

Morelle, solatrum, *Solanum*, l.. Il y a, dit Joubert, quatre espèces de morelle, ce sont celles que les anciens botanistes appelaient *Solanum nigrum, lethale, somniferum et vesicarium*, et qui sont désignés dans la nomenclature moderne par les noms de S. *Nigrum. Atropa belladona, Physalis somnifera et Phys. alkékengi*, L.

Mousse de chesne, usnea quercina, *Lichen plicatus et barbatus*, L.

Mousse d'eau, mustus aquæ, c'est probablement le muscus marinus, *Mousse de Corse*.

Moutarde, sinapis, *Sinapis nigra*, et S. *alba*, l..

Mouélle, medulla, *Medulla*.

Mumie, mumia. Terme d'origine arabe ou perse, ayant servi à désigner : le pissasphalte, et une matière liquide ou demi-solide se trouvant dans les sépulcres ayant contenu des corps embaumés, etc.

Myrrhe, myrrha, gomme résine du *Balsamodendron myrrha*.

Myrtille, myrtus, *Myrtus communis*, L.

De la lettre **N.**

N*effle*, est fruict froid et sec au troisiesme, et est restrinctif.
Nenuphar, est fleur froide et humide au second, auec quelque endormissement.

Noix d'inde, est fruict, chaud au premier, auec siccité temperée, l'huile de laquelle conforte les nerfs.

Noix, est fruict chaud et sec au second, auec abstersion.

Nombril de Venus, herbe froide et humide au troisiesme.

De la lettre **O.**

O*eufs*, sont temperez : toutesfois l'aulbin tire à froideur, et le moyeu à chaleur, auec sedation.

Oignon, est racine chaude au troisiesme, bruslante, auec quelque humidité superfluë : et parce il meurit et deterge.

Oing, est cognu, chaud et humide au premier, plus ou moins selon les animaux desquels il est prins : pource il mollifie et meurit.

Oliuier, ses fueilles sont froides et seiches, auec grand adstriction.

Opion, suc espaissy d'vne herbe : froid et sec au quatriesme, stupefactif et mortifiant.

Opopanax, gomme chaude et seiche au troisiesme, auec remollition.

Orge, grain froid et sec au premier, auec maturation et abstersion.

Orpin ou *crassule*, est herbe froide au troisiesme, humide au second.

Ortye, est herbe chaude et seiche, non pas beaucoup toutefois : car sa mordification prouient de subtilité.

Os de Seiche, est cognu, froid et sec, auec abstersion.

Nefle, mespila, *Mespilus germanica*, L.
Nenuphar, nenuphar, *Nymphæa alba* et *lutea*, L.
Noix d'Inde, nux indica (ou noix de médecine, ou pignon d'Inde), fruit du *Coccos nucifera*, L.
Noix, nux, *Juglans regia*, L.
Nombril de Venus, umbilicus veneris, *Cotyledon umbilicus*, L.
Œufs, ova, *Ovum.*
Oignon, cepa, *Allium cepa*, L.
Oing, axungia, *Axungia.*
Oliuier, ses feuilles, folia olivarum, *Olea europæa*, L.
Opium, opium, suc du *Papaver somniferum*, L.
Opopanax, opopanax, du *Pastinaca opopanax*, L.
Orge, ordeum, *Hordeum.*
Orpin ou *crassule*, crassula, *Sedum acre, purpurascens* et *maximum*, L.
Ortie, urtica, *Urtica diœca, urens* et *pilulifera*, L.
Os de seiche, os sepiae, *Sepia officinalis.*

Ozeille menuë, herbe froide et seiche au second. Elle repercute et conforte.

De la lettre P.

Palme, arbre froid et sec au second.

Papyrus, est cognu, froid et sec, et restrinctif.

Parelle, est herbe qui a plusieurs especes : froide et seiche au second, abstersiue.

Paritoire, herbe, est en doute. Ie croy que son suc est froid, mais la substance est trouuée chaude : et partant elle est resolutiue.

Patte de loup, est herbe chaude et bruslante.

Pauot, herbe froide et seiche au second, auec familiere stupefaction.

Perles, sont cogneuës, froides et seiches : elles clarifient, et confortent.

Petroly, est huile de pierre, et est chaud et sec au quatriesme, auec subtiliation.

Peuplier, est arbre, froid et sec, auec attempérance et repercussion.

Pied de veau, ou vit de prestre, est vne herbe, de laquelle la racine est chaude, et seiche au second, auec abstersion.

Pimpinelle, est herbe seiche, et consolide les playes.

Pin, arbre : duquel les grains sont chauds et humides, et son escorce froide et seiche, auec tres-grande adstriction.

Plantain, herbe, ayant plusieurs especes : froid et sec au second, auec repercussion et consolidation.

Plomb, froid et humide au second. Il a vne occulte et merueilleuse resolution.

Ozeille, acedula, *Rumex acetosa*, petite oseille, *Rumex acetosella*, L.

Palme, palma, *Phœnix dactylifera*, L.

Papyrus, papyrus, *Cyperus Papyrus*.

Parelle, lapathum, *Rumex patientia*, L. (Lapathum est le nom officinal de la *Patience*.)

Parietaire, ou perdicium, parietaria, *Parietaria officinalis*, L.

Patte de loup, panta lupina. Joubert dit que l'on a écrit aussi, *planta*, *panta* (ce dernier sans doute pour *panta*, qui en languedoc veut dire *patte*). C'est, selon lui, une espèce d'aconit, nommée en français patte louvine. — Joubert était mal informé : tous les anciens botanistes s'accordent à dire que la Patte de Loup est la plante appelée *Cardiaca* par Fuchs et Matthiole, *Leonurus cardiaca*, L. (Saint-Lager.)

Pavot, papaver, *Papaver somniferum*, L.

Perles, margaritae, *Margarita*.

Petrole, petroleon, *Petroleum*.

Peuplier, populus, *Populus nigra*, L. (cum temperamento).

Pied de veau, ou vit de prestre, iarrus, *Arum maculatum*, L.

Pimpinelle, pimpinella, *Pimprenelle*. *Sanguisorba officinalis* et *Poterium sanguisorba*, L.

Pin, pinus, *Pinus silvestris*, *pinea*, *maritima* et *halepensis*, L.

Plantain, ou arnoglossum, plantago, *Plantago major*, *media* et *lanceolata*, L.

Plomb, plumbum.

Poivre, espicerie, est grain chaud et sec, prés du quatriesme degré, et parce il attire et deterge.

Poix, de quelque sorte qu'elle soit, est chaude et seiche, enuiron le troisiesme degré : auec maturation et abstersion.

Polion, est herbe, chaude au second, seiche au troisiesme.

Porreau, racine, chaude et seiche, enuiron le troisiesme degré, auec attraction.

Pourpier, herbe, froide au troisiesme, humide au second, auec sedation.

Psidia, escorce du fruict de grenade : froid au second, sec au troisiesme, auec restriction.

Psyllion, semence d'herbes aux puces, froid au second, humide au premier, auec refrenation.

Pyrethre, est racine, chaude et seiche au troisième degré, auec attraction et abstersion.

De la lettre Q.

Qveuë *de cheval*, herbe, froide au premier, seiche au second, consolidatiue.

Quintefeuille, est herbe : elle desseiche sans mordification.

De la lettre R.

Raifort, racine : on en trouue de trois sortes. Il est chaud et sec, auec incision et abstersion.

Raue, est conneuë, chaude au second, humide au premier, maturatiue.

Realgar, mineral : il est chaud et amortissant.

Poivre, piper, *Piper nigrum*, L.
Poix, pix, *Pix*, résine provenant des *Abies picea* et *pectinata*.
Polion, polium, *Teucrium polium*, L.
Poireau, porrum, *Allium porrum*, L.
Pourpier, portulaca, *Portulaca oleracea*, L.
Psidia, psidia, écorce de la Grenade.
Psyllion, psyllium, *Plantago psyllium*, L.
Pyrethre, pyrethrum, *Anthemis pyrethrum*, L.
Queue de cheval, cauda equina, *Equisetum arvense*, L.
Quintefeuille, pentaphyllon, *Potentilla reptans*, L.
Raifort, raphanus, *Raphanus sativus*, L.
Raue, rapa, *Brassica rapa*, L.
Realgar, realgar, *Sulfure rouge d'arsenic*.

Riguelisse, racine : elle est temperée, auec quelque humidité familiere, et pource maturatiue.

Ronce, arbrisseau : froid et sec, adstringent, de manifeste consolidation.

Rose, est fleur, temperément froide, declinante à siccité, auec confortation.

Roüille de fer, est connuë, chaude et seiche au second, consolidatiue et constrictiue.

Rhuë, est connuë, chaude et seiche au second degré, auec abstersion.

De la lettre S.

S affran, fleur, chaude au premier, seiche au second (ou peu s'en faut), conforte et resoult.

Sandal, arbre, froid et sec au second, auec repercussion.

Sang des animaux, est selon la nature des animaux.

Sang-dragon, est le suc de certaine herbe, temperé ès qualitez actiues, et sec au second. Il est consolidatif et restrinctif.

Sarcocolle, gomme, chaude au second, seiche au premier, et incarnatiue.

Sauge, est herbe, chaude et seiche au second, auec legere adstriction.

Saule, arbre, froid et sec au second, auec adstriction moderée.

Sauon, est connu, chaud et bruslant.

Scabieuse, herbe, chaude et seiche au second degré, regeneratiue.

Scorie ou escume de metal, est connuë : elle desseiche et fort, et consolide.

Scrophulaire, racine et herbe, chaude et seiche, auec resolution.

Réglisse, liquiritia, *Glycyrrhiza glabra*, L., réglisse.
Ronce, rubus, *Rubus fruticosus*, L.
Rose, rosa, *Rosa*, L.
Rouille de fer, rubigo, sesquioxyde de fer hydraté.
Rue, rutha, *Ruta graveolens*, L.
Safran, crocus, *Crocus sativus*, L.
Sandal, sandalus, *Santalum album*, L., santal.
Sang, sanguis, *Sanguis*.
Sang-dragon, sanguis draconis, résine du *Calamus draco*.
Sarcocolle, sarcocolla, résine des *Penæa sarcocolla* et *mucronata*, L.
Sauge, salvia, *Salvia officinalis*, L.
Saule, salix, *Salix alba* et *fragilis*, L.
Savon, sapo, *Sapo*.
Scabieuse, scabiosa, *Scabiosa arvensis*, L.
Scorie, scoria, *Scoria*.
Scrofulaire, scroffularia, *Scrofularia aquatica* et *nodosa*, L.

Siligo, est grain, froid et sec temperément, auec abstersion.

Sel, est connû de tous : chaud et sec au second, et plus auant. Il a vertu de nettoyer, et de restreindre.

Serapin, gomme, chaude et seiche au second, et mollifie.

Sesame, est grain, chaud et humide au premier, et remollit.

Simissome (qui est *chardon benist*), est herbe, refroidissante, et mediocrement resoluante : au sixiesme des *Simples*, et auec ce maturatiue.

Son ou *bran*, est cogneu, chaud et sec, enuiron le premier degré, auec resolution domestique ou familiere.

Souchet ou *cypre*, racine, chaude et seiche au second auec consolidation.

Soulphre, mineral, chaud et sec au troisiesme subtiliatif et attractif.

Spic-nard, espicerie : chaud au premier, sec au second.

Squille, est racine, chaude et seiche au second, auec attraction.

Spodion, qu'est-ce, il y en a des opinions, froid au second, sec au troisiesme : et est consolidatif.

Squinanth, est paille de chameau, chaud et sec, et adstringent temperément.

Staphysaigre, semence, chaude et seiche au troisième, attractiue.

Stœchas, est fleur ayant quelque chaleur au premier, les autres froides et seiches au second : et est resolutiue.

Styrax, est gomme, chaude au premier, seiche et humide temperément : et parce remollist et conforte.

Suif, est chaud et temperé, selon l'animal de qui il est, plus ou moins, auec maturation.

Sumac, fruict, froid au second, sec au troisiesme : auec adstrinction.

Siligo, siligo. Siligo est le nom d'une race de froment mal définie par les anciens. Joubert traduit à tort Siligo, par *Seigle*.

Sel, sal, *Chlorure de sodium*.

Serapin, serapinum (*sagapenum*), gomme résine du *Ferula persica*.

Sesame, sisamum, *Sesamum indicum*, appelé aussi Gengeli, sesames de l'Inde.

Simissome, simissomis, *Centaurea benedicta*, L., chardon bénit.

Son, furfur, *Furfur*.

Souchet ou cypres, cyperus, *Cyperus esculentus*, L.

Soufre, sulphur, *Sulphur*.

Spic-nard, spica nardi, racine de l'*Andropogon nardus*, L. (Spicanard, nard indien).

Squille, ou scille, ou oignon de mer, squilla, *Scilla maritima*, L.

Spodion, spodium, ou spode, est le nom ancien de l'*oxyde de zinc* obtenu par sublimation en calcinant la tuthie.

Squinanth, squinanthum, *Andropogon schœnanthus*, L.

Staphysaigre, staphisagria, *Delphinium staphisagria*, L.

Stœchas, stœchas, *Lavandula stœchas*, L.

Styrax, styrax ; styrax liquide, baume du *Liquidambar oriental*, le baume solide ou *storax* était appelé autrefois *styrax calamite*.

Suif, sepum, *Sebum*.

Sumac, sumac, *Rhus coriaria*, L.

Sus, ou *sureau*, est arbre : chaud au second, sec au premier, et resolutif.

Suye, matiere de fumée, est fort dessiccatiue.

De la lettre T.

Tannesie, est herbe, chaude et seiche, auec consolidation.

Tartre, lie de vin dessciché, chaude et seiche au troisiesme,
auec abstersion.

Terebinthine, gomme, chaude et seiche, et mondificatiue.

Terre scellée, est cogneuë, froide, seiche et consolidatiue.

Thapsie, herbe, chaude et bruslante au troisiesme degré.

Tormentille, est racine, chaude et seiche, bonne contre fistule.

Tuthie, fumée de mineraux, froide au premier, seiche au second, confortant les yeux.

De la lettre V.

Vrine, est cogneuë, chaude et seiche, auec abstersion et adustion.

Vue passe, sont raisins, chaude et humide, auec remollition.

Vzifur (qui est *cinabre*), chaud et sec au second, auec adstriction.

Verdet ou *verd de gris*, chaud et sec, auec corrosion.

Verge de berger, est herbe froide au troisiesme, et seiche temperément, et pour ce elle restraint, et consolide.

Sureau, sambucus, *Sambucus nigra*, L. Les baies étaient appelées autrefois *grana
actes* (de ἀκτῆ, sureau).

Suie, fuligo, *Fuligo*.

Tanaisie ou athanasia, tanacetum, *Tanacetum vulgare*, L.

Tartre, tartarum, *Tartarus*, dépôt que forment les vins. Le tartre calciné constitue
les *cendres gravelées*.

Terebenthine, terebinthina, *Terebinthina*.

Terre scellée, terra sigillata. (V. note sur le mot *Bol*, p. 642.)

Thapsie, thapsia, *Thapsia villosa*, L.

Tormentille, tormentilla, *Tormentilla erecta*, L.

Tuthie, tuthia, *oxyde de zinc*, sous forme d'incrustations qui s'attachent aux che-
minées des fourneaux où l'on fait fondre le minerai de zinc.

Urine, urina, *Urina*.

Uve passe, uva passa. Le vulgaire du Languedoc dit *passerille*. Ce sont raisins
desseichez au soleil : comme les *raisins de Damas* et de *Corinthe*. On les appelle
autrement *raisins de caisse* et *raisins de Caresme*, J.

Uzifur, uzifur, *Cinnabaris*. Pour Galien le cinnabre était le minium ou *oxyde de
plomb* rouge; aujourd'hui ce nom désigne le sulfure rouge de mercure.

Verdet, verdetum, *Acétate de cuivre*, vert-de-gris.

Verge de berger, virga pastoris, *Dipsacus pilosus*, L.

Vernis, est gomme, chaude et seiche au second, incarnatiue et abstersiue.

Verre, chaud au premier, sec au second : Selon aucuns il est mis froid au premier, auec abstersion.

Vers de terre, sont cognus, chauds et subtiliatifs, et consolidatifs des nerfs, au dixiesme des *Medicamens.*

Veruaine, est herbe, froide et seiche, sans excez, et pource sedatiue, consolidatiue et resolutiue.

Vin, est cogneu, chaud, sec et humide selon son aage. Il meurit et consolide.

Vinaigre, froid au premier, sec au troisiesme, toutesfois il a ses vertus composées, auec tres-grande subtilité, au premier des *Simples medicamens.*

Vinetier, fruict d'vn arbrisseau, froid et sec au troisiesme, auec repercussion.

Violette, fleur, froide et humide au premier, et endormissante.

Vitriol, mineral, chaud et sec au troisiesme, auec adstriction et corrosion.

Vernis, vernix, *verniæ,* résines liquides.

Verre, vitrum, *Vitrum.*

Vers de terre, vermes terrestres, *Vermis.*

Veruine, verbena, *Verbena officinalis,* L. (verveine). Cette plante portait aussi le nom de Berbena en Italie et en Languedoc. Guy décrit séparément la Berbena et la Verbena, mais il donne les mêmes propriétés à chacune.

Vin, vinum, *Vinum.*

Vinaigre, acetum, *Acetum.*

Vinetier, berberis, *Berberis vulgaris,* L. (V. Berberis, p. 642.)

Violette, viola, *Viola odorata,* L.

Vitriol, vitriolum, *Chalcanthum,* nom ancien et générique des sels de cuivre, de fer et de zinc, appelés aujourd'hui *sulfates.*

DOCTRINE SECONDE

Des antidots particuliers et appropriez aux membres.
Elle aura huict chapitres.

PREMIER CHAPITRE

Des remedes propres à la teste, et à ses parties.

L est ià temps de passer aux medicamens propres aux membres (non pas, comme dit Galen au cinquiesme des *Medicamens*, qu'ils soient tellement propres à vne partie, qu'ils n'aident à vne autre, mais d'autant qu'ils operent, ou en plusieurs choses, ou principalement [1] en celle de laquelle ils portent le surnom), commençant à la teste, ainsi que de coustume.

Les *playes de la teste* ont *six formes de remedes.*

La premiere est, le *breuuage des blessez*, qui est de Theodoric et de ses compagnons, pour lequel faire : PR. *de la canelle, vne once : gingembre, demy once : galange, graine de paradis, cardamome, poivre long et noir, clous de girofle, de chacun vne drachme,* soient mis en poudre, et auec deux liures de miel, et trois de vin pur, en soit fait du cleré [2]. Qu'on en administre tous les iours vn gobelet, durant neuf iours, auec vne drachme de cette poudre : PR. *pimpinelle, betoine, benoiste* (autrement dite sanemonde), *valeriane et racine de gentiane, autant d'vn que d'autre : piloselle, autant que de tous les autres : soient mis en poudre.* Et disent, que si on le retient, c'est bon signe : mais si on le vomist, est mauuais.

La seconde forme est, le *mondificatif du cerueau*, et de ses tayes : PR. *miel rosat coulé, deux onces : huile rosat, vne once :* meslez-les, et en mettez, auec tentes et drapeaux.

---

1. « Sed in multis vel maxime operando in ea à qua nuncupationem habent. »
2. « Fiat claretum. »

La troisiesme forme est la *poudre capitale* incarnatiue et confortatiue. Elle est de Galen, maistre Dyn la louë et Henric : PR. *racine d'iris, aristolochie ronde, encens, myrrhe, aloës, sang-dragon, farine d'ers, autant d'vn que d'autre*, faites-en poudre.

La quatriesme forme est, *l'emplastre de betoyne*, et est des Parisiens. Il incarne, conforte, esleue les os, mondifie et guerit : PR. *de la cire et resine, de chacun demie liure : terebinthine, vne liure : suc de betoyne, suc de plantain, suc de ache, de chacun vne liure*. La cire et la resine soient cuites auec les sucs, à la consomption des sucs, et que puis on y mette la terebinthine, et soient incorporez, coulez, et reduits en emplastre.

La cinquiesme forme est, *l'emplastre capital* de maistre Anserin de Ianua [1], qui attire la sanie, esleue les os, incarne et guerit. Et maistre Pierre disoit auoir esprouué, qu'il auoit guery la teste d'vn chien blessé iusques au cerueau : PR. *de la terebinthine, deux parties : cire, vne partie : resine, demie partie :* soient fondus au feu, et coulez sur du vinaigre, qu'on les laisse ainsi durant un iour, et soit bien malaxé auec le vinaigre : puis soient fondus pour la seconde fois, et iettez sur le suc de ces herbes : *betoyne, deux parties : veruaine, vne partie :* et auec ces sucs, et laict de femme, soient malaxez longuement et reduits en emplastre. Il est plus fort que le premier.

La sixiesme forme est propre à esleuer les os, s'ils ne peuuent estre enleuez par les susdits, et fust de maistre Pierre : PR. *d'huile vieux, vne partie : cire et ordure des ruches, de chacun demy partie : euphorbe, la quatriesme part d'vne : aristolochie, la tierce part d'vne : laict de tithymal, vn peu :* qu'il en soit fait onguent, et il est esprouué.

Consequemment *pour la teigne*, par maniere de collation, mettons-en vne forme, qui est de Gordon : PR. *litharge, soulphre vif, chaux viue, encre, vitriol, orpigment, suye, verd de gris, ellebore blanc et noir, alun, galles, de chacun demy once : argent vif, vne once : poix, cire et huile de noix, de chacun demy liure : suc de parelle, suc de fume-terre, scabieuse, borrache, de chacun vn quart*. Ayant boüilly la cire, poix et huile, auec les sucs, iusqu'à leur consomption, le reste y soit incorporé et de tout soit fait onguent en diligence.

Item, pour *l'alopecie*, à faire renaistre le poil, au cartulaire de maistre Pierre, y a : PR. *suc de chausse-trape, vne once : poudre de sangsuës bruslées, laizard verd bruslé, poudre de taulpes, mousches à miel bruslées, semelles de souliers bruslées, soyes de pourceau bruslées, verd de gris, de chacun vne once : miel, tant qu'il en faudra pour incorporer*, soit fait onguent. Il est esprouué.

1. « Magistri Anselmi de Ianua. » Maistre Anserin de la Porte.

SECOND CHAPITRE

Des remedes aux maladies de la face et de ses parties.

ET premierement pour la *couperose*, est loüé l'onguent citrin de toute la communauté, en l'*Antidotaire.*

Secondement est mis vn *fard*, à blanchir, et lauer la face, et est de Rhasis : PR. *farine de riches, de febues, d'orge, amandes pelées, et tragacanth, de chacun vne partie : semence de raifort, demie partie :* soient mis en poudre, laquelle on destrempera auec du laict. On en oingt la face de nuict, et le matin est lauée d'eau de son.

Tiercement est mise vne eau precieuse, qui est françoise : PR. *du tartre calciné, vne liure : mastic, vne once :* soient pestris auec aulbins d'œufs, soient mis dans vn alambic, pour en faire de l'eau, laquelle est precieuse.

Le *laict virginal*, à embellir et à desseicher les pustules virulentes, et à effacer pannes et lentilles, est ainsi fait : PR. *litharge subtilement puluerisé, trois onces : vinaigre blanc tres bon, demie liure.* Soient bien meslez ensemble, puis on les laisse poser et en les distillant auec vne piece triangulaire de feultre ou auec vn sachet, qu'on en reçoiue l'eau. En apres, cette eau soit meslée auec eau de sel, faite d'vne once de sel bien puluerisé, et demie liure d'eau de pluye, ou de fontaine. Ces deux eaux meslées ensemble, et s'vnissant, deuiendront blanches comme laict. Frottez le lieu entaché auec vn tel laict, et vous en esmerueillerez. Plusieurs boüillent le litharge auec du vinaigre à part, les autres y adioustent vn peu de ceruse. Quelques-vns en lieu de sel commun, y mettent du sel gemme : les autres, de l'escume du nitre, quelques-vns de l'alun.

Consequemment on met les remedes *pour les yeux*. En premier lieu, est mise l'eau de maistre Pierre l'Espagnol, qui esclaircit et conforte la veuë : PR. *fenoüil, rhuë, chelidoine, veruaine, euphrase, clarete, roses* (ou de leur eau), *autant d'un que d'autre.* Soient concassez, et trempez en vin blanc durant vn iour naturel : puis soient mis dans vn alembic et en soit fait de l'eau.

En second lieu, est mis le *collyre blanc* pour la douleur des yeux, et est de Galen : PR. *de la ceruse lauée, quatre drachmes : sarcocolle, trois drachmes : amydon, deux drachmes : tragacanth, vne drachme : opion, demy drachme.* Que tout soit fort subtilement puluerisé, et auec eau de pluye soient moulus sur vne tuile, et en soient faits petits siefs [1]. Soient destrempez auec laict de femme, ou eau rose, et qu'on en applique.

Et en troisieme lieu est mis le *collyre de tuthie*, qui est de Montpellier, lequel à la fin de l'ophtalmie, resout et desseiche les humiditez estrangères des yeux : PR. *tuthie preparée, et pierre calaminaire, de chacun demy once : cloux de girofle, quinze en nombre : rayon de miel, vne once.* Qu'on mette en poudres très subtiles, ce qui s'y peut mettre, et que tout soit mis en deux onces de vin blanc, et demy-quart d'eau rose : et vne drachme de camphre. Coulez-les subtilement, et en soit fait collyre.

Quatriesmement, est mise la *poudre de maistre Arnaud*, dessicatiue des larmes, et qui repare la rougeur des yeux. Elle fut faite pour le pape Iean : PR. *tuthie préparée, vne once : antimoine, demy once : perles, deux drachmes : fleurs de coral rouge, vne drachme et demy : soye cruë* (et specialement de la boursette du vers [2]) *decouppée menu, demy drachme.* Qu'on en face poudre tres subtile, qui soit gardée en vne boüette d'airain.

Cinquiesmement, est mise la *poudre de Bien-venu* (qui est aussi mienne) [3] pour toutes taches : PR. *surcre candy, vne once : tuthie préparée, demy once*, soient puluerisez, et paitris auec de l'eau rose : puis espandus dans vn bassin. Le bassin soit renuersé sur la fumée du bois d'aloës, et d'encens. Soit desseiché et subtilment puluerisé. Cette poudre soit gardée en vne boüette d'airain. On en mettra aux yeux avec vne esprouuette d'argent.

Sixiesmement, est mis vn collyre, pour la rougeur, et les larmes, et est de la maison : PR. *tuthie préparée, vne once : aloës succotrin, demy once : camphre, vne drachme : eau rose, vne liure et demie : vin de grenades, demy liure.* Estant puluerisé ce qu'on peut mettre en poudre, soit meslé auec le reste : et qu'on les eschauffe sur un peu de charbons, d'vne mediocre ebullition, soient coulez et mis en reserue.

Nous auons dit les *remedes des narilles*, quand il leur aduient flux de sang, au traité des vlceres. Au *polype* particulierement, maistre Pierre de Bonant recommande vne tente de la racine de flambe bastarde (dite acore) trempée en huile de genevre, dans lequel on ait dissout de la scammonee.

Es *aureilles* la douleur est appaisée, en y mettant du lait de femme,

---

1. « Super tegulam, et fiant sief parui. » Canappe dit : et soyent faits petits trochisques.
2. « De folliculo vermis. »
3. « Et est meus », ms. 6966. — « Et est melius », éd. 1537.

comme dit Galen : ou huile rosat avec vn peu d'opion, ou de collyre blanc. Quant aux vlceres, ils sont mondifiez, en les lauant de miel rosat, et y mettant du collyre fait auec le saffran de fer, ou escaille d'iceluy, et du miel, ainsi que dit Galen.

Ou selon maistre Pierre, comme s'ensuit : PR. *du nitre, et cardamome, de chacun demy once : figues seiches pelées, demy once.* Soient cuit en jus de rhue, et couler : distillez-en vne goutte dans l'oreille. Il en retire la sanie, et destruit la chair superfluë, et guerit.

Es *dents* on appaise la douleur (*suiuant Heben Mesue*) en tenant en la bouche du vinaigre de la decoction du pyrethre, ou l'herbe ditte corne de cerf, esprouuée par Azaran.

Quant à la noirceur, on les laue ainsi, comme fut esprouué au Conte de Auxerre [1] : PR. *sel ammoniac, sel gemme, de chacun vn quarteron : alun, demy quarteron,* soient puluerisez : et mis dans vn alambic, et en faite eau.

Les eschauffemens et chancres des *genciues,* sont corrigez auec eau de cheurefueille, ou de plantain aluminée, ou auec ce lauement qui est de Dyn : PR. *des roses, vne once : lentilles, sumac, de chacun vn quarteron : balaustes, demy quart.* Concassez-les, et boüillez-les en eau et vinaigre : soient coulez et fait lauement.

TROISIESME CHAPITRE

Des remedes aux maladies du col.

Açoit que les playes du col ayent des remedes communs auec les autres, neantmoins, elles ont quelques dispositions, lesquelles nous toucherons icy pour esclaircir la doctrine.

Le *goüettre* a deux formes de remedes. La premiere est la *poudre de maistre Dyn,* pour laquelle faire : PR. *de la scrophulaire, deux onces : gingembre, vne once : couleuurée, pyrethre, serpollet, matris syluae, oliues, sel gemme, os de seiche, esponge bruslée, de chacun deux drachmes : cloux de girofles, poiure, canelle, de chacun vne drachme :* soit faite poudre, en laquelle y ait vn peu d'alun.

La seconde forme est, d'emplastrer le lieu auec diachylon ireat, ou auec emplastre de fiente de cheure, ou auec l'onguent des apostemes phlegmatics, dit au traité des apostemes, etc.

1. « Et fuit probatum in Comite Autissiodorum. »

QVATRIESME CHAPITRE

Des remedes aux espaules, mains, et dos.

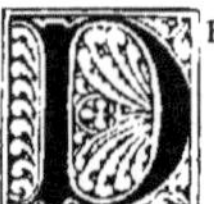

ovn la douleur des bras et des espaules, qu'on ait vn onguent meslé de marciat et d'agrippa.

Pour la *gibbosité*, Auicenne loüe l'emplastre de la flambe : PR. *de la flambe bastarde, enule campane, du sauinier, de chacun vn quart : bdellion, demy quart : castorée, vne once.* Soient cuits en vin et huile, iusques à la consomption du vin, et de l'huile, auec de la cire soit fait onguent.

La *chiragre des mains*, est traitée comme les apostemes phlegmatics, mais y a en cette-cy de particulier, *l'emplastre de Montpellier*, fait de choux rouges, cuits auec lexiue de cendres grauelées, et un peu de vinaigre, et vn peu de sel pilé.

CINQVIESME CHAPITRE

Des remedes de la poitrine.

E ceux-cy, le premier est le breuuage resoluant et consumant toute matiere qui est au-dedans, et la rejettant par sueur; lequel fust de maistre Aimery et est appelé *Sudataire* [1] : PR. *queuë de cheual terrestre, vn manipul : racine de osmonde, vn quarteron : racine de dragontée, demy quarteron.* Soient cuits en vin et miel, et puis coulez. Qu'on en administre vn gobelet, quand il s'en va dormir, et il suëra.

Le second est l'autre breuuage commun à toutes les playes internes : et il fust de Galen : PR. *centaurée, cost, nepita, benoiste* (autrement garyophylate), *pimpinelle, piloselle, sommitez de chanvre, tendrons de choux, tannesie, garence, quintefeuille, orvault, de chacun égales parties.* Soient cuits en vin et miel : et qu'on en donne vn gobelet, comme dessus. Il fait sortir la sanie par la playe, et prouoque l'vrine si on le retient : mais si on le vomit, il n'y a point d'esperance de guerison, comme dit le vulgaire.

1. « Fuit magistri Americi, et vocatur sudatorium. »

SIXIESME CHAPITRE

Des remedes du ventre.

ET premierement, pour les *trenchées* [1], on loüe la laine auec son suyn trempée en vin de la decoction du cumin.

Secondement, pour les *coups* et cheutes, on loüe le breuuage commun, qui est d'Auicenne et de Rhasis : PR. *mumie, bol armenien, terre scellée, de chacun vne once.* Faites-en poudre, et qu'on en donne vne drachme auec vne once d'eau de plantain.

Tiercement, on loüe les breuuages de la poitrine, pour resoudre la matiere assemblée au dedans.

Quatriesmement, on peut faire, pour le dehors, des emplastres ordonnez aux contusions.

En l'*hydropisie,* il est très-bon de prouoquer l'vrine. Et pource suiuant la doctrine de Galen, maistre Aimery prenoit des grillons, ou des cantharides noires : et en ayant osté les testes et les aisles, il les brusloit au four, et en faisoit poudre : de laquelle il en donnoit au soir vn grain auec du vin : et faisoit tant pisser, que plusieurs en estoient deliurés de l'hydropisie.

En la *douleur des rognons,* et *de la vescie,* i'ay veu administrer vn quart de lexiue des cendres du tronc des febues : et faisoit merueilles, en prouoquant l'vrine, et nettoyant les voies vrinales, rejettant la sanie, et la gravelle [2], et en prouoquant les menstruës.

Rabby Moyses aussi pour les vlceres des rognons et de la vescie, a approuué l'eau distillée du petit laict de chevre, sous cette forme : PR. *du petit laict de chévre, trois pintes* [3] : *iuiubes, et sebestes, de chacun vne once : bol armenien, demy once : quatre semences froides mondées, de chacun trois drachmes : semence de pourpier, semence de pauot blanc, semence de coings* [4], *de chacun deux drachmes,* soient concassez et distillez, en soit fait eau.

Et Auicenne baille en *Diabete,* l'eau du petit lait de brebis. Et moy, pour Monseigneur le Cardinal de Tulles, y adioustois de l'herbe queuë de cheual, plantain, roses, semences de guimaulue, et d'alque-

---

1. « Pro tortionibus. »
2. « Et arenulas expellendo. »
3. « Picherios iij. »
4. « Seminis cidoniorum. »

cange, regalisse, coquilles de gland, et des trochisces d'alquécange.

On loüe aussi l'injection de laict [1] auec les collyres qu'on sçait, et l'emplastre contre la *rompure* entre les deux natures [2].

Pour la *pierre*, nous auons dit plusieurs remedes fameux.

SEPTIESME CHAPITRE

Des remedes des membres honteux, et de leurs parties.

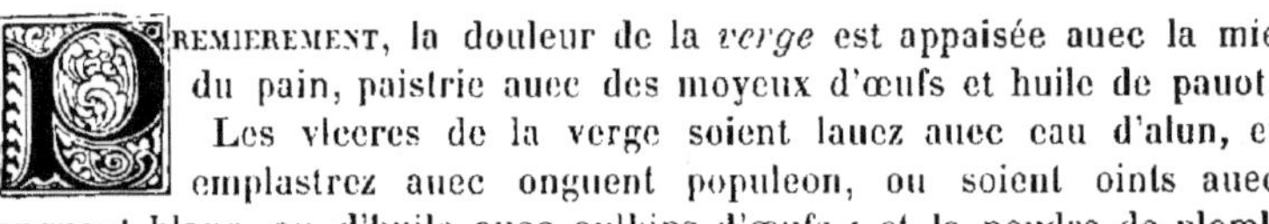

REMIEREMENT, la douleur de la *verge* est appaisée auec la mie du pain, paistrie auec des moyeux d'œufs et huile de pauot. Les vlceres de la verge soient lauez auec eau d'alun, et emplastrez auec onguent populeon, ou soient oints auec onguent blanc, ou d'huile auec aulbins d'œufs : et la poudre de plomb bruslé, et de ceruse, et d'aloës, y est precieuse.

L'*enfleure des testicules* est corrigée, auec l'emplastre de mauues, et farine de febues et cumin, bouillis auec de l'eau.

La hargne ou *rompure* a trois remedes. Le premier cét electuaire : PR. *conserue de la grand consoulde, demie liure : conserue de roses, un quarteron : poudre diatragaranth froid, vne once : poudre dia-cumin, demie once : racine de valeriane, semence de nasitort, bol armenien, pierre sanguine, de chacune deux drachmes : pain de sucre, vne liure :* soit fait electuaire, auec eau ferrée.

La seconde forme, est l'emplastre de *la peau de belier*, et est de la communauté : PR. *poix de nauires, et colophonie, de chacun trois onces : litharge, ammoniac, opopanax, galban, bdellion, mastic, sera-pin, terebinthine, sumac, racine de consoulde grande et petite, de chacun vne once : guy de chesne, pierre sanguine, encens, plastre, myrrhe, aloës, mumie, bol armenien, sang dragon, aristolochie, vers de terre, de chacun demie once : sang humain, deux onces.* Soient ces choses confites auec la peau de belier, cuite en eau de pluye, tant qu'elle soit en dissolution.

La tierce forme est de Brun, et mienne : PR. *noix de cypres, acacie,*

---

1. « Et trochi. alkekengi. Et iniectio lactis. »

2. « Ad rupturam inter duas naturas. » Guy disant entre deux natures, signifie le lieu nommé en grec περίνεον, qui est entre la partie plus honteuse de l'homme, ou de la femme, et le fondement.

galles, balaustes, de chacun cinq drachmes : tragacanth, myrrhe, sarcocolle, encens, gomme arabique, de chacun trois drachmes : sang-dragon, bol armenien, mumie, aloës, alun, de chacun deux drachmes. Faites-en poudre tres-subtile, soit pestrie auec vinaigre, et en soit fait emplastre, car il est esprouué et approuué.

Ez *hemorrhoïdes* il est très-bon d'appaiser la douleur, auec vne suffumigation de la decoction de boüillon (dit tapse-barbu), camomille et melilot, et mettre au-dedans meiches teintes d'vnguent, fait auec du beurre battu au mortier de plomb, iusqu'à tant qu'il en deuienne noir.

Ou si la douleur presse, le *liniment d'Alexandre,* esprouué par moy, qui est tel : PR. *saffran, myrrhe, encens, lycion, de chacun vne partie : opion, deux parties :* soient pilez, et confits auec huile rosat, muccilage de psyllion, et moyeu d'œuf, et soit fait liniment.

Pour le dehors, cet emplastre est commandé de Rhasis : PR. *camomille et melilot, de chacun vn quarteron :* Soient cuits à dissolution, *moyeux d'œufs boüillis* [1], *demy quart : farine de fenugrec, semence de lin, racine de guimauue, de chacun vne once : saffran, myrrhe, aloës, de chacun vue drachme et demie : beurre, tant qu'il en faudra :* soit fait emplastre.

HVITIESME CHAPITRE

Des remedes aux cuisses et parties inferieures.

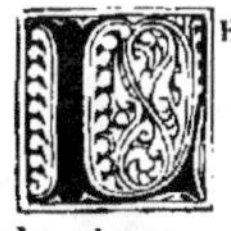 ES membres inférieurs ont beaucoup de remedes : desquels le premier est pour désenfler les iambes, cuisses et pieds, qu'ils soient estuuez et fomentez auec eau de mer, ou eau salée, en laquelle ayent cuit des hyebles, sureau, tribules, de chacun deux parties : calament, origan, aloyne, paritoire, de chacun vne partie.

Et qu'on mette apres sur la tumeur vn tel emplastre : PR. *du son, vne partie : farine de febues, vne partie : fiente de colombe, demy partie.* Soient puluerisez, et auec du vinaigre, et la decoction des asphodels et jus de choux rouges, soient incorporez sur le feu, et réduits en emplastre.

---

1. « Vitellorum ovorum elixatorum. » Elixare, faire bouillir.

Or il est temps de finir ce sermon, suppliant celuy qui en cette nauigation a gouverné l'anchre, qu'en attirant les ames fidelles, il les admette en la gloire celeste : ce que daigne octroyer à moy, et à tous les lecteurs, le mesme Dieu benist, qui vit et regne aux siecles des siecles. Amen.

Cy finist la Grande Chirurgie composée en l'an MCCCLXIII
par Guy de Chauliac, chirurgien, maistre en médecine de
l'Université de Montpellier;
Rétablie d'après les manuscrits et imprimés latins
et français, par E. Nicaise, Professeur agrégé
à la Faculté de Médecine de Paris,
chirurgien des hôpitaux ; Éditée
par Félix Alcan, libraire-éditeur
à Paris, et achevée d'imprimer
par Paul Brodard,
imp. à Coulommiers
(Seine-et-Marne)
le xᵉ jour du
mois de mai
MDCCCXC.

GLOSSAIRE

La *Chirurgie* de Guy de Chauliac renferme des mots et des expressious qui
viennent de l'arabe, du provençal, du roman, des parlers barbares ou vulgaires, et
d'autres mots qui ont un sens différent de celui qu'on leur donne aujourd'hui; Guy
cite encore un grand nombre d'instruments et de substances médicamenteuses, dont
les noms ont changé. Il était nécessaire, pour l'intelligence du texte, de donner le
sens de tous ces mots, et la concordance des noms anciens avec les noms nouveaux. — C'est ce que nous avons fait dans ce *Glossaire*, où les mots sont rangés par
ordre alphabétique. Quelques articles ont été rédigés d'après ce que dit Joubert
dans l'*Interprétation des langues de Guy* (ils sont marqués J.); quelques-uns ont été
extraits d'un *Glossaire* fait en 1426, par Olivier de la Haye [1] (ils sont marqués O.).
— Je diviserai le glossaire en trois parties : la première comprendra la concordance
des noms anciens des substances médicamenteuses avec les noms actuels; la
seconde, la liste des instruments cités dans la *Chirurgie*, ou l'arsenal de Guy; la troisième comprendra les termes d'anatomie, de pathologie, et de vieux français, etc.

I. — GLOSSAIRE DES SUBSTANCES
MÉDICAMENTEUSES

Guy de Chauliac, dans sa *Chirurgie*, énumère environ 750 substances médicamenteuses différentes. Dans le septième Traité, à propos des *Degrés des médicaments*, il
a donné le catalogue de celles qu'il employait le plus souvent (p. 640, etc.) et qui
sont au nombre de 260. J'ai établi, à cet endroit, dans des notes jointes au texte, la
concordance des noms anciens de ces substances, avec leurs noms nouveaux; je
vais procéder de même pour toutes les autres substances, au nombre de 490 environ. Elles seront rangées par ordre alphabétique; pour chaque mot, on trouvera
d'abord le nom français de la traduction, puis le nom latin de Guy, et ensuite le
nom scientifique actuel. Comme pour le premier catalogue, le docteur Saint-Lager
a bien voulu m'aider de ses conseils. A cette liste j'ajoute un extrait du *Tarif des
gabelles* d'Avignon, de 1397, qui est presque du temps de Guy de Chauliac; il contient les noms de 145 substances. J'en dois la communication à M. Bayle, d'Avi-

1. Olivier de la Haye, *Poème sur la grande peste de 1348*, publié par G. Guigne. Lyon,
H. Georg, 1888.

gnon. On y retrouvera les substances employées par Guy et dont beaucoup étaient apportées d'Orient par les vaisseaux de Venise, ainsi que je l'ai montré dans l'*Introduction*. Dans l'extrait du *Tarif des gabelles*, en face du nom catalan, nous avons mis le nom actuel[1].

1. *Livre du tarif des gabelles* rédigé en catalan, au mois de septembre 1397, et formant un volume petit in-folio, sur vélin. Reliure de plats en bois, couverts de basane, aux armes de la *ville d'Avignon*, et une chaine en fer d'un mètre 10 de longueur, rivée au plat supérieur (Arch. départ. de Vaucluse).

La liste qui suit concerne exclusivement les médicaments, et se trouve sous la Rubrique *Speciaria menuda et grossa*.

Ambra grisa,	Ambre gris,	Flour de cardon,	Fleurs de chardons,
Argent vyu,	Argent-vif, mercure,	Folli gariofilorum,	Folia garyophyllorum,
Alué épatic,	Aloès hépatique,	Florea,	Fleurs,
Alun scaillol e de pluma,	Alun scissile et de plume,	Fideis,	Fidjel? nom arabe du Raifort,
Alun de roca,	Alun de roche,		
Alun menut,	Alun menu,	Grana paradis,	Graine de paradis, Cardamomum,
Agaric,	Agaric,		
Arsenic,	Arsenic,	Galengal,	Galanga,
Ayga rosa damasquina,	Eau de rose de Damas,	Gingibre,	Gingembre,
Anis en grana,	Anis en grains,	Garbel de galengal,	Galanga en gerbe,
Amenla,	Amandes,	Gengibre colombin,	Gingembre indien,
Arzica,	Riz, en espagnol Arroz, en arabe Arzi,	Gengibre mequin,	Gingembre de la Mecque,
		Garbel de gengibre,	Gingembre en gerbe,
Amidon,	Amidon,	Galbanum,	Galbanum,
Auricel,	Auricolla ou Chrysocolle, ancien nom du Borax,	Grana barbotina,	Barbotine, nom vulgaire du semen contra,
Avenat,	Avenat,	Galla de Romania,	Galles (noix de) de Romanie,
Armoniac,	Ammoniaque, gomme,		
Blacte bizancia,	Blette de Byzance ou Onychis,	Goma arabica,	Gomme arabique,
		Goma a far perfum,	Gomme pour parfum,
Borrail en peyra,	Borax en pierre,	Glatiol,	Glaucium,
Borrail en pasta,	Borax en pain,	Greza,	Grenat?
Boli armeni,	Bol arménien,	Grana de fenoil,	Graines de fenouil,
Canella,	Canelle,	Grana de limos,	Graines de limon,
Cubebas,	Cubèbe,	Garipot,	Gallipot,
Canfora,	Camphre,	Goma dragant,	Gomme adragant,
Ciera bianca,	Cire blanche,	Inde bagadel,	Indum ou Indi,
Ciera rossa,	Cire rousse,	Inde-sacafé,	Sorte d'Indum,
Conserva de citre au sucre,	Conserve de citron au sucre,	Inde de golfo,	Id.
Coillons de castor,	Testicules de castor,	Lacdanum,	Labdanum,
Coloquinquida,	Coloquinte,	Litargiri,	Litharge,
Colofonia,	Colophane,	Lignum aloès,	Bois d'aloès,
Coparoza,	Couperose,	Manna granata,	Manne perlée,
Cofolli,	Coffol, un des noms indiens de l'Areca cathecn,	Momia,	Momie, Mumie,
		Mirabolants condits,	Mirobolans confits,
Cardamomi,	Cardamomum,	Macis gros,	Macis en gros grains,
Casalistola,	Cassia fistula,	Mirram,	Myrrhe,
Cartami,	Carthame,	Macismenut,	Macis concassé,
Comin,	Cumin,	Mondilla de vergi,	Criblures de Brésil,
Cenres clavelladas,	Cendres gravelées,	Mastéges,	Mastic (Gomme résine),
Coliandre crus,	Coriandre crue,	Mini,	Minium,
Coliandre confits,	Coriandre confite,	Mostarda en grana,	Graines de moutarde,
Datils,	Daltes,	Mel de totas razons,	Miel de toutes sortes,
Estraffizaca,	Staphisagria,	Nose muscada,	Noix muscade,
Eruga,	Eruque, Roquette,	Nose indica,	Noix indienne, coco, fruit du *Cocos nucifera*,
Ensens,	Encens,		
Euforbi,	Euphorbe,	Opit tébait,	Opiat thébaïque,
Dyaculon,	Diachylon,	Oli de cade,	Huile de genièvre,
Fleurs de canellas,	Fleurs de canelle,	Ordiat,	Orge mondé,
Fustz de girofles,	Fuseaux de girofle,	Oli lorini,	Huile de laurier,
Festuc,	Pistache, fruit du *Pistacia vera*,	Pols de sucre,	Poudre de sucre,
		Pols de cipre nègre,	Poudre de cyprès noir,
Flor de camomilla,	Fleurs de camomille,	Pignons,	Pignons,
Fenu grec,	Fenu grec,	Punices,	Grenades,
		Pilètre,	Pyrèthre,

Abrotan, abrotanum, *Artemisia abrotanum*, L. (voy. Aurone, p. 642).

Acore, acorus, *Acorus Calamus*, L. Synonyme, *Calamus aromaticus*.

Adianthe, adianthum, *Adiantum capillus Veneris*, L. (voy. Cheveux de Vénus, p. 644).

Aegyptiac (onguent), composé d'alun, de verdet, de miel et de vin aigre.

Agaric, agaricum, *Polyporus officinalis*, Fries.

Agne caste, agnocastus, *Vitex Agnus castus*, L.

Airain brulé, aes combustum, *Oxyde de cuivre*.

Alcanne ou alkanne, alcanna, *Lawsonia inermis*, L., ou Henné; c'est par erreur que ce nom a été aussi donné au *Ligustrum vulgare*, L. (voy. note p. 454) [1].

Alchitran ou alkitran, alchitran, c'est la *cédrie*, sorte de poix noire (voy. n. p. 647).

Alcofol ou *alcohol*, signifie toute poudre ordonnée pour les yeux ainsi que l'interprète Ianuensis (Simon de Gênes?), elle doit être très subtile. J.

Aldabat, aldabat, *Lézard* (voy. Stellion, p. 684). Matthiole (chap. IV, livre VI de Diocoride) soutient que Stellion et Laizard sont bêtes diverses.

Alfarti ou *Alharif*, électuaire, dit de bonne saveur (voy. p. 491).

Alipte, alipta, terme générique employé pour désigner les médicaments servant aux onctions et frictions; chez les Romains, il désignait aussi celui qui frottait les baigneurs.

Alleluya, alleluia, *Oxalis acetosella*, L.

Almuri, almuri, *Saumure* d'après Guy (voy. sa préparation, Joubert, *Annotations*, éd. 1598, p. 348).

Aloes, aloes, *Aloes vera*.

Alun de la lie de vin, fait avec des pains de lie séchés au soleil et brûlés. J.

Alun jamen ou fissile, alumen jameni, pierre alunifère qu'on tirait de Jamique, en Phénicie.

Picis greca,	Poix grecque,	Squinenci,	Schœnanthus,
Peroyne,	Pivoine,	Synopia,	Sinapis, Moutarde,
Rcobarbari,	Rhubarbe,	Semen papaveri,	Semences de pavot,
Regalicia,	Réglisse,	Sené eu fueilla,	Feuilles de séné,
Roqueta,	Roquète,	Sal armoniac,	Sel ammoniac,
Rosas secas,	Roses sèches,	Sal nitri,	Sel de nitre,
Risalgal,	Réalgar,	Sal gema,	Sel gemme,
Rais de glongol,	Racines de glayeul,	Sal petra,	Salpêtre,
Razim de Romania,	Raisins de Romanie,	Semensa de carny,	Carvi semen, Carum carvi,
Sucre candit,	Sucre candi,	Semola,	Semoule,
Sucre en pan,	Sucre en pain,	Sumac,	Sumac(*Rhus coriaria*,L.),
Safran,	Safran,	Scotan,	Scotanum,nom du Fustet, *Rhus cotinus*,
Saflor dalixandria,	Safran bâtard d'Alexandrie,	Solpre,	Soufre,
Saflor de Cataloigna,	Safran bâtard de Catalogne,	Sermontan,	Sermontain ou Seseli de Marseille (*Laserpitium siler*, L.),
Sandils agustatellin,	Sandal citrin,	Storassi calamite,	Storax calamite (*Styrax officinalis*, L.),
Sandils vermeil,	Sandal vermeil,	Tiriacle de totas razos,	Thériaque de toutes sortes,
Sandils blanc,	Sandal blanc,	Teriotina de Venezia,	Térébenthine de Venise,
Spica celtica.	Spica nardi gallica,	Termentina,	Tormentille,
Scamonca,	Scammonée,	Turbit,	Turbith,
Serapin,	Serapinum ou Sagapenum,	Tutia,	Tuthie,
Sedoaria,	Zédoaire,	Tamarind,	Tamarin de l'Inde,
Spica nardi,	Spic nard,	Vergin colombin.	Verveine officinale [2].
Sanc de dragon,	Sang-Dragon,		
Sentuaria,	Centaurée,		

1. Il importe de ne pas oublier que dans les mots arabes, tels que Alkanna, Alchitran, Alkali, Alkermes, Albotin, les deux premières lettres sont l'article (le). C'est donc par pléonasme que nous disons l'Alcali, l'Alcanna, l'Alcool, l'Alhambra, etc. (St.-L.)

2. Dioscoride dit que le Peristereon (en latin *Columbina*) est ainsi nommé parce que les Pigeons recherchent cette herbe.

Alkekenge ou Alquecange, alkekengi, *Physalis alkekengi*, L.

Amande, amygdala, fruit de l'*Amygdalus communis*, L.

Ambre, ambra, *Ambre*. Il en existe deux sortes, le gris et le jaune.

Ambre gris, ambra grisa, ambarum, *Ambre gris*, matière grasse particulière qui se produit quelquefois chez le Cachalot, *Physeter macrocephalus*.

Ambre jaune, carabe, c'est le *Succin* (voy. n. p. 521).

Ambroisie, ambrosia, *Ambrosia maritima*, L.

Améthyste, pierre précieuse.

Ammi ou amni, ameos, *Ammi majus*, L.

Amome, amomum, *Amomum Cardamomum*, L.

Anabula, espèce de Tithymal, dit Plataire (J.). *Convolvulus scammonia*, L. [1].

Anagallis, anagallis, *Alsine media*, L.; mouron (voy. n. p. 428).

Ancorde ou *Ancerde sauvage*, ancorde silvestris, *Potentilla anserina*, L.

Angélique grande, Angelica archangelica, L., et *Angélique sauvage*, Angelica silvestris*, L.

Antimoine (diaphorétique), antimoniate de potasse obtenu en chauffant de l'antimoine avec du nitre.

Argent vif, A. vieu (vyu, en provencal) — *Mercure* (v. p. 641).

Argentine, *Potentilla anserina*, L.

Aphronitre, aphronitrum, *Salpêtre naturel*, fleur de nitre.

Aristolochie ronde, sarrasine ronde, malum terræ, *Aristolochia rotunda* (voy. n. p. 551).

Armoise, artemisia, *Artemisia vulgaris*, L.

Aron, iarrus, *Arum maculatum*, L., et *A. italicum*, Miller (voy. **Pied de veau**).

Artomel, artomel, *Pain avec du miel*.

Asarum, asarum europaeum, L.

Asperge, asparagus, *Asparagus officinalis*, L.

Athanasie ou tanaisie, athanasia (voy. Tanaisie, p. 657).

Atriplice, atriplex, *Atriplex hortensis*, L. (voy. n. p. 499 et Arroche, p. 641).

Aumeli, est, selon Avicenne, *Chamelaea* de Dioscoride et *Mezereon* des Arabes.

Aveline, avellana, noisette, fruit du *Corylus Avellana*, L.

Baguenaude, gousse du *Colutea arborescens*, L.

Balle marine ou paille marine, *Palea marina* (voy. n. p. 161).

Balsamite ou balsamine, balsamita, *Tanacetum Balsamita*, L.

Basilic, ozymum, *Ocymum Basilicum*, L.

Basilicon, basilicon, nom d'un *Onguent*.

Baume crespé, *Mentha crispa*.

Baurac ou baurach, baurac, synonyme de *nitre* ou de *sel* en général. De baurac, on dit *humeur* et *saveur borrachine*, pour dire nitreuse. Autre chose est borax ou *Chrysocolla* des Grecs, J.

Baye de laurier, bacca lauri, fruit du *Laurus nobilis*, L.

Ben ou been, ben, *Moringa aptera*, Gaertner (voy. n. p. 620).

Behen, behen, *Behen album*, off., *Centaurea Behen*, L.? *Behen rubrum*, Off., *Statice Limonium*, L., d'après Gesner (voy. n. p. 586 et 620).

Benedicte ou *benoiste*, benedicta. Sanamunda ou Caryophyllata, *Geum urbanum*, L.

---

1. Les anciens médecins comprenaient dans le genre *Tithymalus* non seulement les espèces actuellement rangées dans le genre *Euphorbia*, mais encore plusieurs autres plantes contenant un suc laiteux, notamment le Turbith et la Scammonée. Celle-ci était appelée dans l'école de Salerne *Tithymalus babylonica* sive *Anabulla*.

Berle, sion, *Berula angustifolia*, Koch, et *Sium latifolium*, L. (voy. n. p. 158).

Bette, sicla, *Beta Ciela*, L..

Bezard, c.-à-d. Galban, bezardum : Guy veut désigner le *Galban* (voy. Galban, p. 647) [1].

Bitume, asphaltum, *Asphalte*, Darsisahan des Arabes (voy. Asphalte, p. 641).

Blanca, pour dire *alba*, est une composition laxative que Nicolas décrit, et dit qu'elle est nommée *blanche* parce qu'on en purge les humeurs blancs qui sont les phlegmatics. J.

Blatta byzantia, ungula aromatica, Onyx de Dioscoride, opercule de la coquille d'un mollusque indien (voy. n. p. 607) [2].

Boyau de terre, intestinum terræ, produit par les vers de terre (voy. n. p. 247).

Bran, furfur, *Son*.

Bresil, bresilium, Brésillet des Indes, *Cæsalpina sappan?* L. (voy. n. p. 456). Brasil ou bratham est le nom arabe d'un arbre des Indes orientales, déjà mentionné dans les *Pandectes* de Matthaeus Sylvatious écrites vers 1336. — On sait que le nom de Bois de Brésil est actuellement donné à un arbre américain, *Cæsalpina echinata*, Lam.

Brionie, bryonia, *Bryonia alba*, L. (voy. Couleuvrée, p. 645). Alfesur et alfescera.

Buchormarien, bothormare et arthanila, noms arabes du *Cyclamen*, cyclaminos des Grecs (voy. n. p. 549).

Buglosse, buglossa, *Anchusa officinalis* et *italica*, L.

Burud, burud ; est un certain collyre. J. (voy. n. p. 464).

Buis, buxus, *Buxus sempervirens*, L.

Cabaret, asarum, *Asarum europæum*, L. Nard sauvage des anciennes pharmacopées.

Cadmie, cadmia ou tuthie, oxyde de zinc sublimé qui se dépose sur les parois des fourneaux (voy. Cachymie, p. 643). La *cadmie* est la *clymie* et *cachyrmie* des Arabes, ou l'appelle aussi *tuthie* ou *pompholix*.

Cadmie d'argent, cathimia argenti (voy. Cachymie, p. 643).

Calame ou roseau aromatique, calamus aromaticus, *Acorus calamus*, L.

Calamite, calamilis, *Oxyde de zinc sublimé* ou *Pompholix*.

Calcade, calcadis, colcotar ou vitriol caleme, sesquioxyde de fer anhydre (voy. n. p. 475).

Calcitrapa, *Centaurea calcitrapa*, L.

Chalcitis ou calcytis ou chalcutis, chalcitis, pyrite de cuivre, qui en se vitriolisant, produit le *misy* ou sulfate de cuivre.

Chancre fluviatil, cancer fluviatilis, *Ecrevisse* (voy. n. p. 318).

Calchant, Chalcanthum, *Vitriol*, sulfate de cuivre (voy. n. p. 333).

Cambil brûlé, cambil adustum, *Terre rouge* menue comme sable.

Canne, canna, *Arundo Donax*, L. (voy. n. p. 326).

Canne aromatique, calamus aromaticus, *Acorus Calamus* (voy. Acore, p. 671).

---

1. Tous les anciens pharmacologues s'accordent à dire que le bezoard est un calcul intestinal auquel on attribuait une efficacité curative et même prophylactique contre les morsures d'animaux venimeux, les poisons, les maladies infectieuses.

2. Suivant Dioscoride (II, 10), l'Onyx se trouve dans les lacs de l'Inde où croit le nard, et comme l'animal se nourrit de cette plante, il exhale une odeur aromatique. Matthiole a longuement disserté dans ses Commentaires sur cette explication erronée de l'odeur de l'Onyx, qu'on appelle aromatique, afin d'éviter une confusion avec la pierre précieuse de même nom. Dioscoride distingue deux sortes d'Onyx, l'une provient de l'Inde, l'autre de Babylone ; celle-ci est noirâtre et plus petite.

Câpre, capparis, *Capparis spinosa*, L.

Carabe ou *Charabe*, carabe, *Succin* (voy. n. p. 514).

Cardamome, cardamomum, *Amomum cardamomum*, L.., graine du paradis.

Cardon benoist ou *chardon bénit*, carduus benedictus, *Cnicus benedictus*, L.

Carpobalsame, carpobalsamum, *Amyris Opobalsamum*, L.

Carrobe, xylocaractum, *Ceratonia siliqua*, L. (voy. n. p. 432).

Cartame, carthamus, *Carthamus tinctorius*, L.

Carvi, carvi, *Carum carvi*, L., *Bunium carvi*, Bieber.

Cassie, casia, *Cassia*, nom appliqué d'abord à la Canelle de Ceylan et de Chine, *Laurus cinnamomum* et *L. casia*, L., puis à la Lavande et au Romarin et enfin au *Daphne cneorum*, L.

Casse fistule, casia fistula, *Cassia fistula*, L.

Catholicon, diacatholicon, *Electuaire laxatif*, composé de séné, casse, tamarin, rhubarbe.

Cauleide, calcida, Chaussetrape, *Centaurea calcitrapa*, L. Dans la Provence et le Languedoc on appelle du nom de *causside* (*calcidé* en catalan) plusieurs chardons, notamment le *Circium arvense*, et les centaurées à involucre épineux.

Cedrie ou *cedrée*, cedra, *Cedria* : substance obtenue de la térébenthine du cèdre, *Abies Cedrus*, Lam. (voy. Alchitron).

Cendres gravelées, cineri clavellati, tartre calciné, carbonate de potasse (voy. Tartre, p. 657).

Centaurée (petite), *Erythraea centaurium*. Pers.

Centrum galli, centrum galli, gallitrichum, *Salvia sclarea*, L., orvale (voy. n. p. 468 et 618).

Cerisier, Cerasus, *Cerasus vulgaris*, Mill.

Ceroneum, cerotum, ceratum ou cerotarium, est dit de la forme du médicament qui a moyenne consistance entre onguent et emplâtre, recevant beaucoup de cire, d'où est tiré son nom. Le grec dit *ceroton* et le français *ceroine*; toutefois ce mot est souvent emprunté pour dire un emplâtre. J.

Cestre, cestrum, que les Latins appellent *Saxifragia*, dit Guy. *Cestron* est le nom grec de la Bétoine, *Betonica officinalis*, L.

Cerfeuil, cerfolium, *Chaerophyllum sativum*, Lam., *Anthriscus cerefolium*, Hoffm.

Ceterac ou ceterach, citarac, *Ceterach officinarum*, C. Bauhin.

Chalidicon ou *Calidicon*, calidicon, calcidicon, sont des trochisces appartenant à la catégorie des cautères potentiels. Ils sont ainsi nommés du cali ou alcali (chaux vive) qu'ils reçoivent, entre autres substances caustiques (p. 632).

Chamæpitys, chamæpitys, *Teucrium chamaepitys*, L., *T. Iva*, L. (Ive muscate).

Chamaedrys, chamaedrys, *Teucrium chamaedrys*, L.

Chataigne, castanea, *Castanea vesca*, Gaertn.

Chaussetrape, tribulus, *Centaurea calcitrapa*, L.: et *Eryngium campestre*, L., Chausse trape marine, *Eryngium maritimum*, L.

Chanvre, canabis, *Cannabis sativa*, L.

Chardon-bénit, Cnicus benedictus, L.

Chardon des foullons, cardon-fullonum, carsof en Arabe, *Dipsacus fullonum*, L.

Chrysomele, chrysomelum, *Armeniaca vulgaris*, Lam., abricot (voy. n. p. 344).

Chevaline, mentastrum, *Mentha rotundifolia*, L.

Chervy sauvage, baucia, *Sium sisarum* (voy. n. p. 627).

Chiendent, gramen, *Cynodon dactylon*, *Agropyrum campestre et repens*, Pal de B.

Chêne, quercus, *Quercus pedunculata* (Ehrh.), *Q. sessiliflora*, Smith.

Chicorée, cichoreum, *Cichorium Intybus*, L.

Chevrefeuille, caprifolium, *Lonicera caprifolium et periclymenum*, L.

Cicin, cicinum oleum; *Ricinus communis*, L., huile de ricin (voy. n. p. 448).

Cigale, cigala, *Cicada plebeia*, L.

Ciguë, cicuta, *Conium maculatum*, L.

Citron, citreum, fruit du *Citrus medica*, L.

Citrouille, citrulus, *Cucurbita pepo*, L.

Claret, clare, cleré (Du Cange), est un vin sucré dans lequel on a fait infuser divers aromates, de la cannelle surtout, et que Guy désigne sous le nom de bonum pigmentum. Il dit (p. 120) : « Potus ejus sit vinum album aut clarum, aut vinum græcum et bonum pigmentum. » Le claret est le vinum hippocraticum, l'hippocras ou hypocras. (V. Sapa, Vins, etc.)

Clarete, clareta, herbe de Ste-Claire, Lactuca agnina, *Valerianella olitoria*, Poll. Vulg. Mâche, doucette ou blanchette, salade de Chanoine [1].

Clavelliere, Clavellaria, herba clavellata, *Viola tricolor*, L.; Clava Herculis, *Nuphar luteum*, Smith, et *Villarsia nymphoides*, Vent.

Climie, nom donné par les Arabes à la Tuthie ou Cadmie, oxyde de zinc sublimé (voy. Cachymie, p. 643).

Colcotar, colcotar, vitriol calciné, *Colcothar vitrioli*, sesquioxyde de fer (voy. n. p. 469).

Colle d'or, glutinum auri, synonyme de *Chrysocolle*, borras des Arabes. Les anciens donnaient ce nom à une mine de cuivre, non au borax.

Colophonie, colophonia, résine obtenue comme résidu de la distillation ou après fusion des sucs qui exsudent des arbres conifères, et même, par extension, de ceux qui exsudent de diverses plantes.

Concombre, cucumis, *Cucumis sativus*, L.

Coloquinte ou colocynthe, colocynthis, *Cucumis colocynthis*, L.

Consoude (petite), *Bellis perennis*, L.

Coquille, conchylium, *Coquillage*, en général.

Coriandre, coriandrum, *Coriandrum sativum*, L.

Cormier, sorbus domestica, L.

Connil, cuniculus, *Lapin* (voy. n. p. 543).

Courge, cucurbita, *Cucurbita Pepo*, L.

Crassule, crassula, *Sedum Telephium*, L., *S. album*, L.

Crystal, crystallum, *Cristal*.

Corne de cerf, cornu cervi. *Corne de cerf*.

Cubebe, cubeba, *Piper cubeba*, L.

Cuivre brûlé, aes adustum, *Oxydes de cuivre* que la percussion détache en écailles ou battitures du cuivre rougi au feu.

Cuscute, cuscuta, *Cuscuta major*, DC.

Cumin, cuminum, *Cuminum Cyminum*, L.

Cyclamen, cyclamen, pain de pourceau, *Cyclamen europaeum*, L.

Dacte, dactylus, *Phœnix dactylifera*, L.

Darsene, c'est cinnamome, Joubert a traduit par *cannelle fine*.

---

1. Le mot clarete avait en outre une acception pharmaceutique, et désignait une eau médicinale clarifiée par filtration ou par distillation. Dans le *Grand Dispensaire médicinal*, Jean de Renou décrit plusieurs « claretes » et immédiatement après deux eaux ophthalmiques peu différentes de celle dont parle Guy. Toutefois, il est digne de remarque que *l'Herbe de Sainte-Claire* ne soit pas mentionnée dans les formules du *Grand Dispensaire* non plus que dans les anciennes pharmacopées où sont énumérées les plantes bonnes pour les yeux.

Dauci, daucus, *Athamanta cretensis*, Daucus de Crète.

Diadragant, est un électuaire composé surtout de gomme dragaganthe.

Diagryde, diagridium, *Diagrède*. D'après Dodoëns, c'est la scammonée cuite dans un coing.

Dialthæe, dialthæa, *Onguent d'althæa* : *Althæa officinalis*, L., Guimauve.

Diamargariton, est un électuaire composé surtout de perles ou margarites.

Dianthos, est un électuaire composé de plusieurs choses et surtout de la fleur du romarin que l'on appelle anthos.

Diarodon abbatis, c'est un électuaire, il y a le diarodon Julii et le diarodon Abbatis.

Diasene, diasene, diabalsemer, *Electuaire de sené*.

Dictame, diaptamum, dictamnum, *Origanum dictamnus* et *Or. Tournefortii*.

Doronic, doronicum, *Doronicum Pardalianches*, L.

Dragaganthe, dragaganthum, *Astragalus Tragacantha*, L.

Dracunculus, *Arum dracunculus*, L. serpentaire.

Drageta et *tragea* signifie poudre grossière et sucrée, qu'on prend à la fin du repas comme dragée. Les derniers Grecs l'ont nommée *drangæe*; quelques-uns disent *tragæe*, et le dérivent du grec *tragema*, qui signifie ce qu'on prend pour issue de table.

Dragontee, dragontea, serpentaire, dracontium majus = *Arum dracunculus*, L.; *dracontium minus* = *Arum italicum*, Miller. Les jardiniers français appelaient aussi Dragon (d'où par une bizarre corruption *Estragon*) l'*Artemisia dracunculus*, L., Dracunculus hortensis, des anciens botanistes. Enfin on rangeait aussi parmi les Dracontea ou Serpentaires, la Bistorte, *Polygonum bistorta*, L.

Eau ardente, aqua ardens, *Alcool*.

Eau des maréchaux, aqua fabrorum, Eau dans laquelle on éteint le fer rouge (voy. n. p. 191).

Eau forte, aqua fortis, *Acide nitrique* étendu.

Ecailles d'airain, battituræ æris, *Squamæ æris* (voy. Cuivre brûlé, p. 675).

Ecailles de cuivre, battituræ æris, *Squamæ æris* (voy. Cuivre brûlé, p. 675).

Ecorce d'airain, cortex æris (voy. Cuivre brûlé, p. 675).

Ecume d'argent, spuma argenti. *Litharge*, protoxyde de plomb (voy. n. p. 452).

Ecume de cuivre, scoria æris, cuivre fondu sur lequel on a jeté de l'eau froide.

Ecume d'elgagner, spuma elgagner : Ming. croit que c'est la *pierre ponce* (voy. n. p. 480). Sous le nom d'*Ecume de mer* on désigne une espèce d'*Alcyonium*.

Ecume de nitre, spuma nitri, matière recueillie à la surface d'une solution chaude et concentrée de nitre.

Ellébore, elleborum, *Veratrum album*, L., Hellébore blanc; *Helleborus fœtidus, viridis* et *niger*, L., Hellébore noir.

Embula. V. Anabula, p. 672 et note p. 112.

Emeraude, smaragdus, *Smaragdus*, pierre précieuse.

Encre, incaustum pour encaustum, *encre de couleur de pourpre* (voy. n. p. 521).

Endive, endivia, *Cichorium endivia*, L.

Epine égyptienne, spina ægyptiaca, *Mimosa nilotica*, L., ou *M. farnesiana*, L.

Epine noire, spina nigra, *Prunus spinosa*, L.

Epithyme, epithymon, *Cuscuta minor*, DC.

Equisetum, *Equisetum arvense* et *hiemale*, L., queue de cheval (voy. p. 682).

Escargot, limacia : par limax Guy désigne tantôt la limace, tantôt l'escargot (voy. n. p. 184).

Escarbot, scarabæus, *Scarabæus stercorarius*, L.

Espic, aspic, spica, *Lavandula spica*, L.

Espinars. spinachium, *Spinacia oleracea*, L.

Espine blanche, nom donné à plusieurs Carduacées, telles que l'*Onopordon acanthium*, L., le *Galactites tomentosa*, Mœnch, le *Cirsium criophorum*, Scop., les *Echinops* et *Silybum*.

Espurge, catapucia, *Euphorbia lathyris*, L.

Esule, esula, *Euphorbia Esula*, L.

Eupatoire, eupatoria, *Eupatorium cannabinum*, L.

Euphrasie, euphrasia, *Euphrasia officinalis*, L.

Farine folle du moulin, farina volatilis molendini (voy. n. p. 635).

Fauciole, *Plantago lanceolata*, L. lancéole (voy. n. p. 627).

Feuille de nard, folium nardi, feuille du collet de la racine du Spic nard indien, *Andropogon schœnanthus* (voy. p. 656).

Feuille de Spic, folium spicæ, *Lavandula spica*, L.

Feuugere (fougère), *Pteris aquilina* et *Polystichum filixmas*.

Fenchiere ou *fougère aquatique*, Osmunda, *Osmunda regalis*, L.

Filipendule, filipendula, *Spiræa filipendula*, L.

Flambe bastarde, acorus, *Iris Pseudo Acorus*, L.

Fleur d'airain ou *de cuivre*, flos æris, *Cuivre réduit en petits grains* par l'action de l'eau (M. et D.). D'après Joubert, Guy emploie souvent fleur d'airain pour vert de gris, verdet. Ming. dit que la fleur de cuivre, c'est le *verdet* (voy. n. p. 469).

Fraisne, fraxinus, *Fraxinus excelsior*, L.

Fraizier, fragaria, *Fragaria vesca*, L.

Fungus bedezaris, fungus bedezaris : c'est la substance spongieuse contenue dans le *Bedegar* (voy. Bedegar, p. 642).

Galange, Galanga, *Kæmpferia galanga*, L.

Gallie musquée, Gallia, *Gallia muschata* ou *moschata*. Nom donné à des trochisques ou à des emplâtres dans la composition desquels entrait le musc [1].

Galline grasse, gallina grassa, locusta, lactuca aguina, *Valerianella olitoria*, Poll., mâche, doucette, blanchette (voy. n. p. 618).

Gariophyllate, cariophyllata ou benedicta, *Geum urbanum* (voy. Benoite, p. 672).

Geisse, gryssa, *Cicer arietinum*, L : Cicerole, pois chiche (voy. n. p. 342).

Genest, genista, *Genista scoparia*, L.; Genestra des Arabes.

Geranion, rostrum accipitris, *Geranium sanguineum*, L.; Acus moschata, aiguille musquée. Guy se doute que le bec de grue, le pied colombin et l'herbe à Robert sont quasi d'un même genre.

Gingembre (voy. Zinzembre, p. 685).

Glaucium, glaucium, *Glaucium luteum*, Scop., et *corniculatum*, Curtis, pavot cornu (voy. n. p. 334 et Mémithe, p. 651).

Glayeul puant, spatula fœtida, *Iris fœtidissima*, L.

Glu alcamli, gluten alcambi ou alcanach, *Ichthyocolle* (voy. n. p. 613).

Glu de poisson, gluten piscis, *Ichthyocolle*, colle de poisson.

Gomme albotin, gummis albotin, c'est la *Térébenthine* (Guy).

Goutte de lin, cuscuta, *Cuscuta europæa*, L., etc. (voy. n. p. 586).

---

1. Primitivement l'appellation *Gallia* avait été attribuée à des médicaments contenant de la noix de Galle, puis par extension à d'autres médicaments composés qui ne la contenaient pas; tels sont ceux que Mesue appelle *Gallia sebellina*. *G. aromatica*, L. Ils portaient aussi le nom d'Alipta.

Grâce dieu, gratia dei, herbe à Robert, *Geranium Robertianum*, L. Ce nom a aussi été donné à la *Gratiola officinalis*, L., etc. (voy. n. p. 627).

Graine de paradis, granum paradisi, *Amomum cardamomum*, L.

Gremil, milium solis, *Lithospermum officinale*, L. (voy. n. p. 540).

Grenadier, balaustium, *Punica granatum*, L.

Grenouillette, apium ranarum ou apium risus, herba sardoa (qui produit le rire sardonique), *Ranunculus sceleratus*, L. [1].

Groin de porc ou *pissenlit*, rostrum porcini, *Taraxacum dens leonis*, Desf.

Gumera, disent les barbares, pour fard, d'autant que le visage fardé semble gommé. J.

Guy de chêne, viscus quercinus, fruit du *Viscum album*, L., commun sur les arbres des vergers, rare sur le chêne.

Haste royale, hasta regia, hastula regia, un des noms de l'*Asphodelus ramosus*, L.

Halhaste, alhaste, halhasta, qui est le Stœchas ou l'hysope des jardins, selon Guy (p. 504), c'est-à-dire l'*Hyssopus officinalis*, L., qu'il ne faut pas confondre avec le *Lavandula stœchas*, comme semble le faire notre chirurgien.

Harmel, harmel, harmala, *Peganum Harmala*, L. (Harmel est semence de rue, Guy. — voy. n. p. 442).

Herbe adhil, herba adhil : Guy croit que c'est l'Euphrasie, *Euphrasia officinalis*. — L'auteur des *Pandectes* écrit *adel* et dit qu'on ne sçait ce que c'est. J.

Herbe aux poux, staphidisagria, *Delphinium Staphisagria*, L.

Herbe aux puces, psyllium, *Plantago psyllium*, L. (voy. Psyllion, p. 654).

Herbe au vent, herba venti, *Anemone Pulsatilla*, L.

Herbes capillaires, herbae capillares (il y en a cinq, Guy).

Herbe de la paralysie, herba paralysis, *Primula veris*, L.

Herbe à Robert, herba Roberti, *Geranium Robertianum*, L.

Herbe Sarracénique, herba sarracenica, *Aristolochia clematitis*, L. — Voyez plus loin Menthe sarracénique.

Herbe tunix, herba tunix, *Dianthus Caryophyllus*, L.

Hérisson de mer, erinaceus marinus, *Echinus marinus*, oursin.

Hiere, hiera, médicaments composés; les *grandes hiera* étaient des compositions compliquées (voy. Leclerc, *Chir. d'Albucasis*, p. 13).

Hierre de ellebore, hierra ellebori, composé d'hellebore noir, coloquinte, castoréum, opopanax, sagapenum, canelle, spica nard, myrrhe, plusieurs labiées aromatiques et miel.

Hierre de Rufus, hiera Rufi, composé de coloquinte, germandrée, assa fœtida, persil sauvage, aristoloche ronde, poivre, canelle, safran, polium, myrrhe et miel.

Hiere picre de Galien, hiera picra Galeni, contenant aloes, canelle, safran, asarum, spica nard, mastic et miel (voy. n. p. 178).

Hippia, ipia, *Alsine media*, L. (voy. n. p. 428 et Anagallis).

Houblon, lupulus, *Humulus lupulus*, L.

Huile benedict, c'est l'huile fait par distillation des tuiles ou briques trempées dans de l'huile fort vieux. J.

Huile de ben, est celui qu'on appelle autrement *balanin*, comme le fruit est nommé *Balanos myropsice* et *myrobolan* des Grecs.

Huile fisticin, est fait des pistaches, que les barbares nomment *fistici*.

---

1. La Gelotophyllis, dit Pline, macérée dans le vin avec de la myrrhe, produit un rire qui ne cesse que lorsqu'on a avalé du vin de palmier dans lequel on a mis les écailles d'une pomme de pin, du poivre et du miel (XXIV, 102). (St-L.)

Huile muscellin ou *muscatellin* ou *muscat* est une huile composée de plusieurs drogues, entre lesquelles est le *musc*, qui lui donne le nom.

Hydromel, hydromeli, *Boisson avec le miel et l'eau.*

Hyoscyame, hyoscyamus, *Hyoscyamus niger*, L.

Hypocras, voy. Claret.

Inde de Baldac, inda de Baldac, *Indigofera tinctoria*, L. (voy. n. p. 630).

Indicum, indicum, *Indigofera tinctoria*, L. (voy. n. p. 451). Il s'agit d'une teinture pour les cheveux ; il ne faut donc pas traduire *indicum* par noir de l'Inde (encre de Chine).

Ireat, ireatum, diachylon additionné de poudre d'iris.

Irin, irinus, *Gladiolus communis*, L. (voy. n. p. 613), glaïeul.

Iris d'Illyrie, iris illyrica, *Iris florentina*, L.

Isopus des Arabes, œsipus des Latins, *suin*. Grasse ou graisse de la laine orde, laquelle on nomme *surge* et en latin *succida*. Il y a des barbares qui écrivent *hysopu*, et pour faire distinction de l'herbe nommée hysop, ils ajoutent *humida*, à ceux que le suin est humide et mol. J. — Il est manifeste que les susdites dénominations dérivent du substantif grec οἴσυπος, suint de la laine des brebis.

Ive arthetique, iva arthretica, *Teucrium chamæpitys*, L. (voy. n. p. 398).

Jonc, juncus, diverses espèces de *Juncus* et de *Scirpus*.

Jujube, jujuba, *Zizyphus sativa*, Desf.

Keruu, Kerugha ou Cherua, nom arabe du *Ricinus communis*, L. (voy. n. p. 448 et p. 610).

Lacque, lacca, *Coccus Lacca*, Kerr.

Lacticinia : ce sont les herbes à lait, ainsi on nommait toutes les espèces de Tithymales. Relativement à la compréhension du genre *Tithymalus*, voy. l'article *Anabula*.

Laictues, lactuca, *Lactuca sativa*, L.

Langue passerine, Arandelière, lingua passerina, *Polygonum aviculare*, L. (voy. n. p. 480, où Joubert a confondu la Langue passerine avec la Langue d'oiseau, celle-ci est le fruit du Fresne).

Lappe, lappa, *Arctium Lappa*, L., vulg. Bardane.

Laurier, laurus, *Laurus nobilis*, L.

Lentille d'eau, lentigo aquæ, *Lemna minor*, L.

Lentisc, lentiscus, *Pistacia Lentiscus*, L.

Lierre terrestre, Glechoma hederacea, L.

Lièvre marin, lepus marinus, *Cyclopterus Lumpus*, L. (poisson), ou *Aplysia depilans*, Gm. (mollusque gastéropode).

Limace, limax, voy. *Escargot* (voy. n. p. 629).

Limon, limones, fruit du *Citrus medica*, L.

Linaire, linaria, *Linaria vulgaris*, Mœnch.

Livesche, levisticum, *Ligusticum Levisticum*, L.

Liseron, volubilis, *Convolvulus arvensis*, L., petit liseron ; *Conv. sepium*, L., grand liseron.

Macis, macis, enveloppe arillaire de la *noix muscade*, *Myristica moschata*, Lam.

Manne, manna (c'est encens menu, Guy, p. 267), découle du *Fraxinus ornus*, L.

Marchasite, marcasitum, *pierre de moulin rouge ardente*, Guy, p. 136 (voy. Marcasite, p. 650), nom arabe de la pyrite de fer cubique.

Marjolaine, majorana, *Origanum majorana*, L.

Margarite, margarita, *perle*.

Marmotane, marmontana, *Mus alpinus*, L., marmotte.

Marsile, marsilium : c'est, dit l'auteur des *Pandectes*, *Faba suilla*, fève de porc, semblable à l'ellébore noire. Guy le met en rang de Patta luppi (voy p. 597). C'est la Jusquiame noir, *Hyoscyamus niger*, L.

Massacumie, massacumia, suivant Din c'est du verre mal cuit (voy. n. p. 481).

Matrissylve, matrissylva, *Asperula odorata*, L., petit muguet. Les anciens herboristes appelaient aussi *Matrissilva* les diverses espèces de chèvrefeuille.

Melangiane, melanzana, *Solanum melongena*, L. Vulgairement, Aubergine.

Melisse, melissa, *Melissa officinalis*, L.

Melon, melo, *Cucumis melo*, L.

Mente, menta, *Mentha sativa* et *piperita*, L.

Menthe sarracénique, *Achillea ptarmica*, L., et sa forme pubescente, *A. pyrenaica*, Sibth.

Mentastre, mentastrum, *Mentha rotundifolia*, L.

Mercure doux, aquila alba, calomelas, chlorure mercureux.

Mercure précipité, oxyde rouge de mercure obtenu soit par oxydation du métal, soit par calcination du nitrate mercurique.

Mercure dulcifié, oxyde rouge de mercure lavé avec l'alcool.

Merde d'airain, scoria æris.

Merde de fer, scoria ferri.

Merde de plomb, scoria plumbi.

Meure, mora, fruit des *Morus alba* et *nigra*, L.

Meurier, morus, *Morus alba* et *nigra*.

Mezereon ou laureole, mezereon ou laureola, *Daphne mezereum*, L. (voy. n. p. 181 et Aumeli).

Miel anthosat, mel anthosatum, miel au romarin, *Rosmarinus officinalis*, L.

Millefeuilles, millefolium, *Achillea millefolium*, L.

Millet, milium, *Panicum miliaceum*, L.

Morgeline, morsus gallinæ, *Alsine media*, L. mouron (voy. n. p. 428 et 542).

Mort de diable, morsus diaboli, *Scabiosa succisa*, L.

Moust, mustum : moût est suc sucré de végétaux destiné généralement à la fermentation alcoolique.

Musc, muscum, vient du *Moschus moschiferus*, L.

Mousse des arbres, *Usnea barbata* et *florida*, L., Lichen croissant sur les branches des pins et des sapins.

Myrobolan, myrobalanum, M. belliric, *Terminalia Bellirica*, R. ; M. chebules, *Terminalia chebula*, R.

Myrobolan indien, M. indicum, est le M. Chebule avant maturité; M. emblics, *Phyllanthus emblica*, L.

Myrte, *Myrtus communis*, L.

Myrte sauvage, Gringon ou Fragon, Ruscus, *Ruscus aculeatus*, L.

Narcisse, *Narcissus poeticus*, *orientalis* et *pseudonarcissus*, L.

Nard (voy. spic-nard, p. 656).

Nascale est une sorte de remède, sçavoir est, un petit floc de coton semé de poudre, qu'on met pour certaines indispositions en la nature d'une fille, au lieu des pessaires que l'on ordonne aux femmes corrompues. J.

Nasitort, nasturcium, *Lepidium sativum*, L.

Naveau sauvage, napus agrestis, *Brassica napus*, L., navet (voy. n. p. 457).

Nepite cretense ou calament fluviatil, Nepita cretica, calamenthum fluviale, *Melissa cretica*, L.

Nielle, nigella, *Nigella sativa*, L., et aussi *Lychnis githago*, Lam.

Nitre, nitrum, synonyme de *Nitrate de potasse*.

Noisette, avellana, fruit du *Corylus avellana*, L.

Noix d'inde, nux indica, fruit du *Cocos nucifera*, L.

Noix muscade, nux moschata, *Myristica moschata*, Thunb.

Noix vomique, nux vomica, *Strychnos Nux vomica*, L.

Noyer, nogerius, *Juglans regia*, L.

Ocymum, *Ocymum basilicum*, L.

OEil de Christ, oculum Christi, *Aster amellus*, L.

Oignon du rat, cepa muris, *Scilla maritima*, L.

Omphacin (huile), oleum omphacinium, jus de l'olive qui n'est pas mûre (voy. n. p. 448).

Orange, aurantium, fruit du *Citrus aurantium*, L.

Ordure de ruche, sordes alvearii.

Oreille de souris, auricula muris, ou myosotis, myosota. Le nom de *Myosotis* a été appliqué par les anciens à un grand nombre d'espèces (voy. n. p. 622).

Origan, origanum, *Origanum vulgare*, L.

Orobe, orobus, *Ervum Ervilia*, L. (voy. Ers, p. 646).

Orme, ulmus, *Ulmus campestris*, L.

Orpiment, auripigmentum (voy. Arsenic, p. 641).

Orvault, aurumvalet, orvale, *Salvia sclarea*, L.

Osmonde, osmunda, *osmunda regalis*, L. (voy. Fougère aquatique).

Oxycrat d'eau, oxycratum ex aqua, *mélange d'eau et de vinaigre*.

Oxymel, oxymelite, *Sirop de miel et de vinaigre*.

Oxyrrhodin, oxyrhodinum, *mélange d'huile de roses et de vinaigre*.

Pain de coucou ou alleluya, panis cuculi, alleluia, *Oxalis Acetosella*, L. (voy. Alleluia).

Pain d'herbe à lait (voy. p. 583).

Pain de pourceau, cyclamen, *Cyclamen europæum*, L.

Panax ou panace, panax, *Opopanax chironium*, Koch, *Thapsia asclepium*, L. Les botanistes modernes ont transporté le nom de Panax à l'*Heracleum panax*.

Paris, raisin de renard, *Paris quadrifolia*, L.

Passerille, passulæ, *Raisins secs* de Perse, Damas, etc. (voy. Uve passe, p. 657).

Pentaphyle, pentaphyllon, *Potentilla reptans*, L.

Persil, petroselinum, *Petroselinum sativum*, Hoffm.

Pied colombin, pes columbinus, *Geranium columbinum*, L., et plusieurs autres espèces du même genre.

Pied corvin, pes corvinus, *Ranunculus sceleratus*, L.

Penide, penidia, *Sucre cuit à la plume* avec une décoction d'orge, aromatisé, *Sucre tors*.

Pierre assie, lapis asius, Pierre légère comme la pierre ponce qu'on tirait d'Assus en Troade.

Pierre de Lydie : il y a deux pierres lydiennes, l'une est l'aimant naturel, oxyde de fer magnétique, l'autre est le quartz noir que les orfèvres emploient comme pierre de touche.

Pierre calaminaire, lapis calaminaris, *Oxyde de zinc natif* (voy. Calamite).

Pierre d'azur, lapis lazuli, *Lapis lazuli*, pierre bleue qui, disait-on, dissipe la mélancolie et réjouit le cœur.

Pierre d'éponge, lapis spongiæ, *Concrétions calcaires* ou fragments de polypiers des éponges, *Spongia officinalis*, L.

Pierre judaïque, lapis judaicus, *Pointes d'oursins fossiles* trouvées en Palestine, Pierre de Judée.

Pierre ponce, spuma maris, *Pumex*. D'autres veulent que Spuma maris soit le *Alcionion*, duquel Dioscoride et Galien font cinq espèces. Mais Théophraste écrit que Alcinion et Pierre ponce est tout un.

Pierre sanguine ou *pierre hematite*, sedeng, lapis haematites, *sesquioxyde rouge de fer* (voy. n. p. 271).

Phascole, faseolus, *Phaseolus vulgaris*, L., haricot.

Pigment ou *piment*, autrement dit des barbares *claretum*, c'est du *cleré*, vin composé d'épicerie forte et de miel, qui est l'*hypocras* du même peuple. J. (V. Claret, p. 675.)

Pignon, pinea, fruit du *Pinus pinea*, L.

Piloselle, pilosella, *Hieracium pilosella*, L.

Pissenlit, rostrum porcini, *Taraxacum Dens leonis*, Desf. (voy. Groin de porc).

Pistache, fisticum, fruit du *Pistacia vera*, L. (voy. n. p. 432).

Plomb brulé, plumbus ustus, *Mélange d'oxyde jaune et de plomb*.

Poire, pira, fruit du *Pirus communis*, L.

Pois, pisum, *Pisum sativum*, L.

Pois ciche (chiche), cicer, *Cicer arietinum*, L.

Polemanie, polemenon; *Polemonium album* = *Silene inflata*, L.; Pol. rubrum = *Centranthus ruber*, DC. Guy l'interprète (p. 173) selon Arnaud, Pauliot cervin, et selon Mundin, Chelidoine.

Politriche, polytrichum, *Polytrichum commune*, L.

Polypode, polypodium, *Polypodium vulgare*, L.

Pommes. C'est une sorte d'électuaire: on employait contre la peste, des *pommes préservatives* piquées de grains de musc (Baylo, p. 99).

Pomme d'ambre, est une pomme artificielle composée d'ambre et de plusieurs autres nobles matières et est moult odorant et conforte la cervelle, et défend contre la malice de l'air (O.).

Pomme de cèdre, pomum cedri, que Roger appelle juniperum, genèvre, *Juniperus Oxycedrus*, L. (voy. n. p. 444, et Genévrier, p. 647).

Pompholyx ou *tuthie*, pompholigis, *Oxyde blanc de zinc* (voy. Tuthie, p. 657).

Pouliot, pulegium, *Mentha pulegium*, L.

Pouliot cervin, pulegium cervinum, *Mentha cervina*, L.

Poumon, pulmo, *Pulmo marinus*, Lem.

Praxenche, mot barbare, pris du vulgaire Prevenche. Les Latins l'appellent *Vinca pervinca*, les Grecs, *Clematis daphnoides*. J.

Pruneau, prunus, *Prunus domestica*, L.

Queue de cheval. Voy. Equisetum, p. 676.

Quintefeuille, pentaphyllon, *Potentilla reptans*, L. (voy. Pentaphylle, p. 681).

Raifort : Guy dit qu'il en existe trois sortes : 1° le raifort cultivé, *Raphanus sativus*, L., et sa variété minor dite R. *raphanistrum*, L., 2° le raifort sauvage, *Cochlearia armoracia*, L. : 3° le raifort aquatique, *Nasturtium amphibium*, R. Br.

Ramich, ramich, nom donné par les Arabes, d'après Mesué, à une mixture composée d'oseille, noix de galle, santal, grenade, omphacium, baies de myrte, bois d'aloes, girofle, muscade. Sylvius croit que Ramich est une corruption de *Rumex*, nom de l'oseille.

Renouée, centinodia, *Polygonum aviculare* (voy. n. p. 318 et 331).

Résine, resina, résine du *Pinus sylvestris*, L., d'où l'on extrait la térébenthine.

Rhubarbe, *Rheum rhabarbarum*, L.

Ribes, ribes, sous ce nom on désignait les diverses espèces de groseiller, *Ribes grossularium*, *rubrum* et *nigrum*, puis la Rhubarbe des Arabes, *Rheum ribes*, L.

Ris, risum, oryza, arzi des Arabes, *Oriza sativa*, L.

Romarin, rosmarinus, *Rosmarinus officinalis*, L.

Roquette, eruca, *Brassica Eruca*, L.

Rose rouge, rosa rubra, *Rosa gallica*, L.

Roseau aromatique, calamus aromaticus, *Acorus Calamus*, L. (voy. Acore et Calame, p. 671, 673).

Rouillure de fer, ferrugo, *Rubigo*, oxyde de fer hydraté (voy. Rouille de fer, p. 655).

Sabin (huile), oleum sabinum ou sambucinum. L'*Huile Sabin* est l'huile de Sabine ; l'*Huile Sambucin* est l'huile de sureau (voy. n. p. 136).

Sabine, Sabina, *Juniperus sabina*, L.

Sagapenum, Serapinum, résine produite par une ombellifère de la Perse.

Salicor, alcali, *soude*, nom donné aux *Salicornia*, *Salsola* et *Sueda* des bords de la mer (voy. n. p. 415).

Sanabaro, Sanabaro, altération de Zanaharia, nom espagnol de la Carotte, *Daucus Carota*, L. (voy. Grâce Dieu, n. p. 627) ; le Z espagnol se prononce comme notre G avec une cédille.

Sanamunde, Sanamunda, *Geum urbanum*, L. (voy. Benoiste, p. 672).

Sapa, Rob ou hepsema, suc de raisins cuit jusqu'à réduction au tiers (voy. Claret).

Saphir, Saphyrus, *Sapphirus*, Pierre précieuse.

Sarment ou serment, sarmentus, *rameaux ligneux de la vigne*, *Vitis vinifera*, L.

Sariete, saturegia, *Satureia hortensis*, L.

Savine, Savinier, Savina, *Juniperus Sabina*, L. (voy. Sabine).

Savoniere, condisum, *Saponaria officinalis* L. — Dyn, d'après Avicenne, dit que c'est l'ellébore blanc. J.

Saxifrage, saxifragia : par ce nom on désignait plusieurs espèces de *Saxifraga*, de *Pimpinella* et de *Gypsophila*.

Scammonée, Scamonea, Anabula, *Convolvulus scammonia*, L.

Scariole, Scariola, *Lactuca scariola*, L.

Sebram ou Alcebram est une espèce de tithimal, dite *Esula minor*. J. *Euphorbia esula*, L.

Scolopendre ou langue de cerf, scolopendrium, *Scolopendrium officinarum*, L.

Scordium, *Teucrium scordium* et *scorodonia*, L.

Scorsonère, *Scorzonera hispanica*, L.

Schenanth, squinantus, *Andropogon Schœnanthus*, L.

Sebeste, Sebesten, fruit du *Cordia Sebestena*, L.

Sedengh, Sedeng (voy. Pierre sanguine p. 682, et n. p. 271).

Sehan, Seham, ce serait l'*Absinthe* d'après Serapion, le *Stœchas* suivant Razès (voy. p. 517).

Seiche, Sepia, *Sepia officinalis*, L.

Sel armoniac, sal armonicum (synonyme d'ammoniaque, voy. n. p. 398), *Chlorhydrate d'ammoniaque.*

Sel décrépite, sel marin chauffé, pour le priver de l'eau interposée entre les cristaux.

Sel indien, salindi, nom donné par Archigène au sucre, à cause de sa similitude sous le rapport de la couleur et de la consistance, avec le sel commun [1] (voy. n. p. 468).

Sel de nitre, sal nitrum, *Nitrate de potasse.*

---

1. Cette appellation *sel indien* a probablement été inspirée à Archigène par la phrase suivante de Dioscoride : « Le sucre est un genre de miel concret, qu'on retire dans l'Inde et l'Arabie du suc des Roseaux. Il forme comme le sel une masse solide, blanche, et comme le sel il se brise sous la dent. »

Sel de verre, sal vitri, *Anatron*, mélange qui nage à la surface pendant la fusion du verre (voy. n. p. 345).

Senatio, ce n'est pas Senecio, qu'on dit en français *senesson* ou seneçon, pris du grec ἐριγέρων, ains senetio est l'herbe que les Grecs appellent σιον, les Latins *laver*, les barbiers, *senetio aquatica*, le Français *berle*. Joubert a traduit par *cresson* en quelque lieu, parce que la berle est reçue en la même espèce. J. En réalité, sous la désignation générique *Sium*, les anciens botanistes réunissaient *Sium angustifolium*, *Sium latifolium* et *Cicuta virosa*, L.

Senesson, ou seneçon, senitio ou senecion, *Senecio vulgaris*, L.

Senisson en arabe, ou nielle selon Guy (p. 422), senissa ou negilla, *Nigella sativa*, L. (voy. Nielle, p. 680).

Scief ou sief, en Arabie, vaut autant à dire que *collyre*, comme on le prend maintenant pour remède approprié aux yeux, sauf que le collyre est en forme liquide ou en poudre, et sief est en forme de trochisc pyramidal: c'est le nom arabe du collyre sec. Anciennement collyre (κολλύριον) était un médicament solide, de forme allongée et cylindrique, destiné à être introduit dans le vagin, l'anus, les oreilles, les narines (Hippocrate, Galien). Guy emploie quelquefois collyre et sief comme synonymes (voy. p. 146).

Sené, Sene, plusieurs espèces de *Senna* ou *Cassia*.

Serpollet, Serpyllum, *Thymus serpyllum*, L.

Setaragi, Setaragi (Guy croit que c'est *Thapsie*, p. 414; voy. Thapsie, p. 637). En arabe *Seteregi* est la *Fumeterre* (voy. p. 647).

Sigillum Mariæ, sceau de la vierge Marie, *Tamus communis*, L.

Signe céleste, signum cœleste, *Chelidonium majus*, L. (voy. n. p. 394, et Chelidoine, p. 644).

Siler de montagne, siler montanum, *Laserpitium siler*, L.

Seseli ou Siseli, siseleos; seseli montanum, *Laserpitium siler*, *Las. latifolium*.

Sisimbre, sisymbrium, *Sisymbrium sophia*, L. (voy. n. p. 518).

Sorbier, Sorba, *Sorbus Aucuparia*, L., et *S. domestica*, L.

Souci, calendula officinalis, L.

Spica celtica, nard celtique, *Valeriana celtica* et *saliunca*, L.

Sucre candi, Zuchar candi (voy. n. p. 468).

Sparadrap, ou spadadrap, ou spanadrad, est une forme d'emplâtre en toile.

Spautre, spelta, *Triticum spelta*, L.; vulg. épeautre (voy. n. p. 616).

Stellion ou aldabat, stellio, *Lézard* (voy. Aldabat, p. 671).

Tamarin, tamarindes, tamarindus, *Tamarindus indicus*, L.

Tamaris, tamariscus, *Tamarix africana*, Poir.; *T. gallica*, L., etc.

Taisson, blaireau, *Ursus meles*, L.

Tapsie, thapsia, serait gomme de Rhue sauvage pour Avicenne (p. 448). *Thapsia fœtida* et *T. villosa*, L.

Taraxacum, dent de lion, *Taraxacum officinale*, Wigg.

Tasse barbat ou bouillon, tassus barbassus, *Verbascum thapsus*, L. (voy. Bouillon, p. 643).

Terre des meules, terra moralis (voy. Argile, p. 641).

Terre selinusie, terra selinusia, *Terra selinusia*, terre de Selinuse, terre argileuse (voy. n. p. 452).

Thitimal, tithymalus, *Euphorbia verrucosa*, *E. cyparissias*, *E. characias* [1], L., etc.

---

1. Les Grecs connaissaient presque tous les Euphorbes de la flore européenne, et il est digne de remarque que les noms spécifiques par lesquels ils les désignaient subsistent

Thryphere sarracenique, tryphera sarracenica, nom d'un électuaire composé.

Thym, *Thymus vulgaris*, L.

Tragacanthe, dragaganthus, *gomme adragant* ou adraganthe, tirée de plusieurs *Astragalus*.

Tremble, tremula, *Populus tremula*, L.

Tribule terrestre, tribulus, *Tribulus terrestris*, L.

Tribule aquatique et *marin*, tribulus marinus, *Trapa natans*, L., et *Eryngium maritimum*, L.

Tribul verd, tribulus viridis, Chardon aquatique, *Trapa natans*, L. (voy. n. p. 621).

Truffe, trypherum, nom donné aux électuaires composés.

Tunix ou *tunica* : semble un mot corrompu par les barbares pour dire *betonica*, non pas celle qu'on nomme vulgairement betoine, ains une sorte d'œillet ou giroflée, qui est la sauvage et petite. Quelques-uns l'appellent vetonica, d'où le mot de tunica peut ainsi avoir été pris. J. — *Dianthus caryophyllus*, L.

Turbith, turbit, *Convolvulus turpethum*, L.

Turquette, *Herniaria glabra* et *hirsuta*, L.

Tussilage, pas d'asne, *Tussilago farfara*, L.

Tyri ou thyri : les barbares désignent sous ce nom tous les serpents et spécialement les vipères.

Valeriane, valeriana, *Valeriana officinalis*, L.

Verd de gris, viridis æris, *Acétate de cuivre* (voy. n. p. 280, et Verdet, p. 657).

Verjus, agresta, *Suc du raisin avant sa maturité*.

Vermiculaire, vermicularis, *Sedum acre*, L.

Verre d'outre mer, vitrum ultramarinum, *Lapis lazuli*.

Vigne, vitis, *Vitis vinifera*, L.

Vinaigre passerillé, acetum passulatum, *Vinaigre préparé avec des grains de raisins secs*.

Violier ou Giroflier jaune, *Cheiranthus keiri*, L. ; Violier blanc : plusieurs espèces d'*Hesperis* et de *Lunaria*.

Viticella ou vignette est le nom donné par les barbares à la bryonie ou couleuvrée.

Voluble, volubilis, Volubilis major, serait *Anabula*. J. C'est le *Convolvulus sepium* [1], L.

Xylobalsame, Xylobalsamum, rameaux brisés de l'*Amyris gileadensis*, L.

Xylocaracta (voy. Carrobe, Caroube).

Zedoarie, zedoaria, *Curcuma Zedoaria*, L.

Zezi, zegi, c'est le *vitriol* (Guy, p. 632).

Ziniar ou verd de gris, ziniar (Guy, p. 617 ; voy. Verd de gris).

Zinzembre ou gingembre blanc, cinciber album, *Zinziber officinale*, Rosc. Les Arabes écrivent aussi *Cinc* ou *Cincib* pour *Cinciber*.

Zurunge, zurumga : on croit, dit Guy, que c'est *Hermodacte* (voy. n. p. 396, et Hermodacte, p. 648).

---

encore dans la nomenclature moderne. La même permanence existe aussi en ce qui concerne les espèces du genre *Aristolochia* (St-L.).

1. L'Anabula est une autre plante du même genre, le *Convolvulus scammonia*; voyez plus haut, p. 672.

II. — GLOSSAIRE DES INSTRUMENTS

CITÉS DANS LA CHIRURGIE DE GUY DE CHAULIAC [1]

Les instruments dont parle Guy de Chauliac sont nombreux, il les indique à mesure du besoin de la description; quelquefois il énumère la série des instruments nécessaires à telle ou telle opération; il fait ainsi, pour l'enlèvement des corps étrangers des plaies (p. 207), pour l'opération du trépan (p. 267), pour celle de la hernie (p. 524), pour l'opération de la pierre (p. 536).

Pour les *opérations sur les yeux* (p. 462) il faut, dit-il, des érignes, aiguilles, stylets, ciseaux, spatules, lancettes et des petits rasoirs, le tout en double et triple.

Au *médecin des oreilles* (medicator aurium), il faut (p. 494) des *cure-oreilles* et des stylets élévatoirs, un crochet à pointe légèrement courbée, des canules à aspirer et à fumiger.

Le *dentiste* aura (p. 506) des rasoirs, des râpes (raspatoria), des spatumes droits et courbes, des élévatoirs simples et à deux branches, des tenailles dentelées, plusieurs explorateurs, canules, déchaussoirs (scalpra), des tarières et aussi des *limes*.

Guy n'a pas laissé de dessins des instruments qu'il employait, peut-être avait-il fait quelques grossiers dessins au trait; on en trouve quelques-uns de ce genre dans les manuscrits. La *Chirurgie* d'Albucasis est le seul des ouvrages antérieurs à l'imprimerie, qui ait donné les dessins d'un grand nombre d'instruments (consulter les éditions de Channing et de Leclerc). Après la découverte de l'imprimerie, les premiers livres chirurgicaux qui ont paru avec des figures sont ceux de Brunswig; puis les gravures se sont multipliées.

Les découvertes d'instruments faites à Herculanum et à Pompéi et dans d'autres endroits, en nous faisant connaitre des instruments des anciens, dont beaucoup

1. Consulter. — Hyeronimo Brunschwig, 1497. *Dis ist. das buch der cirurgia.* Hautwirckung der wundartzny, — J. Grüninger, Strasbourg.

Hans de Gersdorü, *Feldbuch der Wundartzney.* — Édit. latine. *De chirurgia et corporis humani anatomia.* Strasbourg, 1542.

André de la Croix (della Croce), 1573. *Chirurgiae universalis opus absolutum.* — Officina chirurgica in qua instrumenta chirurgo convenientia suis figuris delineata expressaque cenuntur. Venise, 1573, in-fol.

Scultet, 1672. *Armamentarivm chirurgicum.* Amst., 1772.

Arneman, 1796. *Instrum. de chir.* Göttingue, in-8°.

Rudtorffer, 1817. *Inst. de chir.* Vienne, 1817-18, in-4°. Atlas in-fol.

P. Savenko, 1821. *Note sur la chirurgie dans les premiers âges et sur quelques instruments propres à cet art trouvés dans les ruines de Pompéi en 1819* (in Revue méd., histor. et philosophique, 1821, t. VI, p. 127, fig. 12, 15, 17).

G. Kuhn, 1828. *De instrumentis chirurgicis veteribus cognitis et nupper offossis,* in opuscula academie medica et philologica, 2 vol. Lipsiac, 1828.

Vulpes, 1847. *Illustrazione de tutti gli strumenti chirurgici scavati in Ercolane e in Pompei,* 1847. Napoli.

J. Sichel, 1866. *Nouveau recueil de pierres sigillaires.* Paris, 1866.

Scoutetten, 1867. *Hist. des instrum. de chir. trouvés à Herculanum et à Pompéi.* Paris, Bonaventure, 1867, in-16, 15 p.

se sont perpétués jusqu'à nous, ont permis, en les rapprochant des descriptions des manuscrits, et des instruments figurés après le XV⁰ siècle, de juger à peu près de ceux dont on a dû se servir au moyen âge.

Dans les figures qui vont suivre, j'ai voulu donner la forme générale des instruments, sans chercher à les modeler d'une façon trop précise, puisque, à part ceux d'Albucasis, qui sont de simples schémas linéaires, les dessins les plus anciens sont du XVI⁰ siècle, c'est-à-dire environ cent cinquante ans après Guy de Chauliac. Ces figures sont faites d'après les dessins d'Albucasis, d'après les instruments trouvés à Pompéi et d'après les figures de Joubert, Scultet, Védrenes, etc.

Aiguille (acus). L'aiguille à suture est à pointe triangulaire et creusée en gouttière près du chas pour loger le fil, afin qu'il n'en empêche pas le passage. Le point de la peau par où doit sortir l'aiguille est soutenu par une canule fenêtrée qui empêche l'aiguille de dévier et permet de voir le moment où elle sort. L'aiguille et la canule sont droites ou courbes. — Pl. I, fig. 1, 2, 3, 4.

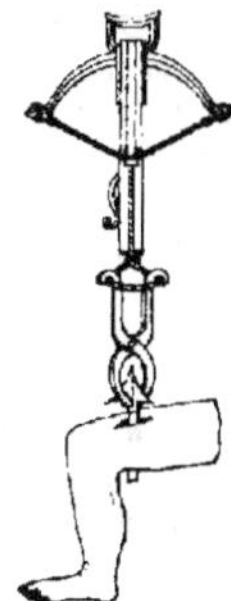

Fig. 1. — Extraction d'une flèche par le procédé de l'arbalète.

Aiguille de plomb, pour introduire un fil dans les fosses nasales, la bouche, etc., ou dans une fistule à l'anus. — Pl. I, fig. 5.

Aiguille à cataracte, Elmadac en arabe. Guy la veut (p. 485) médiocrement fine, de la longueur de l'ongle du pouce; le manche doit être léger, propre à tenir. Il préfère l'aiguille en fer à l'aiguille d'argent de Bienvenu, et à l'aiguille d'or d'Acanamosal. — Pl. I, fig. 6, 6a.

Algalie (argalia seu syringa, de σύριγξ, tuyau, flûte), synonyme de sonde uréthrale, est (p. 543, note) une canule de même longueur qu'un cathéter, percée à la pointe et aux côtés. A l'autre extrémité, elle présente comme une sorte d'embout où l'on peut adapter une bourse de cuir, pour faire une injection. Il y en a dont l'embout est à vis, comme dans l'instrument à clystères. A l'intérieur de l'algalie est une petite verge, ou un fil de laine que l'on retire pour permettre l'écoulement de l'urine ou d'autre liquide. — Pl. I, fig. 7, 7a.

Arbalète (balista) est indiquée par Guy pour enlever les choses fichées qu'on n'a pu retirer avec les tenailles. La figure 1, faite d'après celle de l'édition de Joubert, représente l'arbalète en place et tendue; elle emportera les tenailles et la flèche, lorsqu'on la décrochera.

Attelles, éclisses (hastella, ferula), pour maintenir les fractures. Elles sont en sapin, en bois des fourreaux des épées, en corne, fer, cuir; on les applique sur le membre recouvert de bandes, de compresses ou d'un *feutre* (filtrum, p. 360). Les attelles sont maintenues par des *tuels* (voy. ce mot) ou par des bandelettes (cum tuellis aut bindello).

Bonnet du doigt. Dans les maladies de l'ongle, Guy conseille (p. 519) de protéger l'extrémité du doigt avec un bonnet ou chapeau (pileum) de cuivre ou d'argent, et pertuisé, *ut habeat respiramentum.*

Brayer (braye, sorte d'armure qui garantit le bas du ventre, du Cange). Les brayers en toile datent de l'époque de Celse. Lanfranc plaçait la pelote sur un écusson métallique; le ressort métallique a été imaginé au XVᵉ siècle (voy. Marcus Gatenaria, *De curis aegritudinum*, etc. Lugduni, 1532; Malg. A. Paré, t. I, p. 408).

Canule (cannula). Nous avons vu déjà la canule qui sert avec l'aiguille à suture; vient ensuite :

La *canule fenêtrée* dans la fenêtre de laquelle on place la luette, que l'on coupe ensuite avec un fer chaud, fait à mode de ciseau (ad modum scalpri), introduit dans la canule (p. 514). Les figures 8 et 8a, Pl. I, représentent la canule et le ciseau à cautérisation.

Canule à piston. Guy, à propos de la destruction de la luette, parle encore (p. 514) d'une canule fenêtrée qui, dans son ouverture, reçoit la luette contre laquelle on pousse un caustique, au moyen d'un stilet (proba) dont l'extrémité est garnie de linge ou de coton, de façon à faire piston.

Canule d'airain ou d'argent pour l'opération de l'*hydropisie* (p. 182). — Pl. I, fig. 9.

Canule pour aspirer, par exemple, de l'eau qui est dans le conduit auditif externe; semblable aux canules pour aspirer (canula sugatoria) dont se servent les enfants (p. 495) et qui sont quelquefois faites avec un tuyau de grosse paille ou de petite canne. — Pl. I, fig. 10.

Canule à fumigation (p. 495). C'est une sorte d'entonnoir à longue queue droite, courbe ou coudée, selon la partie (oreille, fondement, matrice, etc.) qu'on veut parfumer, estuver ou fumiguer, les trois mots sont synonymes. L'entonnoir est posé sur un vase dans lequel le liquide à évaporer est en ébullition. Guy appelle aussi la canule à fumigation, *trajectorium aut cannula suffumigatoria*, ou encore, *canna stuphae* (canule d'étuve). — Pl. I, fig. 11 et 12.

Cathéter (de καθετήρ, καθιέναι, plonger) est un intrommissoir (immisorium aut intromissorium) semblable à une sonde, à un instrument explorateur (proba) et terminé par une olive (nodulus), afin qu'il ne blesse pas les tissus; il est destiné plus spécialement à l'exploration de la vessie, et employé pour déplacer les calculs. Il diffère de l'algalie, en ce qu'il est plein (p. 543).

Cautère signifie tout ce qui brûle, l'huile bouillante, le bois brûlant, le métal ardent. Et tels sont dits cautères actuels, car incontinent et de fait ils brûlent. Les cautères potentiels sont des médicaments caustiques, appelés aussi *ruptoires.*

Le nombre des formes de cautères employées par les anciens, en particulier par les Arabes, est très considérable. Guy en décrit six formes principales (p. 595).

Le *cautère cultellaire*, en façon de couteau, est de deux sortes : l'un est dit *dorsal* ou à dos, parce qu'il ne coupe que d'un côté, l'autre est dit *ensal*, ou en épée, car il coupe des deux côtés. — Pl. I, fig. 14 et 15.

Le *cautère olivaire*, qui ressemble, dit Guy, à un noyau d'olive. — Pl. I, fig. 16.

Le *cautère dactilaire*, en forme de noyau de datte; il se rapproche beaucoup de l'olivaire, il est seulement plus gros et plus long. — Pl. I, fig. 17 *bis.*

Cautère ponctual est mince et terminé par une petite tête ronde; il est destiné surtout à cautériser la peau pour faire les cautères à nœud ou à bouton. Guy l'ordonne avec un arrêt et une platine. — Pl. I, fig. 17.

Guy décrit un autre cautère ponctual long et mince, à façon de verge, qu'on introduit dans une canule, pour cautériser dans des régions profondes, dans les fosses nasales (p. 331), par exemple. — Pl. I, fig. 18, 18*a*, 18*b*.

Sont décrits encore quelques cautères spéciaux ; le *cautère claval* d'Albucasis, en forme de tête de clou, dont l'action ne dépasse guère la peau (p. 181). — Guy coupe le *filet de la langue* avec un rasoir d'argent ardent (p. 503). Dans les fistules dentaires, il cautérise le trajet avec une aiguille (acus), ou avec une éprouvette d'argent ou d'airain (p. 333) chauffée.

Cautère à seton, c'est un cautère subtil fait d'une grosse aiguille, triangulaire depuis le milieu jusqu'à la pointe. On la passe froide ou ardente, à travers des tenailles percées, qui ont saisi la peau dans laquelle on veut passer le ruban ou la cordette enfilé au trou de l'aiguille. — Pl. I, fig. 19, 20, 21, 22, 23.

Cautère circulaire, ou en cercle, d'Albucasis ; il présente cinq boutons ou cautères ponctuals, de façon à faire en une fois, cinq cautères à nœud. — Pl. I, fig. 24.

Ciseaux (forfex, forfices). Les ciseaux étaient peu employés en chirurgie ; Guy en indique deux espèces, les ciseaux pointus et les ciseaux mousses (obtusus).

Il y a deux sortes de ciseaux : 1° les *forces* des pasteurs, sorte de pince non articulée dont les tranchants s'entrecroisent (Pl .II, fig. 24 *bis*), instruments qui ont été modifiés par les Arabes de diverses manières, et dont l'emploi fut plus répandu que celui des ciseaux articulés ; ils étaient encore usités au xvi° siècle (Ruell).

2° Les *ciseaux articulés (forfex)*, ils n'ont guère été employés en chirurgie qu'au xv° siècle ; ils sont figurés dans la *Chirurgie* de Brunswig. Cependant les instruments articulés datent de loin, on en a trouvé des spécimens à Herculanum (voy. Celse, par Védrenes, Pl. VI, fig. 9) ; Albucasis a dessiné deux variétés de ciseaux spéciaux articulés ; dans la première (Pl. II, fig. 25), il s'agit de ciseaux fins pour enlever une portion de la paupière abaissée ; dans la seconde (Pl. II, fig. 26), il s'agit de ciseaux pour la circoncision.

Ciseaux dilatatoirs, pour agrandir la plaie quand elle est trop petite, et ne permet pas d'enlever les corps étrangers ; c'est le septième instrument indiqué par Guy (p. 208) pour l'extraction des flèches ; il est figuré par Tagault comme le représente la Pl. II, fig. 27, et ressemble au lithotome double.

Ciseau ou *séparatoir*, incisoir (separatorium, abscissorium, incisorium), est un instrument destiné à couper les os, avec l'aide d'un marteau ; il sert à enlever les ponts osseux qui restent entre les trous faits par le trépan. Les ciseaux peuvent encore servir à rugiuer ; aussi la séparation n'est-elle pas nette, entre le ciseau et la rugine ; d'autant plus que les auteurs anciens donnent volontiers le nom de ciseau à un instrument qui agit avec la main seule, sans le secours du marteau.

Guy (p. 268) indique deux variétés de séparatoirs, l'une droite, la française, l'autre, la bolonaise, qui est concave, et dont l'autre extrémité peut être un élévatoir.

Les ciseaux sont de différentes formes ; ils sont, soit d'une seule pièce métallique, soit formés d'une lame qui s'enfonce dans un manche, comme ceux des menuisiers. L'extrémité coupante est plus ou moins large, plane ou concave en gouttière ; cette dernière variété serait la *gouge*, d'après Joubert. Guy en parle à propos des fractures du crâne qui nécessitent la trépanation ; il dit (p. 264, note) : « deinde ita utendo *abscisoriis*, vel per *tortellos*... ». Le tortellum est-il bien une rugine cave, une gouge ?

D'autres ciseaux ressemblent à un scalpel droit ou concave, avec un dos large sur lequel frappe le marteau ; ils sont figurés dans le manuscrit de Montpellier (n° 25). — Pl. II, fig. 28, 29, 30, 31, 32.

Clystère. L'instrument à clystère de Guy est formé d'une bourse en cuir, ou d'une

vessie de porc ou de bélier, qui se fixe sur une canule de bois ou d'autre matière,
au moyen d'un lien ; d'autres s'adaptent à la canule par un pas de vis (p. 543, 589).
On vidait la bourse, en pressant sur elle avec les deux mains. — Pl. II, fig. 35.
Guy se sert du même instrument pour injecter du liquide dans la vessie, à l'aide
d'une algalie, etc.

Notre auteur ne connaissait donc pas la seringue et, d'après Malgaigne, dont j'ai
rapporté l'opinion (p. 589), c'est à Gatenaria, à la fin du xve siècle, qu'en serait due
l'invention ; celui-ci l'attribue à Avicenne. D'après Daremberg (t. I, p. 341), Malgaigne a fait erreur en attribuant la seringue à piston à Gatenaria ou à Avicenne ;
l'un et l'autre ont parlé d'une canule à deux cylindres (en canon de fusil), dont
l'un servait à introduire le liquide dans le rectum, et l'autre à laisser sortir les gaz
de l'intestin. Daremberg donne une figure de la description d'Avicenne.

D'un autre côté, Albucasis dit, à propos des injections dans l'oreille (trad.
Leclerc, p. 71) : « Servez-vous d'une canule.... Vous pouvez aussi introduire dans
la canule un piston (Channing dit « embolus ») en cuivre, convenablement préparé. Si vous le préférez, prenez un stylet : enroulez avec soin son extrémité dans

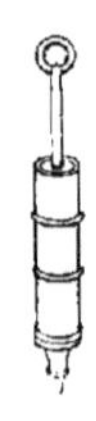
Fig. 2.
Seringue.

du coton, emplissez la canule d'huile ou d'autre suc analogue, placez-
en l'extrémité dans l'oreille, introduisez dans l'autre bout de la canule
le stylet garni de coton, appuyez dessus jusqu'à ce que le liquide
entre dans l'oreille.... » Pl. II, fig. 33.

A propos des injections de liquide dans la vessie, Albucasis (p. 148)
ordonne de se servir d'une seringue (syringa, Channing) « dont telle
est la forme : l'extrémité en sera pleine suivant une légère étendue ;
percée de trois trous, deux d'un côté et un de l'autre, comme le représente la figure (Pl. II, fig. 34). Le calibre de la canule doit être mesuré
de telle sorte que le piston en remplisse exactement la cavité et que,
si vous attirez un liquide, il soit aspiré, et que, si vous le repoussez,
il soit repoussé au loin comme il arrive avec ce tube, au moyen duquel on lance le naphte dans les combats de mer. » (Feu grégeois, Channing et
Leclerc.) Je reproduis ces deux instruments d'après Leclerc. Pl. II, fig. 33, 34.

La description de la seringue est tout entière dans ce que dit Albucasis, mais,
comme pour la ligature des artères décrite par Celse, il a fallu des siècles avant
que l'idée germât et devînt vulgaire.

Guy décrit également une sorte d'instrument à piston pour cautériser la luette,
dont nous avons parlé à propos des canules, mais il ne généralise pas l'emploi
de cet instrument. — Voyez Pyulque et Pl. II, fig. 36.

Brunschwig, en 1497 [1], dans une planche qui renferme beaucoup d'instruments,
figure une seringue, reproduite ci-dessus, fig. 2.

Crochet (uncus, uncinus, hamus). Les crochets de Guy sont nombreux, les uns
gros, les autres grêles, plus ou moins courbes, à une, deux ou trois branches, selon
l'usage auquel ils sont destinés.

Dans le *crochet à suture* (hamus, p. 211) les deux extrémités sont terminées en
hameçon ; pour les dissections de tumeur, il commande d'écarter les lèvres de la
plaie avec des crochets simples ou doubles, triples ; ce sont nos *érignes*. — Pl. II,
fig. 37, 38.

Pour les opérations sur les yeux, les crochets sont plus fins, simples ou doubles
(Pl. II, fig. 40, 41, 42) ; il se sert d'un crochet triple (hamus triplicatus, p. 469) pour
soulever la peau dans l'opération de la chute de la paupière. — Pl. II, fig. 39.

1. Hyeromino Brunschwig. *Dis ist das Buch der Cirurgia.* J. Grüninger. Strasbourg, 1497.
Pl. XIX.

La plupart de ces instruments sont figurés dans la chirurgie d'Albucasis.

Pour enlever le calcul après l'opération de la taille, il recommande un crochet à extrémité grosse et concave. — Pl. II, fig. 43, 44.

Cuiller (cochlearium). Guy indique, entre autres, une cuiller d'argent ou d'airain pour protéger l'œil dans les opérations.

On se servait aussi d'une petite cuiller hémisphérique à long manche, pour porter l'huile bouillante sur les plaies (Brunschwig).

Dilatatoirs, sont des instruments qui dilatent les plaies ou ulcères, sans incision; tels sont les suivants, dont les branches s'écartent quand on presse sur les manches : — Pl. II, fig. 45, 46, 47, 48, 49.

Nous avons parlé des ciseaux qui agrandissent les plaies par incision.—Pl. II, fig. 27.

Elévatoirs ou leviers, pour relever les os déplacés ou enfoncés (p. 266), ou pour arracher les dents (p. 506); les formes en sont multiples; les élévatoirs pour arracher les dents sont simples ou fourchus. — Pl. II, fig. 50, 51, 52.

Embout. Sous le nom d'embout (embotus), d'entonnoir, Guy désigne une sorte de tuyau, ou de canule conique qui conduit les vapeurs, les fumigations, dans une cavité, dans l'oreille (p. 152), dans la matrice (p. 550), ou qui sert à introduire des médicaments dans les fosses nasales (embotus nasalis, p. 497).

Eprouvette (proba, stilus, specillum, graphium, intromissum): c'est un instrument explorateur, un *stylet*, que Guy désigne le plus souvent sous le nom de *proba*, et dont les extrémités se terminent en pointe, en bouton ou olive, en palette, en curette ou en extrémité rugueuse; les éprouvettes étaient droites ou courbes, flexibles ou solides, en plomb ou en d'autres métaux. C'est le *specillum* de Celse, la *sunda* des Barbares.

L'éprouvette sert non-seulement à explorer, mais à porter des médicaments dans la profondeur, en enroulant autour de son extrémité de la laine, ou du coton. Au lieu de la *proba*, Guy emploie quelquefois à cet effet, le *graphium*, stylet, poinçon qui sert à écrire sur de la cire. Quand l'éprouvette est longue, il lui donne le nom d'*intromissum* (intromissorium), comme à celle qui convient à l'exploration des plaies de poitrine.

Il se sert aussi d'une *éprouvette creuse*, dont on enfonce la queue (cauda probæ) dans la hernie aigueuse ou aqueuse (p. 187) pour en vider l'eau (Pl. I, fig. 13). Cet instrument remplaçait le *trocart* qui, d'après Malgaigne (A. *Paré*, t. I, p. 401), n'a été inventé, ou plutôt retrouvé et appliqué que dans le xvie siècle. Sanctorius en donne la description en 1626; l'instrument avait été imaginé vers 1550 par J.-B. Canane, ainsi que le rapporte Amatus Lusitanus.

La *taste* (voy. ce mot) est encore une sorte d'instrument explorateur, d'éprouvette.

De ces instruments nous rapprocherons la *verge de plomb* un peu courbe, indiquée par Guy pour refouler vers l'estomac les corps étrangers du gosier (p. 515).

Fanons. A propos des fractures de cuisse (p. 368, note), Guy parle de rouleaux de soutènement, d'appuiements, faits de paille et enveloppés de linge; il s'agit là des fanons. Malgaigne (A. *Paré*, t. II, p. 288) dit que Guy de Chauliac est le premier auteur qui en parle; mais celui-ci les attribue à maître Pierre.

Faucille (falx, falsa, falsetta). C'est un instrument tranchant à lame étroite et courbe, dont les usages sont spéciaux, il sert, par exemple, pour couper la luette, les amygdales (Pl. III, fig. 53, 54, 55). A cette forme se rattachent le *syringotome* de Galien, terminé par un stylet, et qui sert à inciser la fistule à l'anus, et le *bien tranchant* d'Albucasis (bene scindens, p. 349) ou *embula* des Arabes, qui n'est qu'un syringotome. (Voy. Rasoir.)

Dans l'amputation, Guy commande de se servir du rasoir, couteau convexe, tranchant d'un seul côté (voy. Pl. III) ; dans les siècles suivants, l'on a fait usage d'un grand couteau concave, en faucille.

Glossocome. Les anciens donnaient ce nom à des appareils, en forme de caisse, munis de lacs et de poulies, qui servaient à réduire et à maintenir, les fractures et les luxations de la cuisse et de la jambe. Guy lui donne un autre sens : il parle d'un appareil destiné à maintenir l'immobilité (p. 247, 251) dans les plaies des tendons, et dans les plaies et les fractures des os. Il se compose de deux attelles ingénieusement disposées et se termine par une sorte de sphère en bois (lignum rotundum) sur laquelle appuie la main, s'il s'agit du membre supérieur, et par une semelle qui répond au pied, s'il s'agit du membre inférieur.

Impulsoirs, instruments pour pousser au dehors les corps étrangers ; Guy en indique deux espèces (p. 207) : un impulsoir creux ou cave, ou femelle (Paul d'Égine), dans lequel pénètre le corps à repousser ; un impulsoir sourd (c'est-à-dire plein, qui ne sonne pas comme ce qui est creux) ou mâle, qui refoule le corps étranger, en pressant sur une de ses extrémités. Les figures font comprendre les deux modes d'action. — Pl. III, fig. 71, 72.

Lancette (lanceta, sagitella). Guy, par ce mot, désigne tantôt un instrument tranchant non spécial, tantôt un phlébotome ou instrument pour saigner.

Outre l'expression de lanceta, il emploie celle de *scarpellus* (pour scalpellus, p. 234, 270) ou *pilum* (p. 573), pour désigner un instrument à faire des scarifications, à renouveler une plaie ; celle de *sagitella* (p. 97), pour l'instrument à ouvrir un abcès. — Il est difficile de dire si ces instruments différaient les uns des autres.

D'après Védrenes, *scalpellus* (scalpel, bistouri, couteau) est le nom générique donné par Celse à tout instrument tranchant et piquant. Le scalpellus était à manche fixe. La forme et les dimensions de la lame étaient très variables.

Védrenes donne la figure de plusieurs scalpels : Pl. III, fig. 56, un scalpel double lancéolé en bronze, à lame damasquinée en argent, et à manche incrusté d'argent, fendu à la base pour l'insertion d'un autre instrument ; il est probablement du III⁰ siècle et a été trouvé à Saint-Privat d'Allier en 1864 ; — Pl. III, fig. 57, une lancette à abcès, à lame d'argent et à manche de bronze ciselé (instrument d'Herculanum et Pompéi, atlas de Vulpès) ; Pl. III, fig. 58, scalpel à petite lame lancéolée, rappelant la feuille de myrte (instr. de Pompéi).

Les expressions employées par Guy s'appliquent bien à ces formes d'instruments, car il semble désigner des instruments pointus et à double tranchant ; à son époque, ils étaient en fer.

D'après Freind, le mot *lanceola* ne paraît pas remonter au delà de 1220 : — Guillaume de Bretagne distingue alors cet instrument d'un phlébotome, sur lequel on frappait pour ouvrir la veine. — D'après Polaillon [1], la lame de la lancette était, au moyen âge, fixe sur le manche, et ce n'est qu'au XVIe siècle que l'on trouve des figures de lancette avec lame mobile sur la châsse. Cependant déjà au XIVe siècle, il y avait des lames mobiles, ainsi que le prouve la miniature n° 2 bis (p. 25).

A propos du diagnostic des abcès, Guy rapporte qu'Albucasis conseille de ponctionner la tumeur avec un intromissoir (intromissorium), qui dans ce cas semble être une lancette myrtiforme (p. 130, note).

Ce que nous venons de dire s'adresse surtout à la lancette, instrument tranchant, au scalpellus ; quant au *phlebotome,* Guy en décrit trois formes (p. 564, note), le phlebotome cultellaire, qui est la lancette commune, le phlebotome à feuille de myrte, qui est la lancette large, et le scissorium (la flammette), qui sert pour les chevaux.

---

1. Polaillon, 1868, art. LANCETTE (*Dict. encyclop. des sc. méd.,* 2⁰ s., t. I, p. 312).

Albucasis décrit quatre formes de phlebotomes, à manche fixe (trad. Leclerc, p. 247). — Pl. III, fig. 59, 60, 61, 62.

Lenticulaire (couteau), est un ciseau en forme de couteau, dont la pointe porte un bouton en forme de lentille; on frappe sur le dos du couteau avec un marteau pour le faire couper. — Pl. III, fig. 73.

Marteau (malleus). Guy recommande qu'il soit de plomb pour l'opération du trépan (p. 268); il y en a de différentes formes, cubiques ou allongées. — Pl. III, fig. 74, 75.

Pennarol, ou étui (pennarolum). Sorte de trousse, d'étui, dans lequel, dit Guy (p. 9), le chirurgien doit avoir des ciseaux, des pincettes, un stylet, un rasoir, une lancette et une aiguille. Brunschwig en donne un dessin (f. xix, édit. 1497) que nous reproduisons, fig. 3.

Pessaire (pessarium). Guy n'en parle qu'une fois à propos de la mole utérine (p. 350).

Pincette, pincecarola, ou pour les Latins, vulsella, volsella; il y en a de diverses formes, les plus longues sont dites à bec de grue. — Pl. III, fig. 76, 78.

Les *pincettes ordinaires* sont petites, celles que l'on met dans le pennarol ou trousse, par exemple. — Pl. III, fig. 77.

Pince épilatoire, Pl. III, fig. 79, 80; Pl. IV, fig. 83.

Poulie. Guy recommande dans certains cas de fracture (p. 361, 368) de faire une *traction continue* sur le membre, avec un *poids* de plomb et une *poulie* (pondus cum pallula).

Pyulque (pyulcum), est un instrument à tirer le pus dans les plaies pénétrantes de poitrine, par exemple. Voici ce qu'en dit Galien, à propos du traitement des abcès fistuleux [1] : « le mieux est d'avoir sous la main une canule percée droit; à défaut de

Fig. 3. — Pennarol ou trousse.

canule prenez parmi les instruments qu'on nomme *pyulques*, celui qui a l'ouverture la plus large. » Scultet donne la figure d'un pyulque; mais c'est un instrument sur la forme duquel on ne parait pas fixé. — Pl. II, fig. 36.

Rasoir (rasorium). Les instruments tranchants dont il est question dans la *Chirurgie* de Guy sont nombreux, nous en avons vu déjà plusieurs, à propos des *Lancettes* et des *Phlébotomes*. Il en est d'autres plus grands, qui servent à faire toute incision, sont de différents genres, et portent différents noms : ce sont le *rasoir*, le *spathume*, la *faucille* (voy. ce mot), instruments dont les emplois sont nombreux; à côté d'eux, il y a quelques instruments spéciaux, comme le syringotome de Galien, le bene scindens d'Albucasis, etc.

Le rasoir est de dimensions variables, il sert à faire toute incision, et aussi les amputations; il est à lame droite, comme celui de la miniature n° 5, p. 553, ou à lame convexe (miniature 2 bis, p. 25), quelquefois la lame est concave. Il est fixe ou mobile sur le manche (miniatures 2 bis et 5), il n'est tranchant que d'un côté.

Le spathumen, dont le nom vient sans doute de spatha, l'épée large et courte, et parait avoir été créé par les traducteurs latins du moyen âge, n'est pas indiqué par Guy comme pouvant servir à une amputation; ses dimensions resteraient moindres que celles de certains rasoirs. Mais Guy a employé des spatumes de formes variées, spatumen tranchant d'un seul ou des deux côtés, mousse, rond, pointu, droit, courbe, délié, épineux, en forme de faux; le spatumen mousse (contusus et non acutus) sert à disséquer les tumeurs écrouelleuses, par exemple; le spatumen en forme de faux, sert à couper la luette; le spatume épineux (spatumen

1. *OEuvres de Galien*, par Daremberg, t. II, 1856, p. 773. Voy. *Dissertat. sur la chirurgie.*

spinosus), que Guy indique pour enlever une verrue qui obture l'oreille, serait un spatumen à lame fine comme une épine. Albucasis recommande, en effet, pour agir dans l'oreille un spatume très fin. — Pl. III, fig. 63, 64, 66, 67, 69, 70.

Guy parle encore de la *novacula*, rasoir pour raser les cheveux (radendo cum novaculis, p. 453).

Au xv⁰ et au xvi⁰ siècle, d'après Fallope, les instruments tranchants étaient les suivants : les rasoirs, les phlébotomes ou lancettes, et les gamauts; ce dernier était un instrument courbe ressemblant à la faucille, et comme le rasoir, ne coupant que d'un côté. La dénomination de *bistouri* date d'A. Paré.

Les instruments tranchants destinés aux amputations étaient, du temps de Guy, de grands rasoirs. Les quelques dessins d'Albucasis ne peuvent donner une idée de leurs dimensions; nous savons seulement qu'on se servait, du temps de Celse, de couteaux à amputation à lame droite, dont on a retrouvé des spécimens à Herculanum et à Pompéï. — Pl. III, fig. 65, 68.

Rugine (ruginum, *radium*, p. 498, scalprum, p. 506). C'est un instrument qui sert à gratter, racler, ruginer. Guy indique le *scalprum* pour déchausser les dents. Les formes des rugines sont très nombreuses, les chirurgiens du moyen âge les avaient multipliées; Guy ne les décrit pas, il dit qu'elles seront étroites ou larges, il parle de la rugine, du *tortellum* (voy. ciseau), et renvoie aux formes des instruments des menuisiers. On a trouvé des rugines à Herculanum et à Pompéï; Albucasis en donne de nombreux modèles.

Scie. La scie était peu employée, car les amputations étaient rares; elle doit être mince (serra subtilis), dit Guy, et on recouvrira les chairs d'un linge, afin qu'elles ne soient pas offensées par la scie (p. 436). — Pl. III, fig. 81.

Seringue. Voy. Clystère.

Séton. Nous avons indiqué au mot *cautère* les instruments dont Guy se servait pour appliquer le séton, qu'il pratiquait avec une aiguille rougie au feu. A propos du traitement de l'hydrocèle (p. 186), Guy dit qu'il faut extraire l'eau « cum siphone vel setone »; ce passage a donné lieu à plusieurs interprétations : Peyrilhe croit (t. II, p. 626) qu'il faut traduire le mot σίφων, dont Galien s'est servi, par séton; d'autres l'ont traduit par « seringue », qui à cette époque voulait dire tuyau (voy. Algalie et Seringue). En traduisant littéralement l'expression de Guy, on a « avec un tuyau ou un séton ». On peut penser en effet qu'il indique deux procédés différents, et que « cum setone » n'est pas un complément explicatif de « cum siphone », ainsi que le voudrait Peyrilhe. D'autant plus que plus bas (p. 187, voy. Éprouvette) il parle de l'évacuation de l'eau par une éprouvette, sorte de canule à ponction.

C'est dans ce même chapitre que Guy décrit le séton. Son *origine* est assez confuse; Malgaigne l'a recherchée, et je résume ce qu'il en dit (in *A. Paré*, t. II, p. 82).

L'art vétérinaire paraît s'en être servi avant la médecine de l'homme; on le trouve en effet mentionné, d'une manière plus ou moins claire, par Columelle, Absyrte et Hiéroclès. Quant à son application à l'homme, M. A. Severin renvoie d'abord à Hippocrate, au *Traité de l'ancienne médecine*, où il n'en est pas dit un mot. Malgaigne croit donc que le séton est resté inconnu à la chirurgie antique. De plus, il a feuilleté Razès et Avicenne sans y rencontrer le séton, contrairement à l'opinion de M. A. Severin. Il n'en est pas question dans Lanfranc, mais Roger de Parme a un chapitre spécial intitulé *de Setone*; c'est, selon Malgaigne, le premier auteur où se rencontre ce mot de séton, et Roland est le seul des chirurgiens de son temps qui répète ses paroles. Le séton ne paraît pas avoir été employé par les chirurgiens de l'école de Bologne.

Guy de Chauliac serait le premier qui indique le manuel opératoire et décrive les instruments nécessaires, et le premier aussi qui conseille le séton pour l'hydrocèle, et qui l'applique sur les épaules et à la nuque, dans les maladies des yeux. Après Guy, Pierre d'Argelata et Jean de Vigo ne parlent pas du séton pour l'hydrocèle; on le retrouve dans Franco et Paré. Mais avant ces derniers, au XVᵉ siècle, Marcus Gatenaria avait conseillé le séton contre l'affaiblissement de la vue, et il l'avait pratiqué sans se servir d'une aiguille chauffée, comme faisait Guy. Dans la seconde édition de Franco, parue en 1561, le séton dans le traitement de l'hydrocèle est fait par une simple ponction. L'idée de pratiquer le séton, sans faire rougir l'aiguille au feu, appartiendrait donc à Gatenaria ou à Franco. — Pl. I, fig. 19, 20, 21, 22, 23.

Sonde cannelée. Guy, à propos du traitement de la fistule à l'anus (p. 349), recommande, selon son maitre, d'introduire dans la fistule un instrument courbe et cave d'un côté, sur lequel on fend les tissus avec un cautère cultellaire. La description est celle d'une sonde cannelée courbe; l'invention de cet instrument remonte donc plus haut que Franco et A. Paré (voy. *A. Paré*, t. I, p. 410, Malg.).

Spatule (spatula, vient de σπάθη, comme le spatume), est un instrument qui sert

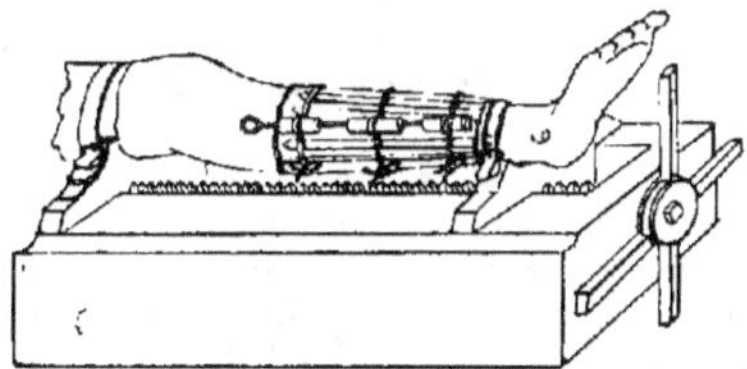

Fig. 4. — Appareil à fracture de Guy de Chauliac.

à la chirurgie et à la pharmacie; il présente différentes formes, mais la spatule du chirurgien avait déjà dans l'antiquité la forme en feuille de myrte, qu'elle a encore aujourd'hui, ainsi que le prouvent les instruments trouvés à Herculanum et à Pompéï. La spatule se termine à son autre extrémité, soit par un bouton olivaire, soit par un élévatoir, ou une curette.

Guy désigne sous le nom de *radius* une petite spatule qui sert à porter des médicaments sur les paupières (p. 473, note).

Speculum ou *miroir* (speculum). Guy en indique plusieurs espèces, le *speculum matricis*, fait avec une vis de pressoir (speculum factum cum vice torculari, p. 549, note, Pl. IV, fig. 82); le *speculum auris* (p. 493). — Pour abaisser la langue, afin de voir le gosier, il a une *palette* (paleta, p. 514) appropriée à cela. — Pl. IV, fig. 84.

Suspension (appareils à). Guy (p. 356, 358, note) recommande, dans les fractures, de placer fermement le membre à plat dans un *berceau* ou *suspensoir* (cunabulum aut suspensorium). La figure 4 représente l'appareil de Guy, la jambe est dans un berceau, soumise à l'extension, le lieu de la fracture est entouré de petites attelles, réunies par des lacs, lesquels sont serrés par des garots canulés (tuels), dans lesquels on passe une tige pour les arrêter. Le dessin a été copié dans le livre de Gersdorff.

Taste (tasta). Elle sert quelquefois d'instrument explorateur, d'éprouvette; sa dénomination est d'origine arabe. La taste est allongée, aplatie, en métal, ou en bois. Pour faire les contre-ouvertures, Guy se sert d'une taste en bois, qu'il enfonce dans la plaie et sur laquelle il fait l'incision. — Pl. IV, fig. 85.

Tenaille (tenaculum, forceps, forcipes). Guy en décrit de plusieurs formes, dont la plupart servent pour enlever les corps étrangers des plaies, en particulier les flèches, telles sont (p. 207) :

Les tenailles d'Avicenne qui sont en demi-lune et dentelées; tenailles dont Albucasis parle pour broyer la tête du fœtus. — Pl. IV, fig. 86.

Les tenailles d'Albucasis, dont les mors sont en bec d'oiseau et dentelés; elles servaient pour enlever les flèches, et de plus petites, pour arracher les dents. — Pl. IV, fig. 87, 88, 89, 90, 91.

Les tenailles canulées (tenaculae cannulosae), dont les mors sont creusés en gouttière, elles servent à enlever les flèches barbelées. — Pl. IV, fig. 92, 93.

Guy indique encore une longue tenaille courbe, pour enlever les corps étrangers du gosier (p. 515). — Pl. IV, fig. 94.

Pour enlever les petites pierres du canal de l'urèthre, il recommande une tenaille longue et grêle (p. 545).

Pour arracher les dents, on peut se servir d'une tenaille semblable à celles qui sont employées pour relier les tonneaux (p. 511). — Pl. IV, fig. 95, 96.

Tente. Guy en décrit (p. 213) les différentes espèces, qui varient selon le but qu'on se propose; il y a les tentes à mondifier les plaies, celles qui empêchent simplement la réunion, celles qui dilatent, et celles qui facilitent l'issue des sécrétions; celles-ci sont des canules d'argent ou d'airain, percées au bout et sur les parois (sorte de *drain*). — Pl. IV, fig. 104, 105.

Parmi les *tentes canulées*, Guy en indique en bois ou en plomb, que l'on place dans le prépuce après l'opération du débridement de l'orifice, trop étroit ou clos (p. 547), et dans le vagin pour le dilater (p. 548).

Trachéotomie. Guy conseille (p. 159) « apertio cannae », entre les deux anneaux. Il distingue la trachée (canna), du larynx, qu'il désigne souvent sous le nom d'épiglotte, et est « composé de plusieurs anneaux cartilagineux imparfaits », p. 48. — Guy (p. 159) propose, pour aider à la respiration, d'introduire dans le larynx, par le gosier, une canule d'or ou d'argent, c'est le *tubage du larynx.*

Trépan, tarière (trapanum, trypanum, terebella). Je n'ai guère à ajouter à ce que j'ai dit du trépan, à la p. 268, en résumant l'historique fait par Malgaigne, si ce n'est cependant, et encore d'après Malgaigne (p. LXXXIII), que Bertapaglia, mort en 1460, avait décrit la scie ronde du trépan avant Jean de Vigo.

Guy décrit trois sortes de trépans ou tarières : 1° le trépan de Galien avec chaperon, c'est le trépan abaptiste (Pl. IV, fig. 97); 2° le trépan des Parisiens, dans lequel le bourrelet fixe est remplacé par une cheville, que l'on place dans des trous d'autant plus éloignés de la pointe, que le trépan s'enfonce davantage (pl. IV, fig. 98); 3° le trépan des Bolonais, dont l'extrémité est en forme de lance (pl. IV, fig. 99). Guy ne parle pas du trépan à couronne.

A ces trépans, Guy ajoute d'autres tarières pour perforer les os, pour enlever les flèches, par exemple; ce sont (p. 207) la *tarière renversée* (terebella reversata ad capiendam cannam ferri), Pl. IV, fig. 101, et la *tarière droite*, pour perforer les os. — Pl. IV, fig. 100.

A propos de la *pierre dans l'urèthre*, il dit que l'on peut, comme Albucasis, briser la pierre avec une tarière fine. — Pl. IV, fig. 102, 102 bis, d'après Franco.

Tuel, stuel (tuellus), petit tuyau; ce sont les canules ou canons dont Guy (p. 356) se sert pour maintenir les attelles dans les fractures. La *Chirurgie* de Gersdorff donne une planche représentant l'appareil de Guy (voy. Berceau, Attelles, Lacs et Tuels [1]). Voy. fig. 4, p. 695.

1. Gersdorff. *Feldbuch der Wundartzney*, f° 39. Il y a une traduct. latine. Strasbourg, 1542.

Ventouse (Ventosa, cucurbita) : elles sont en corne, en cuivre ou en verre ; on les emploie avec ou sans scarifications ; dans les unes on fait le vide, en mettant dans la ventouse un peu d'étoupe écharpinée, que l'on allume ; elles ont à peu près la forme de celles qui sont en usage aujourd'hui. Dans les autres, on fait le vide en aspirant avec la bouche ; ces dernières ventouses sont en corne, et en forme de cornet ; on fait l'aspiration par la partie rétrécie du cornet (p. 573). — Pl. IV, fig. 103.

Planche I.

Fig. 1 et 2. — Aiguille droite à suture et sa canule fenêtrée, de Guy de Chauliac.

— 3, 4. — Aiguille courbe à suture et sa canule fenêtrée.

— 5. — Aiguille de plomb.

— 6. — Aiguille à cataracte emmanchée.

— 6 *a*. — Aiguille sans manche.

— 7 *a*. — Algalie ou sonde, avec son stylet ou verge.

— 7. — Stylet ou verge de l'algalie.

— 8. — Canule avec le ciseau cautérisant pour couper la luette.

— 8 *a*. — Ciseau cautérisant seul.

— 9. — Canule d'airain ou d'argent pour l'hydropisie.

— 10. — Canule pour aspirer.

— 11. — Canule à fumigation posée sur le vase qui renferme le liquide à évaporer.

— 12. — Canule à fumigation.

— 13. — Éprouvette creuse ou canule évacuatrice, à bout taillé en bec de flûte (Celse).

— 14. — Cautère cultellaire dorsal : ne coupe que d'un côté.

— 15. — Cautère cultellaire ensal : coupe des deux côtés.

— 16. — Cautère olivaire.

— 17. — Cautère ponctual avec son arrêt, qu'on y met froid quand le reste est chauffé; sa platine, pour protéger les parties voisines, avec les lacs pour la fixer, et le pois à cautère.

— 17 *bis*. — Cautère dactilaire.

— 18, 18 *a*, 18 *b*. — Cautère ponctual avec canule, pour cautériser dans les régions profondes.

— 19, 20. — Tenaille percée à séton, avec l'aiguille.

— 21. — Autre tenaille à séton avec aiguille longue chauffée, pour placer un séton dans la hernie aqueuse (fig. de Franco).

— 22. — Cautère à extrémité triangulaire, que quelques-uns passent à travers les trous de la tenaille à séton, puis le font suivre d'une aiguille mousse (fig. 23) entrainant le séton.

— 24. — Cautère circulaire d'Albucasis, à cinq cautères ponctuals, avec sa platine à cinq trous et les lacs pour la fixer.

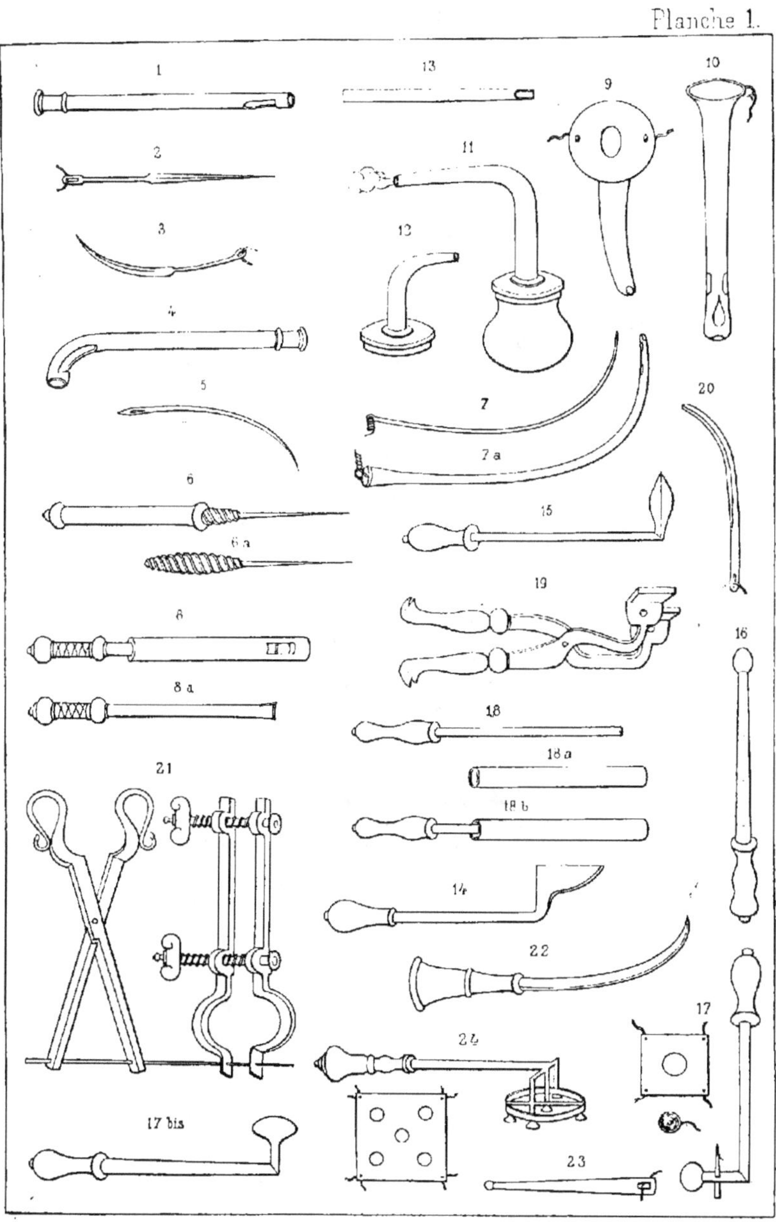

1
2
3
4
5
6
6 a
8
8 a
21
17 bis
13
11
12
7
7 a
15
19
18
18 a
18 b
14
22
24
23
9
10
20
16
17

Planche II.

Fig. 24 *bis*. — Ciseaux des pasteurs.
— 25. — Ciseaux fins d'Albucasis (édit. Leclerc, fig. 41).
— 26. — Ciseaux d'Albucasis pour la circoncision (Leclerc, fig. 94).
— 27. — Ciseaux dilatatoirs (sorte de lithotome double).
— 28. — Ciseau droit d'une seule pièce.
— 29. — Ciseau droit à manche.
— 30. — Ciseau concave, gouge; élévatoir à l'autre extrémité.
— 31, 32. — Ciseaux en forme de scalpels à dos large.
— 33. — Canule à piston d'Albucasis pour injections auriculaires.
— 34. — Seringue d'Albucasis pour injections vésicales.
— 35. — Bourse à clystères avec sa canule.
— 36. — Pyulque, d'après Scultet.
— 37. — Grande érigne à deux branches d'Albucasis pour la dissection des tumeurs.
— 38. — Érigne à trois branches d'Albucasis pour la dissection des tumeurs.
— 39. — Érigne triple d'Albucasis pour soulever la paupière dans son prolapsus.
— 40, 41. — Érignes fines, simples ou doubles d'Albucasis pour l'opération du sebel ou pannus.
— 42. — Crochet double pour l'opération de l'ungula ou ptérygion.
— 43, 44. — Crochets pour l'extraction de la pierre.
— 45, 46, 47. — Dilatatoirs mousses pour dilater les plaies et faciliter l'ablation des corps
        étrangers.
— 48, 49. — La fig. 49 représente un dilatatoir enfoncé dans la douille d'un fer de flèche; la
        fig. 48, un dilatatoir qui écarte la plaie et permet de retirer la flèche.
— 50. — Levier d'Albucasis pour l'extraction des dents.
— 51. — Élévatoir à deux branches d'Albucasis pour l'extraction des dents.
— 52. — Élévatoir double et courbe, instr. de Pompéï.

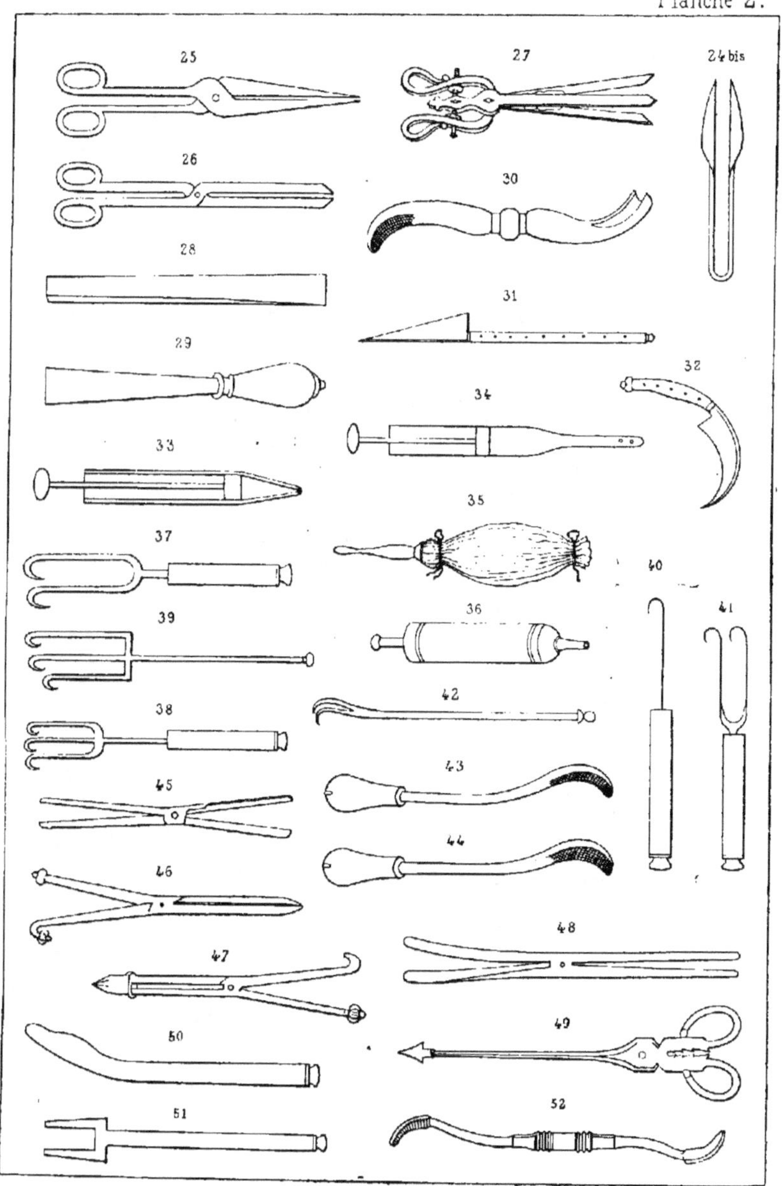
25
27
24 bis
26
30
28
31
29
32
34
33
35
37
40
39
36
41
38
42
45
43
46
44
47
48
50
49
51
52

Planche III.

Fig. 53, 54, 55. — Faucilles, sortes de bistouris concaves, à usages spéciaux.
— 56. — Scalpel double lancéolé (Védrenes, *Celse*, pl. IV, fig. 2) du iiie siècle.
— 57. — Lancette à abcès (Vulpès).
— 58. — Scalpel à petite lame lancéolée, avec manche tronqué (instr. de Pompéï).
— 59. — Flamme, ou Bèche d'Albucasis pour la saignée. « Vous placerez la pointe de l'instrument sur le vaisseau et vous frapperez dessus. »
— 60. — Bistouri en feuille de myrte d'Albucasis, pour la saignée du bras, faite en pointant.
— 61. — Bistouri olivaire d'Albucasis pour la saignée du bras, faite en pointant.
— 62. — Bistouri cultellaire ou nechil d'Albucasis, pour la saignée du bras, faite en incisant.
— 63. — Scalpellus corvus ou curvus (Vulpès).
— 64. — Bistouri mince d'Albucasis pour couper les corps étrangers de l'oreille.
— 65. — Couteau tronqué d'amputation, à lame droite en fer et à manche de bronze (Vulpès).
— 66. — Scalpel à lame convexe en fer et à manche de bronze (Vulpès).
— 67. — Spathe à double tranchant, lame en fer, manche en bronze (Vulpès).
— 68. — Couteau tronqué d'amputation, à lame en fer et à manche de bronze (Vulpès).
— 69. — Rasoir à lame mobile.
— 70. — Petit rasoir, tranchant des deux côtés.
— 71. — Impulsoir creux ou femelle.
— 72. — Impulsoir plein ou mâle.
— 73. — Ciseau lenticulaire.
— 74, 75. — Marteaux.
— 76. — Pincette à bec de grue.
— 77. — Pincette ordinaire.
— 78. — Pince à longues branches plates, avec les extrémités effilées (vulsella vel volsella, Vulpès).
— 79. — Pince large à mors courbes (Vulpès).
— 80. — Pince épilatoire en bronze (volsella vel vulsella, Védrenes).
— 81. — Scie d'Albucasis.

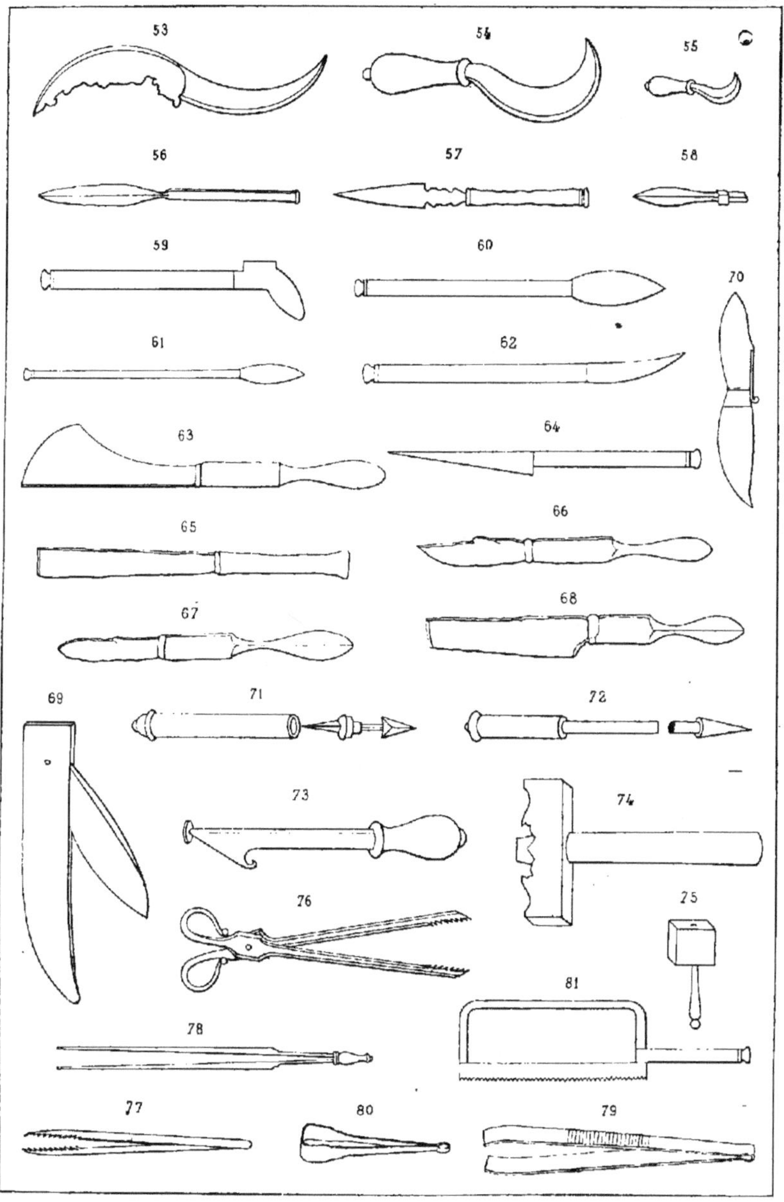
53
54
55
56
57
58
59
60
70
61
62
63
64
65
66
67
68
69
71
72
73
74
76
75
81
78
77
80
79

Planche IV.

Fig. 82. — Speculum matricis à vis (speculum vaginal).
— 83. — Pincette.
— 84. — Speculum oris, abaisse-langue (Scultet).
— 85. — Taste, sorte d'instrument explorateur, sert aussi pour les contre-ouvertures.
— 86. — Tenaille d'Albucasis pour briser la tête du fœtus.
— 87, 88. — Tenailles d'Albucasis, pour enlever les corps étrangers des plaies.
— 89. — Tenailles à bec de corbin.
— 90, 91. — Tenailles à bec de grue, coudées et droites.
— 92, 93. — Tenailles à bec de canne, dont les mors sont en gouttière pour enlever les flèches barbelées.
— 94. — Pinces d'Albucasis pour enlever les corps étrangers du gosier.
— 95. — Tenaille pour arracher les dents (davier).
— 96. — Tenaille pour arracher les dents, semblable à celle qui sert à relier les tonneaux.
— 97. — Tarière à chaperon de Galien, trépan abaptiste.
— 98. — Trépan des Parisiens, à cheville.
— 99. — Trépan des Bolonais, à lance.
— 100. — Tarière droite, sorte de tire-fond.
— 101. — Tarière renversée, on l'enfonce dans le bois resté dans la douille de la flèche, la canule enveloppante maintient la plaie écartée.
— 102, 102 a. — Tarière fine, avec sa canule, pour briser un calcul dans l'urèthre.
— 103. — Ventouse en cornet, dans laquelle on fait le vide par aspiration.
— 104, 105. — Tentes canulées métalliques, sortes de drains.

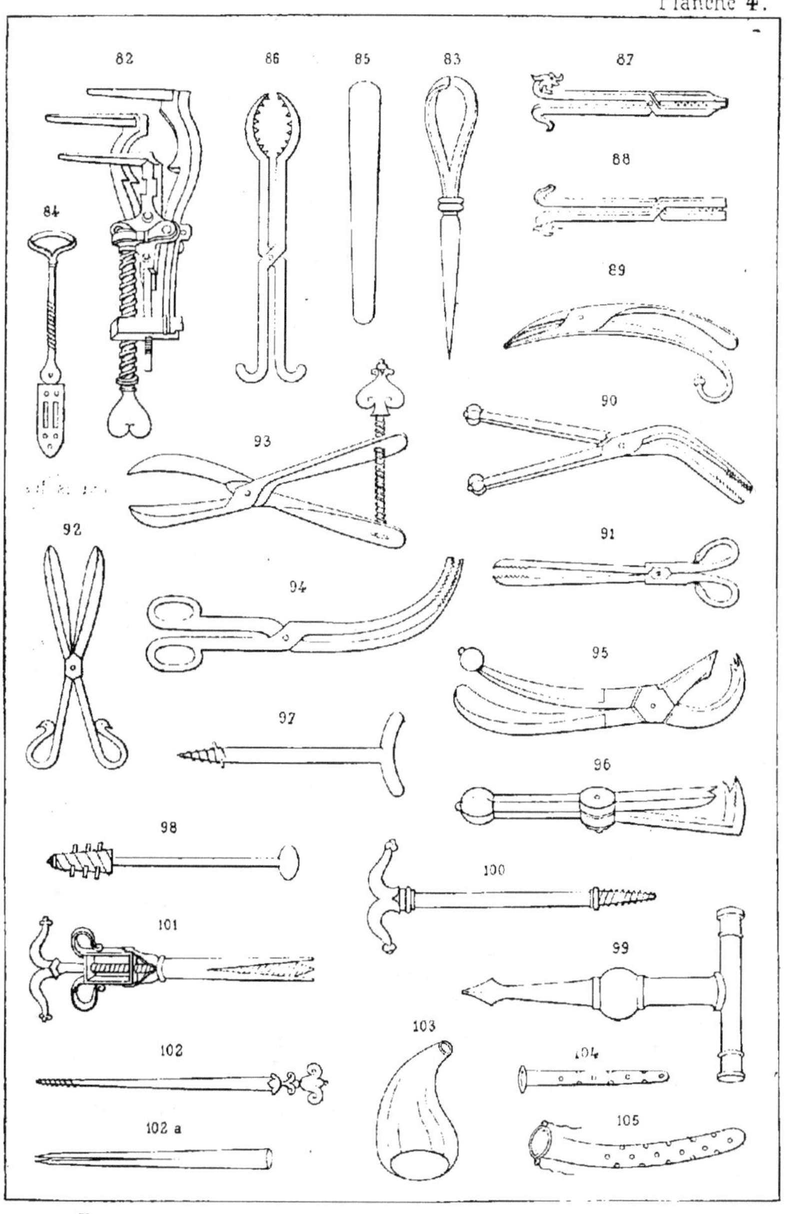

III. — GLOSSAIRE DES TERMES D'ANATOMIE, DE PATHOLOGIE, DE VIEUX FRANÇAIS, ETC.

Acrochiron, dit Guy (p. 52), signifie la main, depuis le poignet ou bracelet jusqu'au bout des ongles; ἀκρόχειρον, extrémité du bras.

Adjutoire ou *os de l'adjutoire*. Guy a voulu désigner le bras, l'humérus, et non l'avant-bras, comme l'a dit Joubert (voir p. 51, note).

Aduste (adustus, de *adurere*, brûler). On donnait autrefois cette épithète au sang et aux humeurs du corps humain, dans certaines maladies; la sécheresse de la constitution, la chaleur, la soif, la couleur noire du sang tiré des veines, le peu de sérosité qui s'en séparait, étaient les indices de cet état prétendu du sang.

Aiguille. C'est le plus petit des deux os de la jambe. Les Grecs l'appellent περόνη (agrafe), les Latins *Fibule*, les Barbares, *Aiguille* et *Focile mineur* (p. 71).

Aiguilleux (os), (p. 42). Ce sont les apophyses des os pierreux; les Latins les nomment *styloïdes*, comme ressemblant à un poinçon ou touche à écrire sur des tablettes.

Air. L'air qui pénètre dans les plaies est nuisible (p. 202), parce qu'il n'a pas été altéré, modifié, préparé. Celui qui pénètre dans les poumons a été préparé par la luette (p. 47). — Le *pneuma*, ou *air vital*, était une substance aériforme, subtile, qui pénétrait toutes les parties du corps et était le principe de l'action de tous les organes dans la santé, comme dans la maladie (Védrenes, in *Celse*).

Albaras (albaras), nom arabe de la morphée blanche, maladie de la peau (voir p. 413 et sa note).

Albedsanen (albedsanen), nom donné par Avicenne à la couperose (p. 458). D'autres Arabes l'appellent Algasen, algazan, algada, nom que Guy range avec ceux qui signifient maladies de la peau (p. 413).

Alcola, nom arabe de l'aphte de la bouche.

Aleine (anhelitus), pour anhélation, respiration pénible, gênée (p. 154).

Algebra, nom arabe de la fracture; les Grecs disent κάταγμα.

Alharbat, nom par lequel Avicenne désigne l'ozène (p. 328).

Alihabar, nom donné par Avicenne à la nyctalopie (p. 490, note).

Alintizar, nom donné par Avicenne à la dilatation de la pupille (p. 489).

Amarry, mot qui exprime soit la vulve (vulva, p. 523), soit la matrice (matrix), comprenant le vagin, l'utérus et ses annexes,

Anches. Les Barbares disent *ancas*, suivant le vulgaire, pour signifier tout le petit ventre, depuis le pénil jusque au coccyx, devant et derrière, les flancs, les fesses et les parties honteuses, comme Guy l'explique (p. 65). Les Barbares nomment aussi *anchaformes*, les particules rondelettes du cerveau, qui ressemblent aux fesses (qui sont nommées des Latins *nates*), comme si hanches et fesses estaient tout un pour les Barbares. (J.)

Anse des os temporels (*ansa ossium temporis*). Les Barbares appellent aussi les os temporaux *ossa paris*; l'anse est le ζύγωμα des Grecs, l'arcade zygomatique (p. 46).

Antidotes, antidota. Galien désignait sous ce nom tous les médicaments donnés à l'intérieur. — Antidotaire était synonyme de pharmacopée.

Apophorèse (ἀποφόρησις). Le sens de ce mot est difficile à préciser. Joubert a dit : « Apophorèse signifie réitérée détraction du sang ; on l'appelle vulgairement secondation. » — Apophorèse et secondation doivent être considérés comme synonymes (p. 564, 568). Ainsi dans le cas de vertu débile (p. 568) la saignée sera étroite et avec apophorèse ou réitération (on fera de petites saignées répétées).

Apoplectiques (artères). Ce sont celles que les Grecs nomment Carotides ou *Carotiques*, d'autant qu'estant blessées, ou serrées et pressées, elles causent un sommeil profond, tel qu'on voit au mal dit *Cares*, que les Arabes appellent *Subeth*. Dont pour mesme raison ils nomment aussi les artères, *Subethales*. Ainsi on les dit *Apostoliques* pour semblable affection. (J.)

Apostèmes. « On appelle ainsi les diathèses où les parties primitivement en contact s'écartent les unes des autres (ἐφίστανται). Il existe donc nécessairement entre elles un espace vide qui contiendra une substance soit pneumatique, soit humide, soit douée des deux propriétés. » (Galien.) Cette étymologie est conservée dans le mot latin *abscessus* ; mais apostème, dans le sens grec, n'entraine pas forcément l'idée de suppuration.

Aranée (tunique). *aranea.* C'est une des tuniques de l'œil ; outre la conjonctive, Guy décrit trois tuniques à l'œil : chacune d'elles se divise en deux parties, l'une postérieure, cachée, l'autre antérieure, visible : la première tunique est formée par la sclérotique en arrière, la cornée en avant ; la seconde tunique, par la secondine (choroïde) en arrière, l'uvée (iris) avec la pupille, en avant ; la troisième, par la rétine en arrière, l'aranée en avant. Cette dernière est comme une toile d'araignée tendue au-devant du cristallin (p. 45, voir note).

Aridité (arefactio), aréfaction, sécheresse (arefacere, dessécher, tarir).

Artificiel, artificiellement (artificialis, artificialiter), vent dire avec art, ingénieusement.

Ascachylos, mot corrompu du grec σφάκελος, employé par les Barbares pour dire sphacèle, qui est la mort totale. La gangrène diffère du sphacèle, en ce que la partie n'est pas encore mortifiée, mais va le devenir. C'est, dit Joubert, une inflammation extrême qu'on dit *feu*, tenant le milieu entre le phlegmon salubre et le sphacèle.

Assafaty, nom employé par les Arabes pour désigner une maladie contagieuse du cuir chevelu avec alopécie (p. 439, note, et p. 440).

Attirer (attrahere), tirer à soi, attirer, entrainer (p. 557).

Atrice, est une sorte de végétation qui survient à l'anus, à la verge ou à la matrice (vulve) (in ano, virga et matrice) (p. 346, note).

Attrempé, tempéré (temperatus).

Bailler (administrare) : c'est administrer, donner, procurer.

Basilaire (os incongruëment dit *baxillaire*), est celui qu'on trouve en la base du crâne, entre les os de la maschoire haute et le pot de la teste. Les Grecs l'appellent *sphénoïde* (σφηνοειδής), et les Latins *cunéiforme*. Quelques-uns le nomment *Paxillaire*, du latin paxillus, de la semblance d'un petit pail ou pieu. (J.)

Beccue (addition), en forme de bec ; elle siège sur le focile majeur ou cubitus et constitue l'*olécrane* ; on l'appelait aussi *coude*, dit Joubert. Les Barbares l'avaient nommée *adjoustement beccu* (p. 53).

Bénin (benignus), p. 424.

Bols ou *terres sigillées*, nom donné à des terres argileuses, employées comme absorbantes, antiputrides, alexipharmaques, auxquelles on donnait des formes diverses et sur lesquelles on imprimait un cachet (sigillum).

Bol d'arménie, Bol oriental (bolus orientalis), était une argile ocreuse rouge (couleur due à l'oxyde de fer), grasse au toucher, tonique et astringente; très employé par Guy.

Bothor, bouton, signifie pustule, dit Joubert.

Bouclier de l'estomac. C'est le cartilage qui termine le sternum à l'épigastre, en avant de l'orifice de l'estomac qu'il protège, d'où son nom de bouclier ou de scutiforme. C'est l'appendice *xyphoïde* ou scutiforme. L'addition scutiforme est au lieu dit *Forcelle*, selon Guy (p. 55).

Braise, voir *Feu persien*.

Bubon, inflammation des ganglions lymphatiques (voir p. 166, note).

Bubon fugilis, bubon ainsi appelé par Avicenne (p. 166, note).

Butizaga, nom donné par Guillaume de Salicet à la couperose (p. 458).

Cahab (en arabe). C'est l'*astragale* ou osselet; on en joue comme avec des dés. (J.)

Caissaux, dents (caysales, ed. 1559). Voyez au mot *Duales*.

Caissette du cœur, en grec *péricarde*, est la membrane ou tunique qui contient le cœur.

Caïsum, *chaïsum*, *chaïasum* ou *cathesin*, c'est l'os colatoire [1], placé au-dessus des fosses nasales, nommé par les Grecs *ethmoïde*, et par les Latins *cribriforme*, parce qu'il est tout pertuisé comme un crible. Hippocrate appelle cet os *spongoïde* à cause du corps spongieux qui y est attaché aux costés du cartilage séparant les narilles. A ce colatoire est appuyé ou continué l'*os creste*, duquel il sera tantost parlé. En cet endroit se fait l'oppilation [2] *cathesiale*, laquelle est étudiée p. 497.

Cancræne ou *canchrene* est une affection cancéreuse ou chancreuse, ainsi appelée parce qu'elle se rapproche un peu de la gangrène, par la corruption et la puanteur. (J.)

Caraxation. Ce mot est employé par les barbares, dit Joubert, pour exprimer une coupure superficielle de la peau, tandis que *scarification* veut dire une incision profonde allant jusque dans la chair. Mais en réalité ces deux mots expriment la même chose, car le mot grec ἐγχάραξις signifie scarification.

Carboncle. Voyez *Feu persien*.

Cataracte, appelée aussi eau descendante; on croyait à la chute d'une humeur sur les yeux (p. 482, note).

Cathèse (cathesis), descente des humeurs du cerveau (p. 497).

Cautèle, c'est prévoyance, précaution, ruse.

Ceinture. Voyez *Loup*.

Cervices. Guy ne distinguait pas séparément les uns des autres les muscles du corps, ainsi les traitait grossièrement en son Anatomie (suivant sa protestation de ne l'écrire que grossièrement et matériellement). Il despart tous les muscles qui environnent le col, en trois sortes de chairs : desquelles il nomme les premières *longes*, et plus spécialement *cervices*, d'autant qu'un peu auparavant il avait déjà nommé *longes* les muscles qui vont le long du col et font le *rable*. (J.)

Chaine du col, c'est « catena colli » des barbares. On dit proprement *chaînon*, et quelques-uns, corrompant le mot, disent *chignon du col*. C'est ce que les Latins nomment *cerviæ*, partie postérieure du col avec les vertèbres.

Chair adjoustée, c'est une surcroissance des bourgeons charnus et aussi une hyperplasie qui peut survenir en divers endroits.

Chapeau de la verge, c'est le prépuce.

Charta de panno combusta, j'ai dit (p. 338) « papier de linge brulé » : charta,

1. Du latin *colare*, verser goutte à goutte.
2. *Oppilatio*. Obstruction (des narines).

papier, et pannus, linge, toile. Cette matière fait partie d'un topique employé par Galien. — Mais le papier de linge n'était pas inventé à cette époque; peut-être faudrait-il entendre par ces mots *charta de panno*, un morceau de toile ayant une destination spéciale? (p. 442).

Chevilles du pied, ce sont les deux *malléoles*, qui font comme si c'était un os qui passe à travers le cou-de-pied. (J.) Les Barbares l'appellent cavilla, les Grecs sphyrie, qui signifie maillet ou martelet, comme *malleolus* en latin.

Chorde (chordae seu tenantes), disent les Barbares, pour ce que les Grecs appellent τένων, les Latins *tendon* et tendin. Les Barbares disent aussi *tenantes*, se rapprochant plus du grec que du latin. (J.)

Les anciens qui appelaient νεῦρον toutes les parties blanches, regardaient les nerfs, tendons, ligaments et aponévroses, comme étant de même nature, comme de la nature des nerfs (Guy, p. 37), tout en admettant entre eux des différences; les tendons sont plus rapprochés des nerfs, que les ligaments.

Chorde du bras (funis brachii), c'est une branche des veines du bras, ainsi nommée par les Barbares (p. 52).

Catholique (catholicus, universel), épithète ajoutée à un médicament pour le présenter comme une panacée.

Claval (os). Guy donne le nom d'« ossa clavalia » à de petits os situés sous les oreilles et qui donnent insertion aux muscles qui ouvrent la mâchoire (p. 42); plus haut (p. 41), il a parlé des additions mamillaires près du trou des oreilles. Carpi, dans son commentaire sur Mondini, dit que l'os aiguilleux et l'os claval désignent le même os. Joubert pense que l'os claval représente l'apophyse mastoïde. Je viens de faire remarquer que Guy semble distinguer l'addition mamillaire, de l'os claval. — Claval vient du latin : *clava* veut dire massue, et *clavus*, clou, de là, la difficulté de l'interprétation. Je suis disposé à croire avec Carpi que claval et os aiguilleux sont semblables; l'erreur doit venir de ce que l'on a traduit « ossa arcualia » par « os aiguilleux » (voir note, p. 42), au lieu de dire « os en arc » (arcus, arc). Guy parle donc des additions mamillaires (apophyses mastoïdes), des os clavals (ap. styloïde), et des os en arc (ap. zygomatique ou ptérigoïde). Voyez *Anse*.

Cliban. Voyez *Four*.

Clocher (claudicare), c'est boiter (p. 371).

Coction (coctio, coction, digestion). Coction était employé dans le même sens que digestion. Il servait aussi pour désigner le moment de la maladie qui précède la crise et le déclin des accidents, parce qu'on supposait que toute maladie était due à une humeur viciée, qui se trouvait d'abord dans un état de *crudité*, et qui devait être changée (cuite) en une matière susceptible d'être assimilée, ou d'être évacuée (p. 391).

Collature, colatura (colare, verser peu à peu); opération pharmaceutique qui consiste à verser un liquide sur un feutre, sur un tissu de toile ou de laine, pour le séparer de parties grossières; c'est une sorte de filtration grossière. Le mot est employé aussi par Guy pour désigner le liquide ainsi filtré (p. 153).

Colligation est pris pour lien ou ligament, mais proprement signifie liaison ensemble.

Collyre, signifiait chez les anciens toute espèce de médicament solide, liquide ou pulvérulent, destiné à être introduit dans les cavités naturelles ou accidentelles.

Comète, c'est une inflammation ou impression qui existe haut en l'air et ressemble à une estoille qui aurait des crins autour de soi, et signifie guerres et mortalités. (O.)

Commissure, pour dire conjoncture et assemblage; mais on n'en usait guères, que pour signifier les conjonctions des os de la teste par suture, harmonie, ou escaille. Ceste dernière estait surnommée bastarde, et fausse ou menteuse. (J.)

Commotion du cerveau. Guy en donne une courte description (p. 429).

Complexion, c'est une qualité qui résulte de l'union des quatre qualités primaires et élémentaires des quatre humeurs.

Comprendre, par ex. (p. 587), purgation comprise de nature, qui a pénétré la nature, qui est prise par la nature (comprehendere, prendre, prendre avec, embrasser).

Confection, c'est un mélange ou une mixtion de plusieurs choses.

Confire, c'est mêler ou mixtionner, préparer avec (conficere).

Conjonction, c'est l'assemblée de deux ou plusieurs planétes dans quelque point ou signe céleste.

Conjonctive, c'est la tunique extérieure de l'œil, ou plustost son ligament. Car elle n'est pas proprement des tuniques de l'œil, mais la membrane qui l'attache et conjoint aux parties voisines dont elle a pris son nom (cum jungere). — Les Latins la nommaient *tunica adnata* (tunique ajoutée). J.

Constellation, c'est une assemblée de plusieurs étoiles et le regard d'icelle assemblée. (O.)

Contagieuses (maladies). Ce sont celles qui peuvent se gagner par le toucher des malades qui en sont atteints, ou pour le converser avec eux, comme meselerie ou lèpre, boce ou peste, fièvre pestilentielle, etc. (O.)

Contregarder (conservare), garder avec soin, conserver, maintenir.

Cquere, qui signifie cuire, employé par les Barbares, pour dire cautériser; et *costion*, pour ustion ou cautérisation. (J.)

Cornes de la teste, sont les deux costez du front, qui chez quelques-uns font une forte saillie, de sorte que l'on dit qu'ils portent des cornes. (J.)

Corporelle (veine) est celle qu'on nomme aussi *médiane* (p. 53). On l'appelle aussi *noire*. Elle est dite corporelle, de ce que sa saignée vide tout le corps, non moins les parties inférieures que les supérieures. (J.)

Crepature, nom barbare, de même que grevure et rompure, pour dire hernie, qui s'appliquait à toute tumeur des bourses.

Creste (os), ainsi nommé pour la semblance qu'il a avec une crête (p. 41). Il est en la base de l'os du front, au dedans du crâne. Voy. *Caisum.*

Cyst ou *kyste*, vessie (κύστις, vesica). Il y a la vessie urinaire, la vesciette du fiel, *vesicula fellis.* On dit aussi kyste, pour le sachet qui contient la matière de certains apostemes.

Defloueure (dislocatio), c'est la luxation.

Deslneure (dislocatio), c'est dislocation, luxation.

Deesnoueure (dislocatio), c'est la luxation.

Dessication du corps (dessicatio) (p. 424).

Destremper (dissolvere), c'est dissoudre (p. 410).

Desudation, ce sont de petits boutons comme des grains de millet amenés par la sueur, ce sont les sudamina.

Dia ou *Dya*, est une préposition grecque qui signifie *avec*; on la joint à des noms de substances médicamenteuses pour dénommer des médicaments composés, dont ces substances font la base.

Didyme (δίδυμος, geminus) que nous appelons, dit Joubert, double gémeau ou besson. Guy (p. 68) donne ce nom aux prolongements du péritoine et des muscles des parois du ventre qui vont jusqu'au testicule, lequel est enveloppé aussi par ces membranes. Quelquefois on a aussi désigné les testicules sous le nom de didymes.

Diète, c'est la regle et droite observation, tant dans le boire que le manger, dans le reposer et le travailler. (O.)

Digestion, c'est un terme générique qui exprimait non seulement la fonction de l'appareil digestif, mais encore la fonction de nutrition dans l'intimité des tissus. La digestion dans l'appareil digestif a, selon Guy, une durée totale de seize heures, le corps doit être rassasié trois fois en deux jours. D'après Avicenne, la durée du séjour des aliments dans l'estomac et les intestins est de douze à vingt-deux heures.

On admet plusieurs digestions, la première se fait dans l'estomac et les intestins, la seconde dans le foie (la rate est comme un autre foie); la troisième à l'extrémité des vaisseaux, des veines, au niveau des tissus où se fait la nutrition, le nourrissement, l'assimilation. Il y a une autre digestion qui se fait au niveau des glandes et dont le produit est la sécrétion glandulaire. Le sperme est le produit de la quatrième digestion. (Voy. p. 391.)

« La nature, dit Guy (p. 584), digère, puis sépare et rejette. » Les superfluités des diverses digestions restent dans les veines; et celles de la seconde et de la tierce digestion forment, selon Avicenne, la plupart des humeurs pathogènes.

Les superfluités, ou matières indigestes ou non digérées, c'est-à-dire non fluidifiées, ni assimilées, s'engrossissent, deviennent crasses, épaisses, grosses et restent dans le sang ou au lieu de leur production; elles forment les calculs (p. 53), ou les tumeurs des genoux chez les enfants (p. 388), qui souvent, dit Guy, s'accumulent d'indigestion. (Voy. *Coction*.)

Diploé désignait autrefois les deux tables de tissu compact dont les os du crâne sont formés. Guy (p. 260) entend par ce mot ce qui est entre les deux tables du crâne.

Dislocation (dislocatio), c'est la luxation.

Distillation, s'applique à l'évaporation d'une substance, et aussi à sa filtration, à son écoulement goutte à goutte.

Divertir (divertere), détourner, séparer.

Domestique (domesticus), partie interne d'un membre, d'une région; se disait aussi de ce qui était familier, d'usage ordinaire (p. 375). Voy. *Sylvestre*.

Domicile. Par domicile, en cet endroit, on entend la maison de quelconque planète; la propre maison d'une planète est le signe où elle fut créée, et quand la planète est en la maison, elle a grand'force et puissance. (O.)

Dragme, en usage en médecine, est un poids de 60 grains de froment. (O.)

Duales ou *Duelles*, ce sont les deux incisives médianes. Guy dénomme ainsi les dents (p. 47) : « duo duales, duo quadrupli. duo canini, octo molares, et duo caysales ». Les quadruples sont ainsi nommées par Guy, parce qu'elles font le nombre quatre avec les deux premières. Les canines de la mâchoire supérieure sont appelées vulgairement *œillères*, ou dents de l'œil, parce qu'on croit que leur racine approche fort de l'œil. Les cinq molaires sont appelées en Languedoc *caisseaux*, parce qu'elles servent à casser les choses dures, comme les noix et semblables. (J.) Guy réserve le nom de caisseaux aux deux dernières molaires.

Dubellet et *dubellati* sont les noms arabes de tumeurs dites pituiteuses, en façon de nœuds et de glandes, comme le mélicéris, le stéatome et l'athérome. (J.)

Eau. Voyez *Eau descendante*.

Eau descendante. Voyez *Cataracte*.

Écarlate, porter drap d'écarlate au temps de pestilence est profitable, car l'écarlate sent bon pour la nature des matières de sa teinture. (O.)

Égérer (egerere, expulser), c'est aller à la selle, de là vient égestion. (O.)

Électuaire, c'est une confection et un médicament composé de plusieurs épices et autres choses élues (choisies), d'où son nom d'électuaire.

Éléphantie, c'est le nom de deux maladies différentes : l'*éléphantie des Grecs* (elephantiasis des Grecs), maladie tuberculeuse de la peau, qui pour Guy est une forme de la ladrerie, dont la *léontiasis* est une variété avec augmentation de la face qui rappellerait celle du lion (p. 402); l'autre éléphantie, est l'*éléphantie des Barbares*, des Arabes, dans laquelle il y a une augmentation de volume des jambes et des pieds.

Eliste (electus, choisi). Guy (p. 182) recommande des breuvages d'eslites (potibus electis), pour des breuvages choisis.

Emborisme (emborisma), nom barbare pour désigner l'anévrysme (p. 192).

Engin (ingenium), veut dire tantôt appareil, instrument, tantôt procédé, moyen.

Entendre (intendere), songer à, s'appliquer, être attentif (p. 491, 517).

Epidémie, c'est la maladie de la boce (ou peste) ou autre, qui vient ou peut venir de l'infection et mauvaise disposition de l'air. (O.)

Escharpir (carminare), carder, séparer comme pour faire de la charpie, désagréger.

Epytimer, c'est laver un lieu douloureux du seul jus de quelque herbe.

Esprits. En outre des solides et des liquides, le corps humain renferme des esprits, qui sont de trois ordres, *naturels*, *vitaux* et *animaux*. Les premiers, nés dans le foie, des vapeurs du sang veineux, deviennent *vitaux* dans le cœur et les poumons, en se mêlant à l'air, et se transforment en esprits *animaux* dans le cerveau.

Esquinance, quinantia, squinance (vient de συνάγχη, angine, ἄγχειν, serrer), le malade est fort pressé et serré du gosier.

Essere (essere), variété d'urticaire, à élevures rouge pâle (p. 422, note).

Esthiomène (qui ronge, qui dévore). Guy (p. 103, note) désigne sous ce nom la gangrène; il parle aussi des ulcères qui se terminent par esthiomène (p. 308); c'est aussi le nom de la troisième espèce d'herpès.

Exerciter, exercer, faire travailler.

Exiture. Il y en a de deux sortes, l'une est formée par les abcès nommés aussi apostèmes; l'autre par des tumeurs enkystées, comme l'athérome, le méliceris.

Extension (distensio), pour distension.

Fermos, ferinos, nom arabe qui signifie tumeur dure, squirheuse (p. 131, 133 note, 164, n.), qui se mue d'un membre à l'autre.

Feu persien (p. 98). Pour Guy c'est la même chose que *braise*, *feu sacré*, *carboncle*; il survient dans ce cas une pustule qui laisse une escharre. Joubert dit que Feu persien et Feu sacré signifient l'*érysipèle* des Grecs. D'après d'autres, Feu persique est le nom du *zona*.

Feu sacré. Ce nom a été donné à plusieurs affections : les unes, dénommées encore Feu persien ou *carboncle*, comme le fait Guy (p. 98); les autres, dénommées *Feu Saint-Antoine*, *Feu Saint-Marcel* ou *Martial*, qui pour Guy sont l'*esthiomène* ou la *gangrène* (p. 103). Il est difficile de se prononcer sur la nature de ce mal, *feu sacré*, *ignis sacer* (Félibien), *ignis playa*, les *ardens*, *mal des ardents*, peste ardente.

Du x° au xiv° siècle, une maladie *endémique* et non épidémique, douloureuse et gangréneuse, se montre plusieurs fois, particulièrement en Lorraine et en Dauphiné. Des travaux publiés, il résulte que cette maladie était différente de la *lèpre* et de la *peste*, qu'elle avait une marche lente, n'était pas contagieuse, s'accompagnait de douleurs vives au début, et se terminait par la gangrène des extrémités, généralement sous la forme sèche; le membre était comme brûlé, carbonisé, d'où probablement et aussi à cause des douleurs, la dénomination de *mal des ardents* (ardere, brûler, qui cause une vive sensation de chaleur).

Ces épidémies du moyen âge furent étudiées par une commission de la Société royale de médecine, qui, dans son rapport, fait en 1776, les rattacha à l'*ergotisme gangréneux*. Cette opinion est combattue par Anglada (1869) ; pour lui, le feu sacré serait une maladie aujourd'hui éteinte, dont la cause nous échappe et qu'il propose de dénommer « grande épidémie gangréneuse du moyen âge ». — Fuchs. Haeser, Laveran (1878) admettent que le feu Sacré ou feu Saint-Antoine doit être assimilé à l'ergotisme gangréneux.

Fibule. Engin qui était employé pour faire les sutures profondes ; la fibule était-elle de fil ou de métal ? selon Guy elle était de métal.

Fièvre pestilentielle, est une fièvre qui vient de corruption d'air. (O.)

Fleurs (flores). On nommait ainsi jadis en chimie et en pharmacie diverses substances pulvérulentes ou aiguillées, d'apparence légère, soit natives, soit obtenues par sublimation.

Fluxion de larmes (a lacrymis et fluxibilibus), écoulement des larmes, épiphora (p. 462).

Fociles, ce sont les deux os du petit bras ou avant-bras, et les deux os de la jambe. Le grand focile de l'avant-bras est nommé des Grecs κύβιτον (cubitus, coude), des Latins, cubitus et *ulna* ; le petit focile est dit en grec κερκίς, en latin, radius, qui signifie la navette d'un tisserand à laquelle ressemblent les deux fociles unis ensemble. A la jambe, le focile majeur est nommé des Grecs κνήμη, des Latins tibia ; le mineur est dit en grec περόνη, en latin fibula ; Guy l'appelle acus. Voy. *Aiguille*.

Fontanelles. On désigne ainsi les régions du corps où l'on fait des ulcères avec le cautère actuel ou potentiel, afin que par de tels ulcères se distille continuellement la matière superflue, comme l'eau d'une fontaine. La fontanelle de la tête est là où se rencontrent les sutures sagittale et coronale. La fontanelle du col est derrière la tête, à l'endroit de la première vertèbre ; celle du bras, est au sommet du muscle deltoïde ou lambdoïde ; celle de la cuisse est au-dessus du genou, à la partie interne entre les muscles, qui laissent là un creux à trois travers de doigt au-dessus du condyle interne du fémur, un peu au-devant du tendon du grand adducteur ; à la jambe, à la partie supérieure interne, au-dessous de la patte d'oie. Guy fait mention de deux autres fontanelles, à la fin du chapitre de ladrerie, l'une aux aines, l'autre aux aisselles. Ajoutez-en une troisième sous les oreilles, cela fera trois fontanelles pour aider aux trois émonctoires. (J.)

Forcelle et *Furculle*, ce sont des parties différentes. Forcelle est le bouclier de l'estomac (voy. *Bouclier*). Furcule (furcula) est la clavicule ou clavette. Guy décrit les deux clavicules comme un seul os à deux branches (p. 52). De là est venu qu'on l'appelle furcule et os furculaire, qui signifie petite fourche, forchette.

Four, en latin clibanus, four portatif. Par ce mot les Barbares désignent ce que les Grecs nomment θώραξ, les Latins, pectus ; en avant duquel est le στέρνον. Il est dit *cliban* ou four, à raison de sa figure et de sa grande capacité, mais encore plus à cause de la grande chaleur qui y est contenue, comme un feu perpétuel, procédant du cœur. (J.)

Fugile. Voyez *Bubon fugile*.

Gangrene. « On appelle *gangrenes* (γάγγραιναι) les mortifications provenant d'une inflammation considérable, mortifications *qui n'existent pas encore*, mais qui sont en train de se former » (Galien). Celse désignait cette espèce de gangrène, quand elle siégeait aux membres, par le mot de *cancer*, que Vedrenes a traduit par gangrène. Voy. *Ascachylos* et *Cancraene*.

Gargamelle, mot vulgaire dérivé du grec, employé quelquefois (p. 153, 159) pour exprimer le larynx et la trachée, plus particulièrement cette dernière. Guy dit « in lacertis cannae seu epiglottis », dans les muscles de la trachée (canna gutturis, trachée artère) ou de l'épiglotte, pour dire dans les muscles du larynx.

Gargarion, employé par les barbares pour dire γαργαρεών (gosier, luette), en latin, gurgulio (gorge), c'est la luette (voy. note, p. 512).

Glandule ou *glande*. Il y en a de deux sortes : l'une est la glande naturelle, comme sont les émonctoires, ou ganglions lymphatiques; l'autre est formée de glandes contre nature, nommées glandes par les Barbares, parce qu'elles forment des tumeurs qui ressemblent aux glandes naturelles.

Goutte, en latin signifie proprement une goutte, comme une goutte d'eau. Mais les Barbares désignent par là quatre sortes de maux : 1° la goutte ou arthritis, ou morbus articularis, à cause que l'humeur découle aux jointures comme goutte à goutte; 2° la goutte désigne la crampe (la grampe), qui se fait sentir surtout au mollet, et est ainsi nommée parce que sa douleur est aussi vive que celle de la vraie goutte; 3° la goutte rosée ou couperose, rougeur au visage, comme si c'étaient gouttes de sang; 4° goutte seraine, l'œil reste serain et clair, c'est l'amaurose.

Gresleux (os), en latin, glandinosum (p. 71), est un des os du tarse, le cuboïde. Il est improprement nommé gresleux, de la grêle, vu que celle-ci est communément ronde; à moins qu'on ne le veuille dire grêlé, c'est-à-dire battu de la grêle, parce qu'il semble tout martelé. (J.)

Guidegi, guidez. Les Arabes nomment ainsi les veines du cou, σφαγῖτις (veine jugulaire) en grec, jugularis en latin, parce qu'elles montent par le garion, dit σφαγὴ en grec (gorge, et endroit de la gorge où l'on enfonce le fer dans l'immolation), jugulum en latin, et de ce qu'il est aisé de tuer quelqu'un par là. Le texte de Guy (p. 49) n'est pas très clair, car il semble dire que les artères et les veines à la fois s'appellent guidegi et apoplectiques et subéthales. Mais il faut lire ainsi : « tu contempleras aussi les grandes veines et artères... On appelle les veines guidegi, et les artères apoplectiques... » (Voyez *Apoplectiques*.)

Haerisipila, pour dire erysipelos, érysipèle.

Hanches. Voyez *Anches*.

Hémine ou *cotyle*, mesure de capacité des Romains, encore employée au moyen âge, elle représentait 26 centilitres (Védrenes, in *Celse*, p. 743).

Heurt (offensio), offension, coup (p. 426).

Humidus est employé plusieurs fois par opposition à *siccus*; il veut dire alors mou, par opposition à dur, sec. Par exemple, à propos des convulsions des plaies (p. 249), Guy parle du « spasmus siccus » et du « spasmus humidus ».

Inflammation et de ses différentes espèces, d'après Galien. « Les anciens, dit Galien, se servaient du mot φλεγμονή, *inflammation*. — Lorsque la bile jaune, conservant sa nature, se répand avec le sang dans toutes les parties du corps, l'affection se nomme *ictère*. — Lorsqu'elle est excrétée seule, et se fixe dans une partie, l'affection prend le nom d'*herpès*. Si elle est d'une consistance épaisse, elle ulcère tout le derme jusqu'à la chair sous-jacente. Hippocrate appelle cet herpès, *herpès esthiomène*. — Si la bile est plus ténue, elle ne brûle pour ainsi dire que la surface seule du derme, et cette espèce a pris la dénomination du genre, étant appelée *herpès*, simplement, sans épithète. — En effet, des deux autres espèces, l'une, citée plus haut, est appelée *herpès esthiomène*, la seconde *herpès miliaire*, parce que celle-ci engendre à la surface de la peau de petites et nombreuses phlyctènes semblables à des grains de millet. — Si le flux est composé de sang et de bile plus chaude qu'il ne faut, l'affection se nomme *érysipèle*, affection plus chaude que l'inflammation et d'un aspect plus jaune. — Quand l'érysipèle pénètre dans la chair sous-jacente et n'est pas produit par un flux purement ténu, ce n'est plus seulement un érysipèle, mais une diathèse composée d'érysipèle et d'inflammation. Dans cette diathèse dominent, tantôt les symptômes propres à l'érysipèle, et une telle affection est appelée par les médecins modernes *érysipèle inflammatoire*, et tantôt dominent les symptômes propres à une inflammation, et ils l'appellent alors *inflammation érysipélateuse*. — Quand le flux de sang est très chaud et très épais, dans quelque partie qu'il afflue brusquement, il la brûle et y produit un ulcère avec eschare. Il en soulève tous les bords par une inflammation bouillonnante, et excessivement douloureuse. Une telle affection se nomme anthrax. » (Galien, *De la Méth. thérap. à Glaucon*, éd. Daremberg, t. II, p. 743, etc.)

Influence, est une qualité célestiale imperceptible en soi, et l'un des trois principaux instruments du ciel. (O).

Intention, répond au mot indication (de intendere, voyez plus haut *entendre*).

Jugement, est dit pour *pronostic*. pronosticatio.

Lacerte et *muscle*, c'est tout un (p. 34), l'un est ainsi nommé de la semblance d'un lézard, l'autre, d'un rat ou souris (mus, musculus, rat, petit rat). On dit aussi en français *la soris*, pour la saillie de la partie antérieure du bras; et en Languedoc on nomme cette partie là *lous muscles*. La ressemblance vient de ce que, tant au lézard qu'au rat, la tête est courte, le ventre gros, la queue grêle et longue, comme dans le muscle considéré avec son tendon. Il faut entendre cela des muscles les mieux formés, comme sont plusieurs au bras et à la jambe. Il y en a d'autres qui ne ressemblent aucunement à ces bêtes. Ils sont appelez muscles, du nom des mieux formés. (J.) De *lacerte*, on dit chair lacerteuse, comme on dit chair musculeuse.

Lacrymal, est un trou naturel ou passage à l'angle interne de l'œil. Quand l'œil pleure toujours, les Grecs appellent cette affection ῥύας (flux).

Lacune ou fossette du cerveau (p. 43), c'est le ventricule moyen du cerveau; les Barbares nomment cette cavité « lacuna », qui signifie la fosse ou l'endroit déprimé d'un champ, pour recevoir et écouler les eaux.

Laqueation ou *illaqueation* est une opération qui se fait avec des crochets et fibules (cum fibulis et hamulis) dans les grandes plaies auxquelles la suture ne suffit pas; c'est la quatrième suture de Guy (p. 211). Ce mot s'applique plus proprement au quatrième procédé de redressement des cils que propose Guy (p. 472), car les Grecs ont appelé cette opération ἀναβροχισμός, anabrochisme, qui veut dire en latin illaqueatio (illaqueare, enlacer).

Laudae, os, et laudiforme, c'est l'os lambdoïde nommé encore l'os hyoïde, que les Barbares appellent lauda. On nomme aussi lambdoïde, la suture qui borne l'os occipital; quelques-uns l'appellent aussi os laudae, et les Barbares disent commissure laudae ou laudiforme (p. 41).

Lavement (lavere), est dit pour lotion, n'est jamais employé dans le sens de clystère.

Lentilles (lentigines), sont des taches de la peau (p. 113); en Languedoc, le vulgaire les nomme *pannes*, les Barbares *panni*. D'après Guy, lentilles et pannes sont synonymes, panne s'applique aux grandes taches; lentille, aux petites.

Léonine, leontiasis, éléphantiasis tuberculeux de la face. Voyez *Éléphantie*, et p. 402.

Ligature, ligatura, est dit pour *pansement*.

Liqueur, nom donné à toute chose claire et simple. (O.)

Loup (lupus). On donnait ce nom à certains ulcères rongeants (p. 317).

Lepor, qui signifie beauté, représente pour les barbares le haut du nez, la racine du nez, entre les sourcils. (J.) (Voyez note p. 108, 321, 402.)

Lizeur (lenitas), se dit, par exemple, d'un foyer inflammatoire qui arrive à suppuration; il présente de la lizeur, de la mollesse (p. 155); se dit aussi de la laxité (levitas) des ligaments.

Longaon est dit par les barbares pour longano, rectum ; vulgairement on l'appelait boyau culier.

Longes (longanes, p. 50). Les barbares nommaient ainsi les muscles du col, du dos et des reins, qui sont le long de la colonne vertébrale. Guy appelle les longes du cou, cervices. Aujourd'hui la longe comprend plus particulièrement les vertèbres dorsales et lombaires avec leurs muscles.

Mal-mort. Voyez *Phlegme salé.*

Mamillaires (additions), èsquelles est fondé le sens de l'odorat, dit Guy (p. 43). Il s'agit des ganglions du nerf olfactif, et non des tubercules mamillaires d'aujourd'hui, qui sont plus en arrière, sous la face inférieure du ventricule moyen. On donnait aussi le nom d'additions mamillaires aux apophyses mastoïdes.

Marcide (marcidus), fané, flétri (p. 295).

Mendeux ou faux (mendosus). On désignait sous ce nom les os pierreux ou temporaux, parce qu'ils s'unissent aux pariétaux par une commissure, qui diffère des autres, qui est mendeuse (mendosus, faux, qui n'est pas de bon aloi) (p. 41).

Meri. Par ce nom les Arabes désignaient l'œsophage, « de gutture usque ad stomachum » (p. 48). — Guy confond ensemble « gula sive guttur vel epiglottis » ; tous ces mots représentaient pour lui l'instrument de la voix, le larynx.

Merinx ou myrinx, du grec μήνιγξ. Ce sont les méninges, membranes ou taies (panniculi), qui entourent le cerveau (p. 42).

Métaphrene, de μετάφρενον, la partie supérieure du dos entre les épaules. Est pris par Guy pour exprimer toute la région dorsale, ayant, dit-il, douze vertèbres (p. 49).

Métatarse. C'est une partie de l'avant-pied ; les Arabes le nomment pecten, peigne, comme le métacarpe à la main (p. 71).

Minuere (c'est-à-dire diminuer), se rapporte aux veines ; on dit minuer une veine, pour saigner ; la veine ne diminue pas, mais le sang contenu. (J.)

Mirac. Par ce mot les Arabes désignaient les parois abdominales, formées de peau, graisse, muscles et aponévroses (p. 58).

Mitre (mitra). Guy désigne sous ce nom le méat urinaire (p. 69). Joubert dit que selon lui mitra voudrait dire filet (μίτρα, bandeau, mitre) ; il suppose encore que mitra peut venir de uretra, par erreur de copiste. Quant à Guy, il est précis, pour lui, mitra, c'est le méat.

Muscle. Voyez *Lacerte.*

Mol (le) de la tête, est l'endroit où se rencontrent les sutures sagittale et coronale (voyez *Fontanelle*) ; cette région est molle à la naissance.

Naissance, surnaissance (nascentia), p. 124, est une expression générique pour désigner une tumeur, avant que sa nature soit bien déterminée ; elle répond au mot *naissitudo*, du vulgaire du Languedoc.

Nature. Les anciens donnaient ce nom à ce que nous appelons anatomie. Pour eux, dans le corps tout se tient, il n'y a ni anatomie, ni physiologie pour elles-mêmes, mais une nature qui résulte de parties et de fonctions. Guy se sert quelquefois du mot nature dans le sens de l'école hippocratique.

Naturel (naturalis), ce qui est de naissance, et le plus souvent héréditaire (J.) (p. 160).

Nœud de l'échine (spondylium dorsi), ce sont les vertèbres du dos (p. 374).

Nuque. Par ce mot les Arabes désignaient la moëlle épinière.

Œdème. « Quand une partie présente une tuméfaction, il faut rechercher si la tumeur est un *phlegmon*, un *squirrhe* ou un *œdème*. Nous nommons *œdème* la tumeur exempte de douleur et molle. Il a été démontré que cette tumeur était formée d'une substance phlegmatique ou d'un pneuma vaporeux, comme il s'en produit souvent sur les cadavres, et, soit aux pieds, soit aux jambes, dans les diathèses hydropiques, dans les consomptions et les cachexies. » (Galien.)

Œuf, l'*aulbin d'œuf* est l'albumen ovi, le blanc d'œuf; le *moyeu d'œuf* est le vitellus ovi, le jaune d'œuf.

Opilatif, tout ce qui charge et remplit les pores et menus conduits. (O.)

Oppilation (oppilatio), c'est obstruction (p. 425).

Orde (fœdus), laid, sale, repoussant (p. 418, 551).

Orosbot ou *arosbot*, nom arabe du cal qui réunit les fractures, c'est le callus des Latins, le pore sarcoïde des Grecs. Cette dernière expression est employée pour le distinguer probablement, dit Joubert, des cals, des tophus qui se font aux jointures des goutteux; le premier est œuvre de nature, le second est un excrément dû à la chaleur desseichante, non cuisante et assimilante.

Osanium, est un mot composé de *os ani*, os du fondement; c'est le coccyx, ou « os caudae » ; vulgairement le croupion.

Oscheon, ὄσχεον, scrotum, ou bourse des testicules. Guy donne ce nom à la continuation du didyme qui va entourer le testicule (p. 68).

Ossarium, était employé par les Barbares pour dire os sacrum, à l'imitation des Grecs qui le nomment ἱεϱός (sacré).

Oulle (olla), est un mot du Languedoc, qui répond au latin olla, et dont Guy use familièrement pour signifier le crâne, ou pot de la tête (p. 39), ou test de la tête.

Palme, mesure de longueur des Romains, encore employée au moyen âge; elle est évaluée à 0,074 millim. (Védrenes, in *Celse*, p. 745.)

Pansement (pièces de). Guy emploie des plumasseaux, mèches, linges trempés ou infusés dans des liquides divers; des mèches recouvertes ou enduites (tincta) d'onguents, etc.

Parencéphalis. C'est la partie postérieure du cerveau, le cervelet (p. 43), cerebellum.

Parfumer, évaporer, vaporer, fumiguer, suffumiquer, faire un parfum, sont des expressions synonymes, pour dire, évaporer, faire une fumigation (p. 151).

Pariétaux (os). Ce sont les os du bregma, du sinciput. Bregma vient de βρέγμα (βρέχω, humecter), et est dit ainsi à raison de sa mollesse chez les enfants (voyez *Mol*), ou, selon Joubert, parce que cette partie est propre aux irrigations pour le cerveau.

Paris (os), os pareil, qui fait la paire, que Guy considère comme faisant partie de l'os temporal. Ce sont les os malaires, ou jugaux (de jugum, joug); les deux arcades zygomatiques considérées de face faisant comme un joug (p. 46).

Pastille. Voy. Trochisque.

Paupières (gales des) : *tylosis* ou *callosité* des paupières (Védrenes).

Pecten signifie un peigne; c'est aussi l'instrument qui sert au tisserand pour serrer la toile. Ce nom a été donné par les Barbares au métacarpe et au métatarse. En outre, l'os du pubis est aussi nommé des Latins « os pectinis ».

Penne, penons. Le poumon a cinq loupins ou penons (lobos vel pennas). Il s'agit des lobes du poumon, des penons, en Languedoc; d'où les Barbares ont fait, dit Joubert, les mots penna et pennula (p. 57). Guy dit aussi les penons ou lobes du foie (p. 62).

Peripleumonia est un mot corrompu des Barbares, pour dire *peripneumonia*, qui signifie inflammation et apostème du poulmon.

Pestilence est une mauvaise disposition de l'air, nuisant aux gens et quelquefois aux autres choses vivantes, laquelle disposition prend cause des regards célestiaux. (O.)

Phlegme salé et *mal mort* (malum mortuum). On a désigné sous ce nom une espèce de lèpre (?) crustacée, dans laquelle les parties affectées prenaient une couleur livide et semblaient dans un état complet de mortification. — Joubert distingue le *phlegme salé* du *mal mort* : celui-ci a des grosses croûtes, le premier dont la dénomination indique la cause présumée (du phlegme salé et nitreux), jette force ordure phlegmatique.

Picare signifie poisser ou oindre de poix, ce qui était autrefois pratiqué souvent pour ranimer les membres mal nourris. L'action est dite *pication*, en français *poissement*. (J.)

Pierres précieuses. « Dieu a mis sa vertu aux paroles, aux herbes et aux pierres, disent les suivants de guerre. » (Guy, p. 16.) La croyance populaire attribuait à certaines pierres des propriétés merveilleuses. « Personne, écrivait Boëce de Boot, n'attribue ces facultés à la pierre elle-même, mais aux esprits auxquels Dieu a commis et permis d'exercer ces facultés. Peut-être la substance de ces pierres précieuses, à cause de leur beauté, de leur splendeur, de leur dignité, est-elle propre pour être le siège et le réceptacle des esprits bons, tout aussi bien que le réceptacle des mauvais sont les lieux puants, horribles et solitaires. »

La *pierre néphrétique* est bonne contre les douleurs des reins et la gravelle; c'est le *Lapis nephreticus*, jade néphrite, c'est le véritable jade.

L'*émeraude* est un des cinq fragments précieux doués de propriétés merveilleuses; le *béril* en est une variété diversement colorée par l'oxyde de fer.

Pierre sigillée, sigillaire (voy. Bol, Terre sigillée, Trochisque). Les figures suivantes sont des exemples de pierres sigillaires.

Pierre sigillaire, en serpentine verte, fig. 5, de forme carrée, de 50 millimètres de longueur, sur 20 de largeur, avec tranches de 6 millimètres d'épaisseur taillées en biseau, et portant une seule inscription : Gfirmseverdiasmy, *Gaii* pour *Caii Firmii Severi diasmyrnes* : Collyre de myrrhe de Caius Firmius Severus (voyez *Nouveau recueil de pierres sigillaires*, de J. Sichel, Paris, 1866, p. 75; — Védrenes, in *Celse*, pl. III, fig. 9); elle a été trouvée à Reims, en 1854, et appartenait à un oculiste.

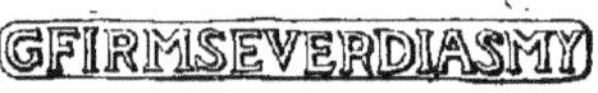

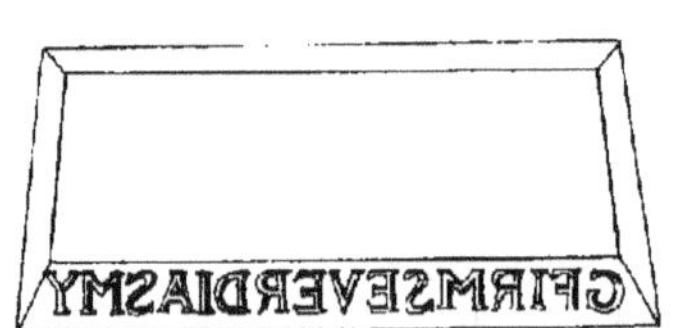

Fig. 5. — Pierre sigillaire.

Pierre sigillaire en serpentine gris verdâtre, fig. 6, de forme carrée, ayant 31 millimètres de côté sur 9 d'épaisseur, et portant sur ses tranches les inscriptions 7ᵃ 7ᵇ 7ᶜ 7ᵈ, dont voici l'explication, d'après Sichel :

7ᵃ Sexti Pollennii solemnis dialepidos; collyre dialepidos de Sextus Polennius Solemnis;

7ᵇ S. P. S. ad aspritudinem; collyre haematinum de S. P. S., contre les granulations palpébrales;

7ᶜ S. P. Sollemnis faeon ad lippitudinem; collyre brun de S. P. S., contre l'ophtalmie.

7ᵈ S. P. S. chelidonium ad caliginem : collyre de chélidoine de S. P. S., contre l'obscurcissement de la vue. (Védrenes, in *Celse*, pl. IV, fig. 7.) — Elle a été trouvée en 1864, à Fonvielle, commune de Saint-Privat (Allier), et appartenait à un oculiste. — Cette pierre sigillée renferme des médicaments différents sur chacun de ses bords.

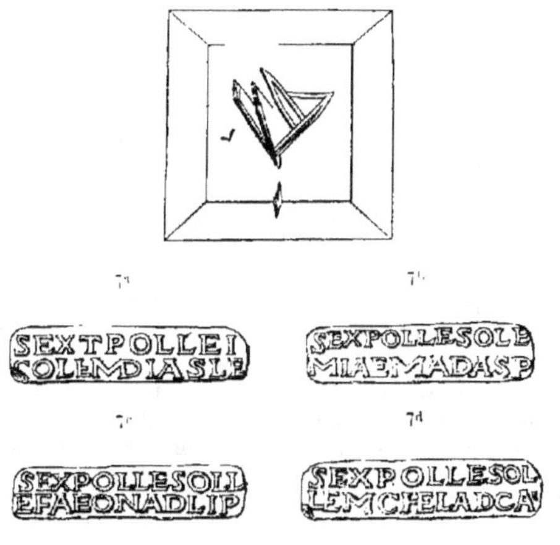

Fig. 6. — Pierre sigillaire.

Pilules. Ce sont des médecines laxatives de substance dure. (O.)

Plain, plaine, traduction de « planus, plana », plan, plane, et non pas plein.

Planètes. Il y a sept planètes : Saturne, Jupiter, Mars, le Soleil, Vénus, Mercure et la Lune, qui par leurs mouvements et influences ont grand gouvernement selon Nature sur les choses vivantes et non vivantes de ce Monde, et sont de diverses natures et qualités. (O.)

Planta noctis. D'après Joubert planta est pour planctus (lamentation), *plainte de nuit*. C'est un mal qui fait plaindre la nuit plus que le jour. Selon Avicenne il est formé de petits boutons ou pustules avec grande démangeaison. C'est comme une grattelle, il n'y a qu'aspérité en la peau, sans élévation notable. Ce ne peut être, dit Joubert, l'*epinyctis* des Grecs, nom que l'on donnait à des pustules noirâtres, rouges, ou blanchâtres, ordinairement de la grosseur d'un pois ou d'une fève, qui s'élèvent la nuit sur la peau et se dissipent avec le jour. On ignore encore quelle est cette espèce d'exanthème.

Poissons bestiaux, comme congre, porc de mer et cheval de mer, etc. (O.)

Poplitique (veine), veine du jarret (p. 68); ce n'est pas la veine poplitée, mais la veine superficielle qui se rend dans le creux poplitée, la veine saphène externe. Pour la saignée, on remplaçait volontiers cette veine par l'une des veines de la cuisse, le plus souvent l'interne, à trois ou quatre doigts au-dessus du genou, entre les muscles qui laissent là un creux, lequel était la fontanelle de la cuisse.

Pore (porus, πόρος), trajet, passage, conduit.

Portier (portenarium). Guy donne ce nom au « duodenum » (le douzain), parce qu'il forme la porte inférieure de l'estomac, comme le meri ou œsophage forme la supérieure. Il ne distingue pas le pylore du duodenum (p. 59, note).

Poupe et *proue* de la tête (puppis et prora), sont le derrière et le devant de la tête, par métaphore.

Préparer, est souvent employé par Guy, pour *curer* et *traiter* l'ulcère ou la plaie; on appelle cela communément panser et habiller. Toutefois, préparer signifie plus, faire l'appareil, que l'appliquer. (J.)

Prévôt. — Guy de Chauliac était chanoine de l'église de Reims, chanoine de l'église de Mende, et chanoine de l'église de Saint-Just, à Lyon; il devint prévôt de cette dernière église. C'était un poste important, ce dont on pourra juger par l'extrait suivant d'un document que j'ai déjà signalé, à la page LXXXVII, et qui porte la date du 5 janvier 1358 (ou 15 janvier 1359, n. s.) : « Faisons savoir à tous que l'an du Seigneur 1358, le 5 de janvier, le vénérable chapitre de Saint-Just, de Lyon, a pris connaissance des ordonnances faites pour la fermeture de la cité et de la ville (*Civitatis et Villæ*) des Saints Just et Irénée de Lyon... Il fut protesté par messire Jean Quartier procurateur, au nom de vénérable seigneur Guy de Chauliac (*Guigonis de Cauliaco*), chanoine et prévôt dudit Saint-Just, que ledit seigneur prévôt a droit général de juridiction haute et basse, pouvoir civil et criminel, dans les villes (*villis*) desdits Saints Just et Irénée et dans leur territoire, que, à cause de cela, il ne peut se faire, ni être admis, qu'il soit porté, par lesdites ordonnances et impositions, aucun préjudice au seigneur prévôt de l'église, et au droit de juridiction du même seigneur prévôt; que tout ce qui peut être fait dans lesdites villes, en raison et à cause desdites ordonnances et impositions, doit être fait et exécuté, au nom, sous l'autorité et de la part dudit seigneur prévôt, et de son droit de juridiction, et non pas au nom, pour l'autorité et de la part d'autres personnes... »

Proposer, traduction de « recensere », exposer, citer.

Ptisane, Hippocrate appelle πτισάνη, une décoction d'orge non passée, c'est-à-dire contenant le grain. Le suc de ptisane était la décoction d'orge passée (Védrenes).

Pustule. Guy désigne sous ce nom (p. 82) les petits apostèmes et abcès, comme glandes, varioles ou boutons; mais ce nom appartient plus spécialement aux formes venimeuses. Il faut distinguer les pustules, des *vessies* (vésicules, phlyctènes) qui n'occupent que la peau.

Pyria. Guy use quelquefois du mot pyria (πυρία), qui signifie toute fomentation sèche ou humide. (J.) Voyez *Sacellation*.

Quadruples. Voyez *Duales*.

Rabilleure (restauratio), c'est la restauration, la réduction des fractures ou des luxations.

Racoustrer (rectificare), c'est rectifier, faire une rectification, un redressement (p. 358).

Ramander (rectificare), c'est rectifier, redresser (p. 358).

Rascete (rasceta aut carpus). Les Arabes désignent ainsi le carpe, que le vulgaire appelait encore bracelet (p. 54). Guy donne ainsi le nom de rasceta au tarse (p. 369).

Regard. Les planètes ont quatre regards spéciaux, c'est à savoir : *conjonction*, quand une planète est dessous l'autre; *opposition*, quand les planètes sont dans des parties opposées du ciel; le *regard sexte*, quand les planètes s'entre-regardent selon la VI° partie du ciel; et le *quart regard*, quand elles s'entre-regardent selon la quarte partie aussi du ciel. (O.)

Remutare, remuer, rechanger; c'est panser de nouveau. Ainsi on dit première remutation, seconde remutation, ou premier appareil, premier pansement.

Renouement (restauratio), c'est la restauration, la réduction des luxations.

Rétine. Voyez *Sclérotique.*

Rheume (rhumatismus), catarrhe, flux (p. 593).

Rodol. C'est le nom vulgaire du *mesenterium*, dit Guy (p. 61); il veut dire rouge. En Languedoc, on appelle le mésentère « rioge ». (J.)

Rongne (scabies, rugosité), c'est la gale, la rogne.

Rougeole (morbillus), maladie qui vient du mauvais air, et de la corruption des humeurs et spécialement du sang. (O.)

Sac (saccus), c'est un des noms du cœcum ou monoculum; on l'appelle sac, dit Guy (p. 160), « à la mode de l'estomac, car c'est un autre estomac ».

Sacellation, ou application de sacs ou sachets, est une fomentation sèche. Quand ce topique est humide, c'est la fomentation ordinaire.

Sagette, sagitta (sagite. Du Cange), veut dire une flèche (p. 208).

Salvatelle est une veine de la main; Guy la fait naître entre le doigt auriculaire et le doigt moyen (p. 53). On la saignait volontiers dans les longues maladies qui procédaient d'oppilation ou d'autres indispositions du foie et de la rate. (J.)

Sang-mort, est dit du sang infiltré, de l'ecchymose; c'est la sugillation (sugillatio) des Latins.

Sanguination. Guy emploie quelquefois ce mot pour saignée, émission de sang; mais le plus souvent il dit phlebotomie.

Sanie. Elle diffère du pus; la *sanie* (sanies, ichor, ἰχώρ) est une matière aqueuse (aigueuse), séreuse, qui s'écoule des ulcères ou des plaies, en outre d'une matière grosse et épaisse (sordes, *pus*, πύον), que des médecins du moyen âge disaient être saleté et ordure. D'autres confondaient la sanie avec le pus.

Sapa, suc de raisin cuit en consistance de rob, c'est-à-dire de miel (p. 157); vin cuit caillé, sapa coagulata (p. 509). Voyez *Vins.*

Saphène. C'est la veine qui commence sous la cheville interne du pied (p. 70), veine saphène interne d'aujourd'hui. Guy appelle la veine externe du pied, veine sciatique.

Saton ou *Satyre*, dit Guy (p. 402-404). On comparait le visage du lépreux a celui qu'on attribuait aux satyres, et, comme ceux-ci, les lépreux étaient enclins à l'acte vénérien.

Scia, signifie la jointure de la cuisse avec le bassin, vient de ἰσχίον. L'expression « la sciatique » désignait autrefois une espèce de goutte de cette jointure. (J.)

Sclirosis, est souvent dit par Guy pour scirrhosis, affection dure et scirrheuse, squirrheuse.

Scrofule, scrofula, struma, escroüelles (scrofa, truie, χοῖρος, pourceau), est ainsi nommée parce que la truie est sujette à ce mal, ou parce que le porc a le cou fort glanduleux (mamelonné), comme dit Paul d'Égine; ou, selon Ætius, parce que les écrouelles se multiplient fort comme les truies.

Scutiforme (addition). C'est l'appendice xyphoïde. Voyez *Bouclier* et *Forcelle.*

Sebel. D'après Albucasis, le sebel serait le pannus (p. 477, note).

Seconde intention ou *méthode dite suivant la largeur.* « Lorsque dans les suppurations, la peau se dessèche, comme un lambeau de vêtement usé, les parties sous-jacentes se réunissent difficilement, et l'ulcère se traite par la méthode dite *suivant la largeur* (κατὰ πλάτος ἀγωγῆ). » (Galien.) — Daremberg met en note : « Cette méthode est celle qu'on appelle maintenant par seconde intention. Voyez *Des médicaments composés, suivant les genres* (t. III, II, t. XIII, p. 601). Dans Etienne (*Commentaire sur le Pron.*, ed. de Dietz, t. I, p. 124), on trouve déjà l'expression κατὰ δεύτερον πλοῦν (par seconde marche). Antyllus, dans Oribase, se sert de la formule : κατὰ συσσάρκωσιν. Voyez, du reste, *Dissert sur la chirurgie.* » (Galien. Ed. Daremberg, t. II, p. 773).

Sephiros, diction corrompue, pour dire scirrhos, tumeur dure et sans douleur.

Sifac ou *Siphac*. Les Arabes désignaient sous ce nom le péritoine, que quelques-uns nommaient la toile du ventre. (J.)

Sigillé, scellé, scellé, qualificatif appliqué à des médicaments solides, de formes variées, sur lesquels on appliquait un cachet (sigillum). (Voyez *Bol*, *Pierre*, *Terre*, *Trochisque*.)

Sinapisation. C'est l'application de sinapismes. Maintenant, dit Joubert, on abuse du mot, en appelant sinapiser et sinapisation l'aspersion de quelque poudre que ce soit, en saupoudrant.

Soda, en Arabie, est simplement douleur de teste ou céphalalgie.

Sorbition, sorbitio, tisane d'orge, breuvage, potion; brouet, bouillie (p. 155, note).

Souvevement, c'est-à-dire doucement.

Subassella, soubaisselle, aisselle; les barbares nommaient ainsi l'aisselle, qui s'écrivait autrefois aiscelle.

Subéthales (artères). Voyez *Apoplectiques*.

Subtilier. C'est rendre claire et coulante quelque humeur ou autre, chose grosse en sa nature, et de là vient subtil, clair et fluant. (O.)

Summéniale (partie). C'est le petit ventre, qui s'étend de l'ombilic au pubis, l'hypogastre (p. 58, note).

Sylvestre et domestique, sont deux mots opposés l'un à l'autre, qui désignaient les parties opposées d'une région; le côté sylvestre est le côté externe, le côté domestique est l'interne; on disait l'angle externe ou sylvestre de l'œil, l'angle interne ou domestique. Poser un emplâtre à la partie domestique de la cuisse, voulait dire à la partie interne. (Voyez *Domestique*.)

Tablette. Voyez Trochisque.

Talpa, talparia, topinaria, loupe de la tête; on la nomme ainsi parce qu'elle fait sur la tête une saillie analogue à celle que la taupe fait sur la terre.

Tarfe, tarfen ou tarfati, en arabe, représente l'hypohéma des Grecs, ou l'hypopyon. Avicenne l'appelait sanie ou siphac.

Température, *tempérament*, temperamentum (crasis, χρᾶσις, mélange). C'est le juste mélange des parties constituantes du corps, des humeurs, ou de l'air, par exemple (la température de l'air, aeris crasis, p. 230; p. xxvii).

Tenontes, tendons. Voyez *Chorde*.

Terre de Lemnos, on en distingue deux; l'une, suivant Prosper Alpin, était une substance solide, rougeâtre et légèrement astringente, préparée en Égypte avec la *pulpe du fruit du baobab*; — l'autre était une *substance argileuse* qui différait peu de l'argile ocreuse rouge; on en formait des *pastilles* sur lesquelles on imprimait un *sceau*, d'où le nom de *terre sigillée*.

Terre sigillée. Voyez *Bol*, *Pierre sigillaire*, *sigillé*, *Trochisque*.

Testudo ou *tortue* est une tumeur globuleuse analogue à la taupe, ou à la loupe de la tête.

Tette (mamilla uberis), mamelon du sein.

Titilloir ou *chatouilloir* (titillici, de titillare, chatouiller, titiller), Guy désigne sous ce nom les mamelons du sein, qui sont un lieu d'une sensibilité spéciale (p. 364).

Toille. Dans quelques pays, ce mot désignait le péritoine (sifac); en Languedoc il désignait l'épiploon ou omentum, que les Français appelaient la coiffe (J.); aujourd'hui l'expression vulgaire est la toilette. Guy fait mention de la toile des chevreaux (tr. VI, d. II, ch. 2, p. 1). — Les Arabes l'appelaient zirbus.

Transir (tabescere), s'atrophier, se dessécher (p. 371), — se dissoudre, se décomposer.

Transissement (arefactio, arefacere), dessécher, tarir (p. 424).

Tremper (dissolvere), tremper avec vinaigre, par ex., veut dire dissoudre dans du vinaigre (p. 551).

Trépan. Voir la notice insérée p. 368. Il y est dit que la première notion, que l'on retrouve, du trépan à couronne d'Hippocrate, est dans la *Chirurgie* de Jean de Vigo, de 1517; mais Bertapaglia, qui meurt en 1460, avait déjà décrit la scie ronde du trépan (Malg., p. LXXXIII).

Trochisque, trochise, trochiscus. Ce nom s'appliquait à des médicaments composés d'une ou de plusieurs substances sèches, réduites en poudre, et auxquels on donnait la forme d'une tablette ronde, à l'aide d'un mucilage, de mie de pain, d'un suc végétal, etc., ce qui permettait ensuite de les désagréger ou dissoudre facilement. C'était l'absence de sucre dans les trochisques qui les faisait différer des *pastilles* ou des *tablettes.* — On a fait ensuite des trochisques coniques, cubiques, pyramidaux; Guy les emploie quelquefois. — Les mots trochisque et pastille sont aussi employés l'un pour l'autre, trochisque d'Andron, pastille d'Andron. (Voyez *Bol,* pierre sigillaire, terre sigillée.)

Tyrie, tyria. Sous ce nom les barbares désignent soit une variété de lèpre (p. 402), soit la pelade ou ophiase (p. 445). — Tyros, chez les Arabes, représente toute sorte de serpents, et quelquefois spécialement la vipère, d'où ils nomment *tyriaque,* et non *thériaque,* l'électuaire dans lequel elle entre.

Ulcère. Le mot *ulcus,* dans Celse, n'a pas le sens restreint d'ulcère, il signifie surface suppurante, d'origine traumatique ou autre (Védrenes).

Undimie. Les Arabes disent *zimia;* c'est l'*œdème* (οἴδημα, tumeur), qui ne signifie plus comme au temps d'Hippocrate une tumeur quelconque, mais le gonflement pituiteux.

Vapeurs, sont quelques fumées résolues des choses moites et montées en l'air par la vertu du soleil, ou des autres planètes et étoiles. (O.)

Variole est une laide maladie qui vient de corruption de l'air volontiers et des corruptions des humeurs. (O.)

Veine. Dans Celse, *vena* et surtout *venae,* a d'ordinaire le sens général de vaisseau (Védrenes).

Velative (substance), substance qui couvre, *substantia velativa* (p. 223). Guy a voulu désigner par là les méninges.

Viande, viandes, traduction de *cibus, cibaria,* nourriture, aliments.

Vins. On usait beaucoup de vins préparés avec le miel, dits mulse (p. 394). Le *vin salé* se préparait généralement en ajoutant de l'eau de mer à du vin ou à du moût de raisin (Pline). Il y avait des *vins résineux,* l'un naturel était fourni par un raisin du Viennois et du midi de l'Allemagne (Rhoetie); l'autre était artificiel (Védrenes). — Les *vins grecs* étaient des vins d'outre-mer; quelquefois on y ajoutait de l'eau de mer. — Les *vins parfumés, aromatiques* se faisaient avec la myrrhe, le calamus odoriférant, le nard, la cannelle, le safran, le gingembre, etc. — On faisait aussi un vin avec des raisins séchés au soleil. (Voyez *Pigment, Sapa, Uve passe.*)

Zirbus, mot arabe, pour dire l'épiploon, ce qu'on appelle encore la coëffe, la toile, la toilette. (Voyez *Toile.*)

ERRATA

—

Page 18, ligne 36, *au lieu de* Halyrhodoam au 3ᵉ du Techni *lire* Halyabbas
au 3ᵉ du Tegni

—	81,	— 35,	—	3. Ains., *lire* 4. Ains
—	81,	— 37,	—	4. In quarto *lire* 3. In quarto
—	90,	— av.-d.,	—	Tagault *lire* Tagault
—	120,	— 7,	—	Carni *lire* Carvi
—	120,	— 8,	—	bagues de *lire* baies de
—	122,	— 24,	—	grains de baguenaudes *lire* semence d'Alkekengi
—	123,	— 5,	—	nœufs *lire* nœuds
—	127,	— 5,	—	glarance *lire* garance
—	130,	— 13,	—	myrrhe *lire* myrte
—	134,	— 5,	—	épithème *lire* épithyme
—	134,	— 7,	—	hierre de Roux *lire* hierre de Rufus
—	151,	— 14,	—	du nardin *lire* d'huile nardin
—	156,	— 14,	—	l'hierre pierre *lire* l'hierre picre
—	157,	— 20,	—	bourrac *lire* baurac
—	164,	— 34,	—	seirrhus *lire* scirrhus
—	173,	— 9,	—	macis, noix *lire* macis de noix
—	178,	— 16,	—	disciple de Soran *lire* de Soranus
—	179,	— 38,	—	hyrops *lire* hydrops
—	188,	— 8,	—	l'amarry *lire* la vulve
—	196,	— 9,	—	est sauvée *lire* a coustume d'estre
—	200,	— 13,	*supprimer*	ou il dit
—	202,	— av.-d., *au lieu de*	ou chief *lire* au chief
—	207,	— 30,	—	de fer *lire* du fer
—	215,	— 2,	—	rompures *lire* fractures
—	220,	— 5,	—	despic *lire* de spic
—	244,	— 4-5,	—	bezard (c'est-à-dire) galban *lire* bezard (c'est-à-dire galban)
—	247,	— 3,	—	boyaux de la terre *lire* boyaux de terre
—	267,	— 13,	—	resiné *lire* résine
—	272,	— 16,	—	ambre jaune *lire* carabe
—	278,	— 1,	—	coton charpy *lire* coton charpiné
—	281,	— 26,	—	depuis *lire* après
—	345,	— 11,	—	lichyon *lire* licion
—	345,	— 33,	—	sel de nitre *lire* sel de verre
—	345,	— 40,	—	sal nitri *lire* sal vitri
—	377,	— 30,	—	frapper l'espaule *lire* frapper l'humérus

Page   437, ligne 9, *au lieu de* sel cumin *lire* sel, cumin
—   448,   —   4,   —   labdan aloyne *lire* labdan, aloyne
—   452,   —   34,   —   selinisie *lire* selinusie
—   456,   —   6,   —   estoit de fleurs *lire* estoit distillée de fleurs
—   456,   —   7,   —   laict distillée *lire* laict
—   456,   —   11,   . .   mouillez de *lire* mouillez les avec de
—   456,   —   39,   . -   Caesolpinia *lire* Caesalpinia
—   487,   —   12,   —   hache *lire* haste
—   492,   —   16,   —   naiz *lire* nés
—   500,   —   5,   —   spic feuilles *lire* feuilles de spic
—   599,   —   17,   —   Techni *lire* Tegni
—   599,   —   28,   —   entretant *lire* entretemps
—   607,   —   8,   —   acacie, le verjus de grains *lire* acacie agreste
—   607,   —   11,   —   blette, byzance? *lire* blette de Byzance
—   624,   —   27-28,   —   melaugiane *lire* piloselle, aigremoine
—   625,   —   2,   —   pain de cocu *lire* pain de coucou
—   663,   —   3,   .   saffran de fer *lire* jaune de fer

TABLE DES MATIÈRES

LA GRANDE CHIRURGIE

PREMIER TRAITÉ.

De l'Anatomie.

SECOND TRAITÉ.

Des apostèmes, exitures et pustules.

Troisième traité.

Des plaies.

Quatrième traité.

Des ulcères.

SEPTIÈME TRAITÉ.

L'antidotaire.

GLOSSAIRE

REPRODUCTION DES MINIATURES

TABLE ALPHABÉTIQUE

DES MATIÈRES, DES NOMS D'AUTEURS ET DES MOTS DE VIEUX FRANÇAIS [1]

1. Dans cette table ne sont pas reproduits les mots du catalogue des médicaments (p. 640), ni ceux du *Glossaire*. Celui-ci donne par ordre alphabétique les noms des substances médicamenteuses non compris dans le précédent catalogue, les noms des instruments et des termes d'anatomie, de pathologie, et de vieux français, qui n'avaient pas été l'objet d'une notice dans le cours du livre. Les mots de vieux français, qui ont une notice au bas des pages, sont énumérés dans la table ci-jointe.

COULOMMIERS. — Imp. PAUL BRODARD.

www.ingramcontent.com/pod-product-compliance
Lightning Source LLC
LaVergne TN
LVHW050650060726
842527LV00001B/8